小儿麻醉实践方法
第 2 版

主编　[美]罗伯特·S.霍尔兹曼

　　　[美]托马斯·J.曼库索

　　　[美]大卫·M.博尔纳

主译　李　超　谷海飞

　　　杜文康　金大龙

世界图书出版公司

上海·西安·北京·广州

图书在版编目（CIP）数据

小儿麻醉实践方法 /（美）罗伯特·S.霍尔兹曼，
（美）托马斯·J.曼库索，（美）大卫·M.博尔纳主编；
李超等译. —上海：上海世界图书出版公司, 2020.1
　　ISBN 978-7-5192-5772-9

　　Ⅰ.①小… Ⅱ.①罗… ②托… ③大… ④李… Ⅲ.
①儿科学－麻醉学 Ⅳ.①R726.14

　　中国版本图书馆CIP数据核字（2019）第008930号

书　　名	小儿麻醉实践方法（第2版） Xiaoer Mazui Shijian Fangfa (Di-er Ban)
主　　编	［美］罗伯特·S.霍尔兹曼　［美］托马斯·J.曼库索　［美］大卫·M.博尔纳
主　　译	李　超　谷海飞　杜文康　金大龙
责任编辑	芮晴舟
装帧设计	南京展望文化发展有限公司
出版发行	上海世界图书出版公司
地　　址	上海市广中路88号9–10楼
邮　　编	200083
网　　址	http://www.wpcsh.com
经　　销	新华书店
印　　刷	杭州恒力通印务有限公司
开　　本	787 mm× 1092 mm　1/16
印　　张	58.75
字　　数	1345 千字
印　　数	1–1500
版　　次	2020 年1 月第1 版　2020 年1 月第1 次印刷
版权登记	图字09–2016–764 号
书　　号	ISBN 978-7-5192-5772-9 / R · 483
定　　价	680.00 元

翻译人员

主　译　李　超　谷海飞　杜文康　金大龙

副主译（以姓氏笔画为序）

成黎明　杨　黎　吴基林　张　明　陈春燕

段　宏　徐　凌　高国一　黄　磊　窦红昆

校　译（以姓氏笔画为序）

卜林明　王忠慧　李　兵　李　娜　李艳华

张　毅　邵建林　赵　平　思永玉　麻伟青

译　者（以姓氏笔画为序）

王文法　戈献召　叶　娟　田友良　付锐艳

代春霞　吕　斌　刘　琨　刘春华　刘珅伶

许云波　孙东燕　苏国宁　李云霞　李永祥

李国栋　李彩芬　李端旭　杨　峰　杨　璠

杨建明　肖俊岭　余柳琼　沈忠明　张　剑

张　鑫　张玉龙　陈文英　陈玉文　陈丽晶

陈学强　苗　琼　范智东　孟昭伟　赵　姝

赵　睿　赵宗贵　皇甫俊杰　姜　珊　桂梦婷

铁爱民　栾晓云　唐玲玲　黄静璇　彭晓晗

程　磊　曾　焱　曾居华　谢　超　潘志强

戴　宏

主编简介

主编

罗伯特·S.霍尔兹曼,医学博士,医学顾问,美国儿科学学会会员

马萨诸塞州,波士顿

波士顿儿童医院麻醉学、围术期和疼痛医学,围术期麻醉的高级助手

哈佛医学院麻醉学教授

托马斯·J.曼库索,医学博士,美国儿科学学会会员

马萨诸塞州,波士顿

波士顿儿童医院麻醉学、围术期和疼痛医学,手术麻醉、疼痛管理和危重病护理医学高级
助理

哈佛医学院麻醉学副教授

大卫·M.博尔纳,医学博士,美国儿科学学会会员

科罗拉多,奥罗拉

丹佛儿童医院麻醉信息科学移植麻醉主任

科罗拉多大学麻醉学和儿科教授

参编人员

西玛·P.阿南达尔,医学博士
马萨诸塞州,波士顿
波士顿儿童医院外科学系研究员

**布里安·J.安德森,博士学位,FANZCA,
FCICM**
新西兰,奥克兰
奥克兰大学麻醉学兼职教授

科里·T. M.安德森,医学博士,FAAP
西雅图,华盛顿
西雅图儿童医院院长、儿科学教授、麻醉学
　　和疼痛医学教授
华盛顿大学小儿区域麻醉学卓越中心

**理查德·H.布卢姆,医学博士,工程硕士,
FAAP**
马萨诸塞州,波士顿
哈佛医学院麻醉助理教授
波士顿儿童医院麻醉后护理科主任
波士顿儿童医院和医学模拟中心儿科麻醉
　　模拟主任

梅甘·布罗克尔,医学博士
科罗拉多州,奥罗拉
科罗拉多大学麻醉系医学院高级讲师
丹佛儿童医院主治小儿麻醉科麻醉

罗伯特·M.布鲁斯托维茨,医学博士
马萨诸塞州,波士顿

哈佛医学院麻醉助理教授
波士顿儿童医院围术期麻醉高级助理医师

德巴斯·查特吉,医学博士
科罗拉多州,奥罗拉
科罗拉多大学医学院麻醉学副教授
小儿麻醉学奖学金项目主任
科罗拉多州儿童医院胎儿麻醉主任

埃伦·Y.乔伊,医学博士
伊利诺斯州,芝加哥
芝加哥大学麻醉学教授助理

克里斯托弗·I.恰拉洛,医学博士,FAAP
科罗拉多州,奥罗拉
科罗拉多大学麻醉系医学院助理教授
丹佛健康医疗中心儿科麻醉主任
科罗拉多儿童医院麻醉科小儿麻醉医师

梅甘·A.克林顿,医学博士
明尼苏达州,明尼阿波利斯市
明尼苏达大学儿童医院麻醉学助理教授

明迪·科恩,医学博士,FAAP
科罗拉多州,奥罗拉
科罗拉多州儿童医院
科罗拉多大学小儿麻醉助理教授

约瑟夫·P.克拉韦罗,医学博士
马萨诸塞州,波士顿

哈佛医学院麻醉副教授

波士顿儿童医院麻醉科,围术期和疼痛医学麻醉高级助理

珍妮弗·迪尔登,医学博士

马萨诸塞州,波士顿

哈佛医学院麻醉学教授

波士顿儿童医院麻醉、围术期及疼痛医学麻醉科助理医师

詹姆斯·A.迪纳尔多,医学博士,FAAP

马萨诸塞州,波士顿

哈佛医学院麻醉学教授

波士顿儿童医院麻醉、围术期和疼痛医学科心脏麻醉科主任

劳拉·唐尼,医学博士

加利福尼亚州,帕罗奥多市

斯坦福大学露西尔·帕卡德儿童医院临床讲师

伊丽莎白·伊斯特本,医师

马萨诸塞州,波士顿

波士顿儿童医院麻醉、围术期和疼痛医学系

哈佛医学院麻醉学教授

琳内·R.费拉里,医学博士

马萨诸塞州,波士顿

波士顿儿童医院麻醉、围术期和疼痛医学

围术期服务和手术室首席,围术期麻醉医疗主任

杰弗里·L.加林金,医学博士,FAAP

科罗拉多州,奥罗拉

科罗拉多大学丹佛健康科学中心

麻醉学和儿科教授

科罗拉多州儿童医院麻醉科

马利·海特曼纽克,医学博士

西雅图,华盛顿

维吉尼亚梅森医疗中心麻醉科初级助理

罗伯特·S.霍尔兹曼,医学博士,FAAP

马萨诸塞州,波士顿

哈佛医学院麻醉学系副教授

波士顿儿童医院麻醉科、围术期和疼痛医学科围术期麻醉高级助理医师

巴布·V.科卡,医学博士,临床医学学士

马萨诸塞州,波士顿

哈佛医学院麻醉助理教授

波士顿儿童医院麻醉科,围术期和疼痛医学科围术期麻醉高级助理医师

巴里·D.库斯曼,MBBCh,FFA(SA),FAAP

马萨诸塞州,波士顿

哈佛医学院麻醉副教授

波士顿儿童医院麻醉、围术期和疼痛医学科心脏麻醉高级助理医师

玛丽·兰德里根-奥萨尔,医学博士,博士学位,FAAP

马萨诸塞州,波士顿

波士顿儿童医院围术期麻醉高级助理医师

哈佛医学院麻醉学教授

波士顿儿童医院麻醉、围术期和疼痛医学科

托马斯·J.曼库索,医学博士,FAAP

马萨诸塞州,波士顿

哈佛医学院麻醉学系副教授

波士顿儿童医院麻醉科、围术期和疼痛医学科围术期麻醉,疼痛管理和重症监护医学高级助理

卡伊·马瑟斯,医学博士,博士学位
马萨诸塞州,波士顿
哈佛医学院麻醉副教授
波士顿儿童医院麻醉、围术期和疼痛医学科参与围术期护理

玛丽·埃伦·麦卡恩,医学博士,公共卫生学硕士
哈佛医学院麻醉副教授
波士顿儿童医院
马萨诸塞州,波士顿

克雷格·D.麦克莱恩,医学博士,公共卫生学硕士
马萨诸塞州,波士顿
波士顿儿童医院麻醉、围术期和疼痛医学系围术期麻醉高级助理医师
哈佛医学院麻醉助理教授

乔治·H.米金,MB,ChB,MD,FRCA
英国,曼彻斯特
曼彻斯特皇家儿童医院前小儿麻醉顾问医师
曼彻斯特大学小儿麻醉高级讲师

查尔斯·D.纳哥兹,医学博士
马萨诸塞州,波士顿
哈佛医学院麻醉助理教授
波士顿儿童医院麻醉、围术期和疼痛医学科麻醉高级助理

安德烈斯·T.纳韦多,医学博士
马萨诸塞州,波士顿

哈佛医学院麻醉学教授
波士顿儿童医院麻醉、围术期和疼痛医学科麻醉高级助理

詹姆斯·佩顿,MBChB,MRCP,FRCA
马萨诸塞州,波士顿
哈佛医学院麻醉学教授
波士顿儿童医院麻醉、围术期和疼痛医学系围术期麻醉助理

大卫·M.博尔纳,医学博士,FAAP
科罗拉多州,奥罗拉
科罗拉多大学麻醉学和儿科学教授
丹佛儿童医院移植麻醉和麻醉信息学主任

肖恩·J.兰热尔,医学博士,土木工程学硕士
马萨诸塞州,波士顿
哈佛医学院外科助理教授
波士顿儿童医院儿科外科质量改进与患者安全科主任

苏尔皮西奥·G.索里亚诺,医学博士,FAAP
马萨诸塞州,波士顿
波士顿儿童医院麻醉、围术期和疼痛医学科高级助理医师
哈佛医学院麻醉学教授

J.威廉·斯帕克斯,医学博士
马萨诸塞州,波士顿
波士顿儿童医院麻醉、围术期和疼痛医学科

利安妮·斯蒂芬森,医学博士
威斯康辛州,麦迪逊
威斯康辛大学医院和诊所小儿麻醉学助理教授

胡迪特·索尔诺基,医学博士,FAAP

科罗拉多州,奥罗拉

科罗拉多大学麻醉学副教授

科罗拉多州儿童医院

丹尼尔·博,医学博士

马萨诸塞州,波士顿

哈佛医学院麻醉学教授

波士顿儿童医院麻醉、围术期和疼痛医学
　　科围术期麻醉助理

戴维·B.维塞尔,医学博士

马萨诸塞州,波士顿

哈佛医学院麻醉副教授

波士顿儿童医院麻醉、围术期和疼痛医学
　　科麻醉高级助理

珍妮弗·齐格,医学博士

科罗拉多州,奥罗拉

科罗拉多大学麻醉学高级讲师

科罗拉多州儿童医院

谢　辞

感谢我的妻子,她的爱支持和鼓舞了本书的成功,感谢我的孩子们,他们表现出了成长和发展的奇迹,让我们脱离谦卑和自高自大。

罗伯特·S.霍尔兹曼

感谢我的父母,他们会很高兴看到这本书的完成,感谢苏珊,我的爱和力量,感谢孩子们,特蕾莎和保罗,我的灵感。

托马斯·J.曼库索

感谢我的父亲,Z"L,看到这本书他会喜欢的,感谢妻子莉,她的鼓励使我能够完成这部书的撰写;感谢孩子们,埃莉斯和塞恩,这一切都是值得的。最重要的是,感谢诺拉。

大卫·M.博尔纳

前　言

《小儿麻醉实践方法》第2版仍然是关于儿童麻醉最基本的指导原则。作为儿科麻醉师的临床实践指南，本书提供了最实用的实践和经验。

除了技术、设备以及人员方面调整，儿童的疾病与成人并没有太大的不同。然而，有许多儿童（包括年龄较大的儿童）的疾病不在成人麻醉医师的范围之内。因此，理解儿童麻醉的经历和发展对我们临床工作有一定的指导意义。

对于儿童麻醉的术前准备必须从最实际的基础开始，首先要了解异常的原因。任何人都能记住该怎么做，但对异常原因的理解，即使是简单的理解，也将有助于制订麻醉方案和进一步的医疗护理，并有助于解决有可能出现的问题并影响麻醉方案的选择。与此同时，一旦了解基础的胚胎学、解剖学和外科手术学，将帮助麻醉医师做出最佳的麻醉诱导、维持和苏醒以及选择特定的监测设备。

自2008年第1版出版以来，这一领域取得了新的进展。已经更新了现有的章节，增加了新的临床技术和概念，包括血管异常麻醉和患有肥胖症儿童的麻醉。我们还从外科医师的角度写了一章关于围术期的手术经验，还有一章是关于儿童麻醉的培训和教育，再次把这些内容放在知识不断发展的背景下。

所有这些信息应该可以从文本的格式和布局中快速、容易地查找到。

罗伯特·S.霍尔兹曼

托马斯·J.曼库索

大卫·M.博尔纳

编者的话

对于这本书，胚胎学、生理学、药理学和临床麻醉的多学科结合是众多有影响力的专家教授的结晶。我感谢理查德勒德班博士（Dr. Richarc Snell）对胚胎学和解剖学的持久热爱以及他们对临床医学的重视。我对麻醉早期的和偶然的接触，是我通过ASA在我做住院医师培训期间，我的麻醉学主席曼弗雷德（Manfred W.）上校在学校发起的援助活动。利希特曼（Lichtmann）和上校罗伯特（Robert L. Watson）来自沃特里德陆军医疗中心（Walter Reed Army Medical Center），是两个非常有影响力的榜样，伯顿·S.爱泼斯坦（Burton S. Epstein）和伯德特·邓巴（Burdett L. Dunbar）来自华盛顿特区的儿童医院国家医疗中心（Children's Hospital National Medical Center）。在过去的30年里，我有幸与哈代·亨德伦（Hardy Hendren）、约翰·霍尔（John Hall）以及波士顿儿童医院的犹大·福克曼（Judah Folkman）等富有灵感和开拓性的外科医师一起工作。我的现任主席保罗·希基（Paul Hickey），一直在鼓励和支持学术创新的环境，这一环境是无与伦比的。我的同事们——教师、研究员、住院医师、护士麻醉师和学生都是我不断成长和发展的力量源泉。最后，托马斯·曼库索（Tom Mancuso），我共事18年的同事，"邻桌"合编者，以及我"邻州"合编者大卫·博尔纳，共同分享的关于儿童麻醉的共同价值观，使这部书变得更加令人满意。

罗伯特·S.霍尔兹曼

首先，我要感谢我的同事罗伯特·霍尔兹曼，他非常慷慨地邀请我加入他的行列，为麻醉知识的宣传提供了许多好机会。大卫·博尔纳，虽然是一位与医学无关的合编者，但作为合作者还是很高兴的。许多优秀的医师在学习中指导我成为今天的"儿科医师"。罗伯特·约翰逊博士，现在是新泽西医学与牙医大学的院长，他是我的第一个三年级医学生轮训班的老师，在儿童的护理方面，让我看到了他照顾孩子的快乐。罗伯特·克罗恩博士在我担任实习期间指导我通过艰难的研究生医学教育，而埃格斯顿儿童医院主任詹姆斯·布兰德博士以他的建议和温和的领导力指导我从实习生过渡到员工。通过约翰·唐斯博士的友情、建议和榜样，我在CHOP公司担任麻醉和重症护理的主席，我学到了很多宝贵的医学经验，更重要的是，在生活中我的主席保罗·希基是我的重要朋友和同事，他一直在不断地支持我。最后，我要感谢这本书的真正原因，我有幸照顾到孩子们，他们永远是我快乐的源泉，也是我们努力学习和不断提高的原因。

托马斯·J.曼库索

我首先要感谢罗伯特·霍尔兹曼，他的基础知识和理念为这本书的成功奠定了基础。与他和托马斯·曼库索一起工作是一种极大的荣幸。我的祖父是一名医师，父亲是一名工程学教授，他们使我对医学、科学和学术研究产生了浓厚的兴趣。斯坦利·乌尔茨基一个完美的儿科医师、导师和临床科学家，是我在西奈山医学院的导师。在我的职业生涯中，我取得的任何成功最终都要归功于他的指导、教导和友谊。医学博士库尔特·赫什霍恩和已故的医学博士霍勒斯·赫德斯是我的榜样和老师。艾略特·克兰在西雅图儿童医院当了三年级的儿科住院医师，他说服我选修了麻醉学，因此明智地指导了我的最终职业选择，托马斯·霍恩比恩是一位伟大的老师、导师和顾问。沃伦·扎波尔，医学博士，教我关于研究和科学写作的大部分知识。我在他的实验室里度过的时光为我打开了新的视野，他令人惊叹的创造力仍然是我的创作的灵感。在丹佛儿童医院的那些教师、员工、居民、同伴以及那些过去在塔夫斯大学儿童医院工作的同事都教会我很多，给予充裕的学习时间，提供浓厚的学术氛围，促使我较快的成长。

大卫·M.博尔纳

目　录

第四部分 儿童麻醉的特殊情况

第一章　儿童和成人之间的根本区别

罗伯特·S.霍尔兹曼

要　点

1. 儿科麻醉医师早就认识到，婴儿和儿童与成年人相比，"每千克"计算的药理学和生理学基础数量更大。
2. 代谢耗氧量（VO_2）、二氧化碳生产（$VECO_2$）、游离水需求、心输出量均可以用每千克3/4幂指数计算获得。
3. 通过呼吸商可以得知氧气消耗和二氧化碳生成直接相关，儿童每千克体积所需分钟通气量远高于成人。
4. 婴幼儿选择的呼吸策略是增加呼吸频率而不是潮气量，因为增加呼吸频率更加节约能量。
5. 心脏输出与氧气摄取直接相关，只要动静脉氧差保持恒定。
6. 新生儿和婴儿的心肌与年长儿和成年人相比，肌纤维小、心室顺应性差。此外，心室舒张末期有一个较长的静息期，在收缩期峰压较低。
7. 压力感受，与心肌功能相似，是出生后才变"成熟"。
8. 少于34周孕龄的早产儿对葡萄糖、钠、磷酸盐和碳酸氢盐重吸收能力减少。肾脏浓缩能力受损，年幼的婴儿不能把尿液浓缩到年长儿和成年人的水平。
9. 大约有40%的新生儿会吐奶，这个过程可能需要几个月才能成熟。然而，这和胃食管反流是不同的。
10. N-甲基-d天冬氨酸（NMDA）受体在脊髓的灰质后角广泛分布。门冬氨酸"饱和"可能是新生儿疼痛敏感的神经化学机制。
11. 新生儿脊髓相对无抑制作用；抑制系统随着婴儿的发育逐渐成熟。这种抑制系统的缺乏导致了兴奋系统相对亢进。

临床小贴士　体型变异按比例测定标准化正常成人和儿童之间的代谢差异，并为儿科麻醉和危重护理决策提供了理论依据。

I.介绍

对于发育中的儿童，医师必须有一个基本标准来指导治疗正常和生病的小孩。儿科麻醉医师在这方面是幸运的，因为生物工程学的发展已经为我们日常的操作提供了理论依据,通常被认为是理所当然的,直到被阐述为止。本章将从基本的生理,解剖入手,并最终提供一个"统一"的儿科麻醉的方法。作为生物工程学基础的伽利略相对性原理,在1638年被首次发表:"地球上的生物必须通过重力和化学作用的影响而使其与地球形状相似,随着生物的大小变化而变化,胖或瘦。"[1]

A. 这一简短而优雅的伽利略相对性原理按比例变化的数学是异速生长的基础。儿科麻醉医师早已认识到药理和生理学计算所必需的比例调整——婴儿和儿童比成人"每千克"的麻醉药用量更大,但是究竟是多少,在什么基础上?以及究竟大多少,又是建立在什么基础上呢?

B. 氧耗量 V_{O_2},儿童与成人最基本的代谢差异,与体重不是线性相关的。每单位体重产生的基础热量(恒温动物需要和基础散热相平衡)随体重的增加而迅速减小。例如,每单位体重的基础代谢小动物(如老鼠和金丝雀)是大型动物(如牛)的 $20\sim25$ 倍。这是表面积定律的进化逻辑,是拉莫(Rameaux)和萨吕(Sarrus)在150多年前就最先制定的[2]。热量消耗和热量产生与体表面积成正比,体表面积随恒温动物的大小而变化,氧耗量,热量的产生和消耗应该与动物的相应体表面积成正比。相关的计算详见图1-1。

C. 当然,有一些注意事项。体表面积与体重的2/3幂指数相关("体表面积法"),但这仅适用于几何相似的物体。小的和大的、年轻的和老的、胖的和瘦的动物,特别是不同的物种,可能会有不同的几何形状,也可能有不同的比重。严格来说,成人和儿童的几何形状并不完全相似,婴儿四肢短、头大和躯干大,因此按体表面积公式估测儿童的体表面积,小于 $1.3\ m^2$。然而,这里有一个有趣的悖论,动物实际的体表面积比体表面积法计算出来的要小,这是因为大动物更粗壮(伽利略,重力的影响)。因此,把体表面积(BSA)作为参考显得过分简单,用体重的2/3次方来计算也不够精确。此外,如果用 aX^b 来计算的话,a 和 b 的值尚需实验数据来证实。为此,我们必须回顾布罗迪(Brody)在畜牧业首次

如果 $Y=$ 表面或热耗或热量生成或耗氧量,$L=$ 线性尺寸,那么

    1. a. $y \propto L^2$

如果创建一个等式,而不是一个比例

    1. b. $y = kL^2$

如果表面积(S)随线性尺寸(L)的平方而变化,那么:

    2. $S \propto L^2$

体积或质量,M,随线性尺寸的立方而变化,那么:

    3. a. $M \propto L^3$

变换了的,线性大小是质量的立方根:

    3. b. $L \propto M^{1/3}$

表面积 S,因此和2/3质量的功率成比例:

    4. $S \propto L^2 \propto (M^{1/3})^2 \propto M^{2/3}$

通过使用常数 k 将比例转换为相等,我们得到:

    4. b. $S = kM^{2/3}$

这是通用的格式 $y = aX^b$。

图1-1 与新陈代谢相关的体表面积法

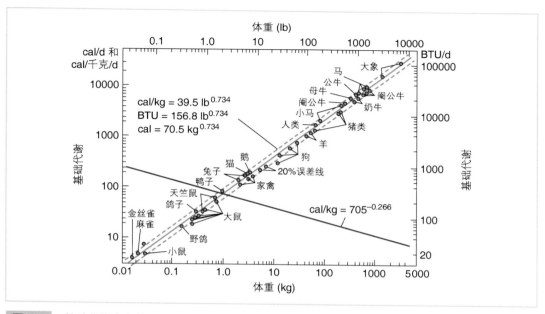

图 1-2　基础代谢率与体重对数坐标图。注0.734的斜率为最佳拟合线（加粗），上升和下降曲线的指数之和为1

注：卡（cal）热量的非法定计量单位，1 kcal=4.184 kJ

获得此信息的时间[3]，他实际测量了体重和基础代谢之间的关系，并发现"体重的 3/4 幂指数"（称为"布罗迪数"）是对代谢率更好的预测（图 1-2）。和他同时代的人，科莱博[4]，也建议"体重的 3/4 幂指数"应该被用来预测代谢率。在 20 世纪早期，这些也已被生物数学家汤普森（D'Arcy Thompson）[5] 所预测到。

　　D. 以类似的方式，我们身体内的分支管状系统需要从内而外输送热量，细胞外液（ECF）容量，以前认为与体表面积 BSA 有关，更准确的说法应该与"体重的 3/4 幂指数"有关。因为一个圆柱体的体积（$V=h\pi r^2$），在直觉上我们可以接受这一概念。一般形式 $y=aX^b$。对于依赖细胞外液的药动学计算，如清除率、剂量（例如，ED_{90}）和分布容积（V_{dss}），异速生长缩放模型比体表面积（2/3 幂指数模型）或"千克体重"（线性）模型更适合[6]。

II. 异速生长的比例

　　A. 概述　如果我们确信异速生长可以应用于不同群体的人，那么我们如何将这个概念具体化，能为临床患者服务呢？

　　1. 耗氧量（VO_2），二氧化碳产生量（$VECO_2$），游离水的需求，心输出量可以通过（体重）$^{3/4}$ 与适当的标准常数来计算（图 1-3）。请注意，方程中的标量常数随着体重的减少而增加，以便进一步适用于新陈代谢较大的儿童。这是维持未成熟人类的平均温度所需的血管网络量的增加的结果，他们将生命中较大比例用作非抗重力生物体。对于一个基础氧耗量下的成人（没有压力、适度麻醉的患者），氧耗量的计算应该大约 $10 \times kg^{3/4}/min$ 或 242 mL/min。

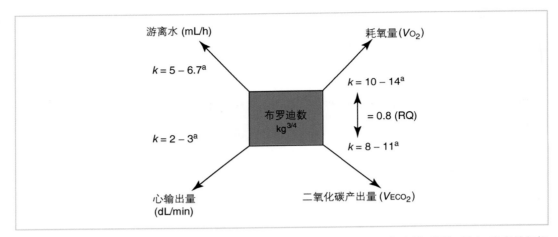

图1-3 与新陈代谢有关的异速生长的生理变量的计算,取决于年龄;一般来说,常数 k 越大,患者越年轻

系统泄漏是不可避免的,即使在紧闭式麻醉回路的情况下、每分钟泄漏20～30 mL 被视为可以接受的。一旦达到稳定状态,紧接着组织就会发生脱氮作用,达到氧循环-患者之间的平衡,氧循环浓度的变化将反映出氧的不足或过剩的状态。氧气分析仪在反映这种关系的平衡率将与呼吸回路和麻醉机体积有关,与患者的总肺体积成正比。例如,儿科患者的肺体积较小,对改变呼吸回路中的氧浓度的贡献要比成人小得多。然而,患者的氧气需求的波动将反映呼吸回路中的氧浓度增加或减少和患者氧需的增减。

2. 二氧化碳和氧耗量与呼吸商有关(在大多数情况下,0.8),可以为每分通气量的计算提供参考。也可为以下情况的发生提供一个依据,当每分通气量的需求过大或过小,如恶性高热或"冷"休克。

3. 体温等因素会影响这个计算,体温每增加或减少 1℃,结果改变约 ±7%。表1-1说明了,如果布罗迪数和其临床上有用的衍生计算值用于计算一个体温正常、70 kg 的成人,它们会为麻醉医师提供有价值和实用的信息。

表1-1 70 kg 成人异速生长的缩放生理计算			
体重(kg)		70.0	
布罗迪数	$kg^{3/4}$	24.2	
V_{O_2}(mL/min)	布罗迪数 ×10	242.0	3.46 mL/(kg·min)
每分钟 V_{ECO_2}(mL/min)	布罗迪数 ×8	193.6	2.77 mL/(kg·min)
游离水需求量(mL/h)	布罗迪数 ×5	121.0	1.73 mL/(kg·h)
心输出量(dL/min)	布罗迪数 ×2	48.4	0.69 dL/(kg·min)

4. 游离水的需求也与代谢需求成正比:

消耗 1 000 mL 氧气产生 4 825 cal[①] 的能量。

---

① 卡,热量的非法定计量单位,1 cal=4.184 J。

对于成人，如果 V_{O_2} 等于 $10 \times kg^{3/4}$（mL/min），每小时产生热量：

$$\frac{10 \times kg^{3/4} \times 4\,825 \times 60}{1\,000}$$

1 mL 的水蒸发所需要的热量是 63 cal。这个加上需要 540 cal 实现蒸发（总 603 cal/mL 的水）。方程修改为：

$$mL\ 水/小时 = \frac{10 \times kg^{3/4} \times 4\,825 \times 60}{1\,000 \times 603} \approx 5 \times kg^{3/4}$$

基础氧耗量[7]。

临床小贴士 动静脉氧差保持恒定的情况下，心输出量与耗氧量直接相关。

---

5. 心输出量和灌注是否充分可以通过氧耗量的波动来反映，因为心输出量与耗氧量直接相关，前提是动静脉氧差保持恒定。下面是菲克（Fick）原理的数字基础：

$$Q(dL/min) = \frac{V_{O_2}(mL/min)}{(a-\bar{v})D_{O_2}(mL/dL)}$$

对于成人，氧耗量（70 kg 成人每分钟耗氧 242 mL）以 $Cao_2-C\bar{v}o_2$（合理的近似值，假设 15 g/dL 的血红蛋白浓度和 99% 血氧饱和度，Cao_2=20 mL/dL，假设混合静脉血是大约 75% 的饱和，Cvo_2=15 mL/dL）表示，每分钟大约产生 50 dL 的 Q 值。

B. 儿童异速生长的计算　异速生长不仅可以计算成人和儿童之间代谢的差异，并可对小儿麻醉和重症监护的所有方面决策提供帮助。儿童比成人有更高的氧气需求（表 1-2 和表 1-3）。根据呼吸商，二氧化碳的产生和氧耗量直接相关，儿童每千克体重的分钟通气量较成人大。此外，游离水需求最终和热量需求成正比，因为水在代谢活动中可以消除期间产生的热量，而且也可以用作对基础代谢需求的计算。如表 1-1 展示了同样的策略不仅可以用于成人生理值的计算，同样可以用于一个 15 kg 的儿童生理值的计算（注意常数 k 的变化）（表 1-2）。每千克体重（算法或标量）所有的结果比成人的大，因为孩子他们一天中大部分时间都是作为反重力生物系统度过的生物系统，因此他们的热传输系统需要分支的比例要大得多。

表1-2　15 kg 儿童异速生长的按比例生理值计算			
体重（kg）		15.0	
布罗迪数	$kg^{3/4}$	7.6	
耗氧量（mL/min）	布罗迪数 ×12	91.2	6.1 mL/(kg·min)
每分钟 $VECO_2$（mL/min）	布罗迪数 ×10	76.0	5.1 mL/(kg·min)
游离水需求量（mL/h）	布罗迪数 ×6.7	51.0	3.4 mL/(kg·h)
心输出量（dL/min）	布罗迪数 ×3	22.8	1.52 dL/(kg·min)

表1-3　9kg儿童异速生长的按比例生理值计算

基于异速生长基础麻醉的计算例子：计算一个1岁大9kg的儿童每分钟通气、静脉输液的要求和菲克基础的心输出量。

体重（kg）		9.0
布罗迪数[a]	$kg^{3/4}$	5.2
耗氧量（mL/min）	布罗迪数 × 14	72.7
$VECO_2$（mL/min）	V_{O_2} × 0.8（RQ）	58.2
肺泡通气量（V_{ECO_2}/0.05）（mL/min）		1 163.9
每分钟通气量（mL/min）	（肺泡通气量 × 1.5）	1 745.9
每小时游离水（mL/h）	布罗迪数 × 6.7	34.8
心输出量（dL/min）	布罗迪数 × 3	15.6

[a] 可以很容易地用计算器计算千克重量自乘3次，然后开2个平方根。

1. 呼吸系统解剖生理学

a. 因为儿童会制造大量的二氧化碳，需要增加分钟通气量来维持血碳酸正常。对于无麻醉、无镇静、无机械通气的儿童，这个目标可以通过在恒定的潮气量下增加呼吸频率或在恒定的呼吸频率下增加潮气量达到。为什么儿童在幼年"选择"增加呼吸频率，这样似乎可以节约更多的能量？

（1）在新生儿肺生理学中有一个有趣的悖论，虽然随着年龄的增长，但每千克体重的肺重量百分比保持不变（1%～1.4%），而通过异速生长的计算肺重量超过至少2倍。在呼吸系统中，由于较少的气道和肺泡总数量使得儿童的呼吸顺应性较差。肺实质和气管导管不太稳定，会使功能残气量（FRC）减少和肺泡塌陷。有人会认为这个系统注定失败——更少支气管肺泡和肺泡，增加氧耗量，和一个较短的膈。然而，肺和胸腔并没有塌陷！事实上，FRC在自主呼吸的婴儿体内占肺总容量的40%左右。

（2）通过多种机制使胸廓向外伸展和肺部向内弹回达到平衡，这种平衡将决定FRC，这些机制包括喉和膈肌过早停止呼气（"制动"）以及膈肌和肋间肌的辅助活动。

（3）健康足月婴儿的膈厚度（t_{di}）是与身体的尺寸相对称，最大跨膈压（P_{dimax}）保持相对恒定不依赖体重和身高。较大的婴儿往往有较厚的膈，低位肋骨有较大的横截面积[8]。

临床小贴士　婴幼儿选择呼吸策略，增加呼吸速率，而不是潮气量，因为它最终更节能。

（4）当膈向内拉伸时，肋间肌肉固定胸壁是需要消耗能量的。作为成人，在保持相同的潮气量（毫升/千克基础）的前提下，同样的FRC/VC，成人保持FRC不变，为了满足代谢VO_2和$VECO_2$的需求，增加呼吸频率是唯一选择。如果儿童"选择"增加潮气量而不是呼吸频率，吸气压需要重建更大的肺活量，这将对肋间肌稳定提出更大的需要，最终也需要消耗更多的能量。

b. 因此，婴幼儿选择的呼吸策略是增加呼吸频率，而不是潮气量，因为它最终更节能。较高的呼吸频率需要更少的能量，均因为FRC的频率依赖，最佳膈肌收缩力（膈

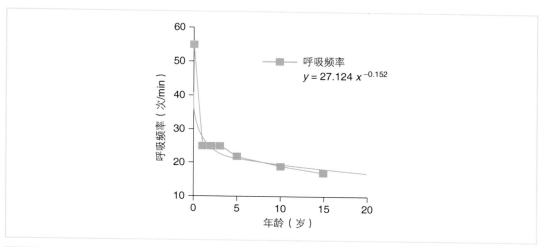

图1-4 呼吸频率和年龄

"Starling定律")和辅助呼吸肌的最小做功(最小能量消耗)(图1-4)[9]。

2. 心血管系统解剖生理学

a. 新生儿心输出量是成人的2～3倍,180～240 mL/(kg·min)。为了满足增加的新陈代谢需求,高的心输出量是必要的,目前的观点直观而无说服力,直到正确的比例测量。而且,心输出量与氧的吸收有直接关系,只要动静脉氧差保持恒定。氧耗量可用于预测一个1月龄4 kg重婴儿的心脏输出功率,用菲克原理表示如下:

$$Q = \frac{V_{O_2}}{Ca_{O_2} - C\overline{v}_{O_2}} = \frac{14 \times (4)^{3/4}}{5} = \frac{39.6}{5} = 8 \text{ dL/min}$$

b. 如果$(a-\overline{v})D_{O_2}$保持恒定(例如,5 mL/L),那么氧摄取确实就和心输出量成正比($\sim 3 \times kg^{3/4}$)。

c. 二尖瓣(MA)峰值流速、二尖瓣和左心室射血时间,以及左心室舒张末期容积之间的关系符合异速生长的(能量规律)方程式$y=kM^\beta$,β值分别为0.247 ± 0.017和0.267 ± 0.018。二尖瓣峰值流速、位移、长轴到短轴位移比率测量了异速生长的心脏大小[10]。

d. 新生儿和婴儿的心肌比年龄较大的儿童和成人的心肌质量小,心室顺应性也差,此外,在心脏收缩时,舒张末期有较长的静息期,收缩时峰压低(图1-5)[11]。实验和临床证据表明,增加心输出量主要是在生命的第1个2年里[12,13],这段时间心肌组织会像成人一样重新塑造自身顺应性的特征。

> **临床小贴士** 压力感受器和心肌工作能力类似,是在出生后才"成熟"的。尽管压力感受器的敏感性随早产儿出生后的成长而增加,但和足月的婴儿相比,它仍然是低的。

e. 压力感受器和心肌工作能力类似,是在出生后才"成熟"的。在怀孕的最后1/3和出生后的第1个月,颈动脉压力感受器的敏感性随动脉压力的增加而做出相应调整。出生

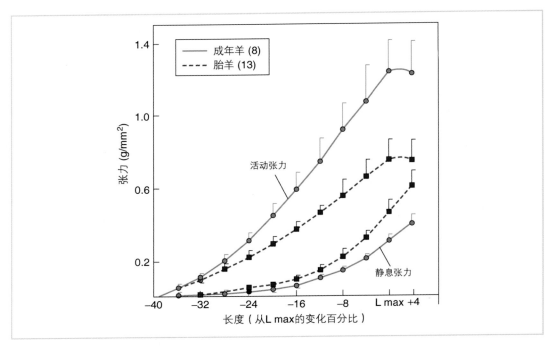

图1-5　心室顺应性曲线——胎羊和成年羊

后,压力反射敏感性的增加从出生6周后开始,最迅速的变化发生在2岁[14-16]。虽然压力感受器的敏感性随早产儿出生后提高,但和足月的婴儿相比,它仍然是低的[17,18]。吸入麻醉药可能加重新生儿压力感受器的相对不敏感性[19,20],芬太尼也有类似的情况[21]。

f. 激发-收缩耦合的差异也有发展的基础。心肌中的张力发育特征为早期(强直)或稳定(相),并且由Ca^{2+}跨过肌膜的流入而被激活。随着心肌的成熟,细胞内Ca^{2+}的摄取和肌浆网再次释放,影响稳定(相)状态,在张力发育中起着越来越重要的作用[22]。兰尼碱的实验性给药产生与正常新生儿心肌张力模式非常相似的模式,即使在成熟心肌中也能降低稳定成分[23,24]。由于婴儿在机械和分子基础上增加心输出量的能力相对有限,因此麻醉医师必须准备好通过增加患者的心率和(或)通过提供外源性儿茶酚胺来支持血液循环(图1-6)。

> **临床小贴士**　婴儿和儿童对液体的需求更大,为了适应相应体重,儿童与婴儿对热量的需求和血管容量的要求都更大。这种高代谢需求与一个在功能上和解剖学上都尚未成熟的肾脏形成了鲜明的对比。

3. 肾脏系统解剖和生理

a. 肾的开始形成大约在胚胎发育的第5周,在36周时发育完全,每个肾大体上有10^6个肾单位(范围,±75%)。肾单位的总数的减少与早产以及胎儿宫内生长受限(IUGR)有关。肾毒性药物在危重早产儿护理期间的使用也可以减少正常生长期间形成的肾单位总数[25]。

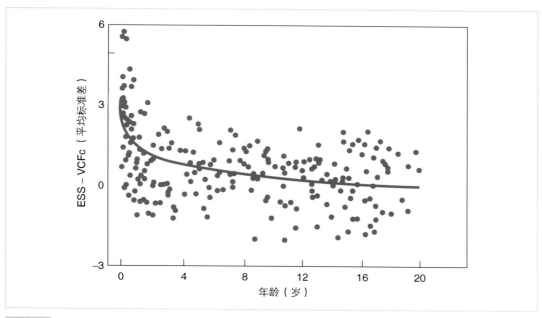

图1-6　心肌长度-张力的关系显示：收缩末期应力（ESS）减去环向纤维鞘长度缩短速度（VCFc），此项最能表达心率对心肌工作的依赖性。

b. 从出生最初几周到几个月的时间里，肾功能的改变是相当大的。肾小球滤过率（GFR）随着出生年龄的增加而增加。对于小于34周的早产儿，肾对葡萄糖、钠、磷酸盐和碳酸氢盐的重吸收能力是降低的。肾重吸收能力削弱，所以，早产儿尿液浓缩能力达不到足月儿以及成人的水平。因此，游离水和电解质损失率较高。婴幼儿身体里比例较大的水量，主要在ECF层，这也是对以上因素的一种适度和暂时的防御。

c. 可以根据早期的早产儿使用3/4比例关系对成年期GFR做出预测（图1-7）。成人GFR预计为121.2 mL/min，月经后数周的水平为47.7的概率为50%[26]。在1年内，GFR预测为成人GFR的90%。

d. 由于钠的排泄率高，可能会导致临床上明显的低钠血症，因此，必须增加钠的需求。

4.胃肠系统发育

a. 儿童和成人的食管也存在发育（解剖和功能）的差异。

（1）最明显的是，患者越矮，食管越短；事实上，患者越年轻，这种关系越精确。

> **临床小贴士**　大约40%的新生儿，至少在出生的最初几天会吐奶，因为食管发育的成熟需要几个月，这个吐奶过程可能需要几个月的时间才能消失。

（2）婴儿食管的后1/3不具备和成人一样的空间以供蠕动。因为此功能的不全，当哭泣或紧张或由正压面罩通气导致胃空气增加而造成的腹内压力增高时，就有可能会发生反流。事实上，大约40%的新生儿，至少在出生的最初几天，会吐奶[28]，这个过程完善可能需要几个月的时间。然而，病态导致的真正的胃食管反流与这不同，通常伴随着不发

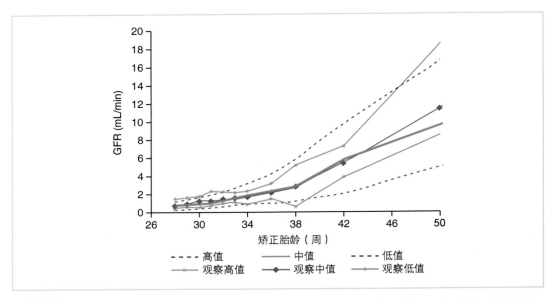

图1-7 肾小球滤过率与矫正胎龄对比。粗实线：基于异速生长标度的中值预测；虚线：预测间隔；实线：观测值。

育、复发性支气管炎、肺炎或反应性气道疾病[29]。

（3）即使是正常食管，在胃扩张时也可能会变短，这种变短在正常用餐后[30]、吞咽空气、麻醉期间、儿童哭闹时也经常出现。

（4）胃肠道发育异常，如气管食管瘘致食管的闭锁，各种肠闭锁或狭窄、重叠或憩室，狭窄传送带或腹部缺损如腹裂、脐膨出，以及肠扭转也可能影响正常胃和食管的功能。

b. 肝脏生长迅速，占据了腹腔相当大的部位，比生命中任何时候都非常重要（图1-8）。

（1）肝母细胞来源于原始前肠内胚层细胞。肝母细胞分化成肝细胞（约70%的肝量）、

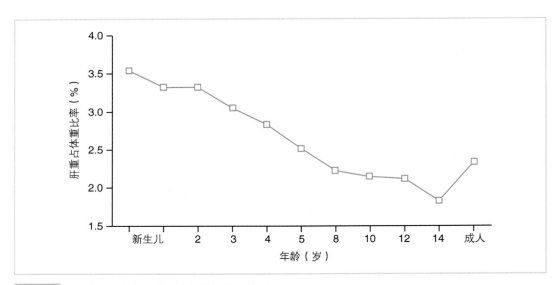

图1-8 肝脏重量与体重的比例，按年龄计算

胆管细胞或胆管上皮细胞,而其余细胞的结构是中胚层衍生物。这是理解正常的肝细胞发生关系的关键,它的发生是因为内胚层和中胚层的衍生物细胞间发生的关系,包括膈[31]。

临床小贴士　尽管肝脏的体积比较大,但是糖原的储存量的比例小于成人,因此,儿童易感性低血糖依然较大,特别是营养不良或天生对碳水化合物代谢较差的儿童。

（2）葡萄糖和蛋白质合成开始于胚胎形成的第3个月,之后不久糖原可在肝细胞中合成。

5. 中枢神经系统

a. 脑重历来是衡量中枢神经系统（CNS）发育的标准（图1-9）[32]。无论在婴儿期和儿童期,还是成年期,脑功能都在增加,大脑重量的增加相对于体重的增加来说是比较小的。

（1）在啮齿类动物中,在出生后的第0天至第6天、第8天至第12天和第17天至第23天之间生长快速;缓慢生长期则从第6天至第8天,第12天至第17天,以及23天后。

● 与人类相比,大鼠有短暂而快速的童年。它们在婴儿期发育迅速,在大约6周时就性成熟。人类发育缓慢,直到大约12岁～13岁才达到青春期。大鼠5～6个月的年龄就发育成熟。在成年期,每个大鼠每月大约相当于人类的2.5年[33]。

（2）第一个缓慢的增长期是由最后发生的事件所表现的：RNA、DNA、蛋白质和髓磷脂合成的加速。

（3）第二个缓慢增长期的特点是至少有3天的时间间隔,在此期间,相比之前和之后平均脑重量的增加很少[34]。

（4）人类也有类似的发现,11岁和15岁左右的人类大脑的生长率显著上升。

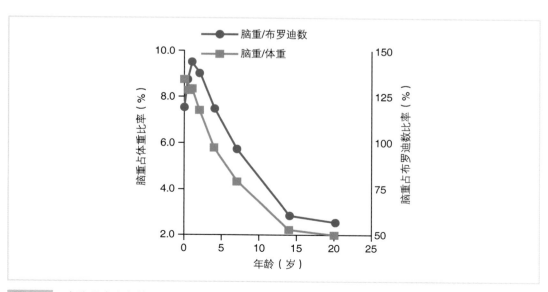

图1-9　大脑的大小与体重关系

（5）体内磁共振波谱用于评估脑代谢的成熟。早产儿改变N-乙酰天门冬氨酸、胆碱及白质肌酸的发展过程。这些时间进程的变化率趋于在1年合并，但仍然引起了一个有趣的问题，关于灰白质对婴儿不同步造成的长期后果，特别是对早产儿。

b. 在胚胎发育的第3个月内，脊髓延伸到整个椎管的长度，随着脊髓的发展，椎管生长速度超过了脊髓的生长速度。每一脊神经都与身体体节的肌肉和皮肤有关。

> **临床小贴士**　解剖学和神经递质的机制是出生时对疼痛刺激做处理；然而，这些系统随着胎儿和新生儿并进入成年期发展而不断进化，他们不可能在生命周期的变化里保持不变[35]。

6. 痛觉

a. 神经元开始形成通常在成人体内的某一个具体位置，然而在个体发育过程可能会存在不同的位置，神经递质也是如此，神经递质具有不同的分布模式，也可能在新生儿中发挥替代作用。

b. 外围的感觉感受器早在发育的第7周出现，最初在口周区域，几周后在手和脚，20周后在皮肤和黏膜表面。

（1）脊髓背角在第13周开始发育；到第30周时，神经细胞融合成为薄层和突触的连接，神经递质小泡开始发育。

（2）丘脑和新皮质的神经投射从20～24周开始形成。脑电图（EEG）的形状，早在怀孕的第18到第20周可以检查出来，同步在第24周，皮质知觉疼痛可能在这个时候开始。

（3）皮肤受体在对由机械、热量或化学刺激的反应中疼痛的传导是通过精细有髓A纤维以及无髓C纤维进行的。这些皮肤受体在某种程度上受到支配，但感觉神经元神经支配在出生后继续。

（4）雷克塞德（Rexed）通过研究细胞体的大小和密度来观察背部角的6个角膜。椎板Ⅱ和Ⅲ，胶原蛋白（SG），接收到传入C纤维的末端，并最终包含高浓度的P物质（SP）和阿片受体。从这一点上，与椎板Ⅵ的脊髓丘脑束建立了沟通。大直径传入皮肤的A纤维也进入背角；最初和产后大约3个星期，他们的终端从椎板Ⅴ通过椎板Ⅱ和椎板Ⅰ进入背角。随后，在椎板Ⅲ～Ⅴ中发现其终端；因此，C和A纤维终端控制椎板Ⅰ和椎板Ⅱ层数周。

（5）在成熟的神经系统中，最大的刺激会引起背角兴奋性中间神经元的即刻活化，进而刺激初始输入进行抑制调节作用。C纤维最初在电生理和神经化学上是不成熟的，并且在脊髓中仅产生亚阈值去极化。随着C纤维在出生后最初几周的成熟，A纤维撤退到有更多分布限制的椎板Ⅲ～Ⅴ层里，疼痛反应更成熟的中枢神经系统的特征开始出现[45]。未成熟的神经系统没有抑制功能，因此混响现象可能发生，并且神经元间的兴奋性细胞在初期的刺激下可能在边缘继续活化[46]。

（6）谷氨酰胺和SP共存在脊髓背角的C纤维终端，通过激活NMDA受体来促进疼痛的传输。在成年大鼠，NMDA受体结合受到SG的限制，但在出生后7天（P7），它分布在

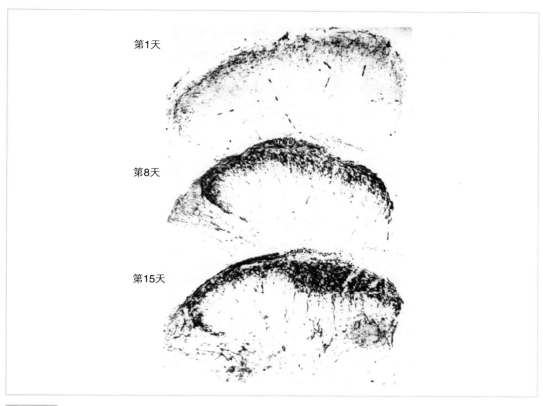

第1天

第8天

第15天

图1-10 成熟过程中的新生鼠的SP分布。在大多数情况下,在第1天,受椎板Ⅰ的限制,SP含有的纤维颜色比较弱。到第8天,染色更强烈,而且纤维已经渗透到椎板Ⅱ以及椎板Ⅰ

整个神经;更加成熟和离散分布的格局要到P28才能实现[47,48]并与SP和其他神经肽平行。在大鼠中,SP转移到扩散的、非特异性分布的SG受体,并通过这个过程提高了浓度(图1-10)。

● 由于寿命和发育差异,人与鼠成熟度不易比较。以下网站可以比较各种哺乳动物受孕日期(www.translatingtime.net)[49]。

(7)NMDA受体广泛分布于胎儿的背角。在出生后早期,NMDA受体与谷氨酸的亲和力增加,细胞内的钙也会增加$[CA]_i$,NMDA受体随之激活。据推测,NMDA的终结可能是新生儿疼痛敏化的神经化学机制,可推测能够降低处于重病监护的婴儿皮肤阈值。可以进一步推测缺血性损伤(脑室内出血或缺氧引起的中风、大脑性瘫痪)、传染病,或细胞内钙稳态的其他生理紊乱导致$[Ca]_i$[50-53]增加可能也有助于NMDA的终结,从而敏化疼痛。

(8)胎儿大脑皮质的发育始于第8周。**树突分支**,本身一个三维等值的$3/4$幂定律,促进突触传入丘脑皮质纤维以及皮质的连接[54,55]。这些丘脑连接的时机至关重要;突触连接在妊娠20周和24周[55-57]建立。通过成熟脑电图模式、脑葡萄糖利用率评价和行为分析,提出了大脑皮质功能成熟度。早在妊娠期的43天就已经证实了电活动。第一次看到两个大脑半球的间歇性脑电图突然出现是在妊娠的20周,持续到22周,**甚至26～27周**。到了30周的妊娠,可以辨别清醒和睡眠[58]。

临床小贴士 新生儿脊髓相对无抑制性影响；在发育中的婴儿，抑制系统逐渐成熟。

（9）下降抑制途径进入背外侧索，在早期胎儿里出现，但是背角的连接要在大鼠出生后 10 ～ 19 天才发展。此外，抑制甲肾上腺素信号传送通路的水平和血清素在最初是低的[59]。一个成熟的血清素神经支配模式，直到大鼠的 P14 在颈髓和 P21 在腰髓里才能达到。下行通路抑制直到 P10 才被演示；成人直到 P19 才看到抑制作用。

（10）**中间神经元在 SG 的成熟度大部分是在出生后**。在大鼠中，脑啡肽水平低[60]和阿片受体敏感，虽然起初低，出生后的头 2 周增加 3 倍。同时，受体区域也很大。成人的 g-氨基丁酸（GABA）和甘氨酸可看作抑制性发射器，可以消除未成熟的脊髓神经元，导致 $[Ca]_i$ 的增加，并且可能因此对新生儿有兴奋的影响。这种抑制的缺乏导致了严重而广泛的反应：由无害的 A-b 导致的疼痛从中枢致敏化传入——相当于成人中的异常性疼痛——可能对新生儿比较常见，因为有毒和无毒刺激都唤起了屈曲反射[61,62]。随着神经系统的成熟，这种反应逐渐变得更加具体。

7. 阿片类药物的发展

a. 内源性阿片类物质在胎儿出生时释放，胎儿窘迫和新生儿窒息也会导致内源性阿片类物质释放[63-65]。

（1）阴道分娩或剖宫产健康足月的新生儿脐带血浆 β-内啡肽和 b-促脂解素的水平已被证明高于普通的成人的血浆 3 ～ 5 倍[66,67]。

（2）由臀位或胎头吸引从阴道分娩的新生儿 β-内啡肽有所增加，表明分娩应激会导致 β-内啡肽的分泌。

b. 出生时，阿片受体存在于多个区域。

（1）d 受体具有不同于 μ 和 κ 受体的个体发育，起初是低密度的，在大鼠出生后 3 周达到最大结合量。

（2）在脊髓中，μ 和 κ 受体在早期出现，δ 受体直到产后的初期才会有一个缓慢的发展。

（3）在产后发展的第一个阿片受体是 κ 受体，其次是和高度亲和性的 μ 受体结合，与开始的介导的镇痛 κ 和 μ 同时发生。

（4）阿片受体结合受发育的调节，此外，还经历了实质性的出生后重组。

c. 对于阿片类药物管理在新生儿期中枢神经系统发育的远期影响了解尚少，目前对于使用强力阿片类药物如芬太尼短期内的影响更是不甚了解。在动物实验中，胎儿暴露在可卡因里，似乎延缓了星形胶质的发育，并且导致了 GABA-A 受体的 α 和 β1 的一级亚基的增加，而其并未对 NMDA 谷氨酸受体亚基造成变化[70]。

d. 在一篇关于氯胺酮麻醉作用的惊人报道中，实验中在大鼠晚期胎儿或早期新生儿生命中仅几个小时阻断 NMDA 谷氨酸受体，引发了大鼠大脑发育中的广泛神经变性凋亡，表明兴奋性神经递质谷氨酸，作用于 NMDA 受体，控制神经元存活。潜在的人类神经发展障碍涉及产前母亲滥用药品或对产后婴儿用麻醉阻断 MNDA 受体，这些可能导致神经的凋亡退化加速[71]。目前正在进行这一领域的研究[72]。

e. 虽然新生鼠长期暴露于阿片受体激动药已被证明影响神经元的发育，疼痛和应激在新生儿期间可能也对发育有不利的影响。

● 虽然只有动物模型存在（大多数是啮齿目动物），但有越来越多的调查发现出生前后与应激相关的环境事件对恒河猕猴和普通猕猴的脑垂体轴（HPA）功能、行为和大脑结构发生了短期和长期影响。介导持续作用的机制仍然是未知的，原因可能包括基础的脑垂体轴功能或通过表达特殊 mRNA 的表观遗传编程[73]。

Ⅲ.结论

针对麻醉对于大脑的影响，对于手术/危重护理干预对系统发育及随后的恢复的调节效应开启了新的探讨。综上所述，我们还是对通气对肺部的远期影响、体液负荷和血管活性药物对心脏和循环系统、药物对肾实质的作用以及麻醉的不可分割的影响、手术组织损伤、围术期恢复和组织愈合的影响以及手术过程中的氧耗量等了解很少。我们有很多要学习。

发展中的人类是一个复杂而迷人的生物，旺盛的新陈代谢维持了一个不断变化的内环境的平衡。出乎意料的是，这种环境非常适合于快速适应，以及促使父母密切关注，使得中枢神经系统的感觉、运动和认知不断发展。婴儿和儿童充满挑战和乐趣——临床医师与这个有趣的悖论：既纤弱又恢复力极强，这就是儿科麻醉的世界。

（成黎明）

参考文献

［1］ Galilei G. Dialogues Concerning Two New Sciences. Crew H, de Salvio A, trans. New York, NY: Macmillan; 1914.

［2］ Robiquet T. Rapport sur un memoire adresse a l'Academie royale de medecine par MM Sarrus et Rameaux. Bull de l'Acad Roy de Med. 1839; 3: 1094.

［3］ Brody S. Bioenergetics and Growth. New York, NY: Reinhold Publishing Corporation; 1945.

［4］ Kleiber M. Body size and metabolism. Hilgardia. 1932; 6(11): 315−353.

［5］ Thompson D. On Growth and Form. 2nd ed. New York, NY: Cambridge (Eng) University Press; 1952.

［6］ Anderson B, Meakin G. Scaling for size: some implications for paediatric anaesthesia dosing. Paediatr Anaesth. 2002; 12: 205−219.

［7］ Lindahl S. Oxygen consumption and carbon dioxide elimination in infants and children during anaesthesia and surgery. Br J Anaesth. 1989; 62: 70−76.

［8］ Rehan V, McCool F. Diaphragm dimensions of the healthy term infant. Acta Paediatr. 2003; 92: 1062−1067.

［9］ Agostoni E. Volume-pressure relationships of the thorax and lung in the newborn. J Appl Physiol. 1959; 14: 909−913.

［10］ Popović Z, Sun J, Yamada H, et al. Differences in left ventricular long-axis function from mice to humans follow allometric scaling to ventricular size. J Physiol. 2005; 568 (pt 1): 255−265.

［11］ Friedman W. The intrinsic physiologic properties of the developing heart. Prog Cardiovasc Dis. 1972; 15: 87−111.

［12］ Colan SD, Borow KM, Neumann A. Left ventricular end-systolic wall stress-velocity of fiber shortening relation: a load independent index of myocardial contractility. J Am Coll Cardiol. 1984; 4: 715−724.

［13］ Friedman W, George B. Treatment of congestive heart failure by altering loading conditions of the heart. J Pediatr. 1985; 106: 697−706.

［14］ Blanco C, Dawes G, Hanson M. Carotid baroreceptors in fetal and newborn sheep. Pediatr Res. 1988; 24: 342-346.

［15］ Holden K, Morgan J, Krauss A. Incomplete baroreceptor responses in newborn infants. Am J Perinatol. 1985; 2: 31-34.

［16］ Patton D, Hanna B. Postnatal maturation of baroreflex heart rate control in neonatal swine. Can J Cardiol. 1994; 10: 233-238.

［17］ Gournay V, Drouin E, Rozé J. Development of baroreflex control of heart rate in preterm and full term infants. Arch Dis Child Fetal Neonatal Ed. 2002; 86: F151-F154.

［18］ Yiallourou S, Sands S, Walker A, et al. Postnatal development of baroreflex sensitivity in infancy. J Physiol. 2010; 88: 2193-2203.

［19］ Murat I, Lapeyre G, Saint-Maurice C. Isoflurane attenuates baroreflex control of heart rate in human neonates. Anesthesiology. 1989; 70: 395-400.

［20］ Wear R, Robinson S, Gregory G. The effect of halothane on the baroresponse of adult and baby rabbits. Anesthesiology. 1982; 56: 188.

［21］ Murat I, Levron J. Effects of fentanyl on baroreceptor reflex control of heart rate in newborn infants. Anesthesiology. 1988; 68: 717-722.

［22］ Klitzner T, Friedman W. Excitation-contraction coupling in developing mammalian myocardium: evidence from voltage clamp studies. Pediatr Res. 1988; 23: 428-432.

［23］ Chin T, Friedman W, Klitzner T. Developmental changes in cardiac myocyte calcium regulation. Circ Res. 1990; 67: 574-579.

［24］ Klitzner T, Friedman W. A diminished role for the sarcoplasmic reticulum in newborn myocardial contraction: effects of ryanodine. Pediatr Res. 1989; 26: 98-101.

［25］ Schreuder M, Bueters R, Huigen M, et al. Effect of drugs on renal development. Clin J Am Soc Nephrol. 2011; 6: 212-217.

［26］ Rhodin M, Anderson B, Peters A, et al. Human renal function maturation: a quantitative description using weight and postmenstrual age. Pediatr Nephrol. 2009; 24: 67-76.

［27］ Staiano A, Clouse R. Value of subject height in predicting lower esophageal sphincter location. Am J Dis Child. 1991; 45: 1424-1427.

［28］ Winter H, Grand R. Gastroesophageal reflux. Pediatrics. 1981; 68: 134-136.

［29］ Fonkalsrud E, Ament M. Gastroesophageal reflux in childhood. Curr Probl Surg. 1996; 33: 1-70.

［30］ Mason R, Oberg S, Bremner C, et al. Postprandial gastroesophageal reflux in normal volunteers and symptomatic patients. J Gastrointest Surg. 1998; 2: 342-349.

［31］ Zorn A. Liver development. In: StemBook. Boston, MA: Harvard Stem Cell Institute; 2013. http://www.creativecommons.org. Accessed February 27, 2014.

［32］ Dobbing J, Sands J. Quantitative growth and development of human brain. Arch Dis Child. 1973; 48: 757-767.

［33］ Andreollo N, dos Santos E, Araujo M, et al. Rat's age versus human's age: what is the relationship?［in Portuguese.］Arq Bras Cir Dig. 2012; 25(1): 49-51.

［34］ Gottlieb A, Keydar I, Epstein H. Rodent brain growth stages: an analytical review. Biol Neonate. 1977; 32: 166-176.

［35］ Anand K, Hickey P. Pain and its effects in the human neonate and fetus. N Engl J Med. 1987; 317: 1321-1329.

［36］ Anand KJ, Sippell WG, Aynsley-Green A. Randomised trial of fentanyl anaesthesia in preterm babies undergoing surgery: effects on the stress response. Lancet. 1987; 1: 62-66.

［37］ Betts E, Downes J. Anesthetic considerations in newborn surgery. Semin Anesth. 1984; 3: 59-74.

［38］ Inkster JS. Paediatric anaesthesia and intensive care. Int Anesthesiol Clin. 1978; 16(1): 58-91.

［39］ Katz J. The question of circumcision. Int Surg. 1977; 62: 490-492.

［40］ Rees G. Anesthesia in the newborn. Br Med J. 1950; 2: 1419-1422.

［41］ Shaw E. Neonatal anaesthesia. Hosp Update. 1982; 8: 423-434.

［42］ Shearer M. Surgery on the paralysed, unanesthetized newborn. Birth. 1986; 13: 79.

［43］ Swafford L, Allan D. Pain relief in the pediatric patient. Med Clin North Am. 1968; 52: 131-136.

[44] Rexed B. A cytoarchitectonic atlas of the spinal cord in the cat. J Comp Neurol. 1954; 100: 297-380.

[45] Kar S, Quirion R. Neuropeptide receptors in developing and adult rat spinal cord: an in vitro quantitative autoradiography study of calcitonin gene-related peptide, neurokinins, μ-opioid, galanin, somatostatin, neurotensin and vasoactive intestinal polypeptide receptors. J Comp Neurol. 1995; 354: 253-281.

[46] Fitzgerald M. Developmental biology of inflammatory pain. Br J Anaesth. 1995; 75: 177-185.

[47] Kalb R, Lidow M, Halsted M, et al. N-methyl-d-aspartate receptors are transiently expressed in the developing spinal cord ventral horn. Proc Natl Acad Sci USA. 1992; 89: 8502-8506.

[48] Kalb R. Regulation of motor neuron dendrite growth by NMDA receptor activation. Development. 1994; 120: 3063-3071.

[49] Workman A, Charvet C, Clancy B, et al. Modeling transformations of neurodevelopmental sequences across mammalian species. J Neurosci. 2013; 33: 7368-7383.

[50] Feuerstein G, Yue TL, Lysko PG. Platelet-activating factor. a putative mediator in central nervous system injury? Stroke. 1990; 21: III90-III94.

[51] Macdonald RL, Stoodley M. Pathophysiology of cerebral ischemia. Neurol Med Chir. 1998; 38: 1-11.

[52] Przyklenk K, Simkhovich BZ, Bauer B, et al. Cellular mechanisms of infarct size reduction with ischemic preconditioning: role of calcium? Ann N Y Acad Sci. 1999; 874: 192-210.

[53] Siesjo BK. Calcium and ischemic brain damage. Eur Neurol. 1986; 1: 45-56.

[54] Molliver M, Kostovic I, Van der Loos H. The development of synapses in cerebral cortex of the human fetus. Brain Res. 1973; 50: 403-407.

[55] Rakic P, Goldman-Rakic P. Development and modifiability of the cerebral cortex: early developmental effects: cell lineages, acquisition of neuronal positions, and areal and laminar development. Neurosci Res Program Bull. 1982; 20: 433-451.

[56] Kostovic I, Goldman-Rakic P. Transient cholinesterase staining in the mediodorsal nucleus of the thalamus and its connections in the developing human and monkey brain. J Comp Neurol. 1983; 219: 431-447.

[57] Kostovic I, Rakic P. Development of prestriate visual projections in the monkey and human fetal cerebrum revealed by transient cholinesterase staining. J Neurosci. 1984; 4: 25-42.

[58] Torres F, Anderson C. The normal EEG of the human newborn. J Clin Neurophysiol. 1985; 2: 89-103.

[59] Fitzgerald M, Koltzenburg M. The functional development of descending inhibitory pathways in the dorsolateral funiculus of the newborn rat spinal cord. Brain Res. 1986; 389: 61-70.

[60] Fitzgerald M. Cutaneous primary afferent properties in the hind limb of the neonatal rat. J Physiol. 1987; 383: 79-92.

[61] Fitzgerald M, Millard C, MacIntosh N. Hyperalgesia in premature infants. Lancet. 1988; 1: 292.

[62] Fitzgerald M, Millard C, McIntosh N. Cutaneous hypersensitivity following peripheral tissue damage in newborn infants and its reversal with topical anaesthesia. Pain. 1989; 39: 31-36.

[63] Gautray J, Jolivet A, Vielh J, et al. Presence of immunoassayable β-endorphin in human amniotic fluid: elevation in cases of fetal distress. Am J Obstet Gynecol. 1977; 29: 211-212.

[64] Hosobuchi Y, Li C. The analgesic activity of human β-endorphin in man. Commun Psychopharmacol. 1978; 2: 33-37.

[65] Jessel T, Iversen L. Opiate analgesics inhibit substance P release from rat trigeminal nucleus. Nature. 1977; 268: 549-551.

[66] Csontos K, Rust M, Hollt V, et al. Elevated plasma β-endorphin levels in pregnant women and their neonates. Life Sci.1979; 25: 835-844.

[67] Wardlaw S, Stark R, Baxi L, et al. Plasma β-endorphin and β-lipotropin in the human fetus at delivery: correlation with arterial pH and PO_2. J Clin Endocrinol Metab. 1979; 49: 888-891.

[68] Puolakka J, Kauppila A, Leppaluoto J, et al. Elevated β-endorphin immunoreactivity in umbilical cord blood after complicated delivery. Acta Obstet Gynecol Scand. 1982; 61: 513-514.

[69] Clarke C, Clarke K, Muneyyirci J, et al. Prenatal cocaine delays astroglial maturation: immunodensitometry shows increased markers of immaturity (vimentin and GAP-43) and decreased proliferation and production of the growth factor S-100. Brain Res Dev Brain Res. 1996; 91: 268-273.

［70］Mackler SA, Bennett GD, Tsuei VP, et al. Cocaine selectively alters neurotransmitter receptor mRNAs in mouse embryos.Reprod Toxicol. 1996; 10: 37−42.

［71］Ikonomidou C, Bosch F, Miksa M, et al. Blockade of NMDA receptors and apoptotic neurodegeneration in the developing brain. Science. 1999; 283: 70−74.

［72］Blaylock M, Engelhardt T, Bissonnette B. Fundamentals of neuronal apoptosis relevant to pediatric anesthesia. Paediatr Anaesth. 2010; 20: 383−395.

［73］Pryce C, Aubert Y, Maier C, et al. The developmental impact of prenatal stress, prenatal dexamethasone and postnatal social stress on physiology, behaviour and neuroanatomy of primate offspring: studies in rhesus macaque and common marmoset.Psychopharmacology (Berl). 2011; 214: 33−53.

第二章　发育药理学

布雷恩·J.安德松,詹姆斯·佩顿,乔治·H.米金

要 点

1. 儿童药物反应的影响因素很多,在生长发育期间,其变化是彼此独立的。
2. 12个月以下的儿童药物代谢可能有更好地吸收和分布,而代谢能力却是降低的,这常常导致药物过量和中毒的风险增加。
3. 体积、成熟度和器官功能是解释儿童和成人药物代谢区别的关键变量。异速生长理论能解释体积的影响作用。
4. 婴儿有较大的细胞外液容积,极性药物例如氨基糖苷类和神经肌肉阻滞药可以快速进入细胞外液,但是进入细胞内较慢。因此,婴儿的初始药物剂量可能大于儿童和成人。
5. 在新生儿期很多药物清除酶的浓度和活性是减少或缺乏的。其成熟需要几周或数年。
6. 药物与其受体之间的相互作用受到受体数量、类型、亲和力和可用天然配体的发育变化的影响。另外,与年龄相关的器官体积和血流改变影响药物作用部位的药效浓度。这些变化与新生儿对麻醉药物的反应有关。
7. 人类新生儿神经肌肉连接点对非去极化肌松药的敏感性是成人的3倍,因为发育中的运动神经缺乏乙酰胆碱。然而,这种敏感性被增加的分布容积所抵消,所以药物剂量并不是随年龄改变而明显的改变。
8. 阿片类的μ、κ和δ受体的相关比例和选择性的μ受体对其特异性配体的改变随年龄而改变。μ和κ受体的这种改变可能是新生儿对阿片类药物呼吸影响作用敏感增加的一个因素。
9. 小婴儿低浓度α_1酸性糖蛋白增加了局部麻醉和潜在中枢神经系统和心血管毒性的数量。
10. 相对于成人而言,婴儿和儿童的吸入麻醉药吸收和消除更快,因为通气水平增加(与功能残气量相关),心输出量增加以及新生儿的血液中挥发性物质溶解度降低。

儿童,特别是婴儿的药物反应在很多方面都是异于成人。这些差异在1950年代随着一些药物使用不良事件的发生被人们关注,例如婴儿使用氯霉素时心血管产生不良反应[1],新生儿使用磺胺类药物增加核黄疸[2]。儿科药物反应的影响因素很多,在生长发育期间,其变化是彼此独立的。

决定儿童对药物反应的因素可分为药动学(机体对药物的作用)和药效学(药物对机体的作用)。本章的目的是回顾这些影响因素和描述婴儿和儿童的麻醉药理学。

基础药动学

药动学的模型是血浆药物浓度和时间变量参数之间的关系(例如清除率和分布容积)。在样本模型里,身体被看作是一个单一的室,进入的药物可以快速而平均地被分布。血浆浓度和时间之间的关系可以用下面的方程式描述:

$$C_t = C_0 e^{-kt} \tag{2.1}$$

在方程式2.1中,C_t是在时间t时的药物浓度,C_0是初始的药物血浆浓度,k是清除率常数,e是自然对数的基数。**表观分布容积(V_d)**是体内的药物按血浆浓度分布时,所需要体液的理论容积。**半衰期($T_{1/2}$)**是指血药浓度降至一半所需要的时间。在以下方程中,半衰期与清除率常数的关系如下:

$$T_{1/2} = 0.693/k \tag{2.2}$$

> **临床小贴士** 半衰期不可预测剂量使用计划;但是剂量使用计划可以被持续效果预测。

血浆清除率(CL)是指单位时间内多少容积血浆中的药物被清除干净,它是这样计算的:

$$CL = k \times V_d \tag{2.3}$$

根据方程式2.2和2.3,可以得到以下的关系式:

$$T_{1/2} = \frac{0.693 \times V_d}{CL} \tag{2.4}$$

单室模型常不足以描述麻醉药动学,所以需要二室甚至三室模型。二室模型可以解释血浆浓度-时间之间的关系,如图2-1所示。起始陡峭的衰减期(α期)主要表示药物从中心室向外周室分布,而之后的逐渐衰减期(β期)主要表示药物的消除。注射后t时间时的血浆浓度可以用下面的双指数方程表示:

$$C_t = Ae^{-\alpha t} + Be^{-\beta t} \tag{2.5}$$

每条浓度-时间曲线都有一个常数(A或B)表示,相应地零点时间在Y轴上被截断,由一个半衰期($T_{1/2\alpha}$或$T_{1/2\beta}$)可以计算出一个混合常数(α或β)。中心室容积可以由总剂量A+B算出。稳定状态的分配容积($V_{dss} = V_1 + V_2$)可以从分配到总剂量的B中得到。

这些参数(A,B,α,β)潜在的生理学联系很小,中心室和三个参数(k_{10},k_{12},k_{21})之间是互变的,他们可以描述药物在室间的分配。另一个常用的方法是用两个室(中心室 V_1 和周围室 V_2)和两种清除率(CL和Q),Q是室间的清除率,稳态分配容积(V_{dss})是 V_1 和

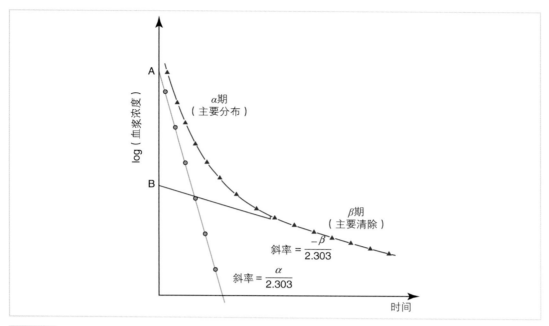

图2-1　　二室模型显示时间-浓度曲线

V_2的总和。计算机通过非线性回归技术可以较容易地得到一个参数,迭代的平方技术可以满足曲线。两个或更多的室的模型目前通常用不同的方程去解决而不是用图表的方法,例如,一个两室乳突状模型,包含一个容积为V_1浓度为C_1的中心室,以及一个容积为V_2浓度为C_2的外周室,药物持续输注(ratein)。

$$\frac{\mathrm{d}C_1}{\mathrm{d}t} = \frac{(\text{ratein} + C_2 \times Q) - C_1 \times (Q + \text{CL})}{V_1} \qquad (2.6)$$

$$\frac{\mathrm{d}C_2}{\mathrm{d}t} = \frac{Q \times (C_1 - C_2)}{V_2} \qquad (2.7)$$

　　大多数麻醉药的使用需要二室或多室模型描述浓度随时间的变化关系,半衰期是一个参数。时量相关性半衰期(CSHT)指药物停止输注后血液或血浆中的浓度下降50%所需要的时间。由于可溶性液体药物的稳态容积较大,初始药物再分布到肌肉和脂肪的时量相关性半衰期较短。在输注过程中,较深的室被充满,半衰期延长至最终半衰期。这个规则中的一个特殊的例外是瑞芬太尼,其时量相关性半衰期非常稳定,因为它的分布容积小,血浆清除很快(表2-2)[3]。

婴儿和儿童的药动学影响因素

　　药物吸收、分布和消除的过程被几个年龄相关因素影响。通常,相比年长者,12个月以内的婴儿药物吸收和分布增加,而消除能力却是降低的。因此,**在较小年龄儿童药物过量和中毒的风险增加。**

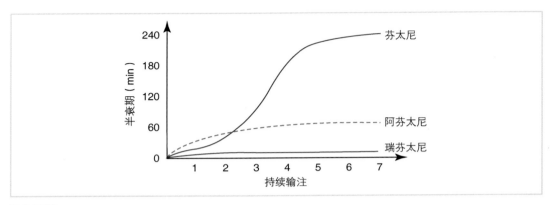

图2-2 瑞芬太尼、阿芬太尼、芬太尼的半衰期

吸收

药物的吸收是指从给药部位转移到循环系统。大多数麻醉及其辅助药物都是经静脉内注射。这一通路的吸收是快速和完全的。在婴幼儿中,其他吸收通路(例如肌内注射和吸入)会更快,但是这种更快的治疗方法往往会有不良反应。口服给药时新生儿和婴儿的肠道内吸收较慢。6～8个月后胃排空和肠蠕动发育才趋于成熟。因此相对于年长儿,药物到达峰浓度的时间增加但是峰浓度降低。

分布

药物的分布是指药物从循环系统转运至身体各室。

心输出量

出生时,标准体重的静息心输出量大约是200 mL/(kg·min),之后逐渐下降至青春期时的100 mL/(kg·min)(表2-3)[6]。婴幼儿较大的心输出量和较短的循环时间导致药物的分布更快。正如第1章所注明的,心输出量的变化是由体重$^{3/4}$决定的,因为体重$^{3/4}$决定代谢率。但是,在图2-3中标准体重、心输出量与体重$^{-1/4}$的变化(例如体重$^{3/4}$÷体重^1=

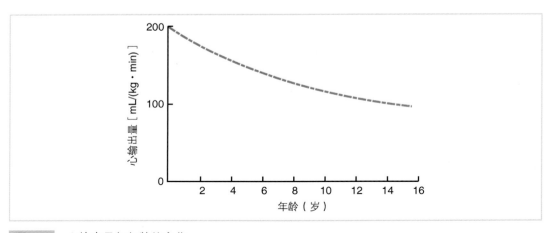

图2-3 心输出量与年龄的变化

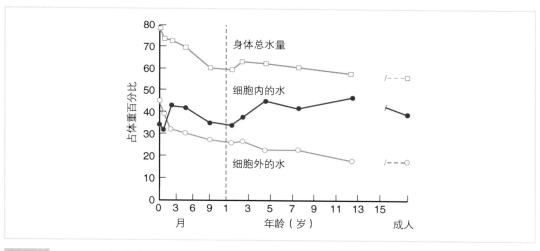

图2-4 体液随年龄的变化

(From: Friis-Hansen B. Body water compartments in children: changes during growth and related changes in body composition. *Pediatrics*. 1961; 28: 169–181.)

体重$^{3/4-1}$=体重$^{-1/4}$)。标准体重细胞外液容积(图2-4)和1岁以上儿童千克体重麻醉药物剂量也是同样的呈指数衰减变化[7]。

蛋白结合率

药物自由扩散到细胞外液间隙和作用于组织受体的数量受到血浆蛋白结合率的限制。通常酸性药物如巴比妥类的结合主要是白蛋白,而大多数药物例如非甾体类抗炎药和局麻药的结合是球蛋白、脂蛋白和糖蛋白。**导致新生儿期药物蛋白结合率下降的因素有以下几个**: ① 血浆蛋白浓度降低(图2-5); ② 尚存的胎儿白蛋白与药物的亲和力低; ③ 游离脂

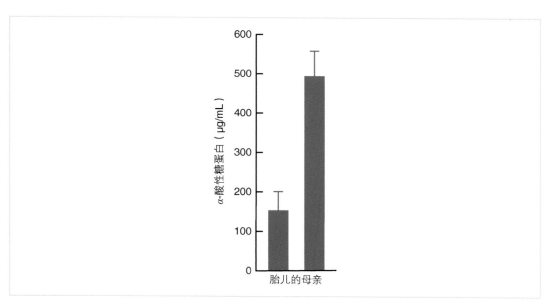

图2-5 在胎儿和母体内的α_1酸性蛋白的浓度,胎儿的浓度是母亲的1/3

肪酸和非结合胆红素的浓度增加与酸性药物的结合位点竞争；④ 易酸中毒，改变电离，抢占了血浆蛋白和药物的结合位点。1岁左右才能达到成人总血浆蛋白浓度和结合能力[8]。

体液

出生时总体液占体重的80%，在出生后第1年快速的衰减至60%（图2-4）[9]。大部分的总体液减少主要是细胞外液的减少，细胞外液从出生时的45%减少到1岁时的26%。在儿童时期细胞外液容积进一步衰减直至成年后的只占体重的19%。儿童较大的细胞外液容积非常重要，因为它构成了所有药物分布容积的一部分。它也是机体所有营养和代谢的主要通道，因此，我们也就不难发现细胞外液容积是随体重$^{3/4}$的变化而变化的（或者是用体重百分率表示时为体重$^{-1/4}$），也表明了其与代谢率的关系。极性药物例如氨基糖苷类和NMBDs分布到细胞外液快速而进入细胞内缓慢。由于细胞外液容积的增加，所以婴儿和儿童的这些药物的初始剂量常大于成人（例如氯琥珀胆碱）。

血脑屏障

这一部分主要是阐述脑毛细血管对离子化物质和大分子的相对不渗透性。这种不渗透性与脑毛细血管及内皮细胞紧密结合相关，脑毛细血管细胞质缺乏胞饮作用的小囊泡[10]。新生儿对大多数镇静药、阿片类药物和催眠药物敏感的一部分原因是脑对某些药物的渗透性增加（不成熟血脑屏障或受损的血脑屏障）。也有一些特殊的运输系统来调节主动转运。病理条件下的神经系统会破坏血脑屏障，改变正常的转运方式。芬太尼的转运是依靠腺苷三磷酸主动转运的过程，腺苷三磷酸结合蛋白例如P-糖蛋白可以主动泵出阿片类药物例如芬太尼和吗啡。P-糖蛋白调节显著影响阿片药物的脑分布和作用时间，以及镇痛反应中的强度性和持续时间[11]。

消除

消除指药物从体内的移除。它包括代谢（生物转化）和排泄。

代谢

代谢过程是脂溶性转化成水溶性药物的过程，以便机体可以通过肾快速排泄。相互反应的过程可以分为Ⅰ阶段（非接合）和Ⅱ阶段（结合）反应。Ⅰ阶段包含氧化、还原和水解，Ⅱ阶段是和其他分子的结合，主要是葡糖苷酸、甘氨酸和硫酸盐。大多数酶负责的这些反应在肝细胞的滑面内质网和细胞匀浆的微粒体上进行。

微粒体的酶活性反应被分为三类：那些出生后即成熟但是随着年龄的增加而减少（例如新生儿期CYP3A7负责清除美沙酮）；出生后成熟并且持续至成人期（例如血浆脂酶清除瑞芬太尼[12]）；以及生后尚未成熟的[13]。后者是主要的类型。**新生儿的很多微粒体酶的浓度和活性不足或缺乏。尤其是部分混合氧化酶和细胞色素P450系统不到成人一半的活力，药物的清除在发育中需要数周或数年才能完成**[14, 15]。这导致了大多数药物的代谢减慢。同样的，葡萄糖醛酸腺苷结合作用受抑制也是因为葡萄糖醛酸基转移酶和尿苷二磷酸葡萄糖脱氢酶的活性降低。这在临床上造成的结果是早产儿中常观察到非结合胆红素的存在。这在药物如吗啡、对乙酰氨基酚和右美托咪定的清除时显得尤为重要，因为新生儿期该能力受抑制，需要超过6个月才能接近成人水平（图2-6）[16]。机体对尿苷二磷酸葡萄糖脱氢酶的清除能力反映了肾功能的成熟度。

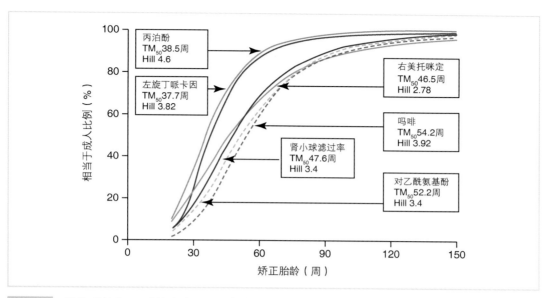

图 2-6 清除成熟度,用成熟清除的百分率表示,药物的葡萄糖苷酸连接点(对乙酰氨基酚、吗啡、右美托咪定)有重要作用。这些表现被 GRF 紧密地联系在一起。相比较而言,细胞色素 P450 同工酶对丙泊酚和左旋丁哌卡因的代谢也有作用,导致一个比单独葡萄糖苷酸连接快速的代谢曲线

(From: Anderson BJ, Holford NH. Tips and traps analyzing pediatric PK data. Paediatr Anaesth. 2011; 21: 222–237.)

临床小贴士 某些药物(例如阿曲库铵、氯琥珀胆碱和瑞芬太尼)的代谢在肝外进行,依靠脂酶代谢。血浆清除不依靠器官功能,标准体重时新生儿和婴儿的血浆清除能力大于年长儿。在稳态下瑞芬太尼的清除决定输注速度,新生儿和婴儿的瑞芬太尼输注靶浓度较大。

很多药物的代谢在肝外进行,依靠脂酶代谢。阿曲库铵的代谢是在体温和 pH 影响下的非脂酶水解(霍夫曼代谢)。因此,血浆清除阿曲库铵和瑞芬太尼不依靠器官功能,这种方式的代谢,标准体重的新生儿和婴儿比年长儿更快速[17,18]。图 2-7 显示的瑞芬太尼的这种关系。清除率决定稳态时的注射速度,可看到注射瑞芬太尼时,到目标呼吸频率的注射速度正好反映了清除率。从出生到标准体重琥珀胆碱需要量也呈现了一个单向的衰减,可以通过 3/4 的效能体积模型预估[19]。之后观察到的也说明结合后的神经肌肉传输元素在出生时已经发育完善。

遗传的因素对药物的清除方式也有显著的影响[20,21]。氯琥珀胆碱的丁酰胆碱酯酶清除减少和异烟肼乙酰化作用活性都是大家熟知的例子。CYP 酶的 DNA 序列核苷酸单一或多态性改变通常减少,但是在一种特殊药物或药物底物其代谢活性也会增加。某些药物的清除依靠 CYP2D6 药物代谢脂酶,包括阿米替林、可待因、曲马朵和氢可酮[23]。2% ~ 10%CYP2D6 药物代谢脂酶不足人群,使用可待因时会出现阿片效果受限的现象。然而,具有重复活性 CYP2D6 基因的个体归类为超广泛代谢产物,而可待因的快速超代谢成吗啡可导致昏迷、窒息和死亡[24]。

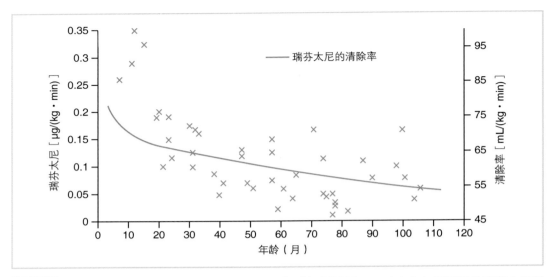

图2-7　斜视手术儿童在麻醉下，保留自主呼吸通气时（呼吸频率：10次/min），可耐受的瑞芬太尼剂量随年龄变化的关系曲线。图表的重叠部分是瑞芬太尼的清除。在婴儿的清除率和注射速度之间不协调，我们可以根据它来预估到呼吸频率大于10次/min

（From: Anderson BJ. Pediatric models for adult target-controlled infusion pumps. Paediatr Anaesth. 2010; 20: 223-232.）

排泄

　　药物和代谢产物的排泄主要通过肾；该过程涉及肾小球滤过和肾小管分泌。某些药物只是简单的滤过，其清除率依靠肾小球滤过率（GFR）。**新生儿和婴儿的GFR低于成人**，这与体表面积相关，3～5个月后达到成人水平[25]。代谢曲线作为纵坐标，异速生长$^{3/4}$的效能模型和矫正胎龄的关系也是相似的。肾小球在出生时进一步成熟，矫正胎龄48周时达到成人水平的一半（图2-6）。近端肾小管的分泌作用在某些药物排泄时很重要，7个月时达到成人水平[25]。

发育期间药效学的影响因素

　　随年龄增长，儿童药动学的变化也越来越多，但有关药效学变化的文献却是缺乏的[27]。药物和受体之间的作用受发育期的影响主要是因为受体的数量、类型、亲和力和天然配体的效能。另外随年龄变化的器官功能和血流改变也能在效应部位影响药物的浓度。这些改变常发生在新生儿期，受麻醉药物影响。常见的例子是钙收缩药对新生儿心肌的影响，沙丁胺醇对支气管平滑肌的影响。

烟碱样乙酰胆碱受体

　　烟碱样乙酰胆碱受体（ACHr）分子质量为260 kDa，分子的配体门控通道，哺乳动物的胚胎和成年体存在这种受体[28,29]。胚胎类似于电外弹性膜上的ACH受体，有5个亚基（α、α、β、γ和δ）一起围绕一个中心点组成（图2-8）。成年体γ的亚基被ε亚基取代，受体与两种分子α亚基结合后，受体的开放时间减少。胚胎受体相对长的开放增加了神经肌肉

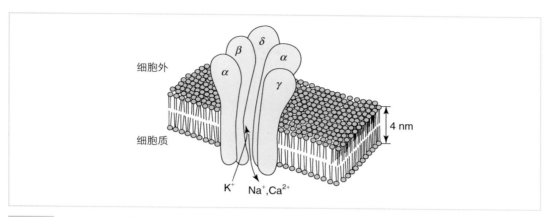

图2-8 胚胎ACh受体5个特定糖蛋白亚基 α、α、β、γ 和 δ 围绕中心点成组。成人的ACh受体,特定的 ε 亚基代替了 γ 亚基

传到的安全性,这也就可以解释新生大鼠对筒箭毒有抵抗[30],但实际上新生儿通常不会出现对筒箭毒的抵抗,这与组织学的证据一致,在于妊娠后31周的胎儿肌纤维上就没有了ACh受体[31]。

结合药动学和药效学的研究表明,新生儿神经肌肉接头处对非去极化肌松药的敏感性是成人的3倍[32,33]。在11天的大鼠身上有相同的敏感性,运动神经释放的乙酰胆碱减少3倍。

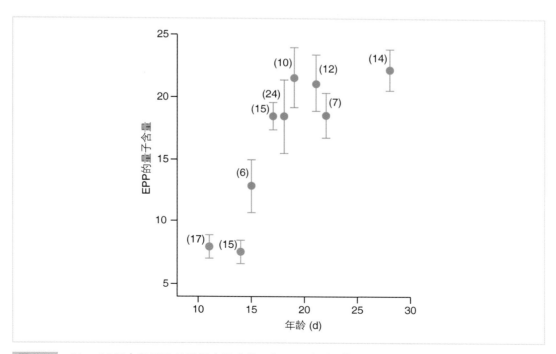

图2-9 11～28天大鼠EPP的量子含量变化。与21天相比,第11天ACh释放减少3倍,对应的神经肌肉接头与丝氨酸激酶的敏感性增加3倍

阿片受体

大鼠的放射性受体结合研究表明 μ、κ 和 δ 阿片类受体的比例与年龄相关[35]。甚至，对大鼠的研究表明选择性 μ 受体的特异性 μ 配体也是与年龄相关的[36]。μ 和 κ 受体与阿片类药物对呼吸的影响有关，改变这些受体的数量和亲和力时，阿片类药物对新生儿呼吸抑制的影响会增加。

δ-氨基丁酸和 N-甲基-天冬氨酸受体

δ-氨基丁酸（GABA$_A$）和 N-甲基-D-天冬氨酸（NMDA）受体与那些相似的 ACh 受体是配体门控的离子通道。GABA$_A$ 受体是苯二氮䓬类和巴比妥类的活性位点，很可能是很多全麻药物的作用靶点[37]。NMDA 受体控制 L-谷氨酸，会被氯胺酮的作用阻滞。两种受体经过长期的发育会改变其亚基和作用，这可能对麻醉和正常神经元发育具有重要意义[37-41]。

儿科剂量

患者身高决定婴幼儿的药物剂量。然而，重要的是要理解这种结构不考虑与年龄相关的药物敏感性和药物处理。药物适合的剂量常由以下几个模型来决定。

身高作为决定的标尺

在第一章中已经探讨了身高或比例测量的缩放的基本原理（Gk.Alo-other, metron-measure）。首先表面积定律是用除了体重之外的任何尺寸进行缩放的尝试之一，当与 BSA 相关时，生理功能与生物体的大小无关。BSA 随体重的 2/3 次方变化而变化，但是最接近代谢过程的是图 1-1 的 3/4 幂指数表示，体重是药物剂量维持时常用的模型，常用的有 2/3 幂指数模型（体表面积模型），3/4 幂指数模型。以下方程式说明如何从成人尺寸模型得出儿童药物剂量。

1. 体重模型

$$儿童药物剂量 =（儿童体重 / 成人体重）× 成人剂量$$

2. 2/3 幂指数模型（体表面积）

$$儿童药物剂量 =（儿童体重 / 成人体重）^{2/3} × 成人剂量$$

3. 3/4 幂指数模型

$$儿童药物剂量 =（儿童体重 / 成人体重）^{3/4} × 成人剂量$$

临床小贴士 一岁以上的儿童药物维持剂量可以通过体重公式估计得到

$$儿童药物剂量 =（儿童体重 / 成人体重）^{3/4} × 成人剂量$$

　　这些模型只适于除婴儿以外的儿童,因其具有成熟的清除通路[40]。对于新生儿和婴儿的器官功能需要用其他的方式叙述(图2-10)。图2-11对比了各种类型的模型。按每千克体重估计儿童药物剂量。体表面积预估药物剂量更接近异速生长$^{3/4}$模型,BSA模型也可以估计婴儿用药。异速生长模型可预估清除情况,其强度可能会超过14个数量级的范围(图1-2)[45]。儿童丙泊酚的清除已经从大鼠的异速生长模型中推算出[46]。

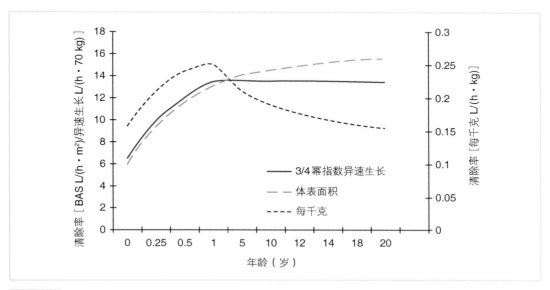

图2-10　年龄相关的药物清除变化。3个模型均显示1岁以上的儿童药物清除增加,因为其药物代谢途径成熟。1岁以上的儿童用千克模型清除率降低,需要达到青春期才能达到成人水平。这一过程在使用异速生长$^{3/4}$和体表面积模型时不明显

(From: Anderson BJ, Meakin GH. Scaling for size: some implications for paediatric anaesthesia dosing. Paediatr Anaesth. 2002; 12: 205-219.)

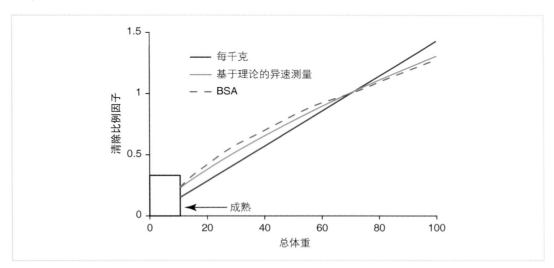

图2-11　体重常用来说明清除率随身高改变而改变。体重和清除率之间有一个非线性的关系。线性模型低估了儿童的清除率,但BSA模型又会高估儿童清除率

这个公式不适于起始剂量的推算,因为起始剂量主要是跟分布容积相关。

$$起始剂量 = 目标浓度 \times 分布容积$$
$$维持剂量 = 目标浓度 \times 清除率$$

如图2-10所示的药物的双相性分布常见于很多药物,包括大多数挥发性麻醉药物(图2-12)[47]和非去极化肌松药(图2-13)[48],其机制取决于药动学和药效学之间的相互

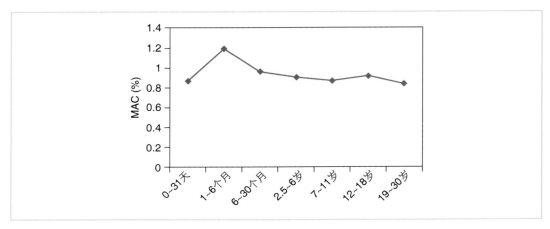

图2-12　吸入麻醉药的MAC值与年龄的变化关系

(Adapted from:［1］Lerman J, Robinson S, Willis MM, et al. Anesthetic requirements for halothane in young children 0-1 month and 1-6 months of age. Anesthesiology. 1983; 59: 421-423.［2］Gregory G, Eger EI, Munson ES. The relationship between age and halothane requirements in man. Anesthesiology. 1969; 30: 488-491.)

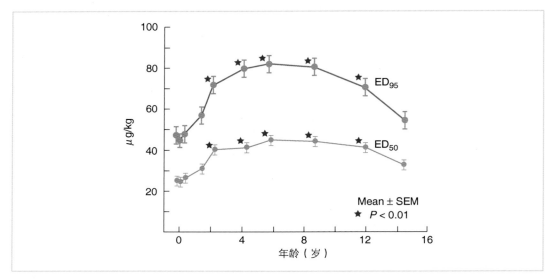

图2-13　在50%和95%的抑制颤动的有效剂量维库溴铵(ED50、ED95)随年龄的变化。2岁～13岁的儿童与年轻人和老年人相比,数值明显增高

(Adapted from: Meretoja OA, Wirtavuori K, Neuvonen PJ. Age-dependence of the dose-response curve of vecuronium in pediatric patients during balanced anesthesia. Anesth Analg. 1988; 67: 21-26.)

作用,但是图2-13表明用单一剂量后随年龄改变发生的反应。因此,因年龄不同的分布容积和受体数量结构的不同可以产生不同反应。例如神经肌肉接头在新生儿尚未成熟,但是儿童期的肌肉体积(受体数量)却是增加的。新生儿期受体数量的减少延长了反应的时间。脑血流中的可溶性$GABA_A$受体数量,发育中的氯化物转移的改变,均影响吸入性麻醉药的反应(图2-12)。

综上所述,似乎可以使用3/4功率模型(其将药物剂量与代谢率相关联)获得对成人的维持剂量的最佳估计。然而,大小模型中没有一个是100%可靠的,并且其使用必须由药效学和药动学来支持。**由于器官和酶系统发育的不成熟1岁以内婴儿的药物剂量很难预估。常常需要在这个年龄组减少药物剂量。**

静脉麻醉药

静脉注射麻醉药是静脉注射的单一脑-脑循环时产生无意识的镇静催眠药物。单次使用这些药物后的快速苏醒主要是发生了再分布。

硫喷妥纳

硫喷妥纳是戊巴比妥的类似物,其中连接在巴比土酸环C_2的氧被硫取代。这导致较高的脂溶性,结合高脑血流量,导致脑迅速渗透和催眠。在肝内代谢为无效产物经肾排泄。**新生儿硫喷妥纳的血浆蛋白结合下降,导致其未结合的药物是年长儿童和成人的2倍**[49,50]。另外,26周孕龄的清除率是0.015 L/(min·70 kg),到42周孕龄是增加到0.119 L/(min·70 kg)(大约40%的成人具有该水平的清除率[51]),但恢复主要依赖于再分配,诱导剂量的作用没有显著延长(图2-14)。

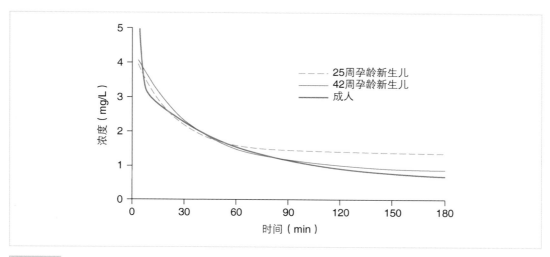

图2-14　模拟静脉注射3 mg/kg的硫喷妥纳后作用时间-浓度曲线。25周孕龄和42周孕龄的新生儿的曲线大致与成人的重合

(From: Larsson P, Anderson BJ, Norman E, et al. Thiopentone elimination in newborn infants: exploring Michaelis-Mentenkinetics. Acta Anaesthesiol Scand. 2011; 55: 444-451.)

13～68周的儿童,在手术前45 min给予直肠硫喷妥钠(44 mg/kg),维持血浆浓度在2.3 mg/L以上,可以维持满意的镇静和镇痛。硫喷妥纳静脉给药ED_{50}的剂量因年龄而改变[53,54]。在所有年龄组,1.3倍的ED_{50}剂量可以快速有效地达到麻醉诱导;但是新生儿需要4～5 mg/kg,婴儿需要7～8 mg/kg,儿童需要5～6 mg/kg的硫喷妥钠进行麻醉诱导。新生儿与1～6个月婴儿相比,其硫喷妥纳用量减少是因为血浆蛋白结合率下降[49],脑渗透性增加[55],以及受体反应性增加[56]。婴儿和儿童的硫喷妥钠需要量大于成人(平均4 mg/kg)的原因尚未可知。药效学的解释是大脑$GABA_A$受体数量增加,相关器官成熟度不同以及局部血流的影响。相对于心输出量,肾和大脑的血液流量增加,而对肝的血流量则减少。在婴儿的体重中,大脑和肝脏的质量占体重的比例要比成人高得多。

硫喷妥钠诱导后常有数秒的呼吸抑制。新生儿给予硫喷妥钠后发生低血压反应的现象不如使用丙泊酚后那么明显,但是在胎儿循环时这种现象会发生逆转。硫喷妥钠对肌肉的血管几乎没有直接影响。有两组研究,第一组是健康婴儿和儿童使用硫喷妥钠麻醉诱导后动脉血压下降14%～23%,第二组是心肌抑制和周围血管阻力下降[57,58];其他的研究表明在这个年龄组使用硫喷妥钠后动脉血压没有变化[54,59,60]。给予硫喷妥钠后心肌抑制程度与给药剂量和给药速度相关。硫喷妥钠直接对心肌产生抑制,导致低血容时发生明显的低血压。其他的不良反应还有呃逆、咳嗽和喉痉挛。硫喷妥纳的外渗和动脉内注射会引起阻滞损伤,可能是因为它较偏碱性。硫喷妥钠也可以持续泵注[2～4 mg/(kg·h)]来控制颅内高压。持续输注硫喷妥钠比单次给药(11.7 h vs. 6.1 h)有更长的持续效果。这些发现可解释疾病之外的情况,药物介入治疗,较高浓度的零阶动力学(米氏常数28.3 mg/L)[51,62]。

丙泊酚

丙泊酚是1%、2%或10%的丙泊酚溶解于含大豆油、甘油和纯化卵磷脂的溶液中形成的可溶性液体。其短效的特点在麻醉诱导和维持时使用后可以使患者快速苏醒。尽管药品说明警告蛋制品过敏者有过敏风险,但证据尚不充足[63,64]。丙泊酚也可以抑制咽喉反射,因此常用于气管插管和放置喉罩[65-67]。儿童使用丙泊酚后发生急性躁动较罕见。丙泊酚在麻醉诱导和维持时使用后可减少恶心呕吐的发生率[68]。基于以上优点,诱导时丙泊酚取代了硫喷妥钠。

> **临床小贴士** 5岁以上儿童急性躁动的发生率升高。预防急性躁动可以使用适当的镇痛,较多应用可溶性挥发性的药物维持麻醉,关注高风险手术患者,麻醉结束时还可以考虑辅助性地使用芬太尼、α-2兴奋剂、氯胺酮和丙泊酚。

丙泊酚和硫喷妥钠的药动学对比见表2-1[59,60]。丙泊酚有较短的分布半衰期和较快的血浆清除率,相比硫喷妥钠,单剂使用后可以更快速地苏醒[70]。丙泊酚较快的排泄(在某些成人的研究上,丙泊酚的血浆清除率是硫喷妥钠的10倍)减少了潜在的蓄积,非常适合麻醉维持。儿童的丙泊酚诱导和维持剂量大于成人的,因为儿童的中心室容积是成人的50%，而血浆清除率是成人的25%（表2-2）[69,70]。婴儿、儿童和成人的平均诱导剂量（$1.3 \times ED_{50}$）分别是4 mg/kg、3 mg/kg和2 mg/kg[72,73]。肝血流限制了清除率，故而低心排量时清除率通常下降。

表2-1 儿童丙泊酚和硫喷妥钠的药动学

	丙 泊 酚	硫 喷 妥 钠
V_C(L/kg)	0.6	0.4
V_{dss}(L/kg)	5.0	2.1
清除率[mL/(kg·min)]	40.4	6.6
分布$T_{1/2\alpha}$(min)	3.1	6.3
清除$T_{1/2\beta}$(min)	24.3	43.0
转移$T_{1/2\gamma}$(h)	3.5	6.1

（摘自：[1] Jones RD, Chan K, Andrew LJ, et al. Pharmacokinetics of propofolin children. Br J Anaesth, 1990, 65: 661-667.[2] Sorbo S, Hudson RJ, Loomis JC. The pharmacokinetics of thiopental in pediatric surgical patients. Anesthesiology, 1984, 61: 666-670.）

表2-2 儿童和成人丙泊酚的药动学

	儿 童	成 人
V_C(L/kg)	0.6	0.4
V_{dss}(L/kg)	5.0	11.7
清除率[mL/(kg·min)]	40.4	27.7
分布$T_{1/2\alpha}$(min)	3.1	2.0
清除$T_{1/2\beta}$(min)	24.3	52.4
转移$T_{1/2\gamma}$(h)	3.5	11.2

（摘自：[1] Jones RD, Chan K, Andrew LJ, et al. Pharmacokinetics of propofolin children. Br J Anaesth, 1990, 65: 661-667.[2] Adults' data from Kirkpatrick T, Cockshott ID, Douglas EJ, et al. Pharmacokinetics of propofol (diprivan) in elderly patients. Br J Anaesth, 1988, 60: 146-150.）

丙泊酚现在通常作为静脉麻醉（TIVA）技术的一部分。儿童清除率是增加的；通常，成人需要达到目标浓度（3 mg/L）时需要更高的剂量。成人丙泊酚用药指南建议开始给1 mg/kg的负荷量，之后逐渐减量至10 mg/(kg·h)(0～10 min)，8 mg/(kg·h)(11～20 min)，6 mg/(kg·h)>20 min的维持剂量，但是儿童的需要量会大一些。3～11岁儿童2.5 mg/kg的负荷量之后15 min内15 mg/(kg·h)静脉滴注，第16～30 min内13 mg/(kg·h)静脉滴注，第31～60 min内11 mg/(kg·h)静脉滴注，第1～2 h内10 mg/(kg·h)静脉滴注，第2～4 h内9 mg/(kg·h)静脉滴注直到到达稳定的3 mg/L目标浓度[75]。儿童用量增加是应为体表面积增加。

常用的丙泊酚儿童静脉滴注达到血浆靶浓度的PK参数的数据来源是Marsh和Gepts（丙泊酚靶控输注diprifusor模型），Kataria和Absalom（丙泊酚靶控输注paedfusor模型）。每位作者估计的参数都不同，各种变量的影响因素诸如严重疾病、中心室容积的变化等，在心脏手术后患者的丙泊酚用量是增加的。

表2-3　成人和3~11岁儿童丙泊酚输注达到3 mg/L靶浓度					
成　人			**儿　童**		
		剂　量			剂　量
负荷剂量		1 mg/kg			2.5 mg/kg
维持剂量	0~10 min	10 mg/(kg·h)	维持剂量	0~15 min	15 mg/(kg·h)
	11~20 min	8 mg/(kg·h)		16~30 min	13 mg/(kg·h)
	>20 min	6 mg/(kg·h)		31~60 min	11 mg/(kg·h)
				1~2 h	10 mg/(kg·h)
				2~4 h	9 mg/(kg·h)

From: [1] Roberts FL, Dixon J, Lewis GT, et al. Induction and maintenance of propofol anaesthesia. A manual infusion scheme. Anaesthesia. 1988; 43 (suppl): 14–17. [2] McFarlan CS, Anderson BJ, Short TG. The use of propofol infusions in paediatric anaesthesia: a practical guide. Paediatr Anaesth. 1999; 9: 209–216.

　　新生儿的用量增加是因为不成熟的酶清除系统(图2-6),丙泊酚的静脉滴注速度已被建议[81],这些建议都是基于成人的方法估计得到的小年龄儿的剂量,符合总量的时间以及苏醒的时间是决定给药方案的依据。儿童的静脉滴注速度较快[例如,新生儿第一个10 min是24 mg/(kg·h)]应该谨慎使用。新生儿和婴儿的不良事件报道包括苏醒延迟、低血压、心动过缓等[81]。丙泊酚可引起新生儿严重低血压,其药动学在这个年龄组尚不清楚[82]。

　　丙泊酚的注射疼痛是主要问题,未经干预的儿童的发生率高达85%[83]。从较大的静脉给药,缓慢静脉滴注,或给药之前先给予0.2 mg/kg的利多卡因静脉推注可减轻注射疼痛[84]。有一种新型配方的丙泊酚,其标准配方中的脂质组成部分长链三酰甘油酸被中长链三酰甘油酸取代。它可以消除31%的注射疼痛,而混合利多卡因的标准配方可以消除丙泊酚61%注射疼痛[85]。

　　丙泊酚血管扩张作用强于硫喷妥钠。儿科研究表明,注射丙泊酚5 min后,收缩压和平均动脉压降低5%~30%[58,60,86]。年长儿童使用丙泊酚后心率的改变不确定,但是婴幼儿使用丙泊酚后心率相较使用硫喷妥钠后明显降低[58]。

临床小贴士 针对儿童的研究均显示静脉注射丙泊酚后的第1个5 min内,收缩压和平均动脉压均下降5%~30%[58,60,86]。

　　PICU内长时间使用丙泊酚镇静的罕见并发症有代谢性酸中毒、心力衰竭、高脂血症、横纹肌溶解症甚至死亡。其原因尚未可知,但是最近普遍认为是丙泊酚可能引起了脂肪酸氧化的减退[87,88]。儿童发生丙泊酚注射综合征的概率高于成人,原因可能是儿童使用时需要的剂量大于成人。英国、美国和加拿大的药物使用委员会建议禁止在PICU使用丙泊酚[89]。

阿片类药物

阿片类药物通过激动κ和μ受体产生镇静和呼吸抑制的作用。直到20世纪80年代末,人们开始尽量避免在新生儿和婴幼儿身上使用该类药物,因为它可以增加呼吸抑制的易感性。

然而,随着新生儿对手术产生的剧烈应激反应,现有观念已经发生转变,这种反应可以通过给予阿片类药物得到改善[90]。婴幼儿对阿片类药物引起呼吸抑制的敏感性可能是由于渗透性增加所致,降低阿片类药物的清除能力和阿片受体的相对比例和亲和力。然而,对于年龄2～570天的婴儿吗啡血药浓度,呼吸抑制通过二氧化碳曲线测量和动脉血氧分压反应是相似的[91]。类似的结果报告芬太尼[92],这表明药动学在足月新生儿和儿童之间的差异起主要作用。半衰期较短的新型阿片类药物的重新使用可以避免挥发性麻醉药引起的心血管反应。

吗啡

经静脉注射吗啡后,由于脂溶性差,大脑摄取缓慢,成人的平均半衰期为16～23 min[93,94]。中枢神经系统的吗啡浓度也相应地衰减缓慢,其代谢取决于肝脏的消除,吗啡在肝脏与葡萄糖醛苷酸结合,生成有活性的吗啡-6-葡糖苷酸和无活性的吗啡-3-葡糖苷酸经肾脏排出。

从应用经验看,吗啡浓度范围在10～20 μg/L,具有镇痛作用而不产生不良反应[95],如果使用浓度较高会导致呼吸抑制[91],使用剂量较大会导致的术后恶心呕吐[96]。由于担心吗啡的不良反应,特别是呼吸抑制,吗啡用量应该以点滴的方式应用直到获得令人满意的镇痛效果为止[97,98]。例如给以吗啡50 μg/kg的负荷剂量,然后以5 min间隔滴入25 μg/kg的方式使用是令人满意的方法[99]。新生儿则使用20 μg/kg的较小剂量。在临床应用中吗啡经静脉滴注是非常安全的,在经静脉滴注的阿片类药物中,其导致严重伤害的总体发生率仅为1:10 000,并且对那些易受伤害的患者也能鉴别出来(例如,具有神经发育、呼吸道或心脏并发症较小的婴幼儿)[100]。

吗啡依据其清除率进行静脉滴注。吗啡清除率从新生儿24周时的3.2 L/(h·70 kg)增加到足月时的19 L/(h·70 kg),在6～12个月时达到成人水平80 L/(h·70 kg)(图2-6)[101,102]。口服生物利用率约为35%,从图2-15可以看出,依据吗啡的清除率,我们静脉滴注应该达到10 μg/L的血浆浓度。吗啡是灌注-限制清除,正压通气减少肝脏血流,同样也降低了其清除率[102]。肝衰竭是吗啡清除率降低的明显因素,但肾也是吗啡葡糖苷酸代谢的主要部位,很少有人注意到肾衰竭也使吗啡清除率降低约30%。尽管肝衰竭、肾功能不全或正压通气的患者吗啡清除率下降没有得到证实,但在癌症患者中[107,108],心脏手术[109]以及体外膜肺氧合的重症新生儿中[110,111],吗啡的清除率降低。担心6个月以下的婴儿接受吗啡注射时出现呼吸抑制,这些患者应该在高级别的监护单元中进行护理并使用连续脉搏血氧饱和度监测[112,113]。

芬太尼

芬太尼是一种合成的阿片类药物,其脂质溶解度约为吗啡的600多倍。高脂溶性具

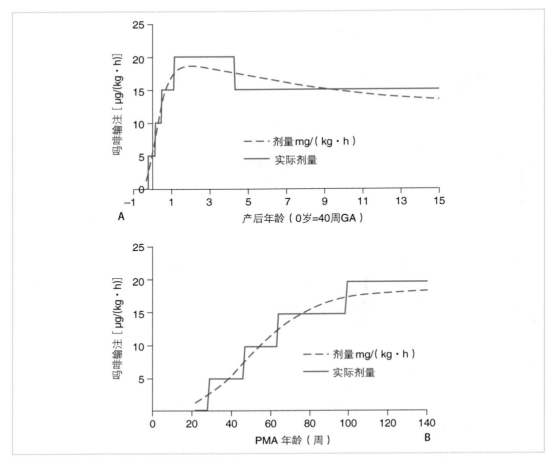

图2-15 吗啡——以儿童年龄进行静脉滴注的目标平均稳态血药浓度为10 μg/L。虚线代表年龄和年龄相应的重量。实线代表PNA建议的不同年龄的实际输注速率剂量[单位：μg/(kg·h)]。A：与PNA相关的剂量 B：与PMA有关的剂量（Anderson BJ, Holford NH. Understanding doing: children are small adults, neonates are immature children. Arch Dis Child. 2013; 98: 737-744.）

有更高的效能，起效快（成人的半衰期为6.6 min），作用时间短。芬太尼是一种有效的μ受体激动药，效价比吗啡高100多倍。成人的全凭静脉麻醉需要达到15～30 μg/L的药物血浆浓度，脑电监测提示药物达到50%最大效应的浓度为10 μg/L[114, 115]。在给予1至2 μg/kg的剂量后，芬太尼的临床作用由于再分布而消失，其作用时间20～30 min，但在重复给药或连续静脉滴注后，周围室的逐渐饱和将导致作用时间的延长。

芬太尼通过N-氧化脱烷基（CYP3A4）代谢生成去甲基芬太尼和羟基芬太尼。早产儿的药物清除率明显降低（$T_{1/2b}$ 17.7 h），在这类人群中药物导致的呼吸抑制作用明显延长。足月新生儿的药物清除率只能达到成人的70%～80%，如果对异速测量法进行标准化处理，那么足月新生儿可在出生后2周内达到成人水平[～50 L/(h·70 kg)][7]。当用千克来表示药物清除率时，芬太尼在稍大的婴儿（>3个月）和儿童中高于成人，分别是30.6 mL/(kg·min)、17.9 mL/(kg·min)，芬太尼的清除半衰期缩短（$T_{1/2b}$ 68 min vs. 121 min）。相关的变化如图2-10所示。肝脏血流减少也可能影响芬太尼的清除（例如，新生儿腹腔内疝修补术腹内压的增加），导致肝脏血流分布不均，细胞色素氧化酶活性集中区域可能对芬太尼的清除发挥了作用[116]。芬太尼在稳定状态下的分布体积（V_{dss}）在新生儿期约为 5.9 L/kg，婴儿期降至 4.5 L/kg，儿童期 3.1 L/kg，成人 1.6 L/kg[117]。所有阿片类药物静脉注射都会导致胸壁和声门僵硬，特别是芬太尼。

瑞芬太尼

瑞芬太尼是一种合成的超短效的阿片类药物，由于其酯键，瑞芬太尼很容易被血液和组织中的非特异性酯酶水解，主要代谢产物是活性小于 0.3% 的母体碳酸化合物。瑞芬太尼不是血浆胆碱酯酶的底物，其消除不受胆碱酯酶缺乏的影响。

瑞芬太尼的目标浓度可根据所需作用的大小而决定，2～3 μg/L 可用于喉镜检查，6～8 μg/L 可剖腹探查术，10～12 μg/L 用以消除心脏手术相关的应激反应[118]。镇痛浓度为 0.2～0.4 μg/L。成人快速起效的半衰期 $T_{1/2keo}$ 为 1.16 min[119]。瑞芬太尼的清除可通过异速模型对所有年龄组进行简单的描述[18]，其标准清除率 2 790 mL/（min·70 kg），儿童和成人相似。芬太尼清除率随着年龄的增长而减少，年龄越小，清除率越大。2 岁以下儿童的清除率为 90 mL/（kg·min），2～12 岁儿童为 60 mL/（kg·min），成人为 40 mL/（kg·min）。芬太尼的稳定分布容积在 2 个月以下的婴儿最大，达 452 mL/kg，2 个月至 2 岁的儿童降至 308 mL/kg，而 2 岁以上的儿童则为 240 mL/kg[120]。所有年龄段的清除半衰期相似。与其他阿片类物质不同，**瑞芬太尼的作用持续时间不会随着剂量或静脉滴注持续时间的增加而增加，因为其分布容积小，清除速度快**。这反应在上文的半衰期图中，实际上是水平的（见图 2-1）。

瑞芬太尼的通常输注剂量为 0.1～0.5 μg/（kg·min），消除半衰期短，通常不需要负荷剂量，便于输注控制。在小于 2 个月的足月儿的多中心试验中，瑞芬太尼的应用血流动力学稳定，新生儿术后也未发生呼吸暂停[121]。与芬太尼相比，瑞芬太尼对较大儿童麻醉起效更快。在 PICU 中，如果疼痛/不适的分数较高，相比之下，通常选择使用瑞芬太尼镇痛，并且使用纳洛酮的概率也较小（瑞芬太尼呼吸抑制作用小，通常不需要纳洛酮来拮抗）[122, 123]。在停止输注瑞芬太尼时，应使用其他镇痛剂，以免瑞芬太尼镇痛作用丧失。

> **临床小贴士** 瑞芬太尼在临床应用浓度较高时可引起低血压。通常，瑞芬太尼稳定的血药浓度 14 μg/L，该浓度是剖腹探查术所需的药物浓度的 2 倍，会使平均动脉压降低 30%，通过静脉推注很容易地达到这个浓度。

瑞芬太尼的呼吸抑制是浓度依赖性的[124, 125]。新生儿气管插管时静脉推注剂量超过 3 μg/kg[126]。可引起肌肉僵硬，在大剂量时可能导致低血压和心动过缓，这种低血压反应在接受颅盖成形术的儿童中已经被量化。通常，瑞芬太尼稳定的血药浓度 14 μg/L，该浓度是剖腹探查术所需的药物浓度的 2 倍，会使平均动脉压降低 30%[127, 128]，通过静脉推注很容易地达到这个浓度。

纳洛酮

纳洛酮,羟吗啡酮的 N-烷基衍生物,用于拮抗阿片类药物诱导的呼吸抑制。与其前身烯丙吗啡和烯丙左啡诺不同,纳洛酮是纯阿片拮抗药。纳洛酮均可逆转由 μ 和 κ 受体介导的呼吸抑制和镇痛作用。在成人,纳洛酮的血浆清除率高,分布容积低,消除半衰期短（$T_{1/2}$ 1～1.5 h）。在儿童缺乏药动学研究,但新生儿会延长纳洛酮的清除（$T_{1/2}$ 3 h）,推测可能与葡糖苷酸的结合而导致其清除率降低[129]。

纳洛酮的推荐初始剂量为 5～10 μg/kg 静脉滴注,如果需要,给予更大的剂量是安全的。鉴于其作用时间相对较短（30～45 min）,需要追加剂量来维持拮抗作用。对轻度、中度的呼吸抑制,静脉内给予初始剂量后,再肌肉注射 10 μg/kg[130]。美国儿科学会简化了 5 岁以下婴儿和儿童的纳洛酮使用,建议 100 μg/kg,同样可以用于 5 岁以上儿童（大于 20 kg）,2 mg 纳洛酮用于紧急情况[131]。严重的阿片类药物过量可以连续静脉滴注纳洛酮治疗[132]。

神经肌肉阻断药

NMBDs（肌肉松弛药）用于小儿麻醉气管插管、控制呼吸、松弛腹肌,并减少所需毒麻药品的用量[133]。它们通过阻断神经肌肉接头处的冲动传递而产生骨骼肌松弛作用。肌肉松弛药高度离子化,细胞膜对其通透性差,分布于 ECF 中,ECF 量大致等于其分布容积。根据它们的作用方式,可以分为两类:去极化和非去极化。

去极化肌肉松弛药

去极化肌松药类似突触前乙酰胆碱受体的作用。单次剂量可使运动终板持续地去极化（Ⅰ 相阻滞）,但在重复给药或连续输注,会发生非去极化阻滞（Ⅱ 相阻滞）。

琥珀胆碱

琥珀胆碱是唯一在临床上使用的去极化肌肉松弛药。它的结构类似由酯键连接的背靠背的两分子乙酰胆碱,特点是起效迅速和作用持续时间短,尤其适用于紧急气管插管,其消除通过假性胆碱酯酶的水解,因此,该酶的缺失可能会导致阻滞时间延长。

琥珀胆碱的药动学缺乏可靠的文献研究,婴儿、儿童和成人的消除速率常数（k_{10}）根据维持剂量的数据进行估计[134],婴儿消除的半衰期为 1.7 min、儿童 1.8 min、成人 4.3 min。减少琥珀胆碱的作用持续时间与其消除半衰期有关,与瑞芬太尼（靠血浆酯酶清除的另一种药物）随年龄的变化其清除率也相应变化一样（图 2-7）。

对硫喷妥钠-芬太尼-氧化亚氮麻醉进行的量效反应研究显示,新生儿、婴儿和儿童抑制 90% 抽搐反应（ED_{90}）的琥珀胆碱量分别是 0.52 mg/kg、0.61 mg/kg 和 0.35 mg/kg[19]。这些值都大于成人在同样麻醉条件下的数值（0.29 mg/kg）[135]。因此,作者认为,琥珀胆碱用于气管插管,新生儿和婴儿剂量为 3 mg/kg、儿童 2 mg/kg。这些剂量的作用维持时间随后证实等于或小于成人 1 mg/kg 的持续时间（6～8 min）[136]。琥珀胆碱在静脉通路不可用时,可肌内注射给药,但要抑制85%～100%的抽搐反应,在婴儿需要5 mg/kg的剂量,儿童4 mg/kg[137]。3～4 min达最大效应,15～20 min完全恢复。

一般认为,琥珀胆碱在年轻患者的剂量要加大,是由于年轻患者ECF多,其分配量大,而不是因为突触前AChR对药物作用改变[138]。以下事实可以支持这种见解:采用3/4功效模型可以从成人剂量准确地预测儿童ED_{90}剂量,因为整个个体ECF容积与体重$^{3/4}$具有稳定的关系[42]。

琥珀胆碱特殊的作用方式(去极化作用)和对毒蕈样乙酰胆碱受体的反应,产生了许多的不良反应,常见**心率增加**,使用七氟醚时比使用氟烷更显著[139]。琥珀胆碱作用于窦房结,可引起**心动过缓**,在婴儿中特别常见,预先给予阿托品20 μg/kg或格隆溴铵10 μg/kg可有效减弱这种作用[140]。琥珀胆碱严重的不良反应包括**严重的高血钾**,可引起烧伤、截瘫、创伤或废用萎缩患者心律失常或心搏骤停[141]。琥珀胆碱用药后**张口困难**,是严重而长时间(大于2 min)的咬肌痉挛,被认为是恶性高热或肌强直的早期症状[142-144]。患有未确诊的肌营养不良的年幼儿童发生高血钾心搏骤停是罕见且最值得关注的报道,往往是致命的[145]。由于这些报道,美国食品和药物管理局(FDA)1984年建议将**琥珀胆碱**应用于儿童紧急气管插管,并且需要立即确保气道状况,例如喉痉挛、困难气道、饱胃,或者当没有合适的静脉通路时才选择肌内注射。

非去极化肌肉松弛药

非去极化肌肉松弛药结合但并不激活突触后的乙酰胆碱受体(AChRs);因此,它们是乙酰胆碱的竞争性抑制药。一般来说,小于2个月的新生儿和婴儿的神经肌肉传递功能并不成熟,且新生儿对NMBDs的敏感性逐渐增加。分布容积与ECF相关并随着年龄递增而增加。新生儿和婴儿的清除率是下降的(除了通过酯酶清除的阿曲库铵和顺式阿曲库铵、米库氯铵)。儿童(2～12岁)的剂量要求高于成人(图2-13);个中原因尚不清楚,但可能是肌肉量增加的结果。吸入麻醉药可能是通过减少肌肉血流量来延长其作用时间。

一项关于新生儿、婴儿、儿童和成人中筒箭毒碱的药动学和药效学的早期研究阐明了NMBD方式[32]。药动学参数结果见表2-4。新生儿的筒箭毒碱标准血浆清除率降低与其肾功能尚未成熟相关。新生儿和婴儿的稳态分布容积(V_{dss})较大,反映出ECF容积的相对增加。因此,新生儿的筒箭毒碱清除半衰期也更长,这与筒箭毒碱在这个年龄组的作用持续时间增加有关[146]。

为了明确新生儿是否对筒箭毒碱敏感,要确定颤动高度下降50%(C_{pss50})对应的稳态浓度[32]。结果显示,与成人相比,新生儿神经肌接头对筒箭毒碱的敏感度约是成人的3倍,而婴儿是成人的2倍。然而,当通过$C_{pss50} \times V_{dss}$计算每个患者颤动下降50%的对应剂量(D_{50})时,组间并无显著差异(表2-5)。结论是,**新生儿对筒箭毒碱是敏感的,因为其只需较低血浆浓度便可达到既定效果,这是由于分布容积增加所致,因此剂量要求与年龄没有显著差异**。大鼠的实验数据表明,人类新生儿和婴儿神经肌接头对非去极化肌肉松弛药的敏感度增加,是尚未成熟的运动神经ACh释放量减少的结果(图2-8)。

表2-4　20 kg儿童的丙泊酚参数评估

参数	Kataria	Marsh & Gepts	Paedfusor	Short	Schuttler	Rigby–Jones	Murat	Saint Maurice	Coppens
V_1(L)	10.4	4.56	9.16	8.64	7.68	11.68	20.6	14.44	3.48
V_2(L)	20.2	9.28	18.98	10.8	20.74	26.68	19.4	35.6	4.68
V_3(L)	164	58.04	116.58	69.4	264.82	223.86	121.74	168	19.02
CL_1(L/min)	0.68	0.542	0.568	0.836	0.56	0.444	0.98	0.62	0.78
CL_2(L/min)	1.16	0.51	1.044	1.22	1.036	0.32	1.34	1.24	2.04
CL_3(L/min)	0.52	0.192	0.384	0.34	0.46	0.268	0.4	0.22	0.66

From: Anderson BJ. La farmacología de la anestesia total intravenosa en pediatría. Rev Colomb Anestesiol. 2013; 41: 205–214, with permission.

表2-5　筒箭毒碱的药代动力学的年龄相关变化 [a]

	CL[mL/(kg·min)]	CLstd [mL/(min·70 kg)]	V_{dss}	$T_{1/2\beta}$(min)	$T_{1/2\beta}$std (min/70 kg)
新生儿	3.7	122	0.74	174	368
婴　儿	3.3	130	0.52	130	240
儿　童	4	210	0.41	90	120
成　人	3	202	0.3	89	93

[a] 70 kg的标准化的人使用异速测量的清除率（CLstd）和消除半衰期（$T_{1/2\beta}$std）。

Data from: Fisher DM, O'Keeffe C, Stanski DR, et al. Pharmacokinetics and pharmacodynamics of d-tubocurarine in infants, children, and adults. Anesthesiology. 1982; 57: 203–208.

临床小贴士　新生儿对筒箭毒碱是敏感的，因为其只需较低血浆浓度便可达到既定效果，这是由于分布容积增加所致，因此剂量要求与年龄没有显著差异。

阿曲库铵

阿曲库铵是临床作用为中等持续时间的双季铵苄基异喹啉二酯。其药动学已在婴儿和儿童中进行了研究[17]。和筒箭毒碱相反，与大龄儿童相比，婴儿的阿曲库铵血浆清除率更高（表2-6）。这个特征可能和以下事实有关：在有较大ECF容积的年轻患者身上阿曲库铵通过霍夫曼效应水解消除的速度更快。和其他NMBDs一样，与大龄儿童相比，婴儿的分布容积增加，但这些变化的最终结果是婴儿的消除半衰期略有下降。

当在硫喷妥钠-氧化亚氮-阿片类药物的麻醉期间比较时，新生儿和婴儿阿曲库铵的ED_{95}显著低于儿童（119 μg/kg和163 μg/kg vs. 195 μg/kg）[147]。在使用阿曲库铵0.5 mg/kg的插管剂量之后，新生儿95%的肌颤消除比儿童更快（0.9 min vs. 1.4 min），而与另外两组相比，新生儿恢复到25%的可控颤动速度更快（28.7 min、35.9 min vs. 33.7 min）。所有年龄组的快速恢复是在儿科麻醉中使用阿曲库铵的主要优点。

表2-6 颤动高度下降50%对应的稳态浓度（C_{pss50}），稳态分布容积（V_{dss}）

	C_{pss50}（μg/mL）	V_{dss}（L/kg）	D_{50}（μg/kg）
新生儿	0.18	0.74	155
婴　儿	0.27	0.52	158
儿　童	0.42	0.41	163
成　人	0.53	0.30	152

Data from: Fisher DM, O'Keeffe C, Stanski DR, et al. Pharmacokinetics and pharmacodynamics of d-tubocurarine in infants, children, and adults. Anesthesiology, 1982, 57: 203-208.

阿曲库铵的不良反应主要与组胺释放有关。通常情况下，静脉注射部位出现皮疹或红斑的情况，随后可能在周围扩散。偶尔也可能导致更严重的组胺相关反应，如低血压、心动过速或支气管痉挛。心血管反应通常发生在剂量大于2倍ED_{95}时。

顺式阿曲库铵

顺式阿曲库铵是由阿曲库铵的1R-顺式、1′R-顺式异构体以及1/10立体异构体构成的市面可售的阿曲库铵混合物。顺式阿曲库铵的效能为0.45 mg/kg，约为阿曲库铵的3倍[148]。效能的提高与药物作用较高的特异性和较少的不良反应有关；因此，顺式阿曲库铵组胺释放的倾向较小，且能提供比阿曲库铵更高的心血管稳定性。效能提高的主要缺点是起效较慢[149]。因此在成人和儿童中，需要大约$3 \times ED_{95}$的顺式阿曲库铵剂量（0.15 mg/kg）才能在2 min内获得与$2 \times ED_{95}$的阿曲库铵剂量所产生的相当的插管条件[150,151]。

给予0.15 mg/kg的剂量之后，婴儿的最大阻滞比儿童发生得更快（2.0 min vs. 3.0 min），而儿童恢复到25%的可控颤动速度比婴儿更快（36 min vs. 43 min）[152]。儿童25%恢复时间与阿曲库铵0.5 mg/kg的麻醉条件下的恢复时间相当，但0.15 mg/kg顺式阿曲库铵作用于婴儿的临床持续时间似乎比阿曲库铵0.5 mg/kg长5～10 min，这对于行短小手术的婴儿可能具有临床重要意义。

米库氯铵

米库氯铵结构类似于阿曲库铵，但由于丁酰胆碱酯酶的代谢而具有较短的作用时间。与阿曲库铵一样，米库氯铵的血浆清除率随年龄增加而递减，结果就是婴儿和儿童的恢复时间比成人更快[153]。当在氟烷麻醉期间测量时，儿童米库氯铵的平均ED_{95}在89～95 μg/kg，而婴儿往往少于65～85 mg/kg[154-157]。儿童硫喷妥钠-氧化亚氮麻醉时，米库氯铵的标准剂量——0.2 mg/kg，可在90 s内对98%的患者提供满意的气管插管条件[158]。达到完全阻滞只要1.9 min，而恢复25%的颤动只要8.5 min[158]。因此，米库氯铵可作为替代琥珀胆碱的另一选择——需要短效神经肌肉阻滞但不需要快速起效。阿曲库铵、米库氯铵在治疗剂量时具有明显的组胺释放作用。此外，丁酰胆碱酯酶缺乏的患者，米库氯铵的作用持续时间会大大延长[156]。

泮库溴铵

泮库溴铵是一种强效、长效的肌肉松弛药——没有类似筒箭毒碱的组胺释放和低血压作用。泮库溴铵作用于部分（15%～20%）肝脱乙酰作用来产生3-OH、17-OH和3,17-

diOH代谢物。肾功能或肝功能衰竭的患者作用时间会延长,因为泮库溴铵主要通过尿液(40%～60%)和胆汁(11%)消除。氟烷麻醉的儿童(3～6岁),泮库溴铵(0.1 mg/kg)的分布容积(203 mL/kg)和血浆清除率[1.7 mL/(kg·min)]与其长消除半衰期(103 min)有关[159]。

在N_2O-氟烷麻醉期间,泮库溴铵的ED_{95}婴儿大约为46 μg/kg;儿童为58 μg/kg;成人为45 μg/kg[160,161]。这些标准大约60%低于接受硫喷妥钠-N_2O-阿片类药物麻醉的对比年龄组[162],尽管所有都显示剂量为年龄相关性变化相同的两相模式(见图2-13)。在儿童氟烷麻醉时,以泮库溴铵的插管剂量0.12 mg/kg可在2 min内达到95%的颤动消除,在1 h内恢复25%的可控颤动[163]。这个剂量的泮库溴铵同样会使心率增加30%～40%及收缩压增加10%～15%。泮库溴铵的迷走神经松弛效果用于倾向发生心动过缓的婴儿可成为优势,或用于使用了大剂量阿片类药物麻醉后心率和动脉压下降的患者。后者包括有心脏疾病和其他高风险的情况,泮库溴铵可用于促进术后通气。

维库溴铵

维库溴铵是一种单季氨基甾体肌肉松弛药——通过泮库溴铵的去甲基化产生。其药动学已在婴儿、儿童和成人中进行了研究(表2-7)[33]。与筒箭毒碱一样,使用异速测量法测量的维库溴铵的血浆清除率在婴儿中是降低的。而婴儿的分布容积高于儿童和成人。因此,婴儿的平均停留时间(类似于消除半衰期的参数)也比儿童和成人更长。

在接受硫喷妥钠-氧化亚氮-阿片类药物麻醉的婴儿和儿童中已经证明了维库溴铵剂量的年龄依赖性(见图2-13)。与其他非去极化肌肉松弛药一样,有效剂量的双相分布是可见的,婴儿ED_{95}类似于青少年,而最大有效剂量发生在5～7岁的儿童中。更为重要的是,维库溴铵(～$2 \times ED_{95}$)的标准插管剂量100 μg/kg在新生儿和婴儿中可使90%的神经肌肉阻滞维持超过近1 h,而儿童只能维持18 min[164]。因此维库溴铵是新生儿和婴儿的长效肌肉松弛剂,反映了这些年龄组维库溴铵的停留时间增加。

表2-7　阿曲库铵在婴儿和儿童中的药动学

	CL[mL/(kg·min)]	V_{dss}(L/kg)	$T_{1/2\beta}$(min)
婴儿	9.1	0.18	13.6
儿童	5.1	0.14	19.1

From: Brandom BW, Stiller RL, Cook DR, et al. Pharmacokinetics of atracurium in anaesthetized infants and children. Br J Anaesth. 1986; 58: 1210–1213.

罗库溴铵

罗库溴铵是维库溴铵的去乙酸基类似物,其起效更快。其快速起效是由于效能降低,但需要增加剂量[165]。罗库溴铵主要由肝代谢;肾代谢约10%。成人或儿童肾衰竭并不影响罗库溴铵的神经肌肉阻滞作用效果。在PICU的手术恢复期的婴儿和儿童中,对罗库溴铵的药动学进行了比较(表2-8)[166]。药动学变化与维库溴铵和泮库溴铵观察到的相似。虽然婴儿的血浆标准清除率低于儿童,但婴儿的分布容积高于儿童。婴儿的平均停

表2-8 婴幼儿罗库溴铵的药动学[a]

	CL[mL/(kg·min)]	CLstd	Vdss(L/kg)	残留时间(min)
婴儿	4.2	150	0.23	55.6
儿童	6.7	320	0.17	25.6

[a] 一个70 kg的人使用异速测量的标准清除率(CLstd)

Data from: Wierda JM, Meretoja OA, Taivainen T, et al. Pharmacokinetics and pharmacokinetic-dynamic modelling of rocuronium in infants and children. Br J Anaesth. 1997; 78: 690–695.

留时间显著长于儿童。与婴儿中箭毒和维库溴铵的剂量反应效应一致,为达到相同的神经肌肉阻滞程度,相比儿童,婴儿对罗库溴铵的血浆浓度的要求更低。吸入麻醉药,氟烷、异氟醚和七氟醚均能增强罗库溴铵的药效作用[167-169]。

在 N_2O-阿片类药物麻醉期间作比较,婴儿(255 μg/kg)罗库溴铵的 ED_{95} 显著小于儿童(402 mg/kg)或成年人(350 μg/kg)[170]。婴儿和儿童中随着0.6 mg/kg罗库溴铵插管剂量注射后,两组达到最大阻滞效果的时间(64 s vs. 78 s)无差异,但婴儿从T1恢复至25%的时间更长(41.9 min vs. 26.7 min)[171,172]。这些结果证实,罗库溴铵有类似于维库溴铵对婴儿的长效作用时间,但又与维库溴铵不同,它保留了该年龄组中中间缓解期的特征。

在使用氟烷、硫喷妥钠或丙泊酚诱导麻醉后的儿童中评估罗库溴铵0.6 mg/kg的插管条件[171,173,174]。在所有三项研究中,罗库溴铵0.6 mg/kg可以在60 s内让100%的儿童产生令人满意的插管条件。因此可以认为是在仔细评估气道以排除潜在的困难插管之后,儿童中快速诱导的琥珀胆碱的替代方案[175]。

非去极化肌松药的拮抗作用

在麻醉结论中,任何残留的非去极化神经肌肉阻滞都应被抗胆碱酯酶药拮抗。由于婴儿呼吸储备减少和氧气需求增加,因此非去极化肌肉松弛药的拮抗对婴儿尤为重要(见第一章)。使用中效或短效肌肉松弛药时,药理逆转可能不必要;然而,如果略去,则应临床评估神经肌肉的传导功能,以确保充分的神经自发恢复已经发生。

抗胆碱酯酶药通常是新斯的明和依酚氯铵。在颤动速度恢复10%的情况下,约35 μg/kg的新斯的明或0.7 mg/kg的依酚氯铵将在儿科和成人患者中产生最大的拮抗作用(图2-16)[143]。在此剂量下,儿科患者恢复速度明显快于成人。为了方便,也为了安全,通常会给予新斯的明50 μg/kg或依酚氯铵1 mg/kg。应在抗胆碱酯酶药物使用之前或同时给予阿托品20 μg/kg或格隆溴铵10 μg/kg,以预防毒蕈碱效应。

婴儿(2~10个月),儿童(1~6岁)和成人(V_{ss} 0.5 L/kg)新斯的明的分布容积相似,而儿科患者的消除半衰期则较短[176]。正如我们从异速测量中所预期的一样,清除率随年龄增长而递减[婴儿、儿童和29~48岁的成人,分别为13.61 mL/(min·kg)、11.1 mL/(min·kg)和9.6 mL/(min·kg)][176]。逆转右旋筒箭毒碱阻滞所需的新斯的明的剂量婴儿和儿童比成人小30%~40%(以千克计),新斯的明在儿科和成人患者中的作用持续时间相似。其他研究已证实,当泮库溴铵引起的神经肌肉阻滞作用90%被拮抗时,TOF比率可在10 min内恢复到0.7,而新斯的明在婴儿、儿童或成人的剂量为30~40 μg/kg[177-180]。然而,拮抗作用的速度取决于拮抗作用时神经肌肉阻滞的程度以及拮抗剂的类型和剂量。

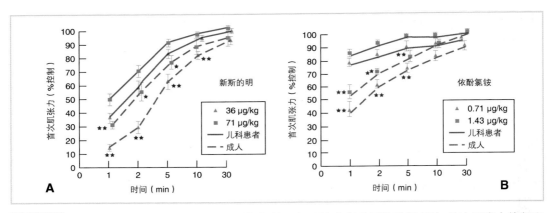

图2-16 成人和儿童患者应用两种剂量的新斯的明(A图)或依酚氯铵后(B图),首次肌张力恢复和控制的百分比。同剂量拮抗药对儿童和成人有显著性差异:p<0.05,p<0.01

(From: Meakin G, Sweet PT, Bevan JC, et al. Neostigmine and edrophoium as antagonists of pancuronium in infants and children. Anesthesiology. 1983; 59: 316–321.)

TOF反应消退时,20～25 μg/kg新斯的明加10～20 μg/kg阿托品,或5～10 μg/kg格隆溴铵,在恢复所有肌肉力量方面更具优势。

新斯的明拮抗下新生儿达完全恢复的时间更快[177,181]。例如,在最年轻的年龄组中,以50 μg/kg新斯的明逆转90%阿曲库铵诱发的神经肌肉阻滞,在婴儿和儿童中起效最快[182]。时间与TOF的比率达0.7,新生儿和婴儿为4 min,2～10岁儿童为6 min,青少年为8 min。这些观察结果与大小的异速模型一致[7]。

舒更葡糖

舒更葡糖是一种新药,可逆转罗库溴铵的神经肌肉阻滞作用,而在较小程度上可逆转维库溴铵[183]。它具有圆筒状环糊精结构,其不可逆地将罗库溴铵包裹在其空腔中。一个早期的关于儿童使用舒更葡糖的研究表明,每千克体重2 mg舒更葡糖可以逆转罗库溴铵引起的婴儿、儿童和青少年中度神经肌肉阻滞[184]。第二次抽搐反应出现时,TOF比率恢复至0.9时所需要的平均时长分别为儿童1.2 min,青少年1.1 min和成人1.2 min。舒更葡糖通过肾系统清除,现已知舒更葡糖的消除动力学在肾衰竭时延长[185]。虽然新生儿肾功能尚不成熟,但这并不影响临床后果。舒更葡糖因其具有与肾功能正常者相似的逆转特征,现已被用于终末期肾衰竭患者[186,187]。有少数报道称使用后有过敏反应[188,189]。

吸入麻醉

吸入麻醉药在其作用中似乎比以前认为的更有选择性,并且可以通过结合机体组织中的特异性受体蛋白起作用[37]。儿科麻醉中最常用的药剂有七氟醚、异氟醚和N_2O。由于非刺激性气味和快速诱导的特性,七氟醚已经在很大程度上取代了氟烷作为儿童选择的诱导药,尽管后者有时仍用于内镜检查。七氟醚和异氟醚是维持麻醉的首选药物。

由于与功能残气量(FRC)相关的通气量增加,心输出量增加和吸入麻醉药在血液中的溶解度降低,吸入麻醉药的摄取和消除比成人更快发生[47,190]。因此,在20 min时1～3

个月的婴儿,肺泡内氟烷浓度比值达到0.83,而成人中则为0.59。吸入麻醉药在婴儿体内吸收速率的增加与快速麻醉诱导和不良心血管事件的早期发展有关[191]。

氟烷

氟烷是具有非刺激性气味的卤代烷烃,适用于儿童吸入诱导。其麻醉诱导迅速是由于血液/气体分配系数相对较低,效力较高(表2-9)。尽管其用途正在从临床实践中弃用,但该药物的药动学和药效学研究仍适用于许多目前的麻醉气体。

表2-9　挥发性麻醉药的性质

气　　味		氟烷	异氟醚	七氟醚	地氟醚
		无刺激汽油味	有刺激	无刺激	有刺激
血气/气体	新生儿	2.1	1.2	0.7	—
系数	成人	2.3	1.4	0.7	0.4
MAC(%)	新生儿	0.9	1.6	3.3	9.2
	成人	0.8	1.2	2.0	6.0
新陈代谢(%)		20	0.2	2.0	0.02
心肌抑制		++	+	+	+
外周血管舒张		+	++	++	++
呼吸抑制		+	++	++	++

吸入麻醉药的效能由肺泡最低浓度(MAC)来定义。在新生儿中,氟烷的MAC为0.9%,但在1~6个月的婴儿中迅速增加至1.2%,其后成人逐渐下降至0.8%(图2-12)[192,193]。与婴幼儿相比,新生儿氟烷MAC较低的原因尚不清楚,但可能与中枢神经系统不成熟、GABA受体减少、血流量和器官大小特征有关。与较大的儿童和成人相比,婴儿的高MAC可能是由于吸入麻醉药在脑组织中的溶解度降低,水分含量较高所致[194]。

> **临床小贴士**　吸入麻醉药的效力是由MAC定义。年龄已被证明影响MAC;异氟醚在早产儿的MAC为1.3%,在约6个月龄上升到高峰(1.87%),到2岁下降到1.6%,到成年下降到1.2%。

新生儿和幼儿对吸入麻醉药的心血管抑制作用更敏感。在对1或2 MAC氟烷麻醉的无术前用药的婴儿和儿童的研究中,足月新生儿和年龄小于6个月的婴儿与年长的儿童相比,平均心率和心房压力显著降低[195]。心肌收缩力的间接测量表明,氟烷麻醉期间动脉压的降低主要是由于直接心肌抑制[196]。由于心肌的主动张力降低,心室顺应性降低,以及交感神经支配的相对不发达,新生儿特别敏感[197]。通过在婴儿静脉内或肌肉内注射阿托品20 μg/kg可以减轻由于氟烷引起的心动过缓和低血压[198,199]。

吸收的氟烷约20%在肝中代谢,主要是通过氧化作用。高代谢似乎是氟烷酸肝炎病因学中的重要因素,成人在暴露环境中发生的概率为1/10 000~1/30 000[200]。相比之下，氟烷性肝炎在儿童中极少见。来自英国和美国的回顾性研究只揭示了3例，其中没有1例是致命的[201,202]。随着氟烷使用的减少，不大可能造成重大威胁。

异氟醚

异氟醚是具有刺激性气味的卤代甲基乙醚，导致呼吸并发症的高发生率，例如诱导和苏醒期间的喉痉挛、咳嗽。因此，尽管血液/气体分配系数较低（表2-9），异氟醚的诱导和恢复时间与氟烷[203,204]相似或更长。异氟醚的MAC随年龄变化的方式以与氟烷类似。因此，新生儿约为1.6%，1～6个月婴儿为1.9%，其后成人逐渐下降至约1.2%（41例）。早产的婴儿异氟醚的MAC进一步减少；在32周孕龄约为1.3%，而在32～37周时为1.4%[205]。

异氟醚和氟烷的等效浓度在婴儿和儿童中产生了类似的血压降低[206,207]。与氟烷相反，用异氟醚麻醉的婴儿的心率不变或增加，而异氟醚麻醉期间血压的降低似乎主要是由于外周阻力而不是心肌抑制引起的。因此，尽管产生类似的血压降低，但在婴儿和儿童中异氟醚与氟烷相比具有更大的心血管储备[207]。吸入异氟醚的代谢速率约为氟烷的1%。

七氟醚

七氟醚是一种甲基异丙醚，两种仅在使用的氟卤素（另一种是地氟醚）的新型醚类麻醉剂之一。氟化降低脂肪和血液中的溶解度；因此，它降低了麻醉效力，同时提高了吸收和消除的速度[208]。七氟醚刺激性极低，诱导麻醉比氟烷耐受性高[209,210]。由于其较低的血液溶解度，七氟醚比氟烷诱导更快，两者睫毛反射消失的平均时间差值在18～26 s[210-212]。七氟醚麻醉后恢复比氟烷还快，第一次有意识的运动平均时间差值在2.6～7.6 min。然而，尽管七氟醚早期恢复的时间有时会导致患者在麻醉恢复室停留的时间较短，但并不会导致施行门诊手术的儿童更早地出院[211,213]。

七氟醚的MAC随年龄变化，新生儿高于成人（表2-9）[214]。七氟醚抑制心肌比氟烷低[215]，心血管事件（包括心动过缓）在七氟醚麻醉时的发生频率低于氟烷[215,216]。然而，早期研究表明，新生儿仍然可能发生明显的低血压，反映了该年龄组对挥发性麻醉药心肌抑制作用的极端敏感性[214,217]。其他与七氟醚相关的领域是高代谢率（2%～5%），碱石灰不稳定，躁动的高发生率（见第九章）。

在儿科研究中，七氟醚麻醉60～90 min后体内代谢产生的氟离子浓度峰值浓度低于所谓肾毒性水平的1/3～2/3[214,218]，且没有关于七氟醚肾毒性的报道。碱石灰不稳定导致复合物A形成，它是另一种肾毒性物质[219]。虽然在使用七氟醚低流量（0.5～1.0 L/min）麻醉期间，在循环系统中已经发现足以引起大鼠肾毒性的化合物A的水平（50 ppm），但是通常很少，没有人类肾毒性病例的报道[220,221]。复合物A的生产现在不仅仅是在学术领域；而且，对这个问题的研究表明，挥发性麻醉药的降解只发生在含有强碱、钠，特别是含有氢氧化钾的二氧化碳吸收剂中。随着无氢氧化钾吸收剂的生产，实际上已经消除了循环吸收体系中挥发性物质的降解问题[222]。

儿童七氟醚麻醉中出现躁动发生率有30%～80%[223,224]。它主要发生在学龄前儿童，可能持续10～20 min。它不能仅仅归因于疼痛[223,225]或麻醉苏醒过快[226]。它被描述为不确定病因的短暂的急性器质性精神状态（偏执妄想）[227]。这可能是脑和脊髓兴奋性和抑制性中枢之间不应期差异的结果。可以通过使用镇静药和短效阿片类药物来减少使用七氟醚后出现的兴奋发作[228,229]。

地氟醚

用氟代替异氟醚的单个氯原子产生地氟醚[208]。像异氟醚一样,地氟醚具有刺激性的气味,不适合吸入儿童麻醉诱导[230,231]。然而,由于其在血液中的溶解度较低(表2-9),地氟醚麻醉后的恢复速度要快于氟烷或七氟醚[232]。

与大多数挥发性麻醉药相似,地氟醚的MAC随年龄变化,新生儿为9.2%,6～12个月婴儿为9.9%,其后成人逐渐下降至6.0%[233]。地氟醚的血流动力学反应报告与氟烷的相似,代谢可忽略不计,该药物可抵抗碱石灰的降解[208,233]。地氟醚麻醉恢复迅速可能对健康儿童获益甚少,尤其是地氟醚比七氟醚出现躁动和兴奋的发生率高[234]。不过,鉴于它们在麻醉后对呼吸暂停和通气性障碍的敏感性增加,对新生儿和早产儿可能是有益的[235,236]。

氧化亚氮

氧化亚氮是具有低血/气体分配系数(0.47)的甜味气体,无刺激性,不可燃麻醉气体,可快速摄取和消除。它的低效力(MAC 105%)排除了其作为唯一麻醉药的用途,但当与氧气协同时,可通过第二气体效应[237,238]加速吸收和消除有效的挥发性麻醉药,并降低MAC需求。当不耐受麻醉药的新生儿使用这种药物时,氧化亚氮的低效力可能是一个安全因素。它不是恶性高发症的触发因素,可用作恶性高热敏患者的全身麻醉药的一部分。

在过去10年中,由于对其缺点的了解更多,人们一直呼吁在常规麻醉中放弃使用氧化亚氮[239,240]。氧化亚氮的主要禁忌证是身体中存在气囊。由于氧化亚氮的血液/气体分配系数是氮的34倍,所以氧化亚氮会比氮气更快地进入气囊。这可能导致例如紧张性气胸的快速膨胀或阻塞性肠的膨胀。此外,氧化亚氮引起直接的心肌抑制,等于至少由有效挥发性麻醉药的MAC当量产生的心肌抑制[241],并增加脑血流量和颅内压[242]。暴露的延长导致甲硫氨酸合成酶的抑制,这将干扰白细胞和红细胞中DNA合成的干扰,导致因B12抑制的骨髓抑制和神经后遗症的风险[243],但是一些流行病学研究将职业接触氧化亚氮与自然流产相关联,并降低生育率和先天性异常,尽管存在支持性和消极性研究[244,245]。氧化亚氮也是"温室气体",虽然医用氧化亚氮仅占全球气体产量的1%,温室气体效应的0.05%。最后,使用氧化亚氮可能通过输送缺氧混合物(当空气与氧气作为载气一起使用时不会发生)或扩散导致缺氧。虽然作者单位的儿科麻醉师还在使用氧化亚氮进行吸入诱导麻醉,但其用于维持麻醉的作用正在根据成人麻醉实践调查而下降[245]。

局部麻醉药

局部麻醉药通过阻断感觉神经中的电压门控钠通道产生镇痛作用[246]。它们作为多模式镇痛方法的一部分通常用于婴儿和儿童的伤口浸润和围术期神经阻滞[247]。最常使用氨基酰胺型(酰胺)的药物。婴幼儿中低浓度的α_1酸性糖蛋白增加了未结合局部麻醉药的量以及CNS和心血管毒性的潜力。通过细胞色素P450混合氧化酶系统(丁哌卡因,左丁哌卡因CYP3A4；婴幼儿体中罗哌卡因CYP1A2）的全身清除率也在减少。因此，婴幼儿单次剂量的局部麻醉药应保持在最大推荐剂量而静脉滴注剂量应减少[248]。

丁哌卡因

丁哌卡因是R(+)和S(−)对映异构体的外消旋混合物。其主要优点是持续时间长（单次硬膜外注射后可维持4～6 h）。对于6个月以上的婴儿和儿童，单次注射（平衡液或肾上腺素）的最大建议剂量为2.5 mg/kg。新生儿的推荐剂量为1.5 mg/kg，因为丁哌卡因与α_1酸性糖蛋白具有高度的结合力；这种蛋白质的含量在新生儿中很少，但在出生后的第1年内达到成人浓度[249]。

新生儿的清除率降低，将导致硬膜外连续输注期间发生抽搐[250,251]。根据经验指导，硬膜外连续输注丁哌卡因的安全范围为0.2～0.25 mg/(kg·h)（最大72 h），儿童为0.4～0.5 mg/(kg·h)[252]。新生儿和儿童的经验性导出率将导致约1 mg/L的稳态浓度和直接年龄相关清除率的变化。因为输注期间总丁哌卡因浓度随时间增加，所以建议限制输注持续时间（例如72 h）。但是，α1酸性糖蛋白是急性期反应物，并且在手术后增加。尽管清除变异性意味着一些新生儿体内仍可能积累药物，但是丁哌卡因的未结合浓度保持稳定。

丁哌卡因的毒性是儿童特别需要关注的问题，因为大部分病例是在麻醉时发生的，早期发生的迹象不明显。此外，众所周知，因为离心肌钠通道缓慢，如果发生心脏功能障碍，丁哌卡因是特别危险的[253]。20世纪70年代的体外实验表明，外消旋丁哌卡因的心脏作用具有显著的立体定向性，其中S(−)对映体的心脏抑制作用比R(+)对映异构体显著降低[254]。导致探索单一S(−)对映体药物来替代丁哌卡因，迄今为止已促进罗哌卡因和左丁哌卡因的发展。

罗哌卡因

罗哌卡因是开发的第1种单一S(−)对映体药物。结构上，它不同于丁哌卡因，其中连接到叔胺的丁基被丙基取代。从理论上讲，从丁哌卡因4个碳原子到罗哌卡因3个碳原子的烷基链这种降低应使罗哌卡因的亲脂性降低，因此罗哌卡因比丁哌卡因的效力更低。然而，相似剂量的这些药物用于儿科静脉镇痛的比较试验发现，起搏时间、疗效或镇痛持续时间没有显著性差异[255,256]，尽管两项研究报告罗哌卡因发生运动阻滞的发生率降低[257,258]。当硬膜外连续输注使用时，罗哌卡因的总血浆浓度在年轻组中最高，与未结合的罗哌卡因相比也是最高的。罗哌卡因的建议剂量见表2-10。这些剂量反映了新生儿报告的未成熟清除率[259]。罗哌卡因半衰期随着年龄增长而下降，从新生儿13 h降至1岁以上的3 h。

左旋丁哌卡因

左旋丁哌卡因，外消旋丁哌卡因的S(−)对映异构体在2000年6月被许可临床使用。清除率仅为成人的20%，但与其他酰胺局部麻醉药相似，5个月时达到成人清除率的90%[18 L/(h·70 kg)]（图2-17）。新生儿硬膜外腔吸收也较慢[260]。

由于药物盐呈递方式的较早改变，左旋丁哌卡因的剂量以毫克的活性部分（游离碱）而不是盐酸盐表示。这意味着**对于给定同样的毫克剂量，左旋丁哌卡因具有的活性比外消旋丁哌卡因或罗哌卡因多11%**[261]。动物和人类的研究显示左旋丁哌卡因的心脏毒性

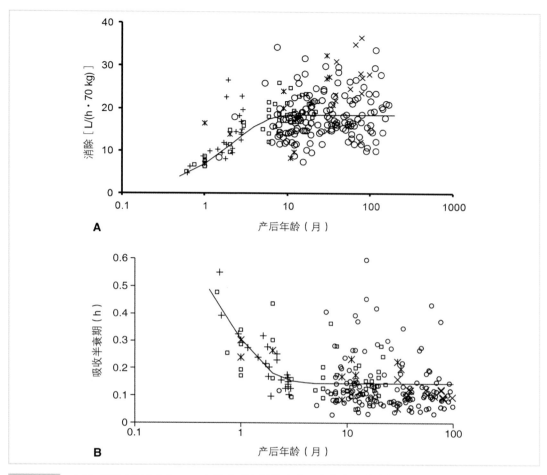

图2-17　A图: 消除(标准化为70 kg),随产后年龄的变化。实线表示消除与产后年龄之间的非线性关系。
B图: 吸收半衰期(标准化为70 kg),随产后年龄的变化

(From: Chalkiadis GA, Abdullah F, Bjorksten AR, et al. Absorption Characteristics of epidural levobupivacaine with adrenaline and clonidine in children. Paediatr Anaesth. 2013; 23: 58-67.)

显著低于丁哌卡因,但目前推荐的单次和连续输注左旋丁哌卡因的安全剂量与丁哌卡因相同(表2-10)。当以相同的剂量和浓度给予儿童尾部和硬膜外镇痛时,罗哌卡因、左旋丁哌卡因和丁哌卡因同样有效,但是罗哌卡因和左旋丁哌卡因可减少运动阻滞[262,263]。

表2-10　婴幼儿酰胺类局麻药的剂量

药　物	年龄(月)	初始剂量(mg/kg)	维持输液速度[mg/(kg·h)]
左旋丁哌卡因	0~6	0.5~1.25	0.2~0.25
	>6	1~2.5	0.25~0.5
罗哌卡因	0~6	0.5~1.5	0.2
	>6	1~3	0.4

英脱利匹特

英脱利匹特已经成为治疗局部急性麻醉毒性的药物[264]。效能背后的机制在很大程度上虽然仍是未知的，但"脂质沉没"的概念可以解释这一点。局部麻醉药是平衡血液和身体组织之间的脂溶性药物，包括心脏和CNS。英脱利匹特可吸收游离药物，形成新的平衡，从而在重要器官中残留较少的药物。目前的指南建议脂质乳剂（20%）推注剂量为1.5 mg/kg，然后输注剂量为0.25 mL/（kg·min）。而随后的管理取决于对初始治疗的反应[265]。肾上腺素的作用仍然存在争论[266,267]。

（段　宏　彭晓晗）

参考文献

[1] Sutherland JM. Fatal cardiovascular collapse of infants receiving large amounts of chloramphenicol. *Am J Dis Child*. 1959; 97: 761-767.

[2] Silverman WA, Andersen DH, Blanc WA, et al. A difference in mortality rate and incidence of kernicterus among premature infants allotted to two therapeutic antibacterial regimens. *Pediatrics*. 1956; 18: 614-625.

[3] Hughes MA, Glass PS, Jacobs JR. Context-sensitive half-time in multicompartment pharmacokinetic models for intravenous anesthetic drugs. *Anesthesiology*. 1992; 76: 334-341.

[4] al Tawil Y, Berseth CL. Gestational and postnatal maturation of duodenal motor responses to intragastric feeding. *J Pediatr*. 1996; 129: 374-381.

[5] Carlos MA, Babyn PS, Marcon MA, et al. Changes in gastric emptying in early postnatal life. *J Pediatr*. 1997; 130: 931-937.

[6] Rudolph AM. Changes in the circulation after birth. In: Rudolph AM, ed. *Congenital Diseases of the Heart*. Chicago, IL: Year Book Medical Publishers; 1974: 9.

[7] Anderson BJ, McKee AD, Holford NH. Size, myths and the clinical pharmacokinetics of analgesia in pediatric patients. *Clin Pharmacokinet*. 1997; 33: 313-327.

[8] Kearns GL, Abdel-Rahman SM, Alander SW, et al. Developmental pharmacology—drug disposition, action, and therapy in infants and children. *N Engl J Med*. 2003; 349: 1157-1167.

[9] Friis-Hansen B. Body water compartments in children: changes during growth and related changes in body composition. *Pediatrics*. 1961; 28: 169-181.

[10] Oldendorf WH. Lipid solubility and drug penetration of the blood brain barrier. *Proc Soc Exp Biol Med*. 1974; 147: 813-815.

[11] Henthorn TK, Liu Y, Mahapatro M, et al. Active transport of fentanyl by the blood-brain barrier. *J Pharmacol Exp Ther*. 1999; 289: 1084-1089.

[12] Welzing L, Ebenfeld S, Dlugay V, et al. Remifentanil degradation in umbilical cord blood of preterm infants. *Anesthesiology*. 2011; 114: 570-577.

[13] Hines RN. Developmental expression of drug metabolizing enzymes: impact on disposition in neonates and young children. *Int J Pharm*. 2013; 452: 3-7.

[14] Hines RN, McCarver DG. The ontogeny of human drug-metabolizing enzymes: phase I oxidative enzymes. *J Pharmacol Exp Ther*. 2002; 300: 355-360.

[15] McCarver DG, Hines RN. The ontogeny of human drug-metabolizing enzymes: phase II conjugation enzymes and regulatory mechanisms. *J Pharmacol Exp Ther*. 2002; 300: 361-366.

[16] Anderson BJ. Pharmacology in the very young: anaesthetic implications. *Eur J Anaesthesiol*. 2012; 29: 261-270.

[17] Brandom BW, Stiller RL, Cook DR, et al. Pharmacokinetics of atracurium in anaesthetized infants and children. *Brit J Anaesth*. 1986; 58: 1210-1213.

[18] Rigby-Jones AE, Priston MJ, Sneyd JR, et al. Remifentanil-midazolam sedation for paediatric patients

receiving mechanical ventilation after cardiac surgery. *Br J Anaesth*. 2007; 99: 252-261.

［19］ Meakin G, McKiernan EP, Morris P, et al. Dose-response curves for suxamethonium in neonates, infants and children. *Br J Anaesth*. 1989; 62: 655-658.

［20］ Chidambaran V, Ngamprasertwong P, Vinks AA, et al. Pharmacogenetics and anesthetic drugs. *Curr Clin Pharmacol*. 2012; 7: 78-101.

［21］ Cohen M, Sadhasivam S, Vinks AA. Pharmacogenetics in perioperative medicine. *Curr Opin Anaesthesiol*. 2012; 25: 419-427.

［22］ Stamer UM, Stuber F. Pharmacogenetics of anesthetic and analgesic agents: CYP2D6 genetic variations. *Anesthesiology*. 2005; 103: 1099; author reply 1101.

［23］ Williams DG, Patel A, Howard RF. Pharmacogenetics of codeine metabolism in an urban population of children and its implications for analgesic reliability. *Br J Anaesth*. 2002; 89: 839-845.

［24］ Anderson BJ. Is it farewell to codeine? *Arch Dis Child*. 2013; 98: 986-988.

［25］ West JR, Smith HW, Chasis H. Glomerular filtration rate, effective renal blood flow, and maximal tubular excretory capacity in infancy. *J Pediatr*. 1948; 32: 10-18.

［26］ Rhodin MM, Anderson BJ, Peters AM, et al. Human renal function maturation: a quantitative description using weight and postmenstrual age. *Pediatr Nephrol*. 2009; 24: 67-76.

［27］ Anderson BJ, Holford NH. Understanding dosing: children are small adults, neonates are immature children. *Arch Dis Child*. 2013; 98: 737-744.

［28］ Mishina M, Takai T, Imoto K, et al. Molecular distinction between fetal and adult forms of muscle acetylcholine receptor. *Nature*. 1986; 321: 406-411.

［29］ Jaramillo F, Schuetze SM. Kinetic difference between embryonic- and adult-type acetylcholine receptors in rat myotubes. *J Physiol*. 1988; 396: 267-296.

［30］ Meakin G, Morton RH, Wareham AC. Age-dependent variation in response to tubocurarine in the isolated rat diaphragm. *Br J Anaesth*. 1992; 68: 161-163.

［31］ Hesselmans LF, Jennekens FG, Van den Oord CJ, et al. Development of innervation of skeletal muscle fibers in man: relation to acetylcholine receptors. *Anat Rec*. 1993; 236: 553-562.

［32］ Fisher DM, O'Keeffe C, Stanski DR, et al. Pharmacokinetics and pharmacodynamics of d-tubocurarine in infants, children, and adults. *Anesthesiology*. 1982; 57: 03-208.

［33］ Fisher DM, Castagnoli K, Miller RD. Vecuronium kinetics and dynamics in anesthetized infants and children. *Clin Pharm Ther*. 1985; 37: 402-406.

［34］ Wareham AC, Morton RH, Meakin GH. Low quantal content of the endplate potential reduces safety factor for neuromuscular transmission in the diaphragm of the newborn rat. *Br J Anaesth*. 1994; 72: 205-209.

［35］ Leslie FM, Tso S, Hurlbut DE. Differential appearance of opiate receptor subtypes in neonatal rat brain. *Life Sci*. 1982; 31: 1393-1396.

［36］ Barg J, Rius RA, Bem WT, et al. Differential development of beta-endorphin and mu opioid binding sites in mouse brain. *Brain Res Dev Brain Res*. 1992; 66: 71-76.

［37］ Franks NP, Lieb WR. Molecular and cellular mechanisms of general anesthesia. *Nature*. 1994; 367: 607-614.

［38］ Brooks-Kayal AR, Pritchett DB. Developmental changes in human gamma-aminobutyric acidA receptor subunit composition. *Ann Neurol*. 1993; 34: 687-693.

［39］ Haberny KA, Paule MG, Scallet AC, et al. Ontogeny of the *N*-methyl-D-aspartate (NMDA) receptor system and susceptibility to neurotoxicity. *Toxicol Sci*. 2002; 68: 9-17.

［40］ Ben-Ari Y, Khazipov R, Leinekugel X, et al. GABAA, NMDA and AMPA receptors: a developmentally regulated 'menage a trois'. *Trends Neurosci*. 1997; 20: 523-529.

［41］ Soriano SG, Anand KJ. Anesthetics and brain toxicity. *Curr Opin Anesthesiol*. 2005; 18: 293-297.

［42］ Anderson BJ, Meakin GH. Scaling for size: some implications for paediatric anaesthesia dosing. *Paediatr Anaesth*. 2002; 12: 205-219.

［43］ Anderson BJ, Holford NH. Mechanism-based concepts of size and maturity in pharmacokinetics. *Annu Rev Pharmacol Toxicol*. 2008; 48: 303-332.

［44］ Holford N, Heo YA, Anderson B. A pharmacokinetic standard for babies and adults. *J Pharm Sci*. 2013; 102: 2941-2952.

［45］ West GB, Brown JH, Enquist BJ. The fourth dimension of life: fractal geometry and allometric scaling of organisms. *Science*. 1999; 284: 1677-1679.

［46］ Knibbe CA, Zuideveld KP, Aarts LP, et al. Allometric relationships between the pharmacokinetics of propofol in rats, children and adults. *Br J Clin Pharmacol*. 2005; 59: 705-711.

［47］ Lerman J. Pharmacology of inhalational anaesthetics in infants and children. *Paediatr Anaesth*. 1992; 2: 191-203.

［48］ Meretoja OA, Wirtavuori K, Neuvonen PJ. Age-dependence of the dose-response curve of vecuronium in pediatric patients during balanced anesthesia. *Anesth Analg*. 1988; 67: 21-26.

［49］ Kingston HG, Kendrick A, Sommer KM, et al. Binding of thiopental in neonatal serum. *Anesthesiology*. 1990; 72: 428-431.

［50］ Sorbo S, Hudson RJ, Loomis JC. The pharmacokinetics of thiopental in pediatric surgical patients. *Anesthesiology*. 1984; 61: 666-670.

［51］ Larsson P, Anderson BJ, Norman E, et al. Thiopentone elimination in newborn infants: exploring Michaelis-Menten kinetics. *Acta Anaesthesiol Scand*. 2011; 55: 444-451.

［52］ Lindsay WA, Shepherd J. Plasma levels of thiopentone after premedication with rectal suppositories in young children. *Br J Anaesth*. 1969; 41: 977-984.

［53］ Jonmarker C, Westrin P, Larsson S, et al. Thiopental requirements for induction of anesthesia in children. *Anesthesiology*. 1987; 67: 104-107.

［54］ Westrin P, Jonmarker C, Werner O. Thiopental requirements for induction of anesthesia in neonates and in infants one to six months of age. *Anesthesiology*. 1989; 71: 344-346.

［55］ Domek NS, Barlow CF, Roth LJ. An ontogenetic study of phenobarbital-C-14 in cat brain. *J Pharmacol Exp Ther*. 1960; 130: 285-293.

［56］ Fouts JR, Adamson RH. Drug metabolism in the newborn rabbit. *Science*. 1959; 129: 897-898.

［57］ Tibballs J, Malbezin S. Cardiovascular responses to induction of anaesthesia with thiopentone and suxamethonium in infants and children. *Anaesth Intensive Care*. 1988; 16: 278-284.

［58］ Aun CS, Sung RY, O'Meara ME, et al. Cardiovascular effects of i.v. induction in children: comparison between propofol and thiopentone. *Br J Anaesth*. 1993; 70: 647-653.

［59］ Saarnivaara L, Hiller A, Oikkonen M. QT interval, heart rate and arterial pressures using propofol, thiopentone or methohexitone for induction of anaesthesia in children. *Acta Anaesthesiol Scand*. 1993; 37: 419-423.

［60］ Wodey E, Chonow L, Beneux X, et al. Haemodynamic effects of propofol vs thiopental in infants: an echocardiographic study. *Br J Anaesth*. 1999; 82: 516-520.

［61］ Russo H, Bressolle F, Duboin MP. Pharmacokinetics of high-dose thiopental in pediatric patients with increased intracranial pressure. *Ther Drug Monit*. 1997; 19: 63-70.

［62］ Turcant A, Delhumeau A, Premel-Cabic A, et al. Thiopental pharmacokinetics under conditions of long-term infusion. *Anesthesiology*. 1985; 63: 50-54.

［63］ Murphy A, Campbell DE, Baines D, et al. Allergic reactions to propofol in egg-allergic children. *Anesth Analg*. 2011; 113: 140-144.

［64］ Molina-Infante J, Arias A, Vara-Brenes D, et al. Propofol administration is safe in adult eosinophilic esophagitis patients sensitized to egg, soy, or peanut. *Allergy*. 2014; 69: 388-394.

［65］ McKeating K, Bali IM, Dundee JW. The effects of thiopentone and propofol on upper airway integrity. *Anaesthesia*. 1988; 43: 638-640.

［66］ Taha S, Siddik-Sayyid S, Alameddine M, et al. Propofol is superior to thiopental for intubation without muscle relaxants. *Can J Anaesth*. 2005; 52: 249-253.

［67］ Koh KF, Chen FG, Cheong KF, et al. Laryngeal mask insertion using thiopental and low dose atracurium: a comparison with propofol. *Can J Anaesth*. 1999; 46: 670-674.

［68］ Lerman J, Johr M. Inhalational anesthesia vs total intravenous anesthesia (TIVA) for pediatric anesthesia. *Paediatr Anaesth*. 2009; 19: 521-534.

［69］ Jones RD, Chan K, Andrew LJ. Pharmacokinetics of propofol in children. *Brit J Anaesth*. 1990; 65: 661-667.

［70］ Sharples A, Shaw EA, Meakin G. Recovery times following induction of anaesthesia with propofol, methohexitone, enflurane or thiopentone in children. *Paediatr Anaesth*. 1994; 4: 101-104.

［71］ Kirkpatrick T, Cockshott ID, Douglas EJ, et al. Pharmacokinetics of propofol (diprivan) in elderly patients. *Brit J Anaesth*. 1988; 60: 146-150.

［72］ Westrin P. The induction dose of propofol in infants 1-6 months of age and in children 10-16 years of age. *Anesthesiology*. 1991; 74: 455-458.

[73] Naguib M, Samarkandi AH, Moniem MA, et al. The effects of melatonin premedication on propofol and thiopental induction dose-response curves: a prospective, randomized, double-blind study. *Anesth Analg*. 2006; 103: 1448-1452.

[74] Roberts FL, Dixon J, Lewis GT, et al. Induction and maintenance of propofol anaesthesia. A manual infusion scheme. *Anaesthesia*. 1988; 43 (suppl): 14-17.

[75] McFarlan CS, Anderson BJ, Short TG. The use of propofol infusions in paediatric anaesthesia: a practical guide. *Paediatr Anaesth*. 1999; 9: 209-216.

[76] Marsh B, White M, Morton N, et al. Pharmacokinetic model driven infusion of propofol in children. *Br J Anaesth*. 1991; 67: 41-48.

[77] Gepts E, Camu F, Cockshott ID, et al. Disposition of propofol administered as constant rate intravenous infusions in humans. *Anesth Analg*. 1987; 66: 1256-1263.

[78] Kataria BK, Ved SA, Nicodemus HF, et al. The pharmacokinetics of propofol in children using three different data analysis approaches. *Anesthesiology*. 1994; 80: 104-122.

[79] Absalom A, Amutike D, Lal A, et al. Accuracy of the 'Paedfusor' in children undergoing cardiac surgery or catheterization. *Br J Anaesth*. 2003; 91: 507-513.

[80] Rigby-Jones AE, Nolan JA, Priston MJ, et al. Pharmacokinetics of propofol infusions in critically ill neonates, infants, and children in an intensive care unit. *Anesthesiology*. 2002; 97: 1393-1400.

[81] Steur RJ, Perez RS, De Lange JJ. Dosage scheme for propofol in children under 3 years of age. *Paediatr Anaesth*. 2004; 14: 462-467.

[82] Lerman J, Heard C, Steward DJ. Neonatal tracheal intubation: an imbroglio unresolved. *Paediatr Anaesth*. 2010; 20: 585-590.

[83] Valtonen M, Iisalo E, Kanto J, et al. Propofol as an induction agent in children: pain on injection and pharmacokinetics. *Acta Anaesthesiol Scand*. 1989; 33: 152-155.

[84] Cameron E, Johnston G, Crofts S, et al. The minimum effective dose of lignocaine to prevent injection pain due to propofol in children. *Anaesthesia*. 1992; 47: 604-606.

[85] Nyman Y, von Hofsten K, Georgiadi A, et al. Propofol injection pain in children: a prospective randomized double-blind trial of a new propofol formulation versus propofol with added lidocaine. *Br J Anaesth*. 2005; 95: 222-225.

[86] Short SM, Aun CS. Haemodynamic effects of propofol in children. *Anaesthesia*. 1991; 46: 783-785.

[87] Wolf AR, Potter F. Propofol infusion in children: when does an anesthetic tool become an intensive care liability? *Paediatr Anaesth*. 2004; 14: 435-438.

[88] Wolf A, Weir P, Segar P, et al. Impaired fatty acid oxidation in propofol infusion syndrome. *Lancet*. 2001; 357: 606-607.

[89] Crean P. Sedation and neuromuscular blockade in paediatric intensive care; practice in the United Kingdom and North America. *Paediatr Anaesth*. 2004; 14: 439-442.

[90] Anand KJ, Sippell WG, Aynsley-Green A. Randomized trial of fentanyl anaesthesia in preterm babies undergoing surgery: effects on the stress response. *Lancet*. 1987; 1: 62-66.

[91] Lynn AM, Nespeca MK, Opheim KE, et al. Respiratory effects of intravenous morphine infusions in neonates, infants, and children after cardiac surgery. *Anesth Analg*. 1993; 77: 695-701.

[92] Hertzka RE, Gauntlett IS, Fisher DM, et al. Fentanyl-induced ventilatory depression: effects of age. *Anesthesiology*. 1989; 70: 213-218.

[93] Inturrisi CE, Colburn WA. Application of pharmacokinetic-pharmacodynamic modeling to analgesia. In: Foley KM, Inturrisi CE, eds. *Advances in Pain Research and Therapy Opioid Analgesics in the Management of Clinical Pain*. New York, NY: Raven Press; 1986: 441-452.

[94] Staahl C, Upton R, Foster DJ, et al. Pharmacokinetic-pharmacodynamic modeling of morphine and oxycodone concentrations and analgesic effect in a multimodal experimental pain model. *J Clin Pharmacol*. 2008; 48: 619-631.

[95] Bouwmeester NJ, van den Anker JN, Hop WC, et al. Age- and therapy-related effects on morphine requirements and plasma concentrations of morphine and its metabolites in postoperative infants. *Br J Anaesth*. 2003; 90: 642-652.

［96］Anderson BJ, Ralph CJ, Stewart AW, et al. The dose-effect relationship for morphine and vomiting after day-stay tonsillectomy in children. *Anaesth Intensive Care*. 2000; 28: 155–160.

［97］Anderson BJ, Persson M, Anderson M. Rationalizing intravenous morphine prescriptions in children. *Acute Pain*. 1999; 2: 59–67.

［98］Aubrun F, Mazoit JX, Riou B. Postoperative intravenous morphine titration. *Br J Anaesth*. 2012; 108: 193–201.

［99］Bernard R, Salvi N, Gall O, et al. MORPHIT: an observational study on morphine titration in the postanesthetic care unit in children. *Paediatr Anaesth*. 2014; 24: 303–308.

［100］Morton NS, Errera A. APA national audit of pediatric opioid infusions. *Paediatr Anaesth*. 2010; 20: 119–125.

［101］Bouwmeester NJ, Anderson BJ, Tibboel D, et al. Developmental pharmacokinetics of morphine and its metabolites in neonates, infants and young children. *Br J Anaesth*. 2004; 92: 208–217.

［102］Holford NH, Ma SC, Anderson BJ. Prediction of morphine dose in humans. *Paediatr Anaesth*. 2012; 22: 209–222.

［103］Osborne R, Joel S, Grebenik K, et al. The pharmacokinetics of morphine and morphine glucuronides in kidney failure. *Clin Pharmacol Ther*. 1993; 54: 158–167.

［104］Miners JO, Knights KM, Houston JB, et al. In vitro-in vivo correlation for drugs and other compounds eliminated by glucuronidation in humans: pitfalls and promises. *Biochem Pharmacol*. 2006; 71: 1531–1539.

［105］Wang J, Evans AM, Knights KM, et al. Differential disposition of intra-renal generated and preformed glucuronides: studies with 4-methylumbelliferone and 4-methylumbelliferyl glucuronide in the filtering and nonfiltering isolated perfused rat kidney. *J Pharm Pharmacol*. 2011; 63: 507–514.

［106］Knights KM, Rowland A, Miners JO. Renal drug metabolism in humans: the potential for drug-endobiotic interactions involving cytochrome P450 (CYP) and UDP-glucuronosyltransferase (UGT). *Br J Clin Pharmacol*. 2013; 76: 587–602.

［107］Nahata MC, Miser AW, Miser JS, et al. Variation in morphine pharmacokinetics in children with cancer. *Dev Pharmacol Ther*. 1985; 8: 182–188.

［108］Nahata MC, Miser AW, Miser JS, et al. Analgesic plasma concentrations of morphine in children with terminal malignancy receiving a continuous subcutaneous infusion of morphine sulfate to control severe pain. *Pain*. 1984; 18: 109–114.

［109］Lynn AM, Opheim KE, Tyler DC. Morphine infusion after pediatric cardiac surgery. *Crit Care Med*. 1984; 12: 863–866.

［110］Peters JW, Anderson BJ, Simons SH, et al. Morphine pharmacokinetics during venoarterial extracorporeal membrane oxygenation in neonates. *Intensive Care Med*. 2005; 31: 257–263.

［111］Peters JW, Anderson BJ, Simons SH, et al. Morphine metabolite pharmacokinetics during venoarterial extra corporeal membrane oxygenation in neonates. *Clin Pharmacokinet*. 2006; 45: 705–714.

［112］Pounder DR, Steward DJ. Postoperative analgesia: opioid infusions in infants and children. *Can J Anaesth*. 1992; 39: 969–974.

［113］Catley DM, Thornton C, Jordan C, et al. Pronounced, episodic oxygen desaturation in the postoperative period: its association with ventilatory pattern and analgesic regimen. *Anesthesiology*. 1985; 63: 20–28.

［114］Scott JC, Stanski DR. Decreased fentanyl and alfentanil dose requirements with age. A simultaneous pharmacokinetic and pharmacodynamic evaluation. *J Pharmacol Exp Ther*. 1987; 240: 159–166.

［115］Wynands JE, Townsend GE, Wong P, et al. Blood pressure response and plasma fentanyl concentrations during high- and very high-dose fentanyl anesthesia for coronary artery surgery. *Anesth Analg*. 1983; 62: 661–665.

［116］Kuhls E, Gauntlett IS, Lau M, et al. Effect of increased intra-abdominal pressure on hepatic extraction and clearance of fentanyl in neonatal lambs. *J Pharmacol Exp Ther*. 1995; 274: 115–119.

［117］Johnson KL, Erickson JP, Holley FO, et al. Fentanyl pharmacokinetics in the paediatric population. *Anesthesiology*. 1984; 61: A441.

［118］Mani V, Morton NS. Overview of total intravenous anesthesia in children. *Paediatr Anaesth*. 2010; 20: 211–222.

［119］Minto CF, Schnider TW, Egan TD, et al. Influence of age and gender on the pharmacokinetics and pharmacodynamics of remifentanil. I. Model development. *Anesthesiology*. 1997; 86: 10–23.

［120］ Ross AK, Davis PJ, Dear Gd GL, et al. Pharmacokinetics of remifentanil in anesthetized pediatric patients undergoing elective surgery or diagnostic procedures. *Anesth Analg*. 2001; 93: 1393-1401.

［121］ Galinkin JL, Davis PJ, McGowan FX, et al. A randomized multicenter study of remifentanil compared with halothane in neonates and infants undergoing pyloromyotomy. II. Perioperative breathing patterns in neonates and infants with pyloric stenosis. *Anesth Analg*. 2001; 93: 1387-1392, table of contents.

［122］ Davis PJ, Lerman J, Suresh S, et al. A randomized multicenter study of remifentanil compared with alfentanil, isoflurane, or propofol in anesthetized pediatric patients undergoing elective strabismus surgery. *Anesth Analg*. 1997; 84: 982-989.

［123］ Davis PJ, Finkel JC, Orr RJ, et al. A randomized, double-blinded study of remifentanil versus fentanyl for tonsillectomy and adenoidectomy surgery in pediatric ambulatory surgical patients. *Anesth Analg*. 2000; 90: 863-871.

［124］ Barker N, Lim J, Amari E, et al. Relationship between age and spontaneous ventilation during intravenous anesthesia in children. *Paediatr Anaesth*. 2007; 17: 948-955.

［125］ Litman RS. Conscious sedation with remifentanil during painful medical procedures. *J Pain Symptom Manage*. 2000; 19: 468-471.

［126］ Choong K, AlFaleh K, Doucette J, et al. Remifentanil for endotracheal intubation in neonates: a randomized controlled trial. *Arch Dis Child Fetal Neonatal Ed*. 2010; 95: F80-F84.

［127］ Standing JF, Hammer GB, Sam WJ, et al. Pharmacokinetic-pharmacodynamic modeling of the hypotensive effect of remifentanil in infants undergoing cranioplasty. *Paediatr Anaesth*. 2011; 20: 7-18.

［128］ Anderson BJ, Holford NH. Leaving no stone unturned, or extracting blood from stone? *Paediatr Anaesth*. 2010; 20: 1-6.

［129］ Moreland TA, Brice JE, Walker CH, et al. Naloxone pharmacokinetics in the newborn. *Br J Clin Pharmacol*. 1980; 9: 609-612.

［130］ Longnecker DE, Grazis PA, Eggers GW Jr. Naloxone for antagonism of morphine-induced respiratory depression. *Anesth Analg*. 1973; 52: 447-453.

［131］ American Academy of Pediatrics Committee on Drugs. Naloxone dosage and route of administration for infants and children: addendum to emergency drug doses for infants and children. *Pediatrics*. 1990; 86: 484-485.

［132］ Tenenbein M. Continuous naloxone infusion for opiate poisoning in infancy. *J Pediatr*. 1984; 105: 645-648.

［133］ Stead AL. The response of the newborn infant to muscle relaxants. *Br J Anaesth*. 1955; 27: 124-130.

［134］ Cook DR, Wingard LB, Taylor FH. Pharmacokinetics of succinylcholine in infants, children, and adults. *Clin Pharmacol Ther*. 1976; 20: 493-498.

［135］ Smith CE, Donati F, Bevan DR. Dose-response curves for succinylcholine; single versus cumulative techniques. *Anesthesiology*. 1987; 67: A358.

［136］ Meakin G, Walker RW, Dearlove OR. Myotonic and neuromuscular blocking effects of increased doses of suxamethonium in infants and children. *Br J Anaesth*. 1990; 65: 816-818.

［137］ Liu LM, DeCook TH, Goudsouzian NG, et al. Dose response to intramuscular succinylcholine in children. *Anesthesiology*. 1981; 55: 599-602.

［138］ Cook DR, Fisher CG. Neuromuscular blocking effects of succinylcholine in infants and children. *Anesthesiology*. 1975; 42: 662-665.

［139］ Rieger A, Hass I, Striebel HW, et al. Marked increases in heart rate associated with sevoflurane but not with halothane following suxamethonium administration in children. *Eur J Anaesthesiol*. 1996; 13: 616-621.

［140］ Lerman J, Chinyanga HM. The heart rate response to succinylcholine in children: a comparison of atropine and glycopyrrolate. *Can Anaesth Soc J*. 1983; 30: 377-381.

［141］ Gronert GA, Theye RA. Pathophysiology of hyperkalemia induced by succinylcholine. *Anesthesiology*. 1975; 43: 89-99.

［142］ Badgwell JM, Heavner JE. Masseter spasm heralds malignant hyperthermia—current dilemma or merely academia gone mad. *Anesthesiology*. 1984; 61: 230-231.

［143］ Flewellen EH, Nelson TE. Halothane-succinylcholine induced masseter spasm: indicative of malignant hyperthermia susceptibility? *Anesth Analg*. 1984; 63: 693-697.

［144］ Schwartz L, Rockoff MA, Koka BV. Masseter spasm with anesthesia: incidence and implications.

Anesthesiology. 1984; 61: 772−775.

［145］ Rosenberg H, Gronert GA. Intractable cardiac arrest in children given succinylcholine. *Anesthesiology*. 1992; 77: 1054.

［146］ Long G, Bachman L. Neuromuscular blockade by d-tubocurarine in children. *Anesthesiology*. 1967; 28: 723−729.

［147］ Meakin G, Shaw EA, Baker RD, et al. Comparison of atracurium-induced neuromuscular blockade in neonates, infants and children. *Br J Anaesth*. 1988; 60: 171−175.

［148］ Belmont MR, Lien CA, Quessy S, et al. The clinical neuromuscular pharmacology of 51W89 in patients receiving nitrous oxide/opioid/barbiturate anesthesia. *Anesthesiology*. 1995; 82: 1139−1145.

［149］ Bowman WC, Rodger IW, Houston J, et al. Structure: action relationships among some desacetoxy analogues of pancuronium and vecuronium in the anesthetized cat. *Anesthesiology*. 1988; 69: 57−62.

［150］ Littlejohn IH, Abhay K, el Sayed A, et al. Intubating conditions following 1R CIS, 1'R CIS atracurium (51W89). A comparison with atracurium. *Anaesthesia*. 1995; 50: 499−502.

［151］ Meakin GH, Meretoja OA, Perkins RJ, et al. Tracheal intubating conditions and pharmacodynamics following cisatracurium in infants and children undergoing halothane and thiopental-fentanyl anesthesia. *Paediatr Anaesth*. 2007; 17: 113−120.

［152］ Taivainen T, Meakin GH, Meretoja OA, et al. The safety and efficacy of cisatracurium 0.15 mg.kg(-1) during nitrous oxideopioid anaesthesia in infants and children. *Anaesthesia*. 2000; 55: 1047−1051.

［153］ Markakis DA, Lau M, Brown R, et al. The pharmacokinetics and steady state pharmacodynamics of mivacurium in children. *Anesthesiology*. 1998; 88: 978−983.

［154］ Sarner JB, Brandom BW, Woelfel SK, et al. Clinical pharmacology of mivacurium chloride (BW B1090U) in children during nitrous oxide-halothane and nitrous oxide-narcotic anesthesia. *Anesth Analg*. 1989; 68: 116−121.

［155］ Goudsouzian NG, Alifimoff JK, Eberly C, et al. Neuromuscular and cardiovascular effects of mivacurium in children. *Anesthesiology*. 1989; 70: 237−242.

［156］ Goudsouzian NG, Denman W, Schwartz A, et al. Pharmacodynamic and hemodynamic effects of mivacurium in infants anesthetized with halothane and nitrous oxide. *Anesthesiology*. 1993; 79: 919−925.

［157］ Woelfel SK, Brandom BW, McGowan FX Jr, et al. Clinical pharmacology of mivacurium in pediatric patients less than off years old during nitrous oxide-halothane anesthesia. *Anesth Analg*. 1993; 77: 713−720.

［158］ McCluskey A, Meakin G. Dose-response and minimum time to satisfactory intubation conditions after mivacurium in children. *Anaesthesia*. 1996; 51: 438−441.

［159］ Meistelman C, Agoston S, Kersten UW, et al. Pharmacokinetics and pharmacodynamics of vecuronium and pancuronium in anesthetized children. *Anesth Analg*. 1986; 65: 1319−1323.

［160］ Laycock JR, Baxter MK, Bevan JC, et al. The potency of pancuronium at the adductor pollicis and diaphragm in infants and children. *Anesthesiology*. 1988; 68: 908−911.

［161］ Blinn A, Woelfel SK, Cook DR, et al. Pancuronium dose-response revisited. *Paediatr Anaesth*. 1992; 2: 153−155.

［162］ Meretoja OA, Luosto T. Dose-response characteristics of pancuronium in neonates, infants and children. *Anaesth Intensive Care*. 1990; 18: 455−459.

［163］ Montgomery CJ, Steward DJ. A comparative evaluation of intubating doses of atracurium, d-tubocurarine, pancuronium and vecuronium in children. *Can J Anaesth*. 1988; 35: 36−40.

［164］ Meretoja OA. Is vecuronium a long-acting neuromuscular blocking agent in neonates and infants? *Br J Anaesth*. 1989; 62: 184−187.

［165］ Wierda JM, Hommes FD, Nap HJ, et al. Time course of action and intubating conditions following vecuronium, rocuronium and mivacurium. *Anaesthesia*. 1995; 50: 393−396.

［166］ Wierda JM, Meretoja OA, Taivainen T, et al. Pharmacokinetics and pharmacokinetic-dynamic modelling of rocuronium in infants and children. *Brit J Anaesth*. 1997; 78: 690−695.

［167］ Woloszczuk-Gebicka B, Lapczynski T, Wierzejski W. The influence of halothane, isoflurane and sevoflurane on rocuronium infusion in children. *Acta Anaesthesiol Scand*. 2001; 45: 73−77.

［168］ Woloszczuk-Gebicka B, Wyska E, Grabowski T. Sevoflurane increases fade of neuromuscular response to TOF stimulation following rocuronium administration in children. A PK/PD analysis.

Paediatr Anaesth. 2007; 17: 637–646.

［169］ Woloszczuk-Gebicka B, Wyska E, Grabowski T, et al. Pharmacokinetic-pharmacodynamic relationship of rocuronium under stable nitrous oxide-fentanyl or nitrous oxide-sevoflurane anesthesia in children. *Paediatr Anaesth*. 2006; 16: 761–768.

［170］ Meretoja OA, Taivainen T, Erkola O, et al. Dose-response and time-course of effect of rocuronium bromide in paediatric patients. *Eur J Anaesthesiol Suppl*. 1995; 11: 19–22.

［171］ Woelfel SK, Brandom BW, Cook DR, et al. Effects of bolus administration of ORG–9426 in children during nitrous oxide-halothane anesthesia. *Anesthesiology*. 1992; 76: 939–942.

［172］ Woelfel SK, Brandom BW, McGowan FX, et al. Neuromuscular effects of 600 mcg.kg-1 of rocuronium in infants during nitrous oxide-halothane anaesthesia. *Paediatr Anaesth*. 1994; 4: 173–177.

［173］ Fuchs-Buder T, Tassonyi E. Intubating conditions and time course of rocuronium-induced neuromuscular block in children. *Br J Anaesth*. 1996; 77: 335–338.

［174］ Naguib M, Samarkandi AH, Ammar A, et al. Comparison of suxamethonium and different combinations of rocuronium and mivacurium for rapid tracheal intubation in children. *Br J Anaesth*. 1997; 79: 450–455.

［175］ McCourt KC, Salmela L, Mirakhur RK, et al. Comparison of rocuronium and suxamethonium for use during rapid sequence induction of anaesthesia. *Anaesthesia*. 1998; 53: 867–871.

［176］ Fisher DM, Cronnelly R, Miller RD, et al. The neuromuscular pharmacology of neostigmine in infants and children. *Anesthesiology*. 1983; 59: 220–225.

［177］ Meakin G, Sweet PT, Bevan JC, et al. Neostigmine and edrophonium as antagonists of pancuronium in infants and children. *Anesthesiology*. 1983; 59: 316–321.

［178］ Meretoja OA, Taivainen T, Wirtavuori K. Cisatracurium during halothane and balanced anaesthesia in children. *Paediatr Anaesth*. 1996; 6: 373–378.

［179］ Meistelman C, Debaene B, d'Hollander A, et al. Importance of the level of paralysis recovery for a rapid antagonism of vecuronium with neostigmine in children during halothane anesthesia. *Anesthesiology*. 1988; 69: 97–99.

［180］ Debaene B, Meistelman C, d'Hollander A. Recovery from vecuronium neuromuscular blockade following neostigmine administration in infants, children, and adults during halothane anesthesia. *Anesthesiology*. 1989; 71: 840–844.

［181］ Bevan JC, Purday JP, Reimer EJ, et al. Reversal of doxacurium and pancuronium neuromuscular blockade with neostigmine in children. *Can J Anaesth*. 1994; 41: 1074–1080.

［182］ Kirkegaard-Nielsen H, Meretoja OA, Wirtavuori K. Reversal of atracurium-induced neuromuscular block in paediatric patients. *Acta Anaesthesiol Scand*. 1995; 39: 906–911.

［183］ Meretoja OA. Neuromuscular block and current treatment strategies for its reversal in children. *Paediatr Anaesth*. 2010; 20: 591–604.

［184］ Plaud B, Meretoja O, Hofmockel R, et al. Reversal of rocuronium-induced neuromuscular blockade with sugammadex in pediatric and adult surgical patients. *Anesthesiology*. 2009; 110: 284–294.

［185］ Robertson EN, Driessen JJ, Vogt M, et al. Pharmacodynamics of rocuronium 0.3 mg kg(-1) in adult patients with and without renal failure. *Eur J Anaesthesiol*. 2005; 22: 929–932.

［186］ Staals LM, Snoeck MM, Driessen JJ, et al. Multicentre, parallel-group, comparative trial evaluating the efficacy and safety of sugammadex in patients with end-stage renal failure or normal renal function. *Br J Anaesth*. 2008; 101: 492–497.

［187］ Staals LM, Snoeck MM, Driessen JJ, et al. Reduced clearance of rocuronium and sugammadex in patients with severe to endstage renal failure: a pharmacokinetic study. *Br J Anaesth*; 104: 31–39.

［188］ Sadleir PH, Russell T, Clarke RC, et al. Intraoperative anaphylaxis to sugammadex and a protocol for intradermal skin testing. *Anaesth Intensive Care*. 2014; 42: 93–96.

［189］ Tokuwaka J, Takahashi S, Tanaka M. Anaphylaxis after sugammadex administration. *Can J Anaesth*. 2013; 60: 733–734.

［190］ Salanitre E, Rackow H. The pulmonary exchange of nitrous oxide and halothane in infants and children. *Anesthesiology*. 1969; 30: 388–394.

［191］ Brandom BW, Brandom RB, Cook DR. Uptake and distribution of halothane in infants: in vivo measurements and computer simulations. *Anesth Analg*. 1983; 62: 404–410.

［192］Lerman J, Robinson S, Willis MM, et al. Anesthetic requirements for halothane in young children 0–1 month and 1–6 months of age. *Anesthesiology*. 1983; 59: 421–424.

［193］Gregory GA, Eger EI II, Munson ES. The relationship between age and halothane requirement in man. *Anesthesiology*. 1969; 30: 488–491.

［194］Cook DR, Brandom BW, Shiu G, et al. The inspired median effective dose, brain concentration at anesthesia, and cardiovascular index for halothane in young rats. *Anesth Analg*. 1981; 60: 182–185.

［195］Friesen RH, Wurl JL, Charlton GA. Haemodynamic depression by halothane is age-related in paediatric patients. *Paediatr Anaesth*. 2000; 10: 267–272.

［196］Tibballs J, Malbezin S. Cardiovascular changes during deep halothane anaesthesia in infants and children. *Anaesth Intensive Care*. 1988; 16: 285–291.

［197］Friedman WF. The intrinsic physiologic properties of the developing heart. *Prog Cardiovasc Dis*. 1972; 15: 87–111.

［198］Friesen RH, Lichtor JL. Cardiovascular depression during halothane anesthesia in infants: study of three induction techniques. *Anesth Analg*. 1982; 61: 42–45.

［199］Friesen RH, Henry DB. Cardiovascular changes in preterm neonates receiving isoflurane, halothane, fentanyl, and ketamine. *Anesthesiology*. 1986; 64: 238–242.

［200］Hubbard AK, Gandolfi AJ, Brown BR Jr. Immunological basis of anesthetic-induced hepatotoxicity. *Anesthesiology*. 1988; 69: 814–817.

［201］Wark HJ. Postoperative jaundice in children. The influence of halothane. *Anaesthesia*. 1983; 38: 237–242.

［202］Warner LO, Beach TP, Garvin JP, et al. Halothane and children: the first quarter century. *Anesth Analg*. 1984; 63: 838–840.

［203］Pandit UA, Steude GM, Leach AB. Induction and recovery characteristics of isoflurane and halothane anaesthesia for short outpatient operations in children. *Anaesthesia*. 1985; 40: 1226–1230.

［204］Fisher DM, Robinson S, Brett CM, et al. Comparison of enflurane, halothane, and isoflurane for diagnostic and therapeutic procedures in children with malignancies. *Anesthesiology*. 1985; 63: 647–650.

［205］LeDez KM, Lerman J. The minimum alveolar concentration (MAC) of isoflurane in preterm neonates. *Anesthesiology*. 1987; 67: 301–307.

［206］Wolf WJ, Neal MB, Peterson MD. The hemodynamic and cardiovascular effects of isoflurane and halothane anesthesia in children. *Anesthesiology*. 1986; 64: 328–333.

［207］Murray D, Vandewalker G, Matherne GP, et al. Pulsed Doppler and two-dimensional echocardiography: comparison of halothane and isoflurane on cardiac function in infants and small children. *Anesthesiology*. 1987; 67: 211–217.

［208］Eger EI II. New inhalational agents—desflurane and sevoflurane. *Can J Anaesth*. 1993; 40: R3–R8.

［209］Epstein RH, Mendel HG, Guarnieri KM, et al. Sevoflurane versus halothane for general anesthesia in pediatric patients: a comparative study of vital signs, induction, and emergence. *J Clin Anesth*. 1995; 7: 237–244.

［210］Sigston PE, Jenkins AM, Jackson EA, et al. Rapid inhalation induction in children: 8% sevoflurane compared with 5% halothane. *Br J Anaesth*. 1997; 78: 362–365.

［211］Lerman J, Davis PJ, Welborn LG, et al. Induction, recovery, and safety characteristics of sevoflurane in children undergoing ambulatory surgery. A comparison with halothane. *Anesthesiology*. 1996; 84: 1332–1340.

［212］Black A, Sury MR, Hemington L, et al. A comparison of the induction characteristics of sevoflurane and halothane in children. *Anaesthesia*. 1996; 51: 539–542.

［213］Sury MR, Black A, Hemington L, et al. A comparison of the recovery characteristics of sevoflurane and halothane in children. *Anaesthesia*. 1996; 51: 543–546.

［214］Lerman J, Sikich N, Kleinman S, et al. The pharmacology of sevoflurane in infants and children. *Anesthesiology*. 1994; 80: 814–824.

［215］Holzman RS, van der Velde ME, Kaus SJ, et al. Sevoflurane depresses myocardial contractility less than halothane during induction of anesthesia in children. *Anesthesiology*. 1996; 85: 1260–1267.

［216］Meretoja OA, Taivainen T, Raiha L, et al. Sevoflurane-nitrous oxide or halothane-nitrous oxide for paediatric bronchoscopy and gastroscopy. *Brit J Anaesth*. 1996; 76: 767–771.

［217］Baum VC, Palmisano BW. The immature heart and anesthesia. *Anesthesiology*. 1997; 87: 1529–1548.

［218］ Cousins MJ, Mazze RI. Methoxyflurane nephrotoxicity. A study of dose response in man. *JAMA*. 1973; 225: 1611–1616.

［219］ Mazze RI, Jamison RL. Low-flow (1 l/min) sevoflurane: is it safe? *Anesthesiology*. 1997; 86: 1225–1227.

［220］ Frink EJ Jr, Malan TP, Morgan SE, et al. Quantification of the degradation products of sevoflurane in two CO_2 absorbants during low-flow anesthesia in surgical patients. *Anesthesiology*. 1992; 77: 1064–1069.

［221］ Kharasch ED, Thorning D, Garton K, et al. Role of renal cysteine conjugate beta-lyase in the mechanism of compound A nephrotoxicity in rats. *Anesthesiology*. 1997; 86: 160–171.

［222］ Baum J, van Aken H. Calcium hydroxide lime—a new carbon dioxide absorbent: a rationale for judicious use of different absorbents. *Eur J Anaesthesiol*. 2000; 17: 597–600.

［223］ Cravero J, Surgenor S, Whalen K. Emergence agitation in paediatric patients after sevoflurane anaesthesia and no surgery: a comparison with halothane. *Paediatr Anaesth*. 2000; 10: 419–424.

［224］ Ko YP, Huang CJ, Hung YC, et al. Premedication with low-dose oral midazolam reduces the incidence and severity of emergence agitation in pediatric patients following sevoflurane anesthesia. *Acta Anaesthesiol Sin*. 2001; 39: 169–177.

［225］ Aono J, Ueda W, Mamiya K, et al. Greater incidence of delirium during recovery from sevoflurane anesthesia in preschool boys. *Anesthesiology*. 1997; 87: 1298–1300.

［226］ Cohen IT, Finkel JC, Hannallah RS, et al. Rapid emergence does not explain agitation following sevoflurane anaesthesia in infants and children: a comparison with propofol. *Paediatr Anaesth*. 2003; 13: 63–67.

［227］ Wells LT, Rasch DK. Emergence "delirium" after sevoflurane anesthesia: a paranoid delusion? *Anesth Analg*. 1999; 88: 1308–1310.

［228］ Viitanen H, Tarkkila P, Mennander S, et al. Sevoflurane-maintained anesthesia induced with propofol or sevoflurane in small children: induction and recovery characteristics. *Can J Anaesth*. 1999; 46: 21–28.

［229］ Cravero JP, Beach M, Thyr B, et al. The effect of small dose fentanyl on the emergence characteristics of pediatric patients after sevoflurane anesthesia without surgery. *Anesth Analg*. 2003; 97: 364–367, table of contents.

［230］ Taylor RH, Lerman J. Induction, maintenance and recovery characteristics of desflurane in infants and children. *Can J Anaesth*. 1992; 39: 6–13.

［231］ Zwass MS, Fisher DM, Welborn LG, et al. Induction and maintenance characteristics of anesthesia with desflurane and nitrous oxide in infants and children. *Anesthesiology*. 1992; 76: 373–378.

［232］ Davis PJ, Cohen IT, McGowan FX Jr, et al. Recovery characteristics of desflurane versus halothane for maintenance of anesthesia in pediatric ambulatory patients. *Anesthesiology*. 1994; 80: 298–302.

［233］ Taylor RH, Lerman J. Minimum alveolar concentration of desflurane and hemodynamic responses in neonates, infants, and children. *Anesthesiology*. 1991; 75: 975–979.

［234］ Welborn LG, Hannallah RS, Norden JM, et al. Comparison of emergence and recovery characteristics of sevoflurane, desflurane, and halothane in pediatric ambulatory patients. *Anesth Analg*. 1996; 83: 917–920.

［235］ Wolf AR, Lawson RA, Dryden CM, et al. Recovery after desflurane anaesthesia in the infant: comparison with isoflurane. *Br J Anaesth*. 1996; 76: 362–364.

［236］ O'Brien K, Robinson DN, Morton NS. Induction and emergence in infants less than 60 weeks post-conceptual age: comparison of thiopental, halothane, sevoflurane and desflurane. *Br J Anaesth*. 1998; 80: 456–459.

［237］ Dubois MC, Piat V, Constant I, et al. Comparison of three techniques for induction of anaesthesia with sevoflurane in children. *Paediatr Anaesth*. 1999; 9: 19–23.

［238］ Goldman LJ. Anesthetic uptake of sevoflurane and nitrous oxide during an inhaled induction in children. *Anesth Analg*. 2003; 96: 400–406, table of contents.

［239］ Myles PS. Nitrous oxide: deep in the zone of uncertainty. *Anesthesiology*. 2013; 119: 1–3.

［240］ Imberger G, Orr A, Thorlund K, et al. Does anaesthesia with nitrous oxide affect mortality or cardiovascular morbidity? A systematic review with meta-analysis and trial sequential analysis. *Br J Anaesth*. 2014; 112: 410–426.

［241］ Murray D, Forbes R, Murphy K, et al. Nitrous oxide: cardiovascular effects in infants and small children during halothane and isoflurane anesthesia. *Anesth Analg*. 1988; 67: 1059–1064.

［242］ Hancock SM, Eastwood JR, Mahajan RP. Effects of inhaled nitrous oxide 50% on estimated cerebral perfusion pressure and zero flow pressure in healthy volunteers. *Anaesthesia*. 2005; 60: 129–132.

[243]　Maze M, Fujinaga M. Recent advances in understanding the actions and toxicity of nitrous oxide. *Anaesthesia*. 2000; 55: 311–314.

[244]　Shaw AD, Morgan M. Nitrous oxide: time to stop laughing? *Anaesthesia*. 1998; 53: 213–215.

[245]　Henderson KA, Raj N, Hall JE. The use of nitrous oxide in anaesthetic practice: a questionnaire survey. *Anaesthesia*. 2002; 57: 1155–1158.

[246]　Lonnqvist PA. Toxicity of local anesthetic drugs: a pediatric perspective. *Paediatr Anaesth*. 2012; 22: 39–43.

[247]　Goeller JK, Bhalla T, Tobias JD. Combined use of neuraxial and general anesthesia during major abdominal procedures in neonates and infants. *Paediatr Anaesth*. 2014; 24(6): 553–560.

[248]　Berde C. Regional anesthesia in children: what have we learned? *Anesth Analg*. 1996; 83: 897–900.

[249]　Booker PD, Taylor C, Saba G. Perioperative changes in alpha 1-acid glycoprotein concentrations in infants undergoing major surgery. *Br J Anaesth*. 1996; 76: 365–368.

[250]　Agarwal R, Gutlove DP, Lockhart CH. Seizures occurring in pediatric patients receiving continuous infusion of bupivacaine. *Anesth Analg*. 1992; 75: 284–286.

[251]　McCloskey JJ, Haun SE, Deshpande JK. Bupivacaine toxicity secondary to continuous caudal epidural infusion in children. *Anesth Analg*. 1992; 75: 287–290.

[252]　Berde C. Convulsions associated with pediatric regional anesthesia. *Anesth Analg*. 1992; 75: 164–166.

[253]　Clarkson CW, Hondeghem LM. Mechanism for bupivacaine depression of cardiac conduction: fast block of sodium channels during the action potential with slow recovery from block during diastole. *Anesthesiology*. 1985; 62: 396–405.

[254]　Aberg G. Toxicological and local anaesthetic effects of optically active isomers of two local anaesthetic compounds. *Acta Pharmacol Toxicol (Copenh)*. 1972; 31: 273–286.

[255]　Ivani G, DeNegri P, Conio A, et al. Comparison of racemic bupivacaine, ropivacaine, and levo-bupivacaine for pediatric caudal anesthesia: effects on postoperative analgesia and motor block. *Reg Anesth Pain Med*. 2002; 27: 157–161.

[256]　Khalil S, Campos C, Farag AM, et al. Caudal block in children: ropivacaine compared with bupivacaine. *Anesthesiology*. 1999; 91: 1279–1284.

[257]　Da Conceicao MJ, Coelho L, Khalil M. Ropivacaine 0.25% compared with bupivacaine 0.25% by the caudal route. *Paediatr Anaesth*. 1999; 9: 229–233.

[258]　Da Conceicao MJ, Coelho L. Caudal anaesthesia with 0.375% ropivacaine or 0.375% bupivacaine in paediatric patients. *Br J Anaesth*. 1998; 80: 507–508.

[259]　Aarons L, Sadler B, Pitsiu M, et al. Population pharmacokinetic analysis of ropivacaine and its metabolite 2',6'-pipecoloxylidide from pooled data in neonates, infants, and children. *Brit J Anaesth*. 2011; 107: 409–424.

[260]　Chalkiadis GA, Abdullah F, Bjorksten AR, et al. Absorption characteristics of epidural levobupivacaine with adrenaline and clonidine in children. *Paediatr Anaesth*. 2013; 23: 58–67.

[261]　Whiteside JB, Wildsmith JA. Developments in local anaesthetic drugs. *Br J Anaesth*. 2001; 87: 27–35.

[262]　Breschan C, Jost R, Krumpholz R, et al. A prospective study comparing the analgesic efficacy of levobupivacaine, ropivacaine and bupivacaine in pediatric patients undergoing caudal blockade. *Paediatr Anaesth*. 2005; 15: 301–306.

[263]　De Negri P, Ivani G, Tirri T, et al. A comparison of epidural bupivacaine, levobupivacaine, and ropivacaine on postoperative analgesia and motor blockade. *Anesth Analg*. 2004; 99: 45–48.

[264]　Weinberg GL. Treatment of local anesthetic systemic toxicity (LAST). *Reg Anesth Pain Med*. 2010; 35: 188–193.

[265]　Neal JM, Mulroy MF, Weinberg GL. American Society of Regional Anesthesia and Pain Medicine checklist for managing local anesthetic systemic toxicity: 2012 version. *Reg Anesth Pain Med*. 2012; 37: 16–18.

[266]　Mauch J, Martin Jurado O, Spielmann N, et al. Comparison of epinephrine vs lipid rescue to treat severe local anesthetic toxicity—an experimental study in piglets. *Paediatr Anaesth*. 2011; 21: 1103–1108.

[267]　Weinberg G, Suresh S. Local anesthetic systemic toxicity and animal models for rescue paradigms: can pigs fly? *Paediatr Anaesth*. 2012; 22: 121–123.

第三章 儿童麻醉的术前评估和讨论

琳内·R.费拉里

要 点

1. 在儿童麻醉中，评估患者的心理状态是特别重要的。
2. 儿科患者没有常规的实验室检查。然而，在麻醉前评估是否存在具体的问题，再做相应的检查。
3. 重要的是熟悉儿童的禁食方案，对儿科患者，"午夜后禁食"不是常规的方案。
4. 父母陪同通常是儿童麻醉实施的一部分，这种方法需要整个手术室团队事先计划才能得到保证。

在麻醉手术及其他干预前既要彻底的了解家人和儿童的**心理状态**，又要了解每个儿童的**临床状态**。即使对没有治疗的适龄儿童进行充分的医学探讨，整个围术期的感受可能欠佳。另外，如果一个儿童的心理和情感方面的状况无法配合麻醉护理人员施行基本医疗和手术，一个完全成功的结果可能就会大打折扣。因此当务之急是麻醉医师必须对这样的情况和整个医疗团队这两个方面做出权衡。

心理准备

目前认为**显著的术前焦虑和激烈的情绪有关，这通常会延长麻醉诱导**[1]。造成儿童焦虑的可变因素除了家庭情况的影响和以前医疗经历，还有儿童的**性格**和**年龄**。**对许多儿童来说，术后立即的情况反映出当时的感受**。在麻醉恢复室（PACU）中看护入睡的儿童要比平静睡眠下被唤醒的儿童和麻醉清醒的儿童更容易。因此有必要花时间准备适合儿童年龄阶段的麻醉方法。在这一过程中，儿童控制整个事件的感官能力将增强，长期的负面心理影响可能会减少。麻醉医师的共识是考虑需要处理儿童手术前的焦虑。应对能力的发展被认为是最有效的术前干预，紧随其后的是建模、游戏治疗，或游览手术室，发放印刷材料等[3,4]。

成熟度水平将会影响到每个儿童理解和应对疾病的情况。由于儿童推理能力尚未成熟，沟通技巧也不是高度发达，会影响理解和应对疾病的能力。因此医师必须预测儿童的需求和担心，以及能够解读非语言表达和行为。婴儿主要害怕与照顾者的分开并呈现出异常的焦虑；因此，让父母参与到围术期的体验非常重要。学步期的孩子恐惧失去控制，所以提供孩子一个做出选择的机会，例如问孩子更喜欢黄色还是绿色的医院工作服，通过接触他/她、帮助他/她将会减少术前焦虑。学龄前儿童容易恐惧受伤;他们可能会担心,如果出血,将不会有足够的血液[5]。他们会以一个具体的方式思考并做字面的陈述,所以应谨慎选择使用符合该年龄组的语言表达。学龄儿童的恐惧,可能是成人无法预料到的。他们可能点头会意或者全神贯注地倾听,但事实上他们可能听不明白大人所说的意思。他们不愿为他们所担心的问题提问,他们应该已经知道答案了。因此麻醉医师对儿童所预想的应做明确的解释。有的麻醉医师可能会说:"一旦我把面罩放在你的鼻子和嘴巴上,你开始呼吸泡泡糖味道的空气,我希望你不要把面罩拿开。它不会伤害你,如果你感觉困了,你可以闭上你的眼睛。"**青少年患者害怕死亡**,通常没有太多对身体状况的理解。他们不希望显示任何微弱的迹象来暴露他们术前的恐慌;因此,他们可能会保持非常安静。麻醉医师的作用就是**预测到孩子的焦虑以及在没有提示下消除他们的焦虑**。这样对消除焦虑会有所帮助,"尽管它可能很难让你理解,但在整个手术过程中你将是睡着的,而且中途不会醒来。手术结束后我们会唤醒你和带你去麻醉恢复室。"在这段谈话后可能察觉到孩子松了一口气,甚至一个微笑。

麻醉的风险

> **临床小贴士** 与父母和学龄期及以上的儿童讨论麻醉风险的时候,重要的是要了解父母和(或)儿童具体存在的问题。

大多数父母表示,他们比起手术本身的风险更担心对孩子实施麻醉的风险。他们经常说,他们更关心孩子麻醉的风险超过他们自己的焦虑。已被证实,当安排小于1岁的孩子手术而且这是孩子的第一次手术时,父母在麻醉期间最为焦虑。有的家长可能会想"你怎么知道麻醉药给多少,我的孩子太小怎么才能保证安全等。"这类问题并不少见。**父母中恐惧麻醉的原因很大程度上源自缺乏关于现代麻醉实践的信息而不是对麻醉高风险概率的认识。应向父母详细描述任何存在增加麻醉风险的内科并发症,并说明麻醉小组会采取相应的措施来安全地照顾存在这些风险的患者**[7-9]。对每一个手术室特定生理参数的监测设备的解释是对父母有用的信息。此外,描述手术室成员的数量以及万一发生紧急情况会提供父母可靠的信息。对于一个健康的儿童进行简单的手术,不良事件的风险发生率是约1/200 000[10]。**麻醉下死亡的风险是最令人恐惧的并发症**。这种风险在所有年龄段的患者接受任何外科手术下发生率为1/10 000[11-14]。发生麻醉相关死亡概率在第1年最高,约为43∶10 000。在第2年这一概率下降到5∶10 000[15]。**在所有年龄组的急诊手术过程中,麻醉风险增加6倍**。第四章将会讨论麻醉的具体风险。

系统历史与回顾

病史应该从产前和新生儿期开始,因为**怀孕和分娩期间的事件会影响孩子的健康状**

况[16]。任何患者入院前,无论是医疗或手术适应证都应注意。病史和体格检查的目的是确定儿童目前的健康状况,因为它与平常的健康状况相比,认识到平常的健康状况可能不是"正常的"[17]。一个完整的系统回顾应包括强调**医疗并发症**,这可能会影响麻醉药的选择或使用后的效果[18]。**咳嗽、哮喘的存在**,或最近的**上呼吸道感染**(URI)可能导致儿童支气管痉挛、肺不张、肺炎。新出现的**心脏杂音、发绀、高血压、运动不耐受**或风湿热史可能预示一个不断演变的问题,在麻醉或外科手术过程中可能会加剧这些状况。还应询问父母患者有无出现**呕吐、腹泻、吸收不良、黑便、胃食管反流或黄疸**,这些情况揭示电解质失衡、脱水、低血糖、贫血,或需要一个快速的顺序诱导。若有癫痫发作、头部外伤,或吞咽困难可能表明存在代谢紊乱、颅内压增高,或敏感性肌松药,麻醉计划应随之改变。存在尿路畸形的应评估肾功能的水化和完整性的状态。发育异常、血糖水平的变化,或慢性类固醇的使用史可以表明内分泌失调,糖尿病,甲状腺功能减退症,或肾上腺皮质功能不全。最后,应在手术前调查贫血史,青紫或过量出血可能表明需要输血或凝血障碍。

　　患者在**麻醉实施前**应进行术前访视,对麻醉药的反应可指导选择使用或避免使用。如果全身麻醉是用面罩诱导的,那效果如何?家长的感受如何?感应剧烈吗?医院经历后有后遗症吗,如噩梦,回归早期行为,还是对气味有新的恐惧?孩子可能需要用药吗?

　　麻醉相关事件应探索**家族史**。麻醉应在积极询问家属的肝病史后进行。**恶性高热**(MH)在儿科年龄组中一直是一个值得关注的问题,应调查家庭成员在手术室中的高热或不寻常的事件。虽然大多数儿科麻醉医师避免常规使用琥珀胆碱,但应该询问家庭成员**全麻术后肌肉松弛或机械通气时间延长**的问题。如果可能有拟胆碱酯酶缺乏的病史,一个简单的血液检查可以确定孩子是否存在风险的。有特异性酶缺陷的患者应避免使用琥珀胆碱。应该询问家庭成员中有无**意**外死亡的历史,婴儿猝死综合征(SIDS)、遗传缺陷,或家庭条件如肌营养不良症、囊性纤维化、镰状细胞病、出血倾向,或人类免疫缺陷病毒(HIV)感染。

药物过敏,辅助治疗等

　　许多儿童从未接受过药物治疗,有些人仅仅因为一种简单的疾病就接触过抗生素,但是其他人可能已经使用了许多治疗复杂疾病的药物。获得一个**完整的用药史**是必不可少的,包括治疗轻微疾病的非处方药物,因为许多非处方感冒药含有阿司匹林、非甾体类抗炎药,或可能会干扰凝血和血小板功能的其他化合物。替代疗法和草药的使用,可能会使麻醉管理复杂化。有高达30%的儿童接受替代或辅助治疗的报告[19]。美国麻醉医师协会(ASAs)对植物药物或其他形式的替代疗法没有正式的主张;然而,在围术期采取"全天然"药物可能使患者存在发生不良事件的风险。体重减轻型艾滋病可能会增加交感神经功能,增强肌肉生长(如肌酸)的药物可能会改变肝和肾功能。在术前访视中应该记录具体**草药**治疗的效果,确定麻醉方式是否有改变[20]。同样,在青少年**身上穿刺**的方法也越来越普遍。金属物体留在皮肤,在手术和麻醉中是否有增加术电灼烧伤故障的风险。

此外,手术室的器械都为金属物,这些都会导致无意识的患者皮肤或皮下组织撕裂。大型金属物体穿过舌头中线可能会干扰有效的喉镜检查,给气道保护带来不必要的挑战性。这些物体也可能撕裂昂贵的非一次性喉罩。在术前访视时应建议患者(尤其是青少年)去除所有金属物品和暴露所有看不到的身体穿孔。

目前还没有直接的证据表明儿童的**免疫接种**与常用的麻醉药和技术之间存在任何的相互作用,但麻醉和手术引起的免疫抑制反应可能会导致疫苗的有效性下降。此外,如果最近免疫接种的孩子在术后有体温升高或不适则可能会出现诊断困难。从风险管理的角度来看,现有的证据表明,应当谨慎地选择决定手术的时机。因此,建议择期手术和麻醉的时间应推迟到儿童接种灭活疫苗1周后和减毒活疫苗后3周后[21,22]。

询问已知的**药物过敏史**对于儿童来说和成人患者一样重要。希望儿科患者不要抽烟;然而,应该调查关于暴露于**二手烟**中的问题,因为有越来越多的证据表明,这将导致围术期呼吸道并发症的增加[23]。被动吸入烟草烟雾与全麻患者气道并发症有密切关系。重要的生理效应可能被记录作为被动烟草烟雾暴露的结果。可替宁是在烟草中发现的生物碱,也是一个可测量的尼古丁的代谢产物。可替宁在血液的水平与接触烟草烟雾的量成正比,因此,它是衡量暴露于烟草烟雾中的一个有价值的重要指标,包括二手烟(被动吸烟)。吸烟者在前3年期间存在上呼吸道感染是一个重要的独立危险因素。4个月到3岁的婴儿和儿童发生下呼吸道感染的风险增加2倍或更多。吸烟者存在下呼吸道感染发生哮喘的风险超过了该年龄组患者的3倍[24,25]。

有几组儿科患者对**乳胶过敏**的风险增加,包括脊柱裂患者。对香蕉、乳胶气球、其他含有乳胶的玩具,或牙医使用的橡胶把的不良反应应提醒医师乳胶过敏的可能性[27]。术前应进行放射过敏原吸附试验(RAST),如果该试验在一个高度怀疑孩子乳胶过敏中为阴性结果,则需进行更敏感的皮肤点刺试验[27]。

在成年患者中,所有的常规药物应该在手术的早晨服用一小口水。儿童口服混悬液,虽然不是明确的液体,也应给予。对于没有食物而不能口服药物的孩子来说,一勺葡萄或苹果味的果冻可以被视为可接受的替代品,因为当暴露于口腔温度时,它会变成一种清澈的液体。

体格检查

> **临床小贴士** 观察对于所有儿童的身心评估都是非常重要的,尤其是那些有不良病史的儿童。

对幼儿的一般体格检查必须从远距离进行简单的观察,因为在直接接触时婴儿或儿童可能会感到害怕。**在不接触孩子的情况下,可以了解到很多有关身体的发现**,如我们从皮肤的颜色,包括脸色苍白、发绀、皮疹、黄疸、不寻常的斑点或之前手术留下的瘢痕,可能会揭示存在的系统器官功能障碍。由于一种先天畸形常伴随其他疾病,面容的异常应该警觉是否有其他异常。

呼吸系统应评估呼吸的速度和质量,呼吸音粗糙、咳嗽、脓涕、喘鸣、喘息等急性上呼吸道感染迹象。应确定张口度及松动牙齿的存在。

如果在心血管检查中发现**心脏杂音**,则有特别关注的问题必须予以解决。功能性杂音可能是由于生长期间血液流动紊乱,而病理性杂音通常是由于结构性异常,这两种杂音必须区分。必须记录需要进行细菌性心内膜炎预防或者防止反常性空气栓塞的病变。

患者的**神经系统**评估应包括意识水平,存在完整的咽反射,以及足够的颈椎运动,还应注意一般肌张力和颅内压升高的迹象。

诊断性检查

重要的是要记住静脉穿刺术对儿童来说是一种创伤,而且是他们不容易忘记的事件。因此,最好限制进行侵入性检测的次数。**诊断性检查应根据患者的一般医疗健康状况和正在执行的手术进行选择。**一般来说,进行择期手术的健康儿童的血细胞比容测定是不必要的[28]。如果预计失血量大,或者孩子小于6个月或早产,应该测血细胞比容。凝血情况的常规测量和"容易瘀伤"的病史在预测手术出血方面都是可靠的[29]。以前存在包皮环切或大挫伤后的血肿和出血应立刻调查。但是,否认挫伤史的健康儿童不需要进一步检查。儿童不需要做术前常规尿检,仅在疑似异常时才进行血清生化分析。接受抗惊厥药治疗的儿童应检查这些药物治疗水平,并且只有在一般医疗条件许可的情况下,才可以行心电图或胸片检查。**常规妊娠试验**存在争议,应遵循具体医疗机构的规定。在通知父母有必要对月经初潮后的女性进行妊娠试验以及告知父母阳性结果的体制政策方面存在差异。

禁食原则

将儿童限制在"午夜后禁食"不再是明智的或安全的[30]。这种苛刻的限制使得每个孩子在脱水,低血糖和痉挛状态下进行麻醉诱导的机会增加,这些都导致不太理想的情况。**健康儿童进行择期手术时胃内容物吸入的风险仅为0.04%**[31]。ASA提出了实践指南,可以在确定儿童禁食时间时遵循[32]。**ASA和其他人建议在麻醉前2 h禁食清水**,透明液体包括水、非果粒果汁(苹果、白葡萄等)、冰棍。建议母乳禁食时间为4 h,配方奶粉为6 h。**建议固体食物的禁食时间为正常膳食6 h,含脂肪膳食8 h**;然而,儿科机构进行的一项大型调查显示,全部儿童中所有固体禁食至少8 h[33]。最好是查看与外科医师能力相符的具体实践指南。

诱导选择

儿童麻醉诱导有多种不同的有效方法,在术前访视时应加以探讨。大多数儿童害怕打针,因此,8岁以下及特殊情况下的儿童,最好用面罩来吸入挥发性麻醉药诱导。静脉

（Ⅳ）诱导途径通常是年龄较大的孩子可以接受的。利丙双卡因乳膏（局部麻醉低共熔混合物）或Synera（利多卡因/丁卡因）经常被用于无痛静脉穿刺。必须明确的是，麻醉技术的选择是主治麻醉医师的最终责任，并且可以根据儿童和家庭成员的意见进行，基于每个儿童的情况选择最合适的方法。

父母到场诱导

临床小贴士 在开始父母到场的诱导之前，手术室团队必须清楚的了解他们的角色，以及确定协助、指导和帮助家长离开的人。此外，家长应以易懂的方式告诉他们的孩子将如何看待及采取行动进行诱导。

术前访视中，很多家长和看护人对术前分别过程表示担忧，因此，讨论这个话题是必不可少的。当父母陪同孩子进入手术室不用分别时，孩子通常不需要术前用药。对陌生人的焦虑通常在10个月以内的儿童中是不会发生的（尽管可能早在8个月内开始）；因此，年幼的孩子通常不需要父母在场。家长应该告诉孩子，他们将留在孩子身边，直到他或她不知道他们的存在。**应该提醒父母，他们的孩子在自然睡眠期间看起来可能不像现在那样**，并简要说明第二阶段的眼睛和身体动作，应该告诉他们这是正常的以及预计中的。当父母在场的麻醉诱导不成功，通常是由于父母的准备不足而导致。

当父母表示不陪同他们的孩子进入手术室时，这应该得到尊重。替代家长到场诱导的方式可选择直肠巴比妥类药物的使用，使孩子睡在父母的怀里或躺在担架上。口服、鼻内或直肠内咪达唑仑可用于术前，应提醒家长注意，儿童在服药后通常不会入睡，但会出现"醉酒水手"的外观和焦虑的缓解。

当提供麻醉诱导的选择时，临床医师不必承诺具体的技术或药物，除非他们实际上要进行麻醉管理，并确保遵循计划。另外，可以接受的解释是，麻醉医师将在手术当天上午做出最后决定，并且所有的因素和要求都会被考虑进去。

术后疼痛评估和控制

父母经常关注孩子术后不适的识别和处理。他们应当可以放心的是，虽然他们的孩子可能无法描述疼痛的存在，但是麻醉团队有许多评估不适的方法。可以描述治疗方法的选择，例如区域技术，患者/家长/护士控制的泵镇痛，静脉和口服麻醉/镇痛药。现在医院认证联合委员会要求提供术前疼痛评估，这样做的目的是为了确保围术期的护理团队能够以一种有效且有意义的方式与儿童进行沟通。问父母："你怎么知道你的小孩什么时候疼痛？"并且在术前记录中记录下反应（哭泣、言语等）。他们也会被问道："你的孩子用什么话来表示疼痛？"这些可能包括"啊""痛""噢""哎哟"或其他。在术前访视中，父母应该询问他们的孩子是否感到疼痛，尤其是在紧急情况下。

特殊情况、咨询小儿麻醉

患感冒的孩子

临床小贴士 在患有或恢复中的病毒性上呼吸道感染的孩子进行择期手术时必须选择个性化方案，而父母、外科医师和麻醉医师都必须与这个决定达成一致。

《对患有上呼吸道感染的儿童实施全身麻醉有什么看法？》这是一名著名儿科麻醉医师的出版物的标题，并提出了儿科麻醉实践中最困难和最根本的问题之一[34]。儿童每年通常经历3～9次呼吸道感染，其中大部分发生在冬季[35]，这些感染在较年幼的儿童中更为严重。发热、易怒、坐立不安、打喷嚏、鼻塞、头痛、不适和厌食都是上呼吸道感染的标志[36]。3个月到3岁的儿童在病程早期也有发热。**因此，孩子很可能正从感冒中恢复或者是即将受到新的感冒，尤其是在冬季的这几个月。**

咳嗽是下呼吸道感染的标志，应评估其来源（上呼吸道或支气管）和性质（湿或干）。大多数孩子在安静的呼吸时听诊会有明显的呼吸音，在咳嗽和哭泣的时候，啰音和干啰音最容易被发现。

虽然取消手术的最终标准尚未建立，而且这个决定通常是主观的，但有许多标准都暗示着取消手术。包括气管内插管的必要性，父母发现孩子在手术当天有急性病，鼻塞和咳嗽的存在，二手烟暴露史和主动的咳痰[37,38]。如果儿童的呼吸道可以用面罩或喉罩充分维持，与呼吸道感染相关的并发症发生率可能会最小化。取消或推迟手术的决定应与外科医师一起决定，并根据手术类型、紧迫性和儿童的整体医疗条件进行。在解决上呼吸道感染症状后，气道高反应性可能会存在7周以上，尽管在这段时间内延迟手术通常是不可能的，但大多数作者都认为可以在急性症状消退后不早于初次评估后3周进行手术治疗。

哮喘

哮喘是儿童慢性疾病的主要原因，包括支气管收缩、黏液分泌过多、黏膜水肿和炎症细胞脱落。**高反应性气道对刺激非常敏感，气管插管是最危险的。**

应了解详细的病史，包括发病年龄、症状的严重程度、喘息的频率、前类固醇治疗、急救室就诊的频率、肺部问题住院的次数，包括必要性的机械通气。应注意目前的药物治疗以及疾病急性加重期间所需的任何其他治疗。**重要的是要注意一个孩子是否在接受最大量的药物治疗后喘息仍然存在。**在全身麻醉的管理下，有些孩子可能没有喘息的机会。

吸入和口服的所有药物，应当正常使用，包括手术当天早晨。如果患者不在维持治疗期间且只需要在急性加重期治疗，即使孩子没有呼吸道症状，这种治疗应在麻醉前48 h给予。这能预防术中肺部并发症发生。近期有症状的儿童如条件允许应进行肺功能测试（PFTs），如果术前要求做肺功能测试，5岁的孩子可以合作。

心脏病

大多数有严重心脏病的儿童通常由心脏病专家定期随访,他们应该**在围术期由心脏病专家进行间隔评估**以检测和记录任何变化。麻醉组应获取行先天性心脏病矫治患者的修复描述和当前的解剖学记录。如果仍然存在欠缺,应向心脏病专家提出相关建议。应检查所有当前的**心血管检查数据**。儿童心脏病可分为两类:结构性先天性心脏病(纠正和未矫正)和心脏杂音的心脏病(先前诊断或新的),这应该说明。区分儿童心脏杂音是生理性还是病理性杂音,这很容易通过**超声心动图检查**证实。如果杂音是病理性的,应确定生理和血流动力学累积的程度。目前的指导方针是在术前访视时评估是否需要**抗生素预防用药**,这是可用的[39]。

早产儿

由于新生儿重症监护的成功,越来越多的小早产儿存活下来。这些婴儿经常有复杂的病史,而且有各种原因需进行手术治疗。在新生儿早期由于早产本身、机械通气和呼吸窘迫综合征,许多早产儿患有**支气管肺发育不良(BPD)**。这些婴儿可能有间质纤维化、气道阻力增加、肺顺应性降低、体液潴留和肺过度充气。他们可能需要吸氧、使用类固醇和利尿药,并在术前应该有肺部情况的放射学资料。椎管内麻醉对于适当的外科手术通常是有用的。

在早产儿中经常观察到**伴有心动过缓的呼吸暂停**。呼吸暂停通常原因是脑干发育不成熟,导致这些婴儿术后期间发生更严重的呼吸暂停[40]。一个35周孕龄出生的孩子,如果手术延迟到产后54周再行手术,呼吸暂停的风险小于1%[41]。如果手术不能等待,麻醉后呼吸暂停监测需要24 h。已有足月儿年龄小于4周龄的麻醉后呼吸暂停的报道;因此,类似的呼吸暂停监测是必需的[42]。早产儿中血细胞比容小于30有增加麻醉后呼吸暂停的风险。因此,所有早产患者必须保证术前红细胞压积[43]。

脊髓脊膜膨出

脊髓脊膜膨出的发生率是1:1 000,虽然75%的病变发生在腰骶部,但患者脊髓任何位置都可能存在缺陷。骨骼系统、皮肤、泌尿生殖道、外周和中枢神经系统可能存在功能障碍,所以在术前访视时应该全面评估这些系统器官。这些孩子是手术室的常客,需要仔细注意他们围术期的需要,以避免未来手术遭遇更困难的创伤。这类患者对含有乳胶产品的敏感性很高,因此应限制对乳胶的接触。术前访视时应注意这一点,应在病例牌的前面清楚地标示"乳胶过敏"。

癫痫

癫痫发作是许多儿童在疾病和痛苦中经常遇到的一个组成部分,1 000个孩子中有4～6个发生。癫痫发作是一个潜在的中枢神经系统疾病的症状,必须充分调查和了解。应该详细描述癫痫发作病史,包括类型、频率和症状的严重程度以及发作后状态的特点,这样在围术期发生时手术室团队可以很容易地诊断。应记录所用抗惊厥药,并检查血清药物水平。所有的抗癫痫药物应正常服用直到手术当天早晨。如果孩子得到了适当的治疗后癫痫发作,这应该引起注意。

颈椎不稳

患有严重创伤和各种先天性畸形的儿童有颈椎不稳定的风险。黏多糖代谢的改变可能会使孩子齿状突畸形,造成颈椎不稳。风湿性关节炎和骨骼发育不良儿童可能发生寰枢椎不稳和齿状突上缘迁移。唐氏综合征患者的横韧带松弛,齿状突发育异常,导致颈椎不稳在病例中占15%。症状包括脊髓压迫的临床表现,通常在5岁后才表现出来。虽然这些孩子的术前测试没有统一的指导方针,但有人建议,有症状的儿童需做颈椎屈伸片和神经科的会诊。如果颈部异常需警惕,在气管插管时应将头置于一个中立位或监测上肢的躯体感觉诱发电位(SSEP)[44]。

镰状细胞贫血

镰状细胞贫血是一种常染色体隐性遗传疾病,在非洲裔美国人人群中的杂合形式发病率为8%,以及纯合子形式发病率为0.16%。杂合镰状细胞特性不影响麻醉管理或围术期结果,而纯合子镰状细胞贫血增加围术期急性胸部综合征、卒中、心肌梗死和镰状细胞危象的风险。术前准备应包括肺功能、血红蛋白(Hb)电泳、血红蛋白和血细胞比容的检测。在贫血严重或有既往卒中或急性胸部综合征病史的患者中,应进行部分换血,以降低HbS至40%或输血至100 g/L血红蛋白水平[45]。患者应在入院前12～24 h内接受预定的程序并接受静脉注射水化以优化血管内血流。

血友病

血友病是最常见和严重的遗传性凝血障碍。它发生在约1/10 000的男性中,因为携带有缺陷的基因在X染色体上。由于凝血因子Ⅷ不穿过胎盘,新生儿期出血提示诊断。90%的儿童在生命的第1年结束时发生了严重的出血事件。该病的特点是关节积血;所以,儿童经常出现在外科手术治疗或其他紧急和常规的外科手术中。

因子Ⅷ水平应在术前测量,并应注明更换治疗的顺序。除了凝血因子置换外,决定是否实施去氨加压素实验(DDAVP)前咨询儿童血液病专家是明智的。部分凝血活酶时间(PTT)会延长,但血小板计数、出血时间、凝血酶原时间是正常的,因此常规的测量是不必要的。如果术前凝血因子和去氨加压素实验要求,那么采用表面麻醉,利多卡因和丙胺卡因共溶性合(EMLA)和表面麻醉贴片(synera),会减轻术前静脉穿刺的痛苦。这些孩子血肿形成频率增加;因此,应避免肌肉注射术前用药。由于先前血液成分治疗的可能性很高,所有血友病患者的HIV和肝炎的状态应记录,使照顾者可以采取适当的预防措施。

血管性血友病

出血性疾病在男女双方均发生,并作为常染色体显性遗传。临床表现为流鼻血、牙龈出血、擦伤和割伤出血时间延长,并增加术中出血。相反,血友病、关节积血在血管性血友病是罕见的。由于血小板结合蛋白存在缺陷,出血时间延长,但血小板计数和凝血酶原时间均正常。儿童血液学家建议在围术期指导治疗。治疗包括从新鲜冰冻血浆或冷沉淀物中提取血管性假血友病因子。

糖尿病患者

学龄儿童糖尿病患病率为 1.9/1 000，然而，随着年龄的增长频率增加。**5 岁以下儿童患病率为 1/1 430，16 岁儿童患病率为 1/360。**尽管压力对血清激素水平及空腹血糖有影响，但在围术期血糖管理的目的是尽可能将血清葡萄糖保持在接近患者常规水平。咨询管理儿童血糖控制的医师（儿科医师或内分泌专家）必须参考每个特定患者血糖值可接受范围的输入以及考虑如何做到最好。糖尿病儿童应被安排为早上的第一个病例，以减少禁食的时间。

应在术前测量血清糖基化血红蛋白（HbA$_1$C），以确定血糖长期控制的效果。在手术前一天，患者应服用其常用剂量的胰岛素。应遵守合适的禁食指南，并应在手术日早晨测量血清葡萄糖。患者和家属应该了解不能使用速效胰岛素和中效胰岛素，除非葡萄糖大于 200 mg/dL，一旦确定了血清葡萄糖值并且孩子没有低血糖，可以在手术室保护区域中给予一半常规剂量的中效低精蛋白胰岛素（NPH）或胰岛素锌混悬液，然后进行含葡萄糖的静脉输注[46]。

尿崩症

患有尿崩症的儿童可以通过各种方式进行有效管理，建议请特定的机构会诊进行内分泌调节。维持电解质平衡是一个有效的方法，不需要复杂的过度或较低的水合作用，这涉及一个双向的过程。患有尿崩症儿童的手术应该是当天的第一例，所有患者应在手术前记录血清电解质和渗透压，建立一个基线。对于非手术或计划进行小手术的儿童，去氨加压素应在手术前一天和术晨以平时的常规剂量给药。

对于预计会出现明显失血或液体转移的大手术的儿童，应修改去氨加压素施用。应完整记录去氨加压素的剂量和时间以及发生尿崩的时间。如果孩子每日接受去氨加压素治疗 2 次，晚上的剂量应改在手术前给药，但应避免早上给药。如果患者为每日单剂量，而且是早晨服用，则应在手术当天停药，但如果通常在晚上给药，则在手术前晚上服用一半剂量。术前遗漏去氨加压素治疗的儿童，术中液体管理可以通过辅助静脉加压素给药。在术前访视期间应安排重症监护病房（ICU）进行术后观察[47]。

神经肌肉疾病

在儿童中，运动单元的疾病并不少见，而且**由于某些肌肉疾病和特定的麻醉药物的结合可能是致命的，**因此在手术前确定这些对儿童来说是非常必要的。恶性高热和某些肌营养不良的具体关系尚不清楚，但是，也应该探索使用"干净的"非触发技术的机会，儿童杜氏肌萎缩症、中央核心疾病，以及其他肌病是一类的。

所有拟诊或确诊肌病的患者术前应检查心电图和胸 X 线片，以确定是否存在节律紊乱或扩张的心腔。在患有心脏杂音或小于 1 岁的儿童，应征求儿科心脏病医师的意见。神经肌肉功能较差可能会导致呼吸功能受损，肺功能测试有助于预测在手术结束时哪些孩子会拔管困难。**如果考虑术后通气，**应与家属进行适当的讨论，并安排适当的术后处置。

如果长时间禁食,可能会对诊断为线粒体肌病的儿童造成代谢紊乱,在手术前 3 h 内,应指导这些儿童喝含葡萄糖的液体。

儿童期癌症

目前或以前患有恶性肿瘤的儿童应该有所有的化疗记录。蒽环类药物[阿霉素(Adriamycin)、柔红霉素(Daunorubicin)等]可能会引起心肌功能紊乱,其他如丝裂霉素和博来霉素可能导致肺功能紊乱。如果经蒽环类药物治疗的儿童累积剂量大于 150 mg/m^2,则需要超声心动图评估心脏功能[48]。任何一个有充血性心力衰竭史的儿童,在麻醉前 2 年内没有评估蒽环类抗生素治疗后心脏毒性的超声心动图或普通超声心动图检查,而不管治疗完成后的时间长短,均需要术前超声心动图检查。

耶和华见证会的孩子

耶和华见证会要求他们拒绝输血,是因为他们信仰的经文认为血液里有"生命力"。许多耶和华见证会的患者宁愿死也不愿接受血液或血液制品。**虽然成年耶和华见证会的患者可以选择拒绝挽救生命的输血,但患者作为未成年子女,没有同样的权利。因此,麻醉医师有责任在需要血液的情况下与父母确定计划。**麻醉医师应了解每个患者的特定家庭信仰,因为一些耶和华见证会患者会允许使用血液保护,以尽量减少术中失血和输血的需求。根据他们对圣经的理解,围术期的扩容药(白蛋白、羟乙基淀粉等)、血液稀释和血液回收是可接受的,而其他人不会允许其实行[49]。大多数医务人员都同意,在紧急情况下,不能接受父母做出可能导致未成年儿童生命丧失的决定,在这种情况下,适当的医疗治疗,包括输血、血液和血液制品,是违背家庭意愿的[50]。**在大多数情况下,法院介入,允许在父母的宗教反对意见中输血。没有医师寻求法院命令,耶和华见证会父母的孩子会因缺乏输血而死亡**[51]。通常是医院或医院管理人向有关法院提出的请愿书是为了司法声明,未成年人是"被忽视的孩子",并委任监护人,支持输血的证据可以由儿科医师、外科医师、麻醉医师或所有人一起亲自或通过电话向法官提出的。新监护人如获得批准,则同意输血或血液制品;向法院提出正式的申请,在下次会议期间遵循这一要求。附加的术前准备包括手术前 2～3 周用口服铁剂疗法优化血红蛋白。

总结

儿童不是小的成人,不能以类似成人的方式进行评估或准备手术。有良好的心理和医疗术前准备的家庭和他们的孩子将会有更好的围术期结果。关注儿童的情感需求和家庭的焦虑,并提供良好的术前咨询,是围术期成功经验的基础。

（许云波）

参考文献

[1] Kain Z, Mayes L, O'Conner T, et al. Preoperative anxiety in children. Predictors and outcomes. *Arch Pediatr Adolesc Med*. 1996; 150: 1238-1245.

［ 2 ］　McCann ME, Kain Z. The management of preoperative anxiety in children: an update. *Anesth Analg.* 2001; 93: 98−105.

［ 3 ］　Kain Z, Mayles L, Caramico L. Preoperative preparation in children: a cross sectional study. *J Clin Anesth.* 1996; 8: 508−514.

［ 4 ］　O'Byrne K, Mayes L, Saldana L. Survey of pediatric hospitals preparation programs: evidence of the impact of health psychol-ogy research. *Health Psychol.* 1997; 16: 147−154.

［ 5 ］　Moynihan R, Kurker C. The perioperative environment and the pediatric patient. In: Ferrari L, ed. *Anesthesia and Pain Management for the Pediatrician.* Baltimore, MD: The Johns Hopkins University Press; 1999: 67−89.

［ 6 ］　McCann ME, Schouten AN. Beyond survival; influences of blood pressure, cerebral perfusion and anesthesia on neurodevel-opment. *Paediatr Anaesth.* 2014; 24: 68−73.

［ 7 ］　Olsson G, Hallen B. Laryngospasm during anesthesia: a computer-aided incidence study of 136,929 patients. Acta Anaethesiol Scand. 1984; 28: 567−575.

［ 8 ］　Ferrari L. Preoperative evaluation of the pediatric patient. In: Sweitzer B, ed. Handbook of Preoperative Assessment and Management. Philadelphia, PA: Lippincott Williams & Wilkins; 1998: 1−9.

［ 9 ］　Ferrari LR. Introduction and definitions. In: Ferrari LR, ed. Anesthesia and Pain Management for the Pediatrician Baltimore, MD: The Johns Hopkins University Press; 1999: 1−10.

［ 10 ］　Eichhorn JH. Effect of monitoring standards on anesthesia outcome. Int Anesthesiol Clin. 1993; 31: 181−196.

［ 11 ］　Holzman RS. Morbidity and mortality in pediatric anesthesia. Pediatr Clin North Am. 1994; 41: 239−256.

［ 12 ］　Tiret L, Desmonts JM, Hatton F, et al. Complications associated with anaesthesia—a prospective survey in France. Can Anaesth Soc J. 1986; 33: 336−344.

［ 13 ］　Keenan RL, Boyan CP. Cardiac arrest due to anesthesia: a study of incidence and causes. JAMA. 1985; 253: 2373−2377.

［ 14 ］　Baum VC, Barton DM, Gutgesell HP. Influence of congenital heart disease on mortality after noncardiac surgery in hospitalized children. Pediatrics. 2000; 105: 332−335.

［ 15 ］　Tiret L, Nivoche Y, Hatton F, et al. Complications related to anaesthesia in infants and children: a prospective survey of 40240 anaesthetics. Br J Anaesth. 1988; 61: 263−269.

［ 16 ］　Means LJ. Preoperative evaluation. In: Badgwell JM, ed. Clinical Pediatric Anesthesia. Philadelphia, PA: Lippincott-Raven Publishers; 1997.

［ 17 ］　Fisher QA, Feldman MA, Wilson MD. Pediatric responsibilities for preoperative evaluation. J Pediatr. 1994; 125: 675−685.

［ 18 ］　Cote CJ, Todres ID, Goudsouzian N, et al. Preoperative evaluation of pediatric patients. In: Cote CJ, Todres D, Goudsouzian N, eds. A Practice of Anesthesia for Infants and Children. Philadelphia, PA: WB Saunders; 2001: 37−54.

［ 19 ］　Lin Y, Bioteau A, Ferrari L, et al. The use of complementary and alternative medicine in pediatric preoperative patients. J Clin Anesth. 2004; 16: 4−6.

［ 20 ］　Gruenwald J, Brendler T, Jaenicke C, eds. PDR for Herbal Medicines. Montvale NJ: Medical Economics; 1998.

［ 21 ］　Short JA, van der Walt JH, Zoanetti DC. Immunization and anesthesia—an international survey. Paediatr Anaesth. 2006; 16: 514−522.

［ 22 ］　Siebert JN, Posfay-Barbe KM, Habre W, et al. Influence of anesthesia on immune responses and its effect on vaccination in children: review of evidence. Paediatr Anaesth. 2007; 17: 410−420

［ 23 ］　Koop CE. Adverse anesthesia events in children exposed to environmental tobacco smoke: exposure to environmental tobacco smoke and the risk of adverse respiratory events in children receiving general anesthesia. Anesthesiology. 1998; 88: 1141−1142.

［ 24 ］　Skolnick ET, Vomvolakis MA, Buck KA, et al. Exposure to environmental tobacco smoke and the risk of adverse respiratory events in children receiving general anesthesia. Anesthesiology. 1998; 88: 1144−1153.

［ 25 ］　Holberg CJ, Wright AL, Martinez FD, et al. Child day care, smoking by caregivers, and lower respiratory tract illness in the first 3 years of life. Group Health Medical Associates. Pediatrics. 1993; 91: 885−892.

［ 26 ］　Means LJ, Rescorla FJ. Latex anaphylaxis: report of occurrence in two pediatric surgical patients and review of the literature. J Pediatr Surg. 1995; 30: 748−751.

[27] Weiss ME, Hirshman CA. Latex allergy. Can J Anaesth. 1992; 39: 528−532.

[28] Steward DJ. Screening tests before surgery in children. Can J Anaesth. 1991; 38: 693−695.

[29] Burk CD, Miller L, Handler SD, et al. Preoperative history and coagulation screening in children undergoing tonsillectomy. Pediatrics. 1992; 89: 691−695.

[30] Cote CJ. NPO after midnight for children—a reappraisal. Anesthesiology. 1990; 72: 589−592.

[31] Warner MA, Warner ME, Warner DO, et al. Perioperative pulmonary aspiration in infants and children. Anesthesiology. 1999; 90: 66−71.

[32] American Society of Anesthesiologists. Practice guidelines for preoperative fasting and the use of pharmacologic agents to reduce the risk of pulmonary aspiration: application to healthy patients undergoing elective procedures: a report by the American Society of Anesthesiologist Task Force on Preoperative Fasting. Anesthesiology. 1999; 90: 896−905.

[33] Ferrari LR, Rooney FM, Rockoff MA. Preoperative fasting practices in pediatrics. Anesthesiology. 1999; 90: 978−980.

[34] Hinkle A. What wisdom is there in administering general anesthesia to children with active upper respiratory tract infection? Anesth Analg. 1989; 68: 414−415.

[35] Van der Walt J. Anaesthesia in children with viral respiratory tract infections. Paediatr Anaesth. 1995; 5: 257−262.

[36] Tait A, Malviya S. Anesthesia for the child with an upper respiratory tract infection: still a dilemma? Anesth Analg. 2005; 100: 59−65.

[37] Parnis SJ, Barker DS, Van Der Walt JH. Clinical predictors of anaesthetic complications in children with respiratory tract infec-tions. Paediatr Anaesth. 2001; 11: 29−40.

[38] Cohen M. Should you cancel the operation when a child has an upper respiratory tract infection? Anesth Analg. 1991; 11: 29−40.

[39] Wilson W, Taubert K, Gewitz M, et al. Prevention of infective endocarditis: guidelines from the American Heart Association. Circulation. 2007; 115: 1−19.

[40] Kurth CD, Spitzer AR, Broennle AM, et al. Postoperative apnea in preterm infants. Anesthesiology. 1987; 66: 483−488.

[41] Cote CJ, Zaslavsky A, Downes JJ, et al. Postoperative apnea in former preterm infants after inguinal herniorrhaphy. A combined analysis. Anesthesiology. 1995; 82: 809−822.

[42] Noseworthy J, Duran C, Khine HH. Postoperative apnea in a full-term infant. Anesthesiology. 1989; 70: 879−880.

[43] Welborn LG, Hannallah RS, Luban NL, et al. Anemia and postoperative apnea in former preterm infants. Anesthesiology. 1991; 74: 1003−1006.

[44] Cunningham MJ, Ferrari LR, Kearse LA, et al. Intraoperative somatosensory evoked potential monitoring in achondroplasia. Paediatr Anaesth. 1994; 4: 129−132.

[45] Goodwin SR. Perioperative Implications of Hemoglobinopathies IARS 1998 Review Course Lectures. Orlando, FL: International Anesthesia Research Society; 1998: 39−44.

[46] Rhodes E, Ferrari L, Wolfsdorf J. Perioperative management of pediatric surgical patients with diabetes mellitus. *Anesth Analg*. 2005; 101: 986−989.

[47] Faberowski L, Soriano S, Ferrari L, et al. Perioperative management of diabetes insipidus in children. *J Neurosurg Anesth*. 2004; 16: 220−225.

[48] Lipshultz SE, Colan SD, Gelber RD, et al. Late cardiac effects of doxorubicin therapy for acute lymphoblastic leukemia in childhood. *N Engl J Med*. 1991; 324: 808−815.

[49] Benson KT. The Jehovah's witness patient: considerations for the anesthesiologist. *Anesth Analg*. 1989; 69: 647−656.

[50] Swartz M. The patient who refuses medical treatment: a dilemma for hospitals and physicians. *Am J Law Med*. 1985; 11: 147−194.

[51] Waisel DB, Todres ID, Truog R. Ethical issues in pediatric anesthesiology. In: Cote CJ, Todres ID, Ryan J, et al., eds. *A Practice of Anesthesia for Infants and Children*. 3rd ed. Philadelphia, PA: WB Saunders; 2001: 68−78.

第四章 麻醉管理风险评估和质量改进

胡迪特·索尔诺基,大卫·M.博尔纳

> ## 要 点
>
> 1. 麻醉医师在保护和进一步提高患者安全性方面仍然起着关键的作用。
> 2. 患者安全组织通过获得患者的安全信息提供法律保护,并在国家层面提出建议。
> 3. 过去几十年中虽然所有年龄段的整体死亡率在下降,但婴幼儿仍然是遭受不良事件的高风险群体。
> 4. 麻醉药物在健康人群中的风险需详细权衡以防止并发症发生和对机体产生急剧的恶化。

患者安全和质量改进是麻醉学不可或缺的一部分内容。事实上,在1984年,麻醉医师皮尔斯(E.C. Pierce Jr)第一次提出了患者安全这个概念。

高度的警惕和关注失败是高可靠性组织(HROs)的标志,保健只是努力达到的目标。事实是不良事件和医疗错误每天都在发生。比起否认和掩盖这些事件,我们可以从中学到很多东西,就像HROs,麻醉学专业正在接受报告、事件调查和对"公正文化"的贡献是改善护理的关键工具。

事件分析包括回顾部分和前瞻部分,它使我们了解是什么原因导致了一个特定的事件,并给我们提供了一个机会来认识后来的患者重现相同或相似情形时所存在的系统缺陷[1]。一个可靠的报告制度对于评估我们使用麻醉药物的真实风险是必要的。然而,目前的自愿报告系统有可能低估了麻醉药物引起的真实发病率和死亡率,只有希望于技术的不断改进,这种形式的数据获取方式才会变得更加可靠[2]。此外,对麻醉并发症的评估看起来仅侧重于麻醉药物发生不良反应的即刻,而不是一个远期的结果。这种报告系统的实施可以从电子病历收集数据,由专家评审团对数据进行筛选、评估和分类,对确定患者不良事件的真实发生率进行更可靠的评估是必不可少的。虽然这些观察数据不能被用于证明麻醉药物和不良事件的因果关系,但选择良好的预后指标有助于推动医疗进程和质量改进。同时这些数据的易用性也是长期随访的关键。遗憾的是,目前大多数技术收集的数据缺乏对真正有意义的推断所必需的可靠性和高效性,但这些技术系统正迅速地推进和改进。

在美国,如麻醉质量研究院(Anesthesia Quality Institute, AQI)或安全苏醒(Wake Up Safe, WUS)等患者安全组织享有联邦法律保护,这些组织在将来可从很多机构收集大量信息来发现流行趋势,评估罕见事件的结局,对更安全的医疗实践提供建议等方面扮演着重要的作用。兴起的协同合作正在努力寻求获得大规模的数据来评估风险、制订标准,并检查与罕见不良反应或未遂事件紧密相关的情况,如多中心围术期转归协作组（Multicenter Perioperative Outcomes Group, MPOG）,汇集了大多数麻醉药物的原始数据,以及麻醉质量研究院的麻醉事件报告系统（Anesthesia Incident Reporting System, AIMS）,提供在线软件向美国国家信息库匿名报告未确定的事件,以及各种专业注册,如儿童困难气道插管登记（Pediatric Difficult Intubation Registry, PeDIR）和儿童区域麻醉网络（Pediatric Regional Anesthesia Network, PRAN）。我们期望利用提供的这类信息来更好地描述和洞察最好的和危险的临床实践。

> **临床小贴士**　通过参与美国国家注册和报告系统提供基本框架及标准数据,进而增强和补充部门质量改进计划。

　　风险是指危险、损失或伤害发生的概率或可能性[3]。从最早的调查麻醉药物导致的死亡率和发病率来看,生命的第一个10年被确认为最危险的时期,心搏骤停的发生率高达13.9∶10 000[4]。1/5的死亡发生在生命的第1周。

　　在儿童麻醉中,造成风险增加可能有以下几个原因:儿童的年龄;现有的并发症;生理功能稳定和发育的脆弱性以及手术的紧迫性。虽然大多数的这些危险因素不受麻醉医师的控制,但认识这些风险因素有助于麻醉医师做好准备、管理和改善或预防不良后果转归[5]（图4-1）。

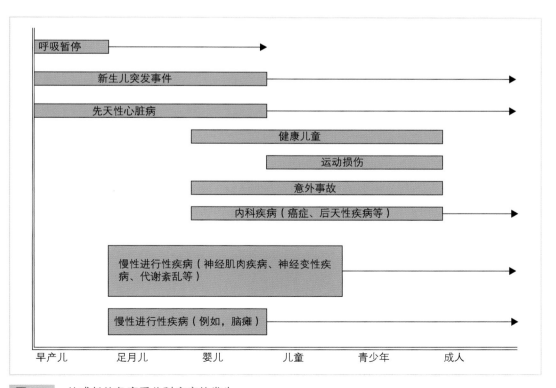

图4-1　从成长的角度看儿科疾病的发生

2001年，莫里塔（Morita）等报道了在10 000份麻醉药物不良反应的前瞻性研究中发生了297起严重的不良事件，大部分事件发生在健康人群（ASA Ⅰ和Ⅱ占80.1%）接受择期手术（占73.3%）。1岁以下的婴幼儿发生严重不良事件是年长儿童的4倍（分别是8.6%和2.1%），而且大部分是发生在婴幼儿接受麻醉的维持阶段（占80.6%），但没有麻醉致死事件发生。呼吸系统不良事件发生率最常见（占77.4%），其中喉痉挛最多见（占35.7%），心血管系统不良事件（占10.8%）包括失血，脓血症和心律失常导致的低血压[6]。

2004年，缪拉（Murat）等[7]报道，即使在儿科医院，与年龄分层相关的不良事件的持续发生和其他相关报道的模式相似。婴幼儿发生呼吸系统事件更常见，占了大多数的不良反应事件，尤其与耳鼻咽喉科的手术密切相关。心血管事件占术中不良事件的12.5%，主要发生在与ASA分级中功能状态评分为3～5分的儿童群体。在苏醒室（PACU），呕吐是最常见的不良事件，更常发生于年龄较大的儿童。

2010年，彼得森（Paterson）在核查4次大的统计研究时得出相似的结论。他发现麻醉相关的心搏骤停最常发生于婴幼儿，尤其是ASA功能状态评分3～5分的婴幼儿接受急诊手术[3]。新研究还表明总体发病率（甚至包括所有的可能性，死亡率）因使用氟烷已显著降低，并突显连续脉搏氧饱和度测定和呼吸末期二氧化碳监测作为常规监测的益处。

> **临床小贴士**　1岁以上婴儿的不良事件高出几倍。

心血管相关风险和不良事件

死亡率

在过去的六十余年间，尽管整个成人和儿童（1～12岁）的死亡率在各种回顾性研究、前瞻性研究及审计研究中发现1岁以上的小儿因不良事件导致的死亡率已显著降低，但是1岁以下的婴幼儿因不良事件导致的死亡率较1个月以上的仍有巨大的差距[1,3-42]（图4-2）。

心搏骤停

对于15岁以下，甚至是5岁以下的儿童，实际的并行数据表明心搏骤停的发生率较1岁以下的婴幼儿降低，麻醉药物的相关风险在1岁以下的婴幼儿与1月以内的新生儿之间存在的差距具有显著的统计学意义（图4-3）。尽管缺乏共同特性，但在儿科围术期心搏骤停（POCA）登记注册的前4年就有289例的心搏骤停事件的报道，其中150例与麻醉相关。与麻醉相关的心搏骤停发生率为1.4∶10 000，死亡率为26%。其中引起心搏骤停的原因中药物相关（37%）和心血管疾病（32%）最常见，占了所有心搏骤停原因的69%。氟烷单独使用或联合其他药物对心血管系统都有抑制作用，占了药物相关引起心搏骤停的2/3。在本组中，33%的ASA分级功能状态1～2分的患者，64%的心搏骤停与麻醉药物有关，而功能状态为3～5分的患者只有23%的心搏骤停与药物有关。1岁以下的婴幼儿发生心搏骤停达到麻醉药物所致心搏骤停的55%。多变量分析表明对死亡率的估计有2

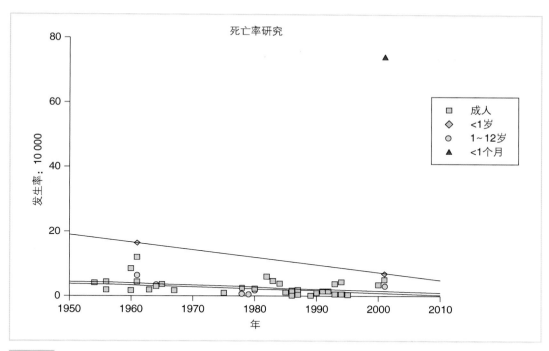

图4-2 年龄分层相关的死亡率研究

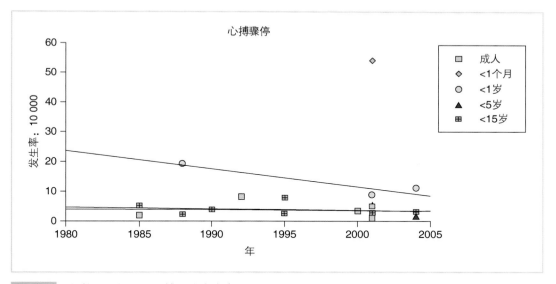

图4-3 年龄分层相关的心搏骤停发病率

种预测因子：功能状态评分3～5分（比值比12.99，95%可信区间2.9～57.7）和急症状态（比值比3.88，95%可信区间1.6～9.6）[8]。来自2007年儿科围术期心搏骤停登记机构的新数据表明在美国使用氟烷导致心搏骤停不良事件的概率反而降低[9]。然而，在麻醉诱导过程中，时刻注意麻醉深度对于避免医源性循环系统抑制至关重要，尤其是对于因禁食导致血容量相对减少的患者。

> **临床小贴士** 尽管其心搏骤停发病率的降低与美国不使用吸入麻醉药氟烷相一致，但与虚弱的婴幼儿相比，药物相关导致的心搏骤停在健康人群中更为常见。

功能性的心脏杂音是非病理性的改变，并且在儿童时期有超过20%的儿童会出现这种变化。这种杂音必须与器质性心脏疾病导致的杂音相区别。患者是否患有先天性心脏病对麻醉医师非常重要，这类患者功能性心脏杂音的发生特别高；因此，儿科麻醉医师必须熟练地掌握其诊断，当对某种心脏杂音有疑问时，应进行良好的系统分析以便能够进行彻底和有效的寻求病因[10]。

小儿先天性心脏病患者进行非心脏手术时的麻醉管理依赖于麻醉医师对其潜在的残留的病理生理状态的了解[11-13]。此外，还需特别注意先天性心脏病未经治疗，症状未缓解或者经过治疗的儿童，包括发生脑血管意外事件的倾向性[14]，改变通气策略和通气模式[15,16]，潜在疾病的神经行为学结局[17]，充血性心力衰竭的内源性儿茶酚胺的慢性升高以及心力衰竭转归后的儿茶酚胺变化，以及由于心脏疾病的进展或先前手术干预之后可能存在的电生理异常（如QT间期延长、心房和心室传导功能障碍）[20]。尤其重要的是要谨记儿童不会像成人一样对疾病有相同的临床表现，对于儿童心脏疾病如果没有专业知识就开展治疗是有风险的。心脏移植术后的患者需要全面了解失去神经支配的心脏功能的管理认识[21]。儿童患者对手术矫正后的心功能有良好的适应性，然而，也有可能从一个早期、心功能低下的状态迅速恢复[22,23]（图4-4）。

斯特拉福德（Strafford）[24]报道，25例接受日间手术的儿童术后转归良好，其中多数是姑息性或矫正性的心脏手术；尽管先天性心脏病患者接受手术治疗后10年、20年的生存率是增加的，但是该年龄段的人进行非心脏手术治疗后的转归缺乏实质性的大样本研究。因此，目前来说，由经验丰富的麻醉医师在三级或四级护理中心联合专家的支持对患者进行个体化治疗是最好的[2]。

呼吸系统不良事件

由于较低的功能残气量和较低的闭合容量，小儿患者的氧储备量降低。这使得小儿，

接受手术或缓解后残余的病理生理：
心室功能障碍之前压力和/或循环超负荷，
　　发绀、心律失常、手术/瘢痕；舒张功能障碍
压力过高导致的右心室肥厚（或左心室）
心肌病（扩张性，肥厚性）
肺血管疾病/反应性病变
残余的血流动力学改变
　　大的左向右分流
　　二尖瓣狭窄/Shone综合征
　　威廉姆斯综合征（尤其是双侧梗阻型）
终末器官功能障碍（长期发绀，高静脉压力，
　　低心输出量）

图4-4　接受手术或缓解后残余的病理生理。RV：右心室；LV：左心室；L：左；R：右

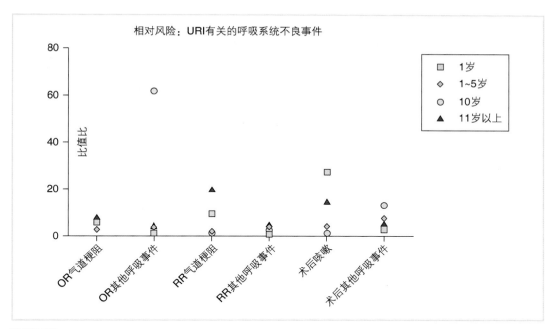

图4-5　年龄分层相关的不良呼吸事件。URI：上呼吸道感染；OR：手术室；RR：相对风险

尤其是新生儿比成人发生更快和更严重的低氧血症。小儿的气道易感性更高和更频繁地患病毒性呼吸系统疾病，在小儿患者接受与气道有关的手术治疗时非常常见（如扁桃体切除术，鼓膜切开术和鼓膜置管术，显微镜和支气管镜检查）。因此，在儿科的纠纷中，与成人相比，呼吸系统不良事件更为常见，发病率和致死率更高并不为奇，导致死亡的占70%，30%有严重的脑损伤[10]。

儿童发生喉痉挛、支气管痉挛和误吸比成人更常见，与某些术前情况、手术类型以及气管插管相关的占了更大的比例[25-27]（图4-5）。

上呼吸道感染（URIs）仍然是气管插管患者发生围术期呼吸系统不良事件的重要原因[28]。术前患有上呼吸道感染的小儿发生呼吸系统相关的不良事件是正常患者的2～7倍[29]。然而，有数据表明小儿患有急性的、非复杂的上呼吸道感染会增加麻醉过程中呼吸系统不良事件的概率，但并不增加发病率；因此，实施准备充分的（保留自主呼吸）麻醉是可以接受的。另一方面，有下呼吸道感染的症状和体征的患者须取消手术[10,30]。

临床小贴士　小儿患有上呼吸道感染时会发生更多的气道事件，但症状通常较轻且没有后遗症。临床判断和评估并发症的严重程度有助于区别哪些患者可以接受手术，哪些患者需取消手术，并且在所有的情况下都必须提高警惕。

哮喘或气道高反应性的存在可能因发生支气管痉挛给患者带来较高的风险。被动吸烟也会对小儿的气道造成不利影响，需要在术前准备中予以考虑[30]。在围术期通过应用全身性类固醇激素，β_2受体激动药和抗胆碱能药物来降低这类风险。此外，进行有关气道操作时应评估患者的麻醉深度，如有必要可以加深麻醉深度。

早产儿接受全身麻醉后有术后呼吸暂停的风险[31,32]，导致一些主张推荐使用更安全的脊髓麻醉方法。阿巴金（Abajian）等[33]报道78例（36例高危前早产儿）进行脐以下的手术接受脊髓麻醉后未发生术后呼吸暂停。在同一研究机构的后续报道中，149例高危婴儿（早产儿平均孕龄30.8 ± 3.7周，孕后期平均孕龄44.7 ± 7.8周）进行手术，与门诊低风险的婴幼儿一样均接受脊髓麻醉[34]。有2例出现短暂的心动过缓，有1例出现呼吸暂停（经静脉给予咪达唑仑作为安慰剂）。在另一个对比脊髓麻醉与全身麻醉的研究中，克兰（Krane）等[35]发现脊髓麻醉可以减少术后血氧饱和度下降和早产儿接受腹股沟疝修补术发生心动过缓的频次。然而，人们已经注意到，接受脊髓麻醉可能会减少但不能消除呼吸功能不稳定导致的围术期风险。辅助麻醉或气道控制有时候可能为了给术者提供良好的术野条件[36]或术后护理[37]是必要的。威尔伯恩（Welborn）等[38]研究表明在接受脊髓麻醉时给予辅助麻醉必须细心管理。接受脊髓麻醉和氯胺酮术中镇静的9名婴儿中有8例（89%）发生长期呼吸暂停与心动过缓。这8例中的其中2例婴儿先前没有呼吸暂停病史。

科特（Cote）等[39]结合了有关早产儿在全身麻醉下行腹股沟疝修补术的8项前瞻性研究的原始数据得出结论如果他们的孕后龄是48周和孕龄大于35周，早产儿发生呼吸暂停的风险小于5%，同样的条件下，孕后龄是56周、孕龄大于32周或者孕后龄54周、孕龄大于35周，发生呼吸暂停的风险小于1%。围术期发生呼吸暂停最明显的联合因素是贫血，虽然静脉使用咖啡因基本剂量（10 mg/kg）有助于降低呼吸暂停发生的风险[40-42]。

由于上呼吸道的反复梗阻，有非常多的儿童会在睡眠中发生短暂的或长期的缺氧事件[10]。睡眠障碍性呼吸（SDB）是在日常生活中描述这类情况的正确术语，除非能通过睡眠脑电图来证实存在阻塞性睡眠呼吸暂停综合征（OSA）。

儿童患有睡眠呼吸暂停综合征会增加对镇痛药物的敏感性，在服用阿片类药物期间需要考虑到这一点，并以睡眠期间发生缺氧的严重程度来指导阿片类药物的使用[43]。此外，还需考虑到一个事实就是年长儿童长时间的阻塞性睡眠呼吸暂停综合征可能会引起肺动脉高压和肺心病[10]。

> **临床小贴士** 睡眠障碍性呼吸（SDB）和阻塞性睡眠呼吸暂停综合征（OSA）在儿童患者中越来越常见，间歇性的低氧血症增加了对阿片类物质敏感性的风险。因此对每一个患者询问有无大声打鼾和呼吸道梗阻是明智的。

临床上发生误吸是罕见的不良事件，尽管小儿更常见但发生反流误吸的风险低[44]。奥尔森（Olsson）等报道麻醉药物引起误吸的概率是4.7∶10 000。在83%的病例中，有一个或多个术前因素提示误吸风险的增加[45]。澳大利亚事件监测研究（AIMS）报道240例"呕吐、反流、误吸"的病例中已被证实133例发生误吸；有意思的是，与成人相比，年龄小于1岁的婴儿发生误吸有85%的证实率，而成人只有接近50%的证实率[46]。

神经病学与神经肌肉性疾病

癫痫发作患者应进行术前评估,以评估抽搐发作时的性质和频率。对于进行择期手术的患者应进行抗惊厥药物治疗来优化。

肌张力减退是许多神经性疾病或代谢紊乱性疾病的主要症状,这类患者术后肌无力的风险增加。此外,对于这类患者,电解质紊乱(高钾血症)、胃食管反流和(或)心肺功能障碍也理应被考虑在内。

在儿童使用挥发性麻醉药物进行诱导时使用琥珀胆碱后可能发生单侧咬肌痉挛(MMS)的概率为1:100。过去,临床医师一直认为这些患者是发生恶性高热(MH)即刻高风险因素,进而中断麻醉药物的使用。然而,小儿在使用琥珀胆碱后咬肌痉挛未能缓解的案例并不罕见。即使咬肌痉挛是恶性高热临床表现的一部分,但已有研究表明[47]对于单侧咬肌痉挛的患者进行高碳酸血症、代谢性酸中毒、血清肌酸激酶(CK)升高和肌红蛋白尿有效的监测和诊断性评估,麻醉仍可以继续。

拉腊(Larach)等回顾了麻醉后24 h发生心搏骤停的儿童(年龄小于18岁)的病例。25例(92%是男性,平均年龄45个月)的心搏骤停是接受了有效的吸入麻醉(92%)和(或)琥珀胆碱(72%)诱导后发生的,其中包括12例(占48%)以往认为未确诊的杜氏肌营养不良(DMD)(n=8)或未明确的肌肉疾病(n=4)被诊断[49]。在另一项研究中,布鲁克林(Breucking)等报道在200个患有杜氏肌营养不良(DMD)和Becker型肌营养不良(BMD)的家庭中有212名男性和9名女性患者(给予444麻醉药物)中的6名患者突发心搏骤停。九种不太严重的事件包括发热,横纹肌溶解症状(CK升高,深色尿,高钾血症)和咬肌痉挛。不良事件的发生高度依赖于肌营养不良症的确切诊断;所有6例心搏骤停发生在45个未确诊疾病的家庭中,在已知的DMD/BMD的134个家庭中没有发生不良事件。严重的不良事件和心搏骤停仅在未确诊DMD或BMD的年轻儿童接受吸入麻醉药或琥珀胆碱后发生。

临床小贴士 琥珀胆碱在儿科麻醉插管中常规使用是很少有必要的。

神经发育

在过去的10年间,用于全身麻醉的药物的作用正受到密切关注。动物模型研究中发现异常神经发育与暴露于多种麻醉药物与δ-氨基丁酸和N-甲基-d-天冬氨酸受体相互作用后增加神经细胞凋亡和破坏突出形成相关。这些麻醉药物的影响已被证明很难用于人体模型研究中;最近调查显示异常神经发育与小的年龄(2岁以下)和有学习障碍的人重复接触麻醉药物有一些相关性[50],而其他人类回顾性队列研究却得出了相反的结论[51]。目前需要进一步的随机前瞻性研究来证实和平衡这些有冲突的研究发现。

青春期

虽然不是一种疾病的类别,但是青少年特定时期是值得关注的一个群体,这个群体相对于年龄更小的儿童在麻醉相关的文献中受关注更少。

美国国家青少年身心健康研究中心的纵向研究表明,威胁青少年健康的主要原因与他们选择的行为有关,如药物滥用(香烟、乙醇、大麻),性交活动和排解情绪的方式(包括暴力、自杀和饮食失调)[52]。辍学青少年的健康问题比在校青少年群体更偏向从事具有潜在严重不良健康后果的有关行为,例如性交和吸烟[53]。马萨诸塞州的一项调查显示,9~12年级的学生有53%的男孩和47%的女孩有过性交活动;58%使用避孕套,30%中途停用避孕套或无任何避孕措施,有25%在性交后饮酒或使用其他药物。在调查前30天内,有35%的人在一个或多个场合有5次或以上的饮酒情况。35%的男生和19%的女生饮酒成瘾。62%的女生和24%的男生正试图减肥[54]。

这些行为的影响是惊人的,但是目前没有研究对青少年的这些信息进行麻醉风险和转归评估。有关麻醉和手术计划的信息包括潜在的后遗症治疗,需要了解任何与麻醉和手术相关的风险行为,这些信息必须与患者进行交流沟通。每个月经初潮后的女性都应进行妊娠试验。还需评估饮食风险行为,如高钠、高脂或反复节食可能导致高血压或厌食症。很多青少年不认为“减肥药”是对“当前药物”调查的答案的一部分。同样,应对青少年询问是否使用烟草、乙醇和其他可滥用的药物,以及用于非医学目的的非处方或处方药物,包括合成的类固醇激素。

> **临床小贴士**　在大多数情况下,如果不当着家长的面问,更可能得到诚实的回答。

临床注意事项

小儿麻醉医师在儿科护理中心所提供的临床护理

前文引用的研究表明在一定年龄以下的儿童患者明显存在更大的风险,尽管这个具体年龄没有明确的定义。合乎逻辑的是,患者有更好的预后与麻醉医师有更高的技术水平和专业训练及医院有先进设备和人员配置有密切关系,虽然目前证实这一假设的数据是有限的。基南(Keenan)等[55]回顾性研究了儿童麻醉药物与心搏骤停之间的关系。没有一例麻醉相关的心搏骤停的麻醉药物是由儿童麻醉医师使用的[56]。在美国,大多数儿童的护理并没有在专科医疗中心且由全科麻醉医师对儿童进行安全麻醉,但是非专科医疗中心有责任了解自身的局限性,并决定相关的内容来考虑转诊的需要(图4-6)。

英国已经制订了适用于“区级医院”儿科案例指南,与“专科医院”不同,包括儿科麻醉医师的经验评估标准[57]。在美国指南里,对儿科围术期麻醉的要求(不包括麻醉护理团队的专业训练或经验建议)已经由美国儿科学会麻醉学组发布[58],而且美国麻醉学委员会成立了儿童麻醉具体分委会认证。

> **临床小贴士**　医疗中心不需要一个训练有素的儿科麻醉医师对小儿提供关怀,但是在决定是否建议转诊到专业医疗中心时,必须考虑一个医疗机构的儿科整体水平,而不仅仅是麻醉医师的技能水平。

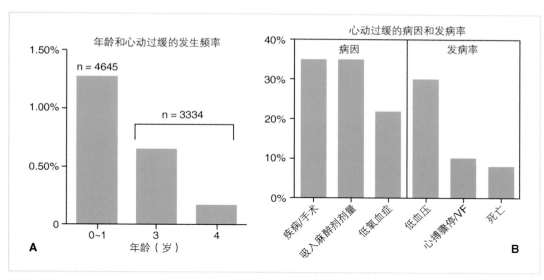

图4-6　小儿麻醉中心动过缓的发生率、病因及发病率。VF：心室颤动

儿童情绪障碍

凯恩（Kain）等人发现消极的术后行为变化随着手术后时间的推移而减少，与儿童在麻醉诱导期间焦虑增加而增高[59]。同时，柯（Ko）等报道了术后行为问题（17%是有益的变化）的47%发生率最常见于10～29岁的人。发生率从手术当天的46%下降到4周后的9%。预测因素有年龄；术后在家时的轻度疼痛，严重的疼痛；之前有过来自医师或护士态度的不利影响[60]。麻醉诱导过程中父母的陪同（PPIA）可以减轻小儿的焦虑，此外口服0.5 mg/kg的咪达唑仑也可达到，此剂量对减轻小儿的焦虑没有成瘾作用，但是父母陪同小孩到手术室可达到更满意的效果[61]。

> **临床小贴士**　麻醉医师在术前和诱导期间与小儿面对面的交流，就像模仿小儿父母的角色作用，是减轻小儿焦虑和改善术后消极行为的有效方式。转移小儿注意力，讲故事和丰富的图片比语言保证更有效，但在特定的时候应进行有效的预处理。

结论

目前有证据支持对婴幼儿和小儿进行麻醉的风险确实与成人不同的观点。此外，也有一些证据支持这一概念，即由经验丰富的小儿麻醉医师在有儿科设施的专业机构或具有儿科特定项目，人员配备和设施的机构对小儿进行护理更安全。

在过去的50年中，注意力从死亡率和心搏骤停数据转移到更广泛的概念关于关键和不良事件，包括呼吸事件、围术期恶心呕吐、疼痛管理和情绪困扰。这种重点改变是更安全的关心的直接结果，代表进一步提高"护理质量"和围术患者/家庭满意度。我们的医疗和外科手术变得越来越成功，然而在延续生命时仍有很多待发现的麻醉风险出现。

（桂梦婷）

参考文献

[1] Vincent C. Patient Safety. 2nd ed. New York, NY: Wiley-Blackwell; 2011: 154−155.

[2] van der Griend BF, Lister NA, McKenzie IM, et al. Postoperative mortality in children after 101,885 anesthetics at a tertiary pediatric hospital. Anesth Analg. 2011; 112(6): 1440−1447.

[3] Paterson N, Waterhouse P. Risk in pediatric anesthesia. Pediatr Anesth. 2010; 21(8): 848−857.

[4] Graff T, Phillips O, Benson D. Baltimore Anesthesia Study Committee: factors in pediatric anesthesia mortality. Curr Res Anesth Analg. 1964; 43: 407−414.

[5] Thomas J. Reducing the risk in neonatal anesthesia. Paediatr Anaesth. 2013; 24(1): 106−113.

[6] Morita K, Kawashima Y, Irita K, et al. Perioperative mortality and morbidity in 1999 with a special reference to age in 466 certified training hospitals of Japanese Society of Anesthesiologists—report of Committee on Operating Room Safety of Japanese Society of Anesthesiologists. Masui—Jpn J Anesthesiol. 2001; 50: 909−921.

[7] Murat I, Constant I, Maud'Huy H. Perioperative anaesthetic morbidity in children: a database of 24 165 anaesthetics over a 30-month period. Paediatr Anaesth. 2004; 14: 158−166.

[8] Morray J, Geiduschek J, Ramamoorthy C, et al. Anesthesia-related cardiac arrest in children: initial findings of the pediatric Perioperative Cardiac Arrest (POCA) registry. Anesthesiology. 2000; 93: 6−14.

[9] Bhananker SM, Ramamoorthy C, Geiduschek JM, et al. Anesthesia-related cardiac arrest in children: update from the Pediatric Perioperative Cardiac Arrest Registry. Anesth Analg 2007; 105(2): 344−350.

[10] Von Ungern-Sternberg BS, Habre W. Pediatric anesthesia—potential risks and their assessment: part I. Paediatr Anaesth 2007; 17(3): 206−215.

[11] Burrows FA. Anaesthetic management of the child with congenital heart disease for non-cardiac surgery. Can J Anaesth. 1992; 39: R60−R70.

[12] Rosenthal A. Care of the postoperative child and adolescent with congenital heart disease. Adv Pediatr. 1983; 30: 131−167.

[13] Haselby KA, Moorthy SS. Noncardiac surgery in the patient with congenital heart disease. Semin Pediatr Surg. 1992; 1: 65−73.

[14] Phornphutkul C, Rosenthal A, Nadas AS, et al. Cerebrovascular accidents in infants and children with cyanotic congenital heart disease. Am J Cardiol. 1973; 32: 329−334.

[15] Lynn AM, Jenkins JG, Edmonds JF, et al. Diaphragmatic paralysis after pediatric cardiac surgery: a retrospective analysis of 34 cases. Crit Care Med. 1983; 11: 280−282.

[16] Blesa MI, Lahiri S, Rashkind WJ, et al. Normalization of the blunted ventilatory response to acute hypoxia in congenital cya- notic heart disease. N Engl J Med. 1977; 296: 237−241.

[17] Newburger JW, Silbert AR, Buckley LP, et al. Cognitive function and age at repair of transposition of the great arteries in children. N Engl J Med. 1984; 310: 1495−1499.

[18] Ross R, Daniels S, Schwartz D, et al. Plasma norepinephrine levels in infants and children with congestive heart failure. Am J Cardiol. 1987; 59: 911−914.

[19] Ross R, Daniels S, Schwartz D, et al. Return of plasma norepinephrine to normal after resolution of congestive heart failure in congenital heart disease. Am J Cardiol. 1987; 60: 1411−1413.

[20] Vetter VL, Horowitz LN. Electrophysiologic residua and sequelae of surgery for congenital heart defects. Am J Cardiol. 1982; 50: 588−604.

[21] Lyons J, Chambers F, MacSullivan R, et al. Anaesthesia for non-cardiac surgery in the post-cardiac transplant patient. Ir J Med Sci. 1995; 164: 132−135.

[22] Graham TP Jr, Erath HG Jr, Boucek RJ Jr, et al. Left ventricular function in cyanotic congenital heart disease. Am J Cardiol. 1980; 45: 1231−1236.

[23] Borow KM, Green LH, Castaneda AR, et al. Left ventricular function after repair of tetralogy of fallot

and its relationship to age at surgery. Circulation. 1980; 61: 1150–1158.

[24] Strafford MA, Henderson KH. Anesthetic morbidity in congenital heart disease patients undergoing outpatient surgery. Anesthesiology. 1991; 75: A866.

[25] Mamie C, Habre W, Delhumeau C, et al. Incidence and risk factors of perioperative respiratory adverse events in children undergoing elective surgery. Paediatr Anaesth. 2004; 14: 218–224.

[26] Olsson G, Hallen B. Laryngospasm during anaesthesia. A computer-aided incidence study in 136,929 patients. Acta Anaesthesiol Scand. 1984; 28: 567–575.

[27] Olsson GL. Bronchospasm during anaesthesia. A computer-aided incidence study of 136,929 patients. Acta Anaesthesiol Scand. 1987; 31: 244–252.

[28] Parnis S, Barker D, Van Der Walt J. Clinical predictors of anaesthetic complications in children with respiratory tract infections. Paediatr Anaesth. 2001; 11: 29–40.

[29] Cohen MM, Cameron CB. Should you cancel the operation when a child has an upper respiratory tract infection? Anesth Analg. 1991; 72: 282–288.

[30] Von Ungern-Sternberg BS, Boda K, Chambers NA, et al. Risk assessment for respiratory complications in paediatric anaesthesia: a prospective cohort study. Lancet. 2010; 376(9743): 773–783.

[31] Steward DJ. Preterm infants are more prone to complications following minor surgery than are term infants. Anesthesiology. 1982; 56: 304–306.

[32] Liu LM, Cote CJ, Goudsouzian NG, et al. Life-threatening apnea in infants recovering from anesthesia. Anesthesiology. 1983; 59: 506–510.

[33] Abajian JC, Mellish RW, Browne AF, et al. Spinal anesthesia for surgery in the high-risk infant. Anesth Analg. 1984; 63: 359–362.

[34] Sartorelli KH, Abajian JC, Kreutz JM, et al. Improved outcome utilizing spinal anesthesia in high-risk infants. J Pediatr Surg. 1992; 27: 1022–1025.

[35] Krane E, Haberkern C, Jacobson L. Postoperative apnea, bradycardia, and oxygen desaturation in formerly premature infants: prospective comparison of spinal and general anesthesia. Anesth Analg. 1995; 80: 7–13.

[36] Webster A, McKishnie J, Kenyon C, et al. Spinal anaesthesia for inguinal hernia repair in high-risk neonates. Can J Anaesth. 1991; 38: 281–286.

[37] Cox R, Goresky G. Life-threatening apnea following spinal anesthesia in former premature infants. Anesthesiology. 1990; 73: 345–347.

[38] Welborn LG, Rice LJ, Hannallah RS, et al. Postoperative apnea in former preterm infants: prospective comparison of spinal and general anesthesia. Anesthesiology. 1990; 72: 838–842.

[39] Cote C, Zaslavsky A, Downes J, et al. Postoperative apnea in former preterm infants after inguinal herniorrhaphy. A combined analysis. Anesthesiology. 1995; 82: 809–822.

[40] Welborn L, de Soto H, Hannallah R, et al. The use of caffeine in the control of post-anesthetic apnea in former premature infants. Anesthesiology. 1988; 68: 796–798.

[41] Welborn L, Hannallah R, Fink R, et al. High-dose caffeine suppresses postoperative apnea in former preterm infants. Anesthesiology. 1989; 71: 347–349.

[42] Welborn L, Greenspun J. Anesthesia and apnea. Perioperative considerations in the former preterm infant. Pediatr Clin North Am. 1994; 41: 181–198.

[43] Brown KA, Laferrière A, Lakheeram I, et al. Recurrent hypoxemia in children is associated with increased analgesic sensitivity to opiates. Anesthesiology. 2006; 105(4): 665–669.

[44] Milross J, Negus B, Street N, et al. Gastro-oesophageal reflux and adverse respiratory events in children under anaesthesia. Anaesth Intensive Care. 1995; 23: 587–590.

[45] Olsson GL, Hallen B, Hambraeus-Jonzon K. Aspiration during anaesthesia: a computer-aided study of 185,358 anaesthetics. Acta Anaesthesiol Scand. 1986; 30: 84–92.

[46] Kluger M, Short T. Aspiration during anaesthesia: a review of 133 cases from the Australian Anaesthetic Incident Monitoring Study (AIMS). Anaesthesia. 1999; 54: 19–26.

[47] Littleford JA, Patel LR, Bose D, et al. Masseter muscle spasm in children: Implications of continuing the triggering anesthetic. Anesth Analg. 1991; 72: 151–160.

[48] van der Spek A, Reynolds P, Fang W, et al. Changes in resistance to mouth opening induced by

depolarizing and non-depolarizing neuromuscular relaxants. Br J Anaesth. 1990; 64: 21–27.

[49] Larach MG, Rosenberg H, Gronert GA, et al. Hyperkalemic cardiac arrest during anesthesia in infants and children with occult myopathies. Clin Pediatr. 1997; 36: 9–16.

[50] Flick RP, Katusic SK, Colligan RC, et al. Cognitive and behavioral outcomes after early exposure to anesthesia and surgery. Pediatrics. 2011; 128(5): e1053–e1061.

[51] Bartels M, Althoff RR, Boomsma DI. Anesthesia and cognitive performance in children: no evidence for a causal relationship. Twin Res Hum Genet 2009; 12: 246–53.

[52] Resnick M, Bearman P, Blum R. Protecting adolescents from harm. Findings from the National Longitudinal Study on Adolescent Health. JAMA. 1997; 278: 823–832.

[53] Health risk behaviors among adolescents who do and do not attend school—United States, 1992. Morb Mortal Wkly Rep. 1994; 43: 129–132.

[54] Kann L, Warren W, Collins J, et al. Results from the national school-based 1991 young risk behavior survey and progress toward achieving related health objectives for the nation. Public Health Rep. 1993; 108(suppl 1): 47–55.

[55] Keenan RL, Shapiro JH, Dawson K. Frequency of anesthetic cardiac arrests in infants: effect of pediatric anesthesiologists. J Clin Anesth. 1991; 3: 433–437.

[56] Keenan RL, Shapiro JH, Kane FR, et al. Bradycardia during anesthesia in infants: an epidemiologic study. Anesthesiology. 1994; 80: 976–982.

[57] Lunn J. Implications of the national confidential enquiry into perioperative deaths for paediataric anaesthesia. Paediatr Anaesth. 1992; 2: 69–72.

[58] Hackel A, Badgwell J, Binding R, et al. Guidelines for the pediatric perioperative anesthesia environment. Pediatrics. 1999; 103: 512–515.

[59] Kain Z, Wang S, Mayes L, et al. Distress during the induction of anesthesia and postoperative behavioral outcomes. Anesth Analg. 1999; 88: 1042–1047.

[60] Kotiniemi L, Ryhanen P, Moilanen I. Behavioural changes in children following day-case surgery: a 4-week follow-up of 551 children. Anaesthesia. 1997; 52: 970–976.

[61] Kain Z, Mayes L, Wang S, et al. Parental presence and a sedative premedicant for children undergoing surgery: a hierarchical study. Anesthesiology. 2000; 92(4): 939–946.

第五章　儿童麻醉的伦理和法律的考虑

戴维·B.维塞尔

要　点

1. 麻醉的知情同意是医学决策中体现对有自主决定权的成年患者或监护人的一种尊重的方式。
2. 在儿科,父母是作为患者的代表决策人;美国儿科学会推荐将麻醉告知与麻醉同意这个过程称为知情告知。
3. 从某种角度来讲,儿童自身医疗服务的决定取决于年龄及智力发育水平。
4. 在青少年受到严重伤害的情况下,对于青少年健康信息无须继续保密。

儿童患者麻醉知情同意的方法

医学伦理的核心是自我决定权。内科医师是通过知情告知这一过程来帮助患者实现自我决定权。其主要内容为向患者解释麻醉中存在的风险、麻醉的优越性以及可供选择的麻醉方案。在得到患者的主动、自愿、知情后,向患者说明一个理想的麻醉方案[1](表5-1)。这个章节的目的是为了让"患者"或者"父母"包括所有授权的决策者在他们各自合适的角色中相互交流。

表5-1　美国儿科学会规定的同意与批准关于生物伦理学的基本要素[2]

项目	基本要素
同意	1. 充足的信息条款应包括疾病或者健康状况的根本情况,所推荐的疾病诊治步骤或治疗的根本情况,以及其成功率;麻醉方案存在的根本风险及其可能性、潜在的优势和所推荐的替代治疗的风险(包括放弃治疗)
	2. 评估患者对以上所有信息的理解程度
同意	3. 只要有法律效力,评估患者或者代理人的能力就可以做出某些必要决定
	4. 尽量确保患者能在折中的替代治疗方案中自由选择,没有强迫或操纵
批准	1. 帮助患者逐渐意识到自己根本的健康状况
	2. 告知患者他需做的检查及治疗的内容
	3. 对患者进行临床评估了解在接受检查或治疗时患者自身情况及影响自身的因素
	4. 对接受的治疗征求患者的同意
	5. 小儿麻醉相关的伦理与法律事项

对于儿科,尽管父母在传统意义上作为孩子的决策代理人,但代理人对医疗服务的知情同意并没有实现真正意义上的知情同意,因为这要求患者本人认可其治疗方案。由于认识到这样的区别,美国儿科学会建议合理的授权决策者拥有知情许可权,这和知情同意是一个道理,承认委托父母决定治疗儿童[2]。

对于儿童患者来说,"七原则"提供了一种有用的方法来对待他们不同的决策能力。"七原则"认为年龄在7岁甚至更小的儿童是没有决策能力的,年龄在8～14岁的儿童拥有决策能力的可能性较小,超过14岁的儿童被认为是有决策能力的。

临床小贴士 父母认为最大的优点是能指导他们对那些年龄太小而不能自己做决策的孩子做相关健康问题的决策,这一观念与看护人是有很大区别的。

法院规定允许在出现紧急状况时,经孩子父母的知情允许下给孩子输血,麻醉医师不需负法律责任。

婴儿、幼儿、年龄较小的儿童

父母、内科医师选择指导7岁及以下的儿童做健康相关性决策,因为不同年龄的孩子需考虑的个体因素差异较大。选择的标准要求决策者客观地选择最好的护理。现在有能力的父母通常对于孩子来说都是比较合适的决策者。这个方法能获得社会对这种家庭概念的认可,并可以推测他们的孩子成年后将具有这些宝贵的品质,同时也大略展现出这些孩子未来的发展趋势[3]。

在我们的多元化社会中,父母在做最好的决定时应有适当的回旋余地。当父母偏爱孩子不能接受的决策时,这种决策方式将会让父母意识到决策应当在孩子能接受的范围内。例如父母拒绝给孩子输血即使是必要时刻,这样的做法属于治疗不当,时常让人不能接受。另一方面,如果优化以前的疼痛管理,可以通过其他合适的方法来减轻疼痛,那么父母就可以不选择硬膜外镇痛来减少孩子的术后疼痛。

麻醉医师会通过评估患者疾病存在的隐患、麻醉的成功率以及总体风险的利与弊来决定最合适的麻醉方案。麻醉医师选择不合理的方式可能取决于其他医师审查拟议中的计划并且要求父母参与讨论。寻求法律制裁来解决具有问题的医疗决策,对整个家庭及社会都会带来巨大的影响。如果其他所有的方法都失败,麻醉医师认为没有理想的治疗方法,那么他们应该向合适的官方儿童福利院汇报这一情况。对于有父母的孩子来说,合法、道德的治疗方案是基于最好的选择标准来制定的。父母认为孩子输了血就将和自己产生隔阂而不是得到治疗[4,5]。法院规定,若考虑患者有需要输血的可能并已告知患者存在的风险及输血的益处,非妊娠成人有权拒绝输血。然而,法院不允许父母代表他们的孩子拒绝输血。这是基于国家监护权的原则,国家有义务来保护无决策力者。事实上,尽管违背患者父母意愿给孩子输血前最好取得法院的许可,但是在紧急状况下,麻醉医师不应该等到法院的许可后才给患者输血。

学龄前儿童和青少年

年龄在7～14岁的患者在条件允许的情况下应该参与决策。这样的参与应该逐渐增加至成年。

学龄前儿童期是发展决策能力的阶段。所以，麻醉医师在完成知情同意这一过程时应该同时兼顾父母和患者的决策。学龄前儿童具有理性的逻辑思维，但他们在规则面前往往更严格更绝对。年长的学龄期儿童，慢慢地可以灵活地理解他人的动机和不同情况。这些情况包括6岁的儿童是否应该在麻醉诱导前给予口服镇静药，8岁的儿童麻醉时是否纯凭静脉麻醉药或者吸入麻醉药，12岁的儿童术后是否应该使用硬膜外镇痛。

临床小贴士　脱离父母而独立生活的未成年人是指依靠当地法律来替自己做医疗决策的人，通常包括父母再婚的青少年、军人，也包括怀孕的女性。

走近儿科患者的方法

青少年

麻醉医师应该尽量去达到知情同意的道德要求从而得到青少年的同意。青少年已经拥有抽象思维，可以根据思考多个问题来预先判断事情的结果以及多种可能性，从而评估各个选择的利与弊。这样的能力并不能让他们做出好的选择，因为青少年容易情绪化。青少年能做怎样的决定与他们思想是否成熟、能否明确表达自己的想法以及做出糟糕决策的概率有关。对那些生命威胁较小的低风险决定（例如，推迟择期手术）比对生命威胁较大的高风险决定更能够接受，比如行风险较大，但可能有生存机会的手术则可能难以接受。

这些不同类型风险的好例子，可能会发生在有父母的青少年身上。青少年患者和家属可能会推迟手术时间，直到青少年患者年龄足够大、足够成熟能自主选择输血治疗，在父母决策的这一过程中，孩子可能会离发生生命危险更进一步。即使做延期决定要求在大部分人都同意的决定中选择具有最佳利益的一个，但推迟治疗过程可能会增加风险或降低治疗成功的概率。影响选择的因素包括风险和益处的定量改变，风险和益处的质量及意义。例如，推迟一个单纯的美容过程，即使这样会导致更糟的结果，但也是合适的。然而，推迟一个可能会导致永久性损伤甚至提早死亡的治疗过程时不合适的。

所有的麻醉医师都会遇到一个同样的问题：你的患者是一个可自己做出有意义的决策的青少年患者，并且拒绝你对他的治疗。麻醉医师应当尊重年龄较大的学龄儿童和青少年不同意目前治疗过程的权利。为取得患者的同意可能要与患者、患者父母和其他亲属进一步讨论，这样的讨论最好是在进入手术室前进行。当遇到某些情况下，父母和患者不同意时，临床医师应当寻求解决冲突有经验的人的帮助，去结束带有不满情绪的争辩。当面对一个强烈拒绝手术的患者，麻醉医师可以尝试与患者沟通其所担心的事情。如果患者太过于不安以至于无法进行沟通时,让患者离开手术区域并且同意患者穿上衣服,有时是安抚患者的一种方法。这种简单、成功率高的处理方式也能用在紧急的事情上,稍微推迟一些不紧急的事情能改变患者的态度。

医务人员的义务即保护患者隐私,防止患者的信息未在患者允许下或无必要的情况下被泄露。保护患者隐私对医患关系很重要,这样可使患者开诚布公地与医务人员进行交流而无须担忧信息被泄露。麻醉医师或许面临一个进退两难的问题——是否应该为青少年患者的信息保密。如果保护青少年的信息可以将弊端降至最小,那么医师应该鼓励患者与父母坦率的交流并且尊重他们的决定。一方面,如果为青少年患者保密会对患者造成严重伤害,那么医务人员将患者有关信息告知父母是合乎规定的[6,7]。**报告例律、父母的知情权以及当一名青少年对另外一名青少年造成威胁、伤害,要求医务人员无须为患者保密。**

麻醉医师可能会遇到需要保护隐私的情况,当一名青少年患者在麻醉前妊娠试验阳性时,从保护患者隐私的原则来讲,在很多情况下,仅通知患者妊娠试验阳性结果似乎是符合伦理要求的[8]。另外,在很多行政辖区,青少年有权利对其怀孕的事实保密。根据青少年怀孕时的心理学提示,麻醉医师可能需要与儿科医师、妇科医师、具有专业知识的社会工作者一起与患者沟通讨论。如果青少年患者不将妊娠试验阳性的结果告诉父母,那么事情会更复杂。改变外科手术和麻醉方案期间,临床医师必须要注意不能无意间将患者妊娠试验阳性的结果告知父母。

独立、成熟的未成年人

一些青少年患者拥有同意某种治疗方案的合法权利。脱离父母而独立生活的未成年人有能力对自己所有的卫生保健问题行合法的知情同意权。脱离父母而独立生活的未成年人的身份通常授予那些已结婚、已为人父母、军人、经济独立的人,也可以包括怀孕的青少年。成熟的未成年人在某些特殊情况下,当法院判决时,根据社会伦理道德他们是有能力行使知情同意权的。关于成熟的未成年人的规定,通常要求青少年年龄要超过13岁才有可能被允许做一些风险较小的决定,或在接近成年时做一些风险相对较大的决策。

> **临床小贴士** 那些选择放弃内科治疗来维持孩子生命的家庭,可能只是想通过手术这个过程来减轻孩子的痛苦或者增加心灵的慰藉。在这些情况下,麻醉医师必须清楚地明白,家属们行手术治疗的目的,围术期间尽力去达到这个目的。

放弃可能治愈疾病的内科维持治疗

关于内科维持治疗的围术期间的局限性。

父母可能会选择放弃有望能治愈孩子疾病的内科保守治疗,很可能是因为这样的治疗已经超出了他们内心最大的承受能力。内科保守治疗的益处包括生命的延续(要知道长期维持植物人状态可不是优点）；长期应用内科保守治疗后（包括较少疼痛和残疾）可以提高患者的生活质量；并增加患者"身心愉悦、情感上的享受和知识上的满足"[9]。从患者的角度来解释负担，可能包括"顽固性的疼痛、终身的残疾或无助的状态；内心的痛苦；侵入性和（或）残酷的维持生命的治疗；或其他严重降低的患者生活质量的治疗措施"[9]。内科保守治疗对于孩子虽然有制约因素，但也仍然有益处，在这个过程中可以减少疼痛，治疗紧急突发的与该疾病无关的问题，孩子能住在自己家中。这些孩子在围术期间，内科保守治疗对他们来说仍有制约因素。美国麻醉医学会、美国儿科学会和美国外科学会推荐在进入手术室之前必须要重新评估内科保守治疗的局限性[10]。重新评估内科保守治疗的制约因素有利于明确这个治疗过程的目的以及临终关怀。在实践中，再次评估在围术期间未实施心肺复苏的病例可以为以后的全面心肺复苏或者围术期间以心肺复苏为目标导向作指导。

通过目标导向治疗，患者可以通过确认自己满意的结果或是不能接受的心理压力（例如，临终前在ICU中受的煎熬）来指导自己的治疗方法。几乎所有放弃内科保守治疗的患者都同意给予可逆性疾病干预措施。内外科医师可以通过了解疾病的病因学来判断是否能达到复苏目标。这种治疗模式允许医师尝试不同的治疗方法以达到最终目的。复苏治疗可以应用，但是如果不成功或者外科医师觉得这样做不能达到患者的目的，那么外科医师将会终止这种治疗。这个共同的目标导向更适合被解释为"患者在手术期间希望尽最大的努力复苏治疗和在麻醉恢复室里接受看护，直到当参与麻醉和手术的医师判断发生的不良反应只是一过性或可逆的"。虽然目标导向治疗还需要确定术后治疗能被允许尝试的范围，但是，这在儿科并不那么重要，因为绝大多数患者的父母都是有决策权并做好做决定的准备[11]。

伦理学的咨询服务

麻醉医师会发现关于以下问题的伦理道德磋商对于自己来说是有帮助的：知情同意；决策能力；复苏决策；分辨不同类型的患者、家庭以及临床医师[12,13]。临床医师经常在伦理冲突管理方面得到患者很高的满意度，不仅是因为他们高度意识到要提高自己的专业咨询服务水平，同时也是因为他们专业知识的增加和处理问题时提高了患者的舒适度。

虐待儿童

虐待儿童的行为包括行为性的身体虐待、性虐待、情感虐待和对儿童的忽视。因为麻醉医师关注患者的手、胳膊、脚踝和面孔，他们可能比其他人更容易辨认某些形式的身体虐待。麻醉医师应对某些部位的擦伤或烧伤的形状；软组织受伤，例如上臂等领域；原因不明的嘴和牙齿损伤；符合生物力学模型的伤害（如手印），不能用正常理论来解释的损伤，以及不能用过去的事情来解释的损伤特别敏感[14-16]。和所有的内科医师一样，麻醉医师在法律上要求向有关当局报告涉嫌虐待儿童或忽视儿童的事件。若未报告疑似虐待儿童的事件,医师可能受到刑事起诉。

急救护理

　　紧急状况下,推测该患者目前情况,并予必要治疗措施,是合理的,也是被允许的[17]。虽然尝试与父母沟通,并让其知情同意是合理的,但不能因此而耽误了必要的治疗[18]。紧急情况包括可能导致死亡、残疾和增加未来并发症风险的所有情况。

(桂梦婷)

参考文献

[1] Beauchamp TL, Childress JF. Principles of Biomedical Ethics. 7th ed. New York, NY: Oxford University Press; 2012.

[2] Committee on Bioethics, American Academy of Pediatrics. Informed consent, parental permission, and assent in pediatric practice. Pediatrics. 1995; 95: 314-317.

[3] President's Commission for the Study of Ethical Problems in Medicine and Biomedical and Behavioral Research. Deciding to Forgo Life-Sustaining Treatment: Ethical, Medical and Legal Issues in Treatment Decisions. Washington, DC: U.S. Government Printing Office; 1983.

[4] Leviticus 7: 27 (RSV).

[5] Jehovah's Witnesses. Watch Tower Bible and Tract Society of Pennsylvania. http://www.jw.org/en/. Accessed January 2, 2015.

[6] Committee on Adolescence, American Academy of Pediatrics. Policy statement: achieving quality health services for adoles-cents. Pediatrics. 2008; 121(6): 1263-1270.

[7] Partridge B. Adolescent pediatric decision-making: a critical reconsideration in the light of the data. HEC Forum. 2014; 26(4): 299-308.

[8] Committee on Adolescence, American Academy of Pediatrics. Counseling the adolescent about pregnancy options. Pediatrics. 1998; 101: 938-940.

[9] Committee on Bioethics, American Academy of Pediatrics. Guidelines on forgoing life-sustaining medical treatment. Pediatrics. 1994; 93: 532-536.

[10] Fallat ME, Deshpande JK; American Academy of Pediatrics Section on Surgery, Section on Anesthesia and Pain Medicine, and Committee on Bioethics. Do-not-resuscitate orders for pediatric patients who require anesthesia and surgery. Pediatrics. 2004; 114: 1686-1692.

[11] Burns JP, Sellers DE, Meyer EC, et al. Epidemiology of death in the PICU at five U.S. teaching hospitals. Crit Care Med. 2014; 42(9): 2101-2108.

[12] Streuli JC, Staubli G, Pfändler-Poletti M, et al. Five-year experience of clinical ethics consultations in a pediatric teaching hospital. Eur J Pediatr. 2014; 173(5): 629-636.

[13] Frolic A, Drolet K, Bryanton K, et al. Opening the black box of ethics policy work: evaluating a covert practice. Am J Bioeth. 2012; 12(11): 3-15.

[14] Committee on Child Abuse and Neglect, American Academy of Pediatrics. When inflicted skin injuries constitute child abuse. Pediatrics. 2002; 110: 644-645.

[15] Flaherty EG, Stirling J Jr; American Academy of Pediatrics Committee on Child Abuse and Neglect. Clinical report—the pediatrician's role in child maltreatment prevention. Pediatrics. 2010; 126(4): 833-841.

[16] Jedwab M, Benbenishty R, Chen W, et al. Child protection decisions to substantiate hospital child protection teams' reports of suspected maltreatment. Child Abuse Negl. 2015; 40: 132-141.

[17] Committee on Pediatric Emergency Medicine. Consent for emergency medical services for children and adolescents. Pediatrics. 2003; 111: 703-706.

[18] Committee on Pediatric Emergency Medicine and Committee on Bioethics. Consent for emergency medical services for children and adolescents. Pediatrics. 2011; 128(2): 427-433.

第二部分　儿童麻醉临床和手术方面的有关情况

第六章　麻醉设备和器具

罗伯特·S.霍尔兹曼

> **要　点**
>
> 1. 设备相关的不良事件是少见的。即使设备发生问题,使用者犯错或不熟悉也常常是根源。
> 2. 肺顺应性很差的危重患者,需要最小的回路容量和压力依赖性容量。对于这类患者,使用危重病医疗的呼吸机是比较好的选择。
> 3. 高清晰图像通过内窥镜传输到显示屏,以及由 X 段层获得的高清图像。
> 4. EEG 是一个随机的、来自大脑皮质的连续信号。EP 是大脑对特殊神经通路传递脉冲的反应,在特殊的外科手术或麻醉技术期间,EPS 有利于监测神经功能的完整性。
> 5. 与脉搏血氧仪相比,脑血氧仪侧重静脉血监测,因为脉搏血氧仪所监测到的返回信号是动脉的血氧饱和度。
> 6. 尽管更好的心脏节律仪应用于儿童(双极比单级有更好的屏蔽性),电磁波干扰的风险依然存在,因此,临床医师需要尽可能地多认识 CRMD。
> 7. 超声提高了颈内静脉置管的成功率。
> 8. 高频探头发射角短的单向波,形成较清晰的图像,但衰减快、穿透性差,对表浅的器官组织,如儿童,更适合此技术;低频探头发射长波,衰减慢、穿透性更好,但图像不够清晰。
> 9. 儿童麻醉使用专门的 APPS 更好,因为 two-order 在人群中有变异。

说明

　　设备相关的不良事件是罕见的。即使设备故障,使用者犯错和不熟悉通常是根源[1]。然而,这些设备故障的案例反映出大多数错误是由医师判断错误、设备失灵与误用引起的,麻醉学是高度依赖于正确操作流程和设备的学科,因此,必须强调麻醉医师要仔细考虑特殊设备的需求和临床条件的限制。此外,美国麻醉医师协会专项研究小组发现,在儿童中,与设备相关问题的发生率比成人高,而且几乎一半的问题发生在小于 2 岁的儿童身上[2]。

　　当只是将成人设备简单地变小时,麻醉设备的小型化可能导致一些功能被迫舍弃,如小型化的纤维支气管镜丧失了吸引通道。此外,儿童正在发育的器官与成人的器官相比,在质和量方面均有差异。然而,应对儿童的监测与治疗的挑战带来了在特定需求领域的技术进步。近年来,最广泛和最令人感兴趣的技术进步表现在无创监测设备、床旁设备、影像技术的临床应用。本章将不深入讨论已被广泛使用的小儿监测与治疗技术,并将关注正在发展中的技术。

气体运输和交换

呼吸环路

1. 紧闭式麻醉系统或 Ayre T-piece 装置(Mapleson D、Bain 回路或改良的 Ayre T 装置)是儿童麻醉最常见的呼吸回路。随着呼吸回路设计、设备材料和儿童麻醉医师培训的不断进步,关于使用紧闭式呼吸回路还是非紧闭式呼吸回路的激烈争论现在已不重要。

2. 传统的呼吸回路有两个单向活瓣,使麻醉气体单向流入,从而防止二氧化碳再吸入,同时允许再吸入储气囊中混合了吸入麻醉药的气体。

3. 菲利普·艾尔医师(Dr. Philip Ayre)发明了 T 装置并以他的名字命名[5]。当新鲜气体流量足够高时,重复吸入便不会发生,$PaCO_2$ 取决于分钟通气量。当分钟通气量远大于新鲜气体流量时,新鲜气体流量决定 $PaCO_2$,原理是新鲜气体流量大小决定了重新吸入气体部分的多少。

4. 如果不考虑呼吸回路的选择,有些呼吸回路随着压力升高而容量明显增加(压力依赖性容量),那么,这种呼吸回路的通气量将大大超过实际输送到患者肺内的通气量。判断肺的通气量是否足够,可通过体检(胸廓的起伏、听诊)、呼气末气体分析、气道压、肺量测定来判断,必要时还可进行血气分析。对儿童而言,肺量测量仪置于患者和 Y-piece 装置间是较好的选择。在这个位置,自主呼吸和控制通气的容量将被更准确地监测;然而,这也增加了气道的无效腔和气管导管扭折的可能。儿童紧闭呼吸回路,作为成人紧闭呼吸回路的缩小版,具有紧闭呼吸回路容量低和管道曲率半径小的特殊优点。根据 Lapace's 定律,管道曲率半径小,管道的可扩张度小,从而降低了压力依赖性容量。不同于压力依赖性容量,无效腔量仅存在于有呼出气与新鲜气体混合时。儿童合适的呼吸气囊容量应相当于肺活量,或是 3 倍潮气量。对于 Jackson-Rees 改良式 Ayre T-piece 回路,双向开放的气囊容量计算方法同上。

> **临床小贴士**　呼吸回路中冷的、干燥的气体会降低支气管黏膜纤毛清除分泌物的能力,使气管分泌物变得黏稠和干燥,易堵塞气管导管[6-10]。对于使用比较细的导管的儿童来说,这点特别重要。

呼吸回路中冷的、干燥的气体会降低支气管黏膜纤毛清除分泌物的能力,使气管分泌物变得黏稠和干燥从而堵塞气管导管[6-10]。此外,因为呼吸道对干冷吸入气的加温加

湿作用,会导致患者额外的热量丧失。加热湿化器和被动的温–湿交换过滤器是保温保湿的有效方法,使呼吸道的蒸发冷却作用降到最小。在无加热湿化器和温–湿交换过滤器的情况下,Mapleson D 或 Bain 回路通过控制重复吸入气部分,能在 30 min 内使呼吸道湿度达到 24 ~ 26 mg H_2O/L[11]。最后的替代方式是使用紧闭回路的低流量麻醉或紧闭循环麻醉[12]。

麻醉呼吸机

1. 回路中的机械通气部分替代了呼吸气囊。使用成人风箱的情况下,潮气量可在 50 ~ 1 500 mL 调节;通过改变新鲜气体流速和 I:E 比,可以用成人风箱来输送小潮气量。然而,使用小儿风箱(经典型号最大潮气量 300 mL)可减少风箱导致的呼吸回路的压力依赖性容量变化。对于肺顺应性很差的危重患者,需要最小的回路容量和压力依赖性容量。对于这类患者,使用危重病医疗的呼吸机是比较好的选择。

2. 麻醉机中的呼吸器正由风箱驱动转变为活塞驱动,因为活塞驱动的呼吸器在输送气体时容量更精确(改善了容量控制通气);同样,活塞与驱动机构的连接部分刚度更大,也改善了压力控制通气的精确度。

3. 现代麻醉机的呼吸器消除了上述诸多弊端。例如,为了保证设定的潮气量或压力在呼吸回路内不会随着新鲜气流的变化而改变,现代麻醉机应用了新鲜气流分离技术。更进一步,在吸气压力改变的情况下,为了保证送入肺部的潮气量是设定的潮气量,肺顺应性补偿技术也应用在麻醉机的机械通气系统里[13]。

声门上气道

喉罩

1. 小儿喉罩(LMAs)分为不同尺寸(表6-1)。由医用级硅橡胶制成,不含乳胶。1 号喉罩是一个微型版的成人喉罩,无论是在 1 kg 的早产儿,还是在新生儿复苏,以及上呼吸道先天异常的婴儿气道维护中应用,都能起到令人满意的效果。(e.g. Pierre-Robin, Goldenhar, Treacher Collins 和 Schwartz-Jampel syndromes)[14-16]。通常,在自主呼吸的帮助指引下,气管插管可通过喉罩完成而无须纤维喉镜辅助。

表6-1 平均体重和对应喉罩型号

	新生儿/婴儿 ≤5 kg	婴儿 5～10 kg	婴儿/儿童 10～20 kg	儿童 20～30 kg	儿童 30～50 kg	成人 50～70 kg	成人 70～100 kg	肥胖成人超过 100 kg
经典喉罩	1	1.5	2	2.5	3	4	5	6
经典喉罩+	1	1.5	2	2.5	3	4	5	
双管喉罩	1	1.5	2	2.5	3	4	5	
一次性双管喉罩	1		2		3	4	5	
插管型喉罩a					3	4	5	
可曲型喉罩		2	2.5	3	4	5	6	

a 插管型喉罩尺寸——6.0 mm, 6.5 mm, 7.0 mm, 7.5 mm, 8.0 mm

2. 第二代喉罩设计有胃管通路，以减少误吸来提高安全性。一次性双管喉罩和双管喉罩的设计目的是一致的，通过口腔外的胃管通道减少误吸，增加机械正压通气时的安全性；通过胃管通道放置胃管的成功率很高。这两种喉罩适合儿童的型号是1号和2号。

3. 已有辅助气管插管的喉罩，目前最常用的是Air-Q（Cookgas, St. Louis, MO）和Ambu Aura-I（Ambu USA, Glen Burnie, MD）。Ambu Aura-I喉罩没有可拆卸的近端连接，因此它的气管导管和导管套囊通过的开口更狭窄；如果这种喉罩应用于很小的小孩，又希望插入带套囊的气管导管时，它的通过性就很有问题[17]。

其他的口腔内装置

口咽通气道

太小的口咽通气道会使舌根部向下向咽部移位，而太大的口咽通气道会抵到喉的入口，导致损伤或刺激喉部甚至发生喉痉挛。仔细检查儿童的外部和估测门齿到舌根部的距离，能帮助选择合适的口咽通气道。口咽通气道也常作为"咬耠块"，防止牙齿咬住气管导管，这种做法对5～10岁的儿童来说是危险的，因为他们的乳牙是松动的。牙齿的损伤约55%是由口咽通气道引起。而且，口咽通气道作为咬耠块长时间使用，可以导致舌头坏死或水肿，悬雍垂水肿，口唇损伤。牙垫放在上下磨牙之间也能防止牙齿咬住气管导管，同时减少对牙齿的损伤。

> **临床小贴士**　口咽通气道也常作为"咬耠块"，防止牙齿咬住气管导管，这种做法在5～10岁的儿童是危险的，因为他们的乳牙是松动的。

鼻咽通气道

鼻咽气道通常由橡胶或聚氯乙烯构成，并且小型化以用于儿童。对于有出血倾向或面中部先天畸形的儿童，如后鼻孔狭窄或额鼻发育不良，使用鼻咽通气道必须格外小心。合适鼻咽通气道的长度可以通过耳道到鼻尖的距离来估算。计算出儿童所需气管导管的大小，转化为法式尺寸（大约内径以毫米乘以4，或外径以毫米乘以3），就可估算所需鼻咽通气道的大小。如果口咽通气道太长，可能会引起呛咳或喉痉挛，如果太短，则不能解除上呼吸道梗阻。

气管导管

1. 气管导管大小和长度的估算公式要么基于年龄要么基于对儿童的检查（表6-2）。近来新的方法是通过超声影像指导气管导管的选择，尽管有令人瞩目的理由去进一步研究超声技术帮助气道异常或气道发育过程中有严重并存疾病的儿童选择气管导管，但超声影像法能否取代估算公式法尚不清楚。抽了气的套囊大约增加气管导管外径0.5 mm，在估算应用于儿童的气管导管大小时，应考虑到这一点。另外，应监测套囊内的压力并维持小于25 mmHg,因为氧化亚氮能弥散到套囊内,并且连接套囊导管上阀门工作正常的话,套囊内压力将会升高。

表6-2　年龄,平均体重和ETT型号

年龄	平均体重(kg)	体表面积近似值(m²)	ETT型号[4+(年龄/4)]	牙齿到气管中段(cm)	鼻孔到气管中段(cm)
早产儿			2.5～3	7～8	8～9
新生儿	3.5	0.25	3～3.5	9	10
6个月	7	0.38	3.5～4	11	12
1岁	10	0.49	4	12	14
2岁	12	0.55	4.5	13	15
3岁	14	0.64	4.5	14	16
4岁	16	0.74	5	14	17
5岁	18	0.76	5	15	18
6岁	20	0.82	5.5	15	19
8岁	25	0.95	6	16	20
10岁	30	1.18	6.5	17	21
12岁	40	1.34	7	18	22
14岁	50	1.5	7	20	23
成人	70	1.73	7.5～8	20	24

BSA,体表面积; ETT,气管导管

2. 经口气管插管后维持合理的漏气(10～30 cmH₂O)是可行的,能减少拔管后哮吼[20]、室内空气污染和通气失败气体回流到呼吸回路的呼出端。不带套囊的气管导管通常用于婴儿和小儿,避免高的套囊内压力引起气道损伤[21,22]。然而近年的经验发现,新型的低压高容套囊不会对气管造成损伤。只要避免长时间的套囊内高压,可以常规应用带低压高容套囊的气管导管。特定的手术患者(如腹部或胸部手术)或特殊的患者(肺顺应性很差)可能需要更高的吸气峰压以保障足够的分钟通气量,因此,气管导管的选择须个体化。同样地,有呼吸道病毒感染的儿童易发生哮吼,在保障肺通气足够的前提下,选用较细的导管可以减少该并发症。有趣的是,套囊内低压减轻黏膜损伤的机制尚未完全清楚[23]。

3. 气管导管斜面对侧没有开口的导管叫Magill管,对侧有孔(Murphy眼)的叫Murphy管。Murphy眼的设计是为气管导管末端开口被堵住时气流能有另一条通路,Murphy管对婴儿很重要,特别是接受胸科手术时。

支气管导管

支气管导管,主要用于成年人,以提供肺隔离时的单肺通气和便于胸腔镜手术的进行。然而制造的支气管导管只有28～41Fr,对于婴儿和小儿的单肺通气不得不另寻他法。使用传统的或Arndt支气管封堵器，纤维支气管镜引导单腔管插入一侧主支气管都是目前常用的方法[24,25]。

气道可视化设备

喉镜

即使正常的儿童，气管解剖结构在大小、位置、尺度方面的发育有差异，这会影响到气管设备的选择。常规的儿童气道设备须备足更小的型号，以备不时之需。对于特定年龄的儿童，怎么选择标准的儿童喉镜在标准的教科书和其他文献中均可查到[26]。绝大多数特殊的喉镜和气道工具需要接受一定的训练才能成功使用。

硬质纤维光学喉镜

传统的硬质纤维光学喉镜包括Bullard、Upsher和Wu三种插管用喉镜。例如，Bullard喉镜是一种硬质的弯曲镜片，有各种适用于新生儿、小儿和成人的型号。镜片里包含1个工作通道2个光学纤维束（一条供照明用，一条观察用）。通过工作通道吹入氧气可减少喉镜起雾。手执喉镜平行于身体轴线，将镜片尖端放入口腔，待镜片完全插入后轻柔垂直上提喉镜，此时，通过光学纤维束可以看到声门。气管导管在可视控制下进入声门开口和气管。由住院医师在模拟的婴儿困难气道完成气管插管，使用光学辅助喉镜比使用传统的Macintosh喉镜插管成功率更高，耗时更短[27]。

硬质视频喉镜

高质量的数字成像从喉镜尖端传输到显示屏[28]，良好的视野常常改善了Cormack评分[29,30]。这些间接成像的喉镜，有各种型号供从婴儿到蹒跚学步的小儿使用。各种各样的硬质视频喉镜，诸如Airtraq、GlideScope、Storz DCI、Truview PCD Infant，革命性地改变了儿童的气道管理。上述视频喉镜的特点是在手中使用的习惯和感觉与传统喉镜一样，但是在面对困难气道时，比传统喉镜有更好的图像和视野。Holm-Knudsen对各种视频喉镜的特点做了很好的综述并归纳在表6-3[31]。

软式纤维内镜

很多软式纤维内镜都有小的型号可用于儿童。最小的型号没有吸引通道。更大的内镜可以有数个通道供组织活检、吸引、吹入氧气甚至混合吸入麻醉药的气体。

光棒和其他技术

光棒由延展性很好的管芯制成，顶端有一个小光点。它非常适用于镇静或者麻醉状态下保持自主呼吸的患者。使用传统方法难以进行气管插管的患者，使用光棒能毫无困难地对其进行气管插管[32,33]。儿童光学内镜通常用于通过气管镜检查气道，也可将气管导管套在儿童光学内镜上，先将儿童光学内镜置入气管，再顺着内镜将气管导管旋转送入气管内[34]。

表6-3　儿童视频喉镜的类型

	Airtraq	GlideScope Cobalt	Storz VL	TruView PCD
喉镜片型号（长度）（mm）	12	10	5	8
喉镜最佳位置显示视野	声门及周围	整个声门及周围	只有声门	只有声门
便携性	+++（无视频设备）	++（设备安装在移动支架上）	+（需要台车）	+++（无视频设备）
防雾技术	有[a]	有[a]	无	有[b]
气管导管没有管芯塑形时能否使用喉镜完成插管（ETT）	是	否	否（是）[c]	否
没有相机/监视器时也能使用	是	否	否	否
通用性	一次性	一次性镜片	可重复使用	可重复使用
优点	容易获得好的视野	因为更大的视野而插管更简单	1. 屏幕上有高质量图像[d] 2. 操作时张口度相对最小	持续供氧延迟患者低氧饱和度发生的时间
缺点	体积大，口咽腔小时，气管导管难放入		1. 需要解决镜片起雾问题 2. 不符合人体工程学，有时候需要拆开使用	

[a] 防雾机制靠喉镜灯泡发热，消除雾气
[b] 防雾机制靠氧气气流吹除
[c] 喉镜片有凹槽，气管导管可以顺着凹槽滑入，不需要管芯即可完成插管
[d] 相机和监视器可以和其他设备使用

Modified from: Holm-Knudsen R. The difficult pediatric airway—a review of new devices for indirect laryngoscopy in children younger than two years of age. Paediatr Anaesth, 2011, 21: 98–103.

监测

呼吸气体监测设备

无论是无重复吸入还是可控部分重复吸入通气模式，通过监测吸入气和呼气末二氧化碳，就能保障肺通气量足够。此外，监测吸入气和呼气末的吸入麻醉药浓度，可以确认气流量变化的情况下挥发罐输出的吸入麻醉药浓度是否精确，确认吸入麻醉药的种类，根据呼气末吸入麻醉药浓度来对患者麻醉深度做出临床评估。

二氧化碳

1. 因为使用无套囊的气管导管和吸气流速超过呼气流速，肺泡—动脉血二氧化碳梯度差被人为加大是儿童患者特有的问题。

临床小贴士 在儿童患者中监测呼气末二氧化碳的精确度取决于呼吸频率,吸入气体流速的变异度,采样的部位(距离呼吸道的远近),二氧化碳监测仪的类型。

　　a. 儿童患者中监测呼气末二氧化碳($ETCO_2$)的精确度取决于呼吸频率(f),吸入气体流速的变异度,采样的部位(距离呼吸道的远近),二氧化碳监测仪的类型。

　　b. 当呼吸频率增加时,在 Bain 呼吸回路和循环呼吸回路中,吸入气的二氧化碳增加,但是当呼吸频率增加时,在循环呼吸回路中的 $ETCO_2$ 降低;而 Bain 呼吸回路中 $ETCO_2$ 保持不变。

　　c. 二氧化碳"瓶塞"型曲线的失真,很大比例是由于呼出气中二氧化碳监测仪的基线升高引起,而这一基线随呼吸频率和不同类型的呼吸回路而变化[35]。在小于6 kg的小儿中,$ETCO_2$ 测量的精确度受采样部位距离呼吸道的远近、近端侧流连接器、呼吸机的Y形件影响。

　　d. 潮气量变化对 $ETCO_2$ 和毛细血管二氧化碳分压差的影响要小于呼吸频率的变化。

　　2. 长时间的高频通气可能导致肺泡通气量不足[37,38]。当使用 Ayre T 形呼吸回路给体重小于10 kg的儿童肺部通气时,在远端采样测量 $ETCO_2$ 更精确[38]。

　　● 二氧化碳监测可与喉罩一起使用;然而,在气道远端测量时,患者 $ETCO_2$ 可能会大于 $PaCO_2$[负 P(a–ET)CO_2差][39]。

　　3. 不应为了减少呼吸回路内气体损失而减少气体采样的流量。更快的采样速率提高了测量的准确性,因为响应时间减少。高呼吸频率时,要避免人为因素造成的低 $ETCO_2$ 和高吸入二氧化碳[40,41]。提高儿童二氧化碳监测准确度的措施包括提高采样速率和气道远端处取样。

　　4. 由于新鲜气体中没有二氧化碳,可以稀释呼出气中的二氧化碳而产生采样误差。这类情况常发生于在非重复吸入装置中使用高流量通气时。

　　a. 稀释程度与新鲜气体流速、采样速率和患者呼气流速相关。

　　b. 应用于婴儿的气管导管有很低的漏气压(如小于10 cmH_2O),呼出气很容易从导管周围逸出,而不是都从导管管腔内呼出,这时可发生采样稀释。

　　c. 在气管内导管或气管导管(ETT)接头采样通常有助于解决这个问题。虽然气管内取样具有更好的准确性,但采样口容易被分泌物或湿度阻碍。

　　5. 对于小儿发绀型先天性心脏病患者,往往存在肺血流量减少或右向左分流情况,$ETCO_2$ 测量趋于较低,而在这些情况下,A–aCO_2 梯度将更宽。在发绀型分流的先天性心脏病变的患者,$ETCO_2$–$PaCO_2$ 梯度不稳定,$ETCO_2$ 不能用于可靠地估计 $PaCO_2$[42]。

　　6. 对于肺部有疾病的儿科患者也可能是这样,$PaCO_2$ 和 $ETCO_2$ 之间的差异与发绀型先天性心脏病患者中观察到的差异一样大[43]。

　　7. 对小儿二氧化碳监测仪波形和测量值的解读尚有争论,但总体认为是可靠的。然而在儿童患者中需要结合以下几个特殊情况解读。

　　a. 大多数10岁以下儿童的气管插管,是无套囊的,一般有漏气,因此可能会产生不完整的二氧化碳波形。

　　b. 此外,当使用非重复吸入回路,而气体流量有部分重吸入时,二氧化碳波形通常会显示一个基线升高的双峰波形（重吸入的二氧化碳和$ETCO_2$）。

c. 儿童患者呼吸频率通常较高，可能导致吸入二氧化碳浓度升高。

d. 患者的最大呼气流量可能远低于二氧化碳采集系统的采样流量，因此，患者的$ETCO_2$将被稀释和有人为降低的倾向。这个问题可通过以下措施解决：增加潮气量，用咽部填塞物防止气体泄漏，用细导管气管内取样，在15 mm连接器处进行气道取样或降低呼吸频率。

麻醉药

挥发性麻醉药浓度可以通过红外吸收光谱、质谱、光谱偏移散射（拉曼光谱仪）或声谱来测量。精度取决于仪器以及呼吸频率。如果采用极快的通气频率，测量呼气末麻醉药水平应暂时降低通气频率[45]。由于丙泊酚具有一定的挥发性，它也可以在呼出气中被检测到，但临床相关性以及血浆浓度和呼气末浓度之间的关系尚不清楚[46]。

额外的大气——氮

大多数手术室（ORs）中并不常规进行氮监测，因为使用氧化亚氮和氧气混合的气体，组织逐渐脱氮；如果为了避免使用氧化亚氮而选择氮气和氧气的混合气体，麻醉回路中氮气的百分比浓度也不神秘。然而，当疑似有空气栓塞时，监测呼气末氮气不仅有助于疾病诊断，而且实时监测急性症状的解决和持续空气吸入的可能性[47]。

中枢神经系统

尽管已经清楚在人类的童年，有着解剖结构和神经递质的发育差异，但目前尚不清楚这种差异对术中监测有什么影响。这一不断发展的科学技术正处于儿科麻醉监测挑战的最前沿。大脑全面的监测包括：颅内压（ICP）；21导联脑电图（EEG）；诱发电位监测（EP）；经颈静脉球血氧饱和度监测脑氧（$Sjvo_2$）；近红外线谱学（NIRS）；经颅多普勒超声检查（TCD）[48]。

颅内压（ICP）监测

直接穿刺测颅内压是可靠的方法，也是引流脑脊液降低颅内压的方式。而且，脑灌注压（CPP=MAP−ICP）可以计算出来，以优化脑灌注。对于有严重颅脑损伤的患者，目前指南推荐CPP不低于40 mmHg（40～65 mmHg），但是指南推荐的这一共识证据并不充足[49]。

> **临床小贴士**　对于有严重颅脑损伤的患者，目前指南推荐CPP不低于40 mmHg（40～65 mmHg）。但是指南推荐的这一共识证据并不充足。

脑电描记术

在成年人中，EEG与清醒状态相关。因为儿童正在发育中的大脑和成人的大脑是不一样的，故在儿童中使用脑功能监测仍然存在争议。在目前的监测方法中，BIS是人们了解最多的方法。年纪越小，标准的镇静和麻醉深度的临床评估与BIS的相关性越差，在小于1岁的小儿中尤为明显。根据使用的麻醉药物不同，双频谱指数（BIS）值也有一些特殊的差异。譬如在相同MAC值的情况下，用氟烷的儿童BIS值比使用七氟醚的儿童BIS值要高。

诱发电位（EP）监测

脑电图是来自皮质外层的活动的随机的、连续的脑电信号。诱发电位（EP）是大脑对沿着特定神经通路的重复刺激的反应。当一种特殊的外科手术方法或一种特殊的麻醉技术有可能损害某一神经结构时，EPs监测帮助了解神经结构的功能完整性。EP通常记录下来的是由与刺激输入相对应的特定皮质区域的脑电活动。

a. 如果一个小电流作用于覆盖的皮肤刺激手臂或腿上的神经，那就叫作体感诱发电位（SSEP）。

b. 视网膜受到闪烁光的刺激或感受到方格图案的突然变化，在相应的皮质区域被记录到的诱发电位被称为视觉诱发电位（VEP）。

c. 如果听觉神经通过来自耳机的嘀嗒声感受到刺激，它就被称为听觉诱发电位（AEP）。

d. 早期的听觉诱发电位波形（小于10 ms）称为脑干听觉诱发电位，它反映了通过脑干的冲动传递，脑干听觉诱发电位监测最多的是利用在儿童耳蜗内放置电极来验证植入的正确。它也可以被用于脑干手术，如前庭神经鞘瘤切除术中听觉神经监测。

1. 作为一种监测方式，EPs监测常在有损伤大脑和脊髓的手术中应用。

2. 各种形式的EP监测在评估神经束的完整性是有用的，特别是在脊柱牵引和脊柱侧弯手术。

a. SSEPs是通过电刺激一条混合周围神经（通常是胫后、腓或腓肠神经）从远端头侧到手术部位的电极反应记录引起的。

b. 体感传导通路的功能完整性是由通过比较术中波幅和潜伏期基线值变化而得出。

c. 反应的振幅减少50%和潜伏期增加10%通常认为是有意义的。假定当时使用SSEPs，任何运动传导束的损害将表现在SSEPs的变化上。然而，这是难以保证的，出于这个原因开发出运动诱发电位（MEP）监测。

d. MEP监测技术是根据刺激的部位细分（运动皮质、脊髓），刺激的方法（电势、磁场），记录部位（脊髓、周围混合神经、肌肉）。MEP监测在有神经功能缺陷的患者是不可靠的。此外，希望MEPs有更高的灵敏度可能还为时过早。

e. 相比MEP监测，SSEP监测的技术难度较小。然而MEP监测越来越广泛地使用，这两种方法是互补的。

临床小贴士 体感传导通路的功能完整性是由通过比较术中波幅和潜伏期基线值变化而得出。反应的振幅减少50%和潜伏期增加10%通常认为是有意义的。

氧监测

波长在650～950 nm的近红外光，可穿透生物组织而不造成伤害，被人体中数量有限的载色体吸收，尤其是血红蛋白（Hb），氧合血红蛋白（Hb-O_2），细胞色素aa3。此外，这些载色体对穿过的近红外光谱吸收不同。因此，使用多个波长的光可以分别测定血红蛋白和氧合血红蛋白浓度[54]。

脉搏氧饱和度监测

> **临床小贴士**　当等待一个基础值时可能会造成麻醉诱导的延迟，会让孩子更加焦虑，因为注意力往往集中在监视器上比在患者上多。在极度焦虑和烦躁学龄前儿童，这些监视器可以在麻醉诱导之中或之后放置，那时患者变得安静不动。

1. 脉搏血氧仪已经成为一个标准的做法，可以说是最重要的安全监测。

2. 脉搏血氧仪在临床上用于在手术室测量功能性血红蛋白饱和度（氧合血红蛋白与脱氧血红蛋白和氧合血红蛋白的百分比），但它们不能测量不正常的血红蛋白如碳氧血红蛋白和高铁血红蛋白。

　　a. 胎儿血红蛋白、皮肤颜色和胆红素或组织厚度通常不影响脉搏血氧仪。

　　b. 静脉注射染料，如亚甲基蓝和吲哚菁绿可引起脉搏血氧仪读数误差[57-59]。

> **临床小贴士**　在婴儿中，如果测量血氧饱和度的目的是近似脑氧合，探头放在导管前位置（即右耳朵）是可取的。在新生儿中，放置血氧探头在导管后将反映在远端组织输送的动脉氧饱和度，对有持续性肺动脉高压的新生儿可能是非常有用的。

1. 脉搏血氧饱和度——基础血红蛋白测定采用光吸收法测定总血红蛋白和其他类似的分子，如碳氧血红蛋白水平。

2. 目前有两个美国食品和药物管理局批准的设备：Masimo Radical 7 在 2008 年推出 NBM-200MP。这可能是儿科的一个特殊优势，当小儿太小可能限制穿刺和抽取样本。相比生命体征监测，侵入性监测被认为是监测血红蛋白主要实验室方法。而上述两种设备可能是血红蛋白监测的另一种替代选择，可以更好指导输血实践[60]。

3. 它还能够读取高铁血红蛋白（SpMet），碳氧血红蛋白（SpCO）和氧含量（SpOC）。

颈静脉窦脑氧监测（$Sjvo_2$）

1. 因为大脑，无论什么年龄，是缺血最敏感的器官，脑氧监测通过颈静脉窦静脉氧饱和度（$Sjvo_2$）监测是一种有效的技术。

　　a. 它很少被用于儿童，因为一些特殊的困难，如导管（4Fr）的大小和可能会减少颅内静脉回流。

　　b. 另外的局限是它是反映整体脑氧饱和的；它不提供脑血流（CBF）和脑氧代谢率（$CMRO_2$）的数值，而是反映脑氧供应和消耗之间的关系。

　　c. 此外，氧合血红蛋白解离曲线的变化可能提供虚假的高或低的值，而且系统必须每 12 h 重新定标和校准。

2. 技术因素包括通过脑血管造影或超声测定颈内静脉的内径，确定优势侧和颈内静脉逆行穿刺脑静脉血流优势侧的颈内静脉。

3. 在一个儿科的临床报道中，19 名需要使用苯肾上腺素或升高 $PaCO_2$ 的患者，低氧血症的发生率为 58%[61]。

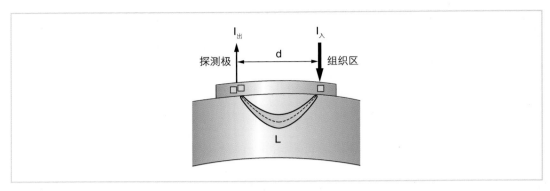

图6-1　NIRS光电图

近红外光谱

1. 这种血氧测量技术利用近红外光监测在特定区域（组织）氧合（StO_2），血流量和代谢状态。

a. 近红外光范围内的光线可以相对容易地穿透皮肤、骨骼和其他组织，特别是在新生儿头部。它利用的是含氧和脱氧血红蛋白及线粒体酶-细胞色素氧化酶特有的吸收波段。

b. 该仪器包括光导纤维束（光极），光极放在要测量的部位（器官），光线以尖锐的角度通过组织。

c. 光通过光源穿过一个组织区域，一小部分光子被探测极吸收（图6-1）。

2. 脑血氧仪倾向于测量静脉血内的氧饱和度，因为测量的是反射的信号。脉搏血氧测定法是基于搏动测量原理，能特定地测量动脉血氧饱和度。

a. 因为脑血氧仪会在反射光谱中对所有的血红蛋白（包括动脉、静脉和毛细血管内的血红蛋白）进行检查，静脉内血红蛋白质量更大，所以测量结果偏向于较大血红蛋白质量的静脉血。测量值偏高，但与颈内静脉血氧饱和度相关。

b. 因此非侵袭性接触监测区域循环的静脉床可以大概的获得器官的氧合情况，从而发现循环的异常和帮助治疗。

3. NIRS在组织中评估血红蛋白氧合（氧合总血红蛋白的比值）2～4 cm深，使新生儿、婴儿和儿童成为特定器官循环的理想人选监测与检测技术[62]。

4. 这些数字的产生是受组织血流影响的，如心输出量、动脉血红蛋白饱和、血红蛋白浓度、动脉与静脉分布比等组织[60]。

低于45%～50%的值与增加的厌氧代谢和乳酸生产有关。但是，必须谨慎地应用于单点抽样的诊断结论。

5. 在接受治疗的早产儿动脉导管中，NIRS被用来测量血流、血容量，以及对动脉二氧化碳张力变化的反应。与异丁苯丙酸不同，吲哚美辛治疗与减少CBF和体积有关。

6. 在接受心脏手术的婴儿中，NIRS被有效地用于脑氧的监测。

a. 研究发现，循环阻滞中氧合血红蛋白浓度的减少仍在继续，在整个冷却期间，低流量的旁路开始后保持相对恒定。

> **临床小贴士** NIRS最初是用来监测大脑循环的,它非常适合婴儿和儿童,因为NIRS能更深地透过组织。此外,多部位血氧学可以监测多个器官,包括大脑和其他器官系统,如肾、肝、肠或肌肉。

b. 经过旁路和重新变暖的高氧灌注后,NIRS对其进行了监测[63]。

7. 多部位血氧测量可以监测多个器官,包括大脑和其他器官系统,如肾、肝、肠或肌肉。

a. 优势在于比较紧密耦合的器官系统,如大脑循环代谢需求通过同情的方式影响血液供应的器官系统抗性。这些数据被用于检测肾、肝、肠系膜和肌肉的循环中的灌注变化。

b. 两个站点的NIRS在早期补偿性休克的区域环流检测中特别实用。

c. 对于接受先天性心脏病修复的儿童来说,这对于脑灌注和肾功能衰竭也很有用,是另一个重要的围术期发病率的原因。

d. 低多位点的NIRS值已经被发现可以在心脏手术后预测儿童的乳酸[64]。

多普勒技术

多普勒探头技术已被用于研究CBF、静脉空气栓塞和心血管的性能。

a. 从运动物体反射波能量的变化频率转换为一种可听到的声音,指流动的血液或血管结构。

b. 因为在接受颅骨化手术和肝移植的婴儿的颅骨切除术中,当能量经过不同的介质时,声音的能量就会丢失,不同介质的接口可以被吸收。特别是多普勒色流动,增强了心血管的成像。

> **临床小贴士** 在颅缝早闭手术和肝移植手术,静脉空气栓塞能被规律性地检测到。

1. 在接受颅骨化手术[65]和肝移植[66]的婴儿的颅骨切除术中,静脉空气栓塞被发现。

后胸壁多普勒探头可以有效地监测婴儿是否有静脉空气栓塞的危险;然而,这在体重超过10 kg[67]的儿童中可能是不可靠的。

2. 经胸廓、食管、术中心内超声心动图可以检测到隐匿性心脏异常,在确定修复前,评估手术修复的充分性。

经颅多普勒超声

1. 利用多普勒技术,一旦某一特定容器被b-模式成像所获取,就可以分析与血液速度有关的变相。儿童特别适合这项技术,因为他们的颅骨更薄,而且有更多的可用的窗口。

2. TCD CBF测量法用于检查脑灌注与心肺旁路[68,69]之间的关系,以及各种麻醉药对儿童脑循环的影响[70-73]。

3. 在威利斯、盖伦畸形的静脉和血管瘤中动脉瘤也被TCD诊断。

心血管系统监控

听诊

1. 对于心肺系统,虽然听诊法仍然是最简单、最便宜、最无风险的监测方法,在定量上心脏音调的变化可能在心输出量减少50%之前是不明显的[74,75],虽然这是用氟烷而不是心肌抑制作用较小的七氟醚来评估的[76]。

2. 类似地,呼吸音的存在并不能量化气体交换的充分性,就像脉搏血氧仪。

虽然一些临床医师抱怨诊断技术已经成为一门遗失的艺术,但它的监测功能已经被更先进的电子设备所取代,这些设备的阅读资料可以被每一个人使用。

3. 作为对听诊成像的一种进步,有报道说,视觉听诊器在辨别单侧和双侧呼吸音的过程中不会有任何侵入性的帮助。

a. 这种设备可能对儿童的单肺通气非常有用,尤其是新生儿。

b. 图6-2中显示了成像单侧和双侧呼吸的差异。

心电图(ECG)

1. 婴儿,尤其是新生儿,对心动过缓的容忍度很低,因为他们对心率变化的反应有限。

2. 心动过速,虽然耐受性好得多,但可能是低血容量的指标,特别是如果儿童长期服用NPO的话。

3. 心脏阻滞、室上或室性心动过速的可变程度,以及如沃尔夫-帕金森-白综合征或持续性胎儿和新生儿副传导路径等前兴奋综合征也只能通过ECG[78,79]检测。

4. 曾经有右心室切开术来修复先天性心脏病的儿童通常有一个右束的分支。

5. 这些患者,以及其他患者,特别是那些有心内垫缺陷的患者,可能对吸入麻醉的反时性效应敏感。

6. 心动过缓通常是低氧血症的前兆。

血管压力监测

非侵入性

1. 在任何情况下,都可以用奥巴马-罗奇(Riva-Rocci)和考特科夫(Korotkoff)的听诊法来实施。

a. 膀胱的宽度应该是0.4～0.5乘以周长或肢体直径的120%。

b. 膀胱的长度至少应该是极端的2倍[80-82]。作为一个实际解决方案,我们采用最大的袖带适合血压测量部位,通常是上臂。

2. 因为自动振动测量血压系统依赖于袖口压的增量减少他们的测量,并且至少有两个连续的心脏周期,因为患者可能出现错误运动、心律失常,或外部影响,如手术室人员对袖口的外部的压迫。

a. 典型的默认设置为初始新生儿血管压力是125(±15)mmHg,对极度早产儿来说这是相当高的。

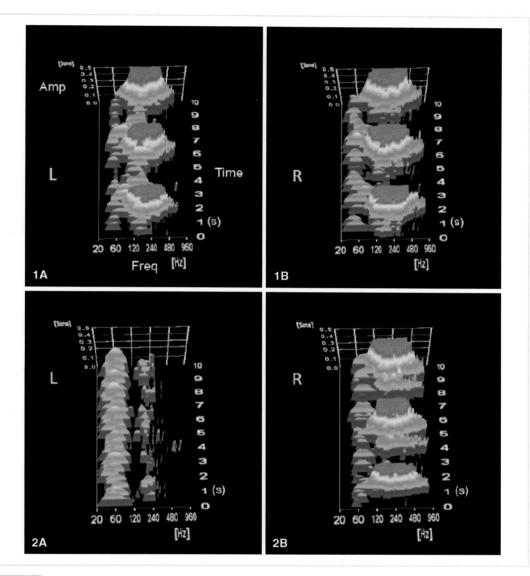

图6-2 1A和B：双边呼吸音。2A和B：右侧是呼吸音；左侧没有呼吸声音（注意保存的心脏声音）

（From: Kumura T, Suzuki A, Mumuro S, et al. Bronchial intubation could be detected by the visual stethoscope techniques in pediatric patterns. Paediatr Anaesth. 2012; 22: 1185-1190.）

b. 儿科患者的脉搏率确定是最大200次/min和最低40次/min。对于新生儿来说，最大的是220次/min和最低40次/min。

3. 一种新型的非侵入式连续血压袖带（奥地利）已经在体重20～40 kg的儿童中被评估。

a. 用一个袖口在两个相邻的手指上（袖口有小、中、大的手指大小，直径从10～30 mm不等），这可能在临床场景中有用，因为持续的血压变化信息是有用的，而且不能放置动脉线。

b. 显然是另一个限制，因为它不适用于婴幼儿[83]。

动脉内的监测

在过去的25年里,更频繁地使用侵入性心血管监测已经成为高危儿童护理的一个主要趋势,并且现在很容易获得生产良好的一次性压力传感器。对于像儿童这样的心率快速的患者,反应时间尤其重要。

> **临床小贴士**　一般情况下,换能器应归零到右心房的水平(phlebostatic 轴)。然而,也有一些情况下,换能器的替代位置用于评估区域的灌注,例如脊髓手术的脊髓或神经外科的外眼角。

儿科方面的重要问题包括熟悉血压的正常范围和对除桡动脉之外的其他插入点的理解。

a. 这些部位包括背侧动脉、肱动脉、股动脉和脐动脉。

b. 对于脐动脉导管,导管尖端的位置应该是高(高于隔膜)或低(水平为3级或以下),以避免冲洗肾循环。然而,并发症很少与脐动脉导管联系在一起。

c. 有可能影响动脉导管位置的特殊考虑包括有导管动脉导管或主动脉缩窄的儿童,或接受过 Blalock-Taussig 分流的儿童与外侧锁骨下动脉妥协。

中央静脉压力

中空的迹象中央循环包括困难儿童外周静脉访问、监控中心压力、肠外营养管理,或其他不能通过周围静脉系统输送的药物,或考虑手术中静脉空气栓塞的重大风险。

a. 当婴儿的头部和颈部的生长速度比躯干的生长快时[84],颈内静脉通常会在婴儿的头部位置出现。

b. 颈内静脉常用于短期监测和心脏手术。

c. 由于锁骨下入路安全性更高、更舒适、感染率较低,所以通常它的使用更受欢迎,特别是长期使用化疗、肠内膜营养的患者。

d. 由于耻骨结节和髂前上棘是可预测骨标志物,通常选择在儿童中进行股骨静脉插管[85]。

① 导管插入术的持续时间影响血栓形成。

② 10%的股骨导管在6天以上的时间内会导致下腔静脉血栓形成。

③ 人们已经建议,在6天的时间内,股骨线通常会改变,或者超声检查通常会在所有的患者中每周进行2次,如果有血栓形成的迹象出现的话,就会立即移除所有的股骨导尿管和导管[86]。

脐中央静脉插管通常由新生儿学专家完成。

① 肝内导管尖端位置可能与门静脉血栓形成或肝相关坏死[87]。

② 从导管尖端到右心房的侵蚀并不罕见[88]。

③ 脐导管只用于短期使用或作为临时措施,直到足够建立外围或中央访问。

肺动脉压力

1. 除非患者患有因冠状动脉异常、心肌病、代谢性贮积病造成的冠状动脉供血不足，一般不放肺动脉导管。

2. 肺动脉导管的其他适应证还包括原发性肺动脉高压以及继发于心、肺功能不全（肺心病、右心衰竭）的继发性肺动脉高压。

3. 对于儿童来说，从股静脉放置肺动脉导管将易于其他静脉。

4. 患有先天性心脏病（无论是否已矫治）的患者最好施行肺动脉导管检查，而且其动态影像结果应让儿童心脏内科医师会诊。肺动脉导管通过右心室引起的心律失常常见于患有潜在性心血管异常、重建心脏以及先天性心律失常综合征患者。

连续心输出量监测

1. **经食管多普勒心脏超声检查（TED）**：可用于 3 kg 以上的儿童。

a. 心输出量及每搏量与血流速度、时间及主动脉横截面积有关。

b. 应注意儿童较大比例的头部可能会影响心输出量的测量准确性。

因为流向大头的血流量增加，而流向降主动脉的血流量会相对减少，故测量的心输出量数值容易被低估。

2. **脉搏轮廓**：使用结合全身血管阻力及动脉压力波形的数字变形技术来测量心输出量。

a. 影响脉搏轮廓心输出量准确性的因素：血管张力（降低）、反射（儿童的压力感受器成熟较晚）、血管结构（大动脉的中层较薄）。

b. 常用的脉搏轮廓心输出量测量装置有：Flowtrac、MostCare、LiDCOrapid 和 Nexfin。

c. 目前比较各种脉搏轮廓心输出量测量装置准确性的研究仍然较少。虽然有研究提示 Flowtrac 和肺动脉导管的测量结果不太一致，但用 MostCare 测量的结果却与经胸多普勒心脏超声检查一致。

3. **电子方法**：电子测速仪通过测定红细胞在收缩期及舒张期流动方向改变引起的导电性变化、红细胞在收缩期及舒张期的排列变化来测量心输出量。虽然用生物电阻分析方法测量的新生儿心输出量结果与电子测速仪方法不太一致，但其可用来分析经胸电压的时相。

心脏起搏器：儿童问题

1. 起搏器技术的进步和早期对更复杂和年轻患者的干预，以及目前的具体挑战，纳瓦拉特南和杜宾[89]很好地评估了这一点。CRMDs 融合了心脏起搏器与植入式心脏除颤器（ICDs）的技术。有关儿童心脏起搏器的特殊注意事项包括以下几点：

a. 儿童的睡眠时间和心率都多于成人（增加了电池的消耗并降低了脉冲发生器的使用寿命）。

b. 有限的跟踪速率可能会导致患者的运动能力降低。

c. 比成人更容易导致铅的破坏和破裂。

2. 当磁性物体被触及患者,心脏起搏器会重置到非同步模式,心率会降到85~100次。对于儿童患者来说,这可能太慢了。

它也可以根据电池寿命的多少调整成比例。

3. 尽管在儿科患者中有更健壮和较新的CRMDs(与单极引线相比较,例如更好的屏蔽),电磁干扰的风险仍然存在,因此,临床医师需要尽可能多地了解CRMD。当CRMDs被重新编程(残疾,例如磁铁)时,使用经胸除颤器垫是明智的。

神经肌肉阻滞监控

临床小贴士 神经肌肉结在出生后继续发育形态和生物化学作用;神经肌肉阻滞(NMB)的作用,即使是小剂量,也可能严重损害神经肌肉功能。

1. 神经肌肉接在出生后继续发育形态和生物化学作用,婴儿和小孩在这方面处于相当不利的地位,因为NMB的作用,即使是小剂量,也可能会严重损害神经肌肉功能。

a. 乙酰胆碱量子在突触裂隙上的数量减少,而且,由于乙酰胆碱的产量减少,它的合成和再积累速率较慢。

b. 从临床上看,这是一种比新生儿[90]更低的四种价值的训练,在新生儿中比在大的婴儿和儿童中更低[91]。因此,对NMB的直接监控的重要性不能被过分强调。

c. 越小的患者,越容易在较低的水平上获得超小刺激电流。

2. 由于肌肉收缩力与激活肌纤维的数量成正比,因此需要恒直电流输出;因此,刺激器必须能够通过改变皮肤电阻来自动调整其输出。虽然刺激频率从0.1~100 Hz,但更频繁的刺激会使儿童比成人更容易疲劳。

a. 单个的抽动,当被更频繁地使用时,可能会导致成人的反应逐渐减少。在儿童中,由于对乙酰胆碱的再吸收和再合成的损伤,反应可能会更少。

b. 四个(2 s)训练,一个比单个抽搐更灵敏的残留NMB的指示器,将显示所有四种抽搐的高度(消退)。

c. 双爆刺激(DBS)包括两列50 Hz的强直刺激,相隔750 ms。

d. 这种策略有一些变体,例如DBS$_{3,3}$和DBS$_{3,2}$,能更有效地检测剩余的NMB。

e. 破伤风(50 Hz,通常为5 s)是一种快速重复的(50 Hz、100 Hz,甚至200 Hz)单一刺激,导致刺激肌肉持续收缩。

① 在出现封锁的情况下,会出现褪色或衰减;由于具有深刻的NMB,没有响应。

② 后破伤风的作用也可以证明,在刺激发生后,对刺激的反应发生暂时的增加,类似于后强直的消退,促进在小婴儿中并不是那么有效的。

临床小贴士 虽然小婴儿会表现出持续收缩和破伤风刺激,但他们比大孩子更容易疲劳。

3. 尽管对NMB的评估采用了这种定量的方法,但临床有效的肌肉能力的恢复最终是由头部抬起、抓手、有效的咳嗽,特别是婴儿的髋部屈曲而进行评估的。

温度监视和控制

1. 由于儿童在这方面失去热量,所以密切监测温度是至关重要的。

a. 导电热损失发生在两个不同温度的物体之间。

b. 蒸发热损失包括通过汗水、皮肤、呼吸道和暴露在的组织中的水分丢失在手术中。

c. 对流发生在两个不同温度之间的表面流动。

d. 辐射损失是由于两种温度之间的4次方差造成的,无论距离是多少,它们是分开的。

e. 对流和辐射占85%或热损失,其余15%通过传导和蒸发(图6-3)。

2. 由于呼吸系统的影响,大量的热量流失也会发生。

a. 麻醉患者呼吸道的蒸发冷却可以通过加湿来预防,然而,这将轻微地影响一个麻醉的成人的体温。

b. 对麻醉患者所产生的气体进行加热和湿化的主要原因是防止气道上皮的干燥,分泌物的浓缩和保存是黏膜纤毛的功能。

c. 因为较低的新鲜气体流动可以与半圆的圆形麻醉系统相比的Mapleson系统,热量

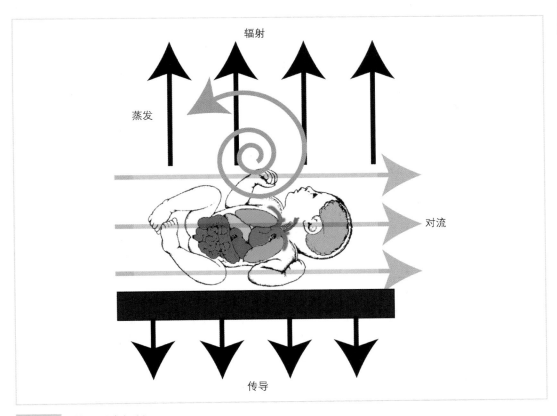

图6-3 体温丢失机制

和湿度可以更好地保存在前者[6,92,93]。

    d. 增加新鲜的气流可以使患者降温。

    3. 最佳温度监测是为了量化从表面损失的温度和它的核心以及它的防御和（或）恢复。

    4. 肺动脉的血液温度可被视为核心温度，皮肤温度反映了保温的充分性。因此，温度首先变化，即在大多数情况下，皮肤应该是临床医师最有力的保护，而不是温度变化（核心温度）。

    表6-4总结了保温和减少热量丢失的有效措施。

表6-4 温度控制

	建 议	评 论
■ 温度保护		
升高手术室温度	成人>21℃，婴儿和新生儿>26℃	
遮盖物	毯子	减少对患者的辐射和对流热损失；降低患者的传导性热损失；盖住婴儿的头
	覆盖患者头部	较大的头部相对于身体质量；确保在被呼出的气体的包围中没有被覆盖
热量和水分交换器	由于呼吸蒸发损失而造成的热损失比其他原因要小得多	会增加呼吸器的无效腔
低流量/闭路技术	减少新鲜气体流量到**低流量**（<1 L总新鲜气体流量/min），**最小流量**（<500 mL总新鲜气体流量/min），或**关闭电路**（在系统中传送的新鲜气体量与患者的吸收和呼出气体完全重复使用）	
■ 热量传递		
血液和液体加热	在线变暖技术	通过经过修改的静脉导管来加热液体
	用逆电流机制的内线变暖技术	传热程度取决于流体的流量、初始流体温度、温度和塑料袋以及油管的传热能力
加热灯	患者应该被发现以最大限度地提高疗效	尤其是在手术准备和出现的时候
加热气垫	通常设置在38～40℃。最有效的方法是放在患者身上，以减少对流热损失，传递温暖。必须有恒温控制，以及随后的水温、故障安全温度限制装置和警报的准确性	可以用来给患者升温或降温。如果长期接触患者的皮肤，特别是在区域血流不佳时，可能会发生烧伤
加热湿化器	呼吸回路中压缩体积的显著增加	水不应该加热到温度>41℃，而且气道内测量的温度不应高于40℃。呼吸回路中的水可能会干扰单向阀门。如果使用内呼吸气分析，水可能堵塞狭窄的吸水管
空气加热		热量最初是由空气传播到身体表面，然后由患者自己的血液流动转移到核心。罕见的潜在烧伤。如果皮肤灌注有限，热量可能不会被充分稀释
导电加热		导电纤维通过抵抗低压电流提供均匀的加热

影像学

1. 医学超声通常用于2～12 Hz（百万赫兹）范围内。

a. 不同的组织以不同的效率传播声波；液体让声波传播。孩子大多是由液体组成的。

b. 高频换能器使波束更单向,聚焦更短波长,所以它们产生高分辨率的图像,但衰减更快,从而渗透。

c. 表浅结构,特别是在小型人群中,非常适合这种技术。

2. 低频换能器梁更多向和波长更长,因此,他们迅速减弱少和穿透深度组织更好,然而,有更少的决议。

3. 多普勒超声利用这一事实对象时接近传感器、频率询问超声束是由更高；如果物体移动,频率较低。

4. 表面的血管通路

a. 儿童与成人相比具体的注意事项包括探针设计限制和频率。

b. 对于小儿血管访问,线性探针5～15 MHz,2～5 cm深度是可取的。

c. Micro-convex调查工作在小空间也是可取的。

5. 目前使用的超声波系统在10 mm的空间中表现不佳,并且缺乏在允许的分辨率内的准确的超声引导小血管的套管,因为它们最大的分辨率大约是300 μm,有60 mm的穿透力。

a. 50-MHz探针（Vevo 2100）图像只有10 mm的深度,但有一个30 μm的分辨率。

b. 高频探头［高频micro-ultrasound (HFMU) 15～50 MHz］比传统（5～15 MHz）允许更高分辨率的调查。虽然他们在成像表面的血管结构更成功,但对于颈内静脉管价值却较低[94]。

6. 具体建议为桡动脉访问包括设置超声波探头的深度更浅,这将增加梁的频率,使图像更清晰。

短轴方法可能比长轴方法更好,就像在动脉中心放置导管一样,因为动脉比较细[95]。

7. 中心循环通路

a. 超声成像技术已被证明可以提高颈内静脉导管插入术的成功率。在回顾性分析中,在超声波指导下,套管置入成功率（在成人中）；超声指导组91.5%；使用解剖学标志的组72.5%。

b. 在1岁以下的儿童中,超声组的成功率为77.8%（n=9）,在解剖标志组中60.9%（n=23）[96]。

c. 在对95名患者的前瞻性评估中,Verghese等人报道说,在超声组,成功率高达100%。没有发生误穿颈动脉；在解剖标志组中成功率为77%,颈动脉穿刺的发生率为25%[97]。

d. 超声引导下血管的性能指南已经发表的美国超声心动图学会心血管麻醉医师会刊上[98]。

8. 区域麻醉

超声波技术作为儿童主要或辅助麻醉技术有潜力提高使用区域麻醉的信心和安全性。

① 在 1 146 例回顾性分析中臂丛锁骨下阻滞（成人）成功率为99.3%[99]。

② 根据神经和超声波技术，周围神经可能表现为低回声（黑）或高回声（白），从视觉上可以评估神经解剖结构，而不是触摸点击筋膜。

③ 这一点尤其重要，因为与较大的儿童或成人相比，较小儿童的解剖结构的关系更可能有不同的几何结构[100,101]。

9. 与较大的38 mm探针相比，越来越多的便携式高质量的超小型超声波仪器（例如，25 mm活动表面面积）线性探针患者提高了局部麻醉在儿童患者中的应用。高频探针（10 MHz或更高）通常被利用，因为神经靠近皮肤。并不需要特殊的针。具体理论[100]和技术[102,103]最近对超声引导的小儿局部麻醉进行了回顾。

10. 水定位（Hloc）是值得特别提及的，因为它可以提高识别阻滞部位解剖的准确性，所以很适用于儿童。

a. 最初是放射科医师使用Hloc技术，通过穿刺针注射少量局麻药，增强了针尖的超声回声对比，强化识别针尖与神经组织的接触面。

b. 通常，针尖端可能很难成像，因为回声性很差[104]。

> **临床小贴士** Hloc可以提高解剖识别的准确性，因此适用于儿童。

移动应用程序（"APPs"）

1. 在计算机领域，很少有像智能手机应用（通常称为"移动APPs"）那样使年轻人和老年人着迷。

2. 小儿麻醉非常适合于专业软件的使用，因为患者的两个数量级的差异。巴和阿姆斯特朗最近回顾特定应用程序开发用于小儿麻醉[105]。这些项目包括以下的例子。

3. 儿童麻醉创新ETT分级显示，一个众所周知的计算器（基于4-2-1规则）、术前镇静（口服氯胺酮、咪达唑仑和右旋美托咪啶滴鼻）、适龄的生命体征、术中药物和统计药物。

4. Paeds ED：它有12个模块（复苏关键数据、麻醉、过敏反应、抗生素、支气管痉挛、液体、变力的支持、正常的生理功能、疼痛、镇静、癫痫发作和规定），设备（尺寸导管和喉罩）以及药物（按字母顺序列出每个字母的快速链接和选择收藏夹的能力）。它还有一个"紧急"按钮，复苏的信息只有两个按钮。儿科急诊药物：常用药物和心搏骤停药物用红色显示突出的部分，常用输液、丸药物（主要是麻醉药物）。儿童年龄和体重依赖型剂量药动学参考数据和适当大小的麻醉药。

实验室监测[106]

1. 在医疗点的实验室监测方面取得了显著进展，使实验室变得复杂。它可用于更广泛的患者群体。

2. 持续侵入式血液气体监测：通过一个直径为0.5 mm的传感器，20个孔的套管引入动脉或静脉，持续的血液气体张力和pH可以测量[107]。传感器被放置在从套管顶端伸出的元素的最后25 mm处。自由流动的血液，荧光光学传感器在15 s内对pH变化做出反应，而PCO_2，其漂移率小于10%。婴儿也有类似的脐动脉系统。

3. 间歇的前体内血气监测：由注射器抽取的血液到外周线是ana-用传感器的光泽和热敏电阻来报告计算过的碳酸氢盐，基础缺陷和氧气饱和度和标准动脉血气分析。失血过多，因为血液流失大约在60 s后返回给患者。

4. i-STAT：一次性使用的一次性墨盒包含一个生物传感器阵列，校准，以及带有排泄室的流体系统，可以测量血液气体、电解质、尿素、乳酸、电离钙、填充细胞体积和葡萄糖。离子敏感电极可以测量弹药-离子、电解质、电离钙、pH和PCO_2。碳酸氢盐，碱过量，阴离子间隙，和血红素也可以计算出箱子的浓度，这取决于一次性的配置的选择墨盒。需要的血液样本少于0.5 mL，结果在2 min内显示出来。

（陈学强　程　磊）

参考文献

[1] Cassidy C, Smith A, Arnot-Smith J. Critical incident reports concerning anaesthetic equipment: analysis of the UK National Reporting and Learning System (NRLS) data from 2006−2008. *Anaesthesia*. 2011; 66: 879−888.

[2] Morray JP, Geiduschek JM, Caplan RA. A comparison of pediatric and adult anesthesia closed malpractice claims. *Anesthesiology*. 1993; 78: 461−467.

[3] Campbell S, Wilson G, Engelhardt T. Equipment and monitoring—what is in the future to improve safety? *Paediatr Anaesth*. 2011; 21: 815−824.

[4] Mapleson WW. The elimination of rebreathing in various semiclosed anesthetic systems. *Br J Anaesth*. 1954; 26: 323−332.

[5] Ayre P. Endotracheal anesthesia for babies, with special references to hare-lip and cleft palate operations. *Anesth Analg*. 1937; 16: 330.

[6] Chalon J. Low humidity and damage to tracheal mucosa. *Bull N Y Acad Med*. 1980; 56: 314−322.

[7] Chalon J, Ali M, Ramanathan S, et al. The humidification of anaesthetic gases: its importance and control. *Can Anaesth Soc J*. 1979; 26: 361−366.

[8] Chalon J, Patel C, Ali M, et al. Humidity and the anesthetized patient. *Anesthesiology*. 1979; 50: 195−198.

[9] Dalham T. Mucous flow and ciliary activity in the trachea of rats and rats exposed to respiratory irritant gases. *Acta Physiol Scand*. 1956; 123: 36.

[10] Forbes AR. Humidification and mucus flow in the intubated trachea. *Br J Anaesth*. 1973; 45: 874−878.

[11] Rayburn RL, Watson RL. Humidity in children and adults using the controlled partial rebreathing anesthesia method. *Anesthesiology*. 1980; 52: 291−295.

[12] Bengtson J, Bengtson A, Stenqvist O. The circle system as a humidifier. *Br J Anaesth*. 1989; 63: 453−457.

[13] Bachiller P, McDonough J, Feldman J. Do new anesthesia ventilators deliver small tidal volumes accurately during volume-controlled ventilation? *Anesth Analg*. 2008; 106: 1392−1400.

[14] Baraka A. Laryngeal mask airway for resuscitation of a newborn with Pierre-Robin syndrome. *Anesthesiology*. 1995; 83: 645− 646.

[15] Markakis D, Sayson S, Schreiner M. Insertion of the laryngeal mask airway in awake infants with the Robin sequence. *Anesth Analg*. 1992; 75: 822−824.

第二部分

［16］ Theroux M, Kettrick R, Khine H. Laryngeal mask airway and fiberoptic endoscopy in an infant with Schwartz-Jampel syndrome. *Anesthesiology*. 1995; 82: 605.

［17］ Jagannathan N, Sohn L, Sawardekar A, et al. A randomized trial comparing the Ambu® Aura-iTM with the air-QTM intubating laryngeal airway as conduits for tracheal intubation in children. *Paediatr Anaesth*. 2012; 22: 1197–1204.

［18］ Clokie C, Metcalf I, Holland A. Dental trauma in anaesthesia. *Can J Anaesth*. 1989; 36: 675–680.

［19］ Schramm C, Knop J, Jensen K, et al. Role of ultrasound compared to age-related formulas for uncuffed endotracheal intubation in a pediatric population. *Paediatr Anaesth*. 2012; 22: 781–786.

［20］ Koka BV, Jeon IS, Andre JM, et al. Postintubation croup in children. *Anesth Analg*. 1977; 56: 501–505.

［21］ Nordin U, Lindholm C, Wolgast M. Blood flow in the rabbit tracheal mucosa under normal conditions and under the influence of tracheal intubation. *Acta Anaesthesiol Scand*. 1977; 21: 81–94.

［22］ Seegobin R, van Hasselt G. Endotracheal cuff pressure and tracheal mucosal blood flow: endoscopic study of effects of four large volume cuffs. *Br Med J (Clin Res Ed)*. 1984; 288: 965–968.

［23］ Kutter A, Bittermann A, Bettschart-Wolfensberger R, et al. Do lower cuff pressures reduce damage to the tracheal mucosa? A scanning electron microscopy study in neonatal pigs. *Paediatr Anaesth*. 2013; 23: 117–121.

［24］ Hammer GB. Single-lung ventilation in infants and children. *Paediatr Anaesth*. 2004; 14: 98–102.

［25］ Mirzabeigi E. One-lung anesthesia update. *Semin Cardiothorac Vasc Anesth*. 2005; 9: 213–226.

［26］ Holzman R. Equipment for pediatric anesthesia. In: Sosis MB, ed. *Anesthesia Equipment Manual*. Philadelphia, PA: Lippincott-Raven Publishers. 1997: 195–217.

［27］ Kalbhenn J, Boelke A, Steinmann D. Prospective model-based comparison of different laryngoscopes for difficult intubation in infants. *Paediatr Anaesth*. 2012; 22: 776–780.

［28］ Weiss M, Hartmann K, Fischer J, et al. Use of angulated video-intubation laryngoscope in children undergoing manual in-line neck stabilization. *Br J Anaesth*. 2001; 87: 453–458.

［29］ Sun D, Warriner C, Parsons D, et al. The GlideScope video laryngoscope: randomized clinical trial in 200 patients. *Br J Anaesth*. 2005; 94: 381–384.

［30］ Rai M, Dering A, Verghese C. The Glidescope system: a clinical assessment of performance. *Anaesthesia*. 2005; 60: 60–64.

［31］ Holm-Knudsen R. The difficult pediatric airway—a review of new devices for indirect laryngoscopy in children younger than two years of age. *Paediatr Anaesth*. 2011; 21: 98–103.

［32］ Holzman RS, Nargozian CD, Florence FB. Lightwand intubation in children with abnormal upper airways. *Anesthesiology*. 1988; 69: 784–787.

［33］ Fox DJ, Matson MD. Management of the difficult pediatric airway in an austere environment using the lightwand. *J Clin Anesth*. 1990; 2: 123–125.

［34］ Holzman RS. Airway involvement and anesthetic management in Goltz syndrome. *J Clin Anesth*. 1991; 3: 422–426.

［35］ Badgwell JM, Kleinman SE, Heavner JE. Respiratory frequency and artifact affect the capnographic baseline in infants. *Anesth Analg*. 1993; 77: 708–712.

［36］ Fretschner R, Warth H, Deusch H, et al. Kapnometrie in der Kinderanasthesie. Einfluss von Messort und Atemfrequenz［in German］. *Anaesthesist*. 1992; 41: 463–467.

［37］ McEvedy BA, McLeod ME, Kirpalani H, et al. End-tidal carbon dioxide measurements in critically ill neonates: a comparison of side-stream and mainstream capnometers. *Can J Anaesth*. 1990; 37: 322–326.

［38］ Moratin P, Lazarus G, Hartung E. Zuverlassigkeit proximaler und distaler Gasproben in der Sauglingskapnometrie［in German］. *Anaesthesist*. 1992; 41: 307–312.

［39］ Spahr-Schopfer IA, Bissonnette B, Hartley EJ. Capnometry and the paediatric laryngeal mask airway. *Can J Anaesth*. 1993; 40: 1038–1043.

［40］ Gravenstein N. Capnometry in infants should not be done at lower sampling flow rates (letter). *J Clin Monit*. 1989; 5: 64.

［41］ Schena J, Thompson J, Crone RK. Mechanical influences on the capnogram. *Crit Care Med*. 1984; 12: 672–674.

［42］ Lazzell VA, Burrows FA. Stability of the intraoperative arterial to end-tidal carbon dioxide partial pressure difference in children with congenital heart disease. *Can J Anaesth*. 1991; 38: 859−865.

［43］ Lindahl SG, Yates AP, Hatch DJ. Relationship between invasive and noninvasive measurements of gas exchange in anesthetized infants and children. *Anesthesiology*. 1987; 66: 168−175.

［44］ Campbell FA, McLeod ME, Bissonnette B, et al. End-tidal carbon dioxide measurement in infants and children during and after general anaesthesia. *Can J Anaesth*. 1994; 41: 107−110.

［45］ Badgwell JM. Respiratory gas monitoring in the pediatric patient. *Int Anesthesiol Clin*. 1992; 30: 131−146.

［46］ Grossherr M, Hengstenberg A, Meier T, et al. Propofol concentration in exhaled air and arterial plasma in mechanically ventilated patients undergoing cardiac surgery. *Br J Anaesth*. 2009; 102: 608−613.

［47］ Frankel A, Holzman R. Air embolism during posterior spinal fusion. *Can J Anaesth*. 1988; 35: 511−514.

［48］ Orliaguet G. Cerebral monitoring in children. *Paediatr Anaesth*. 2004; 14: 407−411.

［49］ Kochanek P, Carney N, Adelson P, et al. Guidelines for the acute medical management of severe traumatic brain injury in infants, children and adolescents—second edition. *Pediatr Crit Care Med*. 2012; 13(Suppl 1): S1−S82.

［50］ Malviya S. A comparison of observational and objective measures to differentiate depth of sedation in children from birth to 18 years of age. *Anesth Analg*. 2006; 102: 389−394.

［51］ Sadhasivam S. Validation of the bispectral index monitor for measuring the depth of sedation in children. *Anesth Analg*. 2006; 102: 383−388.

［52］ Davidson A. Performance of entropy and bispectral index as measures of anaesthesia effect in children of different ages. *Br J Anaesth*. 2005; 95: 674−679.

［53］ Samarkandi A. The bispectral index system in pediatrics—is it related to the end-tidal concentration of inhalation anesthetics? *Middle East J Anesthesiol*. 2006; 18: 769−778.

［54］ Kasman N, Brady K. Cerebral oximetry for pediatric anesthesia: why do intelligent clinicians disagree? *Paediatr Anaesth*. 2011; 21: 473−478.

［55］ Runciman WB, Webb RK, Barker L, et al. The Australian Incident Monitoring Study. The pulse oximeter: applications and limitations—an analysis of 2000 incident reports. *Anaesth Intens Care*. 1993; 21: 543−550.

［56］ Webb RK, van der Walt JH, Runciman WB, et al. The Australian Incident Monitoring Study. Which monitor? An analysis of 2000 incident reports. *Anaesth Intens Care*. 1993; 21: 529−542.

［57］ Barker SJ, Tremper KK. Pulse oximetry: applications and limitations. *Int Anesthesiol Clin*. 1987; 25: 155−175.

［58］ Ralston AC, Webb RK, Runciman WB. Potential errors in pulse oximetry, III: effects of interferences, dyes, dyshaemoglobins and other pigments. *Anaesthesia*. 1991; 46: 291−295.

［59］ Wukitsch MW, Petterson MT, Tobler DR, et al. Pulse oximetry: analysis of theory, technology, and practice. *J Clin Monit*. 1988; 4: 290−301.

［60］ Holtby H, Skowno J, Kor D, et al. New technologies in pediatric anesthesia. *Paediatr Anaesth*. 2012; 22: 952−961.

［61］ Sharma D, Siriussawakul A, Dooney N, et al. Clinical experience with intraoperative jugular venous oximetry during pediatric intracranial neurosurgery. *Paediatr Anaesth*. 2013; 23: 84−90.

［62］ Scott J, Hoffman G. Near-infrared spectroscopy: exposing the dark (venous) side of the circulation. *Paediatr Anaesth*. 2014; 24: 781−786.

［63］ Hirtz D, Gandjbakhche A, Wright L, et al. *Workshop on Near Infrared Spectroscopy in Infants and Children, Workshop on Near Infrared Spectroscopy in Infants and Children*. Bethesda, MD: National Institute of Neurological Disorders and Stroke; 1997.

［64］ Chakravarti S, Mittnacht A, Katz J, et al. Multisite near-infrared spectroscopy predicts elevated blood lactate level in children after cardiac surgery. *J Cardiothorac Vasc Anesth*. 2009; 23: 663−667.

［65］ Harris MM, Yemen TA, Davidson A, et al. Venous embolism during craniectomy in supine infants. *Anesthesiology*. 1987; 67: 816−819.

［66］ Veyckemans F, Carlier M, Scholtes JL, et al. Anesthetic experience in adult and pediatric orthotopic liver transplantation. *Acta Anaesthesiol Belg*. 1986; 37: 77–87.

[67]   Soriano SG, McManus ML, Sullivan LJ, et al. Doppler sensor placement during neurosurgical procedures for children in the prone position. *J Neurosurg Anesthesiol*. 1994; 6: 153–155.

[68]   Burrows FA, Bissonnette B. Monitoring the adequacy of cerebral perfusion during cardiopulmonary bypass in children using transcranial Doppler technology. *J Neurosurg Anesthesiol*. 1993; 5: 209–212.

[69]   Kawaguchi M, Ohsumi H, Ohnishi Y, et al. Cerebral vascular reactivity to carbon dioxide before and after cardiopulmonary bypass in children with congenital heart disease. *J Thorac Cardiovasc Surg*. 1993; 106: 823–827.

[70]   Bissonnette B, Leon JE. Cerebrovascular stability during isoflurane anaesthesia in children. *Can J Anaesth*. 1992; 39: 128–134.

[71]   Bode H, Ummenhofer W, Frei F. Einfluss der Halothan-Anasthesie auf zerebrale Blutflussgeschwindigkeiten bei Kindern [in German]. *Ultraschall Med*. 1994; 15: 233–236.

[72]   de-Bray JM, Granry JC, Monrigal JP, et al. Effects of thiopental on middle cerebral artery blood velocities: a transcranial Doppler study in children. *Childs Nerv Syst*. 1993; 9: 220–223.

[73]   Leon JE, Bissonnette B. Transcranial Doppler sonography: nitrous oxide and cerebral blood flow velocity in children. *Can J Anaesth*. 1991; 38: 974–979.

[74]   Petty C. We do need precordial and esophageal stethoscopes. *J Clin Monit*. 1987; 3: 192–193.

[75]   Webster T. Now that we have pulse oximeters and capnographs, we don't need precordial and esophageal stethoscopes. *J Clin Monit*. 1987; 3: 191–192.

[76]   Holzman R, van der Velde M, Kaus S, et al. Sevoflurane depresses myocardial contractility less than halothane during induction of anesthesia in children. *Anesthesiology*. 1996; 85: 1260–1267.

[77]   Kimura T, Suzuki A, Mimuro S, et al. Bronchial intubation could be detected by the visual stethoscope techniques in pediatric patients. *Paediatr Anaesth*. 2012; 22: 1185–1190.

[78]   Obrucnik M, Lichnovsky V. Development of the conduction system of the human heart. *Folia Morphol (Praha)*. 1980; 28: 278–281.

[79]   Obrucnik M, Lichnovsky V, Machan B. Differentiation of the "accessory" conduction system of the human heart. *Folia Morphol(Praha)*. 1983; 31: 395–398.

[80]   Kimble KJ, Darnall RAJ, Yelderman M, et al. An automated oscillometric technique for estimating mean arterial pressure in critically ill newborns. *Anesthesiology*. 1981; 54: 423–425.

[81]   Park MK, Kawabori I, Guntheroth WG. Need for an improved standard for blood pressure cuff size. The size should be related to the diameter of the arm. *Clin Pediatr (Phila)*. 1976; 15: 784–787.

[82]   Perloff D, Grim C, Flack J, et al. Human blood pressure determination by sphygmomanometry. *Circulation*. 1993; 88: 2460– 2470.

[83]   Kako H, Corridore M, Rice J, et al. Accuracy of the CNAPTM monitor, a noninvasive continuous blood pressure device, in providing beat-to-beat blood pressure readings in pediatric patients weighing 20–40 kilograms. *Paediatr Anaesth*. 2013; 23: 989–993.

[84]   Prince SR, Sullivan RL, Hackel A. Percutaneous catheterization of the internal jugular vein in infants and children. *Anesthesiology*. 1976; 44: 170–174.

[85]   Holzman R. Prevention and treatment of life-threatening pediatric emergencies requiring anesthesia. *Semin Anesth Periop Med Pain*. 1998; 17: 154–163.

[86]   Shefler A, Gillis J, Lam A, et al. Inferior vena cava thrombosis as a complication of femoral vein catheterisation. *Arch Dis Child*. 1995; 72: 343–345.

[87]   Paster SB, Middleton P. Roentgenographic evaluation of umbilical artery and vein catheters. *JAMA*. 1975; 231: 742–746.

[88]   Bar-Joseph G, Galvis AG. Perforation of the heart by central venous catheter in infants. Guideline to diagnosis and management. *J Pediatr Surg*. 1983; 18: 284.

[89]   Navaratnam M, Dubin A. Pediatric pacemakers and ICDs: how to optimize perioperative care. *Paediatr Anaesth*. 2011; 21: 512–521.

[90]   Goudsouzian N, Crone R, Todres I. Recovery from pancuronium blockade in the neonatal intensive care unit. *Br J Anaesth*. 1981; 53: 1303–1309.

[91]   Goudsouzian N. Maturation of neuromuscular transmission in the infant. *Br J Anaesth*. 1980; 52: 205–214.

［92］ Gershfeld NL, Murayama M. Thermal instability of red blood cell membrane bilayers: temperature dependence of hemolysis. *J Membr Biol*. 1988; 101: 67‒72.

［93］ Sessler D. Temperature monitoring. In: Miller R, ed. *Anesthesia*. 4th ed. New York, NY: Churchill Livingstone Inc.; 1994: 1363‒1382.

［94］ Latham G, Veneracion M, Joffe D, et al. High-frequency micro-ultrasound for vascular access in young children—a feasibility study by the High-frequency UltraSound in Kids study (HUSKY) group. *Paediatr Anaesth*. 2013; 23: 529‒535.

［95］ Schindler E, Kowald B, Suess H, et al. Catheterization of the radial or brachial artery in neonates and infants. *Paediatr Anaesth*. 2005; 15: 677‒682.

［96］ Leyvi G, Taylork D, Reith E, et al. Utility of ultrasound-guided central venous cannulation in pediatric surgical patients: a clinical series. *Paediatr Anaesth*. 2005; 15: 953‒958.

［97］ Verghese S, McGill W, Patel R, et al. Ultrasound-guided internal jugular venous cannulation in infants: a prospective comparison with the traditional palpation method. *Anesthesiology*. 1999; 91: 71‒77.

［98］ Troianos C, Hartman G, Glas K, et al. Guidelines for performing ultrasound guided vascular cannulation: recommendations of the American Society of Echocardiography and the Society of Cardiovascular Anesthesiologists. *J Am Soc Echocardiogr*. 2011; 24: 1291‒1318.

［99］ Sandhu N, Manne J, Medabalmi P, et al. Sonographically guided infraclavicular brachial plexus block in adults: a retrospective analysis of 1146 cases. *J Ultrasound Med*. 2006; 25: 1555‒1561.

［100］ Marhofer P, Frickey N. Ultrasonographic guidance in pediatric regional anesthesia part 1: theoretical background. *Paediatr Anaesth*. 2006; 16: 1008‒1018.

［101］ Marhofer P, Greher M, Kapral S. Ultrasound guidance in regional anaesthesia. *Br J Anaesth*. 2005; 94: 7‒17.

［102］ Roberts S. Ultrasonographic guidance in pediatric regional anesthesia, part 2: techniques. *Paediatr Anaesth*. 2006; 16: 1112‒1124.

［103］ Gray A. Ultrasound-guided regional anesthesia: current state of the art. *Anesthesiology*. 2006; 104: 368‒373.

［104］ Bloc S, Mercadal L, Dessieux T, et al. The learning process of the hydrolocalization technique performed during ultrasound-guided regional anesthesia. *Acta Anaesthesiol Scand*. 2010; 54: 421‒425.

［105］ Bhansali R, Armstrong J. Smartphone applications for pediatric anesthesia. *Paediatr Anaesth*. 2012; 22: 400‒404.

［106］ Booker P. Equipment and monitoring in paediatric anaesthesia. *Br J Anaesth*. 1999; 82: 78‒90.

［107］ Ganter M, Zollinger A. Continuous intravascular blood gas monitoring: development, current techniques, and clinical use of a commercial device. *Br J Anaesth*. 2003; 91: 397‒407.

第七章 全身麻醉的管理

大卫·M.博尔纳

要　点

1. 在术前访视和麻醉诱导期间，父母和孩子、麻醉医师和孩子的交流互动都能影响患者术后的行为，访视期间分散孩子注意力，幽默、对医疗行为进行解释都是有效的，但是安慰和保证却会增加患者的不适感。
2. 除外一些面罩不适用的情况，绝大多数患者都能通过缓和的戴上面罩完成诱导，如果病患是青少年，还可以让他自己选择诱导方式。
3. 在美国，七氟醚代替氟烷诱导后，发现诱导期间血流动力学的不良反应大大减少，但是对本身就可能存在低血容量的患者使用七氟醚诱导时仍需仔细观察。
4. 扁桃体肥大的患者在诱导期间，托下颌是最有效的解除气道梗阻的手法。
5. 专为小儿设计的戴套囊的气管导管现在可以安全的使用，已经替代了不带套囊的导管，选择合适管径的导管非常重要。在合适的情况下，声门上气道设备也适用于绝大多数患者。
6. 麻醉维持方式取决于对患者基础病情的充分了解和手术需求。
7. 相对于成人来说，神经阻滞较少在儿童中应用。
8. 婴幼儿在麻醉后呼吸系统更容易受影响，包括呼吸驱动力减弱，胸廓不稳定和肺不张，术中通气时还要考虑到患者的潮气量和闭合容积近似，而且婴幼儿呼吸时更多依赖于膈肌而不是肋间肌。
9. 除外下面的情况，深麻醉下拔管是个不错的选择：饱胃或麻醉恢复室的人员缺乏气道管理经验。

I. 术前用药和患者及患者家属准备

A. 对患者进行术前访视，麻醉医师可以和患者及家属建立良好的关系。在简短的访视时间里，可以了解相关病史及体格检查，可以了解孩子的性情和对陌生人的反应，这些都可以帮助麻醉医师决定是否需要术前用药，以及了解患者家属对麻醉的期望和担心。经过交流互动，麻醉医师和患者及家属建立了一个信任、舒适的氛围，这可以使诱导期平稳过渡。术前访视是和患者建立友谊的关键时期，是儿科麻醉医师必备的能力之一。麻醉医师不单要和患者家属聊天，还要关注患者，尤其是对还不会说话的患者予以必要的关注，这会让患者及家属都感到放松，可采取魔术、游戏、催眠、聊天、鼓励的方法与孩子有效沟通。让不同年龄患者的麻醉诱导和麻醉苏醒更舒适是我们仍然要继续探索的课题。

B. 婴幼儿比成人对麻醉诱导更敏感，在快速诱导后，睡眠紊乱、行为退化、不适感等问题频发,有的可能持续数周,让患者父母不堪其扰[1]。

1. 麻醉医师和患者、父母和患者之间的交流互动对于麻醉诱导和紧急情况下患者的表现影响极大。令人惊讶的是,监护人的安慰和保证可能会增加患者的焦虑,而使用分散注意力、幽默、适当解释医疗行为的办法可以让患者放松[2]。这些积极的方法在PACU中也得到证实,可以多加练习并推广[3,4]。

> **临床小贴士**　当首次见到家长和患者时,要先和患者互动,聊聊学校、朋友、最喜欢的游戏、玩具或节目,而不要先了解病史。

2. 术前给予咪达唑仑可以减少术后不适感[5]。年龄超过6～9个月的孩子通过以上积极的方法仍然无法改善焦虑情绪的话,可以考虑术前用药[6]。父母对患者行为的预估往往是不可靠的,因为数据显示父母更多预估的是不配合的行为。在麻醉诱导前10～20 min,可以让患者口服咪达唑仑(0.25～0.5 mg/kg)。只要药物作用时间足够,低剂量和高剂量的术前用药都能取得同样的抗焦虑及配合吸入诱导的效果[7]。术前用药比父母在场或术前指导都更有效[8]。虽然有研究显示,术前指导可以降低术后2周内患者行为紊乱的发生率,但它对术前、诱导期或紧急情况下作用有限[9,10]。

> **临床小贴士**　术前用药对经常需要手术并存在焦虑情绪的孩子尤为有帮助。

3. 对于发育迟缓的患者,要根据实际发育情况而不是实际年龄给予术前用药和诱导。我们推荐口服咪达唑仑(15～20 mg)作为术前用药。对于不太配合的发育迟缓、稍微大一点的患者,我们经常使用咪达唑仑(0.5 mg/kg)和复合氯胺酮(3 mg/kg)口服[11],也可以加入格隆溴铵(0.05～0.1 mg/kg)减少分泌物。对于稍大一些的儿童或青少年在做长时间手术时,如脊椎融合或内固定手术,我们建议使用地西泮(0.1 mg/kg)。经鼻滴注咪达唑仑(0.2 mg/kg)也可以,但滴注过程中会灼痛鼻黏膜,而且有时药液流入口中,口感非常苦涩[12]。这个方法可作为那些拒绝口服药物的患者的备选方案。经鼻滴注右美托咪定(1～2 μg/kg)是个高效且利用度高的办法,它无痛苦及不适感,还可以让患者处于嗜睡合作状态。右美托咪定有抗焦虑的作用,但也有可能使苏醒期延长[13,14]。

4. 对于超过1岁的患者来说,在麻醉诱导过程中父母在场陪伴有利于安慰患者、避免因分离而焦虑、提高父母的满意度。提前对家长说明在诱导期间希望他们做什么,如何做,他们就可以做个合格的助手。虽然许多报道发现在麻醉诱导期间,家长本身感到压力很大,但他们坚信能在旁边陪伴孩子更重要。有研究发现父母在场陪伴并不能像术前用药那样减少患者焦虑,但可以明显提高父母对术前经历的满意度[8]。患者父母必须明白:一旦患者意识消失或出现任何紧急情况,患者父母应立即被护送出手术室,以便麻醉团队可以全力处理患者而不被分心。在父母陪伴的整个过程中都要有一个专门的助手负责照顾他们。

Ⅱ. 麻醉诱导

空腹或无其他禁忌证的婴幼儿通常选择吸入诱导。大一些的患者可自行选择诱导方式。

A. 吸入诱导是最常见的诱导方式，它可以在不开通静脉通道的情况下完成。所有的孩子都打过预防针，通常都非常害怕打针，尤其是刚学走路的孩子和更大一点的孩子对打针非常恐惧紧张。当他们知道可以不用打针，而是采用无痛的吸入诱导，他们对打针的恐惧就烟消云散了。虽然吸入诱导无痛且快速，但是某些患者会害怕戴面罩，觉得戴面罩的不舒服，在这种情况下，要避免强行对患者戴面罩。

临床小贴士 对于抗拒戴面罩的孩子，麻醉医师可以拿着面罩远离面部或放在下巴处直到孩子嗜睡，一旦意识消失，立刻扣紧面罩，加深麻醉，建立静脉通道。

B. 任何体位（躺手术床、坐位、坐在父母膝上）都可以实施麻醉诱导，如果孩子不想躺下，我们却强迫他躺下，结果可能会适得其反。在吸入诱导过程中，麻醉医师需要全神贯注观察患者，避免旁边出现噪声或与手术人员交谈等。如果只有一个人用平和、安静、令人心安的语气和患者交谈是最好不过的，如给他讲一个有他参与的故事，让他想象他是一名飞行员与宇航员，把面罩或吸入麻醉药的味道作为线索加入故事中，许多小孩都能通过这样的方法得到放松。有经验的小儿麻醉医师善于在术前访视与父母孩子相处中找到最合适的令孩子放松的方法，并根据不同孩子的特点做调整。

C. 在美国，主要使用七氟醚进行吸入诱导，七氟醚无味、无气道刺激性。用涂有香味的面罩可以遮盖一些麻醉药的刺激气味。很多小儿麻醉医师喜欢先用60%～70%浓度的氧化亚氮诱导，等患者嗜睡后再打开七氟醚，使用七氟醚时可以快速把浓度调到8%[15]。

D. 心肺功能正常的患者会在1 min内意识消失，有心脏病右向左分流的患者诱导时间会延长。

E. 如果诱导期间父母在场，有些事情要提前向父母交代清楚，以避免他们不安，如诱导后患者可能出现不自主运动，因为下颌肌肉松弛导致打鼾，睁着眼睛就意识消失。

F. 七氟醚在诱导的第二阶段可能会造成肌痉挛，有报道在脑电图中发现癫痫样活动[16]。这个研究的意义还未明确，但是在诱导时麻醉深度快速增加或MAC>1.5时，心率增快和血压变化可能和脑电活动相关[17,18]。

1. 相较起氟烷，七氟醚较少引起低血压。七氟醚虽然会降低外周血管阻力，但对心肌收缩力影响较小。在诱导初期，血压和心率还会上升[19]。在美国，PPCR（The Pediatric Perioperative Cardiac Arrest Registry）观察到使用七氟醚代替氟烷诱导后，心搏骤停发生率大大降低[20]。在切皮前，1.0 MAC的七氟醚麻醉下，收缩压会降低，还要注意到心输出量也会降低，尤其是术前禁饮禁食时间长和心功能差的患者[21]。心功能差的患者最好使用其他诱导方法或提前使用辅助药以降低对七氟醚的需求浓度。低血容量的患者在自主呼吸时，回心血量增加，右心容量可以维持，如果是正压通气，回心血量就会减少，所以此类患者建议保留自主呼吸。一旦静脉通道建立，立即快速给予 10 mL/kg 的液体以抵消由于心输出量降低和外周血管阻力降低导致的严重低血压。

2. 吸入诱导的一个优势就在于保留自主呼吸。相比氟烷，七氟醚更易抑制呼吸动力（respiratory drive），减弱呼吸肌功能[22]。虽然静脉诱导时谨慎选择药物和使用剂量可以让患者保留自主呼吸，但是吸入诱导时，如果发生气道问题，立即减浅麻醉深度，呼吸即可恢复，所以在处理困难气道的时候多选择吸入诱导。

3. 监护：在吸入诱导的初期，可以使用氧饱、呼气末气体分析仪、心前区听诊器并仔细观察。当患者意识消失，平静下来，立刻连接ECG、血压、体温等监护。诱导完成后可开通有创监测。

> **临床小贴士**　当患者紧张或动来动去的时候，无法把一系列的标准监护连接在孩子身上，这只会增加患者的焦虑和乱动，即使连接上监护，屏上也显示错乱的数字。所以，诱导开始时，先达到氧饱和度、心前区听诊器并仔细观察，在患者停止活动后迅速连接监护。

4. 在诱导期间，特别是第二阶段，当下颌肌肉松弛、舌后坠时，会造成部分气道梗阻。声门上梗阻、肋间肌收缩减弱和膈肌正常运动会造成胸壁反常运动。通过心前区听诊器仔细听诊，可以发现气道问题最初来源：高音调吸气音可能源于声门（喉痉挛可能）；低音调吸气音可能来源于声门上（如舌后坠导致的上呼吸道梗阻）；呼气相异常声音多表明出现了哮喘或支气管痉挛。

> **临床小贴士**　正确判断梗阻的位置非常关键，因为不同位置梗阻的处理方式不同，错误的处理措施会加重梗阻。例如：在浅麻醉状态下，误把早期喉痉挛认为是软组织梗阻而放置口咽通气道，结果非但不能解除梗阻，反而加重喉痉挛的程度。

多数情况下，正压通气或CPAP可以改善声门上梗阻情况，放置口咽通气道或鼻咽通气道也很有效。腺样体或扁桃体肥大的患者更容易出现呼吸道梗阻，此时比起CPAP或抬下巴的方法，托下颌才是更有效的气道打开方式[23]。在麻醉苏醒期，侧卧位可以有效地改善气道状况[24]。

G. 有静脉通道时，可以采用静脉诱导。还有需要顺序快诱导（如饱胃时），抗拒面罩的患者均应采用静脉诱导。用30G的针皮内注射局麻药，或用含有多种局麻药的透皮贴（Ametop）都可以减少静脉置管的疼痛[25]。值得注意的是，尽管局麻药可以减轻静脉置管引起的疼痛，但是却无法消除患者对针的恐惧感，或许采取分散注意力的措施才能减轻患者的恐惧感。

1. 丙泊酚（3.5～4 mg/kg）有注射疼痛，在静脉置管的近端绑止血带并注射利多卡因（也称Bier阻滞麻醉）可以缓解注射痛。硫喷妥钠（5～6 mg/kg）静脉诱导时无注射痛，但它消除半衰期长,会导致苏醒延迟,而且此药在美国已不再使用。依托咪酯(1～2 mg/kg)可以用于血流动力学不稳定的患者。对低血容量、血流动力学不稳定的患者进行诱导时,因为任何抑制交感神经兴奋的药物都会造成低血压,所以在诱导前先补充血容量,诱导时减少麻醉药用量,必要的时候缓慢地给药。

2. 顺序快诱导:在饱胃患者或存在胃内容物反流风险时,经常采取顺序快诱导方法。压迫环状软骨对预防反流的有效性并不确定,甚至还会使喉镜暴露声门困难[26]。

顺序快诱导经常使用琥珀胆碱作为肌肉松弛药,但琥珀胆碱易导致心动过缓(可以提前使用阿托品预防心动过缓),而且有潜在性导致高钾血症和恶性高热的可能,所以现在小儿麻醉医师更倾向于用非去极化中效肌肉松弛药——罗库溴铵(0.75～1 mg/kg)来代替琥珀胆碱。还有一些小儿麻醉医师采用改良的快速诱导方法:不使用肌肉松弛药,只给丙泊酚(2 mg/kg)或七氟醚+瑞芬太尼(1 μg/kg),这种方法和使用肌松药的方法在相同的时间内都可以达到同样的插管条件[27,28]。

H. 患者年龄、气道的稳定性、误吸风险和外科手术要求同时决定了气道的安全性。

1. 面罩通气在短小手术中的使用也是受限的。存在气道高敏反应的患者更适合面罩通气,如患者近期有上呼吸道感染,面罩通气不产生气道刺激,尤其合适。当手术时间短时,例如,鼓膜切开术,通过面罩吸入诱导可以减少对静脉的要求,这个过程中为了适应外科手术操作,需要调整头部转动,务必要仔细观察患者情况。

> **临床小贴士**　可以通过心前区听诊器、观察胸廓活动和呼气末二氧化碳曲线来判断气道通畅度或是否存在气道梗阻。

麻醉医师要注意面罩通气时不要用力按压下颏,这会导致舌体向上颚方向靠近并阻塞上呼吸道。

2. 近些年来声门上气道设备(SGAs)被广泛应用,并有一系列儿童尺寸的设备被生产出来。SGAs可以在短小或中等手术时自主呼吸或正压通气时使用。与气管插管相比,SGAs在浅麻醉状态下更易耐受,并且对气道刺激性小,尤其适用于近期有上呼吸道疾病的患者[29,30]。SGAs的管径较大,气道阻力小,在麻醉状态自主呼吸存在的情况呼吸肌做功减少[31]。虽然SGAs也可以在正压通气下使用,但它的优势就没这么明显:它可能会漏气;在头部位置变动时容易移位;有可能导致胃胀(最新的一些设备有胃吸引端口可以防止胃胀);套囊过度充气或使用氧化亚氮都有可能使SGAs发生移位或漏气[32,33]。

> **临床小贴士**　较小的孩子舌体较大,可能会阻碍声门上气道设备进入咽腔,此时可以尝试把喉罩口沿着舌体侧面,正对中线插入口咽腔(图7-1),待通过舌体后,把喉罩转正并放置到位,充气。

另一个问题是,10 kg以下的患者在用SGAs时会出现声门口被盖住的情况[34]。使用喉罩时有30%的患者可能会出现这种问题,鉴于气道梗阻并不常见,所以麻醉医师应该

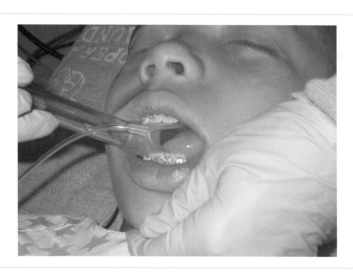

图7-1 儿童的LMA的替代插入技术

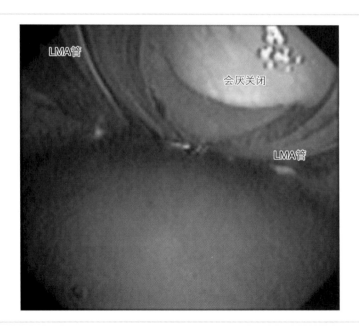

图7-2 各种SGA设备可能会导致会厌关闭

警醒是否是LMA移位导致气道不畅,同样在使用其他通气设备时也需注意该问题[35](图7-2)。在婴幼儿使用SGAs时,密闭压力好也不代表其位置确切可靠[36]。除以上问题之外,有研究报道婴儿使用SGAs更容易出现气道并发症如喉痉挛、分泌物增多、低氧合或气道梗阻,总的来说,失败率低于1%[37,38]。

　　3. 气管内插管是保证气道安全的金标准。气管插管容易操作,可以进行正压通气和呼气末正压通气(PEEP),减少误吸危险。患者插管时应注意深度,头部或身体位置变动时导管容易移位，如颈部屈曲时导管容易进入支气管内，颈部过伸或转动时导管容易脱出[39]。

4. 多年来，对6～8岁以下的孩子，不建议使用带套囊的导管，而是经常使用不带套囊的导管（在18～30 cmH$_2$O的压力下即可能漏气）。使用不带套囊的压力有以下几种原因：① 小儿声门下气道会对导管进行天然的密封保护，而充气套囊会减少气管黏膜血流，造成气管黏膜损伤、水肿或引起插管后喘鸣；插管时间长还可能导致声门下狭窄。② 以前设计的带套囊的小号气管导管非常糟糕，因为套囊长度过长，无法定位导管的深度[40,41]；或者套囊设计不好，套囊最高的压力刚好在中间一个点上，会造成该点的气管透壁压力增加（球形套囊比长型套囊更明显）。③ 套囊本身和套囊通往充气孔的通道会增加导管的直径，所以在选择小于4.5号气管导管的时候，要选择比需要号数小一号的导管。现在大多数问题已经被改进，小儿麻醉中经常使用带套囊的导管，如Halyard Health公司的微套囊导管不仅可以在低套囊压力下对气道进行密封，而且套囊很薄不会增加管径，还能有效预防误吸[42-44]（图7-3）。

临床小贴士　超过1岁的孩子，选择导管的尺寸等于孩子身高/20。

5. 经鼻气管插管：在经口气管插管不适用的情况下选择经鼻插管，如牙科或口腔手术；或者经口插管受阻的情况：创伤、先天性或后天性张口受限。多数存在腺样体肥大的患者是经鼻盲插导管的禁忌证，如果需要经鼻插管的话，确保导管插入气管前没有任何腺样体组织随之进入。

临床小贴士　在导管前端放置一根红色橡胶管或吸痰管作为引导管先进入口咽腔，再将导管送入，可以防止出血、分泌物增多或腺样脱落。

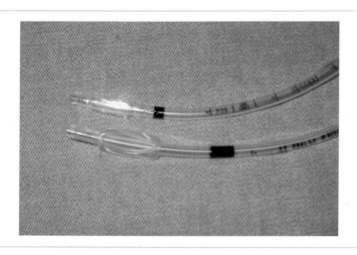

图7-3　小儿气管内管，有不同的套囊长度

可以使用纤维支气管镜或在喉镜直视下使用Magill钳（插管钳）将导管送入气管。经鼻气管导管多选用Ring-Adair-Elwyn（RAE）管。从声门到气管内有一个倾斜角度，当鼻插管从鼻咽进入口咽通过声带后，导管经常抵向气管前壁，此时需要使用Magill钳（插管钳）夹住导管前端稍往下压或使用纤维支气管镜使导管前端向下，以便顺利进入气管内。

III. 麻醉维持

维持麻醉的方法主要取决于手术、患者的基本情况以及并发疾病。吸入药物常用作维持全身麻醉的"基础药物"。随着氟烷从北美市场退出，七氟醚成为最主要的用药，地氟醚、异氟醚也随之被使用，在不同的情况下，这几种麻醉剂各有优缺点。静脉全身麻醉（TIVA）也是常用的，并且在某些情况下具有明显的优势。

A. 在易挥发性的麻醉药中，七氟醚对气道的刺激性最小。尽管异氟醚在大于1MAC时气道反应性同样降低，但是七氟醚的支气管扩张作用更大，可用于哮喘患者[45]。七氟醚在1MAC时会抑制呼吸中枢驱动和呼吸肌的功能[46]。在麻醉维持期间，保留自主呼吸的患者由于潮气量和分钟通气量下降，有必要对其进行辅助通气（见下文中的压力支持通气）。七氟醚的低血气分配系数可以使麻醉深度发生相对较快的变化，但是血脑分配系数不会像地氟醚那样快速出现（尽管比氟烷或异氟醚快）。七氟醚会引起脑电图的"癫痫样波"出现，可能会增加脑代谢率（$CMRO_2$），但在常用维持浓度时的不会增加脑血流速度[47]。1个MAC时，增加颅内压最大的是地氟醚，其次为七氟醚，而异氟醚最小。由于平均动脉压是脑灌注中最关键的因素，由挥发性麻醉药引起的颅内压增加在大多数情况下可以通过维持血压来保持适当的脑灌注压[48]。使用七氟醚后，脑血流仍会自动调节[49]。七氟醚会增加眼内压，当在全身麻醉下进行眼压测定时应考虑是否使用[50]。

B. 新一代挥发性麻醉药引起的苏醒期躁动越来越常见，尽管这是一个"恢复"问题，但它的起源在于麻醉维持期间使用的药物（见第九章）。七氟醚比起其他挥发性药物更容易出现躁动，这一现象的原因尚不清楚。在磁共振成像（消除了术后疼痛的变量）中使用吸入麻醉药的一项随机对照试验，根据严格或宽松的标准定义躁动期行为，发现使用七氟醚出现躁动的发生率在33%～80%，使用氟烷的患者中，躁动发生率为0～12%[51]。常用的一种策略是用七氟醚诱导麻醉，然后转用另一种维持药物，以减少苏醒期躁动发生率。虽然一项观察性研究表明，改用异氟醚没有任何差异，但是双盲随机对照研究发现，当七氟醚诱导后，使用异氟醚维持时，出现苏醒期躁动较少[52]。或者，在躁动出现之前可以使用少量的阿片类药物或丙泊酚；除咪达唑仑外，其他药物也被证明是有效的[53-55]。静脉全身麻醉（TIVA）出现苏醒期躁动似乎是最少的[56]。在大多数情况下，时间较短的苏醒期躁动（几分钟至1 h）与儿童术后较长时间的神经行为无相关性[57]。

C. 地氟醚仅用于维持，而不用来麻醉诱导。由于其血-气和血-脑分配系数非常低，地氟醚呼气末浓度变化和临床变化比较快速[58]。它最大的缺点就在于高度的刺激性，可能产生气道过敏，因此不使用地氟醚进行吸入诱导。地氟醚还可能增加气道并发症的风险，例如咳嗽、屏气和深麻醉下拔管引起的喉痉挛[59,60]。地氟醚引起的苏醒期躁动比氟烷和异氟醚频繁，虽然没有七氟醚那样频繁。使用地氟醚苏醒迅速，即使长时间麻醉后也不会出现苏醒延迟[61]。地氟醚的另一个优点是消除时间短,可以维持麻醉深度直至手术结束再停药,停药后也不会出现苏醒延迟。当不需要阻滞神经肌肉时,可以通过麻醉深度来减轻手术缝合的压力,而不使用肌肉松弛药。地氟醚在吸入浓度大于1个MAC时会产生呼吸抑制,主要表现为潮气量减少[62],与七氟醚一样,在自主呼吸时,吸气压力支持可能有助于维持足够的分钟通气量。在临床有效浓度下,地氟醚是唯一一个不会扩张支气管的挥发药,再加上气道的易激惹性,哮喘儿童不太适用。

> **临床小贴士**　地氟醚在脂肪组织中的摄取很慢,适合用于肥胖患者。

D. 异氟醚仍然是一种有用的维持麻醉吸入药。它不昂贵,在吸入浓度大于0.5个MAC时具有支气管扩张性,并且能够快速的苏醒,与地氟醚、七氟醚相比起来,不易出现苏醒期躁动。因为它的强刺激性,不能作为诱导药物,但是在足够的肺泡浓度下,深麻醉拔管是可行的。

E. 由于氧化亚氮起效快和无刺激性气味,通常用于麻醉诱导的早期阶段,它兼有催眠和镇痛作用,几乎没有呼吸抑制,但是与苯二氮䓬类药物联合存在呼吸抑制。由于它的低效力,它只作为全身麻醉的辅助剂。当出现肠梗阻或气胸时,应避免使用氧化亚氮以防止气体膨胀。氧化亚氮可以通过相同的机制解决鼓膜内陷的问题,但是当鼓膜移植时不应使用。氧化亚氮对术后的恶心和呕吐的影响尚不清楚,大量的Meta分析显示出,在丙泊酚复合氧化亚氮麻醉可能会增加儿童术后恶心和呕吐发生率,但是复合其他吸入麻醉药不会增加PONV风险[63-65]。

F. 静脉全身麻醉(TIVA)用于婴儿和儿童的频率增加。其优点包括血流动力稳定,术后恶心和呕吐发生率降低,苏醒迅速[66-68,57]。静脉麻醉药可以通过快速滴定增加麻醉深度[69]。以下情况最合适静脉全身麻醉:易患恶性高热或强直性肌营养不良的患者,以及监测运动诱发电位的手术。当支撑喉镜和喷射通气用于喉部手术时,即使不使用肌肉松弛药,静脉全身麻醉也能提供良好的手术条件。

1. 因为不存在单一的静脉麻醉药能够完成麻醉,所以应使用各种麻醉药物复合。镇静催眠药有助于睡眠和遗忘,阿片类药物可以提供镇痛,必要时可以添加肌肉松弛药。

2. 丙泊酚是目前最常用的镇静催眠药。当以200～250 μg/(kg·min)的速率输注时,可使患者完全无意识,可以用作需要麻醉的非刺激手术(如磁共振成像和放射治疗)的单一药剂。手术过程中则需要添加阿片类药物,这可以减少丙泊酚的用量。瑞芬太尼是一种含有酯键的阿片类药物,能够快速通过血浆酯酶分解[70,71],它不依赖于器官代谢,不存在再分布,长时间使用不会蓄积,并且能够快速达到药物有效浓度。这对于消除药物代谢途径有限的婴儿来说具有潜在的优势。虽然婴儿的分布容积较高,但其清除率高于成人和较大的儿童,而且无论年龄大小,半衰期都是不变的[72]。瑞芬太尼可能是唯一一个用于婴幼儿术中麻醉而不用担心术后镇静和呼吸抑制的阿片类药物[73,74]。它的输注速率为0.1～0.5 μg/(kg·min)。瑞芬太尼0.05～0.1 μg/(kg·min)联合丙泊酚100～125 μg/(kg·min),可用于许多刺激相对较小的手术(如骨髓抽吸或上下消化道内镜检查),且同时保持自主呼吸[75,76]。一些需要控制血压的手术(如脊柱手术和中耳手术),在不使用血管活性药物的情况下,使用瑞芬太尼可以达到中度低血压[77]。由于瑞芬太尼镇痛作用的迅速消失,术后镇痛是必须的[78],可以选用区域阻滞,非阿片类镇痛药,或在苏醒期逐渐加用长效阿片类药物。

3. 芬太尼也是婴幼儿术中常用的阿片类药物,可持续泵入或者间断给药,由于其起效快,小剂量持续泵入可以很容易地掌控患者的呼吸频率,并且不妨碍有效的自主通气和在手术结束时拔除气管导管。与年龄较大的儿童和成人相比,婴儿的清除率较高,消除半衰期较短[79]。芬太尼的持续输注半衰期也短[80]。对于3个月以上的婴幼儿,芬太尼对呼吸的影响与年龄较大的儿童和成人没有差别[81]。大剂量芬太尼(50 μg/kg)复合吸入麻醉药物用于婴幼儿时,会导致低血压。芬太尼的消除半衰期为一个变量,但当腹腔内压力增加,如腹裂、脐膨出闭合时,其消除半衰期可明显延长(正常值为年龄的3倍或者更长)[82,83]。清除率与孕龄和出生年龄呈负相关[84]。

G. 像成人一样,儿科患者术中的体位需要注意避免压伤和拉伸性损伤。此外,体位对呼吸的影响在婴幼儿中被夸大。有几种情况在儿科手术中尤其常见却很少被提到。梅菲尔德针常用在神经外科手术,但不适用在3岁以下的孩子,因为3岁以下的孩子头骨很薄。相反,在俯卧位和仰卧位中,稳定头部可利用马蹄形头部支架,在支撑框架上俯卧位时,因为面部有骨性突起,无论是在手术开始还是手术中,都要注意头部的位置,以避免面部或眼部压伤。在手术过程中,胸部和髋部都要垫枕,避免出现腹部不稳。心导管置入术经常需要手臂抬高于肩膀上方,所以肘部下面要垫上足够的垫子,防止侧滑,导致臂丛的过度延展。

临床小贴士 21-三体综合征的儿童由于韧带松弛和寰枢椎不稳定的发生率高,颈椎损伤的风险增加。在使用喉镜和扁桃体切除术期间,必须特别注意将头部保持在中立位置。

H. 麻醉维持期间的通气可控制、辅助或者自主呼吸。传统上,即使没有使用肌肉松弛药,大多数婴幼儿采用控制性通气。麻醉对自主呼吸和气道有很大的负面作用,它会增加气道阻力,减少潮气量,增加呼吸做功[85]。吸入性麻醉药降低呼吸肌强度,自主呼吸情况下容易导致胸壁反常运动。此外,婴幼儿的解剖无效腔比成人更大[86]。因为婴幼儿胸壁的构造,其顺应性更好,肋骨以一个直而不是斜的角度与脊柱相连,导致更大程度上依赖于膈肌运动来产生潮气量。肋骨的几何"斗柄"直到2岁以后才发育完善,因此,在这类孩子中,膈肌对呼吸的作用是很关键的。在婴幼儿的麻醉过程中,因为肌肉纤维容易疲劳,气道阻力增加,膈肌功能不全更容易发生。在不插管的患者中,由于咽部肌肉松弛,上呼吸道受阻,婴幼儿口小且舌体较大,更增加了呼吸道阻塞的风险。

1. 压力控制和容量控制。儿科麻醉中压力控制通气比容量控制通气更常用。从历史上来看,这是由于呼吸机本身限制了儿童准确的潮气量,以及回路中压缩容量(compression volume)的补偿不足,当潮气量较小时,压缩容量的比例会相应提高,但是现代的呼吸机克服了这些局限性,同时压力控制通气也具有其他优点,既适用于婴幼儿,也适用于年长儿及成人。压力控制的特点是减速气流,意味着较低气道峰值可产生与容量控制相同的潮气量,通气分布更均匀,肺顺应性得到改善,肺泡通气更好。在呼吸循环早期,肺扩张的峰值即可达到,这样在吸气相,肺可以膨胀更长时间,有利于气体交换和维持肺泡扩张。容量控制通气的优点是可以保持更多的通气并改变肺或胸壁的顺应性。在某些儿科手术中需要容量控制通气,如腹壁缺损复位术(reduction of abdominal wall defects)或后脊柱融合手术(外科医师对胸部施加压力时)。最新的麻醉机有一个模式在产生减速气流的同时测量或补偿肺顺应性的改变,也就是说无论患者肺顺应性的变化,它都可以通过压力控制通气保持一定的潮气量(这种模式称为压力控制——容量保证,自动流量或压力调节取决于制造商)[87]。在没有这种模式的情况下,无论是压力控制通气或者容量控制通气,我们必须密切注意压力与容量的关系,避免过度通气(压力控制)或防止气道压太高(定容通气)。

> **临床小贴士**　除了正压通气对呼吸的影响外,还必须认识通气和循环之间的相互作用。正压通气(会增加胸腔内压)会减少心脏静脉回流并影响右心输出量,当循环在正常范围内时,这种影响不明显,但低血容量患者会因此发生低血压。

2. 辅助通气能够更好地帮助患者通气,而不是发生人机对抗。患者的自主通气信号指示呼吸机向自主呼吸提供压力或容量支持(通常由负压吸气阀的降落或吸气侧的负流量检测触发)。如果发生窒息,后台设置自动开启控制呼吸模式。这种模式有以下几点优势:① 患者通过负压吸气获得一定的分钟通气量,呼吸机只需要支持患者自主呼吸,从而减少患者的工作负荷和克服呼吸回路的阻力;② 峰值压力和正压通气压力可以显著降低,肺泡壁产生较少的剪应力(shear stress),改善通气灌注(ventilation perfusion)和静脉回流,心输出量提高[88]。辅助通气模式更适用于使用声门上气道设备(SGAs)的患者,与自主通气相比较,它可以保证更好的气体交换[89,90]。这种模式尤其适用于婴幼儿在麻醉期间有自主呼吸,分钟通气量不足的情况。5～7 cmH2O压力支持可以克服回路、阀门、导管阻力,减少呼吸肌疲劳[91]。

3. 手术时间短的儿科麻醉,自主通气使用受限,原因在上文已提过。但是,在婴幼儿麻醉时,仔细观察潮气量和呼气末二氧化碳水平,自主通气也可安全使用。因为婴儿在全麻时闭合容积近似于潮气量,自主通气可能会引起肺不张,需注意潮气量和肺膨胀的问题。呼气末压力、间歇辅助通气或补充呼吸(recruitment breaths)有助于预防肺不张[92]。

4. 在危重病护理文献中有证据证明正压通气时低潮气量可以避免肺泡过度膨胀,降低肺泡剪应力(shear stress)和减少肺容量损伤可能[93,94]。越来越多的证据表明类似的策略对患者和没有急性肺损伤的患者都是有利的[95,96]。尽管麻醉下婴幼儿的研究数据有限,但是这些在重症监护病房适用的肺保护性策略也同样在手术中应用[97,98]。机控时采取6～7 mL/kg的潮气量。肺损伤主要有肺不张和肺泡塌陷,使用PEEP维持"肺打开"的状态,心肺功能正常的婴幼儿不会有血流动力学的不利影响[99,100]。肺顺应性降低和氧合下降提示可能发生肺不张，用肺复张手法后增加PEEP水平可以重新打开塌陷区域并保持其开放[101]。

I. 神经肌肉阻滞肌肉松弛药在小儿麻醉中的应用比成人麻醉少[102]。大多数儿童使用七氟醚进行麻醉诱导，择期手术的气管插管经常在无肌肉松弛药的较深的吸入麻醉下操作。在儿童气管插管时和麻醉维持期间往往不需要肌肉松弛药，如果手术需要肌肉松弛来帮助暴露和改善手术条件，也可以使用肌肉松弛药。当使用肌肉松弛药时，建议用神经刺激仪监测阻滞深度。尽量减少肌松药的使用，以减少药物本身和拮抗剂引起的不良反应。sugammadex是结合甾体核的肌肉松弛药的新型拮抗剂，极大地改变罗库溴铵和维库溴铵的使用方式[103]。使用sugammadex，可以在1 min或更短时间内拮抗肌肉松弛药的作用，比琥珀胆碱自发恢复时间更快。婴儿的肌肉松弛药逆转（TOF>90%）时间0.6 min，比大一些的儿童和成人更快[104]。sugammadex的不良反应似乎很少见，但是小儿相关的数据也很有限。

1. 肌肉松弛监测 TOF>0.9时，可以避免麻醉恢复后的肌肉松弛残余作用（让患者抬头或抬腿都可以看肌肉松弛是否消退），比较常见的是患者肌肉松弛药拮抗不充分，在PACU更容易出现呼吸减弱（insufficiency）的问题[105]。

2. 琥珀胆碱在小儿手术中的使用仍存在争议。未能明确诊断有肌源性疾病的患者使用去极化肌肉松弛药后可能会引起高钾血症，因此，琥珀胆碱不再作为插管时常规使用肌肉松弛药[106]。现在，只有几种情况下用琥珀胆碱：① 在没有sugammadex的情况下肌肉功能需快速恢复；② 顺序快诱导；③ 处理喉痉挛（0.25 mg/kg），静脉未开通时如果发生喉痉挛，可肌内注射琥珀胆碱（5 mg/kg）。儿童使用琥珀胆碱时，应提前给予阿托品防止琥珀胆碱产生的心动过缓，在大一些的儿童中，阿托品（10 μg/kg）可以明显降低心动过缓的发生率[107,108]。

J. 应特别关注小儿体液管理，因为他们所能接受的误差范围有限。NPO指南给出了最新的禁饮禁食时间，该时间被缩短后很少会再出现体液失衡。但是麻醉医师仍要及时给孩子补充水分，通常在没有明显心、肺、肾疾病的情况下，静脉通路建立后即可快速输入10 mL/kg的等渗液体，这可以改善术前禁饮禁食导致的轻到中度血容量不足。欠缺的液体量可以在接下来的2 h内补充。生理维持需要量可根据4:2:1原则：第1个10 kg需要4 mL/(kg·h)液体量，第2个10 kg需要2 mL/(kg·h)的液体量，剩余体重按1 mL/(kg·h)的液体量计算。输液的时候应该选择等渗平衡盐溶液。大量输入生理盐水可能造成高氯性酸中毒。围术期抗利尿激素（ADH）分泌增加，如果再输入低渗溶液，很容易导致医源性低钠血症[109]。对于禁饮禁食时间长的小孩子或不足6个月的孩子，或术前给予高糖液的孩子，术中输液时应加入低浓度的葡萄糖，并监测血糖浓度避免高血糖。时间长的手术还要监测尿量。

> **临床小贴士** 术中应激激素的释放会促进糖原分解代谢。小婴儿的糖原储备有限。为了避免高血糖，平衡盐溶液一般只加入1%～2%的浓度而不是5%的浓度。全肠外营养液（TPN）葡萄糖浓度较高，在输注的时候应该速度稍慢。

K. 婴幼儿体温管理很重要。导致围术期低体温的原因有以下几种[110]：① 体表面积大，由于辐射（radiation）、传导（conduction）和对流（convection）造成体温丢失（见第六章）；② 脂肪层薄，核心温度向外周扩散快。大一些的孩子蒸发量也多；③ 婴儿靠自身难以维持体温，需要外界温暖的环境来保持相对温暖[111]。盖被子、包裹头部、使用加温设备和加热灯，尤其是在手术铺巾之前保暖，可以减少热量散失。大一些的患者36℃的体温不会发生不良反应[112]。

> **临床小贴士**　术前输入凉液体会加剧热量散失，输温液体会帮助操持体温。

麻醉诱导会舒张外周血管，核心温度向外周转移再分布，因为中枢神经轴被阻滞，外周血管不能正常收缩，外周温度不能保持，核心温度急剧下降。肌肉活动和寒战可以产生热量，但是麻醉会抑制肌肉活动和寒战反应，只能靠非寒战活动产热（即棕色脂肪代谢增加）。婴儿在麻醉期间主要靠棕色脂肪代谢产热，在全凭静脉麻醉时这个产热方式会受到影响[113]。这种产热方式需要大量的能量，所以在新生儿低体温时，氧耗量会增加3倍，呼吸频率会增快，这可能会导致未麻醉的新生儿呼吸功能衰竭，所以这类患者一定要避免任何导致体热散失的因素。温液体，加温毯，吸入气体端加湿器可以有效保温。

Ⅳ. 不良反应的管理

第九章还会讨论术后问题如PONV，苏醒期躁动，现在要讨论的是麻醉维持或苏醒阶段如何干预以预防不良反应发生。不良反应发生率高的患者应及时调整麻醉方式，如术后PONV高发的患者可以采用全凭静脉麻醉，只使用丙泊酚和瑞芬太尼，或选用区域麻醉，或选用酮咯酸代替阿片类来术后镇痛；有苏醒期躁动病史的患者，七氟醚诱导后，使用其他药物代替，或在麻醉结束前给予小剂量阿片类药物或丙泊酚。

Ⅴ. 苏醒期

清醒或深麻醉下都可以拔管，但一定避免麻醉第Ⅱ期拔管，这时拔管对咽部的刺激会引发喉痉挛。

A. 诱导时发现有困难气道的患者一定清醒拔管，如果确定手术已经解决了困难气道，也可以深麻醉拔管。如果有可能发生反流误吸的情况，也要清醒拔管，如患者有肠梗阻、口腔内进行性出血、神经外科手术后气道通畅性不确定的情况。腭裂修补后术后，咽部空间缩小和舌体肿胀都可能导致上呼吸道梗阻，也需要清醒拔管。有神经肌肉接头疾病的患者（吞咽功能减弱，控制呼吸道的肌肉力量减弱），有阻塞性睡眠呼吸暂停的患者均要清醒拔管。短于90 min的手术在诱导时使用利多卡因（2 mg/kg）对气道进行表面麻醉可以减轻苏醒期咳嗽和气道反应性，不过有研究却不赞成这样做[114,115]。静脉注射利多卡因（2 mg/kg）可以降低一半的喉痉挛发生率[116]。

B. 儿童经常在深麻醉下拔管。如果在PACU拔管的话，则需要PACU人员对小儿气道管理非常有经验，熟练操作。深麻醉下拔管有很多优点：① 比清醒拔管更平稳；② 如果患者有气道高反应性疾病（reactive airway disease）或近期有呼吸系统感染，深麻醉拔管后在患者苏醒过程中无导管刺激，降低气道高反应性。在深麻醉拔管时地氟醚比七氟醚更易引起气道高反应和并发症[59]。患者在合适的麻醉深度下自主呼吸恢复，拔管时不会影响呼吸方式（ventilatory pattern）。拔管的刺激也可以检测患者是否是深麻醉拔管。如果手术涉及气道，应在喉镜直视下把咽腔的分泌物吸引干净，如牙科手术或扁桃体切除术。拔管后如果气道没发生其他问题，患者侧卧位更有利于保持气道通畅，有利于分泌物从嘴里流出而不是存积在咽腔引起喉痉挛[23]。

（赵　姝）

参考文献

［1］ Kain ZN, Wang SM, Mayes LC, et al. Distress during the induction of anesthesia and postoperative behavioral outcomes. *Anesth Analg*. 1999; 88: 1042−1047.

［2］ Chorney JM, Torrey C, Blount R, et al. Healthcare provider and parent behavior and children's coping and distress at anesthesia induction. *Anesthesiology*. 2009; 111: 1290−1296.

［3］ Martin SR, Chorney JM, Tan ET, et al. Changing healthcare providers' behavior during pediatric inductions with an empirically based intervention. *Anesthesiology*. 2011; 115: 18−27.

［4］ Chorney JM, Tan ET, Kain ZN. Adult-child interactions in the postanesthesia care unit: behavior matters. *Anesthesiology*. 2013; 118: 834−841.

［5］ Kain ZN, Mayes LC, Wang SM, et al. Postoperative behavioral outcomes in children: effects of sedative premedication. *Anesthesiology*. 1999; 90: 758−765.

［6］ Holm-Knudsen RJ, Carlin JB, McKenzie IM. Distress at induction of anaesthesia in children: a survey of incidence, associated factors and recovery characteristics. *Paediatr Anaesth*. 1998; 8: 383−392.

［7］ Cote CJ, Cohen IT, Suresh S, et al. A comparison of three doses of a commercially prepared oral midazolam syrup in children. *Anesth Analg*. 2002; 94: 37−43.

［8］ Kain ZN, Mayes LC, Wang SM, et al. Parental presence during induction of anesthesia versus sedative premedication: which intervention is more effective? *Anesthesiology*. 1998; 89: 1147−1156; discussion 9A−10A.

［9］ Kain ZN, Caramico LA, Mayes LC, et al. Preoperative preparation programs in children: a comparative examination. *Anesth Analg*. 1998; 87: 1249−1255.

［10］ Margolis JO, Ginsberg B, Dear GL, et al. Paediatric preoperative teaching: effects at induction and postoperatively. *Paediatr Anaesth*. 1998; 8: 17−23.

［11］ Funk W, Jakob W, Riedl T, et al. Oral preanaesthetic medication for children: double-blind randomized study of a combination of midazolam and ketamine vs midazolam or ketamine alone. *Br J Anaesth*. 2000; 84: 335−340.

［12］ Karl HW, Rosenberger JL, Larach MG, et al. Transmucosal administration of midazolam for premedication of pediatric patients. Comparison of the nasal and sublingual routes. *Anesthesiology*. 1993; 78: 885−891.

［13］ Sheta SA, Al-Sarheed MA, Abdelhalim AA. Intranasal dexmedetomidine vs midazolam for premedication in children under-going complete dental rehabilitation: a double-blinded randomized controlled trial. *Paediatr Anaesth*. 2014; 24: 181−189.

［14］ Yuen VM, Hui TW, Irwin MG, et al. A randomised comparison of two intranasal dexmedetomidine doses for premedication in children. *Anaesthesia*. 2012; 67: 1210−1216.

［15］ Epstein RH, Stein AL, Marr AT, et al. High concentration versus incremental induction of anesthesia with sevoflurane in children: a comparison of induction times, vital signs, and complications. *J Clin Anesth*. 1998; 10: 41−45.

［16］ Constant I, Seeman R, Murat I. Sevoflurane and epileptiform EEG changes. *Paediatr Anaesth*. 2005;

15: 266–274.

[17] Vakkuri AP, Seitsonen ER, Jantti VH, et al. A rapid increase in the inspired concentration of desflurane is not associated with epileptiform encephalogram. *Anesth Analg*. 2005; 101: 396–400.

[18] Yli-Hankala A, Vakkuri A, Sarkela M, et al. Epileptiform electroencephalogram during mask induction of anesthesia with sevoflurane. *Anesthesiology*. 1999; 91: 1596–1603.

[19] Kern C, Erb T, Frei FJ. Haemodynamic responses to sevoflurane compared with halothane during inhalational induction in children. *Paediatr Anaesth*. 1997; 7: 439–444.

[20] Bhananker SM, Ramamoorthy C, Geiduschek JM, et al. Anesthesia-related cardiac arrest in children: update from the Pediatric Perioperative Cardiac Arrest Registry. *Anesth Analg*. 2007; 105: 344–350.

[21] Lerman J, Sikich N, Kleinman S, et al. The pharmacology of sevoflurane in infants and children. *Anesthesiology*. 1994; 80: 814–824.

[22] Brown K, Aun C, Stocks J, et al. A comparison of the respiratory effects of sevoflurane and halothane in infants and young children. *Anesthesiology*. 1998; 89: 86–92.

[23] Bruppacher H, Reber A, Keller JP, et al. The effects of common airway maneuvers on airway pressure and flow in children undergoing adenoidectomies. *Anesth Analg*. 2003; 97: 29–34.

[24] Arai YC, Fukunaga K, Hirota S, et al. The effects of chin lift and jaw thrust while in the lateral position on stridor score in anesthetized children with adenotonsillar hypertrophy. *Anesth Analg*. 2004; 99: 1638–1641.

[25] Arrowsmith J, Campbell C. A comparison of local anaesthetics for venepuncture. *Arch Dis Child*. 2000; 82: 309–310.

[26] Tsung JW, Fenster D, Kessler DO, et al. Dynamic anatomic relationship of the esophagus and trachea on sonography: implications for endotracheal tube confirmation in children. *J Ultrasound Med*. 2012; 31: 1365–1370.

[27] Crawford MW, Hayes J, Tan JM. Dose-response of remifentanil for tracheal intubation in infants. *Anesth Analg*. 2005; 100: 1599–1604.

[28] Weber F, Fussel U, Gruber M, et al. The use of remifentanil for intubation in paediatric patients during sevoflurane anaesthesia guided by Bispectral Index (BIS) monitoring. *Anaesthesia*. 2003; 58: 749–755.

[29] Tait AR, Malviya S, Voepel-Lewis T, et al. Risk factors for perioperative adverse respiratory events in children with upper respiratory tract infections. *Anesthesiology*. 2001; 95: 299–306.

[30] Wilkins CJ, Cramp PG, Staples J, et al. Comparison of the anesthetic requirement for tolerance of laryngeal mask airway and endotracheal tube. *Anesth Analg*. 1992; 75: 794–797.

[31] Reignier J, Ben Ameur M, Ecoffey C. Spontaneous ventilation with halothane in children: a comparative study between endo-tracheal tube and laryngeal mask airway. *Anesthesiology*. 1995; 83: 674–678.

[32] Weiler N, Latorre F, Eberle B, et al. Respiratory mechanics, gastric insufflation pressure, and air leakage of the laryngeal mask airway. *Anesth Analg*. 1997; 84: 1025–1028.

[33] Hockings L, Heaney M, Chambers NA, et al. Reduced air leakage by adjusting the cuff pressure in pediatric laryngeal mask airways during spontaneous ventilation. *Paediatr Anaesth*. 2010; 20: 313–317.

[34] Park C, Bahk JH, Ahn WS, et al. The laryngeal mask airway in infants and children. *Can J Anaesth*. 2001; 48: 413–417.

[35] Polaner D, Ahuja D, Zuk J, et al. Video assessment of supraglottic airway orientation through the perilaryngeal airway in pediatric patients. *Anesth Analg*. 2006; 102(6): 1685–1688.

[36] Inagawa G, Okuda K, Miwa T, et al. Higher airway seal does not imply adequate positioning of laryngeal mask airways in paediatric patients. *Paediatr Anaesth*. 2002; 12: 322–326.

[37] Mathis MR, Haydar B, Taylor EL, et al. Failure of the Laryngeal Mask Airway Unique™ and Classic™ in the pediatric surgical patient: a study of clinical predictors and outcomes. *Anesthesiology*. 2013; 119: 1284–1295.

[38] Harnett M, Kinirons B, Heffernan A, et al. Airway complications in infants: comparison of laryngeal mask airway and the facemask-oral airway. *Can J Anaesth*. 2000; 47: 315–318.

[39] Weiss M, Knirsch W, Kretschmar O, et al. Tracheal tube-tip displacement in children during head-neck movement—a radio-logical assessment. *Br J Anaesth*. 2006; 96: 486–491.

［40］Weiss M, Dullenkopf A, Gysin C, et al. Shortcomings of cuffed paediatric tracheal tubes. *Br J Anaesth*. 2004; 92: 78–88.

［41］Dillier CM, Trachsel D, Baulig W, et al. Laryngeal damage due to an unexpectedly large and inappropriately designed cuffed pediatric tracheal tube in a 13-month-old child. *Can J Anaesth*. 2004; 51: 72–75.

［42］Dullenkopf A, Gerber A, Weiss M. Fluid leakage past tracheal tube cuffs: evaluation of the new Microcuff endotracheal tube. *Intensive Care Med*. 2003; 29: 1849–1853.

［43］Dullenkopf A, Schmitz A, Frei M, et al. Air leakage around endotracheal tube cuffs. *Eur J Anaesthesiol*. 2004; 21: 448–453.

［44］Salgo B, Schmitz A, Henze G, et al. Evaluation of a new recommendation for improved cuffed tracheal tube size selection in infants and small children. *Acta Anaesthesiol Scand*. 2006; 50: 557–561.

［45］Rooke GA, Choi JH, Bishop MJ. The effect of isoflurane, halothane, sevoflurane, and thiopental/nitrous oxide on respiratory system resistance after tracheal intubation. *Anesthesiology*. 1997; 86: 1294–1299.

［46］Walpole R, Olday J, Haetzman M, et al. A comparison of the respiratory effects of high concentrations of halothane and sevoflurane. *Paediatr Anaesth*. 2001; 11: 157–160.

［47］Fairgrieve R, Rowney DA, Karsli C, et al. The effect of sevoflurane on cerebral blood flow velocity in children. *Acta Anaesthesiol Scand*. 2003; 47: 1226–1230.

［48］Sponheim S, Skraastad O, Helseth E, et al. Effects of 0.5 and 1.0 MAC isoflurane, sevoflurane and desflurane on intracranial and cerebral perfusion pressures in children. *Acta Anaesthesiol Scand*. 2003; 47: 932–938.

［49］Vavilala MS, Lee LA, Lee M, et al. Cerebral autoregulation in children during sevoflurane anaesthesia. *Br J Anaesth*. 2003; 90: 636–641.

［50］Blumberg D, Congdon N, Jampel H, et al. The effects of sevoflurane and ketamine on intraocular pressure in children during examination under anesthesia. *Am J Ophthalmol*. 2007; 143: 494–499.

［51］Cravero J, Surgenor S, Whalen K. Emergence agitation in paediatric patients after sevoflurane anaesthesia and no surgery: a comparison with halothane. *Paediatr Anaesth*. 2000; 10: 419–424.

［52］Bortone L, Ingelmo P, Grossi S, et al. Emergence agitation in preschool children: double-blind, randomized, controlled trial comparing sevoflurane and isoflurane anesthesia. *Paediatr Anaesth*. 2006; 16: 1138–1143.

［53］Cravero JP, Beach M, Thyr B, et al. The effect of small dose fentanyl on the emergence characteristics of pediatric patients after sevoflurane anesthesia without surgery. *Anesth Analg*. 2003; 97: 364–367.

［54］Aouad MT, Yazbeck-Karam VG, Nasr VG, et al. A single dose of propofol at the end of surgery for the prevention of emergence agitation in children undergoing strabismus surgery during sevoflurane anesthesia. *Anesthesiology*. 2007; 107: 733–738.

［55］Dalens BJ, Pinard AM, Letourneau DR, et al. Prevention of emergence agitation after sevoflurane anesthesia for pediatric cerebral magnetic resonance imaging by small doses of ketamine or nalbuphine administered just before discontinuing anesthesia. *Anesth Analg*. 2006; 102: 1056–1061.

［56］Keaney A, Diviney D, Harte S, et al. Postoperative behavioral changes following anesthesia with sevoflurane. *Paediatr Anaesth*. 2004; 14: 866–870.

［57］Chandler JR, Myers D, Mehta D, et al. Emergence delirium in children: a randomized trial to compare total intravenous anesthesia with propofol and remifentanil to inhalational sevoflurane anesthesia. *Paediatr Anaesth*. 2013; 23: 309–315.

［58］Eger EI II. Desflurane animal and human pharmacology: aspects of kinetics, safety, and MAC. *Anesth Analg*. 1992; 75: S3–S7; discussion S8–S9.

［59］Valley RD, Freid EB, Bailey AG, et al. Tracheal extubation of deeply anesthetized pediatric patients: a comparison of desflurane and sevoflurane. *Anesth Analg*. 2003; 96: 1320–1324.

［60］Lerman J, Hammer GB, Verghese S, et al. Airway responses to desflurane during maintenance of anesthesia and recovery in children with laryngeal mask airways. 2010; 20(6): 495–505.

［61］Nordmann GR, Read JA, Sale SM, et al. Emergence and recovery in children after desflurane and isoflurane anaesthesia: effect of anaesthetic duration. *Br J Anaesth*. 2006; 96: 779–785.

［62］ Behforouz N, Dubousset AM, Jamali S, et al. Respiratory effects of desflurane anesthesia on spontaneous ventilation in infants and children. *Anesth Analg*. 1998; 87: 1052−1055.

［63］ Bortone L, Picetti E, Mergoni M. Anaesthesia with sevoflurane in children: nitrous oxide does not increase postoperative vomiting. *Paediatr Anaesth*. 2002; 12: 775−779.

［64］ Rose JB, Watcha MF. Postoperative nausea and vomiting in paediatric patients. *Br J Anaesth*. 1999; 83: 104−117.

［65］ Sneyd JR, Carr A, Byrom WD, et al. A meta-analysis of nausea and vomiting following maintenance of anaesthesia with propofol or inhalational agents. *Eur J Anaesthesiol*. 1998; 15: 433−445.

［66］ Pinsker MC, Carroll NV. Quality of emergence from anesthesia and incidence of vomiting with remifentanil in a pediatric population. *Anesth Analg*. 1999; 89: 71−74.

［67］ Grundmann U, Uth M, Eichner A, et al. Total intravenous anaesthesia with propofol and remifentanil in paediatric patients: a comparison with a desflurane-nitrous oxide inhalation anaesthesia. *Acta Anaesthesiol Scand*. 1998; 42: 845−850.

［68］ Eltzschig HK, Schroeder TH, Eissler BJ, et al. The effect of remifentanil or fentanyl on postoperative vomiting and pain in children undergoing strabismus surgery. *Anesth Analg*. 2002; 94: 1173−1177.

［69］ Hans P, Bonhomme V, Born JD, et al. Target-controlled infusion of propofol and remifentanil combined with bispectral index monitoring for awake craniotomy. *Anaesthesia*. 2000; 55: 255−259.

［70］ Dershwitz M, Randel GI, Rosow CE, et al. Initial clinical experience with remifentanil, a new opioid metabolized by esterases. *Anesth Analg*. 1995; 81: 619−623.

［71］ Ross AK, Davis PJ, Dear G deL, et al. Pharmacokinetics of remifentanil in anesthetized pediatric patients undergoing elective surgery or diagnostic procedures. *Anesth Analg*. 2001; 93: 1393−1401.

［72］ Sammartino M, Garra R, Sbraglia F, et al. Remifentanil in children. *Paediatr Anaesth*. 2010; 20: 246−255.

［73］ Roulleau P, Gall O, Desjeux L, et al. Remifentanil infusion for cleft palate surgery in young infants. *Paediatr Anaesth*. 2003; 13: 701−707.

［74］ Lynn AM. Remifentanil: the paediatric anaesthetist's opiate? *Paediatr Anaesth*. 1996; 6: 433−435.

［75］ Peacock JE, Luntley JB, O'Connor B, et al. Remifentanil in combination with propofol for spontaneous ventilation anaesthesia. *Br J Anaesth*. 1998; 80: 509−511.

［76］ Glaisyer HR, Sury MR. Recovery after anesthesia for short pediatric oncology procedures: propofol and remifentanil compared with propofol, iitrous oxide, and sevoflurane. *Anesth Analg*. 2005; 100(4): 959−963.

［77］ Degoute CS, Ray MJ, Gueugniaud PY, et al. Remifentanil induces consistent and sustained controlled hypotension in children during middle ear surgery. *Can J Anaesth*. 2003; 50: 270−276.

［78］ Davis PJ, Finkel JC, Orr RJ, et al. A randomized, double-blinded study of remifentanil versus fentanyl for tonsillectomy and adenoidectomy surgery in pediatric ambulatory surgical patients. *Anesth Analg*. 2000; 90: 863−871.

［79］ Singleton MA, Rosen JI, Fisher DM. Plasma concentrations of fentanyl in infants, children and adults. *Can J Anaesth*. 1987; 34: 152−155.

［80］ Ginsberg B, Howell S, Glass PS, et al. Pharmacokinetic model-driven infusion of fentanyl in children. *Anesthesiology*. 1996; 85: 1268−1275.

［81］ Hertzka RE, Gauntlett IS, Fisher DM, et al. Fentanyl-induced ventilatory depression: effects of age. *Anesthesiology*. 1989; 70: 213−218.

［82］ Greenough A, Donn SM. Matching ventilatory support strategies to respiratory pathophysiology. *Clin Perinatol*. 2007; 34: 35−53.

［83］ Gauntlett IS, Fisher DM, Hertzka RE, et al. Pharmacokinetics of fentanyl in neonatal humans and lambs: effects of age. *Anesthesiology*. 1988; 69: 683−687.

［84］ Saarenmaa E, Neuvonen PJ, Fellman V. Gestational age and birth weight effects on plasma clearance of fentanyl in newborn infants. *J Pediatr*. 2000; 136: 767−770.

［85］ Canet J, Sanchis J, Vila P, et al. Ventilatory compensation for inspiratory resistive loads during anaesthesia with halothane or isoflurane. *Br J Anaesth*. 1999; 82(6): 847−851.

［86］ Numa AH, Newth CJ. Anatomic dead space in infants and children. *J Appl Physiol*. 1996; 80: 1485−

1489.

［87］ Feldman JM. Optimal ventilation of the anesthetized pediatric patient. *Anesth Analg*. 2015; 120: 165–175.

［88］ Gullberg N, Winberg P, Selldén H. Pressure support ventilation increases cardiac output in neonates and infants. *Paediatr Anaesth*. 1996; 6: 311–315.

［89］ von Goedecke A, Brimacombe J, Hormann C, et al. Pressure support ventilation versus continuous positive airway pressure ventilation with the ProSeal laryngeal mask airway: a randomized crossover study of anesthetized pediatric patients. *Anesth Analg*. 2005; 100: 357–360.

［90］ Lim B, Pawar D, Ng O. Pressure support ventilation vs spontaneous ventilation via ProSeal™ laryngeal mask airway in pediatric patients undergoing ambulatory surgery: a randomized controlled trial. *Paediatr Anaesth*. 2012; 22: 360–364.

［91］ Takeuchi M, Imanaka H, Miyano H, et al. Effect of patient-triggered ventilation on respiratory workload in infants after cardiac surgery. *Anesthesiology*. 2000; 93(5): 1238–1244.

［92］ Serafini G, Cornara G, Cavalloro F, et al. Pulmonary atelectasis during paediatric anaesthesia: CT scan evaluation and effect of positive endexpiratory pressure (PEEP). *Paediatr Anaesth*. 1999; 9: 225–228.

［93］ Albuali WH, Singh RN, Fraser DD, et al. Have changes in ventilation practice improved outcome in children with acute lung injury? *Pediatr Crit Care Med*. 2007; 8: 324–330.

［94］ The Acute Respiratory Distress Syndrome Network. Ventilation with lower tidal volumes as compared with traditional tidal volumes for acute lung injury and the acute respiratory distress syndrome［see comments］. *N Engl J Med*. 2000; 342: 1301–1308.

［95］ Choi G, Wolthuis EK, Bresser P, et al. Mechanical ventilation with lower tidal volumes and positive end-expiratory pressure prevents alveolar coagulation in patients without lung injury. *Anesthesiology*. 2006; 105: 689–695.

［96］ Goldenberg NM, Steinberg BE, Lee WL, et al. Lung-protective ventilation in the operating room: time to implement? *Anesthesiology*. 2014; 121: 184–188.

［97］ Kobr J, Kuntscher V, Molacek J, et al. Diffuse alveolar damage due to inappropriate strategy of mechanical ventilation in an experimental porcine model. *In Vivo*. 2010; 24: 699–704.

［98］ Theroux MC, Fisher AO, Horner LM, et al. Protective ventilation to reduce inflammatory injury from one lung ventilation in a piglet model. *Paediatr Anaesth*. 2010; 20: 356–364.

［99］ Kardos A, Vereczkey G, Szentirmai C. Haemodynamic changes during positive-pressure ventilation in children. *Acta Anaesthesiol Scand*. 2005; 49: 649–653.

［100］ Pelosi P, Rocco PR. Airway closure: the silent killer of peripheral airways. *Crit Care*. 2007; 11: 114.

［101］ Tusman G, Bohm SH, Tempra A, et al. Effects of recruitment maneuver on atelectasis in anesthetized children. *Anesthesiology*. 2003; 98: 14–22.

［102］ Meakin GH. Role of muscle relaxants in pediatric anesthesia. *Curr Opin Anaesthesiol*. 2007; 20: 227–231.

［103］ Groudine SB, Soto R, Lien C, et al. A randomized, dose-finding, phase II study of the selective relaxant binding drug, Sugammadex, capable of safely reversing profound rocuronium-induced neuromuscular block. *Anesth Analg*. 2007; 104: 555–562.

［104］ Plaud B, Meretoja O, Hofmockel R, et al. Reversal of rocuronium-induced neuromuscular blockade with sugammadex in pediatric and adult surgical patients. *Anesthesiology*. 2009; 110: 284–294.

［105］ Debaene B, Plaud B, Dilly MP, et al. Residual paralysis in the PACU after a single intubating dose of nondepolarizing muscle relaxant with an intermediate duration of action. *Anesthesiology*. 2003; 98: 1042–1048.

［106］ Larach MG, Rosenberg H, Gronert GA, et al. Hyperkalemic cardiac arrest during anesthesia in infants and children with occult myopathies. *Clin Pediatr (Phila)*. 1997; 36: 9–16.

［107］ Shorten GD, Bissonnette B, Hartley E, et al. It is not necessary to administer more than 10 µg/kg of atropine to older children before succinylcholine. *Can J Anaesth*. 1995; 42: 8–11.

［108］ McAuliffe G, Bissonnette B, Boutin C. Should the routine use of atropine before succinylcholine in children be reconsidered? *Can J Anaesth*. 1995; 42: 724–729.

［109］ Lönqvist PA. Inappropriate perioperative fluid management in children: time for a solution?! *Paediatr*

Anaesth. 2007; 17: 203-205.

[110] Bissonnette B. Temperature monitoring in pediatric anesthesia. *Int Anesthesiol Clin.* 1992; 30: 63-76.

[111] Tander B, Baris S, Karakaya D, et al. Risk factors influencing inadvertent hypothermia in infants and neonates during anesthesia. *Paediatr Anaesth.* 2005; 15: 574-579.

[112] Bissonnette B, Sessler DI. Mild hypothermia does not impair postanesthetic recovery in infants and children. *Anesth Analg.* 1993; 76: 168-172.

[113] Plattner O, Semsroth M, Sessler DI, et al. Lack of nonshivering thermogenesis in infants anesthetized with fentanyl and propofol. *Anesthesiology.* 1997; 86: 772-777.

[114] Minogue SC, Ralph J, Lampa MJ. Laryngotracheal topicalization with lidocaine before intubation decreases the incidence of coughing on emergence from general anesthesia. *Anesth Analg.* 2004; 99: 1253-1257.

[115] Hamilton ND, Hegarty M, Calder A, et al. Does topical lidocaine before tracheal intubation attenuate airway responses in children? An observational audit. *Paediatr Anaesth.* 2012; 22: 345-350.

[116] Erb TO, Ungern-Sternberg Von BS, Keller K, et al. The effect of intravenous lidocaine on laryngeal and respiratory reflex responses in anaesthetised children. *Anaesthesia.* 2013; 68: 13-20.

第八章 区域麻醉

大卫·M.博尔纳,卡丽·T.M.安德森

要 点

1. 大量的前瞻性研究表明,区域麻醉在小儿患者中具有较高的安全性和有效性,可用于手术麻醉、术后镇痛以及其他各种疼痛的治疗。
2. 在全身麻醉下进行区域麻醉操作与患者处于清醒或镇静状态下进行区域麻醉操作一样安全,或者会更加安全。
3. 超声引导使单次或连续外周神经阻滞得以广泛应用,在很多情况下可以代替中央轴索阻滞。有证据表明,应用超声引导外周神经阻滞,可以提高其安全性和有效性,且在某些情况下,可减少局部麻醉药的使用量。
4. 严格遵循操作流程,包括药物及其剂量的选择对保证区域麻醉成功和安全至关重要,因为儿科患者特别是婴幼儿解剖上的特殊性,导致儿科患者受到更严格的解剖结构和药物毒性阈值的限制。必须全面掌握阻滞部位的解剖结构。
5. 与成人一样,"脂剂救援"是目前局部麻醉药中毒的主要治疗手段。

有研究表明,区域麻醉包括外周神经阻滞和椎管内阻滞,适用于各种外科手术及术后疼痛治疗、创伤相关性疼痛、姑息治疗和许多慢性疼痛综合征。局部麻醉药还能减轻疼痛伤害性应激反应的发生,而新生儿这种伤害性应激反应的严重程度是成人的3~5倍[1,2]。区域麻醉还可通过提供更好的术后镇痛,使术后镇痛的时间延长至手术损伤发生后的数天至数周,从而减轻截肢后患肢痛的严重程度和发病率。最后,区域麻醉能减少甚至停止全身性镇痛药的使用,从而提供不良反应更少的镇痛[3,4]。然而,要有效地应用区域麻醉,需要掌握全面的解剖学知识、相应的设备和技术操作要领、所用局部麻醉药的药理学及婴幼儿实施区域麻醉的适应证和禁忌证。

总体原则

成功实施儿科区域麻醉的几个关键因素。

1. 要全面询问患者病史并进行体格检查,尤其要注意那些可能决定并改变麻醉方案或甚至是禁忌实施区域麻醉的细节。诸如正在接受或将要接受抗凝治疗、阻滞部位感染、并发渐进性神经肌肉疾病的患者,或术后需要进行神经肌肉功能测试的患者。

2. 充分了解患者解剖和所需的麻醉设备。小儿皮肤距离神经很近,所以缓慢、慎重、精准的操作很重要。

3. 签署麻醉知情同意书,让患者家长和患者明白,相应年龄段患者在区域麻醉操作时如何与麻醉医师进行表达交流。列举出最有可能发生的潜在并发症,并允许家属提出相关问题,让他们成为整个麻醉的积极参与者。

4. 回顾整个操作流程,尤其是技术方面,并保证所有人员和设备处于备用状态。与外科医师的良好沟通可以避免弄错手术部位及范围。这应该包括术中所涉及的材料及要用到的石膏或敷料的类型。提前检查好所用设备,确保其适合患者,并使其处于良好的备用状态。最好提前练习来体会不同体位下结构的细微差异,在超声引导时使组织结构更形象化。请熟悉区域阻滞的同事来协助最初几例患者的操作。

5. 局部麻醉药及其剂量的选择非常重要。计算药物剂量时与相关人员进行复核并做好标记,最大限度地减少错误的发生。尤其在操作者对药物不熟悉的情况下,应向药剂师或有经验的同事咨询,或者查阅相关文献,这对患者的安全至关重要。与同事一起核对药物名称、剂量和有效期,并在拿到或准备使用药物时把安瓿或注射器贴上标签。在给药前再次核对上述内容(小儿局麻药极量见表10-1)。同时实施多点阻滞时(如坐骨神经加股神经阻滞),明确所有部位所用局部麻醉药剂量的总和来决定是否需要调整局部麻醉药浓度,包括任何可能由外科医师给予的局部麻醉药。当阻滞须按照每千克体重特定容积(mL/kg)给药时,调整局部麻醉药浓度是减少局部麻醉药毒性反应的唯一办法。

6. 提前准备所需设备和操作空间。某些区域阻滞大概需要 30 min 的时间来完成,初学者可能需要更多时间,所以专用麻醉间和协助人员将有助于区域阻滞的成功实施。

7. 适当监测患者生命体征,采用与美国麻醉医师协会(American Society of Anesthesiologists, ASA)监测指南用于全身麻醉监测相同的标准。

8. 标记区域麻醉阻滞的操作部位,并注意任何可能影响麻醉实施的异常解剖,如穿刺部位有破损或水疱。在麻醉实施前,应该同外科团队的关键成员执行“三方核查”即再次确认患者身份、手术部位和阻滞偏侧[5]。

9. 务必使复苏设备、氧源、正压通气输送系统和吸引器处于备用状态。

10. 完成操作后,告知患者家长麻醉过程和任何发生的意外事件。为患者家长提供一个可随时咨询相关问题的电话号码。随访患者以筛查可能的迟发并发症或不良事件。

禁忌证

虽然区域麻醉阻滞能安全用于大多数婴幼儿,但仍需谨记一些类似于成人的禁忌证。
1. 穿刺部位存在感染禁止实施区域阻滞麻醉。
2. 合并脓血症患者禁止留置导管或进行中枢轴索阻滞麻醉。
3. 凝血功能障碍、血小板减少、服用抗凝药的患者禁用中枢轴索阻滞。

神经定位

进行神经定位主要有两种方法,即超声引导可视化技术和神经刺激仪,两者均可提高区域麻醉阻滞的成功率和安全性。

X线透视和CT仅在特殊情况下使用。诱发清醒患者出现异感来定位神经已被上述技术方法取代,现仅具有一定历史意义。

由于小儿体格较小,所以婴幼儿的神经定位需要高度精确。因此,强烈推荐应用超声引导或神经刺激仪定位来完成绝大多数小儿的外周神经阻滞。关于超声引导与神经刺激仪定位外周神经阻滞的比较做了两项mate分析后得出结论:超声引导下的区域阻滞麻醉更有效且血管损伤率更低[6,7]。

A. 超声引导

便携式高保真超声设备的引进并被儿科麻醉医师广泛使用让儿科区域麻醉重现活力,同时也增加了外周神经阻滞在儿童中的使用率[8,9]。应尽可能把超声引导作为小儿外周神经阻滞的主要定位技术,且其也可在椎管内阻滞麻醉中起一定作用[10]。

1. 利用超声引导实施区域麻醉阻滞提高了直观、无创、实时可视化的程度。

2. 超声引导除了可以直视相关定位标志和神经外,还能让麻醉医师在穿刺针接近神经时注意到它,并看见局麻药药液的注入,且能确定导管位置。

3. 注意观察特定神经及其周围组织结构的内部解剖位置,能提高儿科区域阻滞麻醉的准确性、安全性和成功率。

a. 是局麻药发挥了神经阻滞,而不是针;穿刺针只需靠近神经注射局麻药就能起到麻醉作用。

b. 有研究表明,应用超声引导神经阻滞具有起效更快、局部麻醉药用量更少、麻醉维持时间更长、阻滞效果改善等优点[11-15]。

c. 当阻滞部位内部结构可视化后,对非清醒患者实施区域麻醉的顾虑将大大减少。

d. 超声也可能识别出一些偶然发现的未知的异常解剖。然而,如何处理异常或漏诊异常情况仍然是伦理学和法律范畴的难题,尤其因为麻醉医师是在应用影像学定位实施区域阻滞,而并不是进行诊断的放射科医师。

4. 可将穿刺针导入并推进平面内(IP)(即穿刺针和超声探头在同一纵向面)或平面外(穿刺针垂直于超声探头)。

临床小贴士　平面内法通常更简单易学且也是最常用的,因为麻醉医师能看到穿刺针的轴和其移动轨迹,而平面外法,麻醉医师只能看到穿刺针的横截面,而这个横截面只看似一个回声点。然而,在有些情况下,对于临床应用而言平面外法具有更加符合人体工程学的优点。

B. 神经刺激仪

神经刺激定位很大程度上已被超声引导所取代,但在某些情况下,主要是不具备超声设备时,仍然使用神经刺激仪定位。因为神经受刺激后,神经细胞肯定发生去极化。这就导致了动作电位的出现并使肌肉产生收缩。

1. 当刺激仪的穿刺针带负电荷时,神经细胞更易发生去极化。因此,通常将穿刺针连接到负极(阴极):N-到-N。

2. 正极（阳极）连接患者：P-到-P。

a. 正极应该放置在拟阻滞神经远端并远离心脏。

b. 如果把穿刺针的两极放颠倒，则可能需要4倍的刺激电流。

3. 电流随着 $1/R^2$ 函数的减小而减小，其中R代表到神经的距离。

穿刺针必须在距神经1 cm以内的位置来刺激神经，但若要在注射局部麻醉药时获得良好的阻滞效果，需更靠近神经。

4. 神经刺激仪必须具有能随1～2 Hz频率而变化的可调输出电流（0～10 mA）。

a. 当针尖接近神经时，应用最小电流即0.3～0.5 mA就应引出适当的肌肉收缩。忽视直接刺激肌肉出现的反应，仅注意与正探查的神经受刺激所引起的肌肉收缩运动。近来有研究表明，以0.5 mA甚至更强的电流达到的刺激可能产生与较低电流达到的刺激相当的阻滞效果，且对穿刺针位置精确度的要求可能不如传统认为的那么重要了[16]。

b. 如果小于0.3 mA的电流刺激即能引起肌肉收缩，说明穿刺针可能已刺入了神经内，出现这种情况时就不应注入局部麻醉药。若在注药时阻力过大也是如此，在这两种情况下，都应立即拔出穿刺针。虽然一度认为神经内注射是神经损伤的显著危险因素，且与阻滞时间的延长有关，但有一项研究表明并不一定如此，且直接神经内注射并不一定导致神经损伤[17]，但仍应尽量避免神经内注射。

为了提高定位的准确性，穿刺针除针尖部位外应该是绝缘的，这样针尖就可以传递最大的电流强度。如果穿刺针不绝缘，那刺激需要的电流就会更大。

1. 一旦拟阻滞神经已受到刺激，调整优化穿刺针的位置后就可以注射局部麻醉药或通过穿刺针放置导管来实现连续神经阻滞。

2. 此时即使注射少量局部麻醉药或其他液体均可能会降低或消除肌肉颤动和抽搐反应。这可能是注入的液体使神经远离了穿刺针，或是远离了局部麻醉药的作用范围。然而，如果希望将留置导管置入神经鞘内，可预先向鞘内注射数毫升药液使鞘扩张，从而使导管更容易通过。

a. 有时可联合应用神经刺激仪与超声成像，但较之单独应用超声引导，成人研究并未证明两种技术联合应用能提高成功率或安全性。

b. 有报道对神经刺激仪定位神经的准确性表示质疑，认为超声引导直视定位显著优于神经刺激仪[18]。

试验量

给予局部麻醉药时必须缓慢地逐步注射，且要密切观察局部麻醉药毒性反应的征兆。推荐预先给予试验量来辨别是否意外血管内注药。尽管阳性反应强烈暗示已发生了血管内注药，但阴性反应也不是未发生血管内注药的明确证据[19]。假阴性率未知，但观察报告证实不是零[20]。当实施需要给予较大容量或较大剂量局部麻醉药的区域阻滞，尤其是硬膜外或骶管阻滞时，作者们建议，试验量可应用每毫升含5 µg肾上腺素（0.1 mL/kg，最大量3 mL）的局麻药来协助判断是否意外血管内注药。超声引导直视下注射局麻药可能有效替代试验量，但缺乏验证性数据。

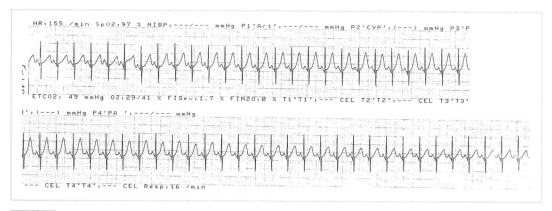

图8-1 用含1∶200 000肾上腺素的丁哌卡因试验量注入血管后T波抬高。注意ECG的短期变化。

> **临床小贴士** 单次骶管阻滞发生意外血管内注药的风险最大,而外周神经阻滞的风险最小。

1. 在全身麻醉期间,不能仅根据心率反应作为意外血管内注射试验量的阳性指标[21]。

尽管清醒患者心率每分钟增加10次或更多是局部麻醉药误入血管的一个敏感指标,但大约1/4的麻醉患者在试验量误入血管后心率是不会增加的。

2. 一个更加敏感的指标就是心电图(ECG)上T波幅度的改变[22](图8-1)。

血管内注射试验量的20 s内T波高度将大幅增加,影响可在60 s内消失。

3. 小儿所用麻醉药物的类型将会影响心率和心电图对试验量产生反应的结果和可靠性。

a. 氟烷比七氟醚更能降低局部麻醉药试验量可靠性[23,24]。

b. 阿托品(0.010 mg/kg)能改善氟烷对试验量结果的影响,但不能改善七氟醚对试验量结果的影响[21]。

c. 在任何类型吸入麻醉的情况下,T波改变均是高度可靠的指标。

d. 丙泊酚和瑞芬太尼全凭静脉麻醉期间的T波形态或心率的变化并不可靠,必须寻求血压变化作为一个替代指标[25]。

局部麻醉药毒性

局部麻醉药的毒副作用,特别是酰胺类局部麻醉药,可能危及生命安全(表8-1)。

表8-1 局部麻醉药最大允许使用剂量推荐表

药 物	单次给药(mg/kg)		连续注射[mg/(kg·h)]	
	婴儿<6个月	儿 童	婴儿<6个月	儿 童
丁哌卡因[a]	1.5～2	2.5	0.2	0.4
罗哌卡因[a]	1.5～2	3	0.2～0.25	0.5

（续表）

药　　物	单次给药（mg/kg）		连续注射［mg/(kg·h)］	
	婴儿<6个月	儿　　童	婴儿<6个月	儿　　童
左丁哌卡因	1.5	2.5	0.2	0.4
氯丁哌卡因[b]	10	20～60	9～12	20
利多卡因（不加肾）	3	5	0.8	3
利多卡因（加肾）	5	7	1	NA
甲哌卡因	NA	10	NA	NA
普鲁卡因[b]	NA	15	NA	NA
丙胺卡因	NA	10	NA	NA

[a] 对于单次给药：婴幼儿使用的药物浓度0.2%～0.25%，>5～8岁的儿童所使用的药物浓度是0.375%～0.5%。
[b] 脂类局麻药
NA，不适用

Modified from: [1] Suresh S, Wheeler M. Practical pediatric regional anesthesia. *Anesthesiol Clin North America*, 2002, 20(1): 83–113; [2] Lonnqvist PA, Morton NS. Postoperative analgesia in infants and children. Br J Anaesth, 2005, 95(1): 59–68.

　　1. 因早在幼儿时期就已具备代谢酯类局部麻醉药的能力；所以，酯类局部麻醉药不会造成与酰胺类局部麻醉药相同的毒性风险。

　　2. 局部麻醉药毒性反应最常见的原因有：意外血管内注药、局部麻醉药吸收过多及给药过量。

　　3. 循环衰竭和中枢神经系统毒性反应与血管内注射蛋白结合率高的长效酰胺类局部麻醉药有关。

　　a. 局部麻醉药抑制离子通道可导致最严重的临床症状，其中最重要的是影响心脏和大脑。

　　b. 局部麻醉药能严重影响到心脏的起搏细胞、心肌细胞和心脏传导系统的细胞。

　　c. 局部麻醉药通过抑制上述细胞的钠离子通道来降低心脏动作电位增加的最大速率，即细胞去极化速率减慢。

　　d. 酰胺类局部麻醉药偏爱开放的离子通道；因此酰胺类局部麻醉药对心动周期第一阶段快速复极期间的心脏细胞发挥更多作用。

　　4. 患者心率越快可能越易使他们面临局部麻醉药中毒的风险。QRS波群增宽、PR间期延长、早期后除极、心肌收缩力降低和尖端扭转型室速都是公认的酰胺类局部麻醉药中毒后的不同程度的临床表现。

　　镇静和全身麻醉可能掩盖儿童局部麻醉药中毒的早期征兆。

　　1. 在较大的、会说话的清醒患者，局部麻醉药中毒时可能会出现或观察到烦躁不安、头晕、肌肉抽搐、头痛、兴奋易怒、金属味道、口周麻木、构音障碍、耳鸣、疲劳。

　　2. 对不会说话的较小儿童，要辨别局部麻醉药中毒的征象是不容易的。躁动、兴奋、烦躁不安可能被误认为是因为疼痛所致，从而增加单次或持续输注药量使患者暴露于更多的用药量之下。

　　3. 虽然有研究指出，在成人患者中，按身高体重计算的罗哌卡因量至少比丁哌卡因的耐受性更好，但是在儿童中应用的资料仍然缺乏。

4. 动物的研究指出,与消旋体相比较,在安全性方面左旋异构体用量可增加30%。

5. 局部麻醉药中毒造成癫痫发作、心搏骤停和死亡是很罕见的事件,但也可能没有被报道。

与传统治疗相比,局部麻醉药中毒时使用脂剂救援治疗显著提高了抢救的有效性并改善了预后[26]。

1. 在过去,局部麻醉药中毒的治疗方法五花八门,包括咪达唑仑、苯妥英钠、可乐定、利多卡因、氨力农。目前所有的这些治疗都已被脂肪乳剂的应用所取代。虽然有大量的动物实验资料和强有力的人类病例报道数据,但考虑到患者的安全,脂剂救援治疗并没有经历严格的临床研究[27]。

a. 确保气道安全和停止给药是治疗局部麻醉药中毒所必需的第一步。

b. 寻求帮助。

c. 如果心搏骤停或灌注不足,应立即开始标准的心肺复苏,必要时仅推荐使用小剂量肾上腺素,心律失常首选胺碘酮,与脂剂救援相比,高剂量的肾上腺素和血管加压素与预后不良相关[28,29]。

d. 抽搐应该用苯二氮䓬类药物治疗。

e. 在出现局麻药中毒的首发征兆时应该立即给予20%的脂肪乳剂血管内输注[30]。

i. 这是局部麻醉药心脏毒性治疗措施中最重要的进展[31,32]。

ii. 脂质分开、清除、摄取,并与组织和血浆中亲脂性的局部麻醉药结合[33]。

iii. 目前的推荐剂量是1.5 mL/kg,不低于3 min注完,必要时可重复给予直到最大剂量3 mL/kg,然后以0.25 mL/(kg·min)输注,直到血流动力学稳定。

iv. 对长效局部麻醉药而言,可能需要长时间的复苏。

v. 输注速度可以增加,必要时可达0.5 mL/(kg·min);然而,最大速率不应超过30 min注射10 mL/kg,即便超过也不会更有效。

vi. 不要使用丙泊酚代替脂质乳剂,因为该药物具有负性心血管作用且脂质含量较低[34]。

2. 对患者解剖学和生理学知识的良好掌握,分次、缓慢给予局部麻醉药负荷剂量,以及合适的设备和药物剂量,将会增加药物和操作的安全系数。

临床小贴士 任何给予局部麻醉药的患者,都应准备一个局部麻醉药毒性试剂盒,其中含有20%的静脉注射脂质乳剂,以便能够迅速开始治疗。

阿片类药物和辅助药物

经骶管、硬膜外、脊髓途径单独或联合局部麻醉药给予阿片类药物已显示能产生显著的术后镇痛效果。

1. 脊髓中的阿片受体非常靠近蛛网膜下腔和硬膜外腔,较小剂量的药物就能产生镇痛效果。

2. 单独使用硬膜外或鞘内阿片类药的优点是可以产生深度镇痛,同时保持运动功能、触觉和血流动力学稳定。

3. 不良反应包括呼吸抑制、瘙痒、恶心、呕吐和尿潴留。这些可以用低剂量的阿片受体拮抗药或混合性激动-拮抗药来有效治疗，一些作者还报道了使用5-HT受体阻滞药成功治疗瘙痒的病例研究[35,36]。

4. 鞘内吗啡产生持久的镇痛。

a. 可以通过腰椎穿刺注射给药，或在后路脊柱融合术手术中由外科医师直视下给予。

b. 亲水性阿片类药物向头侧扩散，因此需要术后监测呼吸抑制的风险[37]。

c. 通常使用5～7 μg/kg剂量的吗啡，约为硬膜外给药的1/10～1/5。这将提供10～18 h的镇痛。

5. 由于在中枢神经轴的作用持续时间长，硬膜外腔单次注射吗啡是最常用的方法[38]。

a. 虽然吗啡的使用剂量范围宽，可达100 μg/kg，但较高的剂量与较多的呼吸抑制和其他不良反应相关；据报道，以33 μg/kg的剂量可达到不良反应和持续时间之间的最佳平衡。这将产生约8 h的镇痛。

b. 其他阿片类药物作用时间相对较短，因此常使用硬膜外腔连续给药而非单次给药物。具体细节在第十章中的疼痛管理中讨论。

可乐定已被用作硬膜外和骶管阻滞的辅助剂。

1. 大多数研究发现，与单独使用局部麻醉药相比，同时使用可乐定使镇痛的持续时间增加了一倍（3.9 h vs. 8 h，单次骶管注射）[40,41]，这似乎是因为对脊髓的局部作用[42]。

2. 推荐剂量为1 μg/kg。可乐定有引起低血压或镇静的潜在作用，但不会产生瘙痒或尿潴留。在婴儿中，大剂量可产生呼吸抑制[43]。

3. 对比与局部麻醉药的联合用药方案，可乐定作为单一用药也进行了研究。在儿童腹部和胸部的大手术中，鞘内单独使用可乐定的效果与阿片类药物相同[44]。

氯胺酮、咪达唑仑、新斯的明、右美托咪定、地塞米松和其他药物已作为辅助药被使用。然而，在外周神经阻滞中使用不含防腐剂的氯胺酮（美国没有）和地塞米松可能是个例外，在进一步的动物和人类研究以排除可能存在的神经毒性之前，并不推荐这两种药物作为局部麻醉药常规使用。可以肯定的是，持续使用肾上腺素可以增加单次阻滞持续时间，而局部麻醉药碳酸化可以加快起效速度，无防腐剂的地塞米松在延长周围神经阻滞持续时间方面似乎具有安全性和有效性[45]。然而，近期的一项随机和盲法研究发现，静脉给予地塞米松在延长阻滞持续时间同样有效[46]。

安全性和并发症

有多项大型合作型前瞻性研究数据表明，在婴幼儿和儿童中，局部麻醉药具有高度的安全性。**英国国家儿科硬膜外麻醉研究**（2007）对10 333例患者超过5年的观察分析发现，局部麻醉药相关并发症发生率并不高[47]。研究人员仅发现1例由于药物剂量错误发展成马尾综合征神经损伤持续时间超过1年的患者；有3例深部感染和25例浅表感染，强调需要严格的无菌技术和仔细监测导管部位；33例儿童发生压疮，提示如果有运动功能深度阻滞的任何一种区域阻滞，应严格关注体位和精心护理。泛法语区儿科麻醉（ADARPEF）

在2005—2006年和1993—1994年期间的两项前瞻性研究中，纳入了将近55 000例区域阻滞患者[48,49]，没有发现严重的并发症和后遗症，不良事件的总体发生率为0.12%。值得注意的是，神经轴索阻滞的并发症是外周神经阻滞的6倍。儿科区域麻醉网（PRAN）从他们的前瞻性多中心研究数据库中发表了几项观察性研究。在最初近15 000例各类神经阻滞病例的研究中，并发症发生率与欧洲研究相似，没有发现严重的不良事件[50]。PRAN还从53 564例区域阻滞患者中对比分析了全身麻醉下区域阻滞的安全性，结果显示在全身麻醉下行区域阻滞至少与清醒状态下一样安全，而清醒或镇静状态下出现神经症状的风险是全麻状态下的7倍。各研究项目中均未发现长期后遗症。PRAN的另外一些研究观察了骶管阻滞和腹横肌平面阻滞（TAP），也得出了类似的关于安全性的结论[52,53]。

这些多中心前瞻性研究表明不良事件和并发症的发生率非常低，尽管受试者数量众多，但仍不能推断区域麻醉在儿童中没有风险。病因不明的罕见灾难性事件确实会发生，相关报道来自由丰富经验的儿科麻醉学专家进行了最严格细致操作的病例[54,55]。

上肢神经阻滞

神经阻滞是高质量缓解疼痛的极好手段。一个成功的阻滞可以减少患者对阿片类麻醉药的需求，并在需要时提供肢体活动。上肢手术、骨折、断肢再植或者需要增加上肢血流的患者可从这些神经阻滞中获益。它们也被用于上肢复杂性区域疼痛综合征（CRPS）的治疗。值得注意的是，局麻药的推荐剂量很大程度上是基于使用神经刺激器的报道，而在超声引导下这些推荐剂量可能会大幅减少（在一些研究中可减少30%～50%）[12,56,57]。但遗憾的是，在儿童中的临床研究受到限制，尚缺乏有力的大数据以肯定该结论。

1. 上肢由臂丛神经的各分支支配（表8-2）。臂丛神经由C_5～T_1神经根的前支组成，在少部分人群中，C_4和T_2神经根也参与其组成。这些神经根的皮区分布见图8-2。神经丛通过一系列的分支，最终形成神经末梢支配上肢的感觉和运动。

2. 图8-3中对不同解剖入路的臂丛神经阻滞进行了全方位的描述，但对于需要行完整神经功能检查的患者，尤其是创伤或必需行神经功能评估的患者，可能需要考虑其他镇痛方法以替代臂丛神经阻滞。

表8-2　臂丛神经的分支

椎间隙	神经根	反　　射	肌　　肉	感　　觉
C_4～C_5	C_5	肱二头肌反射	三角肌、肱二头肌	腋外侧神经
C_5～C_6	C_6	肱桡肌反射 （肱二头肌反射）	伸腕 肱二头肌	前臂内外侧臂丛神经
C_6～C_7	C_7	腕屈肌指伸肌反射	腕屈伸指肌	中指
C_7～T_1	C_8	NA	指屈肌 手内肌	臂内侧皮神经
T_1～T_2	T_1	NA	手内肌	臂内侧臂皮神经

NA，不适用。

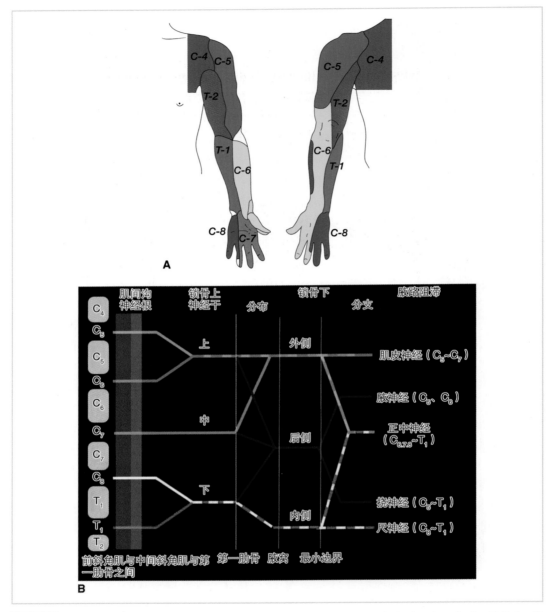

图8-2　A：上肢神经的感觉分布。B：臂丛神经分支和终支。图表顶部标注了经肌间沟、锁骨上、锁骨下和腋窝不同入路的臂丛神经阻滞及其作用范围

肌间沟阻滞

　　肌间沟神经阻滞可用于肩部、上臂、肱骨和前臂外侧面手术。在神经刺激仪刺激下手腕和手指的运动预示着肌间沟阻滞的成功。有多达50%的病例尺神经阻滞不完全（图8-4）。

　　1. 对于近端肩部的手术，颈浅神经丛阻滞加副神经阻滞可提供更好的镇痛效果。肩

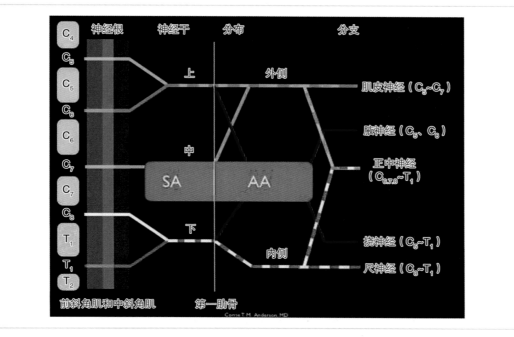

图8-3 臂丛神经示意图。SA：锁骨下动脉；AA：腋动脉

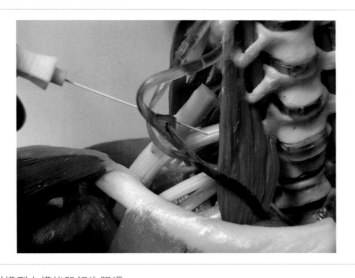

图8-4 在塑料模型上模拟肌间沟阻滞

前切口手术可能需要额外阻滞 $T_1 \sim T_2$ 神经和尺神经，因为高达50%的患者尺神经阻滞不全。

2. 成人数据显示，肌间沟臂丛神经阻滞对几乎所有的患者均会产生部分性或完全性的膈神经阻滞和膈肌麻痹，因此许多专家建议不能在呼吸窘迫的患者中应用，也不应该同时行双侧阻滞[58]。儿童肌间沟臂丛神经阻滞后膈肌无力的发生比成人少，但仍需高度警惕,特别是年幼患者。

可通过超声引导操作以减少局部麻醉药用量,从而降低膈肌麻痹的发生率[59,60]。

a. 头部稍转向侧面,即可触及胸锁乳突肌(SCM)前部(图8-5)。

b. 在颈后三角内斜角肌后方,锁骨中点的内上方即可触及肌间沟。

c. 使用带有短延长管的22-G、1-in针(如果应用神经刺激仪需用绝缘针)。大约在C_6水平将针沿探头长轴刺入进行平面内穿刺操作(图8-6)。

d. 超声引导下可以看到锁骨下动脉和臂丛神经横截面。臂丛神经干呈线性方式排列,以圆形、串珠样强回声显现(图8-7)。

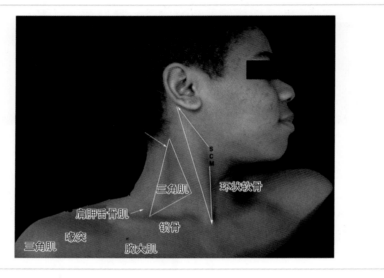

图8-5 胸锁乳突肌(SCM)和肌间沟阻滞的颈部体表解剖标志

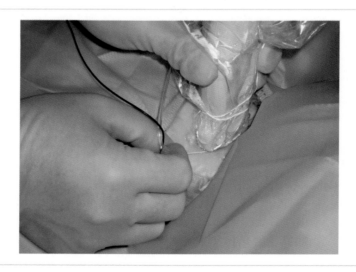

图8-6 平面内(IP)肌间沟阻滞方法

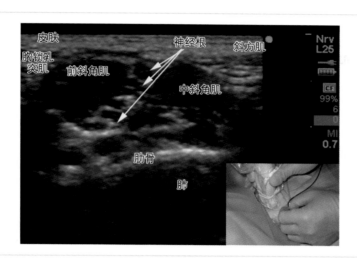

图8-7 臂丛神经肌间沟区域的超声成像。臂丛神经呈直线型在前、中斜角肌之间排列

e. 如果使用神经仪，电流设置为0.5 mA；穿刺针垂直进入皮肤一直推进到在桡、尺或正中神经分布区引出运动感觉异常为止。精准调节穿刺针位置可使刺激电流降低到0.3 mA。

f. 与其他所有区域阻滞一样，使用缓慢注射和频繁回抽以避免血管内注射。

g. 注射阻力大（或神经刺激仪刺激阈值低于0.3 mA时）可能是穿刺针刺入神经内的标志；在这种情况下，应该立即停止注射，必须重新定位穿刺针。

h. 垂直于胸锁乳突肌位置皮下注射1～2 mL局麻药可进行一个颈浅丛神经阻滞，以提供更广的阻滞范围。

i. 可以留置一根导管连续输注局部麻醉药以获得长时间镇痛。

j. 除了区域阻滞的常见并发症之外，肌间沟臂丛神经阻滞的潜在并发症包括气胸，误入硬膜下、硬膜外和蛛网膜下腔，喉返神经阻滞，霍纳综合征，迷走神经和膈神经阻滞。

锁骨上阻滞

几乎适用于所有手和手臂手术的锁骨上臂丛神经阻滞，因为有引起气胸风险曾经在儿科患者中极少应用。最近的数据显示，锁骨上臂丛神经阻滞是目前儿童最常用的上肢阻滞方法[49,50]。由于超声应用逐步增多，锁骨上臂丛神经阻滞越来越受到追捧。与肌间沟入路相比，虽然发生气胸、肢体缺血、血管穿透的风险更高，但高位脊髓麻醉、刺破硬脊膜、误入椎动脉的机会更少。

临床小贴士 该阻滞首选超声引导，因增加了安全性和有效性并可以减少局部麻醉药用量。虽然可以使用神经刺激器，但如果超声不可用，应考虑腋路阻滞法。

　　在这个解剖位置，臂丛神经形成紧密集中的神经束，从第一肋骨和锁骨间的锁骨下动脉后面通过。在这里，臂丛神经干（上干、中干、下干）分支转变成神经股。

　　1. 患者取仰卧位，在两肩之间纵向放置一个卷型物。患者头转向对侧。向后下方推压患者肩膀使第一肋骨向前移动，这时臂丛神经和锁骨下动脉将更贴近皮肤。这种手法可使锁骨下动脉更容易被触及和观察。

　　2. 超声的使用极大地提高了该阻滞的成功率和安全性，并减少了所需局部麻醉药的剂量。

　　3. 将小面积的高频超声探头放置在锁骨稍上方，这样超声波束可以向轴向和尾部投射。颈动脉可作为起始标记，然后探头沿锁骨横向滑动，直到锁骨下动脉显示。超声图像中，臂丛位于锁骨下动脉侧方，呈"葡萄串样"或"干莲蓬样"（图8-8A～C）。

　　4. 使用连接输液延长管的22-G 1-in穿刺针（如果使用神经刺激仪，穿刺针需绝

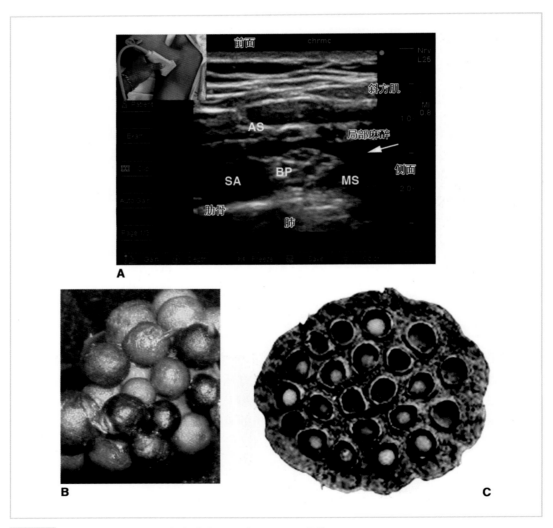

图8-8　A：锁骨上臂丛神经超声成像；B：浆果；C：干莲蓬

缘），再将注射器连接延长管注射药物。

5. 如果使用神经刺激仪，**刺激电流设置为0.5 mA**；针尖垂直进入皮肤，随着针尖的深入，会诱发出桡神经、尺神经和正中神经分布区域的运动感觉异常。将**刺激电流降至0.3 mA以获得更精准的定位**。

6. 间断回抽注射器直到准确定位神经。

7. 神经刺激仪诱发的手部运动与提高阻滞成功率密切相关。

锁骨下阻滞

从解剖上来说，锁骨下臂丛阻滞被视为高位的腋路臂丛阻滞。此阻滞方法适用于几乎所有上肢和手的手术，并应用于手指再植、并指松解和复杂性区域疼痛综合征（CRPS）的临床治疗中。在此区域行臂丛阻滞时，不同入路的成功率也不尽相同。相比而言，侧入法或喙突阻滞法具有安全性更高，阻滞效果更好的优点[61]。在一项成人的小样本研究中发现，此阻滞方法不减弱呼吸功能（图8-9和图8-10）[62]。

1. 腋神经和腋动脉在同一神经血管束内移形至腋窝。此神经血管束在第一肋与锁骨之间穿出颈部进入锁骨下区域。在此处，臂丛重组成神经干，形成支配上肢的神经分支。

2. 胸小肌连接第3～5肋骨，并附着于肩胛骨喙突，是该阻滞的一个重要引导标志。腋动脉根据和胸小肌的比邻关系分为3个分支（Ⅰ，Ⅱ，Ⅲ）。第Ⅰ支在胸小肌上方（头侧）。第Ⅱ支在肌肉后方，第Ⅲ支（下支）在肌肉下方（尾端）。

3. 臂丛支配上肢的神经分支在胸小肌的下缘出现。在胸大肌下面，臂丛的束支环绕着腋动脉的第二分支。此区域的束支命名是根据其毗邻腋动脉关系来完成的。**外侧束**由中干前支组成，**内侧束**由下干的前支组成，**后束**由3条神经干的后支共同组成。

4. 在肌肉外侧缘的下方，神经束形成终末神经分支，包括桡神经、正中神经和尺神经。各分支和腋动脉的关系存在较大的个体化差异。

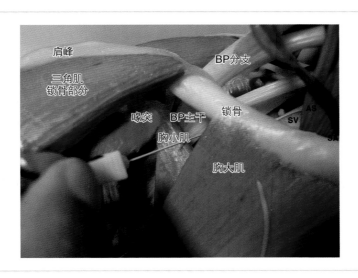

图8-9　在塑料模型上行锁骨下臂丛神经阻滞

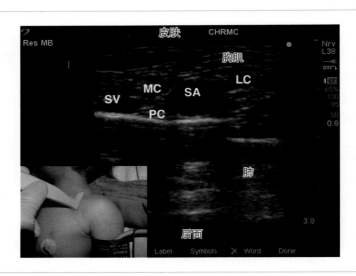

图8-10　　锁骨下入路臂丛阻滞（旁矢状面）。LC：外侧束；m：肌肉；MC：内侧束；PC：后束；SA：锁骨下动脉；SV：锁骨下静脉

　　a. 患者平卧位头偏向对侧，被阻滞侧手臂内收，肘部屈曲90°。

　　b. 触诊识别锁骨和喙突，消毒范围应足够，并在喙突下方行局部浸润麻醉（清醒或镇静患者）。

　　c. 将超声探头放置于喙突内侧、锁骨下方的旁矢状位。调整探头角度，以清楚显示腋动脉横截面以及伴行的臂丛三束支。臂丛从锁骨下穿过，即为穿刺点。如若使用超声探头进行横向定位，即平面外法并与锁骨平行，则意味着进针将穿过超声束短轴。这时，超声图像上神经和动脉看起来呈长管状，而穿刺针在探头进行平面外法定位时则呈现点状图像。

　　d. 采用平面内法时，需向后侧和头侧进针。保持针在矢状面内非常重要。当看到针尖时向前推进。如果进针方向是从尾侧到头侧，那么针尖将远离肺尖，从而可以降低气胸的风险。

　　e. 如果使用神经刺激仪，则需要引出小指的运动神经反射。持续间断回抽以避免血管内注射。针尖置入深度要根据患者的体型决定。

　　f. 一旦准确定位神经并调整好穿刺针位置，即可注射0.2～0.3 mL/kg局部麻醉药（0.25%～0.5%丁哌卡因或0.2%～0.5%罗哌卡因的肾上腺素混合液）。局部麻醉药总量不要超过3 mg/kg或20 mL。新生儿用量是计算值的一半。要抑制术中应激反应建议使用高浓度局部麻醉药。局部麻醉药液应达到包裹神经的效果。

　　g. 与腋路臂丛神经阻滞不同，锁骨下臂丛神经阻滞可以成功阻滞肌皮神经。

　　h. 为了延长麻醉/镇痛时长，可置管行连续臂丛神经阻滞。

腋路臂丛神经阻滞

　　这是传统上最常用的儿童上肢阻滞方法，但是如上所说，从多中心研究得出的最新证

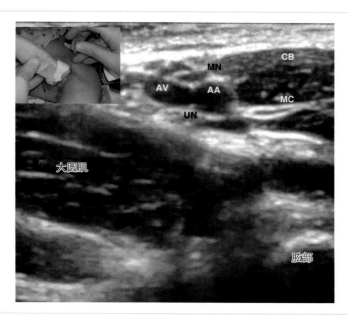

图8-11 腋路臂丛神经阻滞超声图像。AA：腋动脉；AV：腋静脉；CB：喙肱肌；MC：肌皮神经；MN：正中神经；UN：尺神经

据显示,随着超声的广泛应用,此阻滞技术有被锁骨上阻滞替代的趋势(图8-11)。

1. 此项阻滞技术适用于缓解创伤或手术引起的疼痛,如前臂、手、腕关节和手指这些肘部远端的部位。也适用于先天性手畸形的修复或修正,复杂性区域疼痛综合征的治疗和手指再植术。可能需要辅助行肌皮神经和肋间臂神经阻滞。

2. 单次注药后可获得至多8～9 h的镇痛时间,通过在腋鞘留置导管持续给药可延长阻滞时间。

3. 超声引导能提高此项阻滞技术的成功率。

4. 肌皮神经和肋间臂神经与桡神经、尺神经和正中神经伴行,没有超声引导可能阻滞不到。使用神经刺激仪时,出现手腕、肘部和手指的弯曲或伸展时提示定位准确。

a. 患者取仰卧位,头偏向对侧,被阻滞侧手臂外展,屈曲90°,触摸到腋动脉搏动。

b. 使用3.3 cm、22G绝缘短斜面穿刺针,并连接输液延长管。采用平面内技术时,在稍远离探头处进针,针斜面朝上且尽量与皮肤平行。针尖刺入探头下方皮肤后,必须先使其在超声图像中可视后再推进。切忌盲目进针。

c. 向围绕着腋动脉的神经进针。臂丛神经可被单独或成组阻滞。单独神经阻滞可能产生最好的效果。

d. 由于桡神经位于动脉后方,所以会更难阻滞。

e. 如果使用神经刺激仪,刺激穿刺针可以引出桡神经、尺神经和正中神经的反射。使用神经刺激仪时最好行单次阻滞,因为在首剂注射后运动神经反射通常就消失了。

f. 在回抽无血,排除血管内注射可能后再注射试验剂量。之后,缓慢注射局部麻醉药,间断回抽以防误入血管。

g. 局部麻醉药的剂量应和锁骨下阻滞一样。

h. 肌皮神经通常不能被阻滞,可以额外在喙肱肌内或神经周围注射 1～3 mL 局麻药。

其他的上肢周围神经

可以使用超声引导或神经刺激仪进行上肢终末神经的阻滞。在肘部、前臂或腕部可以阻滞桡、正中或尺神经,因其在超声下容易识别。单个手指也可被阻滞以行手部手术。当行指神经阻滞时,应注意不要注射太多液体引起手指血管回流障碍,这有可能会造成骨筋膜室综合征,并导致组织坏死和功能障碍。因为肾上腺素会影响动脉血供,所以禁用于手指、脚趾和鼻部的神经阻滞。利多卡因和罗哌卡因本身会产生血管收缩作用,所以两者可能和肾上腺素产生协同作用。肾上腺素禁止用于有血管功能不全的患者,如糖尿病患者。

中枢轴索阻滞

蛛网膜下腔(脊髓)阻滞

脊髓麻醉可以安全、有效地应用于儿科特别是婴幼儿患者脐以下的腹部外科手术[63,64]。麻醉后呼吸暂停是早产儿(后孕期小于 60 周)全身麻醉后的常见并发症,但脊髓麻醉较少发生此类并发症。一些前瞻性和回顾性研究显示,与全身麻醉相比,不辅助任何镇静药物的脊髓麻醉很少或几乎不发生呼吸暂停,但由于各个研究设计之间的差异,并不能得出最终结论[64,65]。一项前瞻性研究将 722 名行疝气修补术的婴儿随机分为脊髓麻醉组和全身麻醉组,并对早期和晚期呼吸暂停的发生进行观察,结果发现脊髓麻醉组婴儿早期呼吸暂停的概率较小,但并不能完全避免晚期呼吸暂停。此外,对并存慢性肺部疾病的婴儿来说,不需要应用气道管理设备或机械通气将有效减弱应激反应[66]。腹股沟疝修补术是上述早产儿行蛛网膜下腔阻滞最常见的适应证,当然此项技术也已应用于其他多种类型手术[67,68]。

1. 婴儿脊髓麻醉与年长儿相比有几个重要的特征。

a. 相比年长儿,对婴儿实行蛛网膜下腔穿刺时,进针方向需比年长儿童更直。蛛网膜下腔与皮肤的距离更短,脑脊液回流可能更慢,黄韧带薄而不致密。

b. 虽然目前仍有争议,但是一些学者认为婴儿脊髓圆锥终止于较低水平。因此,应选择 L_4～L_5 或 L_5～S 间隙进行硬膜穿刺。

c. 阻滞时间非常短,应选择长效局部麻醉药,如含肾上腺素的丁卡因或等比重、重比重的丁哌卡因。即使使用这些药物,手术麻醉作用时长通常也在 90 min 之内。

d. 婴儿蛛网膜下腔阻滞时血流动力学稳定,即使阻滞平面相对较高也不出现低血压。心率平稳,心脏副交感神经功能减弱[69]。

新生儿脊髓终止于 L_2 水平,12 个月时达到成人水平。

e. 所需剂量比成人大,0.5～1 mg/kg 重比重丁卡因或 0.75 mg/kg 重比重丁哌卡因。肾上腺素可轻微延长丁卡因作用时间,但丁哌卡因不受影响。应使用 1 mL 注射器抽取局部麻醉药。

2. 患者的体位是阻滞成功的关键。下背部须呈拱圆形，但颈部不应过度屈曲以免阻塞气道。婴儿可以卧位也可以坐位操作。体位可以摆卧位或坐位。可使用局部麻醉药混合物（EMLA）凝胶涂抹或用 30G 针做皮下浸润行穿刺点局部麻醉。良好的表面麻醉会提高硬膜穿刺的成功率[70]。

3. 采用常规监护，术前开放静脉通路。使用 1 寸，22G 脊麻针从正中刺入直到脑脊液回流通畅，一般穿刺深度为 1～1.5 cm。缓慢注射局部麻醉药，并间断回抽以确定脑脊液持续回流并确保全部药液均注入蛛网膜下腔。针头拔出后，应立即将婴儿转为平卧位使阻滞快速起效。

> **临床小贴士** 不要为了贴电刀阴极片而将婴儿的腿抬高，因为这样可能会使阻滞流向头侧扩散导致高位脊髓麻醉。首要表现是呼吸暂停，血流动力学基本平稳。

4. 可给婴儿含浸润过糖水的奶嘴，并制动双手。一旦阻滞起效，由于"传入神经阻滞"效应，大部分婴儿会入睡。意识水平降低是因为网状激活系统的感觉传入被削弱，可起到和药物镇静一样的效果[71,72]。

5. 尽管麻醉后呼吸暂停的风险明显减小，但是所有婴儿术后还是应该留院持续监护 24 h。

骶管和硬膜外阻滞

骶管和硬膜外阻滞快速、安全、适用范围广。尽管周围神经阻滞的应用不断增多，他们依然是儿科最常用的区域阻滞。可单次或通过导管连续给予局部麻醉药和辅助药。

1. 牢记硬膜外腔是一个连续的、潜在的腔隙，从骶骨一直延伸至颈椎，位于黄韧带和硬脊膜之间。

尽管并没有十分可靠的公式能计算出达到特定阻滞平面所需的局麻药量[73]，但是若**注入骶管硬膜外腔的药物容量足够大的话**，也可达到较高的阻滞平面。

2. 骶管阻滞的适应证包括任何引起下腹部和下肢疼痛的操作或疾病。

3. 直接在脊椎胸段放置硬膜外导管或从骶管及腰段向头侧置管，可进行上腹部和胸部阻滞。

> **临床小贴士** 一般很难预测置入导管尖端的最终位置，这时建议行硬膜外影像学检查[20]。注射 1～2 mL 非离子型造影剂如碘帕醇，并行荧光成像可确认导管的位置。在幼儿，可应用超声可视化技术来引导导管的放置。有人设计了一种可刺激型导管，在放置过程中可通过观察导管尖端附近皮区的肌肉抽搐来可视化操作[74]。

4. 脊柱硬膜外置管可以应用于治疗或诊断。

5. 硬膜外置管可提供更长效的术中或术后的镇痛。

6. 和蛛网膜下腔阻滞类似，婴儿以及 6 岁以下儿童即使在高位硬膜外阻滞时也很少出现低血压。

对任何区域阻滞来说,掌握体表和深层解剖知识关系非常关键。与成人相比,儿童的骶区解剖结构变异性更小。

1. 儿童的骶管裂孔位置固定并易于识别。

2. 穿刺点的任何解剖异常都需要进一步的检查,如破损、凹陷、皮肤窦道(提示隐性脊柱裂)或水疱。

3. 儿童和成人在解剖结构上的几点不同。

a. 婴儿的硬脊膜囊终止于更低的脊柱节段,这意味着当骶管穿刺针进入过深时可能穿破硬脊膜。

b. 婴儿的脊髓终止水平较成人低,但由于椎骨和脊髓不同的生长速度,成年后脊髓将终止于 $L_{1/2}$ 水平。

c. 此外,与成人相比,幼儿腰椎前凸不明显;组织更柔软疏松;硬膜外纤维化少见。

实施骶管阻滞时,患者应侧卧膝胸位,骶骨穿刺区域消毒备用(图8-12)。

1. 找到髂后上棘(PSIS)并画一个指向骶尾端的三角形,这样可以帮助定位**骶骨角**。这个三角形的角度随年龄产生变化。传统中所描述的等边三角形已被证并不可靠[75]。在该三角形最尾端的点附近,可触摸到骶骨角。

临床小贴士　如果骶角难以识别,操作者可沿中线触摸腰椎间隙并向尾端移动直到触及骶骨角。体表标志模糊时,使用超声可以让骶角清楚显像。

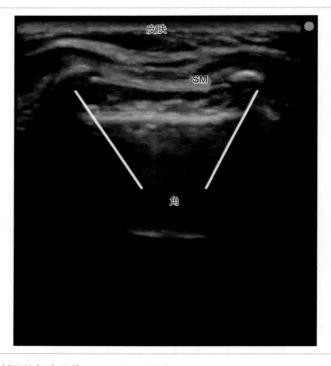

图8-12　骶角横断面的超声图像。SM:骶尾筋膜

2. 可根据个人喜好选择不同型号穿刺针（22-20G）。

a. 一些厂家有专门为儿科患者特制的短斜面阻滞针，或者可以使用小号的惠特克（Whitacre）和克劳福德（Crawford）穿刺针。

b. 也可选择静脉套管针进行穿刺。

c. 穿刺针与皮肤呈45°～60°通过皮肤和骶尾筋膜。然后将针放低至与背部平行。Bosenberg认为，成功定位骶骨角后，穿刺针无须成角，可以紧贴皮肤进针。刺破骶尾筋膜时可能感觉到"突破感"。

d. 穿破骶尾筋膜后再进针1～2 mm，用非惯用手稳住穿刺针。如果使用静脉套管针，则将塑料套管沿针芯推进至骶管硬膜外腔。

临床小贴士 使用针头更尖的针而非"B-bevel"短斜面针，因为尖针更容易穿透儿童疏松的组织，而"B-bevel"短斜面针会减弱触觉反馈使定位更加困难。当使用静脉套管针时，顺利置管并不能保证套管最终进入骶管硬膜外腔；但是，如果遇到阻力且套管不能顺畅置入时，则能肯定置管不成功，必须重新尝试。

---

3. 充满液体的注射器与针头或塑料套管连接并回吸。这可以帮助定位并可能避免血管内、骨内、硬膜下或蛛网膜下腔注射。如果脑脊液被回吸入注射器中，会与其中的生理盐水和局部麻醉药产生双折射现象。

4. 0.1 mL/kg的试验量局部麻醉药与5 μg/mL的肾上腺素（最多3 mL）混合有助于发现是否为血管内注射。单次骶管阻滞发生血管内注射的概率为0.1%～0.3%。

5. 空气阻力消失法的使用存在争议，曾有过空气栓塞和不全阻滞（脊神经被气泡包裹）的报道[76]。尽管有专家只注入极少量空气以确定是否到达硬膜外腔，但本文作者不建议将空气注入骶管或硬膜外腔，尤其是行骶管阻滞时。

在留置骶管导管时操作步骤也相同。

1. 使用Tuohy硬膜外针进行骶管穿刺时应注意以下几点。

a. 穿刺针与皮肤应形成一个更陡峭的倾角，以使硬膜外导管顺利从Tuohy针尖端穿出。否则，导管将会抵到硬膜外腔后壁。

b. 如果使用克劳福德（Crawford）针或18G静脉套管针，硬膜外导管将更容易向头端置入。

c. 穿刺成功后，置入细长的导管。置入长度应为穿刺点以上1～2个皮区。

2. 在手术开始时行骶管阻滞，可减少全身性镇痛药和麻醉药的使用，从而缩短苏醒时间。全身麻醉药物使用量的减少可证实骶管阻滞的有效性。

3. 选择何种注药方式（连续或间断）以及是否加用阿片类或其他辅助药物将取决于需要达到的诊疗终点——手术麻醉或术后镇痛。

4. 在选择不同阻滞方法时，应将麻醉后监测设备和人员纳入考虑范围。

a. 新生儿、婴儿和儿童长时间持续输注局部麻醉药后，血药浓度将更高；因此必须谨慎选择药物剂量和浓度（见第十章）。

第二部分

b. 局部麻醉药过量将导致惊厥和心搏骤停。

5. 骶管阻滞局部麻醉药用量为 0.5～1 mL/kg；硬膜外则要根据所需阻滞的范围按照 0.02 mL/（kg·节段）来计算局部麻醉药剂量。

6. 必须调整局部麻醉药的浓度，使其不超过根据年龄调整的中毒剂量（表 10-10）。

> **临床小贴士** 酰胺类的左旋异构体（罗哌卡因或左丁哌卡因）可能会降低局部麻醉药中毒的风险，尤其是在小婴儿。由于药物蓄积较少，对小于 6 个月的婴儿连续输注酯类局部麻醉药（氯普鲁卡因）可能比重复给药更安全。

骶管或硬膜外阻滞并发症包括蛛网膜下腔穿刺导致的硬膜穿刺后头痛（PDPH）、内脏器官穿刺，感染，血管内注射，神经损伤，感觉异常，出血和脊髓损伤。

来自几项大型前瞻性研究的数据显示，神经并发症发生率为 1∶10 000，在一个对 10 000 名儿童进行的前瞻性研究中发现唯一持续的损伤是由错误用药导致[48,49,51]。

要熟练掌握小儿硬膜外阻滞需要大量的实践练习。以下是小儿硬膜外阻滞成人硬膜外阻滞的几个关键不同点。

1. 患者入睡后方可摆体位。当婴儿体位变化后需确认气管导管的位置。气管导管位置的微小变化可能导致灾难性后果。没有必要使颈部弯曲——仅弯曲肩部以下的背部即可。

> **临床小贴士** 确保导管能通过穿刺针。在导管上标记从中心到针尖的距离。同时使用成人穿刺包中的导管和儿童型号穿刺针时，会将"导管末端"标记在错误的位置。

2. 皮肤距离硬膜外腔的距离可估算为 1.0 mm/kg，但个体差异很大。另外，穿刺针的角度改变也会影响皮肤到硬膜外腔距离的估算。如果使用超声测量皮肤到黄韧带的距离，L_4～L_5 的中央纵向视图比横向视图更可靠。

3. 当穿刺针通过皮肤的时候，用非惯用手抵住患者的后背。如果操作台或患者移动，这种手法将更少出现穿刺针的意外推进。

4. 如上所述，用生理盐水，而不是空气或小气泡来测试阻力消失，因为注入大量空气可能导致空气栓塞，颅内积气和不全阻滞。

5. 标记从皮肤到硬膜外腔的距离。检查回吸是否有血和脑脊液。

6. 有些专家建议在置入硬膜外导管时缓慢输注几毫升液体以扩展硬膜外空间，但需要注意的是局部麻醉药可能被稀释。

> **临床小贴士** 一些导管尖端非常柔软，这使得它很难在狭窄的小儿硬膜外腔内向前推进。导管可能会抵住甚至刺破硬膜。朝你的方向翘起针尖，或者将针转动 45° 后再次尝试置入导管。如若失败，小心地把针向前推进 1～2 mm 后再次尝试置管。

7. 用胶布固定好导管并将导管缠绕一至两圈,这样它就不太可能被拉出。用贴膜覆盖部分导管将有助于更好的固定,但如果用于术后镇痛,则不要遮盖住穿刺点。儿童非常好动,可能会与导管缠绕并扯出导管,应尽扭紧所有连接部位装置。**连接部位断开和导管意外脱出是小儿硬膜外麻醉失败的最常见原因。**

> **临床小贴士** 一种固定导管的有效方法是使用皮肤黏合剂,如 Benzoin 或 Mastisol,将导管绕一个圈并用透明敷料将它固定在皮肤上。再绕一个圈并使用第二块透明敷贴盖住第一块,从而将第二个圈固定于两块透明敷贴之间。连接装置可用胶布固定在压舌板或者患者的前胸以减少断开的风险。

躯干阻滞

躯干阻滞可以胸壁或腹壁的特定部位提供麻醉和镇痛,不产生肢体无力,减少肠道和膀胱功能障碍,与轴索阻滞相比减轻对交感神经的阻滞。躯干阻滞的目标是阻滞 $T_1 \sim L_2$ 脊神经,包括胸椎旁阻滞(PVBs);肋间(IC)神经阻滞;腹直肌鞘阻滞(RSBs);腹横肌平面阻滞(TAP);髂腹股沟(II)/髂腹下(IH)神经阻滞[77-79]。通常在超声引导下实施这些阻滞,操作更简单易行且成功率更高[80]。

椎旁神经阻滞

椎旁神经阻滞

可替代胸段硬膜外,脊椎旁神经阻滞可有效地改善胸科手术的疼痛,包括漏斗胸修复,乳房手术,肋下腹部手术,泌尿外科的手术。脊椎旁间隙(PVS)是一个三角形的空间。它包含了脊髓神经,脂肪,肋间血管和交感神经丛。局部麻醉药蓄积于此间隙,通过对躯干神经和交感神经的阻滞,从而产生麻醉和镇痛作用,可用于单侧的手术。交感神经干走行于胸内筋膜之下的胸膜外的脊椎旁间隙。因为这是一个单侧阻滞,所以椎旁神经阻滞导致的低血压较少发生[81]。脊柱畸形是相对禁忌。使用超声引导有两种常见的方法,包括纵向和横向的方法。我们在这里描述横向的方法。

1. 尽管患者可能是坐位,或者已经被麻醉的患者可以使用侧卧位,并且需要被阻滞的一侧朝上,这时,使用横向超声的方法是最简单可行的。

2. 在决定需要镇痛患者的穿刺的椎体水平之后,再确定需要多宽的阻滞平面。

3. 将超声探头横向、平行于肋骨,置于脊柱旁(图8-13)。通过高回声信号和其产生的声影区来判断肋骨的边界。同时,通过高回声影像和声影区来定位横突。

4. 向侧面移动探头,经肋间隙确定肺的位置。壁和脏胸膜随呼吸一起运动。超声显示为闪亮的、厚的、线性的高回声线(胸膜线)。滑动的胸膜形成了"彗星尾巴"样的伪影(图8-14)。可见要么成垂直线或呈三角反射波延伸进入胸膜线的组织,彗星尾巴是一个正常的回声伪影,它代表了被扫描组织之间的高声阻抗梯度[82]。

5. 定位肋间隙内膜。这是薄的、高回声的、肋间肌肉腱膜的延伸。肋间隙内膜与靠近

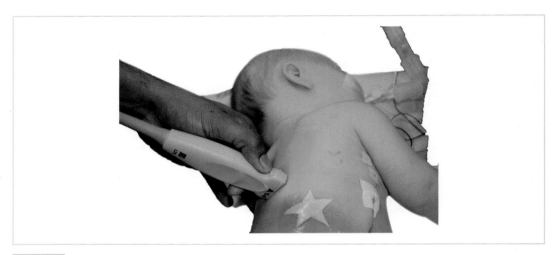

图8-13 探头的定位和椎旁神经阻滞

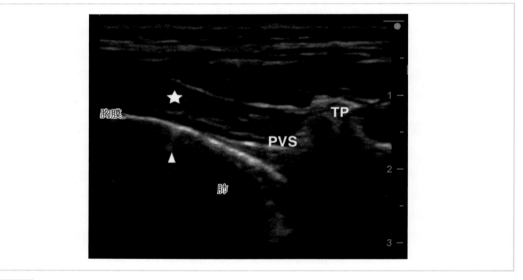

图8-14 超声显示脊椎旁间隙（PVS）。星星表示肋间肌肉和附着于肋横突韧带上的筋膜的位置。三角形表示"彗星尾巴"，TP：横突

脊椎边界的上肋横突韧带结合。

6. 使用平面内方法，使用神经阻滞针由侧面进入中间，在进针之前要注意观察针尖的位置。将针插入横突边界的中间，直到针尖进入椎间旁间隙，并且刚好在胸内筋膜和胸膜的上方。

7. 如果使用了神经刺激器，由于神经穿过肌肉，需要选择适当的肋间肌肉的刺激强度。调整神经刺激器安培数，然后通过针旋转或针位置改变针角度诱发一个适当的运动反应，≥0.3 mA但≤0.5 mA。由于这一操作增加了气胸的风险，所以不能向内或向外移动针头。

8. 当针在椎间旁间隙时，注入一个测试剂量的局部麻醉药。胸膜向前的移动可以确

定正确的针的位置。如果在每一个阻滞平面的测试剂量都没有异常反应，缓慢注入负荷剂量的局部麻醉药。多部位注射似乎对患者有更大的临床疗效。

9. 为了延长作用时间，将导管穿过与导管匹配的穿刺针，直到导管尖端的位置刚好超过针尖的尖端。将皮肤密封剂涂在导管出口部位以减少外漏。使用胶条和封闭敷料固定导管。导管是多还是单孔将决定其最终的导管尖端位置。将导管推进得太远可能会有导管位置错误的风险。

10. 局部麻醉药剂量（负荷量）：大于6个月的婴幼儿使用罗哌卡因0.2%～0.5%或丁哌卡因0.25%～0.5%（1∶400 000～1∶200 000肾上腺素）0.5 mL/kg（最大剂量20 mL或2.5 mg/kg）。使用较高的浓度的局部麻醉药只用于术中麻醉。

11. 潜在的并发症包括气胸、神经损伤、鞘内注射、硬膜外阻滞、出血和局部麻醉药全身毒性。

腹横肌平面阻滞

腹横肌平面阻滞是一个简单但有效的筋膜间隙神经阻滞，可以提供一种硬膜外和骶管麻醉的替代方案。适应手术的手术包括，前外侧和一侧腹壁的手术，如造瘘术，阑尾切除术，胆囊切除术，髂骨成形术，腹壁的横切口，或肾切除术[52, 83]。局部麻醉药蓄积在两种易于辨认的腹壁肌肉之间：内斜肌和腹横肌（图8-15）。脊髓神经T6～L1穿过层位于这两个肌肉之间，过它们的外侧和前皮分支提供神经支配侧和前腹壁。神经小而不容易在超声上看到。在髂嵴上方的一个小区域，Petit三角（TOP），这个三角的边界是由背阔肌，髂嵴和腹外斜肌（EO）组成。

内斜肌更为表浅，能够更好地被观察到。Petit三角是腹横肌筋膜阻滞的最为经典的定位标志，但是，现行的方案是可以在从腹壁的后外侧到前中部的任何一个面实施阻滞。

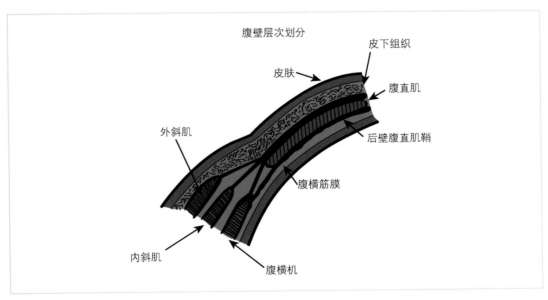

图8-15　腹壁三条肌肉和分离肌肉的筋膜层的解剖示意图

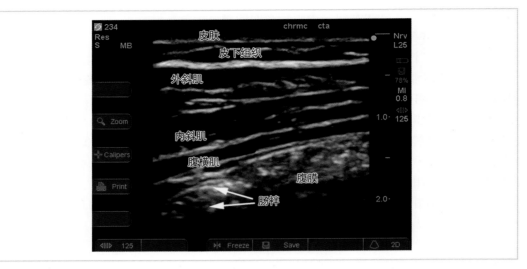

图8-16　超声显示腹壁的三条肌肉层和腹膜

1. 患者保持仰卧位后，将超声探头（13～6 MHZ，25 mm线性的线阵探头）横置。将超声探头置于需要阻滞的神经的头侧，以覆盖手术区域。

2. 在超声机器上设置视野的深度以检测腹膜。

3. 应该可观察到三个肌肉和其筋膜层。计算出到皮肤的图层数以确定腹横肌和内斜肌之间筋膜平面的位置。脂肪组织可能会使定位标志性肌肉变得困难（图8-16）。

临床小贴士　肠内容物的运动有助于定位腹横肌平面筋膜位置。

---

4. 为达到最佳平面的局部麻醉，尽可能向后移动超声探头，阻滞支配前腹壁内侧部分感觉的外侧神经节前分支。

5. 注意腹横肌和腹内斜肌间筋膜表面距离。在腹前外侧壁，穿刺针进针深度等于超声探头到筋膜平面距离。

6. 推注含有肾上腺素的测试剂量，然后间断回抽防止入血，逐渐注入用于神经阻滞的局部麻醉药。在超声界面上可以看到局部麻醉药在腹横肌筋膜平面扩散。

7. 给予0.2%或0.5%罗哌卡因或丁哌卡因每侧0.2～0.4 mL/kg，但不超过2.5 mg/kg，最大容量每侧10 mL（新生儿减半）。如果在超声下清晰观察到局部麻醉药扩散到腹横肌平面，则小剂量局部麻醉药将满足其阻滞需要。

8. 在腹横肌平面留置导管，持续注射给药能延长阻滞时间。

9. 变异的腹横肌平面阻滞即腹横筋膜平面阻滞已讲述过[84]。哈伯德博士表明把局部麻醉药注射到腹横肌和腹横筋膜之间，在后横肌腱膜和腰方肌交界处则更可能阻滞胸段神经（T_6～T_{12}）。当局部麻醉药扩散超过腰方肌进入腹横肌平面则T_6～T_{11}外侧皮神经阻滞概率更高。

10. 潜在并发症包括腹膜裂伤、肠管损伤、血肿、感染、肌肉损伤、阻滞失败，局部麻醉药中毒。

腹直肌鞘阻滞

腹直肌鞘阻滞类似腹横肌平面阻滞,既能提供镇痛又能松弛前腹壁肌群。腹直肌鞘阻滞脊神经T_6～L_1前支。

前腹壁由低位T_6～T_{12}肋间神经和上腰段神经L_1支配。神经下行于腹横肌和腹内斜肌肌层之间,通常穿过腹直肌鞘(图8-16)于腹直肌下形成神经丛,有时从腹直肌前面或者侧方穿过,终末神经纤维支配双侧前内侧的腹壁。腹直肌肌膜被腱膜覆盖后延伸与腹外斜肌、腹内斜肌和腹横肌被膜形成腹直肌鞘,腹直肌鞘把腹腔分成腹横筋膜和腹膜。局部麻醉药能通过腹横肌和后鞘间隙(图8-17)。

1. 患者取仰卧位,将超声探头置于腹白线上,阻滞侧对面。

2. 在旁缓慢移动超声探头,使其在超声界面上能显示腹直肌肌腹部、前后腹直肌鞘、腹横筋膜、腹膜腔。能够清晰地看到血管和肠管。

3. 继续移动超声探头直至能辨认前后腹直肌鞘边缘。用22-27G穿刺针,在腹直肌和三腹肌之间交界处为穿刺点进针。

4. 先穿刺到腹直肌后缘(但不超过后缘)、远离腹直肌鞘,推注含有肾上腺素的局部麻醉药的实验剂量浸润水化腹直肌。

5. 推注负荷剂量,0.5%罗哌卡因或丁哌卡因0.2 mL/kg,每侧最大剂量为10 mL,同时不超过按照患者体重计算的最大药量。

6. 并发症包括阻滞失败、肠道损伤、出血和感染。

髂腹股沟和髂腹下神经阻滞

髂腹股沟和髂腹下神经阻滞同属于筋膜间神经阻滞。通常用于儿童腹股沟疝修补、

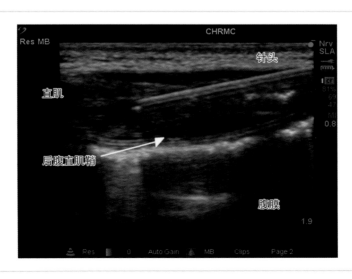

图8-17 腹直肌和肌鞘呈现在超声界面中,注意腹直肌鞘后缘位于腹膜上方,横筋膜顶部

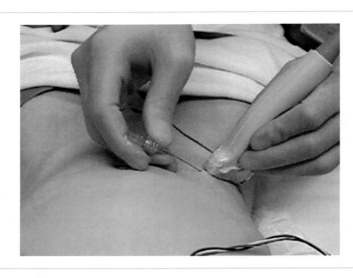

图8-18 髂腹下神经阻滞中超声探头和阻滞针的位置。操作者也可以站在患者对侧实施神经阻滞，为了不限制针的垂直移动针尖朝向髂前上棘（ASIS）

精索静脉曲张和隐睾手术。髂腹股沟和髂腹下神经是腰丛神经终末支，源自L_1神经根，而髂腹下神经还含有T_{12}。髂腹股沟和髂腹下神经走行沿前腹壁、靠近髂前上棘，其神经和分支支配臀部皮肤，腹壁靠近耻骨和腹内斜肌及大腿上部内侧皮肤，上阴囊和阴茎根部（男性）和阴阜（女性）的皮肤。

1. 把超声探头放置于阻滞侧髂前上棘并朝向脐部（图8-18），通常可观察2～3个肌层和下面移动的腹腔内容物。

2. 当探头向腹股沟韧带下端移动时，其中一肌层可能会消失，腹外斜肌移行成下腹部结缔组织腱膜层。

临床小贴士 用多普勒快速地预扫描该区域能显示需要避开的血管。

3. 在超声探头下端边缘内侧稍旁开处为进针穿刺方位。

4. 穿刺针横置于髂前上棘，低平角度进针依次通过：皮肤、皮下组织和腹外斜肌直到穿过腹内斜肌和腹横肌之间的筋膜层，神经位于其筋膜平面（图8-19）。

5. 穿刺进针时，边进针边间断回抽注射器，防止入血或损伤神经。

6. 注入试验剂量后，给予0.2%或0.5%的罗哌卡因或丁哌卡因0.1～0.2 mL/kg，同时间断回抽防止入血。当针尖到达合适位置注药时，能清晰可见肌层与筋膜层被分隔开，由于筋膜层被局部麻醉药浸润水化。

7. 边退针边注射少量局麻药，减轻组织损伤导致的疼痛。

8. 实施该区域的神经阻滞时，应考虑到阴部神经和生殖股神阻滞。生殖股神经感觉支支配大腿和阴囊前侧、阴阜和大阴唇感觉。阴部神经感觉支支配阴唇和后阴囊。

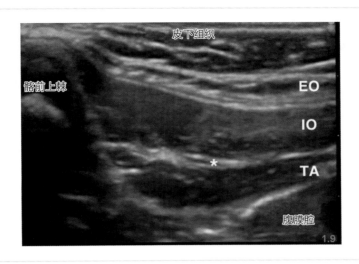

图 8-19　腹横肌（TA）与腹内斜肌（IO）之间的筋膜层超声影像。星号表示要定位的筋膜层，有时难以辨认第三个肌层特别是靠近腹股沟韧带。ASIS：髂前上棘；EO：腹外斜肌；IO：腹内斜肌；TA：腹横肌

临床小贴士　髂腹股沟和髂腹下神经阻滞是经典的腹横肌平面阻滞。如有困难，仅需移动超声探头到 Petit 三角，找到三层腹部肌肉（腹外斜肌、腹内斜肌、腹横肌），然后将探头滑到腹股沟区找到腹横肌髂筋膜层。

下肢神经阻滞

如上肢神经阻滞讲述的一样，下肢神经阻滞也要遵循如下共同原则。

1. 应运用超声引导，如果不能使用则运用神经刺激仪。多中心研究表明超声引导下神经阻滞更高效、局部麻醉药用量更低。

2. 使用神经刺激仪时，电流强度从 0.5 mA 开始不超过 3 mA。直至针尖位置的局部电刺激能使远端出现感觉运动异常。

3. 使用加压推注给药时，出现推注阻力一定要考虑针尖位于神经组织内的可能性。

4. 下肢神经来自腰骶神经丛（表 8-3）。

表 8-3　下肢感觉和运动神经

下肢的神经支配			
腰丛	$L_1 \sim L_4$	骶丛	$L_4 \sim S_3$
闭孔神经	$L_2 \sim L_4$ 前支	坐骨神经	$L_4 \sim S_3$
股神经	$L_2 \sim L_4$ 后支	股神经	$L_4 \sim S_3$
股外侧皮神经	$L_2 \sim L_3$ 后支	腓总神经	$L_4 \sim S_2$

（续表）

神 经	神经根	反 射	肌 肉	感 觉
$L_3 \sim L_4$	L_4	膝反射	胫前肌	小腿和足底内侧
$L_4 \sim L_5$	L_5	无	拇长伸肌	小腿外侧和足背
$L_5 \sim S_1$	S_1	跟腱反射	第三腓骨肌	足外侧

股神经、股外侧皮神经和髂筋膜阻滞

股神经，股外侧皮神经和髂筋膜阻滞常用于股骨中段或中下 1/3 骨折及大腿软组织损伤的患者。超声提高目标神经的识别、避开血管、减少局部麻醉药用量[14,85,86]。

1. **股神经阻滞**是通过定位股动脉，然后去接近位于在股动脉外侧面、阔筋膜和髂筋膜下的股神经（图 8-20）。

a. 一根 22G 斜面阻滞针，与皮肤保持小角度进针、针尖指向股神经外侧皮肤，直至阻滞针穿过筋膜鞘（图 8-21 和图 8-22）。

b. 如同其他神经阻滞，应间断回抽以便检查是否误入血管，逐渐推注所有药量。

c. 如果不能运用超声，使用神经刺激仪，把神经刺激仪连接到阻滞针上，电刺激诱发股四头肌抽动也能容易定位股神经。

d. 单次给局部麻醉药 0.3 mL/kg，或放置导管行连续鞘内注射给药。

e. 尽管髂筋膜阻滞是一个更好的技术，但是在注射部位下方按压有助于延长局部麻醉药产生的腰丛神经阻滞，包括股外侧皮神经，特别如果推注更高容量的局部麻醉药。

2. 行单纯**股外侧皮神经阻滞**。当神经从骨盆内侧到前髂骨穿出，或者在髂前上棘下方靠近腹股沟韧带 1～2 cm 处穿出。

a. 股外侧皮神经提供大腿外侧部的感觉神经支配。

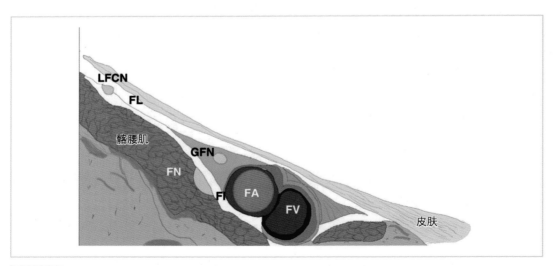

图 8-20 介绍股神经及其与髂筋膜、阔筋膜和股静脉、动脉的毗邻关系。注意，股神经位于髂腰肌顶部的髂筋膜下面。FA：股动脉；FN：股神经；FV：股静脉；FI：髂筋膜；FL：阔筋膜；GFN：生殖股神经；LFCN：股外侧皮神经

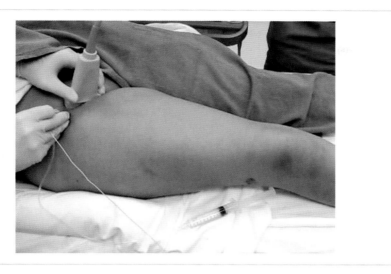

图8-21 股神经阻滞定位

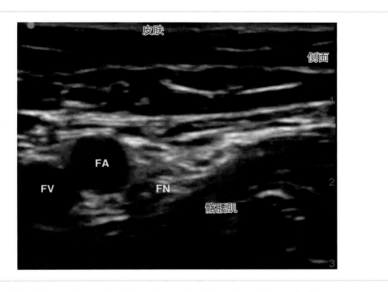

图8-22 股神经和股血管超声影像。FA:股动脉;FN:股神经;FV:股静脉

b. 1%利多卡因1 mg/kg或0.25%丁哌卡因0.25 mg/kg能提供最佳阻滞。

3. 髂筋膜阻滞是将局部麻醉药注射到筋膜平面。髂筋膜内有股神经、闭孔神经和股外侧皮神经通过(图8-21)。

a. 单次注射0.3 mL/kg局部麻醉药于髂筋膜层将阻滞股神经、闭孔神经和股外侧皮神经,为股骨外科手术提供最佳镇痛(图8-22)。

b. 髂筋膜阻滞是首选的单独神经阻滞,在儿童患者中非常很高的成功率[87]。这是用超声引导成功标识定位的神经阻滞方法中已经被报道的少数之一,见图8-23。

c. 穿刺针垂直皮肤进针约1 cm以下,在探头于皮肤接触外侧和腹股沟韧带中1/3处。

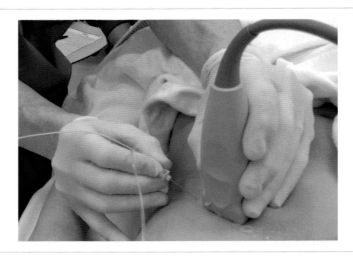

图8-23　股外侧皮神经阻滞（LFCNB）的超声探头位置

d. 两种不同突破感,当穿刺针穿过阔筋膜和髂筋膜进入筋膜平面。

隐神经阻滞（内收肌管阻滞）

隐神经阻滞是一个特殊的股神经阻滞,由于隐神经是股神经单纯感觉分支,它分离了股四头肌的运动功能,从而限制影响行走[88]。隐神经阻滞联合坐骨神经阻滞将会麻醉整条小腿和脚,适用手术包括小腿内侧、足部、踝关节和膝关节手术,预防来自膝以下的止血带疼痛。

1. 隐神经支配小腿内侧和足内侧神经感觉。靠近股动脉外侧下行,直至到收肌管跨过股动脉,并与股动脉内侧下行(图8-24)。在膝关节内侧面与同名静脉伴行至内踝。

2. 收肌管是一个管道结构,起自股三角延伸至大腿内侧的内收肌。管内包含结构:股动脉、股静脉、股内侧皮神经、闭孔神经、内侧韧带神经等。缝匠肌覆盖内收肌管前方或顶部。内收肌/长收肌和股内侧肌形成收肌管的后内侧和侧面部分。隐神经走行于缝匠肌深面、靠近股动脉,故沿着内收管上的任何位置都能简单容易实施隐神经阻滞。

3. 将超声探头横置于股骨长轴,位于缝匠肌和股薄肌之间的肌间沟上(图8-25),缓慢向头侧移动探头到股内侧顶部的缝匠肌。通过滑动探头朝向手术台向后扫描,直至使隐神经可视(图8-26和图8-27)。神经可能会以明亮圆圈或三角形显示。

> **临床小贴士**　有时很容易定位从股动脉内侧到神经,在缝匠肌下面。

4. 在合适位置插入阻滞针,去阻滞缝匠肌下面的隐神经。给予负荷测试剂量后,注入局部麻醉药浸润水化收肌管间隙。间断回抽注射器防止入血。按0.1 mL/kg推注局部麻醉药(最大剂量10 mL)。对于连续神经阻滞,将导管通过阻滞针留置于神经下方,使用皮肤密封剂,胶条和闭合敷料固定导管。如果放置导管则导管末端位置取决于导管是单孔还是多孔。注射速率0.1 mL/kg为宜。

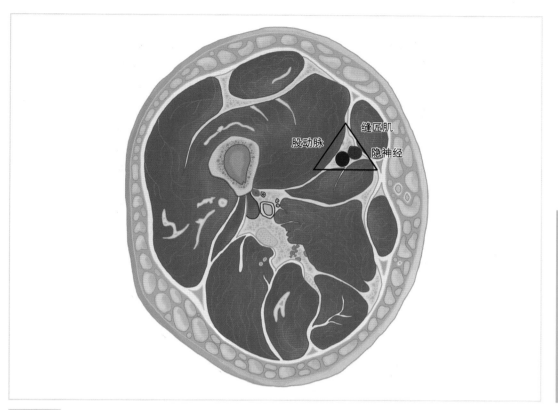

图8-24 显示大腿横切面上收肌肉管和隐神经插图

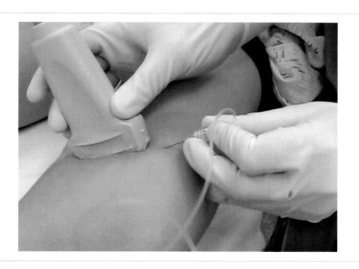

图8-25 描述内收肌管阻滞超声探头位置

临床小贴士 试图将导管留置于神经鞘内,置管太深有穿破血管和位置不正确的风险。

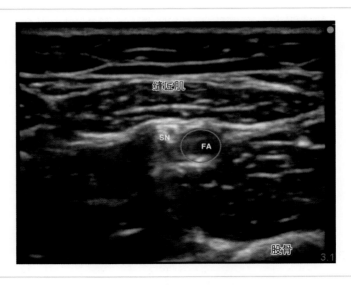

图8-26 在这超声影像图中隐神经(SN)位于缝匠肌下方靠近股动脉(FA),也可见股骨位于右下角

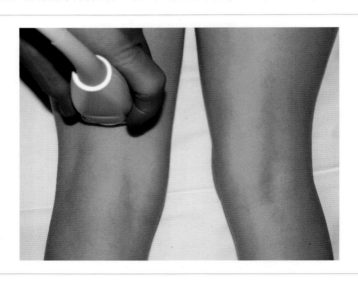

图8-27 腘窝神经阻滞中患者体位和超声探头位置

腘窝坐骨神经阻滞

1. 坐骨神经源于骶丛神经$L_4 \sim S_3$根部,提供大腿后方和膝以下小腿皮肤神经感觉支配,除部分内侧由股神经支配外。因此,股神经联合坐骨神经阻滞能提供所有小腿外科手术的镇痛(表8-3)。

2. 博尔纳和安德森教授常用超声横向平面技术或纵向平面技术进行神经阻滞(图8-25)。腘窝坐骨神经阻滞中,患者可以取仰卧位、也可取侧卧位,仰卧位时在小腿下方垫枕头抬高小腿,侧卧位时弯曲小腿即可。

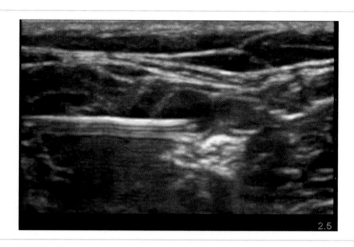

图8-28　坐骨神经和阻滞针超声影像图

3. 坐骨神经在腘窝分为胫神经和腓总神经。在接近腘窝顶端位置行单次注射给药即可阻滞胫神经和腓总神经（图8-28）。将超声探头横置于腘窝、向头侧扫描，直至看到胫神经和腓总神经会合成坐骨神经。然后从大腿与探头接触点外侧方进针。

4. 在腘窝顶端外侧缘的股二头肌肌腱前方，也能看到坐骨神经。穿刺时阻滞针水平稍向头侧进针即可（图8-29）。

5. 如果使用神经刺激仪行腘窝坐骨神经阻滞，则患者应出现足底面感觉运动异常。

6. 注入局部麻醉药0.2 mL/kg。

头颈部神经阻滞

头颈部的神经阻滞尽管有许多已经应用于儿科手术，但是最常用的是枕大神经阻滞和眶下神经阻滞。

1. 枕大神经阻滞虽然已经普遍用于治疗枕部神经痛，但其也能用于后颅窝手术术后镇痛。

a. 枕大神经位于颈后部枕动脉内侧表面上，提供枕后部区皮肤感觉的神经支配，沿上向线旁侧能触及枕动脉。

b. 在枕动脉双侧皮下注射含有肾上腺素（1:200 000）的0.2%丁哌卡因1～2 mL。

2. **眶下神经阻滞**用于唇裂修补术术中镇痛。

> **临床小贴士**　尽管患者可能行单侧唇裂修补，但应该阻滞双侧眶下神经，因为唇裂修补术通常会扩大跨过唇中线。

a. 眶下神经是三叉神经第二支（上颌神经）的终末分支，走行于小的眶内管道出眶下孔，支配下脸、鼻外侧和上唇的皮肤。

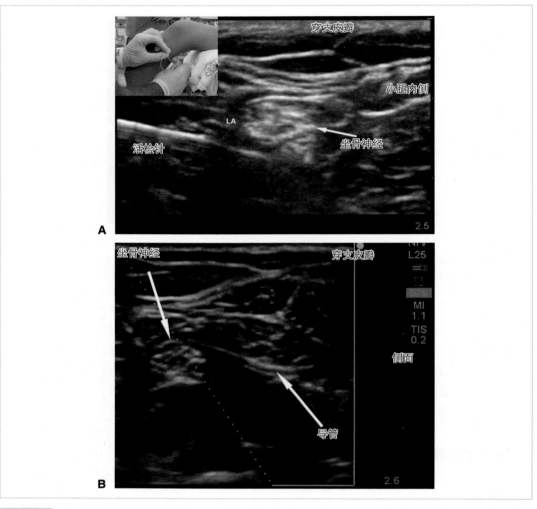

图8-29　上述超声影像图描绘横向平面技术的坐骨神经阻滞。图A显示超声探头位置和阻滞针进针位置。图B显示坐骨神经阻滞和在适当位置留置导管为术后镇痛。LA：局麻药

b. 在下眼睑中线下方能触及上颌骨眶下沟位置。27—30 G 穿刺针1根，与皮肤成45°进针、回抽无血，注入含有肾上腺素（1：200 000）的0.25%丁哌卡因0.3～0.5 mL。注意穿刺针针尖位置，不要进入眶下沟内避免神经内注射损伤神经。

总结

区域麻醉能顺利容易的在儿童中开展，并且得到了很多手术科室和麻醉医师的广泛认可。通过认真筛选患者和使用先进技术，许多不同类型神经阻滞能提高患者护理和手术效果。提供良好术后镇痛、肢体固定、改善血流等。区域麻醉能安全实施在儿童患者中，特别是在使用超声引导定位外周神经阻滞和神经丛阻滞。

（王文法　谷海飞　曾居华）

参考文献

［1］　Anand K. Pain, plasticity, and premature birth: a prescription for permanent suffering? *Nat Med*. 2000; 6: 971-973.

［2］　Adams HA, Saatweber P, Schmitz CS, et al. Postoperative pain management in orthopaedic patients: no differences in pain score, but improved stress control by epidural anaesthesia. *Eur J Anaesthesiol*. 2002; 19: 658-665.

［3］　Bach S, Noreng MF, Tjéllden NU. Phantom limb pain in amputees during the first 12 months following limb amputation, after preoperative lumbar epidural blockade. *Pain*. 1988; 33: 297-301.

［4］　Andreae MH, Andreae DA. Regional anaesthesia to prevent chronic pain after surgery: a Cochrane systematic review and meta-analysis. *Br J Anaesth*. 2013; 111: 711-720.

［5］　Mulroy MF, Weller RS, Liguori GA. A checklist for performing regional nerve blocks. *Reg Anesth Pain Med*. 2014; 39: 195.

［6］　Abrahams MS, Aziz MF, Fu RF, et al. Ultrasound guidance compared with electrical neurostimulation for peripheral nerve block: a systematic review and meta-analysis of randomized controlled trials. *Br J Anaesth*. 2009; 102: 408-417.

［7］　Schnabel A, Meyer-Frießm CH, Zahn PK, et al. Ultrasound compared with nerve stimulation guidance for peripheral nerve catheter placement: a meta-analysis of randomized controlled trials. *Br J Anaesth*. 2013; 111: 564-572.

［8］　Marhofer P, Frickey N. Ultrasonographic guidance in pediatric regional anesthesia, part 1: theoretical background. *Paediatr Anaesth*. 2006; 16: 1008-1018.

［9］　Roberts S. Ultrasonographic guidance in pediatric regional anesthesia, part 2: techniques. *Paediatr Anaesth*. 2006; 16: 1112-1124.

［10］　Marhofer P, Bosenberg A, Sitzwohl C, et al. Pilot study of neuraxial imaging by ultrasound in infants and children. *Paediatr Anaesth*. 2005; 15: 671-676.

［11］　Lam DKM, Corry GN, Tsui BCH. Evidence for the use of ultrasound imaging in pediatric regional anesthesia: a systematic review［published online ahead of print February 11, 2015］. *Reg Anesth Pain Med*. 2015: 1.

［12］　O'Donnell BD, Iohom G. Local anesthetic dose and volume used in ultrasound-guided peripheral nerve blockade. *Int Anesthesiol Clin*. 2010; 48: 45-58.

［13］　Marhofer P, Schröendorfer K, Wallner T, et al. Ultrasonographic guidance reduces the amount of local anesthetic for 3-in-1 blocks. *Reg Anesth Pain Med*. 1998; 23: 584-588.

［14］　Rubin K, Sullivan D, Sadhasivam S. Are peripheral and neuraxial blocks with ultrasound guidance more effective and safe in children? *Paediatr Anaesth*. 2009; 19: 92-96.

［15］　Lönqvist P-A. Is ultrasound guidance mandatory when performing paediatric regional anaesthesia? *Curr Opin Anaesthesiol*. 2010; 23: 337-341.

［16］　Gurnaney H, Ganesh A, Cucchiaro G. The relationship between current intensity for nerve stimulation and success of peripheral nerve blocks performed in pediatric patients under general anesthesia. *Anesth Analg*. 2007; 105: 1605-1609.

［17］　Bigeleisen PE. Nerve puncture and apparent intraneural injection during ultrasound-guided axillary block does not invariably result in neurologic injury. *Anesthesiology*. 2006; 105: 779-783.

［18］　Klein SM, Melton MS, Grill WM, et al. Peripheral nerve stimulation in regional anesthesia. *Reg Anesth Pain Med*. 2012; 37: 383-392.

［19］　Sethna NF, McGowan FX Jr. Do results from studies of a simulated epidural test dose improve our ability to detect unintentional epidural vascular puncture in children? *Paediatr Anaesth*. 2005; 15: 711-715.

［20］　Taenzer AH, Clark CV, Kovarik WD. Experience with 724 epidurograms for epidural catheter placement in pediatric anesthesia. *Reg Anesth Pain Med*. 2010; 35: 432-43.

［21］　Desparmet J, Mateo J, Ecoffey C, et al. Efficacy of an epidural test dose in children anesthetized with halothane. *Anesthesiology*. 1988; 69: A774.

［22］　Fisher QA, Shaffner DH, Yaster M. Detection of intravascular injection of regional anaesthetics in children. *Can J Anesth*. 1997; 44: 592-598.

[23] Kozek-Langenecker SA, Marhofer P, Jonas K, et al. Cardiovascular criteria for epidural test dosing in sevoflurane- and halothane-anesthetized children. *Anesth Analg*. 2000; 90(3): 579–583.

[24] Tanaka M, Nishikawa T. Evaluating T-wave amplitude as a guide for detecting intravascular injection of a test dose in anesthetized children. *Anesth Analg*. 1999; 88(4): 754–758.

[25] Polaner DM, Zuk J, Luong K, et al. Positive intravascular test dose criteria in children during total intravenous anesthesia with propofol and remifentanil are different than during inhaled anesthesia. *Anesth Analg*. 2010; 110: 41–45.

[26] Neal JM, Bernards CM, Butterworth JF IV, et al. ASRA practice advisory on local anesthetic systemic toxicity. *Reg Anesth Pain Med*. 2010; 35: 152–161.

[27] Chen Y, Xia Y, Liu L, et al. Lipid emulsion reverses bupivacaine-induced asystole in isolated rat hearts: concentration-response and time-response relationships. *Anesthesiology*. 2010; 113: 1320–1325.

[28] Weinberg GL, Di Gregorio G, Ripper R, et al. Resuscitation with lipid versus epinephrine in a rat model of bupivacaine overdose. *Anesthesiology*. 2008; 108: 907–913.

[29] de Queiroz Siqueira M, Chassard D, Musard H, et al. Resuscitation with lipid, epinephrine, or both in levobupivacaine-induced cardiac toxicity in newborn piglets. *Br J Anaesth*. 2014; 112: 729–734.

[30] Mauch J, Martin Jurado O, Spielmann N, et al. Comparison of epinephrine vs lipid rescue to treat severe local anesthetic toxicity—an experimental study in piglets. *Paediatr Anaesth*. 2011; 21: 1103–1108.

[31] Weinberg G. Lipid emulsion infusion rescues dogs from bupivacaine-induced cardiac toxicity. *Reg Anesth Pain Med*. 2003; 28: 198–202.

[32] Picard J, Ward SC, Zumpe R, et al. Guidelines and the adoption of "lipid rescue" therapy for local anaesthetic toxicity. *Anaesthesia*. 2009; 64: 122–125.

[33] Tucker GT. Physiologically based pharmacokinetic-pharmacodynamic modeling to the rescue: understanding how resuscitation from local anesthetic overdose with lipid emulsions works. *Anesthesiology*. 2014; 120: 795–796.

[34] Weinberg G, Hertz P, Newman J. Lipid, not propofol, treats bupivacaine overdose. *Anesth Analg*. 2004; 99: 1875.

[35] Sultan P, Gutierrez MC, Carvalho APB. Neuraxial morphine and respiratory depression. *Drugs*. 2011; 71: 1807–1819.

[36] Reich A, Szepietowski JC. Opioid-induced pruritus: an update. *Clin Exp Dermatol*. 2010; 35: 2–6.

[37] Krane EJ. Delayed respiratory depression in a child after caudal epidural morphine. *Anesth Analg*. 1988; 67: 79–82.

[38] Vetter TR, Carvallo D, Johnson JL, et al. A comparison of single-dose caudal clonidine, morphine, or hydromorphone combined with ropivacaine in pediatric patients undergoing ureteral reimplantation. *Anesth Analg*. 2007; 104: 1356–1363.

[39] Krane EJ, Tyler DC, Jacobson LE. The dose response of caudal morphine in children. *Anesthesiology*. 1989; 71: 48–52.

[40] El-Hennawy AM, Abd-Elwahab AM, Abd-Elmaksoud AM, et al. Addition of clonidine or dexmedetomidine to bupivacaine prolongs caudal analgesia in children. *Br J Anaesth*. 2009; 103: 268–274.

[41] Tripi PA, Palmer IS, Thomas S, et al. Clonidine increases duration of bupivacaine caudal analgesia for ureteroneocystostomy: a double-blind prospective trial. *J Urol*. 2005; 174: 1081–1083.

[42] Akin A, Ocalan S, Esmaoglu A, et al. The effects of caudal or intravenous clonidine on postoperative analgesia produced by caudal levobupivacaine in children. *Paediatr Anaesth*. 2010; 20: 350–355.

[43] Hansen TG, Henneberg SW. Caudal clonidine in neonates and small infants and respiratory depression. *Paediatr Anaesth*. 2004; 14: 529–530.

[44] Cucchiaro G, Adzick SN, Rose JB, et al. A comparison of epidural bupivacaine-fentanyl and bupivacaine-clonidine in children undergoing the Nuss procedure. *Anesth Analg*. 2006; 103: 322–327.

[45] Albrecht E, Kern C, Kirkham KR. A systematic review and meta-analysis of perineural dexamethasone for peripheral nerve blocks. *Anaesthesia*. 2015; 70(1): 71–83.

[46] Abdallah FW, Johnson J, Chan V, et al. Intravenous Dexamethasone and Perineural Dexamethasone Similarly Prolong the Duration of Analgesia After Supraclavicular Brachial Plexus Block: A

Randomized, Triple-Arm, Double-Blind, Placebo-Controlled Trial. *Reg Anesth Pain Med.* 2015; 40: 125-132.

[47] Llewellyn N, Moriarty A. The national pediatric epidural audit. *Paediatr Anaesth.* 2007; 17: 520-533.

[48] Giaufré E, Dalens B, Gombert A. Epidemiology and morbidity of regional anesthesia in children: a one-year prospective survey of the French-Language Society of Pediatric Anesthesiologists. *Anesth Analg.* 1996; 83: 904-912.

[49] Ecoffey C, Lacroix F, Giaufré E, et al, Association Des Anesthésistes Réanimateurs Pédiatriques D'expression Française (ADARPEF). Epidemiology and morbidity of regional anesthesia in children: a follow-up one-year prospective survey of the French-Language Society of Paediatric Anaesthesiologists (ADARPEF). *Paediatr Anaesth.* 2010; 20: 1061-1069.

[50] Polaner DM, Taenzer AH, Walker BJ, et al. Pediatric Regional Anesthesia Network (PRAN): a multi-institutional study of the use and incidence of complications of pediatric regional anesthesia. *Anesth Analg.* 2012; 115: 1353-1364.

[51] Taenzer AH, Walker BJ, Bosenberg AT, et al. Asleep versus awake: does it matter? Pediatric regional block complications by patient state: a report from the Pediatric Regional Anesthesia Network. *Regional Anesth Pain Med.* 2014; 39: 279-283.

[52] Suresh S, Long J, Birmingham PK, et al. Are Caudal Blocks for Pain Control Safe in Children? An Analysis of 18,650 Caudal Blocks from the Pediatric Regional Anesthesia Network (PRAN) Database. *Anesth Analg.* 2015; 120: 151-156.

[53] Long JB, Birmingham PK, De Oliveira GS, et al. Transversus abdominis plane block in children: a multicenter safety analysis of 1994 cases from the PRAN (Pediatric Regional Anesthesia Network) database. *Anesth Analg.* 2014; 119: 395-399.

[54] Berde C, Greco C. Pediatric regional anesthesia: drawing inferences on safety from prospective registries and case reports. *Anesth Analg.* 2012; 115: 1259-1262.

[55] Meyer MJ, Krane EJ, Goldschneider KR, et al. Case report: neurological complications associated with epidural analgesia in children: a report of 4 cases of ambiguous etiologies. *Anesth Analg.* 2012; 115: 1365-1370.

[56] McNaught A, Shastri U, Carmichael N, et al. Ultrasound reduces the minimum effective local anaesthetic volume compared with peripheral nerve stimulation for interscalene block. *Br J Anaesth.* 2011; 106: 124-130.

[57] Weintraud M, Lundblad M, Kettner SC, et al. Ultrasound versus landmark-based technique for ilioinguinal-iliohypogastric nerve blockade in children: the implications on plasma levels of ropivacaine. *Anesth Analg.* 2009; 108: 1488-1492.

[58] Urmey WF, Talts KH, Sharrock NE. One hundred percent incidence of hemidiaphragmatic paresis associated with interscalene brachial plexus anesthesia as diagnosed by ultrasonography. *Anesth Analg.* 1991; 72: 498-503.

[59] Lee J-H, Cho S-H, Kim S-H, et al. Ropivacaine for ultrasound-guided interscalene block: 5 mL provides similar analgesia but less phrenic nerve paralysis than 10 mL. *Can J Anaesth.* 2011; 58: 1001-1006.

[60] Riazi S, Carmichael N, Awad I, et al. Effect of local anaesthetic volume (20 vs 5 ml) on the efficacy and respiratory consequences of ultrasound-guided interscalene brachial plexus block. *Br J Anaesth.* 2008; 101: 549-556.

[61] Fleischmann E, Marhofer P, Greher M, et al. Brachial plexus anaesthesia in children: lateral infraclavicular vs axillary approach. *Paediatr Anaesth.* 2003; 13: 103-108.

[62] Rodríguez J. Infraclavicular brachial plexus block effects on respiratory function and extent of the block. *Reg Anesth Pain Med.* 1998; 23: 564-568.

[63] Williams RK, Abajian JC, Adams DC. The safety and efficacy of spinal anesthesia for surgery in infants. *Anesth Analg.* 2007; 104: 745.

[64] Kachko L, Simhi E, Tzeitlin E, et al. Spinal anesthesia in neonates and infants？A single-center experience of 505 cases. *Paediatr Anaesth.* 2007; 17: 647-653.

[65] Krane EJ, Haberkern CM, Jacobson LE. Postoperative apnea, bradycardia, and oxygen desaturation in formerly premature infants: prospective comparison of spinal and general anesthesia. *Anesth Analg.*

1995; 80: 7-13.

［66］ Wolf AR, Doyle E, Thomas E. Modifying infant stress responses to major surgery: spinal vs extradural vs opioid analgesia. *Paediatr Anaesth*. 1998; 8: 305-311.

［67］ Viscomi CM, Abajian JC, Wald SL, et al. Spinal anesthesia for repair of meningomyelocele in neonates. *Anesth Analg*. 1995; 81: 492-495.

［68］ Katznelson R, Mishaly D, Hegesh T, et al. Spinal anesthesia for diagnostic cardiac catheterization in high-risk infants. *Paediatr Anaesth*. 2005; 15: 50-53.

［69］ Oberlander TF, Berde CB, Lam KH, et al. Infants tolerate spinal anesthesia with minimal overall autonomic changes: analysis of heart rate variability in former premature infants undergoing hernia repair. *Anesth Analg*. 1995; 80: 20-27.

［70］ Baxter AL, Fisher RG, Burke BL, et al. Local anesthetic and stylet styles: factors associated with resident lumbar puncture success. *Pediatrics*. 2006; 117: 876-881.

［71］ Hermanns H. Sedation during spinal anaesthesia in infants. *Br J Anaesth*. 2006; 97: 380-384.

［72］ Antognini JF. Spinal anaesthesia indirectly depresses cortical activity associated with electrical stimulation of the reticular formation. *Br J Anaesth*. 2003; 91: 233-238.

［73］ Brenner L, Marhofer P, Kettner SC, et al. Ultrasound assessment of cranial spread during caudal blockade in children: the effect of different volumes of local anaesthetics. *Br J Anaesth*. 2011; 107: 229-235.

［74］ Tsui BCH, Wagner A, Cave D, et al. Thoracic and lumbar epidural analgesia via the caudal approach using electrical stimulation guidance in pediatric patients: a review of 289 patients. *Anesthesiology*. 2004; 100: 683-689.

［75］ Kim MS, Han KH, Kim EM, et al. The myth of the equiangular triangle for identification of sacral hiatus in children disproved by ultrasonography. *Reg Anesth Pain Med*. 2013; 38(3): 243-247.

［76］ Flandin-Bléty C, Barrier G. Accidents following extradural analgesia in children. The results of a retrospective study. *Paediatr Anaesth*. 1995; 5: 41-46.

［77］ Qi J, Du B, Gurnaney H, et al. A prospective randomized observer-blinded study to assess postoperative analgesia provided by an ultrasound-guided bilateral thoracic paravertebral block for children undergoing the Nuss procedure. *Reg Anesth Pain Med*. 2014; 39: 208-213.

［78］ Willschke H, Kettner S. Pediatric regional anesthesia: abdominal wall blocks. *Paediatr Anaesth*. 2011; 22: 88-92.

［79］ Lonnqvist PA, MacKenzie J, Soni AK, et al. Paravertebral blockade. *Anaesthesia*. 1995; 50: 813-815.

［80］ Abrahams MS, Horn J-L, Noles LM, et al. Evidence-based medicine: ultrasound guidance for truncal locks. *Reg Anesth Pain Med*. 2010; 35: S36-S42.

［81］ Naja Z, Lonnqvist PA. Somatic paravertebral nerve blockade incidence of failed block and complications. *Anaesthesia*. 2001; 56(12): 1184-1188.

［82］ Piette E, Daoust R, Denault A. Basic concepts in the use of thoracic and lung ultrasound. *Curr Opin Anaesthesiol*. 2013; 26: 20-30.

［83］ Mai CL, Young MJ, Quraishi SA. Clinical implications of the transversus abdominis plane block in pediatric anesthesia. *Paediatr Anaesth*. 2012; 22: 831-840.

［84］ Hebbard PD. Transversalis fascia plane block, a novel ultrasound-guided abdominal wall nerve block. *Can J Anaesth*. 2009; 56: 618-620.

［85］ Oberndorfer U, Marhofer P, Bosenberg A, et al. Ultrasonographic guidance for sciatic and femoral nerve blocks in children. *Br J Anaesth*. 2007; 98: 797-801.

［86］ Orebaugh SL, Williams BA, Vallejo M, et al. Adverse outcomes associated with stimulator-based peripheral nerve blocks with versus without ultrasound visualization. *Reg Anesth Pain Med*. 2009; 34: 251-255.

［87］ Dalens B, Vanneuville G, Tanguy A. Comparison of the fascia iliaca compartment block with the 3-in-1 block in children. *Anesth Analg*. 1989; 69(6): 705-713.

［88］ Jaeger P, Nielsen ZJK, Henningsen MH, et al. Adductor canal block versus femoral nerve block and quadriceps strength: a randomized, double-blind, placebo-controlled, crossover study in healthy volunteers. *Anesthesiology*. 2013; 118: 409-415.

第九章 术后恢复

劳拉·A.唐尼,理查德·H.布卢姆

要 点

1. 术后应在确保患者气道通畅、气体交换充分、心率(HR)及血压(BP)稳定、血氧饱和度(SPO$_2$)等于或接近正常范围时,才能将其送往麻醉后恢复室(PACU)。
2. 儿童应在麻醉医师的监护下从手术室(OR)转运至麻醉后恢复室(PACU),同时要确保充分供氧。
3. 儿童从手术室转至麻醉后恢复室期间,应予以吸氧。
4. 患者进入麻醉后恢复室后,应进行生命体征监测,麻醉医师应向复苏室工作人员交接患者手术期间的情况。
5. 采用有效的评分和(或)经麻醉医师的评估,决定患者可否离开麻醉后恢复室。
6. 术后呕吐(POV)是麻醉后恢复室内常见并发症,学龄儿童的术后呕吐发生率可高达50%。

麻醉恢复是指患者停用麻醉药物之后,从早期的意识恢复、气道保护性反射建立、心肺功能稳定到恢复正常生理功能的一系列变化,一般需要数天甚至更久。早期的麻醉恢复包括麻醉及手术引发的、短暂的、可逆的生理和行为变化,以及一些潜在的、致命性并发症。儿童在麻醉恢复期的反应及其认知与情感的生长发育有着密切的关系,个体之间存在明显的差异。本章主要关注麻醉恢复的过程、麻醉后恢复、麻醉恢复后护理等相关问题。

现代麻醉技术的应用使得患者在停药数分钟后就能苏醒。目前常联合使用吸入麻醉、静脉麻醉、神经肌肉阻滞麻醉以及局部麻醉。学者普遍认为,多种方法可导致麻醉后恢复的可变性比较大,但其特点仍不明确。对于吸入麻醉,吸入麻醉药物的药理性质、浓度、持续时间、药物在血液和脂肪中的溶解度以及机体的代谢水平、肺泡通气率等都影响着麻醉恢复。通常,患者开始对声音或其他刺激有反应的吸入麻醉药浓度约为0.5MAC,这一浓度被称为"苏醒MAC"。若使用静脉麻醉,麻醉恢复取决于静脉麻醉药物的剂量、持续时间、脂溶性以及药物的代谢。如果使用神经肌肉阻滞麻醉,应利用周围神经刺激器监测神经肌肉阻滞效果,同时有利于监测神经肌肉阻断药的效果,以降低最小残余神经肌肉阻滞。在神经肌肉阻断完全被拮抗之前,应持续进行呼吸支持。

麻醉后恢复室规程

越来越多的门诊外科手术和儿科影像技术需要麻醉,在美国,接受门诊麻醉的儿童人数已经远远超过了住院患者。2006年, 估计约有230万名15岁以下的儿童接受非住院手术麻醉, 1996—2006年间增长了3倍[1,2]。在这种趋势下, 最为重要的是如何为这些患者提供安全的监测、治疗, 并保证其安全地离开医院。

麻醉后恢复室的组建

麻醉后恢复室应提供严密的监护, 配备急救设备, 安排训练有素的医务工作者, 帮助患者的生理状态从麻醉及外科手术中恢复到能够回家或住院。基于这些因素, 麻醉后恢复室一般位于手术室附近, 这样可缩短转送时间, 同时可即刻获得麻醉医师、护士和外科医师的诊治。此外, 一些重要设备如实验室设施、复苏设备, 应该摆放在附近, 以便在平时或紧急情况下处理麻醉中可能出现的所有问题(表9-1)[1-4]。

表9-1 儿科PACU——设备要求

■ 吸引设备	吸引器及各种规格的吸引管, 包括硬质吸引头(如Yankauer吸引管)
■ 气道	复苏气囊(Ambu或Mapleson) 各种面罩(面罩、面罩吸入器、气管和气管切开造口接头) 婴幼儿、儿童口咽、鼻咽通气道 供氧接口 各种型号种类的插管设备
■ 药物	麻醉车内准备复苏药物 常规安全用药如镇痛药、镇吐药、解痉药 (即消旋肾上腺素)
■ 复苏设备	具有起搏功能的除颤器 常规建立静脉的设备及紧急监测设备 (如动脉监测或中心静脉监测)
■ 常规监测设备	ECG(附打印记录功能) 脉搏血氧仪 无创血压测量仪(通过膜盒压力表备份) 压力传感器/带模拟和数字显示
■ 特殊监测设备	多通道压力管道/带波形显示功能, 某些情况下不直接进入重症监护病房(ICU)
■ 舒适度	配备有储物区及娱乐区, 使长时间入住或夜间待在PACU的儿童, 可观看影视、玩游戏和阅读
■ 医护人员专区	宽敞的工作空间, 可进行监测、治疗、药物管理, 配备病床边的通信设备(电话、对讲机、呼叫按钮或代码按钮)
■ 家人/其他人员专区	有足够宽的空间, 使父母可以与孩子待在一起, 协助其吸氧、接受雾化吸入治疗等。同时安窗帘遮掩隐私, 方便更衣等

ICU: 重症监护病房

恢复室病床的大小、数量根据实施手术类型以及手术室数量而定。为了保证患者流动性的最大化, 每一个手术区域至少需要配备1.5～2.0的病床, 甚至更多。该区域应是一个开放式区域, 以确保患者的监护和安全, 但也需要使用窗帘或者划分出更多的私人区域以保障"第二阶段恢复"。"第二阶段恢复"可定义为患者继意识恢复、气道通畅、血流动力学稳定以及疼痛控制后,完全恢复直至能够出院回家。在某些情况下,患者可以直接转入"第二阶段恢复"期,即"快速跟进"。在PACU,由技术精湛、经验丰富的医护人员提供相关医疗服务。对于高危患者,初期护理的人员比例通常为1:1或2:1,后期护理人员比例可能需要1:2或更多。然而,大多数患者仍需医师的干预,以减轻疼痛、恶心呕吐、谵妄及其他心肺并发症。

因此,PACU必须配备麻醉医师以保障患者的安全,PACU的工作人员应在医师的监督下,有明确的计划,由麻醉医师负责管理[1-4]。

转运麻醉后恢复室

患者转运PACU时应确保其呼吸、循环稳定。由手术室转入PACU的前提条件是患者气道通畅、气体交换与氧合良好。通常,由于儿童的呼吸情况变化迅速,需要在麻醉医师的监护下转运至PACU。在转送过程中,小儿氧饱和度降低的发生率较高,大多数麻醉医师都会为其进行吸氧。如果患者有气管导管,口咽或鼻咽通气道,应确保人工气道通畅,位置正确。应严密监测所有患者,待在他们的病床或担架旁边,防止患者受伤,或患者情绪失控时伤及看护人员。无意识患者要以侧卧位转送,以保持气道通畅,防止呕吐或分泌物误吸到咽腔,诱发喉痉挛。根据患者的病情,增设特殊监测,如脉搏血氧饱和度、有创或无创血压和心电图。保护好所有的静脉通路、输液、引流管以及Foley导管。对于高危患者,在转运PACU时,应同时携带所需急救药物和设备,包括通气面罩、喉镜、气道导管、麻醉药、血管升压药,以保证患者呼吸和循环稳定。

入住麻醉后恢复室

麻醉医师须确保患者气道通畅,气体交换良好,患者转入麻醉后恢复室后,连接心电监护,在麻醉记录单上记录入室心率、血氧饱和度、血压以及体温。若患者病情稳定,疼痛控制,与PACU工作人员进行交接。"交接单"内容包括:① 手术方法;② 既往史;③ 用药史;④ 过敏史;⑤ 麻醉方法、是否使用神经肌肉阻滞药;⑥ 输液量;⑦ 失血量;⑧ 特殊情况,如麻醉或手术过程中发生的问题、并发症等。同时,也要交接患者的气道情况(如气管导管、喉罩或面罩,以及患者拔管时的意识情况)。一份详细的"交接单"有助于PACU医护人员预知某些潜在的并发症,制订合理的医疗计划[1,2,4]。

麻醉后监测

患者在PACU期间,由PACU工作人员负责协助完成其麻醉后恢复。PACU的基本工作包括:每隔15 min监测患者的生命体征;呼吸状况;疼痛程度;输液及药物治疗;防治术后恶心呕吐;监测任何可能出现的问题和并发症。上述内容将随后进行阐述。PACU内出现许多问题都必须通过护理人员、麻醉医师、外科医师和(或)专家团队协作完成。

转出麻醉后恢复室

PACU的另一个职责就是评估患者从麻醉后恢复室应转入哪里:重症监护病房、住院病房或回家。根据评估,不同的患者离开PACU的标准不同。对于尚处于认知及生理发育期的儿童而言,需要由训练有素、经验丰富的医护人员进行评估。

许多机构采用麻醉后评分制度,根据患者的生命体征,对患者的出室进行评估[2,5]。针对儿童,常用的是改良的Aldrete评分,涉及5个方面:肌肉活动、呼吸、血压、意识、血氧饱和度。每一项分为0分、1分、2分,最高累计10分[6]。虽然此评分标准有利于评估患者出室情况,但并不能完全取代PACU护士、麻醉医师给出的评估结果。在离开PACU之前,必须确保所有患者的气道通畅、呼吸频率平稳,气体交换良好,气道保护性反射恢复,血压、心率、血液循环、外周灌注稳定。

患者出室前,应意识恢复或易于唤醒,神经反射、肌力恢复,疼痛、恶心呕吐得以控制。对于行区域或周围神经阻滞的患者,出室前应进行神经肌肉功能的评估,并指导患者及其家人进行疼痛控制和术后恢复。麻醉后需观察患者病情一定时间(一般20～30 min)。如果患者使用了纳洛酮或氟马西尼等拮抗药,须监护一定时间,以确保麻醉药或苯二氮䓬类药物的作用效应已减弱。在转入住院病房或重症监护病房前,应与接管患者的医护人员签署交接记录[1-3,7]。

对于计划离室回家的患者,所制订的标准将更严一些,主要包括以下7条:① 心血管、呼吸系统平稳;② 镇静消失,患者易于唤醒,气道保护性反射恢复;③ 对答切题(适当年龄);④ 神经肌肉功能已恢复到基线水平;⑤ 不需要使用PO,就能很好地控制住恶心呕吐;⑥ 水和电解质正常;⑦ 可通过口服药控制疼痛。对发育迟缓的患者应根据其麻醉前的能力进行评估,尽可能恢复到接近基线水平。对于婴儿与幼童,如果易被唤醒,即使没有完全清醒,亦可酌情离室。儿童患者应在其父母或监护人的陪伴下出室,其父母或监护人应给予疼痛管理、手术伤口护理等方面的书面指导以及每日24小时的热线指导[1-3,5-7]。

麻醉后恢复室常面临的挑战

儿科麻醉后恢复室的常规程序

> **临床小贴士** 在评估麻醉后恢复室儿童患者时,在考虑其他病因前,重要的是确保患者氧合充分,通气良好。

儿童对于痛苦的反应主要受到其年龄、认知水平和个体差异的影响。对于儿童来说,判断病情,寻找病因并对症治疗是极具挑战的,也相当耗费时间。对于护理人员、父母及患者自身来说,不能应答是一件令人苦恼的事情。大一些的孩子、青少年能够用言语表达他们的问题和观点;不会说话的幼童、发育障碍的儿童主要通过哭闹的方式对痛苦做出反应;新生儿和婴儿通过表情变化、体位变化、哭声表达其痛苦不适。每个患者都需要考虑他们的年龄、认知水平和行为,进行个体评估,做出合理的诊断、治疗。父母或看护人在PACU陪护孩子有助于患者病情的判断。术前评估儿童对不适和疼痛的反应有助于病情判断。所有患者必须排除呼吸或心血管的不稳定,疼痛、苏醒期躁动(EA)或其他病症均可能导致心肺功能损伤。

呼吸道疾病

与成人相比,由于功能残气量(FRC)减少、气道狭小、呼吸肌易疲劳,婴幼儿呼吸道并发症发生率较高。当呼吸功能明显障碍(如呼吸急促、呼吸道梗阻、低氧饱、呼吸窘迫)时,儿童呼吸困难表现出躁动、焦虑、反应迟钝或心血管系统改变(如心动过速、心动过缓、心律失常和低血压/高血压)[1,3,7]。

上呼吸道梗阻

麻醉后引起的上呼吸道梗阻多数是因为麻醉药物导致咽喉及舌体的肌张力下降低。其他常见原因包括腺样体、扁桃体肥大(术前评估应注意打鼾史)或气道辅助装置、气管导管所致的气道水肿。临床表现包括喘鸣,辅助呼吸下呼吸困难,反常呼吸,严重窒息。根据病因和损伤程度,要求在稳定患者病情的同时,确定病因、梗阻原因以及治疗对策[3,9]。

低氧血症

儿童在麻醉及镇静状态苏醒的早期,低氧血症的发生率很高。因此,在转运期间及进入恢复室后,大多数儿科麻醉医师都会予以吸氧。6个月以下的婴儿、呼吸道感染或感染恢复期的患者、有肺部疾病的患者,术后发生低氧血症的风险较高。医护人员的首要任务就是确保患者气道通畅,气体交换良好。吸氧对于儿童而言有些困难,因为孩子常常不能接受面罩吸氧,采取改良的"被氧气吹"和让其父母协助等方法可能有效。

肺换气不足

肺换气不足可引起高碳酸血症、气道萎陷和肺不张,这些症状可能导致低氧血症,加重未吸氧患者的病情。此外,有肺部或神经肌肉疾病的患者发生肺换气不足、低氧血症、上呼吸道梗阻的风险更高。

早产儿呼吸暂停

早产儿、新生儿、曾是早产儿的患者易发生术后呼吸暂停,麻醉药物和治疗镇痛的阿片类药物可加剧呼吸暂停。因此,这些患者应严密监护,通常需要接受贴身观察和监测。如何管理曾是早产儿的患者将在第三十三章中进行阐述。

阻塞性睡眠呼吸暂停

有关阻塞性睡眠呼吸暂停管理(OSA)的综述评论已超出了本章的范畴,因为大多数门诊儿童出现腺样体扁桃体肥大和(或)阻塞性睡眠呼吸暂停相关症状时,都将接受扁桃体切除术。阻塞性睡眠呼吸暂停的诊断基于多项标准,包括多导睡眠描记法(PSG)、患者的病史和体检结果。阻塞性睡眠呼吸暂停患者发生术后呼吸系统并发症的风险较高,如上呼吸道阻塞、窒息、肺换气不足和低氧血症。此类患者在PACU应得到严密监护,而且应加强夜间的观察和监测。OSA的程度越重、年龄越小(特别是小于3岁的幼儿)、行气道手术者和并存其他疾病者,易发生术后呼吸系统并发症。阻塞性睡眠呼吸暂停患者对阿片类药物比较敏感,应谨慎使用。有术后睡眠期间严重低氧血症(血氧饱和度的最低点<85%)病史的患者,阿片类药物使用量应减少50%[3,8,9]。

术后疼痛

| 临床小贴士 | 儿童疼痛评估需要使用基于年龄及发育水平的不同评分制度/工具。 |

对儿童进行的疼痛评估可能会是个挑战,因为不同年龄和不同发育阶段的患者,在认知、语言和情感方面的反应大相径庭。恰当的疼痛评估方法对于评估和治疗疼痛都很重要。目前常联合使用自我评估、行为和生理评估等多种方法对儿童进行疼痛评估(见第十章)[10,11]。

疼痛评估

婴幼儿疼痛评估是一个巨大的挑战。疼痛是主观的,应根据婴幼儿的认知和情感发育进行解析其对疼痛与痛苦所做出的各种反应。虽然在PACU,对疼痛应迅速做出评估和治疗,但首先应排除危及生命的心肺功能障碍或其他原因引起的不适和烦躁,如硬膜外麻醉(EA)、定向障碍、其他导致疼痛的原因(如绷带过紧)、焦虑、口渴和饥饿。

许多年龄相关的疼痛评估量表均采用了主观与客观两种衡量方式。评估方法的选择并不是与其一致性、重复使用以及与其他人员的有效沟通一样重要。

1. 自我评估　对于能够进行有效沟通的患者而言是最可靠的。通过使用如改良的Bieri或Wong-Baker表情疼痛等级量表亦可对幼儿(3～7岁)进行自我评估;这些量表使用5种(Wong-Baker)或6种(Bieri)面部表情来评定疼痛分级。

2. 行为和生理评分系统　对于婴儿、学步幼童以及不能交流的认知障碍儿童而言,有必要使用行为和生理评分系统进行评估。FLACC评分量表评估以下几方面:面部、腿部、活动、哭声、可安慰性[10-18]。

疼痛治疗

最佳的疼痛管理是从术前到转入麻醉后恢复室,旨在提供最好的疼痛治疗,同时将不良反应降至最低。儿童与成人患者的疼痛治疗不同。由于儿童认知及发育水平的不同,导致孩子不适的原因难于确定。他们可能或不能理解或清晰地表达自己的疼痛程度,感觉到的不适(如焦虑、饥饿、恶心等)可能不是疼痛,也难于区分。由于小儿疼痛和(或)不适给评估带来的挑战,使得疼痛管理应作为手术计划中的一部分,认真策划并个性化处理。当孩子麻醉结束,离开PACU时,应根据孩子的特点,结合阿片类药物、非阿片类镇痛药、局部麻醉以及外周神经阻滞等多种镇痛方法保证完全控制疼痛。

阿片类镇痛药

在手术期间,通过静脉注射阿片类药物控制疼痛。有效使用短效和长效麻醉药,能较好地缓解患者的疼痛。对于6～8岁的住院儿童,只要具备了认知能力,可使用静脉麻醉药进行"患者自控镇痛"(PCA)。幼儿和发育障碍的儿童则采用"护士控制镇痛"(NCA),由护士控制镇痛泵。严重的疼痛,可采用镇痛药物持续静脉输注。在接受镇痛的同时,针对镇痛效果及不良反应,所有患者需严密监护,尤其警惕肺换气不足和窒息。值得注意的是,新生儿、婴儿(小于1个月)、55～60周龄前出生的早产儿以及有某些疾病的儿童,对阿片类药物的清除率降低,敏感度增加,呼吸抑制的风险较大。对于这些患者,需调整药物剂量,连续监测术后呼吸暂停频率和脉搏血氧饱和度[19-21]。

非阿片类镇痛药

有关儿童疼痛控制的内容将在第十章中进一步讨论。非阿片类镇痛药既可以增加疼痛的控制力,又可以减少不良反应。简言之,非阿片类镇痛药可以作为镇痛药使用,提供一定的镇痛作用。

1. 对乙酰氨基酚　对乙酰氨基酚有多种用法:口服(10～20 mg/kg)、静脉注射(10～15 mg/kg)和直肠给药(20～30 mg/kg)。使用此药时,PACU医护人员应与后续护理人员交接所用药物剂量和时间,以防止过量使用该药。静脉注射对乙酰氨基酚可作为非阿片类镇痛方案的一部分,广泛使用。此外,食品与药物管理局(FDA)批准Ⅳ-对乙酰氨基酚可用于2岁以上儿童,2岁以下儿童患者可酌情减量[22-26]。

2. 非甾体类抗炎药(NSAIDs)　非甾体类抗炎药如酮咯酸(0.25～0.5 mg/kg)或口服布洛芬(10 mg/kg)可有效控制疼痛,并可避免呼吸抑制。但是,此类药品会影响血小板与肾功能,理论上会降低治疗效果。在使用非甾体类抗炎药之前,麻醉和手术团队应先评估患者的病情[27,28]。

3. 右美托咪定　近期研究表明,右美托咪定(0.5～1 μg/kg)可减少手术后吗啡的需求,特别是接受扁桃体切除术和腺样体切除术患者。值得注意的是,与单独使用吗啡的患者比较,使用右美托咪定1 μg/kg,患者的心率和血压明显降低[29]。

4. 局部麻醉药　如果用药适当,低于中毒剂量,局部麻醉药亦能提供良好的镇痛作用且不良反应小。局部麻醉药可从切口部位渗透阻断脊神经(硬脊膜外阻滞、蛛网膜阻滞或骶管阻滞)、外周神经。患者接受硬膜外、骶管或周围神经阻断麻醉后,可通过所置导管持续用药,进行数日的长时间镇痛服务。在麻醉后恢复室,应监护此类患者的镇痛效果以及感觉和运动神经功能。当患者进行持续镇痛时,特别是经硬膜外给药物,应严密监护,防止出现呼吸道或心血管问题。周围神经阻断单次给药(根据所用的局部麻醉药可以保持6～12 h的镇痛作用)或连续低剂量用药,可达到持续镇痛的效果。患者出室前,应确保其神经功能已恢复(感觉和运动功能恢复),并给予相关口服镇痛药品的建议[1]。

苏醒期躁动

临床小贴士　在麻醉后恢复室内,苏醒期躁动(EA)的发生率占儿童患者的10%,特点是无意识活动、烦躁不安、尖叫和定位障碍。

苏醒期躁动是儿童麻醉中的常见问题,10岁以下的儿童发生率为10%～50%[30-32]。苏醒期躁动是一种无意识的躁动,不能安抚,且伴随着打滚、尖叫、长时间哭闹和定位障碍。苏醒期躁动的儿童表现为对周围环境的无意识,无法被父母或其他看护人员安抚。苏醒期躁动可能会导致患者或看护人受伤,延长患者在PACUD的时间。因此,预防或迅速采取措施防止患者和看护人员受伤,减少PACUD入住时间。一般苏醒期躁动的时间较短,但是至少持续45 min甚至更长。

病因和发病率

虽然无法用病原学解释这一现象,但导致苏醒期躁动的因素包括年龄、手术类型、麻醉方法、手术前焦虑以及苏醒时间(表9-2)[30-35]。有证据表明,苏醒期躁动的发生有疼痛或不适的原因,但又不能完全用疼痛来解释。有研究发现,患者接受无痛性诊疗后(如MRI)也会出现苏醒期躁动[33]。然而,有研究表明,疼痛评分较高的患者苏醒期躁动的发生率也较高。据报道,10岁以上的儿童苏醒期躁动发生率小于15%,与之相比,10岁以下儿童苏醒期躁动发生率可高达46%。2~5岁的幼童是EA发生率最高的人群[30-34]。近来,利用功能磁共振成像研究EA,发现苏醒期躁动可能是大脑各种活动激活或抑制的结果,尤其是小儿未成熟大脑[35]。

表9-2   术后急性谵妄的危险因素

患 者 因 素	麻 醉 方 式	手 术 类 型
2~9岁	挥发性麻醉药	耳鼻喉科学
术前焦虑	七氟醚	扁桃体切除术
适应能力减弱	地氟醚	腺样体刮除术
苏醒期躁动史	异氟醚	眼科手术
	苏醒时间	斜视
	疼痛	

危险因素

虽然许多研究试图寻找苏醒期躁动的病因学,但与苏醒期躁动相关的危险因素已很明确,包括性别(男性)、学龄前(2~5岁)、挥发性麻醉药、耳鼻喉手术、疼痛和手术前焦虑。如上所述,年龄、性别和挥发性麻醉药与苏醒期躁动的关系最为紧密。

疼痛可能会引发苏醒期躁动,但是有研究表明,没有疼痛的情况下苏醒期躁动的发生率也很高。最近,Voepel-Lewis发现,手术前焦虑、适应能力差,与苏醒期躁动的关系密切[32]。手术前发生焦虑的影响因素包括父母焦虑、兄弟姐妹少、社会适应能力差、不愉快的医疗经历[30-46]。此外,其他相关危险因素见表9-2。

苏醒期躁动的预防

1. 咪达唑仑——未发现可降低苏醒期躁动的发生率;有研究发现,可以改善苏醒期躁动的发生,也有研究显示没有差别或增加EA的发生率。术前用可乐定或褪黑素比咪达唑仑更有效[47,48]。

2. 丙泊酚——与吸入麻醉药相比,使用丙泊酚维持麻醉,可明显降低苏醒期躁动的发生率[39,43,49]。

3. 阿片类药物——大多数阿片类药物可降低苏醒期躁动发生率,也许是与其缓解疼痛有关。

4. 非甾体类抗炎药——可降低苏醒期躁动发生率,但是效果较阿片类药物差[45,48,50-52]。

5. 对乙酰氨基酚——尚未发现可降低苏醒期躁动发生率。

6. 氯胺酮——可降低苏醒期躁动发生率[53]。

7. α$_2$-肾上腺素能药物——可乐定和右美托咪定具有镇静和镇痛作用,可降低苏醒期躁动发生率。行扁桃体切除术和腺样体切除术的患者,静脉注射0.5～1 μg/kg右美托咪定,苏醒期躁动发生率和疼痛评分明显降低。在其他手术中,低剂量右旋美托咪定(0.15～0.3 μg/kg)也可以降低患者苏醒期躁动的发生率[55-57]。

8. 吸入麻醉药——早期研究发现,溶解度较低的吸入麻醉药,如七氟醚和地氟醚,可增加苏醒期躁动发生率。近来有研究表明,异氟醚也有同样的风险。虽然氧化亚氮有增加恶心呕吐的风险,但并没有证据显示该药物为急性谵妄的危险因素[41-43]。

9. 非药物治疗——父母陪同麻醉诱导并不能减少苏醒期躁动的发生。然而,一些降低手术前焦虑的方法如音乐疗法,分散注意力,录影带和安静诱导有利于减少苏醒期躁动[58-62]。

苏醒期躁动的治疗

必须对疑似苏醒期躁动的患者进行评估,同时排除疼痛及危及生命的心肺功能障碍。如果患者病情稳定,可采取药物或非药物治疗。

1. 苏醒期躁动非药物治疗——苏醒期躁动是个自我约束的过程,襁褓、拥抱、安慰和把父母带到身边等方法在治疗EA方面的效果明显。苏醒期躁动患者自我伤害的风险很高,因此必须防止小儿碰撞床栏,坠落,拔出导管、尿管和损坏伤口敷料。

2. 药物治疗——有关苏醒期躁动治疗的研究不足,但可用药物预防麻醉后恢复室的苏醒期躁动。预防药物包括阿片类药物、丙泊酚(0.5～1 mg/kg)、咪达唑仑(0.2～0.5 mg/kg)、氟马西尼和右美托咪定。静滴阿片类药物,如芬太尼(0.25～0.5 mg/kg),也会有效,但是需要防止患者出现气道阻塞和窒息。对于潜在困难气道或下呼吸道或颅面手术的患者可能发生气道阻塞和窒息问题,特别是面罩难以控制通气的情况下,应谨慎使用低剂量丙泊酚。使用丙泊酚的患者发生EA,应考虑进行镇痛。咪达唑仑治疗EA有效,但是部分患者可能出现反常反应,需要使用氟马西尼拮抗。氟马西尼是治疗该不良反应的首选用药。右美托咪定治疗苏醒期躁动的经验有限,缓慢使用(10 min 负荷量),可能延长镇静时间。关于右美托咪定治疗苏醒期躁动的有效性、安全性、剂量及方法,还需要进行更多的研究。

术后恶心呕吐

临床小贴士 30%～50%的学龄儿童可发生术后恶心呕吐。对于高风险患者应采取药物预防。

术后恶心呕吐是麻醉后常见不良反应。轻度恶心呕吐使患者感到不适。严重的难治性恶心呕吐,延长PACU入住时间,甚至需要住院治疗。据大量文献记载,术后恶心呕吐多发于成人,而儿童难以判断其是否存在有恶心。因此,大多数是研究术后呕吐(POV)[63,64]。

发病率

小儿术后呕吐的发病率为30%～70%。在此基础上,Eberhart等人提出了小儿术后恶心呕吐（POVOC），小儿 POV 风险评分中危险因素包括手术持续时间超过 30 min；年龄超过 3 岁；个人 POV/PONV 史；家族 POV/PONV 史[65,66]。不使用镇吐药预防的情况下，危险因素为 0、1、2、3 时，术后呕吐的发病率分别为 3.4%、11.6%、28.2% 和 42.3%。许多人认为小儿 POV 还与手术、麻醉药物及患者自身原因有潜在关系（表 9-3）[63,64]。

儿童发生 POV/PONV 危险因素

A. 患者相关性危险因素：最主要的患者相关性危险因素是学龄儿童、PONV 史[64-66]。

1. 年龄——儿童＞成人，3 岁以后的患者发生 POV 的概率增加，未进行预防的情况下，发病率高达 50%。

2. 性别——青春期前的儿童，PONV 的发生率在性别方面没有差别。青春期后，女孩 PONV 的发病率高于男孩，与成人一致。

3. 既往病史——与成人相同，儿童有个人或家族 POV/PONV 史或晕动病，POV 发病率增加。

4. 焦虑——最新数据表明术前焦虑不是儿童发病的风险因素。

5. 吸烟——吸烟会增加成人的发病率，但对于儿童尚无数据。也没有有关二手烟影响的研究。

B. 手术相关性危险因素：手术时长超过 30 min 是儿童发生 POV 的最主要危险因素。一些特殊的手术方法可能与儿童 POV 高发病率有关，其中包括斜视手术、耳鼻喉手术、牙科手术、睾丸固定术和颅面手术。

C. 麻醉药相关性危险因素：最可能引发手术后恶心呕吐的麻醉药有氧化亚氮、挥发性麻醉药物和阿片类药物。

1. 手术中注意事项

a. 术前用药——一些研究表明咪达唑仑可以降低 PONV 发病率，但并不是每次都能奏效。

b. 局部麻醉药——与全身麻醉药相比，局部麻醉药引起 PONV 的概率小。然而，对于儿童来说，大多数局部麻醉是在全身麻醉的基础上实施的。全身麻醉和局部麻醉联合使用对缓解疼痛有很大帮助，此外，减少阿片类药物的使用有利于减少 PONV[64,69-72]。

表 9-3 POVOC 评分（小儿 POV）

危 险 因 素	评 分
手术时间 ≥ 30 min	1
年龄 ≥ 3 岁	1
个人或家族 POV/PONV 史	1

Adapted from: Kranke P, Eberhart LH, Gan TJ, et al. Algorithms for the prevention of postoperative nausea and vomiting: an efficacy and efficiency simulation. Eur J Anaesthesiol. 2007; 24: 856-867.

c. 阿片类药物——研究发现，阿片类药物在成人及儿童中，POV/PONV 的风险呈剂量依赖性增加。无论是哪种阿片类药物都应持续到术后[64,65,70]。

d. 挥发性麻醉药 ——POV/PONV 的风险呈剂量依赖性增加，尤其是早期 POV/

PONV，一般出现在术后的 $0 \sim 6\,h$ 内[64,65,73,74]。

e. 氧化亚氮——增加 POV/PONV 的发病率[64,65,75,76]。

f. 非甾体抗炎药——非阿片类镇痛药，如非甾体抗炎药（酮咯酸）、环氧化酶-2抑制剂，能够减少 PONV 的发病率。有一篇荟萃分析研究了928名儿童发现，非甾体抗炎药能够减少呕吐的发生。尽管人们担心非甾体抗炎药会增加患者术后出血，但 Cardwell 等人发现非甾体抗炎药并没有增加扁桃体切除术后出血的发生率。

g. 氯胺酮——荟萃分析发现，成人 PONV 的减轻与使用氯胺酮的相关性较小。有关儿童方面的数据暂缺。

h. 抗胆碱酯酶——（如新斯的明——神经肌肉阻滞拮抗药）增加 PONV 发病率，但近期的研究未发现抗胆碱酯酶是 PONV 发生的危险因素[78-80]。

i. 丙泊酚——全凭静脉麻醉中使用的丙泊酚或亚催眠剂量的丙泊酚[静脉推注丙泊酚 $1\,mg/kg$ 后 $20\,\mu g/(kg\cdot min)$ 持续静脉泵注]均可以减少儿童发生 PONV[64,65,81-83]。

j. 静脉输液——围术期增加容量替代治疗能够降低 PONV 的发病率。有研究发现，斜视手术中，以 $30\,mL/kg$ 进行静脉输液比 $10\,mL/kg$ 的输液量 PONV 的发生率将降低[64,84]。

k. 胃排空——对 PONV 的发生没有影响[85]。

2. 术后危险因素（表9-4）[65]

a. 疼痛——据一些研究表明，疼痛是 PONV 发生的独立危险因素。虽然阿片类药物会增加 PONV 的发生，但可以通过其他方法来解决该问题。非阿片类镇痛药、局部麻醉、周围神经阻滞都是用来能减少 PONV 发病率的镇痛措施。

b. 运动——剧烈活动或体位改变都会增加 PONV 的发生。为降低 PONV 的发生风险，患者应当缓慢轻柔地活动。流动性大的患者容易出现此问题。

c. 口服药——儿童过早或强制摄取 PO，易增加 PONV 的发病率。然而，对于流动性较大的患者限制口服用药能否减轻或缓解 PONV，并不是非常明确[86]。

表9-4　小儿PONV的危险因素

手 术 因 素	麻 醉 药 物 因 素	患 者 因 素
腺样体扁桃体切除术	挥发性麻醉药	个人或家族 PONV 史
中耳手术	氧化亚氮的使用	晕动病史
睾丸手术	阿片类药物的使用	年龄超过3岁
腹腔镜手术	不缓解的疼痛	女孩 > 男孩（初经后）
内窥镜检查		
手术时间超过 30 min		
斜视手术		

儿童 PONV 的预防和治疗

预防和治疗儿童 PONV 的方法主要是降低相关危险因素的水平。具体措施有：① 将吸入麻醉药用量降到最低；② 使用最低剂量的氧化亚氮；③ 尽量避免采取全身麻醉，可联合应用全身麻醉与局部麻醉或单独应用局部麻醉；④ 术中和术后阿片类药物减至最低；⑤ 适当补液；⑥ 麻醉中优先使用丙泊酚进行诱导、维持或亚催眠麻醉（表9-5）[64]。

表9-5　减少小儿手术后PONV风险的策略

1. 局部麻醉或局部/全身麻醉联合
2. 麻醉维持优先使用丙泊酚或亚催眠剂量［20 mg/（kg·min）］
3. 使用最低剂量的氧化亚氮或吸入性麻醉药
4. 术中或术后使用最低剂量的阿片类药物
5. 充分静脉补液

　　针对发生在PACU的PONV，是药物预防还是使用补救措施，依然存着争议。由于儿童PONV的发病率高，患者不满、抱怨，PACU时间延长以及可能转治住院，有些观点支持采用药物预防。反对者认为患者转至住院、PACU离开时间、患者满意度，并不支持使用药物预防。对于存在发生PONV中、高度风险的病患，应谨慎使用预防药物。治疗PONV应根据疗效、不良反应、费用等权衡利弊，决定是选择麻醉技术还是选择镇吐药[64,87-89]。

　　A. 预防PONV的常规疗法。有许多传统药物都具有镇吐作用，包括多巴胺受体拮抗药（如氟哌利多和甲氧氯普胺）；抗胆碱能药（如东莨菪碱）；5-羟色胺拮抗药（如昂丹司琼）；抗组胺药（如异丙嗪和苯海拉明）；苯甲酰胺（如甲氧氯普胺）；丁酰苯（如氟哌利多和氟哌啶醇）；吩噻嗪类（如异丙嗪和奋乃静）；丙泊酚；类固醇（如地塞米松）。如果对所有药物都进行阐述将超出本章范围，下面我们主要对常用药物进行简述。从药效方面来看，最有效的药物是能够让高风险人群PONV的发病率从33%降到25%。这意味着3/4的患者都需要接受治疗预防呕吐的发生。

　　1. 昂丹司琼——5-HT$_3$（5-羟色胺）受体拮抗药。昂丹司琼0.5 mg～0.15 mg/kg（最多4 mg）可有效预防儿童PONV，但对于PONV后期无效。有关证据表明，患者使用剂量为0.1 mg/kg的昂丹司琼1～24个月，即使是婴儿POV的发病率都会相对降低。年龄小于6个月的患者药物清除率降低，因此对于此类患者应在监测下用药。值得注意的是，昂丹司琼可能延长QT间区，因此QT间区延长的患者应慎用该药，防止诱发快速室性心律失常[88-95]。

　　2. 地塞米松——镇吐原理不明。地塞米松（0.15～0.5 mg/kg，最多5 mg）预防儿童PONV非常有效。其对于早期PONV的药效与昂丹司琼类似，而它是唯一一种对恶心及呕吐后期（6～24 h）有效的药物。此外，地塞米松能缓解术后疼痛，减少阿片类药物的用量。儿童肿瘤溶解症候群中未确诊的白血病患者应当慎用此药。大多研究建议，PONV高发的患者应地塞米松和昂丹司琼联合用药[64,96]。

　　3. 甲氧氯普胺——具有多种药物作用机制，包括拮抗多巴胺作用，增加胃动力，大剂量拮抗5-羟色胺受体，低、中剂量的甲氧氯普胺镇吐作用不明显。大剂量胃复（0.4～0.45 mg/kg）的药效显著但伴有锥体外系的不良反应。由于其药效低，锥体外系不良反应风险高，因此不推荐使用[64,89,94,97]。

　　4. 氟哌利多——最佳剂量为50～80 μg/kg，不超过1.25 mg，超过此范围会导致过度镇静，以及中枢神经系统不良反应，如焦虑、烦躁不安。2001年，由于氟哌利多导致QT间区延长造成心律失常和小部分患者死亡,被FDA列入"黑名单"。其临床疗效被质疑,尤其是小剂量氟哌利多,有报道的儿童病例较少,建议术前检查心电图,术后至少进行2h监测,因此氟哌利多已经被大多数机构减少或摒弃使用[64,89,98,102]。

5. 异丙酚——常用于麻醉诱导和维持。全凭静脉麻醉中使用丙泊酚可减少吸入性麻醉药和氧化亚氮的用量。此外,静脉输注丙泊酚20 μg/(kg·min)可减少扁桃体切除术后儿童PONV的发生。成人静脉推注20 mg丙泊酚,对于PACU内难治性PONV有效,但作用时间短。

6. PONV非药物预防法:

a. P6刺激法——使用针灸或神经肌肉刺激仪刺激P6,被证实与昂丹司琼、氟哌利多等一线或二线镇吐药一样具有缓解PONV的功效,可在麻醉前或麻醉后使用该方法[99]。

b. 实践表明音乐疗法、术中胃排空、生姜根和术中吸氧等非药物疗法对手术后恶心呕吐无效[100]。

B. 预防高风险患者POV/PONV的措施。POV/PONV高发的患者应当采用多个应对方案,如两种药物联合使用、降低风险因素到最小。综合疗法时,应将两种方法的效率发挥到最大。研究表明将5-羟色胺受体拮抗药与地塞米松或氟哌利多联合用于儿童比单一疗法更为有效。有效组合有:① 昂丹司琼(或其他5-羟色胺受体拮抗药)与地塞米松;② 昂丹司琼和氟哌利多;③ 丙泊酚[20 μg/(kg·min)]与地塞米松。

C. PONV的治疗措施。与所有情况一样,患者应当在PACU接受评估以排除一切潜在的危及生命的心肺问题。其他原因如肠梗阻、上呼吸道出血等情况也可能诱发PONV。有关成人恶心呕吐治疗方法的研究较少,儿童方面的就更少。只有5-羟色胺受体拮抗药可用于治疗PONV。在一项研究中,使用昂丹司琼(0.1 mg/kg)治疗未采用昂丹司琼预防PONV的患者。成人PONV的研究中发现,1 mg昂丹司琼与更高剂量或建议预防剂量1 mg的昂丹司琼相比较,可产生同等药效。关于小儿,尚未有确切的最佳剂量,不过,根据成人研究数据建议,用药量应小于预防剂量0.1 mg/kg。为简单起见,本文建议体重<30 kg的患者使用1 mg,体重超过30 kg的患者使用2 mg。另外可以使用地塞米松、氟哌利多和小剂量丙泊酚治疗PONV。有指南建议,采用不同种类的药物治疗PONV疗效优于在预防或治疗中重复使用同一种药物。此方案适用于成人而非儿童。也有指南建议:用药超过6 h的药剂不易重复使用,除了长效的地塞米松和东莨菪碱。丙泊酚具有镇吐作用,常被一些医师使用,但其持续时间短[64,101-103]。

D. 儿童PONV总的治疗措施

1. 根据以上提及的危险因素,将患者分为低、中、高风险人群。

2. 麻醉医师尽可能降低可控性危险因素。

3. 根据风险分层,中、高级风险的患者采取单一疗法或多种方法预防。有人认为超过1岁的患者和成人一样属于中级风险人群。尽可能采用高效,低不良反应的药物,如5-羟色胺受体拮抗药(昂丹司琼)和地塞米松。

4. 对于高风险患者,条件允许的情况下,考虑采取局部麻醉或周围神经阻滞。此类患者可考虑静脉麻醉,避免使用氧化亚氮或吸入性麻醉药。此类患者围术期可采用多模式预防,同时充分补液。

5. 治疗PONV时,应使用不同类别的药物预防,除长效药物地塞米松和东莨菪碱外,其他药物不可持续使用超过6 h。

(铁爱民)

参考文献

［ 1 ］ Blum RH, Lekowski R. *Improving physician interventions in the pediatric post anesthesia care unit*. Pediatric Anesthesiology 2006; Fort Myers, Florida. February 2006. (available upon request from the author).

［ 2 ］ Blum RH. Discharge Guidelines for Ambulatory Surgery Patients-Post Anesthesia Care Unit. Boston Children's Hospital Practice Guideline 2004. (available upon request from the author).

［ 3 ］ Hanna HH, Mason L. Challenges in pediatric ambulatory anesthesia. *Curr Opinion*. 2012; 25(3): 315–320.

［ 4 ］ Haret D, Kneeland M, and Ho E. Post Anesthesia Care Units. *2012 Operating Room Design Manual*. American Society of Anesthesiologists. 2012; 57–72.

［ 5 ］ Hartwell PW. Discharge criteria. *Int Anesthesiol Clin*. 1983; 21: 107–114.

［ 6 ］ Adrete JA, Droulik D. A post anesthesia recovery score. *Anesth Analg*. 1970; 49: 924–934.

［ 7 ］ de Armendi JA, Todres DI. Discharge criteria. In: Cote CJ, Todres ID, Goudsauzian NG, et al, eds. *A Practice of Anesthesia for Infants and Children*. 3rd ed. Philadelphia, PA: WB Saunders Company; 2001: 703–704.

［ 8 ］ Statham MM, Elluru RG, Buncher R, et al. Adenotonsillectomy for obstructive sleep apnea syndrome in young children: prevalence of pulmonary complications. *Arch Otolaryngol Head Neck Surg*. 2006; 132: 476–480.

［ 9 ］ Raghavendran S, Bagry H, Detheux G, et al. An anesthetic management protocol to decrease respiratory complications after adenotonsillectomy in children with severe sleep apnea. *Anesth Analg*. 2010; 110: 1093–1101.

［10］ Swafford LI, Allan D. Pain relief in the pediatric patient. *Med Clin N Am*. 1968; 52: 131–136.

［11］ Loeser JD. Pain in children. In: Tyler DC, Krane EJ, eds. *Advances in Pain Research and Therapy: Pediatric Pain*. Vol 15. New York, NY: Raven Press; 1990: 1.

［12］ Gordon DB, Dahl JL, Miaskowski C, et al. American pain society recommendations for pain management: American Pain Society Quality of Care Task Force. *Arch Intern Med*. 2005; 165(14): 1574–1580.

［13］ Anand KJS, Hickey PR. Pain and its effects in the human neonate and fetus. *N Engl J Med*. 1987; 317: 1321.

［14］ Eland JM, Anderson JE. The experience of pain in children. In: Jacox A, ed. *Pain: A Source Book for Nurses and Other Health Professionals*. Boston, MA: Little Brown; 1977: 453–473.

［15］ Fitzgerald M, Beggs S. The neurobiology of pain: developmental aspects. *Neuroscientist*. 2001; 7: 246–257.

［16］ McGratch PJ. Behavioral measures of pain. In: Finley GA, McGrath PJ, eds. *Progress in Pain Research and Management: Measurement of Pain in Infants and Children*. Vol 10. Seattle, WA: IASP Press; 1998: 83–90.

［17］ Brislin RP, Rose JB. Pediatric acute pain management. *Anesthesiol Clin North Am*. 2005; 23(4): 789–814.

［18］ Fitzgerald M, Howard R. The neurobiologic basis of pediatric pain. In: Schechter NL, Berde CB, Yaster M, eds. *Pain in Infants, Children, and Adolescents*. 2nd ed. Baltimore, MD: Lippincott Williams & Wilkins; 2001: 19–42.

［19］ Epstein RH, Mendel HG, Witkowski TA, et al. The safety and efficacy of oral transmucosal fentanyl citrate for preoperative sedation in young children. *Anesth Analg*. 1996; 83(6): 1200–1205.

［20］ Schechter NL, Weisman SJ, Rosenblum M, et al. The use of oral transmucosal fentanyl citrate for painful procedures in children. *Pediatrics*. 1995; 95(3): 335−339.

［21］ Gregory G and C Brett. Neonatalogy for Anesthesiologists In: Davis P, Cladis, and Motoyama, ed. Smith's Anesthesia for Infants and Children. 8th ed, Philadelphia, PA: Elsevier 2011: 512−553.

［22］ Houck CS, Sullivan LJ, Wilder RE, et al. Pharmacokinetics of rectal acetaminophen in children. *Anesthesiology*. 1995; 83: A1126.

［23］ Birmingham PK, Tobin MJ, Henthorn TK, et al. Twenty-four hour pharmacokinetics of rectal acetaminophen in children: an old drug with new recommendations. *Anesthesiology*. 1997; 87: 244−252.

［24］ Capici F, Ingelmo PM, Davidson A, et al. Randomized controlled trial of duration of analgesia following intravenous or rectal acetaminophen after adenotonsillectomy in children. *BJA*. 2008; 100: 251−255.

［25］ Zuppa AF, Hammer GB, Barrett JS, et al. Safety and population pharmacokinetic analysis of intravenous acetaminophen in neonates, infants, children, and adolescents with pain or fever. *J Pediatr Pharmacol Ther*. 2011; 16: 246−261.

［26］ Food and Drug Administration. Pediatric Focused Safety Review: Ofirmev (acetaminophen injection). Pediatric Advisory Committee Meeting, September 11, 2012. http://www.fda.gov/downloads/AdvisoryCommittees/CommitteesMeetingMaterials/PediatricAdvisoryCommittee/UCM319369.pdf. Accessed September 1, 2014.

［27］ Watcha MF, Ramirez-Ruiz M, White PF, et al. Perioperative effects of oral ketorolac and acetaminophen in children undergoing bilateral myringotomy. *Can J Anaesth*. 1992; 39(7): 641−642.

［28］ Bennie RE, Boehringer LA, McMahon S, et al. Postoperative analgesia with preoperative oral ibuprofen or acetaminophen in children undergoing myringotomy. *Paediatr Anaesth*. 1997; 7(5): 399−403.

［29］ Olutoye OA, Glover CD, Diefenderfer JW, et al. The effect of intraoperative demedetomidine on postoperative analgesia and sedation in pediatric patients undergoing tonsillectomy and adenoidectomy. *Anesth Analg*. 2010; 111(2): 490−495.

［30］ Eckenhoff JE, Kneale DH, Dripps, RD. The incidence and etiology of postanesthetic excitement: a clinical survey. *Anesthesiology*. 1961; 22: 667−673.

［31］ Cole JW, Murray DJ, McAllister JD, et al. Emergence behaviour in children: defining the incidence of excitement and agitation following anaesthesia. *Paediatr Anaesth*. 2002; 12: 442−447.

［32］ Voepel-Lewis T, Malviya S, Tait AR. A prospective cohort study of emergence agitation in the pediatric post anesthesia care unit. *Anesth Analg*. 2003; 96: 1625−1630.

［33］ Cravero J, Surgenor S, Whalen K. Emergence agitation in paediatric patients after sevoflurane anaestheaia and no surgery: a comparison with halothane. *Paediatr Anaesth*. 2000; 10: 419−424.

［34］ Kain ZN, Caldwell-Andrews A, Maranets I, et al. Preoperative anxiety and emergence delirium and postoperative maladaptive behaviors. *Anesth Analg*. 2004; 99: 1648−1654.

［35］ Boveroux P, Vanhaudenhuyse A, Bruno MA, et al. Breakdown of within- and between-network resting state functional magnetic resonance imaging connectivity during propofol-induced loss of consciousness. *Anesthesiology*. 2010; 113: 1038−1053.

［36］ Aono J, Ueda W, Mamiya K, et al. Greater incidence of delirium during recovery from sevoflurane anesthesia in preschool boys. *Anesthesiology*. 1997; 87: 1298−1300.

［37］ Przybylo HJ, Martini DR, Mazurek AJ, et al. Assessing behaviour in children emerging from anaesthesia: can we apply psychiatric diagnostic techniques? *Paediatr Anaesth*. 2003; 13: 609−616.

［38］ Aono J, Mamiya K, Manabe M. Preoperative anxiety is associated with a high incidence of problematic behavior on emergence after halothane anesthesia in boys. *Acta Anaesthesiol Scand*. 1999; 43: 542−544.

［39］ Cohen IT, Finkel JC, Hannallah RS, et al. Rapid emergence does not explain agitation following sevoflurane anaesthesia in infants and children: a comparison with propofol. *Paediatr Anaesth*. 2003; 13: 63−67.

［40］ Mayer J, Boldt J, Rohm KD, et al. Desflurane anesthesia after sevoflurane inhaled induction reduces severity of emergence agitation in children undergoing minor ear-nose-throat surgery compared with

第
二
部
分

sevoflurane induction and maintenance. *Anesth Analg*. 2006; 102(2): 400−404.

［41］ Welbourn LG, Hannallah RS, Norden JM, et al. Comparison of emergence characteristics of sevoflurane, desflurane, and halothane in pediatric ambulatory patients. *Anesth Analg*. 1996; 83: 917−920.

［42］ Davis PJ, Greenberg JA, Gendelman M, et al. Recovery characteristics of sevoflurane and halothane in preschool-aged children undergoing bilateral myringotomy and pressure equalization tube insertion. *Anesth Analg*. 1999; 88: 34−38.

［43］ Uezono S, Goto T, Terui K, et al. Emergence agitation after sevoflurane versus propofol in pediatric patients. *Anesth Analg*. 2000; 91: 563−566.

［44］ Kuratani N, Oi Y. Greater incidence of emergence agitation in children after sevoflurane anesthesia as compared with halothane: a meta-analysis of randomized controlled trials. *Anesthesiology*. 2008; 109: 225−232.

［45］ Cohen IT, Hannallah RS, Hummer KA. The incidence of emergence agitation associated with desflurane anesthesiain children is reduced by fentanyl. *Anesth Analg*. 2001; 93: 88−91.

［46］ Cohen IT, Drewsen S, Hannallah RS. Propofol or midazolam do not reduce the incidence of emergence agitation associated with desflurane anaesthesia in children undergoing adenotonsillectomy. *Paediatr Anaesth*. 2002; 12: 604−609.

［47］ Viitanen H, Annila P, Viitanen M, et al. Midazolam premedication delays recovery from propofol-induced sevoflurane anesthesia in children 1−3 years. *Can J Anaesth*. 1999; 46: 766−771.

［48］ Grundmann U, Uth M, Eichner A, et al. Total intravenous anaesthesia with propofol and remifentanil in paediatric patients: a comparison with desflurane-nitrous oxide inhalation anaesthesia. *Acta Anaesth Scand*. 1998; 42: 845−850.

［49］ Weldon BC, Bell M, Craddock T. The effect of caudal analgesia on emergence agitation in children after sevoflurante versus halothane anesthesia. *Anesth Analg*. 2004; 98: 321−326.

［50］ Cohen IT, Finkel JC, Hannallah RS, et al. The effect of fentanyl on the emergence characteristics after desflurane or sevoflurane anesthesia in children. *Anesth Analg*. 2002; 94: 1178−1181.

［51］ Galinkin JL, Fazi LM, Cuy RM, et al. Use of intranasal fentanyl in children undergoing myringotomy and tube placement during halothane and sevoflurane anesthesia. *Anesthesiology*. 2000; 93: 1378−1383.

［52］ Finkel JC, Cohen IT, Hannallah RS, et al. The effect of intranasal fentanyl on the emergence characteristics after sevoflurane anesthesia in children undergoing surgery for bilateral myringotomy tube placement. *Anesth Analg*. 2001; 92: 1164−1168.

［53］ Kararmaz A, Kaya S, Turhanoglu S, et al. Oral ketamine premedication can prevent emergence agitation in children after desflurane anaesthesia. *Paediatr Anaesth*. 2004; 14: 477−482.

［54］ Kulka PJ, Bressem M, Tryba M. Clonidine prevents sevoflurane-induced agitation in children. *Anesth Analg*. 2001; 93: 335−338.

［55］ Bock M, Kunz P, Schreckenberger R, et al. Comparison of caudal and intravenou sclonidine in the prevention of agitation after sevoflurane in children. *Br JAnaesth*. 2002; 88: 790−796.

［56］ Ibacache M, Munoz HR, Brandes V, et al. Single-dose dexmedetomidine reduces agitation after sevoflurane anesthesia in children. *Anesth Analg*. 2004; 98: 60−63.

［57］ Guler G, Akin A, Tosun Z, et al. Single-dose dexmedetomidine reduces agitation and provides smooth extubation after pediatric adenotonsillectomy. *Paediatr Anaesth*. 2005; 15(9): 762−766.

［58］ Fortier MA, Del Rosario AM, Rosenbaum A, et al. Beyond pain: predictors of postoperative maladaptive behavior change in children. *Paediatr Anaesth*. 2010; 20: 445−453.

［59］ Sadhasivam S, Cohen LL, Hosu L, et al. Real-time assessment of perioperative behaviors in children and parents: development and validation of the perioperative adult child behavioral interaction scale. *Anesth Analg*. 2010; 110: 1109−1115.

［60］ Kain ZN, Caldwell-Andrews AA, Mayes LC, et al. Family-centered preparation for surgery improves perioperative outcomes in children: a randomized controlled trial. *Anesthesiology*. 2007; 106: 65−74.

［61］ Yip P, Middleton P, Cyna AM, et al. Nonpharmacological interventions for assisting the induction of anaesthesia in children. *Cochrane Database Syst Rev*. 2009; (3): CD006447.

［62］ Malarbi S, Stargatt R, Howard K, et al. Characterizing the behavior of children emerging with delirium from general anesthesia. *Paediatr Anaesth*. 2011; 21: 942−950.

［63］ Rose JB, Watcha MF. Postoperative nausea and vomiting in paediatric patients. *Br J Anaesth*. 1999; 83: 104−117.

［64］ Gan TJ, Diemunsch P, Habib AS, et al. Consensus guidelines for the management of postoperative nausea and vomiting. *Anesth Analg*. 2014; 118(1): 85−113.

［65］ Eberhart LH, Geldner G, Kranke P, et al. The development and validation of a risk score to predict the probability of postoperative vomiting in pediatric patients. *Anesth Analg*. 2004; 99(6): 1630−1637.

［66］ Kranke P, Eberhart LH, Toker H, et al. A prospective evaluation of the POVOC score for the prediction of postoperative vomiting in children. *Anesth Analg*. 2007; 105: 1592−1597.

［67］ Fisher DM. The "big little problem" of postoperative nausea and vomiting: do we know the answer yet? *Anesthesiology*. 1997; 87: 1271−1273.

［68］ Byers GF, Doyle E, Best CJ, et al. Postoperative nausea and vomiting in paediatric surgical inpatients. *Paediatr Anaesth*. 1995; 5: 253−256.

［69］ Kotimiemi LH, Ryhanen PT, Valanne J, et al. Postoperative symptoms at home following day-case surgery in children: a multicentre survey of 551 children. *Anaesthesia*. 1997; 52: 963−969.

［70］ Apfel CC, Korttila K, Abdalla M, et al. IMPACT Investigators. A factorial trial of six interventions for the prevention of postoperative nausea and vomiting. *N Engl J Med*. 2004; 350(24): 2441−2451.

［71］ De Windt AC, Asehnoune K, Roquilly A, et al. An opioid-free anaesthetic using nerve blocks enhances rapid recovery after minor hand surgery in children. *Eur J Anaesthesiol*. 2010; 27: 521−525.

［72］ Gupta N, Kumar R, Kumar S, et al. A prospective randomised double blind study to evaluate the effect of peribulbar block or topical application of local anaesthesia combined with general anaesthesia on intra-operative and postoperative complications during paediatric strabismus surgery. *Anaesthesia*. 2007; 62: 1110−1113.

［73］ Apfel CC, Kranke P, Khalil S, et al. Volatile anesthetics may be the main cause of early but not delayed postoperative vomiting. *Br J Anaesth*. 2002; 88: 659−682.

［74］ Sneyd JR, Carr A, Byrom WD, et al. A meta-analysis of nausea and vomiting following maintenance of anaesthesia with propofol or inhalational agents. *Eur J Anaesthesiol*. 1998; 15: 433−435.

［75］ Divatia JV, Vaidya JS, Badwe RA, et al. Omission of nitrous oxide during anesthesia reduces the incidence of postoperative nausea and vomiting. A meta-analysis. *Anesthesiology*. 1996; 85: 1055−1062.

［76］ Hartung J. Twenty-four of twenty-seven studies show a greater incidence of emesis associated with nitrous oxide than with alternative anesthetics. *Anesth Analg*. 1996; 83: 114−116.

［77］ Cardwell ME, Siviter G, Smith AF. Nonsteroidal anti-inflammatory drugs and perioperative bleeding in paediatric tonsillectomy. *Cochrane Database Syst Rev*. 2013; 7: CD003591.

［78］ Tramer MR, Fuchs-Buder T. Omitting antagonism of neuromuscular block: effect on postoperative nausea and vomiting and risk of residual paralysis. A systemic review. *Br J Anaesth*. 1999; 82: 379−386.

［79］ Chhibber AK, Lustik SJ, Thakur R, et al. Effects of anticholinergics on postoperative vomiting, recovery, and hospital stay in children undergoing tonsillectomy with or without adenoidectomy. *Anesthesiology*. 1999; 90: 697−700.

［80］ Cheng CR, Sessler DI, Apfel CC. Does neostigmine administration produce a clinically important increase in postoperative nausea and vomiting? *Anesth Analg*. 2005; 101(5): 1349−1355.

［81］ Erdem AF, Yoruk O, Alici HA, et al. Subhypnotic propofol infusion plus dexamethasone is more effective than dexamethasone alone for the prevention of vomiting in children after tonsillectomy. *Paediatr Anaesth*. 2008; 18: 878−883.

［82］ Tramer M, Moore A, McQuay H. Propofol anesthesia and postoperative nausea and vomiting: quantitative systemic review of randomized controlled studies. *Br J Anaesth*. 1997; 78: 247−255.

［83］ Erdem AF, Yoruk O, Silbir F, et al. Tropisetron plus subhypnotic propofol infusion is more effective than tropisetron alone for the prevention of vomiting in children after tonsillectomy. *Anaesth Intensive Care*. 2009; 37: 54−59.

［84］ Goodarzi M, Matar MM, Shafa M, et al. A prospective randomized blinded study of the effect of intravenous fluid therapy on postoperative nausea and vomiting in children undergoing strabismus surgery. *Paediatr Anaesth*. 2006; 16(1): 49−53.

[85] Chukudebelu O, Leonard DS, Healy A, et al. The effect of gastric decompression on postoperative nausea and emesis in pediatric, tonsillectomy patients. *Int J Pediatr Otorhinolaryngol*. 2010; 74: 674−676.

[86] Schreiner MS, Nicolson SC, Martin T, et al. Should children drink before discharge from day surgery? *Anesthesiology*. 1992; 76: 528−533.

[87] Tramer M, Moore A, McQuay H. Prevention of vomiting after paediatric strabismus surgery: a systematic review using the numbers-needed-to-treat method. *Br J Anaesth*. 1996; 76(3): 473−474.

[88] Sadhasivam S, Shende D, Madan R. Prophylactic ondansetron in prevention of post-operative nausea and vomiting following pediatric strabismus surgery: a dose response study. *Anesthesiology*. 2000; 92: 1035−1042.

[89] Domino KB, Anderson EA, Polissar NL, et al. Comparative efficacy and safety of ondansetron, droperidol, and metoclopramine for preventing postoperative nausea and vomiting: a meta-analysis. *Anesth Analg*. 1999; 88: 1370−1379.

[90] Tang J, Wang B, White PF, et al. The effect of timing of ondansetron administration on its efficacy, cost-effectiveness, and cost-benefit as a prophylactic antiemetic in the ambulatory setting. *Anesth Analg*. 1998; 86(2): 274−282.

[91] Madan R, Perumal T, Subramaniam K, et al. Effect of timing of ondansetron administration on incidence of postoperative vomiting in paediatric strabismus surgery. *Anaesth Intensive Care*. 2000; 28(1): 27−30.

[92] Khalil SN, Roth AG, Cohen IT, et al. A double-blind comparison of intravenous ondansetron and placebo for preventing post-operative emesisin 1- to 24-month-old pediatric patients after surgery under general anesthesia. *Anesth Analg*. 2005; 101: 356−361.

[93] Mondick JT, Johnson BM, Haberer LJ, et al. Population pharmacokinetics of intravenous ondansetron in oncology and surgical patients aged 1−48 months. *Eur J Clin Pharmacol*. 2010; 66: 77−86.

[94] Bolton CM, Myles PS, Carlin JB, et al. Randomized, double-blind study comparing the efficacy of moderate-dosemetoclo-pramide and ondansetron for the prophylactic control of postoperative vomiting in children after tonsillectomy. *Br J Anaesth*. 2007; 99: 699−703.

[95] Moore RA, Tramer MR, Carroll D, et al. Efficacy, dose-response, and safety of ondansetron in prevention of postoperative nausea and vomiting: a quantitative systematic. *Anesthesiology*. 1997; 87(6): 1277−1289.

[96] Subramaniam B, Madan R, Sadhasivam S, et al. Dexamethasone is a cost-effective alternative to ondansetron in preventing PONV after paediatric strabismus repair. *Br J Anaesth*. 2001; 86(1): 84−89.

[97] Henzi I, Walder B, Tramer MR. Metoclopramide in the prevention of postoperative nausea and vomiting: a quantitative systematic review of randomized, placebo-controlled studies. *Br J Anaesth*. 1999; 83: 761−771.

[98] Stead SW, Beatie CD, Keyes MA, et al. Effects of droperidol dosage on postoperative emetic symptoms following pediatric strabismus surgery. *J Clin Anesth*. 2004; 16(1): 34−39.

[99] Jindal V, Ge A, Mansky PJ. Safety and efficacy of acupuncture in children: a review of the evidence. *J Pediatr Hematol Oncol*. 2008; 30: 431−442.

[100] Dune LS, Shiao SY. Metaanalysis of acustimulation effects on postoperative nausea and vomiting in children. *Explore (NY)*. 2006; 2: 314−320.

[101] Khalil S, Rodarte A, Weldon BC, et al. Intravenous ondansetron in established postoperative emesis in children. S3A-381 Study Group. *Anesthesiology*. 1996; 85: 270−276.

[102] Habib AS, Gan TJ. The effectiveness of rescue antiemetics after failure of prophylaxis with ondansetron or droperidol: a preliminary report. *J Clin Anesth*. 2005; 17(1): 62−65.

[103] Kovac AL, O'Connor TA, Pearlman MH, et al. Efficacy of repeat intravenous dosing of ondansetron in controlling postoperative nausea and vomiting: a randomized, double-blind, placebo-controlled multicenter trial. *J Clin Anesth*. 1999; 11: 453−459.

第十章　儿童疼痛的管理

科里·T.M.安德森,大卫·M.博尔纳

要　点

1. 儿童疼痛的治疗仍然是一个问题。随着儿童成长过程中生理和心理的变化,疼痛和疼痛管理问题也变得更加复杂。

2. 多种方法和药物可以结合起来治疗儿童疼痛,首先应针对不同个体的疼痛机制。个体化治疗应依据神经生理状态和药物遗传学特征,而不是使用经验性对症治疗,应提高儿童疼痛管理的疗效和效率。

3. 镇痛计划应在实施任何引起疼痛的医疗干预之前启动。有效的手术镇痛,应包括术前给镇痛药以及与认知、行为和其他补充疗法相结合的镇痛辅助治疗。

4. 为避免不良事件,注意给药剂量、药物代谢和患者病情是必要的。

5. 使用区域阻滞和其他辅助治疗可以降低镇痛不足和阿片类药物的不良反应的发生率。

国际疼痛研究协会(IASP)将疼痛定义为与实际或潜在的组织损伤相关"不愉快的"感觉和情感的体验和描述[1]。这种广义的疼痛强调了疼痛的主观性,受到患者社会心理、发展、种族、遗传和文化因素影响。这样的定义可以证明一个孩子等待接种疫苗、静脉插管以及一个婴儿接受割礼体验到痛苦。此外,在没有组织损伤的情况下也可能发生疼痛。所以医护人员必须兼顾儿童心理和生理,以达到有效可靠的镇痛[2,3]。表10-1列出了本章提及的疼痛的术语和定义。

疼痛是一种保护性感觉,作为身体的早期预警产生防御以使组织损伤降至最低[4]。这是疼痛的积极作用,但疼痛的负面影响在于直接影响到孩子的生活质量,并可能导致长期的不利后果[7,8,9]。后者是由于未予镇痛或镇痛不足,疼痛长期刺激导致外周或中枢神经病理改变的结果[10-12]。儿童可能在围术期遭受轻到重度的疼痛,这种疼痛大多为躯体性疼痛。患者描述常为急性、定位明确、尖锐的疼痛。儿童还会遇到内脏痛或神经痛,内脏痛的特征是弥散性疼痛,神经痛和钝性痛是烧灼样疼痛。轻微和重大手术的急性疼痛与急性疾病或慢性疾病急性加重有关,如镰状细胞性贫血或癌症。

慢性疼痛也发生在儿童[7,13]。偏头痛、癌痛、炎症性肠病和幻肢疼痛都可造成儿童痛苦和残疾。尽管已知儿童疼痛的存在,流行病学研究表明有效的疼痛管理依旧缺乏[14,15]。了解疼痛的病理生理学,以及如何应用适龄年龄的疼痛评估工具将有助于创建有针对性的疼痛治疗计划,促进成功实施疼痛管理策略和改善儿童疼痛控制[6,16]。

表 10-1　疼痛术语

触摸痛——痛域降低：由通常不引起疼痛的刺激引起的疼痛
痛觉缺失——对通常可以引起疼痛的刺激不能引起疼痛
麻醉区疼痛——麻醉区域的疼痛
灼痛症——一组创伤性神经损伤后持续性灼痛、钝痛和低渗症综合征，以及血管功能障碍及其后的营养变化相关
中枢性疼痛——由中枢神经系统的原发性病变或功能障碍引起
感觉异常——无论自发还是诱发，都是令人不快的异常感觉
痛觉过敏——对通常引起疼痛的刺激的反应增加
痛觉减退——对通常引起疼痛的刺激的反应减弱
痛觉过度——疼痛刺激引起夸张的疼痛反应的痛苦综合征
感觉迟钝——对刺激的敏感性减弱，不包括特殊感觉
神经性疼痛——疼痛由神经系统的主要病变或功能障碍引起
神经痛——在神经或神经分布上的疼痛

A sample list of frequently used terms from: Merskey H, Bogduk N. IASP Task Force on Taxonomy: Classification of Chronic Pain. 2nd ed. Seattle, WA: IASP Press, 1994: 209-214.

I. 疼痛的神经病学

　　A. 转导、传播、感知和调节疼痛产生的过程。疼痛不同于伤害感，因为疼痛是一种感觉，而伤害感是编码有害刺激的生物物理学过程，这些刺激经常但并非每一次都导致疼痛[17]。

　　B. 有几种类型的疼痛是由有害的机械、热或化学损伤造成——伤害性疼痛、炎症性疼痛和神经性疼痛[18]。

　　1. 特异性疼痛受体，伤害感受器，对传入体感 A-δ 和 C 神经元将有害刺激转化为电活动。这些编码的感受信号是通过穿过脊髓背角的感觉神经元传导。

　　2. 感觉神经元在脊髓中线"疼痛通道"上升，在第二神经元上通过突触传导信号。

　　3. 疼痛刺激的处理涉及大脑许多部位。来自周边的信号投影到包含丘脑的"神经核团"，包括下丘脑、前扣带皮质、体感皮质脑干、导管周围灰色（PAG）脑干网状核和斑点（图 10-1）。

　　C. 到达体感皮质的伤害刺激信号被感受到疼痛。其他信号投射中脑和涉及疼痛情绪成分的区域[19]。

　　D. 疼痛调节通过来自 PAG 区域和细胞核的神经元，通过下行通路抑制或易化低位神经元，包括黑质胶质细胞[20]。

　　E. 目前的研究表明，神经解剖学和神经内分泌系统是必需的，痛觉形成于妊娠第 25 周，但下行抑制系统没有完全发育，直到出生后的某个时刻。超过 24 周胎龄的胎儿和新生儿可能对疼痛刺激具有高敏感性[21,22]。

　　F. 组织损伤会产生神经内分泌应激反应和炎症免疫[16,23]。肥大细胞发生局部炎症反应，巨噬细胞和嗜中性粒细胞释放介质-激肽胺、花生四烯酸衍生物、肿瘤坏死因子（TNF）、嘌呤、钾离子、氢离子、5-羟色胺、蛋白酶和神经生长因子，增加毛细管壁通透性产生血浆渗漏。

　　1. 炎症反应是降低神经痛域的原因之一，导致痛觉敏感和慢性疼痛。

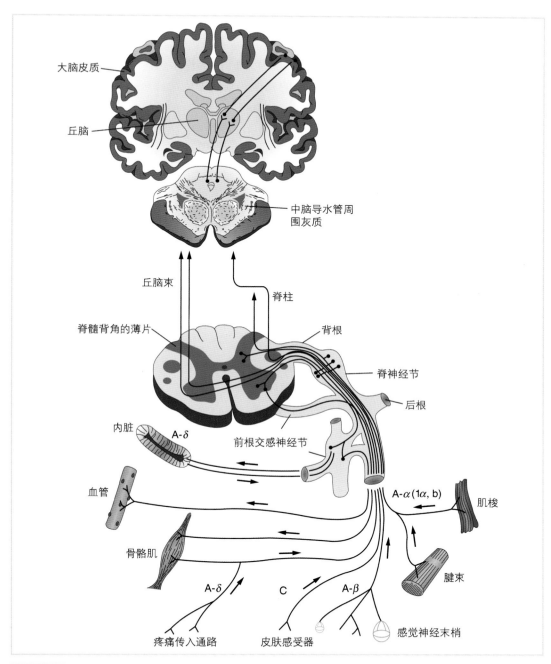

图10-1　疼痛传导通路的皮层和皮层下的投射（Adapted from: Morgan GE, Mikhail MS, Murray MJ. *Clinical Anesthesiology*. 4th ed. New York, NY: McGraw-Hill, 2006: 363.）

2. 细胞内的转录和翻译水平改变疼痛神经元的性质，使得疼痛细胞更易兴奋并对无害刺激产生反应，产生中枢敏化或"兴奋"[24,25]。有了中枢敏化，疼痛变得持续顽固，很难治疗[26]。即使是非有害的感觉也会引起疼痛；例如幻想肢体疼痛，复杂的区域疼痛综合征1型（crps-1），偏头痛，异位痛，纤维肌痛和肌筋膜疼痛综合征[27-30]。

Ⅱ. 疼痛评估

评估疼痛对患者的影响是管理疼痛最重要的第一步[31]。存在多种疼痛评估工具或措施。选择正确年龄和切合敏感的仪器可能很困难,因为许多患者难以用语言描述疼痛或者没有意识到疼痛。了解这些评估方法的属性和限制才能选择正确的方法[32]。

A. 疼痛评估工具分类如下:

1. 自评(视觉模拟或数字刻度);

2. 行为(分级行为活动如哭泣和肢体活动变化)(表10-2);

表10-2 FLACC疼痛评分量表

	0	1	2
面部表情	微笑或无特殊表情	偶尔出现痛苦表情,皱眉,不愿交流	经常或持续出现下颚颤抖或紧咬下颚
下肢姿势	放松或保持平常的姿势	不安,紧张,维持于不舒服的姿势	踢腿或腿部拖动
活动情况	安静躺着,正常体位或轻松活动	扭动,翻来覆去,紧张	身体痉挛,成弓形,僵硬
哭闹	不哭(睡眠或清醒中)	呻吟或啜泣,偶尔诉痛	一直哭泣,尖叫,经常诉痛
可安慰性	满足,放松	偶尔抚摸拥抱和言语可以被安慰	难以被安慰

FLACC,面部表情、下肢姿势、活动情况、哭闹、可安慰性。
from: Merkel SI, Voepel-Lewis T, Shayevitz JR, et al. The FLACC: a behavioral scale for scoring postoperative pain in young children. Pediatr Nurs. 1997; 23(3): 293-297.

3. 生物学参数(如心率血压);

4. 生物化学(神经内分泌靶向应答);

5. 神经生理学(肌电图,近红外光谱,脑电图)。

B. 一项好的疼痛评价工具应具备(a)稳定性、(b)可靠性、(c)最小的偏倚:

1. 稳定性在于疼痛措施必须测量儿童疼痛的特定方面(如强度),儿童的疼痛评分代表疼痛经历的有意义或成比例的变化;

2. 评价措施应提供一个值得信赖的持续疼痛分级,不随时间改变;

3. 评价措施必须不受偏倚因素干扰,不会定向于一个特定的答案;

4. 另外,评价工具应具有实用性;

5. 最后必须认识到,评价工具作为临床辅助工具,不应该独立指导临床实践[33]。

C. 疼痛自评通常是最准确的方法。这种工具依赖于儿童的认知和表达能力,以准确获得他们的真实感觉,因此它的使用仅限于有认知和表达能力的儿童。因为疼痛感受有一定的主观性,自评量表能很好地体现这个方面。选择合适的评价工具来评价疼痛可以消除镇痛治疗的种族差异[15,34-36]。图10-2展示了一种评价工具[37]。

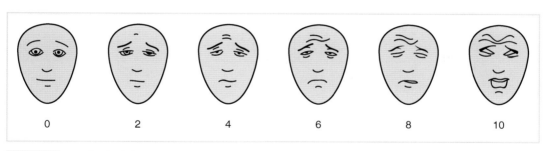

图10-2 面部表情疼痛评分。(Redrawn from: Hicks CL, von Baeyer CL, Spafford P, et al. The Faces Pain Scale—Revised: toward a common metric in pediatric pain measurement. Pain. 2001; 93: 173-183.)

1. 这类评估工具的问题在于受试者受到提问者的影响,为了迎合提问者得到假阳性结果。

2. 儿童和成人一样也会为了避免测试或注射等干预而否认疼痛。

3. 一些儿童或青少年可能难以评估他们的痛苦。另外,由于性格特质,儿童可能高估或低估疼痛。因为疼痛是一种综合定性的评估,所以很难将两个儿童做比较[38,39]。并非所有人对同一级别的疼痛感受都一样。

D. 尽管父母对儿童疼痛评估的准确性有很大差异,但在儿科患者的评估和管理中,这种评估仍然是很有价值的[40]。

1. 如果孩子可以表达,围术期可采取适龄测验和视觉辅助的疼痛评估,也有助于消除患者或父母对手术的恐惧和误解。

2. 真实或想象的躯体伤害、父母分离、疼痛或死亡往往会造成儿童短期或长期的行为问题。早期重视儿童疼痛,可以有效地减轻疼痛及疼痛带来的压力和长期的行为问题。

3. 对于学龄前儿童、新生儿和婴儿,生理学和行为学评估是评价疼痛最佳方法[41]。血压、心率、血氧饱和度、瞳孔大小和手掌出汗均可提示疼痛。

E. 评估新生儿、早产儿、婴儿和不能表达的患者的疼痛是困难的。对于年龄较小的患者,神经系统发育不成熟、行为反应和语言缺陷给疼痛评估带来挑战[42]。

1. 生理学疼痛评估联合行为量表被认为是最好的儿童疼痛评估方法。

2. 因为其他疼痛因素会导致生理学参数的变化,因此评估工具准确性有限。

3. 神经电生理参数是另一种较为准确的测量方法[43]。表10-3列出了几种常用的疼痛评估工具[44]。

表10-3 疼痛评估工具

工 具	年 龄	类 型	注 释
新生儿疼痛评分: NIPS	28～38周	生理学、行为学	非语言人群
新生儿疼痛躁动镇静评分: N-pass	0～100 d	生理学、行为学	非语言人群
早产儿疼痛评分: PIPP	28～40周	生理学、行为学	非语言人群

第二部分

（续表）

工　具	年　龄	类　型	注　释
面部表情，下肢姿势，活动情况，哭闹，可安慰性：FLACC	2个月～7岁	行为学	行为类型辨识
东安大略儿童医院疼痛评分：CHEOPS	1～7岁	行为学	行为类型辨识
术后疼痛评估	2～6岁	行为学	行为类型辨识
Oucher量表	3～12岁	自评	适用于不同人种
数字评分量表	青春前期或受伤情况不明	自评	0～10或0～100 用"不痛""可能最痛"等此类典型词汇描述
视觉模拟评分：VAS	5岁及以上	自评	0～10或0～100 用"不痛""可能最痛"等此类典型词汇描述

临床小贴士 使用行为学疼痛评估时应严格按照每一个参数评分；不应根据对孩子外在表现的印象来评分。只有对每一条项目都独立进行评价才能得出有意义的结果。

Ⅲ. 疼痛的非药物干预

预防疼痛是控制疼痛重要的第一步。非药物和药物治疗对儿童的疼痛管理都有效。心理状态的重要性和患者个性和心理社会背景的复杂性不能被夸大（即不能夸大其重要性）。

A. 儿童的社会心理构成及其家庭状况通过多种方式影响疼痛敏感性和疗效[45]。

B. 以前疼痛经历和痛苦事件的记忆都受到影响着儿童对疼痛的反应[46]。

C. 多模式和跨学科趋势为儿童疼痛管理提供了更多的方法[47]。应尽早在孩子的住院治疗中充分认识到疼痛问题并尽早进行治疗和管理，以便观察疗效指导疼痛管理。表10-4展示了一些非药物干预措施，这些措施在儿童多模式治疗计划中发挥重要作用。

表10-4　身心治疗

身心治疗（认知行为疗法：CBT）	干　预　治　疗
生物反馈	针刺疗法
药物	指压疗法
注意力分散疗法包括虚拟现实、游戏	灵气疗法
想象	按摩
思维阻断	约束
心理疗法	冷热刺激
音乐疗法	经皮电神经刺激（TENS）
催眠	类似瑜伽的运动
脱敏疗法	脱敏治疗

1. 非药物干预以许多认知和行为疗法为代表,如游戏疗法、催眠、想象和分散注意。

2. 其他疗法如针灸、指压和按摩等被分类为操作性疗法,这些方法也被推荐用于辅助疼痛治疗[48]。

3. 针灸治疗可以缓解疼痛和减轻一些躯体症状[49]。这种古老的疗法对焦虑、烦躁和胃肠道症状均有疗效。

4. 催眠对一些患者的疼痛治疗产生显著的积极影响[50]。

D. 选择适合儿童的治疗方法是很重要的,治疗不能和孩子病情、文化或宗教信仰相悖。在儿童疼痛和焦虑管理的非药物治疗中,家长、护理人员、陪护或其他监护人,包括儿童生活治疗师、心理学家、物理治疗师和熟练的执业助理医师等等都可以提供支持和帮助。需要注意的是,这些疗法作为辅助也许并不能减轻疼痛,关键是要选准适合儿童的治疗方法[51-53]。

IV. 急性疼痛管理——药物干预

错误的忍痛观念、害怕成瘾、害怕过量、担心疼痛药物的不良反应加上缺乏儿科药理学知识常常导致镇痛药物剂量不足,尤其在手术后。

● 为追求更安全、更有效的疼痛管理策略,一个分级多模式的方法得到提倡。这种方法采用了许多不同的策略,包括采用作用机制不同的各种药物,使得疼痛通过不同途径得到靶向控制。

● 该策略允许医师联合用药以减少不良反应大的药物剂量[54-57]。添加非甾体类抗炎药已被证实能减少术后阿片类药物不良事件发生[58]。此外,干预治疗的强度应与疼痛程度相匹配。

● 了解药物的分子机制及其药效学很有必要。

A. 阿片类药物。阿片类作为具有优秀镇痛特性的药物,它们用于轻度至重度疼痛,通常易于滴定和使用。作为镇痛药的基石,了解阿片类药物的药理学原理是有必要的。结合药物的功能放射图像有助于深入了解这类药物的外周和中枢作用机制[59]。

● 阿片类药物靶向阻断神经系统受体。它们结合神经元上的μ、κ、δ和感受疼痛的阿片受体(NOP)/孤儿素FQ肽受体。

● 每种类型的阿片受体有多个亚组,这些亚组有时可表现出微妙差异[60]。

● 这些受体位于脊髓、基底节、杏仁核、延髓腹侧和大脑PAG区域的神经细胞。阿片类受体也被发现在心血管内皮细胞和一些免疫细胞膜上[61]。

● 有三类阿片类药物与阿片受体结合:天然存在(吗啡和可待因),半合成(氢吗啡酮和羟考酮)和合成的(芬太尼、阿芬太尼、舒芬太尼、美沙酮和哌替啶)[62]。见表10-5。

表10-5 阿片类和阿片拮抗药

药 名	药 理	化学分类	天然/半合成/合成
吗啡	激动药	菲类	天然
氢化吗啡	激动药	菲类	半合成
左啡诺	激动药	菲类	合成

（续表）

药 名	药 理	化学分类	天然/半合成/合成
可待因	激动药	菲类	天然
羟考酮	激动药	菲类	半合成
哌替啶	激动药	菲类	合成
芬太尼	激动药	菲类	合成
舒芬太尼	激动药	菲类	合成
阿芬太尼	激动药	菲类	合成
瑞芬太尼	激动药	菲类	合成
美沙酮	激动药	二苯基庚烷	合成
曲马多	部分激动药[b]	哌啶类	合成
纳布啡	激动-拮抗药[a]	菲类	半合成
戊唑辛	激动-拮抗药[a]	苯基吗菲类	合成
布托啡诺	激动-拮抗药[a]	菲类	半合成
丁丙诺啡	部分激动-拮抗药[b]	菲类	半合成
纳洛酮	拮抗药	菲类	半合成

[a] μ–受体激动药/κ–受体部分激动药
[b] μ–受体部分激动药

Adapted from: Bowdle TA. Adverse effects of opioid agonists and agonist-antagonists in anaesthesia. *Drug Saf*. 1998; 19(3): 173−189 and Trescot AM, Datta S, Lee M, et al. Opioid pharmacology. Pain Physician. 2008.

- 阿片类药物也被分类为完全激动药、部分激动药和混合激动药[63]。
- 当阿片类药物与其受体结合时，位于突触前和突触后特异性G–蛋白被激活。激活导致级联反应：抑制腺苷酸环化酶和抑制谷氨酸盐、P物质和降钙素的释放。
- 阿片受体沿着疼痛神经元表达，阿片样物质与突触前神经元上受体结合促进钙通道的抑制，与突触后神经元上的受体结合抑制钾流出，导致膜超极化和神经传导抑制[61,64]。
- 阿片类药物可以多种途径给药：口服、肌内注射、皮下注射、直肠给药、鞘内注射、硬膜外注射、舌下给药、鼻腔内给药、皮内注射。

临床小贴士 需要注意的是，不同给药途径对药物的吸收和生物作用产生很大的不同，从而影响镇痛效果。

- 几种阿片类药物的镇痛效力见表10-6，静脉给药剂量推荐见表10-7。吗啡作为镇痛药黄金标准被用作镇痛效力的参照。

表10-6 阿片类药物在儿童镇痛中的应用

阿片类	等效剂量		生物利用度（%）	半衰期	备 注
	口 服	静脉注射			
吗 啡	0.2[a] mg/kg（急性）q3～4 h	0.1 mg/kg q2～4 h	20～40	2～3 h	吸收差，新生儿抽搐；组胺释放；q2 h给药

（续表）

阿片类	等效剂量		生物利用度（%）	半衰期	备注
	口服	静脉注射			
美沙酮	0.2 mg/kg q6～12 h	0.1 mg/kg q6～12 h[b]	80	12～24 h	IV、SC、IM均可；半衰期长；转换为静脉给药时减量
芬太尼	0.015 mg/kg/dose	0.001 mg/kg q5 min～ql h	NA	20～30 min	适用于手术痛，心动过缓；胸壁强直，与纳洛酮或肌松药合用
纳布啡	0.3 mg/kg q2～4 h	0.1 mg/kg q4 h	20～30	4～5 h	κ-激动药和μ-拮抗药；较少出现烦躁；拮抗阿片类激动药的呼吸抑制和镇痛作用
可待因	0.5～1.0 mg/kg q3～4 h	NA	40～70	2.5～3 h	只能Po-10%的人不能将可待因代谢为吗啡
羟考酮	0.1 mg/kg q3～4 h	NA	60～80	2～4 h	只能Po
氢可酮	0.1 mg/kg q3～4 h	NA	60～80	3.8～6 h	只能Po

任何阿片类激动药均能引起尿潴留、抗利尿激素分泌不足、瘙痒、烦躁、兴奋、失眠、口干

[a] 我们研究发现0.3 mg/kg口服通常会出现太多的不良反应

[b] 在某些情况下推荐多频次、小剂量给药

NA，不适用；h，小时；IV，静脉注射；SC，皮下注射；IM，肌内注射；PO，口服；q，每；CNS，中枢神经系统；MAO，单胺氧化酶

表10-7　阿片类药物静脉注射剂量

药 物	负 荷 量	维 持 量	序贯静脉用药剂量	
			<50 kg	>50 kg
吗啡	0.05～0.2 mg/kg	5～40 μg/（kg·h）	0.05～0.2 mg/kg q2～4 h	5～8 mg q2～4 h
芬太尼	1～3 μg/kg	0.25～2 μg/（kg·h）	0.5～1 μg/kg q1～2 h	25～50 μg/kg q1～2 h
氢化吗啡	0.01～0.03 μg/kg	2～6 μg/（kg·h）	0.02 mg q2～4 h	1 mg q2～4 h
美沙酮	0.05 mg/kg q10 min 直到症状缓解（最大剂量 0.2 mg/kg）	NA	0.05～0.1 mg/kg q6～12 h	10 mg q6～8 h
纳布啡	0.05～0.2 mg/kg	5～40 μg/（kg·h）	0.05～0.2 mg/kg q2～4 h	5～8 mg q2～4 h
瑞芬太尼		0.05～0.2 μg/（kg·min）		
阿芬太尼	5～10 μg/（kg·min）	1～4 μg/（kg·min）		

纳洛酮滴定用于治疗瘙痒和阿片类药物的其他不良反应：0.25～1 μg/（kg·h）（10 μg/mL），将1安瓿0.4 mg/mL的纳洛酮混于39 mL生理盐水中

为缓解那些无生命威胁的不良反应，可以每30 s注射纳洛酮2 μg/kg直到取得了预期的效果。纳洛酮的作用时间为20 min，所以为了对抗长效阿片类药物的不良反应，纳洛酮需要滴定给药

氢吗啡酮超过100 μg/kg会降低惊厥阈值

对于暴发性疼痛，可给予吗啡0.03 mg/kg或氢吗啡酮IV q10 min，在2 h内可以给到3倍的剂量。推荐剂量不适用于肝肾功能不全等代谢功能改变的患者

备注：美沙酮因其半衰期较长重复给药易蓄积；应减少剂量或间隔给药

NA，不适用

● 从弱阿片类到强效阿片类药物,用药选择将取决于许多因素,包括药物的不良反应、给药途径、过敏的发生率、敏感性以及儿童的镇痛需求。

● 有关阿片类药物的几个注意事项。换用另一种阿片类药物时,即使按照表格正确使用,也可能加重镇静和呼吸抑制作用,尤其是那些接受慢性阿片类药物的患者。这种现象归咎于“不完全耐受”。减少常规剂量的1/4～1/3,或一次给大剂量可以减少不良反应。每天给药的总剂量可以通过均匀分次来调整。静脉注射剂量的口服给药和等效转换见表10-8。

表10-8 阿片类药

药 物	口 服 剂 量	与吗啡药效对比	PO等效剂量:IV
吗啡	0.3 mg/kg q3～4 h	1	3:1慢性/重复(小儿6:1)
芬太尼	10～15 µg/kg q4 h	50～100	1:0.1
羟考酮	0.1～0.15 mg/kg q4～6 h	1～1.5	3:1
氢考酮	0.1～0.15 mg/kg q4～6 h	5～7	3:1
氢化吗啡	0.04～0.08 mg/kg q4～6 h	1	4:1
美沙酮	0.2 mg/kg q6～12 h	1	2:1(急性),1:1(慢性)
曲马多	1～2 mg/kg q4～6 h	0.25	4:1
可待因(前体药物)	0.5～1 mg/kg q4～6 h	0.1	NA
羟化吗啡	0.03 mg/kg q4～6 h	10	NA
左啡诺	0.04 mg/kg q6～8 h	7.5	2:1
纳布啡	0.3 mg/kg q2～4 h	0.8～1	4～5:1

美沙酮因其半衰期长会在2～3天后蓄积,所以应适当减量

同效比可因给药的快慢而改变

NA,不可用

Adapted from: Tobias J. *Pediatric Pain Management for Primary Care*. 2nd ed. 2005. *Acute Pain Management in Infants, Children, and Adolescents: Operative or Medical Procedures and Trauma* (Quick Reference Guide for Clinicians). Rockville, MD: Agency for Health Care Policy and Research, Public Health Service, U.S. Department of Health and Human Services; February 1992, Publication No. AHCPR 92–0020. Recommended doses do not apply to patients with altered metabolism such as in renal or hepatic insufficiency.

● 所有阿片类药物常见的不良反应包括呼吸抑制、支气管痉挛、肌阵挛、胸壁僵硬、瘙痒、免疫系统抑制、呕吐、恶心、便秘、镇静、幻觉、烦躁不安、耐受、尿潴留和痛觉过敏。因为这些不良反应,有些患者宁愿忍受痛苦也不愿使用阿片类镇痛药。在所有镇痛药物治疗方案中,监控用药和预防性治疗非常重要并且贯穿始终。可以鼓励并让患者知道大多数不良反应可以随着时间推移慢慢减少,唯一的例外就是便秘。

1. 可待因是天然存在的非类前体药物。单独用药(每4 h 0.5～1 mg/kg)或与对乙酰氨基酚联用,可以用于治疗轻度疼痛。

a. 可待因必须在肝去甲基化,将其转化为具有药物活性的代谢物吗啡。CYP2D6的细胞色素P450异构体,在可待因转化过程发挥作用。

b. 大约10%的儿童缺乏一个或多个参与可待因代谢的细胞色素P450的同工酶。因此,可待因对这些孩子几乎没有镇痛作用[65]。

c. 另一部分人群被列为可待因高代谢者。这些人有2个以上的CYP2D6野生型等位基因。他们代谢可待因能力比普通人强，可能产生吗啡的毒性血清水平。一些儿童的死亡就是由于他们对可待因高代谢能力引起的。另外，在一项著名的研究报道中，一位哺乳期妇女扁桃体切除术后使用可待因镇痛，其母乳喂养的婴儿死亡，后来发现该母亲为可待因高代谢人群[66,67]。

d. 如果一个儿童被证实为可待因高代谢人群，就应该避免使用可待因，因为它的多态性未研究清楚，**所以最好换其他口服阿片类药物**。

2. **羟考酮**是以多种口服形式制造的强力半合成蒂巴因化合物，包括持续释放制剂。该药物用于治疗中度至重度疼痛。立即释放产品每4 h口服0.1～0.15 mg/kg。持续释放产品每12～24 h施用1次，用于持续的长期疼痛。

a. 羟考酮在肝脏中被CYP450酶转化为多种代谢物，包括羟吗啡酮。

b. 在儿童体内半衰期短于吗啡，生物利用度高[68]。与可待因一样，有一些超临界代谢型患者使用正常剂量的药物时疼痛缓解作用较低。由于需要消耗比推荐剂量更多的剂量来达到镇痛效果，慢代谢型患者使用羟考酮的毒性风险增加。对于缓释剂型的上瘾趋势最近也突显出来。

临床小贴士　尽管羟考酮通过CYP450同工酶肝转化为其他药理活性化合物，但与可待因相比，该药物的临床影响似乎明显较少。它已经成为儿科的可待因替代物，可作为滴定液体制剂使用。

---

3. **吗啡**属于菲的苄基异喹啉试剂。它是衡量其他所有疼痛控制方法的"金标准"，通常是严重急性疼痛的一线治疗药物。吗啡衍生自罂粟种子，与μ-阿片样物质受体结合以产生其积极和消极的作用。它主要在肝中代谢，但同时也在脑和肾中代谢。

有两种主要的活性代谢物，吗啡-3-葡糖苷酸（M3G）和吗啡-6-葡糖苷酸（M6G）。M6G具有类似于吗啡的特性，即呼吸抑制和镇痛。它在人体中的效力取决于测试的模型[69]。

（1）这两种代谢物存在血浆和尿液中，每一种的数量随年龄而变化。每种物质随着代谢能力的增加而减少。

（2）由于这些物质被肝代谢并被肾排泄，所以损伤可导致这些代谢物的积累，并可能导致不良反应，如呼吸抑制、镇痛增强、痛觉过敏增强、癫痫发作阈值下降[70]。

（3）在新生儿中，消除更依赖于肾功能，因为他们的葡糖苷酸化途径是有限的，并且药物经历更大比例的硫酸化，硫酸化合物随尿液排泄。

（4）M3G在阿片样物质受体上具有抗痛觉或拮抗作用，因此如果产生太多的M3G，则会降低镇痛作用。耐药或耐受的慢性吗啡治疗患者应减少使用剂量。

（5）M3G是神经兴奋和促痉挛的。其机制尚未完全阐明，但可能是通过氨基丁酸神经元/甘油通路实现的[71]。

（6）吗啡会引起血管舒张、皮肤瘙痒、呼吸抑制、恶心、呕吐、便秘、肠梗阻、镇静、谵妄和成瘾。

> **临床小贴士** 吗啡全身给药产生的皮肤瘙痒部分由于组胺释放，但也有中央脊髓机制产生的不良反应。抗组胺药物可用于治疗，低剂量的阿片样物质拮抗药或混合激动药-拮抗药也会特别有用，同时避免额外的镇静。

4. **哌替啶**是过去用于轻度至中度疼痛缓解的阿片样物质激动药，且一直用于麻醉后寒战（0.25 mg/kg，静脉注射）。它具有阿托品样特性和局部麻醉作用，并在肝中代谢。

其代谢物之一，去甲哌替啶具有较长的半衰期（健康个体14～21 h），并在肾功能不全患者（如某些镰状细胞性贫血患者）中可能导致烦躁和惊厥发作。由于这种药物的致惊厥活性及其作为镇痛药物的疗效降低，因此不推荐使用它作为镇痛药。

5. **美沙酮**是20世纪30年代首次在德国合成的廉价阿片样物质，自1948年以来一直用于临床实践。**除了其作用于阿片受体，美沙酮已被证明具有N-甲基天冬氨酸（NMDA）受体活性**[72]。这使得美沙酮成为在指定阿片类药物的情况下的缓解慢性疼痛和癌症疼痛的常用药物。美沙酮对于涉及广泛的骨创伤（如脊柱融合）的手术是一种极好的镇痛药[73]。

a. 美沙酮是口服吸收的，迅速作用，除吗啡外没有已知的活性代谢物。

b. 美沙酮的半衰期较长且个体差异大（36～48 h）。使用美沙酮时，必须仔细监测患者。

c. 在接受重复剂量的美沙酮的患者中，由于该药物的积累，从初始剂量后48 h开始需要额外的警惕。此时，为了增加患者的安全性，应考虑剂量的减少或给药间隔的增加。

d. 从其他阿片类药物转为美沙酮会遇到问题，而这种转换经常推荐给需要长时间服用阿片类镇痛药的患者。文献包含许多基于阿片样物质使用的长期性的转化率的建议。

（1）有一种建议的方法可消除转化成美沙酮所需的许多计算：静脉注射每8 h 0.2 mg/kg的起始剂量，并滴定使用，每10 min可获得50 μg/kg突变剂量[74]。

（2）24 h后的每日总剂量可以通过上调剂量以保持患者舒适来进行调整。获得一个有效剂量的剂量（无论是美沙酮还是短效阿片样物质）和监测患者的反应性及呼吸状态是非常重要的。

e. 美沙酮单独或和其他药物如氟西汀及阿米替林组合与延长的QT间期和尖端扭转型室性心动过速有关[75]，并可能造成罕见的猝死。

> **临床小贴士** 若想使用或替换美沙酮，建议先与临床药师或儿科疼痛专家讨论。

6. **氢吗啡酮**是一种半合成阿片类药物，可用于治疗严重的疼痛。该药是亲水性的并具有多种不同的配方。

a. 该药比吗啡效力高5～10倍，并且易于生物利用。

b. 其不良反应的大部分表现似乎与吗啡相似，尽管如此，对于肾功能不全的患者其比吗啡更安全。

c. 虽然氢吗啡酮被认为会产生较少的恶心，呕吐和瘙痒等不良反应，但是研究没有证明[76]。研究表明与氢吗啡酮所带来的欣快感相比患者并不太在意像瘙痒这样的不良反应。

　　d. 氢吗啡酮的血浆半衰期为 2 h，而镇痛作用最长可能持续 4～5 h。

　　7. **芬太尼**是一种亲水的短效合成阿片样物质，药效比吗啡强 100 倍以上。由于会重新分配到脂肪和骨骼肌，该药初始作用时间较短。其静脉注射制剂对于短期且痛苦的手术或短暂而剧烈疼痛是很理想的选择。

　　a. 芬太尼不释放大量组胺[77]。

　　b. 可以使用芬太尼输注或患者自控式镇痛（PCA），但代价是较快发展的耐药量[78,79]。因此，不应将其用作一线药物，但可预留于其他阿片类药物不耐受的情况时使用。

　　c. 已经有人提出芬太尼静脉快速注射会伴随着胸壁肌肉强直。

　　d. 口服和透皮制剂给药已在临床实践中应用于慢性癌症疼痛治疗。

　　（1）芬太尼经皮给药可提供每小时 12.5～100 μg 不等的多种剂型，每 3 日更换 1 次。使用透皮贴剂应注意部分患者出现皮肤刺激不良反应。

　　（2）指导患者不要使用超过剂量的透皮贴剂是非常重要的。由于皮肤吸收引起的长时间可能导致患者认为药物不起作用，因此被引诱加入更多的贴片，导致使用过量。

　　（3）以上两种给药方式对于受静脉注射限制的患者都是有用的。

　　（4）需要仔细检查是否有起泡或荨麻疹的症状，因为患者可能对贴片上的黏合剂背衬过敏。

　　8. 纳布啡是非常有用的，廉价的，未充分利用的混合激动药-拮抗药。它在结构上与羟吗啡酮相关，并能够通过结合 κ-阿片受体来缓解轻度至中度的疼痛。纳布啡同时结合 μ 受体，是 μ 受体的拮抗药。

　　a. 通过一个合理的方式滴定纳布啡，可以逆转与纯阿片样物质激动药相关的尿潴留，瘙痒和呼吸抑制的不良反应，而不会完全逆转其缓解疼痛的性质[81,82]。

　　b. 当用作镰状细胞危机患者的一线镇痛药物时，患者胸部综合征发作次数可能较少，胸部综合征是与低氧和肺动脉高压相关的肺微血管系统的致命疾病[83]。

　　9. **外周作用的 μ-阿片受体（PAMOR）激动药和拮抗药**已用于儿童研究。将吗啡注射到关节，局部应用的二氢吗啡（海洛因）凝胶和口服给药的洛哌丁胺都显示出减轻疼痛并限制与 μ 激动药相关的中枢不利不良反应的作用[84,85]。此外，拮抗药纳洛酮和两种药物甲基纳曲酮和阿尔韦波龙已进行临床试验。阿片类拮抗药，甲基纳曲酮和阿维莫潘能减轻 μ 激动药的不良反应，而非拮抗 μ-激动药如吗啡有缓解中枢疼痛作用。这是因为甲基纳曲酮和阿维莫潘在穿过血脑屏障的能力有限。这些药物的临床应用受到限制。阿维莫潘与发生在成人中的"严重心血管事件"有关[86]。

　　10. **管理途径**。口服给药通常是耐受时的首要途径。当口服给药不可选或疼痛更严重时，可以使用肠胃外给药途径。几乎所有儿童都害怕针头，所以非常不鼓励使用肌内或皮下注射。当疼痛不连续时，间歇静脉给药是一种选择，但可能导致"峰谷"血药浓度水平，其峰值通常高于呼吸抑制阈值，谷值低于镇痛阈值（图 10-3）。这可能会在不良反应和镇痛不足两方面都造成更大的风险。当疼痛相对持续时，应考虑替代策略。

　　a. 持续的阿片类物质输注对新生儿，婴儿和小孩子有益。吗啡通常是可选择的药物，

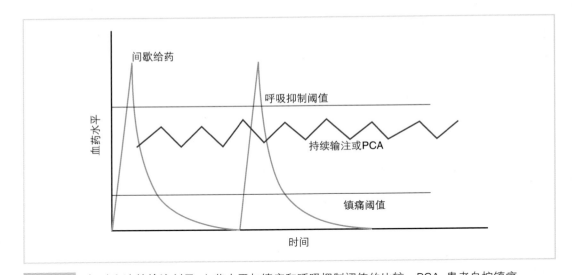

图10-3　间歇和连续输液剂量,血药水平与镇痛和呼吸抑制阈值的比较。PCA,患者自控镇痛。
(Redrawn from: Polaner DM. Acute pain management in Infants and Children//Perkin RM, Swift JD, Newton DA, et al., Pediatric Hospital Medicine. 2nd ed. Philadelphia, PA: Lippincott Williams & Wilkins, 2008.)

起始输注速度通常为 $5 \sim 40 \, \mu g/(kg \cdot h)$。对于急性疼痛加重和血浆水平不足时,应规定突破性推注剂量。氢吗啡酮和芬太尼输液也是有效的治疗方法;然而,由于对芬太尼的耐受性迅速发展,所以其不应该是输液的首选。

　　b. PCA现在是大龄儿童的常规治疗选择,允许患者接受按需个体化镇痛。由PCA递送的疼痛药物通过预编程的泵以小剂量自我施用。分数背景输注速率有助于患者在夜间睡眠,并且随着需求或PCA剂量的减少,使与间歇给药相关的峰和谷最小化。如果选择的剂量适当,患者会在自控过量给药前进入睡眠状态。

　　c. 用PCA给药的途径通常是静脉注射,然而,药物也可以皮下、经皮(离子电渗法芬太尼)、硬膜外(患者控制的硬膜外镇痛[PCEA])或通过周围神经导管(患者控制的局部镇痛[PCRA])施用。

　　d. 必须注意确保孩子具有适当的认知能力和生理机能以理解和操作PCA。鉴于某些患者的发展性和生理性局限,可部分限制该治疗方法的使用。通常使用PCA的最小年龄是5岁,但基本上3.75岁以上的儿童就能够运作PCA。应尽一切努力让儿童接受PCA,不应让语言成为制定儿童PCA的限制因素。

　　e. PCA可以成功应用于各种不同的病症,包括急性术后疼痛、黏膜炎、癌症疼痛、姑息治疗和慢性疼痛。

　　f. 表10-9列出了PCA初始给药指南。应根据患者的医疗状况对剂量和药物的选择进行调整。

　　g. PCA泵应锁定,其代码周期性旋转,以防止未经授权的人员转移药物或改变泵的设置。在疼痛治疗无效的情况下,可从注射器破裂或连接松动以及泵故障上找原因。

　　h. 通过代理使用PCA是很常见的,而且在逐渐增加并具有争议性。这种疼痛控制方法与多种成人不良事件有关,包括死亡。2004年,医疗机构认证联合委员会(Jeint

表10-9　常用静脉PCA剂量

药　物	需要剂量（μg/kg）	连续剂量（基础） [μg/(kg·h)]	每小时最大剂量 （μg/kg）	锁定时间（min）
吗　啡	10～20	0～20	100	6～8
氢吗啡酮	3～5	0～5	20	6～8
芬太尼	0.25～0.5	0.15	1	6～8
纳布啡	10～20	0～20	100	6～8

Adapted from:［1］Yaster M, Kost-Byerly S, Maxwell LG. Opioid agonists and antagonists. In: Schechter NL, Berde CB, Yaster M, eds. *Pain in Infants, Children and Adolescents.* 2nd ed. Philadelphia, PA: Lippincott Williams & Wilkins; 2003: 620-638.［2］Greco C, Berde C. Pain management for the hospitalized pediatric patient. Pediatr Clin North Am. 2005; 52(4): 995-1027.

Commission on Accreditation of Healthcare Organizations, JCAHO）就涉及未经授权的PCA管理或"PCA代理"的严重多发的"哨兵"事件警告医疗界[87]。涉及PCA泵的有460件事件，其中15件关于患者以外的人员激活PCA按钮。

i. 这组460例报道中的儿科患者人数未知。为了获得关于这种治疗对儿童（16岁及以下的人）的安全性的更多信息，对美国麻醉医师协会（American Society of Anesthesiologists, ASA）闭门会议项目数据库的进行审查，目前共计7 328项索赔（其中581项是儿科索赔）（K. Domino, personal communication, 2007）。这导致通过代理涉及PCA或PCA的儿科病例为0；因产科并发症而受伤的新生儿被排除在结果之外。由于没有分母数据可用，无法进行严格的统计分析。缺乏不良事件或未遂事故可能导致过高估计在儿科中这些装置的安全性，但是针对大量儿童的两项研究结果表明，若在认真执导的情况下合理地选择和教育患者的代理人，这种方式的安全性不低于其他阿片样物质治疗方法[88,89]。

> **临床小贴士**　安全的关键因素是，如果患者处于睡眠或催眠状态时，其代理人不得擅自按压PCA增加剂量。如果保护和监控措施得当，代理人PCA疗法不失为一种安全、有效的镇痛疗法。

11. 特别注意事项

a. 由于较易渗透通过血脑屏障，一度认为新生儿在吗啡给药时对呼吸抑制更为敏感，该结论主要依赖于对大鼠的研究。这些数据现在被认为不适用于新生儿。婴儿和儿童似乎对阿片样物质暴露引起的呼吸抑制具有相似的敏感性[90]。

（1）大量的药代动力学研究表明，新生儿的吗啡清除率降低且6月龄时达到成人水平[91,92]。吗啡的消除半衰期与年龄成反比。相比成年人，早产儿和短期新生儿吗啡的消除半衰期延长，但约6月龄达到成年人水平[93]。

（2）建议对6月龄以下的新生儿和婴儿以及正在接受阿片药物治疗的心肺功能下降的儿童进行连续呼吸和（或）饱和度监测[94,95]。

b. 患有慢性间歇性缺氧的儿童会引发阿片类镇痛药物的管理的特殊问题。患有腺体肥大和阻塞性睡眠呼吸暂停的儿童占这些患者的大多数。

（1）众所周知，此类患者对缺氧和高碳酸血症的通气反应迟钝，但更多最近的研究表明，当患者在阻塞性睡眠中氧气饱和度降到85%以下时，中枢神经阿片受体数量会增加。

（2）这将导致对阿片类药物的高度敏感，同时只需较小剂量的阿片类药物即可获得完善镇痛[96,97]。这也意味着"标准"的阿片样物质剂量在这些儿童中相对过量，并可能导致潜在的危及生命的呼吸抑制。建议药物开始和减少剂量时，密切监测，增加附属治疗手段，或在可能的情况下用非阿片类镇痛药替代。

> **临床小贴士** 镇痛的阿片样物质需求似乎与睡眠期间缺氧的严重程度直接相关。氧饱和度低于85%是阿片样物质需求明显降低的阈值。

B. 非阿片类镇痛药

1. 对乙酰氨基酚（APAP）

a. 对乙酰氨基酚是一种对氨基苯酚的有机衍生物以及氧化苯胺的副产品，能够抑制中央与周边的前列腺素的合成。它也可能参与一氧化氮代谢，并在减轻痛觉过敏的发展中发挥作用。

b. APAP存在多种不同剂型，可与包括阿片类在内其他药物联用。它有助于治疗发热，防止炎症，并产生轻度的镇痛作用。

c. APAP具有弱阿片类药物特性；然而当与阿片类药物联合使用时，APAP不会减少阿片类药物的不良反应，除非减少阿片类药物的剂量。

d. 每日最大剂量随年龄和用药途径而变化。口服吸收良好，但用于直肠给药时，APAP的吸收率会有显著变化。在婴儿和儿童的药代动力学研究表明，直肠负荷剂量为40 mg/kg，随后每6 h 20 mg。每4～6 h口服剂量为15 mg/kg，最高每日剂量范围为35 mg/kg，对于早产儿和术后新生儿大于32周每周给药60 mg/kg，并且3个月以上的儿童给药剂量为90 mg/kg。

e. 静脉注射APAP是具有解热性质并减少术后恶心和呕吐的阿片类镇痛药良好的替代方案。与口服或直肠途径不同，药动学资料显示可预测的血浆水平超过报告的最低阈值为10 mg/L，用于缓解疼痛。IV APAP具有优异的安全性，可单独使用或与其他类型的药物结合使用，以缓解疼痛和疼痛。对于体重小于50 kg的儿童来说推荐的剂量是12.5 mg/kg并且每天不超过3.75 g。对于大于或等于50 kg的儿童，剂量与成人相同。如果用于1个月至2岁以下婴幼儿，则减少33%的剂量。肝病患者，低血管内容积或肾功能不全的患者，会增加肝功能衰竭和死亡风险，请谨慎使用该药物。

> **临床小贴士** 由于肝毒性风险，其他来源的APAP（例如，固定组合药）应识别和避免不超过推荐的每日总剂量。

2. **非甾体抗炎药（NSAIDs）**是指一类抑制环加氧酶（COX）并阻碍前列腺素形成的化合物。COX酶的几种同工型已经过鉴定。COX-1始终具有活性（组成型），在身体的许多部位中发现,包括脑、胃肠道、肾和血小板。COX-2主要是导致前列腺素形成的**诱导酶**。膜磷脂生成花生四烯酸。化合物又被COX氧化成前列腺素-G2,其随后转化为调节疼痛和缓解的多种前列腺素[104]。**白三烯**也由花生四烯酸合成。它们增加嗜中性粒细胞趋化性,支气管收缩,毛细血管渗漏和炎症。

a. NSAIDs通过抑制COX合成酶1型和2型,减少前列腺素和白三烯合成。COX-1和-2抑制药与COX酶结合并阻断花生四烯酸与酶的活性位点结合。

• 大多数市售的NSAIDs抑制COX-1,并且它们对COX-2酶具有有限的抑制作用。COX-2抑制药(coxibs)更具选择性。他们在中央和外围行动来调节伤害感受。COX-2药物可抑制神经炎症和神经退行性疾病。

b. 外周炎症导致CNS前列腺素增加,这些使得中枢致敏加深,导致痛觉过敏和异常性疼痛。

c. 有几例关于儿童胃肠道出血和肾功能不全与COX-2有关的报道。COX-1和COX-2抑制药的研究表明长期使用时会增加心血管疾病风险。迄今为止,没有大量的研究表明服用两类药物的儿童的心血管并发症发生率增加。

d. NSAIDs用于治疗发烧和轻度至中度疼痛。它们具有阿片样物质的保护作用,并且经常与阿片样物质组合使用。在矫形,牙科和主要妇科手术治疗术后疼痛方面非常有效。

e. NSAIDs在治疗尿道痉挛,骨转移癌和头痛的疼痛方面比阿片类药物更有效。不良反应包括支气管痉挛、肝毒性、水潴留、可逆性血小板功能障碍、高钾血症、高血压、肾功能不全和胃肠道出血(表10-10)。

表10-10　NSAIDs不良反应

■ **脑**	混乱
	头晕
	头痛
	困倦
■ **心脏**	未闭合的动脉导管提早关闭
	增加成人心肌梗死的风险
■ **肺**	支气管痉挛/哮喘
■ **胃肠道**	恶心和呕吐
	消化不良
	腹泻
	胃溃疡
	胃出血
	肠道易激综合征
■ **肾**	水盐潴留
	间质性肾炎
	急性肾小管坏死(ATN)
	肾病综合征
	高血压
	肾滤过率降低
	肾衰竭
	高钾血症

第二部分

f. 许多NSAIDs注明具有"镇痛上限"的作用；也就是说，额外的药物不会增加镇痛作用。当与阿片样物质或APAP组合使用时，NSAIDs会降低阿片类药物不良反应的发生，如肌肉痉挛或便秘。

g. NSAID 或 APAP 全天候管理是良好的术后镇痛方案的重要组成部分，但由于对血小板黏附的影响，在手术期使用COX-1抑制药时应慎用。对于涉及大黏膜表面，凝血缺损患者或接受其他药物，凝血，创伤患者和患有严重肾或肝疾病的患者的手术尤其如此。表10-11列出了目前可用的NSAID数量和儿童给药方案。

表10–11　NSAIDs（中度疼痛）

药物	剂量（mg/kg）	途径	COX-2/COX-1 比	给药间隔（h）
布洛芬	10	PO	2.6	6～8
萘普生	5～7	PO	3	8～12
APAP	10～15	PO	—	4～6
	20～40首次剂量； 15～20首次后剂量	直肠	—	4～6
APAP[a]	12.5 mg/kg ［最多75 mg/（kg·d）］	IV	—	4
酮咯酸	0.5 mg/kg	IV	294	6～8
	15～30 mg不超过5 d或120 mg/d	PO		6
塞来昔布	2～4 mg	PO	0.11	12

以上剂量是针对60 kg以下的患者。1岁以下儿童患者所使用的剂量需咨询医院的药剂师或疼痛管理处
注意：脱水或患有肾或肝功能不全的患者暴露于这些药物时会面临不良反应的风险。应酌情调整剂量
NSAIDs的效力表现为与任一酶的活性比
COX-2/COX-1亲和率——抑制80%相应酶活性所需药物浓度的量
[a] 该剂量适用于≥2～12岁的儿童，或成人和青少年，50 kg
PO，口服；q，每；h，小时
from: See Camu F, Shi L, Vanlersberghe C. The role of COX-2 inhibitors in pain modulation. Drugs. 2003; 63 (suppl 1): 1–7.

h. 酮咯酸是一种COX-1抑制药，是美国唯一可用的静脉注射NSAID。广泛应用于急性术后疼痛。目前市售的制剂是外消旋混合物。与R（+）异构体不同，S（−）异构体不会在6～18个月龄的婴儿中积累。

i. 1岁以上的儿童与成年人具有相似的血流动力学特点。

j. 酮咯酸可以减少肾血流量，持续给药可能会产生肾损伤，因此在无密切监控肌酐水平的条件下连续给药不宜超过72 h[112]。扁桃体切除术后通常不会使用酮咯酸，因为会增加出血风险。动物研究关注主要脊柱后成骨细胞活动和融合形成的干扰但手术似乎没有临床意义。

C. 区域镇痛。局部镇痛是提供控制儿童疼痛的高效和安全的手段，并在良好的多模式疼痛治疗中发挥重要作用[116]。这个治疗方式具有成本效益和安全性[117-119]。局部麻醉用于疼痛控制使用有几个好处，这些包括阿片样物质的豁免，更快速的肠返回功能，术

后呼吸功能改善[120,121]。第八章详细说明表现了一些适合儿童的区域麻醉技术。

1. 通过局部阻滞,各种药物及药物浓度可以达到一系列生理学效应。例如,随着局部浓度的增加,可以产生交感神经抑制和血管扩张或者在增加局部麻醉浓度下可产生完全运动阻滞,而稀释药物浓度后则使运动阻滞减弱。如果将是否能进行离床活动作为出院的条件,后者显得尤为重要。同时,稀释药物浓度也可降低由于未知压力施加在固定的、无知觉的肢体上而导致的外周神经损伤或皮肤鞭裂的风险。

2. 在局部麻醉溶液中增加辅助用药可以进一步降低局部麻醉药的浓度来达到产生足够的镇痛效果的作用。常用辅助药列于表 10-12。

表 10-12　局部麻醉药和连续硬膜外镇痛的辅助药

	丁哌卡因或罗哌卡因	芬太尼	氢吗啡酮	吗　啡	可乐定
浓度	0.05%～0.125% (0.5～1.25 mg/mL)	1～3 μg/mL	3～7 μg/mL	3～10 μg/mL	0.5～1 μg/mL
建议剂量范围(上限为最大允许剂量)	年龄<6个月— 0.2～0.25 mg/(kg·h) 年龄>6个月— 0.2～0.4 mg/(kg·h)	0.2～1 μg/(kg·h) 1 μg/(kg·h)	1～2.5 μg/(kg·h)	2～5 μg/(kg·h)	0.1～0.5 μg/(kg·h)

3. 丁哌卡因经常用于局部麻醉浓度为 0.062 5%～0.125%。6 个月以上的儿童输液量不得超过 0.4 mg/(kg·h),治疗 6 个月以下婴儿,注射速度不应超过 0.25 mg/(kg·h)。

输液持续时间超过 48 h,6 个月以下婴儿血液蓄积的风险将增加。也可导致此类患者 $α_1$ 酸性糖蛋白以及可凝结丁哌卡因的血浆蛋白水平降低。局部麻醉药物在血浆中自由扩散越多,局部麻醉药全身中毒(LAST)风险越高[122]。

4. 左丁哌卡因,丁哌卡因的左旋体具有较高的毒性阈值,但最近在美国难以获得。

5. 罗哌卡因(0.1%～0.2%)同样具有更高的毒性临界值(比丁哌卡因高大约 20%～30%),罗哌卡因用药所产生的运动阻滞现象比丁哌卡因少见,虽然丁哌卡因在儿童中用药情况并不明确[123-125]。

6. 有时在婴儿中注射给药的一种药物叫氯普鲁卡因(1%～1.5%)的脂类化合物。由于其功能终止是通过非特异性的血浆脂酶对脂键进行的水解作用,因此药物蓄积的风险不高且无须过多考虑在此类脆弱人群中的毒性反应,可提高给药量和浓度。

7. 婴儿和儿童输注速度必须特别小心,以避免局部麻醉中毒(表 10-13)。中毒症状包括躁动、中枢神经兴奋和节律异常,还可能发展为显性癫痫,心脏抑制或心搏骤停。早期发现必须停止注射,以避免悲剧发生。对心脏毒性的治疗必须包含脂肪乳剂静脉给药(20%;1 mL/kg 长于 3 min),反复给药不得超过 3 mL/kg,滴速为 0.25 mL/(kg·min),直到血流动力学功能恢复[126,127]。与苯二氮䓬类和其他镇静药或麻醉药一起给药时,癫痫发作阈值可以提高,但是脂质治疗是重要干预手段,应立即启动。第八章详细介绍了脂质救援治疗。

表10-13　局部麻醉最大允许剂量给药指南

药物	单次剂量（mg/kg）		输注剂量［mg/(kg·h)］	
	新生儿<6个月	儿　童	新生儿<6个月	儿　童
丁哌卡因	1.5	2.5	0.2	0.4
罗哌卡因	1.5	3	0.2～0.25	0.4～0.5
左丁哌卡因	1.5	2.5	0.2	0.4
氯普鲁卡因	10	10	18	18
利多卡因	3	5	0.8	1.6

Modified from: Suresh S, Wheeler M. Practical pediatric regional anesthesia. Anesthesiol Clin North America. 2002; 20: 83–113.

8. 阿片类药物有时被添加到中枢神经轴阻滞的局部麻醉药物中与局部麻醉药协同作用。通常将阿片类药物加入连续输液中，包括氢吗啡酮、芬太尼和吗啡。

a. 除了给药剂量外，阿片样物质的亲脂性将决定其在硬膜外腔的扩散。芬太尼的脂溶性更高，因此对阻滞部分区域较为理想。氢吗啡酮和吗啡的脂溶性更低，分布容积则更大。

b. 当儿童处于睡眠状态给药时，必须持续监控其呼吸状况。

c. 神经轴索阿片类给药，如全身给药时，其不良反应有恶心、呕吐、肠道运动功能降低、尿潴留、呼吸抑制、精神状态改变、皮肤瘙痒等症状。上述不良反应（除皮肤瘙痒外）同样可伴随疼痛无法控制，因此要确保能正确评估病情。可对不良反应做出抢先治疗。

d. 持续输注给药时，持续使用低剂量纳洛酮可避免阿片类药物所产生的不良反应，也可与激动拮抗类药物，如纳布啡一起使用。（每4～6 h 0.025 mg/kg，静脉注射）[128]

9. 为了避免或尽可能减少使用阿片样物质，可乐定［0.1～0.2 μg/(kg·h)］和氯胺酮已被用作局部麻醉药的辅助物质[129,130]。使用这类药物进行治疗时，起效快，药效长，并可减少阿片类药物不良反应（表10-14）。

表10-14　硬膜外阿片类药物和局部麻醉辅助剂的给药指南

药　物	输注浓度（μg/mL）	单次剂量（μg/kg）	输注速度［μg/(kg·h)］
芬太尼	1～3	0.5～1	0.2～1
氢吗啡酮	3～7		1～2.5
吗啡		10～30	
可乐定	0.5～1	1～2	0.1～0.2
氯胺酮		500～1 000（建议<1.0 mg/kg以减少不良反应）	NA
碳酸氢钠		1 mg/mL利多卡因，0.1 mg/mL丁哌卡因，罗哌卡因，或左丁哌卡因	

Adapted from: Eck JB, Ross AK. Pediatric regional anesthesia—what makes a difference? Best Pract Res Clin Anaesthesiol. 2002; 16(2): 159–174.

a. 在进行儿童骶管麻醉时，至少有3起报道显示，当可乐定用量超过1.0 μg/kg时出现呼吸抑制症状[131,132]。由于可能在新生儿和婴儿中增加低血压和心动过缓的发生率，因此当此类人群采用辅助用药时应更加注意。

b. 可乐定可延长骶管和硬膜外阻滞时效，但仅限于特定给药途径。

新的治疗策略，如利用药物遗传学信息、电子跟踪辅助、改良的药物传送系统将在不远的将来帮助提高儿童疼痛治疗的安全性。如果没有人性关怀、倾听的意愿和认知的决心，儿童恐怕还将继续遭受疼痛折磨。新的儿科患者治疗策略的实施，如利用个体药物遗传学信息提高治疗效率，电子疼痛跟踪辅助治疗以及改良药物传送系统，将不会再以**牺牲安全性**为代价来提高疼痛治疗效果。

（李端旭　戴　洪）

参考文献

［1］ Merskey HE. Classification of chronic pain: descriptions of chronic pain syndromes and definitions of pain terms. *Pain Suppl.* 1986; 3: S1–S226.

［2］ Ip HYV, Abrishami A, Peng PWH, et al. Predictors of postoperative pain and analgesic consumption. *Anesthesiology.* 2009; 111: 657–677.

［3］ Yacob D, Di Lorenzo C, Bridge JA, et al. Prevalence of pain-predominant functional gastrointestinal disorders and somatic symptoms in patients with anxiety or depressive disorders. *J Pediatr.* 2013; 163: 767–770.

［4］ Kehlet H. 1993 John J. Bonica Lecture. Postoperative pain relief: a look from the other side. *Reg Anesth.* 1994; 19: 369–377.

［5］ Slater R, Fabrizi L, Worley A, et al. Premature infants display increased noxious-evoked neuronal activity in the brain compared to healthy age-matched term-born infants. *Neuroimage.* 2010; 52: 583–589.

［6］ Scholz J, Woolf C. Can we conquer pain? *Nat Neurosci.* 2002; 5(suppl): 1062–1067.

［7］ Lebel A, Becerra L, Wallin D, et al. fMRI reveals distinct CNS processing during symptomatic and recovered complex regional pain syndrome in children. *Brain.* 2008; 131: 1854–1879.

［8］ Brummelte S, Grunau RE, Chau V, et al. Procedural pain and brain development in premature newborns. *Ann Neurol.* 2012; 71: 385–396.

［9］ Rodriguez-Raecke R, Niemeier A, Ihle K, et al. Structural brain changes in chronic pain reflect probably neither damage nor atrophy. *PLoS ONE.* 2013; 8: e54475.

［10］ Howard RF. Current status of pain management in children. *JAMA.* 2003; 290: 2464–2469.

［11］ Melotti RM, Samolsky-Dekel BG, Ricchi E, et al. Pain prevalence and predictors among inpatients in a major Italian teaching hospital: a baseline survey towards a pain free hospital. *Eur J Pain.* 2005; 9: 485–495.

［12］ Boswell MV, Giordano J. Reflection, analysis and change: the decade of pain control and research and its lessons for the future of pain management. *Pain Physician.* 2009; 12: 923–928.

［13］ King S, Chambers CT, Huguet A, et al. The epidemiology of chronic pain in children and adolescents revisited: a systematic review. *Pain.* 2011; 152: 2729–2738.

［14］ Stevens BJ, Abbott LK, Yamada J, et al. CIHR Team in Children's Pain. Epidemiology and management of painful procedures in children in Canadian hospitals. *CMAJ.* 2011; 183: E403–E410.

［15］ Jimenez N, Garroutte E, Kundu A, et al. A review of the experience, epidemiology, and management of pain among American Indian, Alaska Native, and Aboriginal Canadian peoples. *J Pain.* 2011; 12: 511–522.

［16］ Kehlet H. Effect of pain relief on the surgical stress response. *Reg Anesth.* 1996; 21: 35–37.

［17］ Wolf AR. Pain, nociception and the developing infant. *Paediatr Anaesth.* 1999; 9: 7–17.

［18］ Carr DB, Goudas LC. Acute pain. *Lancet.* 1999; 353: 2051–2058.

［19］ Schaible H-G, Ebersberger A, Natura G. Update on peripheral mechanisms of pain: beyond prostaglandins and cytokines. *Arthritis Res Ther.* 2011; 13: 210.

［20］ Bonica JJ. Anatomic and physiologic basis of pain, nociception and pain. In: Bonica JJ, ed. *The Management of Pain*. Pennsylvania, PA: Lea and Febiger; 1990: 12−28.

［21］ American Academy of Pediatrics; Committee on Fetus and Newborn; Canadian Paediatric Society; Fetus and Newborn Committee. Prevention and management of pain in the neonate: an update. *Pediatrics*. 2007; 7: 151−160.

［22］ Grunau RE. Neonatal pain in very preterm infants: long-term effects on brain, neurodevelopment and pain reactivity. *Rambam Maimonides Med J*. 2013; 4(4): e0025.

［23］ Anand KJ, Sippell WG, Aynsley-Green A. Randomised trial of fentanyl anaesthesia in preterm babies undergoing surgery: effects on the stress response. *Lancet*. 1987; 1: 243−248.

［24］ Julius D, Basbaum AI. Molecular mechanisms of nociception. *Nature*. 2001; 413: 203−210.

［25］ Woolf CJ. Central sensitization: implications for the diagnosis and treatment of pain. *Pain*. 2011; 152: S2−S15.

［26］ Raja SN, Treede R-D. Testing the link between sympathetic efferent and sensory afferent fibers in neuropathic pain. *Anesthesiology*. 2012; 117: 173−177.

［27］ Krane EJ, Heller LB. The prevalence of phantom sensation and pain in pediatric amputees. *J Pain Symptom Manage*. 1995; 10: 21−29.

［28］ Yaksh TL. Regulation of spinal nociceptive processing: where we went when we wandered onto the path marked by the gate. *Pain*. 1999; 82(suppl 1): S149−S152.

［29］ Rajapakse D, Liossi C, Howard RF. Presentation and management of chronic pain. *Arch Dis Child*. 2014; 99: 474−480.

［30］ Kachko L, Ben Ami S, Lieberman A, et al. Neuropathic pain other than CRPS in children and adolescents: incidence, referral, clinical characteristics, management, and clinical outcomes. *Paediatr Anaesth*. 2014; 24: 608−613.

［31］ Zhu LM, Stinson J, Palozzi L, et al. Improvements in pain outcomes in a Canadian pediatric teaching hospital following implementation of a multifaceted knowledge translation initiative. *Pain Res Manag*. 2012; 17: 173−179.

［32］ McGrath PJ, Walco GA, Turk DC, et al. Core outcome domains and measures for pediatric acute and chronic/recurrent pain clinical trials: PedIMMPACT recommendations. *J Pain*. 2008; 9: 771−783.

［33］ Voepel-Lewis T, Burke CN, Jeffreys N, et al. Do 0−10 numeric rating scores translate into clinically meaningful pain measures for children? *Anesth Analg*. 2011; 112(2): 415−421.

［34］ Ng B, Dimsdale JE, Rollnik JD, et al. The effect of ethnicity on prescriptions for patient-controlled analgesia for post-operative pain. *Pain*. 1996; 66: 9−12.

［35］ Todd KH. Influence of ethnicity on emergency department pain management. *Emerg Med (Fremantle)*. 2001; 13: 274−278.

［36］ Anderson KO, Green CR, Payne R. Racial and ethnic disparities in pain: causes and consequences of unequal care. *J Pain*. 2009; 10: 1187−1204.

［37］ Hicks CL, von Baeyer CL, Spafford P, et al. The faces pain scale—revised: toward a common metric in pediatric pain measurement. *Pain*. 2001; 93: 173−183.

［38］ Melzack R, Wall PD. *The Challenge of Pain*. New York, NY: Basic Books; 1982.

［39］ Johnston CC. Psychometric issues in the measurement of pain. In: Finley GA, McGrath PJ, eds. *Measurement of Pain in Infants and Children, Vol.10: Progress in Pain Research and Management*. Seattle, WA: IASP Press; 1998: 5−20.

［40］ Finley GA, Chambers CT, McGrath PJ, et al. Construct validity of the parents' postoperative pain measure. *Clin J Pain*. 2003; 19: 329−334.

［41］ Stevens B. Composite measures of pain in children. In: Finley GA, McGrath PJ, eds. *Measurement of Pain in Infants and Children, Vol. 10: Progress in Pain Research and Management*. Seattle, WA: IASP Press; 1998: 161−177.

［42］ Anand K. Pain assessment in preterm neonates. *Pediatrics*. 2007; 119: 605−607.

［43］ Fitzgerald M, Walker SM. Infant pain management: a developmental neurobiological approach. *Nat Clin Pract Neurol*. 2009; 5: 35−50.

［44］ Finley GA, McGrath PJ. *Measurement of Pain in Infants and Children, Vol.10: Progress in Pain*

Research and Management. Seattle, WA: IASP Press; 1998.

［45］ Tsao JCI, Allen LB, Evans S, et al. Anxiety sensitivity and catastrophizing: associations with pain and somatization in non-clinical children. *J Health Psychol.* 2009; 14: 1085–1094.

［46］ Noel M, Chambers CT, McGrath PJ, et al. The influence of children's pain memories on subsequent pain experience. *Pain.* 2012; 153: 1563–1572.

［47］ Vinson R, Yeh G, Davis RB, et al. Correlates of complementary and alternative medicine use in a pediatric tertiary pain center. *Acad Pediatr.* 2014; 14: 491–496.

［48］ Kotiniemi LH, Ryhänen PT, Moilanen IK. Behavioral changes in children following day-case surgery: a 4-week follow-up of 551 children. *Anaesthesia.* 1997; 52(10): 970–976.

［49］ Lin YC. Perioperative usage of acupuncture. *Paediatr Anaesth.* 2006; 16: 231–235.

［50］ Accardi MC, Milling LS. The effectiveness of hypnosis for reducing procedure-related pain in children and adolescents: a comprehensive methodological review. *J Behav Med.* 2009; 32: 328–339.

［51］ Fanurik D, Zeltzer LK, Roberts MC, et al. The relationship between children's coping styles and psychological interventions for cold pressor pain. *Pain.* 1993; 53: 213–222.

［52］ Petter M, Chambers CT, MacLaren Chorney J. The effects of mindful attention on cold pressor pain in children. *Pain Res Manag.* 2013; 18: 39.

［53］ Shenkman Z, Holzman RS, Kim C, et al. Acupressure-acupuncture antiemetic prophylaxis in children undergoing tonsillectomy. *Anesthesiology.* 1999; 90: 1311–1316.

［54］ Kehlet H, Dahl J. The value of "multimodal" or "balanced analgesia" in postoperative pain treatment. *Anesth Analg.* 1993; 77: 1048–1056.

［55］ Kehlet H. Synergism between analgesics. *Ann Med.* 1995; 27: 259–262.

［56］ Chelly JE, Ploskanych T, Dai F, et al. Multimodal analgesic approach incorporating paravertebral blocks for open radical retropubic prostatectomy: a randomized double-blind placebo-controlled study. *Can J Anaesth.* 2011; 58: 371–378.

［57］ Liu Y, Seipel C, Lopez ME, et al. A retrospective study of multimodal analgesic treatment after laparoscopic appendectomy in children. *Paediatr Anaesth.* 2013; 23: 1187–1192.

［58］ Voepel-Lewis T, Wagner D, Burke C, et al. Early adjuvant use of nonopioids associated with reduced odds of serious postoperative opioid adverse events and need for rescue in children. *Paediatr Anaesth.* 2013; 23: 162–169.

［59］ Stein C, Clark JD, Oh U, et al. Peripheral mechanisms of pain and analgesia. *Brain Res Rev.* 2009; 60: 90–113.

［60］ Pasternak GW. Pharmacological mechanisms of opioid analgesics. *Clin Neuropharmacol.* 1993; 16: 1–18.

［61］ Dietis N, Rowbotham D. Opioid receptor subtypes: fact or artifact? *Brit J Anaesth.* 2011; 107(1): 8–18.

［62］ Ahlbeck K. Opioids: a two-faced Janus. *Curr Med Res Opin.* 2011; 27: 439–448.

［63］ Bowdle TA. Adverse effects of opioid agonists and agonist-antagonists in anaesthesia. *Drug Saf.* 1998; 19: 173–189.

［64］ Brown E, Purdon P, Van Dort C. General anesthesia and altered states of arousal: a systems neuroscience analysis. *Ann Rev Neurosci.* 2011; 34: 601–628.

［65］ Fagerlund TH, Braaten O. No pain relief from codeine ...? An introduction to pharmacogenomics. *Acta Anaesthesiol Scand.* 2001; 45: 140–149.

［66］ Kelly LE, Rieder M, van den Anker J, et al. More codeine fatalities after tonsillectomy in North American children. *Pediatrics.* 2012; 129(5): e1343–e1347.

［67］ Koren G, Cairns J, Chitayat D, et al. Pharmacogenetics of morphine poisoning in a breastfed neonate of a codeine-prescribed mother. *Lancet.* 2006; 368: 704.

［68］ Pokela M-L, Anttila E, Seppälä T, et al. Marked variation in oxycodone pharmacokinetics in infants. *Paediatr Anaesth.* 2005; 15: 560–565.

［69］ van Dorp EL, Romberg R, Sarton E, et al. Morphine-6-glucuronide: morphine's successor for postoperative pain relief? *Anesth Analg.* 2006; 102: 1789–1797.

［70］ Ossipov MH, Lai J, King T, et al. Underlying mechanisms of pronociceptive consequences of prolonged morphine exposure. *Biopolymers.* 2005; 80: 319–324.

［71］ Moran TD, Smith PA. Morphine-3β-d-glucuronide suppresses inhibitory synaptic transmission in rat substantia gelatinosa. *J Pharmacol Exp Ther*. 2002; 302: 568−576.

[72] Ebert B, Andersen S, Krogsgaard-Larsen P. Ketobemidone, methadone and pethidine are non-competitive *N*-methyl-d-aspartate (NMDA) antagonists in the rat cortex and spinal cord. *Neurosci Lett*. 1995; 187: 165−168.

[73] Gottschalk A, Durieux ME, Nemergut EC. Intraoperative methadone improves postoperative pain control in patients undergoing complex spine surgery. *Anesth Analg*. 2011; 112: 218−223.

[74] Berde CB, Beyer JE, Bournaki MC, et al. Comparison of morphine and methadone for prevention of postoperative pain in 3- to 7-year-old children. *J Pediatr*. 1991; 119: 136−141.

[75] Krantz MJ, Lewkowiez L, Hays H, et al. Torsade de pointes associated with very-high-dose methadone. *Ann Intern Med*. 2002; 137: 501−504.

[76] Karl HW, Tyler DC, Miser AW. Controlled trial of morphine vs hydromorphone for patient-controlled analgesia in children with postoperative pain. *Pain Med*. 2012; 13: 1658−1659.

[77] Flacke JW, Flacke WE, Bloor BC, et al. Histamine release by four narcotics: a double-blind study in humans. *Anesth Analg*. 1987; 66: 723−730.

[78] Ginsberg B, Howell S, Glass PS, et al. Pharmacokinetic model-driven infusion of fentanyl in children. *Anesthesiology*. 1996; 85: 1268−1275.

[79] Jacqz-Aigrain E, Burtin P. Clinical pharmacokinetics of sedatives in neonates. *Clin Pharmacokinet*. 1996; 31: 423−443.

[80] Noyes M, Irving H. The use of transdermal fentanyl in pediatric oncology palliative care. *Am J Hosp Palliat Care*. 2001; 18: 411−416.

[81] Charuluxananan S, Kyokong O, Somboonviboon W, et al. Nalbuphine versus ondansetron for prevention of intrathecal morphine-induced pruritus after cesarean delivery. *Anesth Analg*. 2003; 96: 1789−1793.

[82] Klepper ID, Rosen M, Vickers MD, et al. Respiratory function following nalbuphine and morphine in anaesthetized man. *Br J Anaesth*. 1986; 58: 625−629.

[83] Buchanan ID, Woodward M, Reed GW. Opioid selection during sickle cell pain crisis and its impact on the development of acute chest syndrome. *Pediatr Blood Cancer*. 2005; 45: 716−724.

[84] Rawal N. Incisional and intra-articular infusions. *Best Pract Res Clin Anaesthesiol*. 2002; 16: 321−343.

[85] Kendall JM, Latter VS. Intranasal diamorphine as an alternative to intramuscular morphine: pharmacokinetic and pharmacodynamic aspects. *Clin Pharmacokinet*. 2003; 42: 501−513.

[86] Rodriguez RW. Off-label uses of alvimopan and methylnaltrexone. *Am J Health Syst Pharm*. 2014; 71: 1450−1455.

[87] Hansen TG, Henneberg SW, Walther-Larsen S, et al. Caudal bupivacaine supplemented with caudal or intravenous clonidine in children undergoing hypospadias repair: a double-blind study. *Br J Anaesth*. 2004; 92: 223−227.

[88] Anghelescu DL, Burgoyne LL, Oakes LL, et al. The safety of patient-controlled analgesia by proxy in pediatric oncology patients. *Anesth Analg*. 2005; 101: 1623−1627.

[89] Voepel-Lewis T, Marinkovic A, Kostrzewa A, et al. The prevalence of and risk factors for adverse events in children receiving patient-controlled analgesia by proxy or patient-controlled analgesia after surgery. *Anesth Analg*. 2008; 107: 70−75.

[90] Lynn AM, Nespeca MK, Opheim KE, et al. Respiratory effects of intravenous morphine infusions in neonates, infants, and children after cardiac surgery. *Anesth Analg*. 1993; 77: 695−701.

[91] McRorie TI, Lynn AM, Nespeca MK, et al. The maturation of morphine clearance and metabolism. *Am J Dis Child*. 1992; 146: 972−976.

[92] Lynn A, Nespeca MK, Bratton SL, et al. Clearance of morphine in postoperative infants during intravenous infusion: the influence of age and surgery. *Anesth Analg*. 1998; 86: 958−963.

[93] Lynn AM, Nespeca MK, Bratton SL, et al. Intravenous morphine in postoperative infants: intermittent bolus dosing versus targeted continuous infusions. *Pain*. 2000; 88: 89−95.

[94] Lynn AM, Slattery JT. Morphine pharmacokinetics in early infancy. *Anesthesiology*. 1987; 66: 136−139.

[95] Batton DG, Barrington KJ, Wallman C. Prevention and management of pain in the neonate: an update.

Pediatrics. 2006; 118: 2231−2241.

［96］ Brown KA, Laferrière A, Lakheeram I, et al. Recurrent hypoxemia in children is associated with increased analgesic sensitivity to opiates. *Anesthesiology.* 2006; 105(4): 665−669.

［97］ Brown KA, Laferrière A, Moss IR. Recurrent hypoxemia in young children with obstructive sleep apnea is associated with reduced opioid requirement for analgesia. *Anesthesiology.* 2004; 100(4): 806−810; discussion 5A.

［98］ Yang XC, Zielinski MA, et al. What do we (not) know about how paracetamol (acetaminophen) works? *J Clin Pharm Ther.* 2010; 35: 617−638.

［99］ Korpela R, Korvenoja P, Meretoja OA. Morphine-sparing effect of acetaminophen in pediatric day-case surgery. *Anesthesiology.* 1999; 91: 442−447.

［100］ Birmingham PK, Tobin MJ, Fisher DM, et al. Initial and subsequent dosing of rectal acetaminophen in children: a 24-hour pharmacokinetic study of new dose recommendations. *Anesthesiology.* 2001; 94: 385−389.

［101］ Anderson BJ, van Lingen RA, Hansen TG, et al. Acetaminophen developmental pharmacokinetics in premature neonates and infants: a pooled population analysis. *Anesthesiology.* 2002; 96: 1336−1345.

［102］ Apfel CC, Turan A, Souza K, et al. Intravenous acetaminophen reduces postoperative nausea and vomiting: a systematic review and meta-analysis. *Pain.* 2013; 154: 677−689.

［103］ Jahr JS, Lee VK. Intravenous acetaminophen. *Anesthesiol Clin.* 2010; 28: 619−645.

［104］ Dembo G, Park SB, Kharasch ED. Central nervous system concentrations of cyclooxygenase-2 inhibitors in humans. *Anesthesiology.* 2005; 102: 409−415.

［105］ Litalien C, Jacqz-Aigrain E. Risks and benefits of nonsteroidal anti-inflammatory drugs in children. *Paediatr Drugs.* 2001; 3: 817−858.

［106］ Kokki H. Nonsteroidal anti-inflammatory drugs for postoperative pain: a focus on children. *Paediatr Drugs.* 2003; 5: 103−123.

［107］ Clark E, Plint AC, Correll R, et al. A randomized, controlled trial of acetaminophen, ibuprofen, and codeine for acute pain relief in children with musculoskeletal trauma. *Pediatrics.* 2007; 119: 460−467.

［108］ Kharasch ED. Perioperative COX−2 inhibitors: knowledge and challenges. *Anesth Analg.* 2004; 98: 1−3.

［109］ Horlocker TT, Wedel DJ, Benzon H, et al. Regional anesthesia in the anticoagulated patient: defining the risks (the second ASRA Consensus Conference on Neuraxial Anesthesia and Anticoagulation). *Reg Anesth Pain Med.* 2003; 28: 172−197.

［110］ Krombach JW, Dagtekin O, Kampe S. Regional anesthesia and anticoagulation. *Curr Opin Anaesthesiol.* 2004; 17: 427−433.

［111］ Dsida RM, Wheeler M, Birmingham PK, et al. Age-stratified pharmacokinetics of ketorolac tromethamine in pediatric surgical patients. *Anesth Analg.* 2002; 94: 266−270.

［112］ Chauhan RD, Idom CB, Noe HN. Safety of ketorolac in the pediatric population after ureteroneocystostomy. *J Urol.* 2001; 166: 1873−1875.

［113］ Gallagher JE, Blauth J, Fornadley JA. Perioperative ketorolac tromethamine and postoperative hemorrhage in cases of tonsillectomy and adenoidectomy. *Laryngoscope.* 1995; 105: 606−609.

［114］ Martin GJ, Boden SD, Titus L Jr. Recombinant human bone morphogenetic protein-2 overcomes the inhibitory effect of ketorolac, a nonsteroidal anti-inflammatory drug (NSAID), on posterolateral lumbar intertransverse process spine fusion. *Spine.* 1999; 24: 2188−2193; discussion 2193−2194.

［115］ Munro HM, Walton SR, Malviya S, et al. Low-dose ketorolac improves analgesia and reduces morphine requirements following posterior spinal fusion in adolescents. *Can J Anaesth.* 2002; 49: 461−466.

［116］ Jöhr M. Practical pediatric regional anesthesia. *Curr Opin Anaesthesiol.* 2013; 26: 327−332.

［117］ Abrahams MS, Horn J-L, Noles LM, et al. Evidence-based medicine. *Reg Anesth Pain Med.* 2010; 35: S36−S42.

［118］ Polaner DM, Drescher J. Pediatric regional anesthesia: what is the current safety record? *Paediatr Anaesth.* 2011; 21: 737−742.

［119］ Polaner DM, Martin LD; PRAN Investigators. Quality assurance and improvement: the Pediatric Regional Anesthesia Network. *Pediatr Anesth.* 2012; 22: 115−119.

［120］ Wolf AR. Effects of regional analgesia on stress responses to pediatric surgery. *Paediatr Anaesth.* 2012; 22: 19−24.

［121］ Barreveld A, Witte J, Chahal H, et al. Preventive analgesia by local anesthetics. *Anesth Analg.* 2013; 116: 1141−1161.

［122］ Berde CB, Yaster M, Meretoja O, et al. Stable plasma concentrations of unbound ropivacaine during postoperative epidural infusion for 24−72 hours in children. *Eur J Anaesthesiol.* 2008; 25: 410−417.

［123］ Ivani G, DeNegri P, Conio A, et al. Comparison of racemic bupivacaine, ropivacaine, and levo-bupivacaine for pediatric caudal anesthesia: effects on postoperative analgesia and motor block. *Reg Anesth Pain Med.* 2002; 27: 157−161.

［124］ Karmakar MK, Aun CS, Wong EL, et al. Ropivacaine undergoes slower systemic absorption from the caudal epidural space in children than bupivacaine. *Anesth Analg.* 2002; 94: 259−265.

［125］ Hansen TG, Ilett KF, Lim SI, et al. Pharmacokinetics and clinical efficacy of long-term epidural ropivacaine infusion in children. *Br J Anaesth.* 2000; 85: 347−353.

［126］ Rosenblatt M, Able M, Fischer G, et al. Successful use of a 20% lipid emulsion to resuscitate a patient after a presumed bupivacaine-induced cardiac arrest. *Anesthesiology.* 2006; 105: 217−218.

［127］ Weinberg GL, Ripper R, Murphy P, et al. Lipid infusion accelerates removal of bupivacaine and recovery from bupivacaine toxicity in the isolated rat heart. *Reg Anesth Pain Med.* 2006; 31: 296−303.

［128］ Maxwell LG, Kaufmann SC, Bitzer S, et al. The effects of a small-dose naloxone infusion on opioid-induced side effects and analgesia in children and adolescents treated with intravenous patient-controlled analgesia: a double-blind, prospective, randomized, controlled study. *Anesth Analg.* 2005; 100: 953−958.

［129］ Ansermino M, Basu R, Vandebeek C, et al. Nonopioid additives to local anaesthetics for caudal blockade in children: a systematic review. *Paediatr Anaesth.* 2003; 13: 561−573.

［130］ Hansen TG, Henneberg SW. Caudal clonidine in neonates and small infants and respiratory depression. *Paediatr Anaesth.* 2004; 14: 529−530.

［131］ Bouchut JC, Dubois R, Godard J. Clonidine in preterm-infant caudal anesthesia may be responsible for postoperative apnea. *Reg Anesth Pain Med.* 2001; 26: 83−85.

［132］ Breschan C, Krumpholz R, Likar R, et al. Can a dose of 2 microgram per kg caudal clonidine cause respiratory depression in neonates? *Paediatr Anaesth.* 1999; 9: 81−83.

第十一章 儿科麻醉的系统管理

大卫·M.博尔纳,约瑟夫·P.卡瓦维洛

要 点

1. 作为儿科麻醉医师,从术前评估到术后护理,我们所做的一切都发生在包含许多层次和复杂性的较大系统中。了解患者与这些系统的相互作用,这对于优化围术期护理是必要的。
2. 大部分系统独立出现,因此需要多学科交流,规划和组织才能取得最佳效果。
3. 如果有效合理的利用信息技术,可以提供数据以协助这些任务完成,但前提是有效的度量标准及方法和精心设计的接口。在高度敏锐的密集型环境中运行,如手术操作,计算可能对我们的患者既有帮助也有危害。
4. 以系统为基础的方法应融入教育和培训。

历史和基础系统方法

儿科麻醉学的特殊性与发展中的人类一样。实际上,与最近完成宫内生长发育的患者相比,最好的是现在已经进入了完全形成但还需要自己进一步成熟的世界。儿科麻醉始于那些通过确认婴儿和儿童的特殊护理要求和设备需要而努力提高安全和质量的男性和女性[1,2]。他们以及许多跟随他们的人通过努力,成就了今天安全、有效的麻醉和镇痛护理的卓越纪录。在最近成立的儿科麻醉学委员会认证中,这种专业水平已被认可。对新专业的指定不是一个过程的结束,而是一个进一步发展护理系统的新开始。儿科麻醉需要学习通过"童年"和"青春期"交流和沟通,以应对新的挑战,承担责任和完善自我。只有通过这一过程,该专业才能充分实现为接受手术、检查诊断和治疗的儿童服务的目标。

儿科麻醉不是在理论中进行的,而是与支持和促进临床护理的信息、资源和服务管理的多个系统相互作用。麻醉科需要与各种顾问合作,并在围术期护理的综合领域发挥了巨大的作用和可视性。此外,由于儿科麻醉医师在许多"场外"位置的足迹越来越多,而这些地方可能不太为麻醉医师所熟悉,因此有必要采用系统的方法来组织护理。事实上,美国儿科学会(AAP)对麻醉和疼痛管理部门认可追溯到10年前,当时它发表了第一篇儿科围术期环境指南[3]。来自AAP的这份文件,目前正在等待更新出版但概念上不变的版本指出,儿科围术期护理的关键因素,无论是在一个专门的儿童医院或综合医院,不仅依赖于麻醉医师和外科医师的专业知识,还是在许多系统中的相互依赖制度。实现医疗服务的最高水平,它是参与协调和组织影响麻醉护理儿童入院前和医院系统的儿科麻醉师必要(表11-1)。

表11-1　儿科麻醉学中基于系统的实践
儿童系统中使用的全身和局部麻醉药品,须确保用品、设备、支持和专业人员(手术室护理、复苏室护理)的可用性和最佳性能。充分了解和掌握监测系统,麻醉输送系统(麻醉机、泵、血管输液器和装置)以及诊断和介入装置,例如超声辅助下的检查血管通路或局部麻醉
对计算机系统和软件的全面了解和掌握了解,特别是在获取患者信息记录,诊断研究结果和与患者管理相关的文献方面
对组织系统的全面了解,用于构建部门组件服务,如临床麻醉服务,重症监护病房,围术期疼痛管理等

　　为了支持麻醉医师的这一扩大作用,美国麻醉医师协会(ASA)大力推广了**围术期手术室**的概念,突出了为进行手术的患者创建的以患者为中心多方协调的全新护理模式。该模型针对以患者为中心的护理改善和通过若干途径降低成本,包括早期患者参与,术前减少不必要检查,术中增强效果,结果分析,术后护理举措,减少术后并发症,改善护理协调和过渡计划[4]。小儿围术期手术室将是这项工作的自然延伸;然而,任何此类努力都需要考虑到照顾儿童及其家属的具体问题,包括大量有特殊保健需要和慢性先天性疾病的儿童。因此,小儿外科手术室应包括围术期护理一体化,贯彻整个手术护理相互作用,包括与初级保健实践的沟通以及相关的医疗、社会、发展、行为、教育和财务资源的交流。护理服务整合应从术前规划访视延长至术后30天评估。儿科麻醉医师非常适合在这种护理改善方面提供指导,特别是在医疗保健增加的财政压力下。

　　术前和围术期系统,包括术前病区床位的等候,必须有效地预测和提供婴幼儿及其家属的具体需要。围术期系统应聘请专门的受过培训的专家来解决住院儿童的情绪和心理压力(如儿童生活专家)。这些人也可以帮助设计环境以满足这一人群的特殊需求。这种以家庭为中心的护理已被证明不仅满意度提高,还有积极影响的结果,包括降低麻醉后谵妄,镇痛,加快排气速度[5]。应为儿童及其家庭提供等待手术的单独的设施(或至少是一个单独的区域),适当提供家具,如果可以,设立单独的PACU病区及儿科设备,方便发现问题并给予关怀。在照顾大人和儿童的机构中,这些措施对成年人也是有好处的。手术室中的巡回护士必须熟悉吸入诱导期间的顺序和预期事件,应该熟练儿科静脉留置导管技术,如果气道困难需要帮助麻醉医师。这些护士应该是熟悉的儿科高级生命支持者,使他们能够积极协助处理紧急事件。在父母在场的麻醉诱导期间,当孩子失去意识后,必须有人员护送父母离开。麻醉技术人员应熟悉儿科病例的设备需求,并提供适合年龄和体重的适当尺寸的必要用品。手术室应该准备婴儿保温箱以调节温度,并且必须有可用的升温装置,例如辐射加热器和适当的强制空气加热器。如果PACU护士对儿科术后护理经验不足或知识不足,麻醉医师无论如何熟练,都不能安全地实施小儿麻醉。在这种情况下,必须定期对儿科气道技能进行建模和测试(特别是如果进行深度拔管)。只要临床条件允许,就应该促进儿童和家长的早日团聚[6]。如果发生并发症,必须提供具有儿科专业知识的重要护理设施,或者明确地转移到这样一个单位的合作计划。

在放射科、肿瘤科和诊疗室等场所的"异地"病例提供术前和术后护理必须更加有条理。这些方案可能要求在后勤和建筑考虑时提供的服务重复，使这些设施的共享不切实际或不安全，例如当诊疗室离手术室较远时。另外，应该精心组织和协调运输系统，包括氧气、监测、通信和人员，以确保患者安全运送往返于手术室。麻醉科不是手术部门，必须负责前期和后期的管理。康复护理应与OR和PACU进行相同的培训，提供个人管理的专业知识和对儿科护理的承诺。无论临床场地如何，提供的护理质量应该是一致的。

基于绩效的认证已经成为大多数机构的标准。随着培训和经验的提高，专业知识在任何涉及重大风险的领域都会增加，需要认知和手工技能，从而可以转化为改进的结果。在儿科麻醉中，有限的数据表明，当儿科专家（而不是具有有限儿科经验的培训人员）时，照顾1岁以下的儿童，根据麻醉相关心搏骤停的频率进行判断[7,8]。对加利福尼亚北部住院儿科麻醉护理人口统计学的研究指出，该地区205家医院中有半数以上的医院收治小于2岁的儿童，每年发生的病例不到20例，但其中3/4的机构相距80 km[9]。每年麻醉超过100例。这可能是其他地方的情况，并且意味着① 在某些机构可能难以发挥每个麻醉医师的潜能完成足够的工作量；② 在某些地区，护理区域化的应用可能既实用又可取。

在美国，绝大多数儿童的麻醉由非专科麻醉医师完成，并且在可预见的将来将继续这样做。然而，对于任何机构来说，鉴定麻醉医师是重要的，麻醉科医师凭借培训或经验将负责组织儿科麻醉服务。这个责任还应包括监督该机构的儿科镇静策略和紧急气道管理政策以及术后儿科疼痛管理方案或准则。为复杂性增加的儿科病例划定特权的标准（新生儿，2岁以下儿童，ASA分级3级、4级和5级的患者，胸腔内复杂或腹内病例，有创监测的处置和使用等）。

与儿童保健网络结合。大多数进入医院系统的择期儿童麻醉病例最终通过儿科医师或家庭医师进行的。30%的儿科医师检查儿童疾病是手术前的重要组成部分，另外30%的人认为他们应该这样做，但迄今为止唯一一项研究发现，少于8%的人在住院医师培训中有没有接触过麻醉或术前药物[10]。如果儿科医师要成为围术期的有效合作伙伴，那么显然需要加强教育和交流。经常被误解的领域包括近期呼吸道疾病对气道的影响，气道并发症的风险，禁食指南和药物的使用，哮喘儿童的术前管理以及糖尿病患者的围术期管理。AAP提供了专门用于增强儿科医师知识库的重复申明，这些话题通常不被初级保健提供者所了解[11]。了解麻醉医师的需要和关注的儿科医师在协调准备复杂的医疗条件的儿童的术前管理中是非常宝贵的。

沟通协调住院服务，特别是新生儿和儿科重症监护医师和护士，也是一个重要的关注领域。护理周转是一项非常关键的任务，通常表现得很差。护理团队之间清晰和一致的沟通与完成任务的层级明确，有助于将注意力集中在患者的护理上，同时降低错误风险。这在PACU每日都会看到，但在重症监护病房（ICU）中更为重要。从伦敦大奥蒙德街医院儿科心脏科和ICU对于一级方程式比赛中的队员的失误获得的经验教训，结果令人吃惊[12]。执行新系统后，遗漏信息和技术错误的概率下降了近一半。明确的定义，分配和优先处理任务可以提供更安全，更好的运输和护理周转[13]。

资源配置和护理水平

资源分配是有效和适当利用人力和设施资产的关键因素，在儿童和综合医院也是同样复杂的。虽然病例通常只是基于外科医师的方便，但如果考虑到麻醉医师，护理支持和设备因素，可以提高手术量和效率。与成人麻醉分娩有很大差异的一个因素是非常短的快速周转病例的频率，特别是在耳鼻咽喉科。在最佳情况下，10 min 或更短时间内可以进行一项鼓膜切开和置管手术。这比一个麻醉医生能够安全转移和安置病人在 PACU 中并开始下一个病例要快得多，使病例转移成为最重要的限制因素。如果父母陪同孩子到手术室，孩子没有提前进行术前评估，则手术量和手术周转的限制将被放大。为了在保障安全和护理标准同时达到最有效的手术室性能，需要创建新的护理系统。一个外科医师可以在两个相邻的手术间中操作，每个房间分别配备麻醉医师，使得第二手术间可以在第一手术间完成时开始。为了鼓励创新，适当的解决方案，美国研究生医学教育学院现在规定，麻醉医师培训课程现在包括"接受卫生服务提供领导指导，审慎的财政资源管理和质量改进（QI）"的要求[14]。

作为优化优质儿科护理涉及问题的产物，许多专业提供者已经认识到，儿科手术护理应在专门设计用于提供这种护理的系统中提供。美国外科医师学院最近发表了一份题为美国儿童外科护理最佳资源的儿童外科手术小组的文件[15]。作者解释说，这是对当前环境的回应，其中一些儿童在没有理想资源的情况下接受外科手术治疗，导致一些患者的结局不理想。本报告的结论与 AAP 上述麻醉科的共识声明完全一致。例如，他们指出（截至 2009 年），35% 的主要新生儿手术在儿童医院或综合医院内的儿童病区以外的地方进行。他们继续引用加利福尼亚州的儿科先天性心脏病患者的理论区域化的影响，其结论是，如果先天性心脏手术患者的照料从低容量 / 高死亡率中心转移到高容量 / 低死亡率的机构，每年就能挽救 83 条生命。他们还指出，这些结果可以通过家庭的少量额外旅行负担实现。

本文件谨慎指出，广泛的麻醉学投入被寻求并纳入其制定。它突出了"儿科麻醉专业知识，包括相关培训和适当水平的正在进行的临床儿科实践"的概念，基于现有数据和共识被认为是至关重要的。本文中主要的"系统"相关结论是指定儿科手术设施的单独"级别"。

本文件中描述的建议和分类的程度由监管机构采用仍然不确定，但提出的概念反映了儿童围术期护理持续发展到更为全面的围术期系统。

QI 与信息技术

QI 是任何麻醉部门的基本活动，已在第四章中进行了详细的讨论。许多系统的一个主要缺点是它们依赖于自愿报告，这已被证明显示低估了错误或不良事件的真实发生率，经常不报告那些没有造成重大伤害的案例（"接近失误"）。检查所有这些事件是特别有启发性的，因为人为错误的分析表明，不良结果往往与许多小的并发症的级联结合，从而导致灾难性的后果[16]。在儿科麻醉中,患者并发症和手术的复杂性可能使误差范围缩小[17]。这是对继续关注儿科麻醉学安全性的一个特色,采用不断提高安全性的新型监测技术,这是值得赞扬的。尽管如此,对于某些群体,包括患有先天性心脏病的新生儿和幼儿,特别是当出现肺动脉高压时,围术期的风险大大增加[18-21]。

可以通过使用大量数据共享合作来加强QI的作用,从而有助于揭示不良事件的性质和发生率。美国儿科围术期心搏骤停(Pediatric Perioperative Cardiac Arrest, POCA)注册处,梅奥诊所发展跟踪数据库和法国国家合作麻醉数据库等注册管理机构通过评估数万名患者的遭遇,出版了关于儿科麻醉相关风险及并发症的前瞻性和回顾性研究成果[17,18,21,22]。这些研究都受到报告准确率不高的问题的阻碍,但提供了目前可用的最佳信息。这些大量的人口研究为相对罕见的事件提供了最好的信息。例如,来自POCA的分析数据显示,随着吸入诱导剂从氟烷到七氟烷的变化,围术期心搏骤停的发病率明显降低。虽然心搏骤停原因仍然占主导地位,但近年来相对于呼吸系统原因而言,这一比例已经下降。同样,通过儿科镇静学会创建的"唤醒安全"注册表通过收集了大量儿科中心的不良麻醉事件的详细数据,提供了有价值的QI数据[23]。除了这些努力之外,儿科镇静研究联合会还积累了多个儿科专业的成千上万的镇静相关数据[24]。对这些数据的分析获得了关于镇静并发症发生率和性质的信息,并对异丙酚的使用进行了具体分析,以及患者并发症对镇静结果的影响[25]。最后,区域麻醉实践模式和安全数据的知识已经被儿童区域麻醉网络大大增强,该网络收集了儿童区域麻醉药的前瞻性数据,并测量了成千上万个儿童的不良事件发生率,并帮助定义了各个方面的这种做法[26,27]。这些数据登记册以及其他许多比较困难气道,肝移植和颅面手术治疗的其他参考文献,从根本上改变了护理系统在手术环境中评估"质量"的方式。随着儿科麻醉作为专业技术的不断成熟,这些协同努力应成为持续质量分析和改进的重要组成部分。

从根本上改变儿科麻醉技术的性质。自动数据收集提供的麻醉监测复杂的阵列已被证明能增加准确度和消除观察者的偏见,同时也提高了清晰度,提高计费,简化以前的访问记录;也可减少医疗事故索赔[28-31]。此外,采用计算机化决策支持和完整围术期信息系统的系统有助于推动过程和流程通过OR终于开始发展。以信息为中心,而不是以文档为中心的系统代表了电子病历本身的OR和未来的发展前景。已经显示决策支持软件通过提供算法驱动的提示来提高麻醉医师对关键药物的治疗效果和对关键事件的响应[32,33]。另一方面,由于复杂的计算系统有可能将注意力从患者身上引开,用户界面在许多方面是这些系统中最关键的方面。如果不提高临床医师关注患者的能力,并发现微妙的事件是发展问题的线索,设计不当的接口就会增加风险。

培训和领导作用

儿科麻醉教育在过去10年中发生了重大变化,通过儿科麻醉学和儿科麻醉学委员会认证的后期培训计划得到认可(http://www.pedsanesthesia.org/fellowships.iphtml)。儿科疼痛管理和儿科心脏麻醉的亚专业方案也已经建立。此外,许多机构现在赞助2年儿科麻醉学奖学金,其中包括广泛的研究时间或学术议程。旨在培养儿科麻醉护理专科医师的1年或2年,研究金对涉及儿科的护理系统有有益的作用。此外,越来越多的受过训练的专科医师也不可避免地推动了护理的复杂性和多样化的培训。小儿麻醉毕业医师不仅可以提供高水平教学人员的培训课程,还可以组织和规范研究生培训课程,几乎肯定会过渡到专科水平,改善全民教育。

人类患者模拟(HPS)已成为培训儿科麻醉师和护理系统测试的标准。儿科患者不良事件的随机性质以及临床接触这些事件的不确定性有必要采用培训麻醉提供者的方法,在环境中可以创建和测试关键情景,并且不会暴露患者风险。HPS已经被证明是衡量麻醉医师和医院系统管理关键事件的能力的有效工具[34-36]。标准化的临床情景广泛可用。模拟可以在医院系统中的专用中心或病房楼层或其他护理区域"原地"实施。模拟培训具有多重效益——最显著的是改善危机中护理人员团队之间的沟通和协调,但也可以帮助简单的任务培训和熟悉异常麻醉诊断和护理并发症[37]。近年来HPS的使用已经大大增长,成为住院医师规范化培训的主要标准部分。美国麻醉学委员会(American Board of Anesthesiology, ABA)通过要求模拟培训,认证其HPS的价值,作为持续维护认证计划的一部分。随着这一领域的技术与教学方法的一致性,模拟对于麻醉人员的培训和未来发展将变得更加重要。

基础系统的麻醉护理——未来之路

未来为了提高儿童手术的效率,有效性和节约成本,基础系统的实践将面临越来越大的压力。该专业必须进入一个新的发展阶段,在这个阶段,与患者和其他专家的学习及沟通将大大增加。正如儿科麻醉的先驱者通过将成人麻醉概念适应其特殊人群寻求改善护理,未来的麻醉专业人员将需要把最前沿的思维操作概念适应其专业,注重精益求精。将先进的护理能力集中化,为那些需要三级和四级护理的患者提供最高质量和成本效益的服务。通过大量数据库分析,机构之间共享信息的方式的基本转变将为"最佳实践"提供信息,并突出处理罕见风险状态。信息技术与生理监测和增强数据呈现的整合将通过协助诊断和治疗决策的快速和准确性来提高绩效。培训新的麻醉专业人员和继续教育需要纳入新的教学方法,如高保真模拟,以提高护理的交付和安全性,而不延长培训要求或危及患者。最后,麻醉医师将需要担当护理协调员的新角色,这些护理协调员将从传统的围术期护理环境延伸到更全面的外科手术患者医院护理协调。

像任何新生儿一样,基础系统的麻醉管理面临着一个充满挑战性和不确定性的未来。毫无疑问,成功决定于能否采用新的思维过程,技术进步和领导角色的能力。这些新要求的方式和程度在很大程度上决定了专业的未来。

(李国栋　李永祥)

参考文献

[1] Mai CL, Coté CJ. A history of pediatric anesthesia: a tale of pioneers and equipment. *Paediatr Anaesth*. 2012; 22: 511-520.

[2] Brown TCK. History of pediatric regional anesthesia. *Paediatr Anaesth*. 2012; 22: 3-9.

[3] Hackel A, Badgwell JM, Binding RR, et al. American Academy of Pediatrics, Section on

Anesthesiology. Guidelines for the pediatric perioperative anesthesia environment. *Pediatrics*. 1999; 103: 512−515.

[4] Kain ZN, Vakharia S, Garson L, et al. The perioperative surgical home as a future perioperative practice model. *Anesth Analg*. 2014; 118: 1126−1130.

[5] Kain ZN, Caldwell-Andrews AA, Mayes LC, et al. Family-centered preparation for surgery improves perioperative outcomes in children: a randomized controlled trial. *Anesthesiology*. 2007; 106: 65−74.

[6] Burke CN, Voepel-Lewis T, Hadden S, et al. Parental presence on emergence: effect on postanesthesia agitation and parentsatisfaction. *J Perianesth Nurs*. 2009; 24: 216−221.

[7] Keenan RL, Shapiro JH, Dawson K. Frequency of anesthetic cardiac arrests in infants: effect of pediatric anesthesiologists. *J Clin Anesth*. 1991; 3: 433−437.

[8] Auroy Y, Ecoffey C, Messiah A, et al. Relationship between complications of pediatric anesthesia and volume of pediatric anesthetics. *Anesth Analg*. 1997; 84(1): 234−235.

[9] Macario A, Hackel A, Gregory GA, et al. The demographics of inpatient pediatric anesthesia: implications for credentialing policy. *J Clin Anesth*. 1995; 7: 507−511.

[10] Fisher QA. "Clear for surgery" : current attitudes and practices of pediatricians [published erratum appears in *Clin Pediatr (Phila)*. 1991; 30(5): 326]. *Clin Pediatr (Phila)*. 1991; 30: 35−41.

[11] Section on Anesthesiology and Pain Medicine. The pediatrician's role in the evaluation and preparation of pediatric patients undergoing anesthesia. *Pediatrics*. 2014; 134: 634−641.

[12] Catchpole KR, de Leval MR, McEwan A, et al. Patient handover from surgery to intensive care: using Formula 1 pit-stop and aviation models to improve safety and quality. *Paediatr Anaesth*. 2007; 134: 470−478.

[13] Boat AC, Spaeth JP. Handoff checklists improve the reliability of patient handoffs in the operating room and postanesthesia care unit. *Paediatr Anaesth*. 2013; 23: 647−654.

[14] ACGME Program Requirements for Graduate Medical Education in Anesthesiology. http://www.acgme.org/acgmeweb/portals/0/pfassets/programrequirements/040_anesthesiology_07012014.pdf. Accessed February 3, 2015.

[15] Task Force for Children's Surgical Care. Optimal resources for children's surgical care in the United States. *J Am Coll Surg*. 2014; 218: 479−487, 487.e1−487.e4.

[16] Nast PA, Avidan M, Harris CB, et al. Reporting and classification of patient safety events in a cardiothoracic intensive care unit and cardiothoracic postoperative care unit. *J Thorac Cardiovasc Surg*. 2005; 130: 1137.

[17] Morray JP. Anesthesia-related cardiac arrest in children. An update. *Anesthesiol Clin N Am*. 2002; 20: 1−28.

[18] Flick RP, Sprung J, Harrison TE, et al. Perioperative cardiac arrests in children between 1988 and 2005 at a tertiary referral center: a study of 92,881 patients. *Anesthesiology*. 2007; 106: 226−237.

[19] Carmosino MJ, Friesen RH, Doran A, et al. Perioperative complications in children with pulmonary hypertension undergoing noncardiac surgery or cardiac catheterization. *Anesth Analg*. 2007; 104: 521−527.

[20] Bhananker SM, Ramamoorthy C, Geiduschek JM, et al. Anesthesia-related cardiac arrest in children: update from the Pediatric Perioperative Cardiac Arrest Registry. *Anesth Analg*. 2007; 105: 344−350.

[21] Odegard KC, DiNardo JA, Kussman BD, et al. The frequency of anesthesia-related cardiac arrests in patients with congenital heart disease undergoing cardiac surgery. *Anesth Analg*. 2007; 105: 335−343.

[22] Murat I, Constant I, Maud'huy H. Perioperative anaesthetic morbidity in children: a database of 24,165 anaesthetics over a 30-month period. *Paediatr Anaesth*. 2004; 14: 158−166.

[23] Tjia I, Rampersad S, Varughese A, et al. Wake up safe and root cause analysis: quality improvement in pediatric anesthesia. *Anesth. Analg*. 2014; 119: 122−136.

[24] Cravero JP, Blike GT, Beach M, et al. Incidence and nature of adverse events during pediatric sedation/anesthesia for procedures outside the operating room: report from the Pediatric Sedation Research Consortium. *Pediatrics*. 2006; 118: 1087−1096.

[25] Cravero JP, Beach ML, Blike GT, et al. Pediatric Sedation Research Consortium. The incidence and nature of adverse events during pediatric sedation/anesthesia with propofol for procedures outside the operating room: a report from the Pediatric Sedation Research Consortium. *Anesth Analg*. 2009; 108(3): 795−804.

［26］ Polaner DM, Martin LD, the PRAN Investigators. Quality assurance and improvement: the Pediatric Regional Anesthesia Network. *Paediatr Anaesth.* 2011; 22: 115-119.

［27］ Polaner DM, Taenzer AH, Walker BJ, et al. Pediatric Regional Anesthesia Network (PRAN): a multi-institutional study of the use and incidence of complications of pediatric regional anesthesia. *Anesth Analg.* 2012; 115: 1353-1364.

［28］ Vigoda MM, Lubarsky DA. The medicolegal importance of enhancing timeliness of documentation when using an anesthesia information system and the response to automated feedback in an academic practice. *Anesth Analg.* 2006; 103: 131-136.

［29］ Feldman JM. Do anesthesia information systems increase malpractice exposure? Results of a survey. *Anesth Analg.* 2004; 99: 840-843.

［30］ Spring SF, Sandberg WS, Anupama S, et al. Automated documentation error detection and notification improves anesthesia billing performance. *Anesthesiology.* 2007; 106: 157-163.

［31］ Lanza V. Automatic record keeping in anaesthesia—a nine-year Italian experience. *Int J Clin Monit Comput.* 1996; 13: 35-43.

［32］ Herasevich V, Kor DJ, Subramanian A, et al. Connecting the dots: rule-based decision support systems in the modern EMR era. *J Clin Monit Comput.* 2013; 27: 443-448.

［33］ Nair BG, Newman S-F, Peterson GN, et al. Feedback mechanisms including real-time electronic alerts to achieve near 100% timely prophylactic antibiotic administration in surgical cases. *Anesth Analg.* 2010; 111: 1293-1300.

［34］ Fehr JJ, Boulet JR, Waldrop WB, et al. Simulation-based assessment of pediatric anesthesia skills. *Anesthesiology.* 2011; 115: 1308-1315.

［35］ Everett TC, Ng E, Power D, et al. The Managing Emergencies in Paediatric Anaesthesia global rating scale is a reliable tool for simulation-based assessment in pediatric anesthesia crisis management. *Paediatr Anaesth.* 2013; 23: 1117-1123.

［36］ Blike GT, Christoffersen K, Cravero JP, et al. A method for measuring system safety and latent errors associated with pediatric procedural sedation. *Anesth Analg.* 2005; 101: 48-58.

［37］ Moore DL, Ding L, Sadhasivam S. Novel real-time feedback and integrated simulation model for teaching and evaluating ultrasound-guided regional anesthesia skills in pediatric anesthesia trainees. *Paediatr Anaesth.* 2012; 22: 847-853.

第十二章 儿童手术的治愈和恢复

西马·P.昂德拉瓦,肖恩·J.兰赫尔

要 点

1. 对损伤的适当生理反应依赖于促炎性相反应物和抗炎相反应物的平衡和时间。
2. 伤口愈合在儿童和成人中都分为4个时间重叠的阶段：① 止血；② 炎症；③ 增生；④ 重塑。
3. 新生儿对疼痛刺激和手术表现出生理变化,如心率加快、血压增高和呼吸模式改变。
4. 最近,有一个大的行动,走向"加速康复外科"(ERA)的协议,采用循证干预,以创建标准化围术期护理。

简介

在过去的几十年里,小儿外科的手术技术方面和我们照顾日益复杂的患者的能力都取得了巨大的进步。这些进步与对儿童患者手术后的生理、功能和心理康复的独特需求的理解有了同样的改进。这些需求包括围术期护理(优化伤口愈合,疼痛管理和急性手术损伤的功能恢复)和长期慢性衰弱性外科疾病儿童的长期需要。在后一组儿童中,手术治疗可能会导致永久性残疾和身体形象的变化,深入了解这些结果的发展和心理影响是必要的,往往需要一个多学科的方法。本章的目的是在外科手术后的医疗和心理康复的背景下,回顾小儿外科手术患者的独特需求。

损伤初期反应

儿童和成人手术创伤后最初的生理和代谢反应是相似的。损伤后的生理改变可大致分为促炎阶段和抗炎阶段,这意味着维持适当的平衡。长时间无任何相反调节的时间段可产生不受限制的全身炎症过程或伤口愈合不良和感染的风险,这取决于这些过程的相对不平衡。

一般原则

中枢神经系统效应

损伤后最初的交感反应导致心率,呼吸频率加快和血压升高,胃肠蠕动减少。大多数供应皮肤和消化道的血管收缩,然而,交感神经反应允许优先将血液分配到骨骼肌、心脏、肺和脑。促炎因子和细胞因子为迷走神经提供传入刺激,产生对初始交感神经反应的平衡调节。乙酰胆碱的释放减少了促炎介质释放,如肿瘤坏死因子-α(TNF-α)和白介素。

代谢功能

最初的伤口愈合过程通过蛋白质、糖类和脂类新陈代谢增加了体内分解代谢的需求。手术后机体的分解代谢作用与胰高血糖素、儿茶酚胺和皮质醇释放增加有关,所有这些都会导致蛋白质水解、蛋白质转运、氨基酸氧化和高血糖症[1,2]。

蛋白质

蛋白质和葡萄糖用于制造胶原纤维,使细胞增殖,并合成适当的伤口愈合所需的酶。虽然氨基酸氧化和蛋白质转运的过程增加蛋白质合成所需的底物量,净效应是一个净负氮平衡分解亢进状态。蛋白质损失明显是通过增加尿氮排泄和运输蛋白如白蛋白和维生素结合蛋白的减少。持续负氮平衡最严重的后果包括肌肉萎缩和伤口愈合延迟。当肌肉退化开始影响膈肌和心脏肌肉时,长期的负氮平衡甚至会增加死亡率。因此,膳食补充蛋白质能促进伤口愈合,减少术后患者的发病率。虽然蛋白质摄入增加了贮存,但它并没有减少分解代谢。目前的研究重点专注于药物,如胰岛素生长因子 I(IGF-I)、生长因子和合成代谢胰岛素,以减少蛋白质的分解和代谢应激。

儿童和成人人群中最明显的差异是损伤时可用的蛋白质储备量。与新生儿[1]相比,成年人的蛋白质储备量增加了3倍以上,而且与大龄儿童相比,成人数量明显增加。儿童基础代谢需求也增加,这是由于他们的生长需要和较大的表面积与体积比,这增加了热损失。这种基础需求的增加,加上身体储存的减少,使得儿童和特别是新生儿容易受到伤口愈合期间分解代谢状态的影响。儿童每日需要 1.0 g/kg 的蛋白质,而成人每日需要 0.8 g/kg[3]。在急性疾病中,蛋白质周转率可以比基线高出 80%[4]。

糖类

葡萄糖是大脑和红细胞的主要能量来源,这解释了最初增加的是葡萄糖转运。肝中有限的内源性糖原存在导致糖异生增加,进一步增加负蛋白质平衡。这种分解代谢状态和动员葡萄糖引起术后患者的初始高血糖。虽然一些成人的研究主张在术后和危重患者中严格控制血糖来降低死亡率[5,6],但在心脏手术患者的儿童人群中,最近一项随机对照试验显示此举并无益处,严格控制血糖(血糖 4.5~6.2 mmol/L)与标准治疗(无目标血糖范围)[7]。

儿童和成人在静息状态下能量消耗也有所不同。足月婴儿的热量要求为每日 100 kcal/kg,与早产儿(每日 130~140 kcal/kg)相比,高于每日 60 kcal/kg 的 10 岁儿童的用量。不同于成人对手术创伤的应激,婴儿在手术后 4 h 内达到氧气消耗和能量消耗需求的最高值,并且在 24 h 内相对较快地恢复到基线[8]。在优化围术期儿童和新生儿营养时,必须考虑到基础需求的增加以及手术和疾病引起的高代谢状态。

足月儿和早产儿相比,代谢优先顺序是相似的,但是,底物存储和生化特性是显著不同的。早产儿依靠内源性葡萄糖储存的能力显著降低,使早产儿在围术期易患低血糖危象。有几个因素导致早产儿这种脆弱性的增加。大多数糖原存储开始于妊娠 36 周后。

在36周前,只有30%的糖原储备可用。此外,骨骼肌和脂肪储存在早产儿的总体重中所占百分比相当低,这就减少了替代能源底物和代谢储备的数量。

脂类

围术期脂质代谢也在增加。必需脂肪酸如亚油酸和亚麻酸参与前列腺素合成,其在炎症和血小板聚集中起作用[9]。脂质代谢的这种增加反应在呼吸商(RQ,产生的二氧化碳与消耗的氧气的比例)减少。RQ测量产生的二氧化碳(V_{CO_2})与消耗的氧气的比例(V_{O_2})。RQ值基于一次能源的变化。当糖类是主要能源时,RQ=1.0。当蛋白质是主要能量源时,其值降低为$0.8 \sim 0.9$,当脂质是主要能量源时,其降低为0.7。即使进行小腹部手术,RQ值也有一个小的但显著的下降,表明脂肪酸对能量的利用增加[10]。新生儿特别容易出现必需脂肪酸缺乏症。推荐亚油酸和亚麻酸占总膳食热量比例的4.5%和0.5%[1]。

术后患者的体温变化

没有积极保暖,外科手术患者有体温降低的倾向。直接的高代谢导致热损失超过代谢产热。通过环境因素(如冷手术室和麻醉后监护病房)造成的热量损失也会降低患者体温。麻醉药降低了寒冷防御的阈值,例如寒战和血管收缩。

新生儿特别容易受温度变化的影响,并伴有多种热量损失。表面积和体积比的增加和皮肤的变薄造成了更多的热量流失。新生儿适应非颤抖性的体温调节机制如血管收缩和可用于产热的棕色脂肪比例的增加。然而,这些机制已被证明是由麻醉药抑制,使新生儿特别容易在手术中和麻醉后出现体温过低。机制已经适应极限热损失,如增加手术室温度和使用保温毯,暖灯,增加暖空气装置,加热静脉输液,加热湿吸入气体。

伤口愈合

伤口愈合,不论儿童和成人都分为4个阶段:① 止血;② 炎症;③ 增生;④ 重塑。

止血

在止血期间,由纤维蛋白和血小板组成的凝块形成,为细胞在愈合过程中迁移至伤口以提基质。凝块中的血小板分泌促炎细胞标志物,促进白细胞和嗜中性粒细胞聚集以开始伤口愈合的炎症反应。损伤后不久,在伤口部位出现短暂的血管收缩,这是血栓形成过程中减少血液流失所必需的。一旦形成足够的凝块,就会发生血管舒张,使炎症标记物和调节剂进入伤口部位。

炎症

在炎症期,分泌转化生长因子-β(TGF-β)和血管内皮生长因子(VEGF)等化学介质。这些生长因子将成纤维细胞和内皮细胞向伤口聚集。在此期间,伤口清除了所有的碎屑,细菌和异物。中性粒细胞在损伤后24 h内侵入伤口处,大约$2 \sim 3$天巨噬细胞大量存在。5天之内,内皮细胞增殖活跃,第7天血管生成,切口强度足以允许缝线切除或承受压力。

增生

3天后成纤维细胞启动胶原合成使伤口愈合。纤维蛋白凝块由肉芽组织取代,使伤口再上皮化。血管生成继续发生,新生血管侵入成纤维细胞和胶原蛋白的区域。胶原蛋白、蛋白多糖和纤维蛋白的组合创建伤口基质。

重塑

一旦肉芽组织形成,胶原纤维的重塑发生在未来几周到几年,其峰值是 $2\sim3$ 周。我们的目标是恢复皮肤的完整性和在皮肤中发现胶原纤维网络[11]。胶原纤维的每一次重塑,拉伸强度都会增加,最终伤口达到正常皮肤 70% 的拉伸强度。

胎儿伤口愈合与未来方向

胎儿伤口愈合的过程已经引起了很大的关注,这与造成伤痕的概率相关。涉及胎儿伤口的愈合过程表现出很少的炎症和最小的胶原蛋白形成,与成人的炎症和胶原沉积相当突出的愈合相反。还有理由认为,羊水在胎儿伤口基质中提供了更多量的透明质酸。然而,与羊水包围的成人伤口没有显示相同的效果,并且在子宫伤口后期未显示相同程度的无瘢痕恢复。研究工作现在正在探索成熟期和分化前炎症标志物和胎儿细胞的差异。在胎儿伤口愈合中,促炎标志物减少,抗炎标志物升高,导致炎症和纤维蛋白原因降低。胎儿伤口也被证明具有增加的 Ⅲ 型胶原蛋白 Ⅰ 型胶原蛋白比例(3:1),而成人的胶原蛋白 Ⅲ 类型被 Ⅰ 型纤维快速替代,最终比例为 1:3。进一步的研究正在进行中,以确定使用我们所知道的关于胎儿无伤口伤口愈合的方法,以将其应用于慢性非愈合性伤口,瘢痕疙瘩和其他手术瘢痕[12]。

慢性疾病

慢性疾病与伤口愈合不良有关可能有几方面的因素。患有慢性疾病的患者通常营养不良,缺乏愈合所需的必需蛋白质储备。慢性疾病患者经常使用的药物,如类固醇和其他免疫抑制药,严重抑制伤口愈合。类固醇引起弥漫性消炎作用,包括胶原合成,影响伤口愈合与不完全的肉芽组织生成和减少伤口收缩。许多慢性疾病与心理压力增加有关,已被证明会破坏神经内分泌系统,导致免疫系统的失调。压力通过上调糖皮质激素来降低促炎细胞因子的水平,从而破坏伤口愈合的初始炎症期。肥胖,有时是慢性疾病或慢性疾病本身的后遗症,这与伤口感染开裂的增加有关。感染的增加很可能与营养不良,微灌注减少以及对伤口的氧气输送有关。在伤口愈合不良的情况下,由于肥胖引起的伤口张力增加而裂开。

术后疼痛

仅在过去的 30 年中,儿童术后疼痛的治疗作为术后护理的一个重要而关键的方面才被提到了最重要的位置。在此之前,人们常认为儿童在术后期间的疼痛要比成人少。麻醉药品处方的多变性,对儿童过量用药的恐惧,以及对儿童疼痛表现的错误解读,才进一步加剧了这种知识的差距[13]。随着美国许多儿科疾病的手术不断增加,美国每年有超过 6 万名儿童进行阑尾切除术[14],了解儿科患者的术后疼痛和愈合机制变得越来越重要。

疼痛发育生物学与生理学

在妊娠第 7 周,伤害感受器神经末梢首先出现在人类胎儿的口周区域,并在妊娠第 20 周覆盖到所有体表[15,16]。妊娠 30 周后感觉纤维与背角细胞突触发育完成[17]。疼痛通路的髓鞘化也在妊娠 30 周完成,虽然缺乏髓鞘并不意味着传导消失,而是减慢传导感觉刺激。大脑皮质的功能成熟，如新生儿脑电图确定，发生在妊娠26周[15]。新生儿在疼痛刺激和手术中表现出生理变化，如心率加快、血压升高和呼吸模式改变。急性疼痛刺激，新生儿也可能会出现面部表情的变化如扮鬼脸、哭泣和逃避。在动物和人类的研究中已经显示，新生儿的重复疼痛刺激与长期发育影响相关，特别是，在1岁时较低的认知和运动功能和在学龄期内更高的内在行为[18-20]。重复的疼痛刺激，在新生儿期也增加了疼痛的感知和提高对未来痛苦的刺激如免疫相关[21-23]。婴幼儿和大龄儿童不充分的镇痛可能会导致术后恢复时间延长，导致发育迟缓或丧失，延迟生长和愈合，甚至延迟社会发展。

疼痛经验

儿童具有与成人相同的伤害感受冲动传导的神经基质，因此应具有与成人相似的术后疼痛经历。然而，差异在于，孩子们在痛苦的感觉中更具可塑性。心理和环境因素对儿童疼痛的影响更大，尽管这些因素在成人疼痛中也起到一定的作用。心理因素可以加剧疼痛，治疗疼痛时也不能忽视心理的疏导。术前焦虑也被发现可预测手术后即刻疼痛增加以及手术后3天疼痛[24]。一项旨在评估为什么儿童麻醉药品用量低于成人的研究发现，医师担心潜在的成瘾性和不良反应。他们还发现，儿科医师比外科医师更倾向于开麻醉药，熟悉度和舒适度在儿童疼痛治疗不足中起到了作用[25]。

功能恢复

急性恢复

术后恢复的预期时间段主要取决于所进行的手术和相关并发症。常见的手术如腹腔镜阑尾切除术，胆囊切除术和疝修补术通常是同一天或隔夜观察手术。然而，没有标准化的术后方案，相同手术的住院时间在医院甚至个别外科医师之间差异很大。腹部手术的早期原则包括放置鼻胃管（NGT），等待肠功能恢复，围术期大量液体复苏，并等待开始进食直到肠功能完全恢复。

最近，通过使用循证干预措施来创建标准化围术期护理，已经出现了"增强手术后恢复"（ERAS）方案的大量举措。对于腹部手术，这些协议倡导在手术前设定预期，不需要NGT放置，尽早恢复饮食，谨慎但适当地管理阿片类麻醉药物，以减少术后肠梗阻，药物加速肠功能恢复和早期离床活动。儿童快速康复的重要性不能被夸大。术后早期恢复可以更快地返回学校，早期的行走或身体活动可以维持重要阶段的发育，缩短住院时间，加速社会和心理康复，减少侵入性管道可提高住院期间的生活质量。这些标准化方案已被证明可以减少发病率，加速康复，并节省医疗费用。这些ERAS方案已针对几种类型手术来开发，并已经应用于儿童和成人患者。

长期恢复（慢性疾病）

慢性疾病是长期的疾病进程和（或）持久的术后恢复，需要长时间的帮助和照顾。诊断和手术技术的进步令具有许多复杂病情的婴儿成功存活。这就引起了一个相对较新的话题，即多个手术对这些孩子的身体康复和心理发育的影响。一项研究关于2007例罹患左心发育不良综合征（HLHS）或大动脉转位（TGA）的学龄前儿童接受手术治疗，并将其与健康对照组进行比较。他们发现先天性心脏病患者的父母在养育方式上更为宽容，与

TGA 和对照组相比,HLHS队列中的父母承受更多的压力,对孩子的外向行为具有更高的关注[26]。对于婴儿来说,单次手术并非是件好事,现在最初被认为是无法治愈的疾病有了越来越多的选择和手术治疗,对这些孩子及其家属需要进行多学科的护理。这些需要多次手术的慢性疾病对生长发育的影响目前还不太清楚,更适用于各种不同疾病之间的分开讨论。似乎对生长和发育的影响更有可能是疾病进程本身的反映以及对恢复健康的"追赶",成为比手术本身更大的因素。毫无疑问,这些孩子在最初几个月甚至几年的时间里具有更大的代谢需求,因为在医院经历了更长的住院时间,多次手术和麻醉及其潜在疾病的性质的暴露。这些慢性疾病患者的生理和心理影响需要长期随访和外科护理,因此强调需要多学科护理团队的参与。

长期康复和慢性医疗设施已成为照顾慢性疾病儿童的重要组成部分。这些机构有能力照顾呼吸机依赖的患者,提供药物,有现场医师和护士,并能支持患者的营养和身体康复。这降低了医院的资源和成本负担,同时仍然为这些孩子提供必要的护理。早产率的提高和曾经虚弱的疾病患者的存活率的提高,这些亚急性医疗中心可能越来越多地以相对经济有效的方式为这些复杂患者提供高度专业化的护理。

永久残疾、瘢痕和对身体形象的影响

鉴于身体形象变化对潜在的社会和心理影响,瘢痕仍然是接受外科手术的儿童特别关注的问题。已经发现,面部瘢痕会降低患者自尊心、社交能力和解决问题的信心[27]。腹部瘢痕是否对孩子的社会交往或心理认知有同样的影响尚不清楚。然而,目前正在进行尝试减少瘢痕形成,特别是腹腔镜手术取代开放性手术,现在还有单切口腹腔镜手术的趋势。

儿童外科手术的未来

在这个不断发展的儿科手术世界中,在急性护理手术需求和复杂的慢性疾病之间已经明确区分,在两个领域创造更加精简和加速的护理变得非常重要。随着腹腔镜阑尾切除术和疝气成为可能手术后1天或几天出院的手术,存在对需要隔夜观察的患者进行麻醉后病区护理的延伸的可能性,其费用比住院少。许多医院创造了类似的观察病区,能够为术后患者提供更精简和更具成本效益的护理。

另一方面,随着新生儿手术领域的技术进步,这一领域无疑变得越来越复杂,早产儿的存活率也越来越高,问题来了——未来我们为这些越来越复杂的患者需要知道和考虑什么? 不幸的是,答案并不清楚;不过,在过去几十年中的进步是显著的。标准化围术期护理变得越来越重要,因为复杂的多学科小组,包括医疗和外科团队,都需要提供适当的护理。随着疾病和手术变得越来越复杂,为了提供基础设施来确保这些患者的最佳实践护理,开发了卓越中心。

结论

与成人相比,无论是短期还是长期,接受手术的儿童在术后恢复期有着独特的需求。儿童的术后护理涉及生理和营养支持,以应对损伤,有效管理疼痛,了解围术期的心理影响。在儿科患者中,诸如早产儿,慢性病和身体形象等问题可能会严重影响护理。随着越

来越多的孩子经历复杂的手术，了解这些需求有可能改善治愈，这对患者的生活质量和医院及整个社会的财政收益都有影响。

（李国栋 姜 珊）

参考文献

［1］ Agus MS, Jaksic T. Nutritional support of the critically ill child. *Curr Opin Pediatr*. 2002; 14(4): 470–481.

［2］ Srinivasan G, Jain R, Pildes RS, et al. Glucose homeostasis during anesthesia and surgery in infants. *J Pediatr Surg*. 1986; 21(8): 718–721.

［3］ National Research Council (US) Subcommittee on the Tenth Edition of the Recommended Dietary Allowances. Recommended Dietary Allowances: 10th Edition. Washington (DC): National Academies Press (US); 1989: 6. Protein and Amino Acids. Available from: http://www.ncbi.nlm.nih.gov/books/NBK234922/.

［4］ Cogo PE, Carnielli VP, Rosso F, et al. Protein turnover, lipolysis, and endogenous hormonal secretion in critically ill children. *Crit Care Med*. 2002; 30(1): 65–70.

［5］ Furnary AP, Gao G, Grunkemeier GL, et al. Continuous insulin infusion reduces mortality in patients with diabetes undergoing coronary artery bypass grafting. *J Thoracic Cardiovasc Surg*. 2003; 125(5): 1007–1021.

［6］ van den Berghe G, Wouters P, Weekers F, et al. Intensive insulin therapy in critically ill patients. *N Engl J Med*. 2001; 345(19): 1359–1367.

［7］ Agus MS, Steil GM, Wypij D, et al. Tight glycemic control versus standard care after pediatric cardiac surgery. *N Engl J Med*. 2012; 367(13): 1208–1219.

［8］ Jones MO, Pierro A, Hammond P, et al. The metabolic response to operative stress in infants. *J Pediatr Surg*. 1993; 28(10): 1258–1262; discussion 1262–1263.

［9］ Stechmiller JK. Understanding the role of nutrition and wound healing. *Nutr Clin Pract*. 2010; 25(1): 61–68.

［10］ Powis MR, Smith K, Rennie M, et al. Effect of major abdominal operations on energy and protein metabolism in infants and children. *J Pediatr Surg*. 1998, 33(1): 49–53.

［11］ Buganza Tepole A, Kuhl E. Systems-based approaches toward wound healing. *Pediatr Res*. 2013; 73 (4 Pt 2): 553–563.

［12］ Yates CC, Hebda P, Wells A. Skin wound healing and scarring: fetal wounds and regenerative restitution. *Birth Defects Res C Embryo Today*. 2012; 96(4): 325–333.

［13］ Mather L, Mackie J. The incidence of postoperative pain in children. *Pain*. 1983; 15(3): 271–282.

［14］ Pearl RH, Hale DA, Molloy M, et al. Pediatric appendectomy. *J Pediatr Surg*. 1995; 30(2): 173–178; discussion 178–181.

［15］ Anand KJ, Hickey PR. Pain and its effects in the human neonate and fetus. *N Engl J Med*. 1987; 317(21): 1321–1329.

［16］ Valman HB, Pearson JF. What the fetus feels. *Br Med J*. 1980; 280(6209): 233–234.

［17］ Bijlani V, Rizvi TA, Wadhwa S. Development of spinal substrate for nociception in man. *NIDA Res Monogr*. 1988; 87: 167–179.

［18］ Ranger M, Synnes AR, Vinall J, et al. Internalizing behaviours in school-age children born very preterm are predicted by neonatal pain and morphine exposure. *Eur J Pain*. 2014; 18(6): 844–852.

［19］ Grunau RE, Whitfield MF, Petrie-Thomas J, et al. Neonatal pain, parenting stress and interaction, in relation to cognitive and motor development at 8 and 18 months in preterm infants. *Pain*. 2009; 143(1–2): 138–146.

［20］ Vinall J, Miller SP, Synnes AR, et al. Parent behaviors moderate the relationship between neonatal pain and internalizing behaviors at 18 months corrected age in children born very prematurely. *Pain*. 2013; 154(9): 1831–1839.

［21］ Coggeshall RE, Jennings EA, Fitzgerald M. Evidence that large myelinated primary afferent fibers make synaptic contacts in lamina II of neonatal rats. *Brain Res Dev Brain Res*. 1996; 92(1): 81-90.

［22］ Fitzgerald M, Shaw A, MacIntosh N. Postnatal development of the cutaneous flexor reflex: comparative study of preterm infants and newborn rat pups. *Dev Med Child Neurol*. 1988; 30(4): 520-526.

［23］ Porter FL, Grunau RE, Anand KJ. Long-term effects of pain in infants. *J Dev Behav Pediatr*. 1999; 20(4): 253-261.

［24］ Kain ZN, Mayes LC, Caldwell-Andrews AA, et al. Preoperative anxiety, postoperative pain, and behavioral recovery in young children undergoing surgery. *Pediatrics*. 2006; 118(2): 651-658.

［25］ Schechter NL, Allen D. Physicians' attitudes toward pain in children. *J Dev Behav Pediatr*. 1986; 7(6): 350-354.

［26］ Brosig CL, Mussatto KA, Kuhn EM, et al. Psychosocial outcomes for preschool children and families after surgery for complex congenital heart disease. *Pediatr Cardiol*. 2007; 28(4): 255-262.

［27］ Broder HL, Smith FB, Strauss RP. Effects of visible and invisible orofacial defects on self-perception and adjustment across developmental eras and gender. *Cleft Palate-Craniofac J*. 1994; 31(6): 429-436.

第十三章　儿童麻醉医师的培训和教育：一个可持续发展的方法

罗伯特·S.霍尔兹曼，安德烈斯·T.奈韦多，
J.威廉·斯帕克斯，玛丽·兰德里根–奥萨

要　点

1. 在过去的10年中，研究生医学教育鉴定委员会（ACGME）里程碑项目认识到个人能力和成绩之间的区别，所以大家对独立专家操作系统抱有更高的期望，尤其是它的工作能力测量和评估功能。
2. 为了使他们能够获得独立顾问实践所必需的技能，概念和信心，需要为研究员提供具有战略性的时间，基准，形式化的反馈意见。
3. EPAs评估是指丰富多样的临床经验，以及循序渐进贯穿全年的标准化检验考核，包括完成独立的实践、教学、监督指导，并领导儿童麻醉的诊疗团队。
4. 尽管优质的临床诊疗离不开学术活动的开展，但卓越学识更需要学术活动的滋养，因为学术活动可以提高大家的专业知识，并且这些学术活动必须是公开的，其他人也可以获得学习。
5. 尽管模拟训练以及知识点漏洞诊断的相关信息技术在不断发展，但再多的模拟训练或客观结构化临床考试也比不上真实的操作。
6. 临床技能委员会（CCC）的具体目标是，不仅确保培训人员最终毕业，而且还要辨别出那些在判断力，临床技能，以及职业水平等方面没有达到要求的人。
7. 教学人员必须是儿科麻醉的专家，并成为榜样，而实证研究的特点是这种榜样很少，但在5个特定领域，这些角色可以用EPAs来表示。

"教育费时费力。未来改善儿童麻醉诊疗安全可能不在于新的设备和监测，而在于投入高质量的初期培训，其次是培养一个环境，能鼓励和支持我们专业上继续教育和培训。"[1]

"在毕业之前，每个住院医师都必须证明他或她有独立的执业能力。"[2]

"如果你认为教育是昂贵的，那就试试无知吧。"（哈佛大学校长，德里克·伯克，1971—1990年）

I. 背景

A. 怎样成为一位儿科麻醉医师？

1. 鉴于专科医师培训发生在住院医师培训之后，指导教师大多是住院医师培训期间接触过大量儿童麻醉的有资格担任的麻醉专家。

2. 此外，许多组织机构愿意提供建议指导、里程碑式的建设和完成标准培训。这是比较容易的部分。

B. 预测未来将更具有挑战性。

1. 如果公众想知道，他们可以通过使用数据库来获得大量关于你的背景、培训、经验、评语（从1星到5星的等级）这些信息，这是前所未有的。

2. 第二认证制度（NAS）实施后[3]，通过临床学习环境审查（CLER）程序[4]和教师的评语很容易知道，你被认证为麻醉医师还是小儿麻醉医师。

3. 另一个变化的概念，由于公众对医师临床工作能力和独立专家系统使用后效果的期待，ACGME里程碑项目在过去10年里一直在强调能力[5]和成绩[6]的区别。

C. 因此未来的35～40年，在如今的大环境下，更具有挑战的关注点是如何培养和发展一名优秀儿科麻醉医师，在临床工作中更好地为保护患者安全做准备。在儿科麻醉医师教育方面有着丰富经验的布朗医师指出，培训计划必须包括理论知识以及实践教学，包括以医疗安全为目的、培养具有丰富的医学学识和诊疗经验的专家教师，对新生儿和婴幼儿要特别关注，要了解麻醉对发育期儿童正常或异常的影响[7]。

II. 教学目的和目标

A. 我们期望指定"儿科麻醉学顾问"提供包括理论、诊断和两者结合的技巧。

1. 对儿科患者的诊疗独立承担责任。

2. 作为有能力与他人商榷的专家，能在儿童麻醉的综合诊疗和专业实践中提供指导和建议。

3. 作为一个儿科围术期护理团队的领导者。

4. 与公众会面，针对专业医疗、医院、儿童麻醉专科医学学校提供解答。

B. 实施这些值得赞赏的标准是支持和创设严谨的学习环境的第一步（表13-1）。案例和程序号通常是符合标准的门槛，是如今儿科麻醉学的最低要求（表13-2）。

表13-1   儿童麻醉学团队，临床与教学经验

临床经验		教学计划		基本证书培训	学术项目（实例）
基本案例	特殊场所案例	讲课			
主要手术室	ICU	大查房		儿童医院模拟程序	论文（PMID）
心脏手术麻醉	疼痛诊疗服务	专科医师病例汇报		哈佛风险管理基础模拟程序	病案报道（PMID）
非住院手术麻醉	麻醉恢复室	专科医师讲课		儿童高级生命支持	章节
手术室外麻醉	术前诊疗	健康课程		医疗改进认证研究所	大查房
区域麻醉		奖学金课程（研究设计与评估）		合作机构的培训计划（CITT）认证	教学统计（例如网络教学）

表 13-2　麻醉评审委员会

目　　录		最低有效病例数 2014.07.01
小儿麻醉培训期最低病例数		
总病例数		240
■ 患者年龄	新生儿	15
	1～11 个月	40
	1～2 岁	40
	3～11 岁	75
	12～17 岁	30
■ ASA 分级	ASA 1	25
	ASA 2	42
	ASA 3	50
	ASA 4	20
	ASA 5	0
	ASA 6	0
■ 操作	硬膜外/骶管阻滞	10
	全身麻醉	200
	蛛网膜下腔麻醉	0
	外周神经阻滞	5
	动脉穿刺置管	30
	中心静脉穿刺（CVC）	12
	纤维支气管镜插管	4
■ 手术类型	气道（除外扁桃体和腺样体切除术）	7
	心脏体外循环手术	15
	心脏非体外循环手术	5
	颅面手术（未开颅）	3
	腹腔手术	12
	颅内手术	9
	胸科非心脏手术	5
	骨科手术	5
	新生儿急救	3
	器官移植手术	0
	其他手术	55
	其他非手术	10
■ 疼痛管理	中枢神经阻滞	0
	咨询和患者自控镇痛	17
	外周神经阻滞	6

　　C. 第二步为了使人们熟悉了解独立专家操作系统，并且对它有信心，需要此系统讲究策略规划，标准化检测以及形成反馈机制，此外，可以明确的是，截止时间或标准化检测可在麻醉培训评估[8,9]进行评定，这样做利于促进临床教学。

D. 医学专业性能指标很容易被专家所识别，在EPAs严酷考验的框架内。这一变化的观念，现已并入研究生医学教育鉴定委员会（ACGME）Ⅰ期培训计划[10-12]。

1. 在我们的程序中EPAs被定义为在表13-1中列出的各种临床经验，以及循序渐进地贯穿于全年的标准化检验考核中，包括完成独立的实践、教学、监督指导，并领导小儿麻醉的护理团队。

2. EPA评估来自带教老师（每日），指导教授（季度，总结评估），CCC（季度，作为总结性评价）、自我评价（每个月）、360度评估（手术室护士，配合的手术医师，外科专科医师，每个季度加入的麻醉科住院医师）。

E. 第三步，由授课（每日讲座），小儿麻醉的实战模拟，杂志俱乐部，模拟口试，儿科高级生命支持，改善医疗保健研究所（IHI）认证，以及合作机构培训计划（Citi）认证这些组成。

F. 最后，尽管优质的临床诊疗离不开学术活动的开展，但知识学识更需要学术活动的滋养，因为学术活动可以提高大家的专业知识。

这些学术活动必须是公开的，其他人也可以获得学习，如专业会议上的摘要/海报/报告、发表的文章（由PubMed的识别码作为鉴定［PMID］）、教材、章节和评论，持续时间大于30 min的活动（如大查房，案例演示），国家委员会在地方、区域、国家或国际会议中关于资助或研究的项目，与教育相关的服务的记录文件。

所有这些活动的完成将在我们的研究金结束后产生一个"数字文凭"，这是一本反映儿科麻醉学培训经验的临床培训和教育活动日记。

Ⅲ. 成人教育的发展途径

A. 儿科麻醉医师的"发展"是一个过程，而不是一个终点。

1. 虽然培训计划是在有限的时间，可在毕业之后，学习和发展并没有结束。

2. 虽然我们不知道需要改变什么，但我们知道我们需要改变。

3. 因此，学员不仅要通过儿科麻醉的技术和人文方面的指导，更以个人和学习者持续的成长作为指导[13]。

> **临床小贴士** 作为持续增长和专业发展的一部分，着眼于研究问题解决的关键是至关重要的。区别在于，解决方案不能从任务结构中确定或预见。

4. 麻醉医师的工作本质不仅是如何应对，而是设计和改变所处的环境背景。

5. 技能学习的发展模式由德莱弗斯提出，德莱弗斯阶段是专业知识检测的基础，并服务于国家科学院的基金会（表13-3）。

表13-3 德莱弗斯阶段

1. 初学者	知识不够全面，机械的工作方法，需要监督完成工作
2. 熟练新手	对工作有了认识，按部就班地完成某些步骤，没有监督也可以完成工作。
3. 胜任者	很好地完成工作，大多能够结合实际情况，能够按标准独立完成工作，仅仅是欠缺细节问题。
4. 精通者	对工作有很好的认识，有大局观，高标准完成工作。
5. 专家	有权威或深刻的理解，得心应手地处理日常工作，能够超越现有的知识，轻而易举地达到卓越。

Ⅳ.小儿麻醉医师临床能力的评估

A. 直接观察学员的临床实践是评估临床能力的最佳手段。

1. 尽管模拟训练以及知识点漏洞诊断的相关信息技术在不断发展[16]，但再多的模拟训练或客观结构化临床考试也比不上真实的操作，并且教师在学习者中也是最好的观察者[17]。

2. 米勒麻醉就已探讨过，学员的临床技能操作在模拟情境和真实患者的表现上的细微差别[18]。

B. 很幸运的是，学员麻醉文化的培养，通常由指导教师在手术室内言传身教。

1. 最近报道，麻醉学员使用了迷你临床演练评量系统（mini-CEX）进行评价，这个系统最初是由美国内科医学委员会[19]部署的，以麻醉实习生为评估系统[20]，在深入的观察期间（3～4 h），一位训练有素的观察员会紧随受训人员的脚步，持续观察他们对患者的诊疗，观察与患者、家属、会诊医师和手术室护士之间的互动，以简单或复杂的程序，给病情普通或复杂的患者使用麻醉药。

2. 观察评估之后，随即进行详细的汇报和反馈会议，对这些发生在"真实"手术环境中的所有的细微的行为而非语言的暗示，作为临床实践丰富的背景。

3. 这些程序包括3个模拟器会议，每次7个小时（共有9个关于手术室里小儿麻醉的模拟情境）。还有另外一次模拟体验，在医学模拟中心和培训/认证中心的儿科高级生命支持。

C. 毫无疑问，有些情况下，受训学员可能难以达到必要的基本条件，或无法按照预期发展来达到独立执业的状态。

1. 临床技能委员会的具体目标是，不仅要确保学员他们迈向最终毕业，还要确保他们没显现出的像判断力、临床技能或专业水平这些是足够的或是达到预期的。

2. 有以下原因的，学员会被临床技能委员会会议讨论：

a. 以任何理由被方案主任推荐的。

b. 一贯的低或不令人满意的评估得分。

c. 与同期受训人相比，在技能和能力的发展上表现出缺乏足够的进步。

d. 一直未能坚守程序要求。

e. 需要临床技能委员会审查的可能需要惩处或解雇的特殊事件。

3. 委员会可提出以下建议：

a. 无须进一步处理。

b. 请受训学员与方案主任、临床顾问和临床技能委员会的成员进行非正式的磋商，目的是试着找出个人或职业上的问题，这些问题可能会影响到今后的教育和发展。

c. 请求一个正式的咨询，备一封署名信标明具体的条款来进行沟通，为什么某个学员的工作能力被称为有问题，随后列出那些正确的行为并针对性地进行个性化修正计划（IRP）。

d. 指派机构使用特定的纠正措施进行试用，取消受训学员的试用状态；

e. 立即取消他的培训计划。

V. 补救

A. 尽管缺乏关于如何最好地补救受训的医师学员的医学文献，监管机构和公众对医疗教育进行了更严格的审查，来确保学员都能达到标准，目标是减少受训人员造成医疗差错或使患者受到伤害的可能。

一年专科培训计划中很有挑战性的一项工作，不仅要确认学员的工作能力是否达到预期，也要找方法帮他们修正任何不足，使学员在一个可以接受的时间内毕业。

B. 为了奏效，有3个主要目标补救计划需要实现。

1. 首先，每个学员对培训计划的期望和目标要有一个明确和透明的交流。

2. 其次，需要有一个健全和透明的评价过程，使教师和学员能够在他们培训的任何时间点确定他们的进步。

3. 第三，一旦学员的表现被视为缺陷或不具备必要的基准，学员需要被告知，如果合适的话，酌情提供修正缺陷行为或技能的机会。

C. 在我们的机构中，在培训过程中的任何一个阶段，表现、专业性或进步都可能被评估为不足，临床技能委员会有责任具体地解释、记录和向学员透露这一点。

1. 如果行为或缺陷不能自我纠正但被认为是能够补救的，通过医学研究生教育（GME）部门提供的资源和机会的干预，学员可以继续受训达到毕业。

2. 在正式的修正过程开始之前，确保医学研究生教育部门同被鉴定的学员、他的顾问、至少一位医学研究生教育部门的成员、临床技能委员会的领导和部门的主管或主席进行沟通，得到他们的同意。

D. 一个正式的会议，来解决这位学员不足的临床成绩，专业能力，或停滞不前。医学研究生教育部门确定这位学员是否需要如下参考：

1. 简洁明了地描述这位学员能力不足之处。

2. 一个同样简洁明了的描述，学员期望的临床成绩和专业化的行为需要从整治计划中删除。

3. 声明整治的重要性，强调以防止各方误解的发生。

4. 成功完成修正计划所必要的工具和资源。

5. 修正计划将要发生或完成的时间表和进度表。

6. 如果补救方案未完成，会怎么去做。

7. 由个人签署协议，所有会议内的沟通和整治计划的实施将持以匿名和保密的方式进行。

> **临床小贴士** 医学研究生教育部门承认制订整治方案可能会对这个学员的情感或心理造成负担。因此在个性化修正计划会议上制订的整治方案都要经过这些学员的允许。

E. 医学研究生教育部门承认制订整治方案可能对这个学员的情感或心理造成负担。

1. 因此在个性化修正计划会议上制订的整治方案都要经过这些学员的允许。这可能有助于缓解确定成绩不佳时和整治过程时的压力。

2. 医学研究生教育部门全力帮助支持整治期间各位学员的需要。

临床小贴士 在补救期间，学员的临床负荷或治疗合适水平的病例是不受限制的。

a. 参与决定学员训练方案的要素（例如，晚上打电话，特定的轮转）是个别的基准和视情而定的评价。

临床小贴士 在补救的过程中，需要仔细的评估学员学术外的活动和职业义务，判断这些是有助于还是会妨碍学员的临床发展。

b. 一旦个性化补救计划实施，学员按照能力分组合作，配有专家指导，不仅是教育儿童麻醉学员方面的专家而且要熟悉监督和反馈学员是否达到预期水平，这对补救方案的成功来说是必要的。

3. 重点放在学员清晰简洁的沟通能力和同分配的患者商定围术期计划。

a. 在每天结束时，有失误的成员或培训学员一起回顾一天事件的经过，交流什么方式的临床诊疗会更好，并且建设性地讨论临床诊疗方面需要改进的地方。

b. 评审表格由参与者和培训学员每天完成并签署。

4. 在补救的过程中，需要仔细的评估学员学术外的活动和职业义务，判断这些是有助于还是会妨碍学员的临床发展。

a. 兼职、研究活动、学术或临床职责这些受训以外的内容，作为补救程序的一部分，通常被暂停。

b. 随着个性化修复计划第一个月的完成，将举行学员的反馈会议。

c. 随后至少每月进行反馈，直到这个学员离开个性化补救计划。

d. 个性化补救计划在补救过程的任何时间都可以提出修改，在补救过程结束的时候，学员将不会再需要集中指导，并且可以恢复那些被限制的活动。

e. 整个过程的文件记载载入在学员的培训文件中。

f. 总结性的临床评价将声明学员完成了个性化补救计划：成功完成个性化补救计划，将允许个人获得资格和能独立完成儿童麻醉医师职责的特性。

VI. 学员对指导教师的评估

A. 学员对教员教学能力的评估是必不可少的，既对教学成员提供直接的反馈又利于鉴定委员会对教学成员总的反馈。

根据研究生医学教育鉴定委员会的要求，这些评估每年至少完成一次，应包括教师的临床教学能力，以及其他如贡献、学识、专业性和学术活动这些指标，并由学员提供书面评价。

B. 教师需要顾问/儿科麻醉学专家以及角色模型。

1. 实证研究的特点是这种榜样很少，但在5个特定领域，这些角色可以用EPAs来表示（表13-4）。

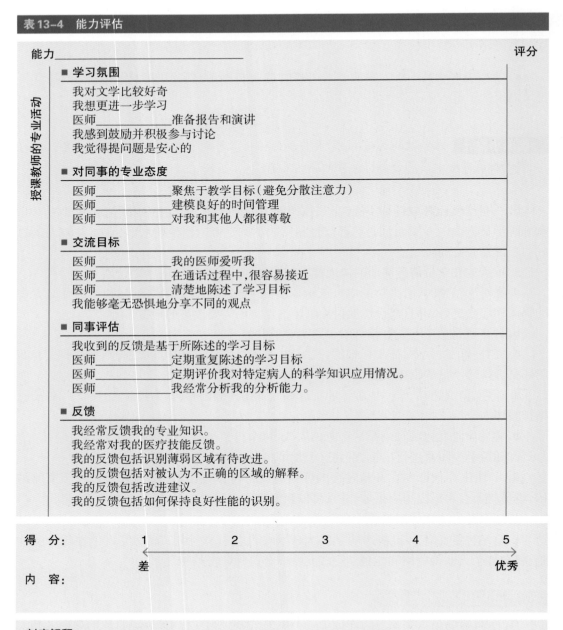

表13-4　能力评估

能力＿＿＿＿＿＿＿＿＿＿＿＿＿＿＿＿＿　　　　　　　　　　　　　　评分

授课教师的专业活动

■ 学习氛围

我对文学比较好奇
我想更进一步学习
医师＿＿＿＿＿＿准备报告和演讲
我感到鼓励并积极参与讨论
我觉得提问题是安心的

■ 对同事的专业态度

医师＿＿＿＿＿＿聚焦于教学目标（避免分散注意力）
医师＿＿＿＿＿＿建模良好的时间管理
医师＿＿＿＿＿＿对我和其他人都很尊敬

■ 交流目标

医师＿＿＿＿＿＿我的医师爱听我
医师＿＿＿＿＿＿在通话过程中，很容易接近
医师＿＿＿＿＿＿清楚地陈述了学习目标
我能够毫无恐惧地分享不同的观点

■ 同事评估

我收到的反馈是基于所陈述的学习目标
医师＿＿＿＿＿＿定期重复陈述的学习目标
医师＿＿＿＿＿＿定期评价我对特定病人的科学知识应用情况。
医师＿＿＿＿＿＿我经常分析我的分析能力。

■ 反馈

我经常反馈我的专业知识。
我经常对我的医疗技能反馈。
我的反馈包括识别薄弱区域有待改进。
我的反馈包括对被认为不正确的区域的解释。
我的反馈包括改进建议。
我的反馈包括如何保持良好性能的识别。

得　分：　　　　　1　　　　　2　　　　　3　　　　　4　　　　　5
　　　　　　　　　差　　　　　　　　　　　　　　　　　　　　　优秀

内　容：

刻度解释

1　不了解学习者需要什么，只能机械地完成教学任务，需要指导如何教。
2　对学习者的需要有了解，但不会超过规定的最基本教学。
3　具备良好的工作知识和背景知识，了解学习者基础知识和临床知识之外所需的知识。
4　对学习者所需要的知识有很好的理解能力，根据具体的情况制定大的框架，以提高学习。
5　具有权威性，对学习中的重要事物有深刻、直观的理解，能够超越抽象具体的事物得出更客观的规律，轻松地达到卓越。

2. 评分系统的标准最类似于德莱弗斯模型的专家评估。

3. 这些评估每月完成，目的是避免记忆大幅下降的风险。

4. 由于我们大多数的教员至少在一个机构注册/认证（麻醉医师、儿童麻醉医师），大多数儿童麻醉的教员都认证为儿童麻醉医师，我们的最低标准分数为3（"熟练"），期望大多数教师的分数达到4～5（"专家"到"大师"）。

Ⅶ. 创建有用的信息基础设施

A. 研究生医学教育鉴定委员会开始实施国家科学院 "以教学成果为基础" 的在6个领域方面的临床能力。国家科学院的既定目标是：

1. 提高同行评议制度的能力，为21世纪医师实践做准备。

2. 促进研究生医学教育鉴定委员会根据教育结果来认证合格的理念。

3. 减少与当前体系和基于过程的方法相关的负担。

B. 如果我们相信评价能促进学习的公理，我们必须建立一个评估系统，通过透明度和鲁棒性产生信任和成长支持。对于如下事项，透明度是必要的：

1. 回应公众对高质量毕业生的期望。

2. 明确需要解决正式和非正式课程之间的预期冲突[21]。

3. 有助于调和感知/评估的差异与固有的偏见。

4. 训练过程中学习者的反思过程。

如上所述，正是有了这些目标才创建了四个部分 "数字文凭"。

第一部分：一个个性化的，可被搜索到的，来源于我们的麻醉信息管理系统（AIMS）的病例描述和程序号。一个商业智能描绘的数据，将进一步使这个学员的全年经历给予简单的图形可视化显示。

第二部分：日常条款、检测、形成反馈，目的是使学员能够在自己技能、观念和个人收获方面独立的诊疗实践。EPA评估来自指导教师（每日），指导教授（季度，总结评估），临床技能委员会（季度，作为总结性评价）、自我评价（每个月）、360度评估（手术室护士、外科主治医师、外科医师助手、每个季度加入的麻醉住院医师）。迷你临床演练评量的结果也包括这里。

第三部分：包括记录说教课程（每日讲座）的出席率，儿童麻醉的具体模拟，杂志俱乐部，模拟口试，儿科高级生命支持，IHI认证，CITI认证。

第四部分：可作为证明的文件、网络链接、声音或数字视频，根据计划将学术项目加入数字文凭里。

（栾晓云　张　剑）

参考文献

[1] Campbell S, Wilson G, Engelhardt T. Equipment and monitoring—what is in the future to improve safety? Paediatr Anaesth. 2011; 21: 815-824.

[2] Nasca T, Heard J. Commentary: trust, accountability, and other common denominators in modernizing medical training. Acad Med. 2010; 85: 932-934.

[3] Nasca TJ, Philibert I, Brigham T, et al. The next GME accreditation system—rationale and benefits. N

Engl J Med. 2012; 366: 1051-1056.

[4]　Weiss K, Wagner R, Nasca T. Development, testing, and implementation of the ACGME Clinical Learning Environment Review (CLER) program. J Grad Med Educ. 2012: 396-398.

[5]　Tetzlaff J. Assessment of competency in anesthesiology. Anesthesiology. 2007; 106: 812-825.

[6]　Rethans J, Norcini M, Baron-Maldonado M, et al. The relationship between competence and performance: implications for assessing practice performance. Med Educ. 2002; 36: 901-909.

[7]　Brown T. Helping trainees to become good pediatric anesthetists. Paediatr Anaesth. 2013; 23: 751-753.

[8]　Baker K. Determining resident clinical performance: getting beyond the noise. Anesthesiology. 2011; 115: 862-878.

[9]　Sterkenburg A, Barach P, Kalkman C, et al. When do supervising physicians decide to entrust residents with unsupervised tasks? Acad Med. 2010; 85: 1408-1417.

[10]　Boyce P, Spratt C, Davies M, et al. Using entrustable professional activities to guide curriculum development in psychiatry training. BMC Med Educ. 2011; 11: 96.

[11]　Norcini J, Burch V. Workplace-placed assessment as an educational tool: AMEE Guide No. 31. Med Teach. 2007; 29: 855-871.

[12]　ten Cate O, Scheele F. Competency-based postgraduate training: can we bridge the gap between theory and clinical practice? Acad Med. 2007; 82: 542-547.

[13]　Knowles MS, Holton EF III, Swanson RA. The Adult Learner. 7th ed. New York, NY: Routledge; 2012.

[14]　Irwin RR, Sheese RL. Problems in the proposal for a "Stage" of dialectical thinking. In: Commons ML, Sinnott JD, Richards FA, et al, eds. Adult Development, Volume I: Comparisons and Applications of Developmental Models. 1st ed. Westport, CT: Praeger Publisher; 1989.

[15]　Dreyfus HL, Dreyfus SE. Mind Over Machine. New York, NY: The Free Press; 1986: 16-51.

[16]　Blum R, Boulet J, Cooper J, et al. Simulation-based assessment to identify critical gaps in safe anesthesia resident performance. Anesthesiology. 2014; 120: 129-141.

[17]　Holmboe E. Faculty and the observation of trainees' clinical skills: problems and opportunities. Acad Med. 2004; 79: 16-22.

[18]　Miller G. Invited reviews: the assessment of clinical skills/competence/performance. Acad Med. 1990; 65: S63-S67.

[19]　Norcini J, Blank L, Arnold G, et al. The mini-CEX (clinical evaluation exercise): a preliminary investigation. Ann Intern Med. 1995; 123: 795-799.

[20]　Weller J, Jones A, Merry A, et al. Investigation of trainee and specialist reactions to the mini-Clinical Evaluation Exercise in anaesthesia: implications for implementation. Br J Anaesth. 2009; 103: 524-530.

[21]　White CB, Kumagai AK, Ross PT, et al. A qualitative exploration of how the conflict between the formal and informal curriculum influences student values and behaviors. Acad Med. 2009; 84: 597-603.

第十四章　中枢神经系统：脑神经外科麻醉

克雷格·D.麦克莱恩,苏尔皮西欧·G.索里亚诺

> ### 要 点
>
> 1. Monro-Kellie 的假设认为颅内容物总量保持恒定,脑及其间质液占80%,脑脊液（CSF）占10%,血液占10%。
> 2. 维持脑灌注压（CPP）对预防脑缺血至关重要。
> 3. 正常水平的颅内压（ICP）不能排除颅内病变,也不能表明颅内处于正常。

　　中枢神经系统（CNS）是一个极其复杂的网络,它接收并处理来自身体内外环境的感觉传入。这个网络由大脑、脊髓和其连接的外周神经纤维组成。除了神经本身,还有一个错综复杂的支撑结构,旨在维持传导通路。这些支撑结构包括各种细胞,如神经胶质细胞,能为信息通路传导提供物质框架。中枢神经系统正常的生长发育受到破坏的话,会造成灾难性的后果,对麻醉医师而言也是巨大的挑战。为了更好应对小儿神经外科手术麻醉,掌握中枢神经系统病变和麻醉状态之间的联系是非常必要的。

中枢神经系统的发育

中枢神经系统的起源

　　神经板是最早可识别的神经结构,在胚胎第3周由外胚层发育形成（图14-1）。然后神经板内部折叠,并沿着神经皱褶的两侧在中间形成神经沟。妊娠第4周,神经皱褶开始在背侧融合形成神经管（图14-2）,这个过程叫神经胚胎形成。随着神经管的继续折叠和闭合,神经嵴细胞从正在闭合的神经皱褶上分离并形成脊髓神经节和脑神经,同时也形成周围神经系统和自主神经系统。融合发生在头侧和骶尾侧,当局部区域神经管末端开放时融合才停止。伴随神经管内血管的发育形成,前、后神经孔分别在胚胎25～27 d相继闭合。随后,发育中的神经管壁逐渐变厚,最后发育成大脑和脊髓,而神经管则发育成大脑脑室系统和脊髓中央管。

大脑的发育

　　第四对体节将发育成大脑的组织（第四对体节的喙侧）和发育成脊髓的组织（第四对

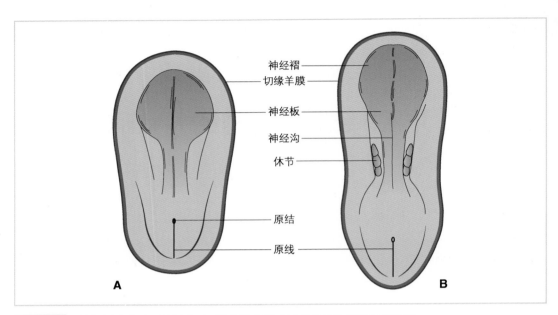

图14-1 神经板发育早于原结（A）；侧缘卷曲形成神经皱褶和初级神经（B）

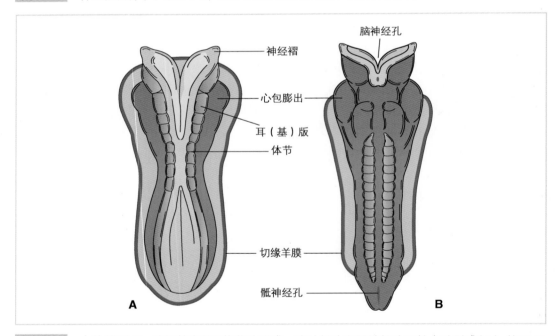

图14-2 大约第22天，神经管在第7体节处形成。脑神经孔和骶神经孔开始大致形成（A）；第23天形成（B）

体节的尾侧）划分开来。神经皱褶的融合及喙侧神经孔的闭合形成3个原始脑囊。这些原始脑囊分化形成前脑囊、中脑囊、后脑囊。2个次级脑囊——间脑和端脑在妊娠5周从前脑囊分化而来，发育为间脑和终脑。中脑囊不再继续发育。后脑囊发育为后脑和延髓。最终，5个次级脑囊形成。

5个次级脑囊将进一步分化为成熟的脑组织。端脑分化成2个大脑半球。间脑分化成丘脑和下丘脑，间脑部分结构分化成乳头体、松果体和脑垂体。到妊娠第4周中期，垂体憩室从口腔上皮延伸至间脑腹侧壁。随着这个囊腔在口腔上皮侧的收紧，部分腺垂体随之形成。这部分异常发育所导致的病理后果便是形成颅咽管瘤。

中脑囊发育成中脑，且这一部分结构在其发育至成人大脑的过程中保持相对不变。丘脑、下丘脑、脑桥背侧部、脑黑质和大脑脚都由这部分结构形成。当终脑形成延髓时，后脑进一步发育成脑桥和小脑。

在成人大脑中，次级脑囊腔发育成脑室系统。侧脑室是由端脑腔发育而来。第三脑室是由间脑腔发育而来。导水管是由中脑腔衍化而来。后脑腔形成第四脑室的上半部分，第四脑室的下半部分和部分中央导水管由终脑腔衍化而来。

在第四脑室的顶部，分泌脑脊液（CSF）的脉络丛由一个软膜脉管区域分化而来。蛛网膜上皮形成蛛网膜绒毛，可重复吸收脑脊液进入静脉循环。

脊髓的发育

成熟的脊髓由神经管的尾端发育而来。随着神经管的尾部折叠并闭合，侧壁变厚并不断使神经管变小。经过9～10周的变化，其余的神经管逐渐变成脊髓中央管。形成神经管壁的神经上皮细胞最终分化成室管膜层和边缘区。室管膜层外伸形成所有神经细胞和包括星形胶质细胞及少突胶质细胞在内的所有神经胶质细胞。脊髓内神经细胞体的轴突长入该区域边缘区形成白质。随着脊髓侧壁的继续分化，在脊髓的两侧各形成一条纵向的沟，被称为脑室界沟。脑室界沟把脊髓的背角部分（翼板）从腹侧部分（基板）中分离出来。这种分离对今后翼板和基板的输出及输入功能的分工起到重要的作用（图14-3）。

围绕神经管的间充质发育形成的原始脊膜进一步分化形成硬脊膜、软脊膜和蛛网膜。随着脊膜的发育，原来脊膜中充满液体的空间开始融合并形成蛛网膜下腔，妊娠第5周起开始分泌脑脊液。

随着神经管骶尾部完成折叠以及髓管的形成，神经管颅部开始迅速膨胀并最终引起脑室系统的发育。许多学者都做过这样的推测，神经管尾端的闭合对大脑和脑室系统的

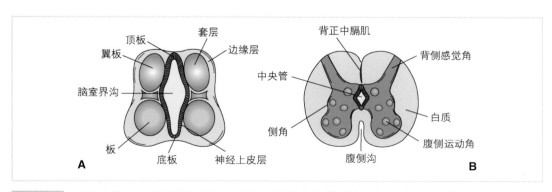

图14-3　脊髓的发育。翼板发育成背侧感觉角，基板发育成腹侧运动角，脑室界沟作为这些板块的分界（A）；随着翼板和基板产生传入和传出功能，这种分离变得非常重要（B）

膨胀和发育都是必不可少的,一旦神经管闭合以及充满液体的腔室形成,管腔内不断增加的压力将刺激脑组织增大并发育。在此发育阶段降低神经管内压力的实验模型表明,压力的减低将减少脑的扩大并减弱神经管壁细胞的发育。这些事实帮助我们解释了患有开放性神经管缺陷症(NTDs)的患者,例如脊髓脊膜膨出症,总伴随着中枢神经系统缺陷症的原因。

神经系统生理学

颅内容物

可以做一个这样的设想,将颅内腔看作是一个空间有限的盒子。颅内空间含三个组成部分:① 脑和间质液(80%);② 脑脊液(10%);③ 血液(10%)。根据Monro-Kellie假说,颅内容物总量保持恒定。因此,除非头骨可以扩大,不然任何一部分空间体积的增加,必然涉及另一个或两个组成部分空间体积的减少,但在婴儿是例外的,因为存在未融合的骨缝和开放的囟门,颅内体积的缓慢增加,可以由未融合骨缝和囟门来补偿[1]。头围的增加可能同时伴有占位性病变和脑积水。因此,儿童的头围大于公认的标准则应该评估颅内是否存在病理状况。尽管有这些补偿机制,脑疝仍然可以在颅内压急速升高时发生。

颅内压

颅内压的升高可以引起脑缺血或脑疝而导致继发性脑损伤。维持脑灌注压的稳定是预防缺血的首要措施。CPP是指平均动脉压(MAP)与中心静脉压(CVP)之差(当ICP大于CVP时,即以ICP代替CVP)。因此,随着颅内压ICP增加,除非平均动脉压(MAP)有所增加,否则脑灌注压(CPP)将下降。由于CPP的下降,脑血流量(CBF)也将下降。这将导致代谢物和氧气的运送下降。随后发生的细胞受损,导致细胞死亡和炎症介质的增加,级联式地进一步增加细胞外液从而加剧颅内压升高。随着脑灌注压(CPP)的下降,最终发生神经功能障碍及细胞死亡[1]。

如果颅内压(ICP)持续增高得不到纠正,将形成脑疝。小脑幕疝是几种脑疝类型中最常见的(图14-4)。这将导致颞叶移位进入幕下腔。临床症状包括偏瘫、瞳孔扩大(第三脑神经受到挤压)和意识丧失。如果这种情况不能立即缓解,将发生呼吸暂停并最终死亡。小脑疝是由于小脑扁桃体通过枕骨大孔进入颈髓而造成脑脊液循环阻塞,从而引起急性脑水肿和脑干受压。这种类型脑疝如不立即纠正,将最终导致死亡。

ICP增高

> **临床小贴士** 脑实质和脑脊液的量对颅内顺应性影响很大。缓慢增长的瘤体可以长得很大,但对ICP影响很小。

儿童的正常ICP<15 mmHg,足月新生儿的正常ICP为2~6 mmHg;早产儿ICP值要低一些。尽管存在明确的颅内病理性改变,小儿仍可通过开放囟门维持颅内压正常。压

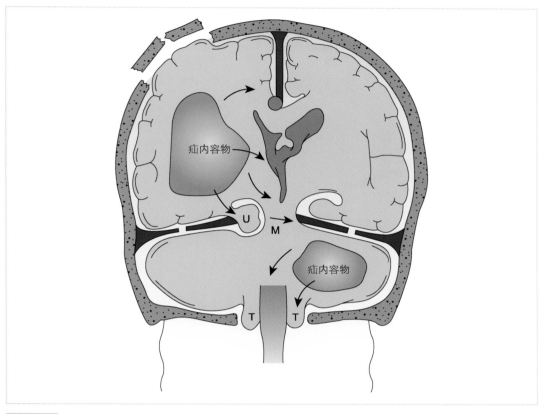

图14-4　各种类型的脑疝。M：中脑；U：沟（颞叶）；T：小脑扁桃体

力波可见于存在颅内病变但颅内压正常的小儿，这些波可被视为异常活动[2]。

　　儿童颅内高压的临床症状具有不确定性。成人颅内高压患者往往伴随视盘水肿、高血压及心动过缓等症状。然而在儿童中，这些症状可能发生在正常的颅内压下。相反，颅内高压的儿童也可能没有这些症状[2,3]。对于慢性颅内高压的儿童比较典型的迹象包括头痛、易激惹、婴儿经口摄入量减少和晨吐。小儿视盘水肿不常见[4]。颅内压增高的后期症状包括意识改变和对疼痛刺激的异常反应[2]。通过X线成像、计算机断层扫描（CT）或磁共振成像（MRI）评价此类患者，通常会发现侧脑室萎缩或完全闭塞、脑积水、中线移位和（或）第三或第四脑室闭塞。

　　使用脑室导管是测量颅内压最准确的方法，并且此法有利于抽液减压或脑脊液抽样。如果安置导管有困难或有禁忌，如患者有脑室闭塞或脑室缝，蛛网膜下腔栓是一个在技术上更加容易的选择，但这样可能会低估了真正的颅内压，特别是在离插入点较远的区域。此外，由于婴儿的颅骨太薄，很难固定蛛网膜下腔栓。第三个常用的颅内压测量系统是硬膜外导管。这个系统不需要液体界面测量压力，而是通过光纤技术代替。因此，可以避免流体界面测量系统所致的不良事件[5,6]。这一技术的缺点包括：如果采用光纤系统，一旦插入导管，将无法重新校准系统。此外，由于这些导管放置在脑脊液外，就不能进行脑脊液采样或引流。这些类型的导管更容易固定在婴儿开放的囟门上（图14-5）。

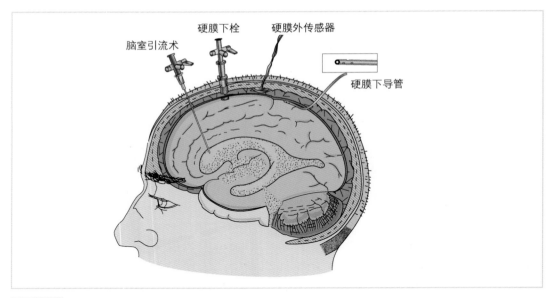

图 14-5　ICP 的检测方法

脑脊液

　　成人脑脊液是由脉络丛以 0.35 mL/min 或大约 500 mL/d 的速度分泌[7]。正常成人蛛网膜下腔总共存在 100～150 mL 的脑脊液。因此,脑脊液将在一天时间内更新数次。儿童由于蛛网膜下腔总体积较小,脑脊液总量也较少,但是脑脊液生成速度和成人很接近[7,8]。颅内压(ICP)升高不会显著改变脑脊液的生成速度。

　　脑脊液(CSF)是通过蛛网膜绒毛吸收进入静脉系统的,其间需要通过蛛网膜下腔和矢状窦之间的单向瓣膜。脑室管膜内层也可以有一定量的脑脊液重吸收。随着颅内压(ICP)的增高,脑脊液重吸收的速度也随之增加。尽管如此,病理过程中的任何阻塞蛛网膜绒毛或改变正常脑脊液流动的因素都会导致脑脊液的重吸收减少。因此,颅内出血、炎症、感染、肿瘤、先天畸形都可能导致脑脊液重吸收减少并引起颅内压升高[2]。

颅内顺应性

　　颅内顺应性是指颅内压(ICP)的变化和颅内容积之间的关系。显然,如果颅内压已显著升高,就证明其代偿机制都已失效了。问题是颅内压绝对值并不一定提示可代偿的程度,此外,正常的颅内压值也并不能排除病理状态的存在。图 14-6 显示了颅内顺应性曲线。曲线的形态取决于容积增加的时间和与其相对的空间大小。在颅内容积正常的情况下(1点),颅内压(ICP)较低但顺应性较高,尽管颅内容积有小幅增长,但仍能保持较高的顺应性。随着颅内容积的迅速增长,代偿能力达到极限,然后容积的进一步增加将导致颅内压增加。这种情况可发生在实际颅内压(ICP)仍在正常范围内,但顺应性却较低时(2点)。当 ICP 已经较高,将会出现一个临界点,容积的进一步增大将导致 ICP 迅速升高(3点)。在临床实践中,可以用测量 ICP 的各种装置来评价颅内顺应性。

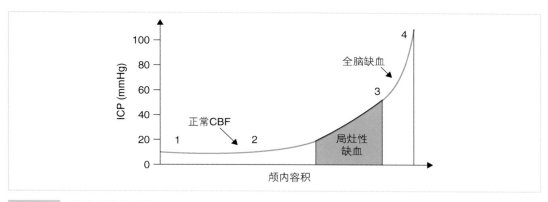

图14-6　颅内顺应性曲线

儿童颅内顺应性较成人低。促成因素包括脑含水量较高，脑脊液（CSF）容量较低，以及脑体积与颅内容积的比例较高[1]。因此，在类似ICP相对增加的情况下，婴儿出现脑疝的风险比成人高。另一方面，婴儿由于囟门开放和骨缝未闭而使其具有较高的颅内顺应性，可使ICP缓慢增高。

脑血容量和脑血流量

除脑脊液外，脑血容量（cerebral blood volume, CBV）是影响ICP代偿机制的另外一因素。尽管CBV只占一小部分（10%）的颅内空间，但与动态血容量相关的变化往往受到麻醉或其操作的影响。和其他有丰富血管床的器官一样，大部分颅内血液储存在低压、高容量的静脉系统中。CBV减少可见于颅内容积增大初期。这种代偿机制可以从脑积水的婴幼儿头皮静脉扩张观察到，因为颅内静脉血向颅外血管转移致使头皮静脉膨大扩张[9]。

正常成人的脑血流量（CBF）大约为每100 g脑组织55 mL/min[10-12]，约占心输出量的15%，总体重的2%。对小儿CBF的评估有些不同，健康儿童清醒时CBF约为100 mL/（100 g·min），可以占心输出量的25%[13,14]。脑血流量占心输出量的比例因年龄不同而变化，婴儿和幼儿所占的比例相对较高。这种现象说明，处于生长发育关键阶段的大脑优先得到血液供给。新生儿和早产儿的脑血流量［40 mL/（100 g·min）］低于儿童和成人[15,16]，睡眠和进食能影响婴儿的CBF[17]。

脑氧代谢率（cerebral metabolic rate for oxygen, CMRO$_2$）是调节CBF的主要因素之一。成人CMRO$_2$约3.5～4.5 mL O$_2$/（100 g·min），儿童则更高[13]。许多全身麻醉诱导和维持的药物对CMRO$_2$的抑制可高达50%[18]。健康受试者清醒时的CBF和CMRO$_2$是相偶联的。这种偶联可能是基于脑血管中氢离子浓度的作用。酸中毒（低氧血症、高碳酸血症和缺血）可引起脑血管扩张，从而增加CBV和CBF。当自动调节受损时，CBF取决于除代谢需求以外的其他因素。许多药物可直接作用于脑血管从而调节CBF和CBV。

临床小贴士　早产儿的脑血管自我调节会在以下情况被破坏：创伤性或缺氧性脑损伤、颅内出血、颅内感染。

脑血管的自动调节

血压的影响

自动调节是指 MAP 50～150 mmHg 范围内，大脑保持 CBF 相对稳定的能力。自动调节使大脑灌注在 ICP 的变化范围内保持稳定。通常，在 ICP 和 CVP 较低的情况下，MAP 接近 CPP。超出自身调节范围时，CBF 则依赖于血压。脑自身调节可以由于各种生理变化而失去作用，包括酸中毒、肿瘤、脑水肿、血管畸形以及各种药物作用。

婴幼儿自动调节的范围较成人小，但没有明确的定义值[19]。成年患者自动调节的 MAP 下限约为 50 mmHg，但对于新生儿，在出生后的前几周往往还达不到这个血压（BP）标准。一个可供参考的有益经验是新生儿可以接受的 MAP 值接近其胎龄。有动物实验数据表明，与成年动物相比，新生动物在更低的血压范围内自动调节机制仍然完好[20]。对于危重患者，有证据表明其大脑自动调节功能可能已经丧失[21]。

许多情况都会影响儿童自动调节 CBF 的能力。包括早产、创伤性脑损伤、神经血管异常、缺氧性脑损伤、颅内出血、炎症过程，以及多种先天性心脏病变[22]。上述提及，婴幼儿和小儿的脑血管自动调节的界限很难确定。这些患者并不常规实施有创测压，这就限制了我们对他们年龄和疾病相关的自动调节界限的认识[23]。当 MAP 过低时，新生儿特别容易出现缺氧。此外，这些患者对抑制心肌功能的药物高度敏感。没有精细的血压调节和通气维持血碳酸正常的话，最终新生儿和婴幼儿会遭受严重的神经损伤[24]。我们忧虑的是，近来无数的文献报道过，麻醉药会引起神经认知功能改变。对新生儿和小儿，麻醉医师必须首先确保维持适合的生理参数，以获得尽可能好的结果。

氧的作用

尽管在氧含量的很大变化范围内 CBF 都可保持相对恒定，但是剧烈的氧含量变化仍可影响 CBF。在成年人，当动脉氧分压（PaO_2）低于 50 mmHg 时，CBF 将呈指数上升，例如 PaO_2 为 15 mmHg 时，CBF 接近正常值的 4 倍[25]。如果颅内顺应性低下，CBF 升高将导致 CBV 增大，从而引起颅内压的升高。应该指出的是，O_2 的运送比实际氧分压水平更重要。高氧可显著降低 CBFU。Kety 和 Schmidt 的早期研究显示，成人吸入 100% 纯氧时 CBF 仅降低 10%；然而，有报道称新生儿吸入纯氧时 CBF 却降低了 33%[26,27]。

二氧化碳的影响

动脉二氧化碳分压（$PaCO_2$）和 CBF 之间呈线性关系。成人 $PaCO_2$ 每增加 1 mmHg，CBF 大约升高 2 mL/(100 g·min)[26]。CBF 和 CBV 随着 $PaCO_2$ 的变化而发生的改变是基于过度通气引起的 ICP 降低。同样，$PaCO_2$ 的升高也可导致 CBF 的增加，尽管成人和新生儿的发生界限值不同[28]。关于脑损伤和危重患者过度通气影响脑血管反应程度和持续时间的资料很少，儿童的尤其少。过度通气通常被用来迅速降低 ICP。越来越多的证据表明，对于头部创伤的患者，即使适量的过度通气也会带来不良反应。最近的报告显示，脑灌注受损将加剧患者的脑缺血症状[29-31]。

在大脑的受损区域，CBF 的自身调节功能也受到损害[32]。低氧血症、高碳酸血症和酸中毒可刺激缺血区的血管扩张。此外，小病灶可导致远离受损部位的区域自动调节功能受损[10]。颅脑损伤患者的自动调节功能受损程度是不同的。全脑 CBF 测量技术可能探测不到局部的变化。尽管ICP开始可能是正常的,但颅内顺应性已显著降低。

神经外科麻醉的原则和管理：术前评估

病史

1. 由于显著发育迟缓或神经肌肉损伤常见于神经外科患者,集中并且完整的小儿神经发育病史则十分重要。这应当包括对患者达到相应运动水平时间的评估。达到这些运动水平所需时间的延迟,可能是存在隐匿性神经肌肉疾病的迹象[33]。

2. 许多神经外科患者在症状出现前都是完全健康的,出现主要症状时应引起足够的重视,因为这些信息影响着相关麻醉方案的制订。例如,如果患者第一次癫痫发作,其后发现有颞叶肿块,患者可能需要在围术期预防癫痫发作。另外,患者可能已在服用某些抗惊厥药物,而这些药物可以影响常用麻醉药品的正常代谢机制,如肌肉松弛药[34,35]。

3. 占位性颅内病变可导致脑水肿,引起呕吐。

4. 垂体病变可导致遗尿症,而慢性脑积水、癫痫或肿瘤可导致厌食症。如有这些诊断或综合征的存在,应立即仔细评估水和电解质状况。

5. 尿崩症或抗利尿激素分泌异常综合征(SIADH)在这类患者中比较常见。

6. 类固醇经常作为一线药物用于颅内肿瘤新诊断病例的治疗。如进入手术室的患者已用过类固醇,应继续使用并且往往在围术期需要增加剂量。

7. 抗惊厥药的治疗用量应在手术前核实并在围术期维持。患者长期服用抗惊厥药物可能会引起不良反应,特别是对于癫痫难以控制的患者,经常表现为血液和(或)肝功能异常。由于可能增强药物代谢,接受慢性抗惊厥治疗的患者可能还需增大镇静药、非去极化肌肉松弛药和麻醉药物的剂量[34-36]。

体格检查

许多需要进行神经外科手术的患者有各种体格特征,而这些特征与手术期间能否成功管理相关。术前体格检查包括以下内容。

1. 全面的神经学检查,包括意识水平、运动和感觉功能、正常和病理反射、脑神经的完整性以及颅内高压的指征和症状。

2. 术前气道和呼吸评估,判断运动功能是否减弱,张口和吞咽机制是否损害,而活动性肺部疾病体征,例如吸入性肺炎,可出现在气道保护能力受损的患者中。

3. 要注意曾有脑卒中或短暂性脑缺血(TIAs)发作患者的特殊体征。此类患者可能有一定的肌肉萎缩和无力,这些都应被重视且很重要,因为乙酰胆碱受体上调,使用琥珀胆碱可致高钾血症,并导致受累的肢体对非去极化肌肉松弛剂产生抵抗[37]。

实验室和影像学评估

1. 即使是最短小的手术,都要常规检查基础血细胞比容。由于有意外和不可控制的出血风险,在任何大手术前都应进行交叉配血。

2. 进一步的检查,如凝血参数、血清电解质水平和渗透压、血尿素氮、肌酐、动脉血气分析、胸部X线或心电图是由患者个体的情况及其病理状态来决定的。

　　3.任何接受慢性抗惊厥药物治疗的患者都应进行近期的肝功能检查和血液分析。

　　4.特殊的神经影像学检查结果通常由神经外科医师获得,但麻醉医师也应进行审查。术前复习X线影像学资料能够帮助麻醉医师为潜在的问题做好准备。例如,某些行脑室腹腔分流术(VP)的儿童有脑室缝,在围术期具有特殊的风险[38]。

术前讨论

　　医疗团队、患者及其家长都应参加术前讨论。医疗团队应该由神经外科医师、护士、重症护理人员和神经生理学家组成。每个成员都关心自己在患者处理的过程中所扮演的角色,例如手术过程中患者的体位、仪器的需求、麻醉技术类型的使用等。沟通是十分重要的,这样每个人都能理解并圆满完成这一计划。同样重要的是要与患者家属坦率而公正地进行讨论,并在适当的时间与患者讨论。使他们能够理解手术过程,包括手术部位,并且要知道有创性监测、血液制品、术后护理期望值以及可能出现的并发症。

麻醉诱导的总体考虑

> **临床小贴士** 颅内压受很多因素影响:$PaCO_2$、PaO_2、CBF、CBV;颅内静脉回流受限。如果有颅内高压存在,诱导期间的首要目标是尽量避免ICP的急剧升高以及BP的急剧下降。

　　一般来说,大多数静脉(IV)药物可降低$CMRO_2$和CBF,从而使ICP下降[39]。由于经小静脉导管注射不会引起疼痛,巴比妥类药物经常被选为诱导药。硫喷妥钠(4～8 mg/kg)是最常用的。丙泊酚(2～4 mg/kg)具有和脑组织相似的特性,并且有镇吐作用;但是,丙泊酚的镇吐作用没有得到很好的解释。依托咪酯是一种可能有神经保护作用的麻醉药物,常可用于保证诱导时的血流动力学稳定[40-42]。然而,依托咪酯的恶心、呕吐发生率高,并可能降低癫痫发作阈值[43]。氯胺酮应该谨慎使用,因为它可以增加脑代谢、CBF和ICP。已有给予氯胺酮后ICP骤增的报道,特别是在脑积水的婴儿和儿童[44,45]。

　　诱导期间降低ICP的其他方法还有过度通气、使用芬太尼、在气管插管前补充巴比妥类药物以及注射利多卡因(1.0～1.5 mg/kg)。这些方法都可以在置入咽喉镜前几分钟使用,能有效抑制ICP的上升[46]。

　　由于七氟醚诱导迅速、患者可接受性强以及血流动力学稳定等优点,作为吸入诱导药,已基本取代了氟烷。新一代的麻醉医师在临床实践训练中将不再使用氟烷。七氟醚和其他挥发性药品一样,可导致心肌抑制,但其抑制心肌的作用较氟烷小[47]。七氟醚对大脑的生理影响与异氟醚相似,使用七氟醚同时控制通气会减弱因单独使用吸入麻醉药引起的脑血管扩张而增加颅内压的作用[48-50]。然而,有证据表明,七氟醚有时可使无临床癫痫史的患者产生癫痫样发作[51]。

　　患有颅内肿瘤并且颅内顺应性下降的幼儿拒绝合作是一个常见问题,而且他们拒绝离开父母或者易被激惹。一些临床专家认为,一个哭闹或者激动的小儿,会升高ICP,因此静脉诱导更为安全。庆幸的是(对于麻醉医师,而不是患者),如果患者颅内压严重升高,那么他(她)的意识水平就有所降低,这样在必要的时候就更容易进行静脉穿刺置管。

气道管理

平稳顺利的气道操作至关重要,可以避免喉镜检查、低氧血症、高碳酸血症以及咳嗽所引起的颅内压升高。在气管插管前给予镇静药物及巴比妥药物可有效降低由喉镜检查和插管所引起的颅内压升高。

1. 经鼻气管插管常用于俯卧位或者手术过程中无法管理气道(如后颅骨切开术)的患者。如果必须进行纤维支气管镜引导插管,经鼻路径则在技术上更容易。经鼻插管的禁忌证包括后鼻孔狭窄、基底颅骨骨折、经蝶骨手术以及存在罹患鼻窦炎风险者。

2. 鼻黏膜血管密集,如果拟行经鼻插管,应该预先用局部血管收缩药处理鼻孔以减少出血的风险。血管收缩药不应该喷入,因为它们能被迅速而有效地吸收,并能引起高血压甚至死亡[52]。可在棉签上滴几滴0.25%去氧肾上腺素(新福林),放置于鼻腔黏膜上轻柔地擦拭以控制性给药,同时还可以衡量鼻腔是否通畅。对于年幼的儿童,一旦开始诱导,就应该进行此项操作。无论选择何种插管方式,重要的是确保气管导管涂抹足量的安息香胶,采用防水胶带固定;使用防水的黏性敷料可保护胶带免受外科手术前消毒液的影响。

3. 如果使用经口气管插管,应将导管竖起并固定在口腔的一侧(通常为开颅侧),以便口腔内分泌物流出而不松动胶带。

肌肉松弛药

1. 琥珀胆碱常用于紧急气道保护时的迅速插管。

尽管琥珀胆碱可引起ICP升高,但这种影响在临床上并不显著[53],非去极化肌肉松弛药预处理后可减弱这种作用[54]。去神经损伤可导致乙酰胆碱受体上调而引起危及生命的高血钾症,在这种情况下,琥珀胆碱的使用是禁忌。此类情况还包括严重的头部外伤、挤压伤、烧伤、脊髓功能障碍、脑炎、多发性硬化、肌营养不良、脑卒中或破伤风[55]。

2. 当琥珀胆碱禁忌使用时,可选用非去极化肌肉松弛药如罗库溴铵、泮库溴铵、顺式阿曲库铵或维库溴铵,但起效都较琥珀胆碱慢。

a. 当罗库溴铵给以足够剂量(1.2 mg/kg)时,其起效速度加快并接近琥珀胆碱[56]。

b. 如果神经外科医师需要在术中直接刺激神经(癫痫手术或脊髓疗效观察),应在麻醉诱导后待肌肉松弛药完全代谢并在刺激前验证肌肉功能的恢复。

c. 对于接受慢性抗惊厥治疗的患者,需要增加非去极化肌肉松弛药剂量以维持肌肉松弛效果,但是顺式阿曲库铵没有显示这种趋势,可能是由于其独特的霍夫曼(Hoffman)代谢机制[57]。

体位

1. 颅内高压的儿童应该以头高位送入术前等待区或手术室,这样可以使大脑静脉最大限度引流。一旦进入手术室,神经外科医师和麻醉医师都会对患者进行一系列的处理。

对于婴儿或年幼的儿童,可能更具挑战性,因为头部轻微的移位或者气管插管的轻微移动都可能导致气管导管滑脱或插入一侧支气管,所以在最终摆好体位后,必须再次检查气道是否安全。

2. 在时间较长的手术,能够看见气管插管与呼吸回路的连接对麻醉医师十分重要,并且能够在必要的时候可以吸引气管导管内的分泌物。

3. 头部的位置也非常重要,要避免软组织损伤和局部缺血性神经损伤。一般来说这并不是难题,因为年龄较大患者的头部固定在Mayfield头架的固定针上,但由于新生儿和婴儿的颅骨较薄,尽量避免对他们使用头部固定针系统。取而代之的是各种无固定针头托,但此时,应使用足够的护垫。

4. 头部极度前屈可导致后颅窝病变患者的脑干受压,例如肿块或小脑扁桃体下疝畸形(Arnold-Chiari畸形)。过度前屈也可导致高位的颈部脊髓局部缺血、气管导管因扭曲而阻塞、气管导管移位至气管隆嵴或插入右主支气管[58]。

5. 过度伸展对于颈椎不稳定的患者是危险的,包括外伤患者和唐氏综合征患者。

6. 原则上,静脉输液管要在麻醉医师可观察范围之内,因为可能发生渗透而导致局部软组织损伤或液体、血制品和药品漏出血管。如果选择的是全凭静脉麻醉,静脉置管的失败则更具破坏性。

7. 应该使患者的眼睛闭合并用防水敷料覆盖以防止角膜损伤。

8. 如果需要,可以在患者脸部、眼睛和四肢处放置额外的护垫,例如纱布垫或泡沫材料等。

9. 避免将患者摆在可能导致周围神经受到牵拉的体位。

10. 必须避免由于接触外科器械而引起的患者皮肤和软组织压力性损伤,例如使用的仪器架和接地线等。

11. 当麻醉医师在术中无法观察患者四肢时(例如手臂在手术台的对侧),要确保四肢已被固定,即使术中手术台位置发生变化,也要保证患者不会坠床。

12. 在年长儿或青少年患者经历较长时间手术时,应考虑使用挤压法或四肢间歇气动压迫装置来预防深静脉血栓的形成。

俯卧位

一般在后颅窝和脊髓手术中采用俯卧位。

1. 躯干通常用胸部圆柱形护垫和骨盆托来支撑。这些护垫沿着肩膀到骨盆的方向放置在患者的两侧。稍大的儿童,有时需要在骨盆下单独放置一个硅胶护垫或毛毯卷。保证腹壁活动不受压迫是很重要的,因为过大的腹壁压力可能会影响通气,也可导致下腔静脉受压、脑室腹腔分流障碍、硬膜外静脉压力增高和出血。

2. 根据手术的要求,头部可以以不同方式固定。可以仅旋转头部,用护垫支撑,并保证眼睛和鼻子不受压以及维持耳郭的平整。对于较小的婴儿,由于其头骨太薄,通常使用无固定针的头架来固定头部。当使用这类装置时要保证患者眼睛不受压。对于年长的患者,外科医师更常用头部固定针和头架。

3. 在后颅窝手术,头部经常处于某种程度的屈曲。因此,有必要确保气管插管位置正确及避免在摆体位过程中导致一侧支气管插管。这些都要在患者仍处于仰卧位时,放置体位垫固定患者头部之前,就要调整好气管导管的位置。

4. 应该注意,上鼻孔不应受到向上翻起的经鼻食管或胃管造成的压力,用来固定胃管肠营养管的胶带不应和固定气管插管的胶带黏在一起,以保证这些导管的快速拔除不会导致气管插管脱出。

5. 对每个患者都要有应急计划,在必要时使患者转为仰卧位,因此要始终保证有空病床可用[57]。

6. 长时间俯卧位可导致患者坠积性水肿。当气道本身水肿时,在术中和术后都能导致严重后果。特别是舌,在其静脉回流受阻时可变得巨大,因为经口插管可压迫舌根部而导致舌体的显著水肿,所以应尽量避免。相反,一块折叠的纱布可放置在患者的牙齿之间,可以防止舌被挤压。很少有患者由于舌体肿大而需要术后带管,这种情况发生的前兆是套囊被放瘪时在气管插管周围听不到漏气的气流声。

7. 最近,术后视力丧失被证明与俯卧位有关。这种并发症诊断为缺血性视神经病变,往往在长时间的麻醉、失血以及静脉补液等情况下发生[59-61]。因此,需要保证俯卧位的患者眼球不受压并维持稳定的血流动力学。

坐位

坐位可为颅后窝手术或其他后颅切开术提供最佳的手术视野。

1. 坐位在小儿神经外科中已很少使用,更很少用于年龄<3岁的儿童。然而,由于俯卧位可导致胸腔和腹腔压力过度增大,所以这种体位可用于不能承受俯卧位的患者。

2. 必须认真遵循预防低血压和空气栓塞的措施。

3. 下肢要用弹性绷带包裹,摆放体位要缓慢并应进行持续监测。

4. 必须注意头部位置的固定。头部过度的屈曲可能会造成气管插管扭折,一侧支气管插管或将下颌压至胸部(可以阻止舌头静脉回流和淋巴引流)。过度前屈可导致脑干或脊髓缺血或两者兼有。

5. 如果采用俯卧位,经鼻插管通常会更安全、可靠。

6. 支撑患者的上肢并垫护下肢及膝部。

7. 所有的受压点和四肢必须加上衬垫,以防止周围神经(特别是坐骨神经、臂丛神经和腓神经)损伤,并应避免压疮。

8. 理想情况下,应利用电控床使麻醉医师更容易调整患者头部和床的位置,不受导线和铺巾的影响。

局部麻醉

临床小贴士 神经外科医师使用的局麻药和肾上腺素必须精确计算,因为头皮静脉吸收迅速。

局麻药复合稀释的肾上腺素在切皮前浸润麻醉对神经外科手术可起到很好的作用。不仅有助于增强麻醉镇痛效能,而且含有肾上腺素的溶液可以减少皮肤出血。

1. 如果使用0.25%丁哌卡因复合1:200 000肾上腺素,则0.5 mL/kg是安全剂量,相当于使用 1.25 mg/kg 丁哌卡因和 2.5 μg/kg 肾上腺素，即使是意外注入静脉，这都在安全用药范围之内。

2. 当需要更大容量时，可使用等量的生理盐水稀释。这仍然能起到收缩血管和延长术后镇痛时间的效果。

3. 成人脑神经阻滞已证明可以减轻由颅骨针固定引起的血流动力学反应[62]。

4. 较小的儿童，眶上神经和滑车上神经阻滞可提供前额到中枕部区域的镇痛[63]。阻滞枕大神经可达到后枕部到中枕部的区域镇痛[59,61]。

麻醉维持

所有吸入麻醉药都增加 CBF，且吸入麻醉药可使 CBF 和 $CMRO_2$ 的关系脱离。因此，CBF 与 $CMRO_2$ 之间的正常关系受到影响，例如 CBF 增加而 $CMRO_2$ 下降。

1. 低剂量异氟醚、七氟醚或地氟醚，与过度通气相结合，可使 CBF 和 ICP 轻度变化[48,49,64]。在神经外科麻醉中，异氟醚的应用通常作为维持方案的一部分。与其他挥发性麻醉药不同的是，它在 2 倍于最低肺泡有效浓度（MAC）时，可诱导与等电位脑电图（EEG）相关联的麻醉水平，并仍能维持血流动力学稳定。

a. 应当指出的是，在这一浓度的异氟醚会导致 CBF 升高，从而提高 ICP。

b. 当完成麻醉诱导并进行人工控制通气后，异氟醚最常用作麻醉维持是因为其价格相对低廉，特别是在低流量麻醉中使用。在手术关闭切口阶段可停止使用，有利于早期苏醒和神经学检查。

c. 所有卤化药都可引起剂量依赖性心肌抑制、某些程度的外周血管扩张和全身性低血压。这些影响使其在坐位手术患者的应用颇具挑战。

2. 在神经外科手术中常规使用氧化亚氮仍然存在争议。

a. 经历了神经外科手术的患者术后恶心呕吐（PONV）的风险已经相对较高，最好不要在麻醉计划中加入可增加 PONV 发生率的药物。氧化亚氮可能增加 PONV 的发生率[65]，但也可能不会[66]。

b. 氧化亚氮的另一个潜在问题是它可使脑血管扩张并剂量依赖性地增加 CBF[67,68]，从而导致 ICP 升高[69]。控制通气也许可以减弱这种影响。

c. 氧化亚氮，特别是在高浓度时，可以影响体感诱发电位，从而影响手术中的监测和根据这种监测所做的决策（如脊柱外科）[70-72]。

d. 部分动物实验数据显示，在脑缺氧模型中，氧化亚氮可以干扰硫喷妥钠的脑保护作用[73]。

e. 颅内手术使用氧化亚氮的支持者可列举出其悠久的安全历史。

f. 如果患者最近已进行过开颅手术，则禁忌使用氧化亚氮，因为手术后空气可在颅内停留 3～4 周[74]。在这种情况下，先复合使用高剂量的阿片类药物与抗焦虑药物（苯二氮䓬类）或混合氧气的高剂量吸入性麻醉药，以避免张力性颅内积气的风险，一旦硬脑膜开放，则可使用氧化亚氮。

g. 尽管对它的使用有各种担忧，但没有研究结果显示在人体使用与否的差别。

3. 许多麻醉医师在神经外科手术中使用镇痛性麻醉药。这样可以减小麻醉对脑血流动力学和全身血流动力学的影响。

a. 麻醉药品的选择取决于麻醉医师对药物的药动学和药效学的理解。

b. 经常选用芬太尼是因为它可滴定，因而可使不良反应降到最低限度。

c. 尽管常用的负荷剂量为 10 μg/kg，但由于神经外科手术准备时间较长，最好是分次给药（一部分在诱导时给予，另一部分在头部固定或切开时给予）。

d. 2～3 μg/（kg·h）的剂量已足够维持麻醉，但如果是儿童，特别是正在接受长期抗惊厥治疗的患者，应加大用量［>3 μg/（kg·h）］。

e. 超短效镇痛药，例如瑞芬太尼，也可使用。

f. 短效镇痛药，例如瑞芬太尼，不能提供长时间术后镇痛。

g. 因此，一旦停止用药，患者将开始疼痛并迅速引起血压升高。提前使用长效镇痛药可避免这种情况[75]。

一些研究人员已经证明，常用的麻醉药物在各种啮齿动物和恒河猴中使用会导致未成熟的中枢神经系统神经退行性病变加快[76-78]。在动物模型中产生的实验数据已经引起了关于其在小儿麻醉实践中的激烈辩论[79-81]，甚至已延伸到大众媒体[82]。毫无疑问，这一现象的报道在实验室模型中确实存在。然而，有太多的因素可以质疑是否能够将这些研究成果适用于人类的小儿临床麻醉实践工作。

1. 几乎在这个问题上的所有动物和体外研究都有明显的局限性，包括实验模型、药物剂量和浓度、暴露时间（独立的或与人比较的）、物种和发育年龄及阶段。

2. 暴露于全身麻醉的新生儿并不产生确切的临床指标和症状。与全身麻醉药物相比，在妊娠期间暴露于乙醇或抗癫痫药物的小儿则有明显的特征症状。

3. 此外，虽然几个研究团体都已证实药物可加速神经退行性病变，但是在认知功能方面的研究结果尚存在差异[77,83]。

4. 最后，大多数新生儿和婴儿手术都较紧急，而麻醉的关键在于保证安全。

5. 已有资料明显表明，麻醉处理不当可导致婴儿术后不良结局[84]。减轻手术刺激引起的应激反应十分关键。

6. 因此，临床医师应该关注麻醉诱导的神经退行性病变的迅速发展，但是也要知道麻醉在手术中的"需要"，包括所有与婴儿相关的手术过程、缺氧及心血管机制对脑损伤和死亡的重要影响，以及麻醉在手术过程的重要作用。

血液和液体管理

临床小贴士　生理盐水渗透压是 308 mmol/L，是神经外科手术常用溶液，但大量输注生理盐水可致高氯性酸中毒。

对液体和血制品的精确管理，尽量减轻脑水肿的发生是小儿神经外科麻醉的根本。任何小儿外科患者，都可能发生静脉输液过量。对于小儿神经外科患者，这种错误的不利影响将很严重。除了过度输液引起的其他系统性并发症外，脑水肿的恶化可能是灾难性的后果。在神经外科手术，失血量的评估可能会十分困难。

1. 麻醉医师很难看见全部手术野。

2. 另外，在颅内手术过程中，大量的血液可能"隐藏"在手术敷料或血液收集系统内。在这种情况下，悬空摄像头提供的手术视野将非常有用。

3. 由于头皮和颅骨血供十分丰富，大部分手术出血都是在切开和暴露过程中发生的。虽然颅骨出血难以控制，但切开前使用稀释的局部麻醉药和肾上腺素浸润皮下可减少头皮出血。抗纤溶药氨甲环酸因其抗纤溶减少出血，在患者整形外科和颅面部手术中使用该药有比较积极的报道[85, 86]。尽管这类药物目前没有相关的临床文献报道，但这类药物仍被用于神经外科出血较多的手术，例如大脑半球切除术。

4. 麻醉技术是创造手术最佳术野的一个组成部分。对于由潜在病变、外伤或手术因素导致血−脑屏障损伤的神经外科患者，过多的液体输入会使其脑水肿恶化。静脉输液的选择和管理可能会影响：① 脑血流灌注；② 脑水肿；③ 水和钠的动态平衡；④ 血糖浓度。

5. 究竟晶体液还是胶体液作为神经外科患者的最佳输液选择仍存在争议。

a. 多数研究者相信，在试图避免脑水肿时，晶体渗透压梯度比胶体渗透压梯度更为重要。因此，除非在特殊情况下，晶体液应作为主要的输入液体。

b. 遵循水向高渗透压部分流动的原理，等渗液或高渗液不会引起脑水肿。然而有些液体，如乳酸林格液，渗透压为273 mmol/L（正常血清渗透压是285～290 mmol/L），则可能促成脑水肿发生。

c. 相比之下，生理盐水的渗透压稍高（308 mmol/L），所以通常作为神经外科手术的首选液体。然而，快速大量地输入生理盐水可导致高氯血症酸中毒[87]。

6. 当脑水肿影响手术视野或引起危险的高 ICP 时，利用渗透性利尿药或袢利尿药脱水是较好的方法。然而，用药后可能会发生低血压和反弹效应。高渗溶液的快速给予可引起由于周围血管舒张产生的严重但短暂的低血压[88]。

7. 葡萄糖溶液一般不用于（甚至避免用于）神经外科手术，但当患者有可能发生低血糖的情况下，例如糖尿病患者、接受高营养支持的患者、早产儿和新生儿、营养不良或极度虚弱的儿童等可以使用。在这种情况下，含糖溶液的输入速率应保持或略低于正常维持量（持续泵注），并且应全程监测血糖以防止剧烈的血糖波动。在典型的（均衡的）神经外科麻醉期间，在没有静脉注射葡萄糖给药的情况下，血糖水平通常保持良好。

8. 缺血性脑梗死时，脑梗死面积与高血糖（血糖超过 14 mmol/L）之间的关系应受到格外重视[89]。

体温控制

新生儿和较小的儿童在全身麻醉过程中更容易发生低体温。因为婴儿头部占体表面积的很大一部分，这种现象在神经外科手术麻醉中更为突出。因此，患者一进手术室，就要格外注意维持其正常的体温。在摆体位、术前准备和铺单过程中，室内环境温度应保持相对较高以减少这期间体温的丢失。

1. 辐射加温灯和电热毯对于婴儿和较小的儿童尤其有用。

2. 可在气道循环系统中使用加热器或被动湿化器,这也将有利于维持体温。

3. 使用压力热气垫是最有效的保温方法[90]。

静脉空气栓塞

临床小贴士　神经外科手术中静脉空气栓塞(VAE)有很高的发生概率。VAE的发生风险与手术部位和心脏之间的压力梯度相关。如果儿童心脏左右相通时,其VAE发生的相关风险更高。

手术过程中,周围空气通过术野中开放的静脉窦进入静脉系统而导致静脉空气栓塞。儿童坐位行枕下颅骨切开术时VAE的发生率与成人没有显著的差别。然而,儿童低血压的发生率更高而且更难排除血管内的空气[91]。

1. 由于颅内静脉窦有硬脑膜附着以防止其塌陷,所以手术中发生VAE十分危险。

2. 此外,颅骨骨基质可防止颅骨静脉窦塌陷。临床上,开放静脉窦进入空气的风险与手术部位和心脏之间的压力梯度有关[92]。因此,手术部位远离心脏(如坐位行颅骨切开术)或CVP低(如大脑半球切除术中的急性失血)的情况下发生概率会更高。

3. 尽管坐位状态下VEA的发生率最高,但特别是对于儿童,侧卧位、仰卧位和俯卧位并不是没有发生风险的可能。

4. 当空气进入中央循环,右心室的排出量是否减少取决于空气泡的大小和位置。如果有足够的空气进入肺循环,急剧上升的右心后负荷可导致急性右心衰竭、左心前负荷下降,并最终导致心血管系统崩溃。

5. 此外,心内分流,如卵圆孔未闭、心房或室间隔缺损或其他先天性心脏缺陷可能使气泡进入体循环,尤其是在右侧压力急剧升高时。

6. 反常空气栓塞可能会引起大脑或冠状动脉阻塞并导致脑或心肌缺血。

7. 对于患有各种先天性心脏病的婴儿或儿童,应更加注意VAE的发生。有作者建议应对所有的拟行坐位颅骨切开术的患者在术前进行超声心动图筛查,卵圆孔未闭患者应考虑是否采取坐位手术;有些人则认为卵圆孔未闭是坐位手术的绝对禁忌证[93,94]。

有几种方法可以检测AVE,并各具不同的灵敏度。没有一种方法是完美的,每种方法都依赖于麻醉医师的积极探索。许多医师选择同时使用几种方法。

1. 心前区多普勒超声检查已被证实为检测血管内空气最早、最敏感的指标[95]。心前区多普勒尤为重要,其价值在于价格低廉、容易操作且为无创性。

a. 多普勒探头通常放置在胸骨右缘第4~5肋间隙,也就是最好的右心音听诊位置。

b. 从中心静脉或外周大静脉内快速注入几毫升生理盐水后,如果可以听到特征性的声音变化(所谓水车杂音),则可确定多普勒定位合适。

2. 超声心动图(经胸或食管)是检测小型空气栓塞最有效的方法,但在术中不易使用,特别是对于婴儿和儿童[93,96,97]。这种方式往往需要能熟练掌握超声心动图的医师参与。

3. 在神经外科手术中监测呼气末气体张力十分重要,并能为 VAE 提供证据。

a. 无效腔通气量的增加可影响肺循环灌注而引起反射性肺血管收缩和通气/血流比例失衡,最终导致呼气末二氧化碳浓度下降。

b. 这种突然下降不仅有利于检测 VAE,而且还可以监测 VAE 的严重程度、持续时间和溶解程度。

c. 在持续监测中,呼气末氮气浓度增加是 VAE 的一个特殊信号。虽然比呼气末二氧化碳浓度略为灵敏,但呼气末氮气浓度增加的幅度太小,很难被目前常用的气体分析仪监测到。

d. 此外,目前采用的气体分析仪还不能够检测到呼气末氮气张力。

在已诊断或者高度怀疑 VAE 发生时,外科医师和麻醉医师必须立即采取措施阻止空气的继续进入和血流动力学的恶化。

1. 麻醉医师应立即通知外科医师已发生 VAE。

2. 外科医师应立即应用大量生理盐水冲洗手术区域并在暴露的颅骨边缘敷上骨蜡。

3. 麻醉医师应立即停止使用氧化亚氮并将患者置于 Trendelenburg 位(垂头仰卧15°)/左侧卧位。

这些措施可以增加脑静脉压力,阻止空气进入以及增加患者的周围静脉回流,提高全身血压。

1. 尽管有些临床医师主张阻塞颈内静脉来增加脑静脉压并创造一个不利于空气进入的气压梯度,但应谨慎使用这种方法。颈动脉闭塞可使 CBF 减少但可导致脑缺血。如果放置了中心静脉导管,可以尝试通过导管吸出气体。

a. 除非有大量气体进入,否则通过中心静脉吸出气体很难成功。如果其他装置及早检测出的只是轻微的 VAE,通过中心静脉导管吸出的存在局限性。

b. 拟施坐位手术或预计有大出血的患者使用中心静脉导管时,应尝试将导管顶端放置在上腔静脉和右心房的连接处,这里是吸出空气的最佳位置。可通过 X 线,CVP 传感器测量系统或心电图监测(导管顶端会导致出现双向 P 波)以确定中心静脉导管的位置。

c. 更重要的是,中心静脉导管可以用来评估血容量、快速输入液体及在必要的时候输入复苏药物。

2. 应用呼气末正压通气可使 CVP 增高,但这会降低心灌注压、心输出量和血压,必须准备血管加压药和液体复苏。

一旦患者情况稳定,手术可以重新开始。成功处理 VAE 后,是否能继续使用氧化亚氮仍然存在争议。

1. 仍然存在肺循环的少量空气可能由于氧化亚氮的使用而增加。

2. 如果重新使用氧化亚氮,将再次导致呼气末二氧化碳浓度降低或临床体征恶化,如可能有剩余气泡存在时必须停止使用氧化亚氮。

3. 如果没有变化,除非反复发生 VAE,许多临床医师可能仍会重新使用氧化亚氮。

苏醒期

1. 维持 CBF 及 CPP 稳定是神经外科麻醉术中管理的主要目标。因此,可控及顺利的苏醒和拔管可避免ICP与动静脉压力的剧烈波动[98]。

2. 由于神经外科手术后患者常发生呕吐，常会使用各种镇吐药来避免患者经历这一不适和痛苦的过程。脑脊液中的血液具有强烈催吐作用，术中及术后使用的麻醉镇痛药物都可能使神经外科术后患者发生PONV的风险更高。

a. 虽然没有证据表明昂丹司琼对开颅术后的儿童有预防呕吐的作用[99]，但当其他镇吐药，例如地塞米松和甲氧氯普胺失效时，它仍作为补救药物使用。

b. 复合使用镇吐药物比单独使用更有效。

3. 应该使用神经肌肉阻滞拮抗药。尤其是对于较小的儿童，其呼吸机制不能耐受残留药物引起的肌无力，且肌无力可影响神经系统的检查结果。

a. 拔管前应该确认患者有足够的自主通气量、氧合能力以及合适的精神状态。

b. 如果患者不符合拔管的呼吸或神经病学指标，应在转入重症监护室（ICU）之前保留气管插管并维持患者处于镇静状态。

c. 有时可能需要在为耐受气管导管而使用镇静药之前，将患者唤醒以便进行简要的神经评估。

4. 经历颅内手术的儿童通常要在术后接受频繁的神经学检查。神经功能的变化可能是术后并发症的早期症状，例如出血。

a. 因此，最好使用能让患者完全配合术后常规神经学检查的麻醉药物。

b. 如果患者需要术后镇静和保留气管插管，可以使用ICP有创监测。

c. 颅内手术后，CT扫描非常有助于评估ICP上升和神经检查异常的原因。

5. 开颅术后疼痛通常并不严重。

a. 一般情况下，增加静脉阿片类药物的用量足以缓解术后第一天的疼痛。随后，根据需要可以给予适量的口服阿片类药物，例如可待因。

b. 术后初期应避免使用非甾体抗炎镇痛药，因为这类药物会改变血小板功能。

c. 一旦患者可以口服药物，则可以给予对乙酰氨基酚，也可以直肠给药[100]。最近，可静注的对乙酰氨基酚已在美国上市。

尿崩症或抗利尿激素分泌异常（SIADH）可能会使术后体液和电解质管理更复杂，尤其是对于下丘脑和垂体区域的手术。

1. 在这些情况下，仔细观察液体状态，重复进行血和尿渗透压及钠值的实验室检查都十分重要。

2. 当尿崩症患者尿量增加时，可以持续输注稀释的加压素每小时 $1 \sim 10$ mU/kg[101]，加压素应滴定予以控制尿量。一旦患者术后可以口服溶液了，可停止使用加压素或开始鼻内滴入去氨加压素（DDAVP）。

3. 在脑垂体手术（如颅咽管瘤）后出现的尿崩症可能只是暂时的，关键是要不断评估患者对加压素的持续需求。

小儿神经外科相关疾病与处理

障碍： **血管性疾病：血管异常（颅内出血；动脉瘤包括Galen静脉瘤；血管畸形包括烟**

雾病）

　　1. 动静脉畸形（arteriovenous malformations, AVMs）

　　a. AVMs是由于连接脑内动静脉的微动脉-毛细血管网结构异常所造成的。这种畸形的原因尚不清楚。

　　b. 在解剖学上，这些畸形血管包括大动脉供血、扩张血管的交通和运送动脉血的大引流静脉。婴幼儿期的脑积水患者，囊状的脑静脉膨出可能是继发于中脑导水管的阻塞。

　　c. 除癫痫、脑卒中发作或急性交通支破裂引起蛛网膜下腔或颅内出血外，畸形的存在，不足以引发充血性心力衰竭（CHF），通常患者处于临床静息状态[102]。

　　d. 最早出现的症状是大出血（80%）[103]，90%的动静脉畸形发生在幕上，最常见于大脑中动脉分支[104]。患者初期颅内出血与较小的动静脉畸形和大脑幕下畸形等确定因素相关[105]。婴幼儿死亡率高于成人[106]。

　　2. 动脉瘤

　　a. 儿童颅内动脉瘤是非常罕见的，但潜在的破坏性很大，在1939—2011年只有约1 200例的文献报道[107]。形成颅内动脉瘤最常见的原因是动脉壁的先天性畸形。主动脉狭窄和多囊性肾病患者患动脉瘤的概率更高，并且这些患者通常在童年期无症状。然而在儿童期发生动脉瘤破裂者多数是致命的。蛛网膜下腔或颅内出血可突然见于以往身体健康的青壮年。如技术允许可选择实行动脉瘤夹闭术[108]。

　　b. 手术开始前应在手术室内预先准备血制品并核对准确。

　　c. 在有创操作前，例如气管插管和使用头部固定针时，应保证足够的麻醉深度以防止血压剧烈升高。

　　d. 诱导后需建立大内径的外周静脉通道，对于急性或大量出血的处理至关重要。

　　e. 某些情况下，短时间的控制性降压可减少异常的血管壁切力并提高手术操作的安全性。

　　f. 颅内高压患者不能使用控制性降压，因为CPP的下降可导致脑缺血和ICP的进一步升高。

　　g. 如果需要，可以使用吸入麻醉药结合血管扩张药（硝普钠或硝酸甘油）来实现控制性降压。

　　h. 中长效肾上腺素受体拮抗药（拉贝洛尔、艾司洛尔）也是有效的。

　　i. 虽然可接受的血压绝对值下限尚不明确，但平均血压>40 mmHg（婴儿）或>50 mmHg（年长儿）通常是安全的。

　　j. 当手术快结束而硬脑膜尚未关闭时，应在血压恢复正常后仔细检查手术区域以确保已经充分止血。

　　k. 应避免苏醒期血压过高而引起术后出血。然而对于施行动脉瘤夹闭术的患者轻微的血压升高可以预防术后血管痉挛的发生。

　　l. 动脉瘤夹闭术后的快速苏醒对神经系统状态的评估十分重要，患者必须能够配合接受神经学检查。

　　3. Galen静脉瘤

　　a. Galen静脉瘤的形成是由于大脑后循环动脉与扩大的脑深部循环静脉之间存在异

常连接。脑积水、颅内出血、高输出的充血性心力衰竭可能是存在此畸形的征兆：由于静脉回流受阻，脑积水是婴儿患此类疾病的典型体征。

b. 合并CHF的死亡率是40%；合并CHF的手术死亡率接近100%；如果未及时处理，死亡率也很高[109]。

c. 治疗方法包括阻塞动脉血流，其次是栓塞静脉畸形一侧；可以分阶段治疗，分别或同时通过介入治疗或血管显微外科操作实施。

d. 开放式手术方法通常需要通过颞下、中线或侧枕开颅。在静脉窦汇合处钻孔，以逆行的方式接近静脉畸形的一侧。

e. 目前，多学科合作是以影像学介入为初始干预，控制高输出CHF，并在需要的情况下行开颅手术。

f. 手术中需要关注的是气道管理、俯卧位、预防大量出血以及重点关注新生儿手术。

4. 烟雾病

> **临床小贴士** 对于烟雾病，维持正常二氧化碳分压和充分的补液是有意义的，无论是术中还是术后，术后一定要避免哭闹和过度通气。

a. 烟雾病是一种进行性、危及生命的颅内血管阻塞性疾病，主要发生在颅底大脑动脉环（Willis环）附近的颈总动脉分支[110]。

b. 脑血管造影时可在大脑皮质发现一个异常的血管网，类似"烟雾"。

i. 对于先天性患者，发育不良也可累及其他系统的动脉，特别是肾动脉。

ii. 后天获得性患者可合并许多其他疾病，包括脑膜炎、神经纤维瘤、慢性炎症、结缔组织病、某些血液疾病（如镰状细胞病）、唐氏综合征或前颅内辐射[111,112]。此类疾病病因不明，但似乎在日本血统的儿童中更为普遍。烟雾病发病年龄分布呈双峰状，第1个高峰在出生后第1个10年，第2个高峰在出生后第4个10年[113]。

c. 烟雾病通常表现为短暂性脑缺血（TIAs），继而引起脑血管意外和不可恢复的神经系统缺陷。过度通气可诱发疾病发作[114]。如不及时治疗，发病率和死亡率均很高。

d. 医疗措施包括抗血小板治疗，如使用阿司匹林。钙通道阻滞药也被用来作为预防药。

e. 对于重复发作或进行性发作的儿童也建议行外科手术治疗。

f. 可选择符合条件的患者施行手术以绕开狭窄的颈内动脉（ICA）和冠状动脉（MCA）[115]。

g. 其他技术，如可以利用脑局部缺血倾向促进血管丛生长来增加血流量。长期慢性缺血的脑皮质可促进这样的血管丛血流形成。此类吻合术，可能涉及将颞肌或颞浅动脉直接移植到皮质表面。

h. 小儿常见手术方式是软脑膜吻合术，即将头皮动脉（通常是颞浅动脉）与软脑膜缝合以增强血运重建[116]。

i. 麻醉时避免血流动力学和呼吸的波动，这对于保证CBF至关重要。

j. 术中应持续监测呼吸末二氧化碳张力，且必不可少[117]。EEG监测常被用来替代监测颅内灌注[118]。

第三部分

k. 烟雾病患者患侧大脑半球脑血流量会减少。过度通气也会使局部血流量下降并且脑血管收缩可引起明显的 EEG 和神经系统改变[119]。因此，术中维持正常血液二氧化碳含量十分重要，事实上，这种情况下的患者不适合过度通气[120]。

l. 充分补液和维持基础血压的稳定对维持 CBF 和 CPP 都极为重要。术中 EEG 监测可帮助检测并处理潜在的脑血管收缩引起的局部缺血（局灶性或全脑血流缓慢）。

m. 维持正常体温，特别是在手术结束时，以避免术后寒战和应激反应。

n. 最好能够顺利拔管而无血压波动和哭闹。大多数术后并发症（脑血管意外）的发生都与脱水和哭闹（过度换气）有关[121]。

o. 术后疼痛控制十分关键，有报道，术后死亡原因之一与术后镇痛不足导致的哭泣、过度通气以及最终导致脑缺血和死亡有关[122]。

5. 硬膜外血肿

a. 硬膜外血肿最常见于颞顶区，这是由于脑膜中动脉损伤流血所致。也可由于静脉窦损伤出血，多发生在颅后窝。

b. 硬膜外血肿并不一定合并上颅骨骨折。成人的典型表现是在首次失去意识和后期的神经功能恶化之间有一个间隔"清醒期"，但婴儿和儿童可能在受伤后的早期阶段没有任何意识状态的变化。随着血肿扩大，会导致神经功能状态的变化，包括昏迷偏瘫及瞳孔扩大。一旦血肿较大可以迅速发生神经症状。

c. 手术清除血肿需迅速进行，拖延会导致发病率的增加。

d. 一旦有可疑诊断，针对降低 ICP 的治疗计划应立即制订。虽然发病率反映了潜在脑损伤，但是儿童通常恢复良好。

6. 硬膜下血肿

a. 相对于硬膜外血肿，硬膜下血肿通常合并皮质损伤，而皮质损伤是由直接实质挫伤或血管破裂造成的。急性硬膜下血肿几乎都是由创伤造成。

b. 儿童的硬膜下血肿大多由虐待（晃动儿童，特别是不足 1 岁的孩子）引起。当婴儿被剧烈晃动导致明显的神经破坏或皮质桥静脉撕裂造成硬膜下血肿时，都可以发生婴儿摇晃综合征[123-125]。额外伤害也可能包括视网膜出血。这些婴儿可能会有明显的脑损伤且合并呼吸暂停，进一步导致缺氧性损伤。

c. 由于产伤，婴儿在出生后的最初几个小时内可出现硬膜下血肿。

d. 这种损伤包括许多因素，例如维生素 K 缺乏病、先天性凝血疾病和弥散性血管内凝血。

e. 巨大的力量都是形成硬膜下血肿的必要因素，无论是直接撞击、血管撕裂或脑与硬脑膜分离。

f. 积极复苏并同时采取措施为手术治疗做准备。

g. 术后可能出现各种神经病变问题，例如脑水肿、难以控制的颅内高压和永久的神经病变。慢性硬膜下血肿或积液还可以发生在婴儿期，虽然这些儿童通常不会显现急性症状。在易怒、呕吐或头围增大的儿童常可诊断出该病。

h. 慢性硬膜下血肿可变大，导致缓慢而明显的 ICP 增加。虽然有时进行开颅手术，但大多数患者接受引流或分流手术作为最终治疗。

手术治疗

治疗方式有许多种，但都涉及手术操作方法。常用的技术包括栓塞、深部畸形放射治疗、手术切除（通常是比较浅的）或这些方式的组合。确定性的治疗方法包括完整切除术，大脑重要功能区（运动皮质、脑干、基底核区）的所有区域都可成功实施切除术。

麻醉相关问题

1. 择期栓塞手术的麻醉通常涉及标准的全身麻醉、神经肌肉阻滞和通畅的静脉通路。"收缩"大脑技术，例如适当的过度通气或渗透性利尿，可以为手术提供最佳术野。

2. 由于癫痫是一种主要的常见症状，患者经常接受抗癫痫治疗。因此，麻醉医师需要考虑前面所讨论过的药物因素。

3. 如果使用影像学介入栓塞术，麻醉医师需要了解所使用栓塞剂的类型和潜在并发症。

a. 心衰的新生儿可能会接受正性肌力药物治疗。可以通过喂养史的细节（如频率、每次进食的持续时间、摄入量、进食时呼吸抑制的次数等）了解心脏功能。

b. 应特别关注出血，尤其是股动脉穿刺部位（不能常被看到）。特别是在患者全身肝素化时放置导管和鞘的情况下更易发生出血。

c. 大量造影剂的使用可造成液体过量，特别是对于合并高输出量心力衰竭年龄较小的婴儿。

d. 为血管破裂和紧急开颅手术做好充分的准备。

4. 组合治疗或者分期治疗（staged procedures），例如手术室切除术后再进行栓塞术越来越普遍。麻醉医师应对这些状况有所准备，包括在有可能在不熟悉的环境关怀患者或全院转运麻醉状态下患者。

障碍：癫痫发作；癫痫手术

背景

癫痫是儿童最常见的神经系统疾病之一。尽管新的药物和疗法不断发展，但药物难治性癫痫仍非常普遍并可导致复杂的发育迟缓。神经影像学技术和脑电图（EEG）的发展为癫痫学家提供了手术可切除的解剖部位，缓解了一些顽固的癫痫发作[126]。

胚胎学 / 解剖学

小儿癫痫与成人癫痫的几个不同点。
1. 发育中的大脑有一个较低的发作阈值，可导致幼儿灾难性发作的频率更高。
2. 病灶性癫痫在儿童中常见。

第三部分

3. 颞叶癫痫是成人中最常见的形式,而在儿童是相对少见的病因。

4. 癫痫发作的前兆和局部表现在小儿人群中相对较少见[127]。

癫痫外科手术治疗往往对涉及病变部位或已证明与癫痫的发作传播相关的病灶皮质部位进行切除。

1. 最常见的病灶位置是颞叶。

2. 颞叶涉及复杂部分性发作(癫痫病例每年新增50%),而复杂部分性发作通常与颞叶内侧硬化或颞叶结构性病变有关[128]。

3. 大约1/3的复杂性部分发作患者单独用药是不能充分控制的[129]。

4. 虽然许多病灶位于颞叶区域,但也可能位于大脑皮质的任何部位。

5. 这种病灶导致癫痫发生的机制包括血管改建、改变区域CBF以及通过挤压或质量效应刺激相邻皮质。

6. 在一些大的治疗中心,运用微创技术的同时在MRI指导下激光烧灼术被用于大脑深部病变的治疗。麻醉需要考虑熟悉MR安全问题及麻醉患者需要在院内转运多个位置的安全问题。带MRI的手术间可以让这些手术在同一个地方完成。这种技术逐渐成为一种趋势,麻醉医师应该熟悉这些问题[130,131]。

病理生理特点

1. 药物不可控制的癫痫反复发作。

2. 严重的药物不良反应。

3. 可能存在中枢神经功能障碍以及气道保护性反射受损。

4. 并发症,例如退行性病变、脑瘫(CP)、脊柱侧弯、先天性呼吸系统代谢障碍、心肌疾病、高血糖或低血糖。

手术治疗

癫痫病灶切除的关注重点在于保护控制重要功能的脑组织,例如运动、感觉、语言及记忆功能,特别是病灶邻近此类功能皮质区时要更加关注。如果在清醒开颅术中可持续评估患者此类功能,那么合作的择期手术患者有助于判断皮质切除的安全界限,即通过各种技术对患者的评估和反馈来判断皮质切除是否存在风险[132]。目前尚没有随机对照实验来比较这些技术的安全性和有效性。

清醒开颅术

1. 画线标记,局部浸润麻醉,开放颅骨和硬脑膜,在患者完全清醒或轻度镇静的情况下完成切除术。

2. 对患者的主动性和合作程度要求极高。

3. 对这种技术的改进是运用短效镇静或镇痛药,例如丙泊酚或芬太尼滴注并观察使患者达到无意识状态但保留自主呼吸,然后进行局部麻醉,置入监测插管,固定头部以及开颅[133]。

4. 在确认功能皮质过程中需保持患者清醒。

5. 在手术结束时可使用镇静药和镇痛性麻醉药。

睡眠-清醒-睡眠技术

这种技术允许许多疼痛性操作，例如术前在头颅表面画线和固定针固定头部时，可在全身麻醉下进行，患者不用在整个清醒开颅手术过程中忍受不舒服或导致幽闭恐怖的体位。

1. 全身麻醉诱导并用声门上通气装置控制气道，例如喉罩（laryngeal mask airway，LMA）。

2. 在画线、头部固定针固定，以及开放颅骨和硬脑膜的过程中维持全身麻醉。

3. 然后唤醒患者，移去声门上通气装置，进行癫痫病灶切除。

4. 在切除术即将结束时，重新诱导并置入声门上通气装置使患者在麻醉状态下经历关闭硬脑膜、颅骨和皮肤的过程。

5. 皮肤缝合后，使患者重新苏醒。

睡眠-清醒-睡眠技术的缺点包括以下几点。

1. 在术中唤醒或重新诱导时，由于头部被固定针固定，患者咳嗽或突然活动会导致颈椎损伤或头皮裂伤。

2. 由于吸入麻醉药或氧化亚氮的脑血管扩张效应，自主呼吸时可能会加重脑水肿。

无论选择何种方法，关键在于麻醉医师要与患者就术中要求和期望进行坦诚的沟通。在术前阶段要判断决策患者是否适合进行"清醒"开颅术。另外，麻醉医师要与神经外科医师和癫痫学家共同参与计划的制订。这些沟通和决定应在术前几天进行，而不是手术当天早晨。

一般而言，10岁以下的儿童或任何年龄的不合作患者都不能耐受清醒外科手术并全程需要全身麻醉。在这种情况下，各种术中监测技术，例如躯体感觉诱发电位、脑电图（EEG）、脑皮质电图（ECOG）和运动神经刺激有助于定位及判断计划切除部位的功能。如果实施EEG监测，氧化亚氮/大剂量镇静麻醉技术可避免在监测时使用抑制脑电活动的挥发性麻醉药。如果计划直接刺激皮质运动神经，则必须要求肌肉松弛药完全代谢，有时在术中很难确定癫痫发作点，在这种情况下，过度换气或小剂量美索比妥（0.25～0.5 mg/kg）可能有助于降低癫痫发作域并诱发EEG发作电活动[43,134]。

某些患者的癫痫发作无明显特点以至于很难探测到原发部位。在这种情况下，（围术期）颅内EEG（"网络和线条"）监测的评价可通过直接ECOG评分来完成。

1. 在全身麻醉下的开颅手术中，导联放置在大脑皮质的表面。

2. 最初在术中安置EEG监测只是为了确保所有导联都是有功能的，以便在未来数天进行癫痫监测和病灶定位。

3. 颅内电极的放置部位可能会发生感染。

4. 开颅手术后3周内可能观察到颅内积气[74]，因此这些患者在接下来的病灶切除手术或移走ECOG导联时，在硬脑膜开放之前不能使用氧化亚氮，以防止张力性颅内积气的

第　三　部　分

进一步发展。

5. 手术开始阶段经外周静脉放置中心导管（PICC）是有益的，因为由于电极安置需要1周的静脉抗生素治疗；这样可避免外周静脉多次重复置管。

当病灶不可能被切除时，可以尝试更激进的方法，例如脑叶和胼胝体切除。

1. 接受这种手术的患者术后往往要经历几天的嗜睡期，特别是胼胝体"完整"切除者。

2. 现在较为常见的是外科医师先切除部分胼胝体，如需要再做完整切除。

有时，年龄较小的儿童会接受大脑半球切除术，因为导致癫痫发作的大脑半球已严重功能失调，例如已存在偏瘫。

1. 解剖学大脑半球切除术是指整个大脑半球全部切除。

2. 功能性大脑半球切除术包括部分颞叶切除和分离大脑半球神经网络。功能性大脑半球切除术出血较少。

3. 此类手术通常在患者年龄很小时进行，以使非手术侧半球可"接替"两侧大脑的功能。

4. 由于手术出血量很大，患者可能会丢失估计血容量的一半或几倍的血液，这些病例需要开放足够的静脉通路，因此对麻醉医师是具有挑战性的[135]。

5. 在股静脉置入大孔径导管有利于快速输血、输入晶体溶液及药物。

迷走神经刺激器的应用是癫痫外科手术治疗中的又一进步。尽管它的作用机制尚不清楚，但可以在脑干和皮质水平抑制癫痫活动[136,137]。在严重难治性癫痫患者中的应用可取得良好的效果并能最大限度减少不良反应。目前，尚没有关于迷走神经刺激器运用于小儿的研究报道，但据估计在接受迷走神经刺激器治疗的小儿中有60%～70%的癫痫发作得到了改善，尤其在有跌倒发作的患者中效果最佳[138,139]。

1. 迷走神经刺激器是一个类似置于左前胸壁皮下心脏起搏器的程序控制装置。

2. 置入并环绕左迷走神经的双极铂金刺激电圈通过皮下导线连接发生器。

3. 安装过程中需要2 h，每5 min装置自动工作30 s。

4. 尽管以这种方式刺激迷走神经可能会影响声带功能，但发生突然心动过缓或其他不良反应的情况也很常见[140]。

5. 当带有迷走神经刺激的患者接受外科手术时，应适时关闭装置以便在全身麻醉状态下保护声带。发生器上放置一块磁铁即可关闭装置。

麻醉相关问题

> **临床小贴士** 对有病灶定位的癫痫手术患者，应避免使用提高癫痫发作阈值的长效药物。

术前准备

1. 对麻醉医师来说，大多数患者所需要的抗惊厥药物都可能会产生相关的不良反应。在这些药物中（特别是丙戊酸和卡马西平），在颅内手术时需要特别关注，可能造成血液系统功能异常。例如凝血功能异常、红细胞或白细胞生成减少或血小板数量减少等。

2. 可能会出现细胞色素P-450系统的增量调节所导致的肝功能变化。

3. 术前应测定抗惊厥药物的浓度以检测亚治疗浓度或中毒浓度。

4. 许多抗惊厥药物可增强非去极化肌肉松弛药和麻醉药的代谢，因此常常需要增加50%的药物剂量。

5. 术前评估也应该监测可能引起癫痫发作的潜在条件以及描述所导致的残疾情况。

麻醉目标

与其他相似的手术类似（例如开颅手术）。然而在癫痫手术纠治时，术中可能会用到各种不同的神经监测模式来帮助确定癫痫病灶，包括皮质脑电图、运动刺激和其他技术[141]。有时可能还需诱导癫痫发作（例如给予美索比妥）来帮助找出癫痫病灶。因此，与神经科医师及神经生理学家讨论术中定位及神经监测的需要情况，从而个体化制订适合的麻醉计划就显得非常重要，例如需要诱导癫痫发作，则提高癫痫发作阈值的长效药物就应相对禁忌使用。

全身麻醉

体位

1. 患者的体位很大程度上取决于癫痫病灶的位置。

2. 大多数情况，将要进行癫痫病灶切除的患者术前会接受广泛的癫痫诊断检查，包括大量的脑电图及影像学检查，例如正电子发射断层扫描（PET）或MRIs。

3. 最典型的癫痫病灶位于一侧颞叶或顶叶。因此，此类手术最常见的体位是仰卧位并将头转向一侧肩膀，可以放置一个肩垫有助于术中保持最佳位置。

4. 手术期间，患者的头通常被置于一个钢钉的固定系统内。应该确保气管导管在头部发生明显扭动后仍处于一个合适的位置。仰卧位也被用于许多其他类型的癫痫手术，例如放置迷走神经刺激器（VNS）、大脑半球切除术和胼胝体切开术。

手术时间

1. 术中的癫痫病灶定位和（或）术中的影像学检查可能会增加相当多的手术时间。

2. 迷走神经刺激器植入术大约需要 1.5～2.0 h。

3. 大脑半球切除术是一个费时的手术，甚至可能会持续一整天。

麻醉诱导和维持

1. 癫痫手术患者的全麻诱导与进行其他颅内手术的患者相似。应该注意不要增加颅内压。

2. 如果有进行术中癫痫病灶定位的计划，应避免使用提高癫痫发作阈值并降低产生合适的癫痫病灶定位机会的长效药物。

3. 术前应与外科医师讨论手术计划，从而制订出相应的麻醉预案，这一点非常重要。

4. 如果有术中癫痫定位的计划，术前不要用苯二氮䓬类药物，如咪达唑仑。

5. 术前可选择其他镇静药物，包括小剂量的硫喷妥钠（0.5～1 mg/kg）、丙泊酚

（0.5～1 mg/kg）或可乐定（静脉注射或口服）。如前所述，要考虑抗惊厥药物对其他药物代谢的影响，特别是肌肉松弛药和麻醉药，这是非常重要的。

监测

1. 患者的监测与进行其他颅内手术的患者相似。

2. 心前区的多普勒超声监测常常能有效监测静脉气泡栓塞。

3. 所有颅内手术均应采用有创血压监测，但无论是迷走神经刺激器的植入还是取出术，则没有必要进行有创血压监测。

4. 手术过程中常常采用不同的神经监测技术，包括诱发电位监测、脑电图、皮质脑电图及运动刺激[141]。

5. 如果施行清醒的颅骨切开术，则应对患者进行监测。

术后处理

1. 对于进行癫痫病灶切除术或颞叶切除术的患者来说，术后处理与其他进行开颅手术的患者是一样的。

a. 对癫痫发作的监测应该是持续性的，而且治疗计划应该保持一致。当患者颅内放置了电极（网格/条带），其目的是术后可监控患者癫痫发作的情况，以获得癫痫病灶的定位。然而，应该有一个计划来解决更长时间、无控制的癫痫发作活动，而这种活动不会自行停止。

b. 这些患者也许会表现出留置电极的数量依赖性嗜睡，患者放置的电极数目越多越易发生嗜睡。

2. 这些患者也许会表现出更明显的疼痛，因此对镇痛方案要做相应的调整。

3. 另外，这些患者在电极置入后（可持续2周）需要持续静脉给予抗生素。作者的经验是在麻醉下放置一根 PICC 导管以保证长期的静脉通路。在患者住院期间可以留置 PICC 导管，并且所有的药物都可通过该导管给药。当患者再次返回手术室进行最终的病灶切除术时，PICC 导管还可用于麻醉诱导。

4. 进行大脑半球切除或胼胝体切除手术的患者在手术后的最初几天可能会表现出非常嗜睡。因此，不要在手术结束时就拔除气管导管。相反，这些患者常带管进入 ICU，并通常在术后 1～2 d 内拔管。

障碍：大脑和脑脊膜的发育性缺陷（主要包括脑脊膜膨出、脊髓脊膜膨出、脑膨出和脑积水等）。

背景

在美国，神经管缺陷（NTDs）是仅次于心脏畸形的一种较常见的先天性畸形（图 14-7）。

脊髓脊膜膨出是由于神经管后部闭合失败而导致的脊柱、脊髓以及其他中枢神经系统结构异常的一种畸形。在其最严重的形式中（脊柱裂），神经板以一种未成熟的肉质斑块的形式穿过脊柱的缺陷部位（脊柱裂）和皮肤。一个含有脑脊膜、脑脊液、神经根及发育异常的脊髓囊状物通常通过脑脊膜或脊髓脊膜的缺陷部位突出来。大多数患有脊髓脊膜膨出的患者也会伴有脑积水和 Chiari Ⅱ 型畸形。

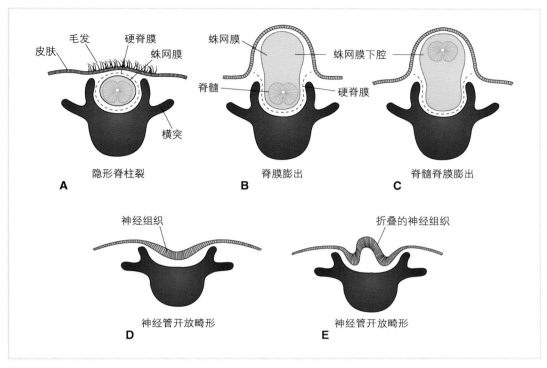

图14-7　神经管缺陷　A：隐形脊柱裂——仅骨缺损但有皮肤或带毛发的皮肤覆盖；B：脊膜膨出——仅有一个充满液体的囊突出（没有神经组织的存在）；C：脊髓脊膜膨出——充满液体的囊和神经组织的突出；D和E：脊柱裂——神经管开放畸形

　　目前，不断进步的物理、内科及外科治疗已经使脊髓脊膜膨出患者的死亡率降至10%。80%的患者认知功能发育是正常的。

胚胎学 / 解剖学

　　参见脊髓发育。

病理生理特点

　　1. 神经病学所见

a. 脑积水（反复的分流障碍可能会导致进行性的神经功能缺损）。

b. Chiari Ⅱ 型畸形。

c. 斜视。

　　2. 非神经病理性病变

a. 髋关节脱位。

b. 畸形足。

c. 脊柱侧后凸畸形。

第 三 部 分

d. 胸壁畸形。

e. 肾积水,输尿管积水。

f. 马蹄肾。

g. 隐睾。

h. 鞘膜积液。

i. 肠旋转不良。

j. 脐膨出。

k. 梅克尔憩室。

l. 腹股沟疝。

手术纠治

临床小贴士 当此情况时,脑脊膜膨出的新生儿有很大风险:体位损伤、低体温、低血糖。另外流血的部位很难评估。

1. 出生后立即将暴露的神经组织用无菌的生理盐水纱布覆盖。

2. 婴儿应保持俯卧位以减少暴露的神经组织的损伤。

3. 背部缺损应在出生后48 h内关闭以减小感染的风险。没必要出生后立即关闭,留有足够的时间去发现合并畸形。

a. 在俯卧位下切开缺损部位,并鉴别硬膜和神经组织。

b. 神经基板呈覆瓦状。

c. 把硬膜切开从周围的筋膜中游离出来并关闭。

d. 大多数的浅层结构也许很难鉴别出来,将皮下组织和皮肤覆盖在硬膜表面。

e. 转位皮瓣或者肌皮瓣对皮肤的关闭可能是必要的。

4. 不需要常规使用预防性抗生素。

5. 对于脊髓脊膜膨出的患者来说,分流障碍可能是以从ICP的升高(头疼和恶心)到行为、语调或者排便习惯的微小改变为信号的任何临床恶化的病因。因此,在进行针对临床恶化的其他治疗之前应该监测分流功能。

麻醉相关问题

1. 气管插管时体位摆放的潜在困难。

a. 可以用毛巾卷将仰卧位的患者抬高以小心地制造一个空隙,脊髓脊膜膨出的部位可以通过这个空隙突出来。

b. 侧卧位的患者应该被置于右侧卧位以允许在置入喉镜及插管过程中从右到左的一个弧形操作不受阻碍。

2. 失血量是很难估测的,而且失血量可能会很大。

3. 术中的热量损失很难控制。

4. 80%脊髓脊膜膨出或脑膜膨出的婴儿会发生脑积水；这些婴儿通常在出生几天之内将会回到手术室进行脑室腹腔分流术。

全身麻醉

体位：手术时俯卧位；术后护理俯卧位。

手术时间：1.5～2.5 h。

麻醉诱导：静脉诱导，当需要特殊体位或估计存在困难气道时行清醒插管。

监测：常规的无创性监测；如果外科医师需要在术中测试神经的完整性，则需进行神经肌肉阻滞监测或者避免使用神经肌肉阻滞药。

术后处理：在苏醒期及术后护理时采用俯卧位或侧卧位。

障碍：脑肿瘤（脑肿瘤的颅内生理学和注意事项可参见前面的讨论）。

儿童脑肿瘤的流行病学调查

见表14-1。

临床小贴士 大部分的儿科脑肿瘤位于颅后窝。

表14-1 儿童脑肿瘤流行病学调查

脑肿瘤的定位与分类		在所有脑肿瘤中所占比例（%）
幕 下	原发性神经外层瘤（髓母细胞瘤）	20～25
	低级星形细胞瘤，小脑	12～18
	室管膜瘤	4～8
	恶性胶质瘤，脑干	3～9
	低级星形细胞瘤，脑干	3～6
	其他	2～5
	总计	45～60
幕上半球	低级星形细胞瘤	8～20
	恶性胶质瘤	6～12
	室管膜瘤	2～5
	混合性神经胶质瘤	1～5
	神经节神经胶质瘤	1～5
	少突神经胶质瘤	1～2
	脉络丛肿瘤	1～2
	原发性神经外胚层瘤	1～2
	脑膜瘤	0.5～2
	其他	1～3
	总计	25～40

（续表）

脑肿瘤的定位与分类			在所有脑肿瘤中所占比例（%）
幕上中线	蝶鞍上区	颅咽管瘤	6～9
		低级神经胶质瘤,下丘脑视交叉	4～8
		生殖细胞肿瘤	1～2
		垂体腺瘤	0.5～2.5
	松果体区	低级神经胶质瘤	1～2
		生殖细胞肿瘤	0.5～2
		松果体实质瘤	0.5～2
		总计	15～20

《儿童脑肿瘤》,N Engl J Med, 1994, 331: 1500–1507.

治疗和操作的场所［手术室、放射治疗（XRT）或术中磁共振成像（iMRI）］；附属操作［参见中心静脉置管（CVL）等］

在很多场所都可以进行脑肿瘤的诊断性检查和介入治疗

1. 虽然最常见的场所是常规的手术室,但过去10年的技术进步已经改善了神经外科手术中的术中导航技术。iMRI引导技术的发展,不仅改善了为手术实施导航技术,也对麻醉医师在这样的环境中管理患者提出了新的挑战[142,143]。

a. 麻醉医师通常对进行MRIs诊断检查的患者施行全麻；然而,在MRI环境中开颅手术全麻管理的独特挑战包括患者监测（需要与MRI相配合的设备）、体温的维持以及建立患者的通道。

b. 这些操作可能会导致血流动力学的不稳定,并且磁共振成像（MR）手术室也许要设置在与其他手术室相隔一段距离的位置上。

2. 除了有创性的神经外科手术在手术室环境中进行,越来越多的神经病学操作在例如介入性放射科室这样的"外围"中进行[144]。

a. 在这样的环境中常见的操作包括脑血管造影、质子束治疗、伽马刀手术、立体定向活检规划和动脉畸形血管栓塞。

b. 在这样环境中需要注意的是应与手术室保持一定的距离,当遇到紧急情况时缺乏训练有素的人员,缺乏接近患者的通道。

3. 就像腹腔镜在普通外科手术中的运用,内镜在小儿神经外科用来定位病变更加广泛,包括脑水肿、脑肿瘤的定位和囊肿开窗。第三脑室内镜切开术治疗脑水肿变得越来越普遍。通过单独运用内镜或联合脉络丛烧灼术,内镜提供了治愈脑水肿的可能,并且不需要放置分流装置和长期脑室腹腔内分流。1930年沃尔特·丹迪（Walter Dandy）首创该装置,神经外科内镜运用很快盛行,麻醉医师必须快速意识到围绕这项技术的问题。米勒（Miller）等人总结了这些问题[145]。

4. 辅助操作也可在同样麻醉下进行。此类患者常需要进行腰穿、鞘内注射化疗药物、放置腰椎引流或中心静脉置管注射化疗药物等。

1. 中心静脉置管不是一个必要的日常操作。操作的程序及置管位置等注意事项应该与外科团队进行讨论。

2. 在某些情况下，开颅手术后可以谨慎地进行中心静脉置管。

3. 如果俯卧位下进行开颅手术，并且先放置了中心静脉导管，可能因隐匿性气胸在开颅手术中出现症状时，由于患者处于俯卧位放置胸引流管会变得非常困难。

4. 此外，当需要为开颅手术准备开放静脉通路时，要仔细考虑并权衡利弊。

障碍： 脊髓疾病和非脊柱侧突的脊柱外科（此类疾病主要包括肿瘤、创伤、脊髓栓系、脊柱纵裂、脊髓空洞、Chiari 畸形Ⅰ型和Ⅱ型，手术类型则包括椎间盘切除术、椎板切除术、椎体切除术及颈椎融合术）。

背景

脊柱闭合不全包括脂肪瘤、脂肪脊髓脊膜膨出、脊髓纵裂、皮肤窦道和脊髓囊肿状突出。尽管解剖学各不相同，但是基本缺陷是脊髓解剖学和功能异常，最终导致神经病理性症状。

脂肪瘤： 可以通过切开丝状部分并且游离附着的神经组织这一直接的方式来松解脊髓。

脊髓纵裂： 椎管内有一个骨性的或软骨的突起。外科手术方面，将突起切除并松解脊髓。

脂肪脊髓脊膜膨出： 手术操作包括压实脂肪块，将其与皮下组织游离，顺着脂肪块通过椎管的缺陷部位和硬膜穿过筋膜表面的位置游离出来，然后最终游离它和脊髓的连接部位。必须要鉴别神经根，在关闭硬脊膜缺损时可能需要移植物。

胚胎学 / 解剖学

1. **脊髓纵裂**　是一种未知胚胎起源的闭合不全状态，但是可能是源于附属的神经肠管启动的。脊髓常常被骨性突起或纤维条索分成几个部分，每个部分都被硬脊膜囊围绕。

a. 大约有 60% 的患者，两半脊髓被各自的硬脊膜囊围绕后通过独立的蛛网膜下腔。

b. 另外 40% 的患者则有骨刺或者纤维条索穿过两半脊髓。

i. 在这些病例中，硬脊膜和蛛网膜被分成两个独立的硬脊膜囊和蛛网膜囊，各自围绕相应的不对称的一半脊髓。

ii. 每一半脊髓都包含一个中央管、一个背侧角（发出背侧神经根）和一个腹侧角（发出腹侧神经根）。

iii. 每一半脊髓拥有各自的脊髓前动脉。

c. 脊髓纵裂可以单独出现也可以伴随其他的椎体异常，例如脊柱裂、蝶形脊椎、半脊椎及脊椎分节不全。

d. 一半以上的病例伴随有脊柱侧弯的诊断。

e. 超过一半的病例会出现皮肤的损伤（或斑块），例如长毛的斑块、凹陷、血管瘤、皮下包块、脂肪瘤或畸胎瘤等覆盖在脊柱受累区域的表面。

f. 这些症状是由组织附着限制了脊髓在脊柱内的运动而引起的。对儿童来说,症状主要包括腿脚无力、腰部疼痛、脊柱侧弯及尿失禁。

2. Chiari畸形(小脑扁桃体下疝畸形)

a. 在儿童中,Chiari畸形Ⅱ型常与脊髓发育不良共存。

i. 这一缺陷包括颅后窝及高位颈椎的骨性异常,同时伴随小脑蚓部、第四脑室及低位脑干尾部移至枕骨大孔平面以下。

ii. 可能会发生颈部脊髓的压迫。

iii. 可能伴随有声带麻痹、喘鸣、呼吸窘迫、呼吸暂停、异常吞咽、肺误吸及脑神经缺陷。

iv. 伴有声带麻痹或者吞咽反射减弱的患者可能需要气管切开和胃造瘘以保证气道的安全和减少慢性误吸。

v. 其他方面无症状的患者在头部过度屈曲时可能会引起脑干受压。

b. Chiari畸形Ⅰ型可能发生于其他方面健康的儿童身上。

i. 这些缺陷包括小脑扁桃体尾部移位到枕骨大孔平面以下,但是患者通常有较轻微的一些症状,有时仅表现为头痛和颈部疼痛[146]。

ii. 外科疗法通常包括枕骨下颅骨切除减压及颈椎椎板切除术。

病理生理特点

脊椎疾病的病理生理学是各不相同的而且取决于损伤的平面。

1. Chiari畸形在某些情况下可能只表现为慢性头痛,但是在另外一些情况下可能表现为无法进行气道保护(由于脑神经受压)。

2. 患有脊髓栓系或脂性脑膜膨出的儿童通常表现为进行性的神经系统损伤。

a. 这些患者下肢无力可能会继续加重,下肢反射发生改变或大小便失禁。

b. 幼儿特征性运动出现延迟或消失,可能在评估中有所帮助,从而最终得出这一诊断。

麻醉相关问题

术前准备

如果存在神经系统功能障碍,应该注意在术前评估神经损伤的程度,此外,还应特别注意颈椎的状况及其与气道管理的关系。

全身麻醉

体位

所有脊髓减压或Chiari减压手术的患者,几乎无一例外地采用俯卧位。

手术时间

2～6 h(脊髓纵裂和脂肪性脊髓脊膜膨出以及需要广泛剥离的复杂操作甚至需要更长时间)。

麻醉诱导

1. 全麻诱导的进行与其他外科手术相似,但是对于特殊的情况需要特殊考虑。

气管插管术应该作为气道管理的首选技术。大多数的医师采用经鼻气管插管,特别是对于婴儿和年龄较小的儿童,以提高一个俯卧位下更高水平的气道安全。

2. 对于患有脊髓栓系的患者表现出进行性运动无力时,最好避免吸入诱导。

a. 在这些患者中,可能存在乙酰胆碱受体的上调,这就使琥珀胆碱的应用成为禁忌还造成如果发生喉痉挛而需要肌内注射琥珀胆碱时的一种两难局面。

b. 虽然罗库溴铵可以肌内注射,但是起效时间较琥珀胆碱要慢得多。

c. 在这样的环境中,口服术前用药可能会好一些,例如咪达唑仑(0.25～1.0 mg/kg),并且可以采用局部麻醉药,例如利多卡因乳膏。

d. 然后在可控的环境下进行静脉置管及随后的静脉诱导。

3. 在决定诱导方式的时候,最重要的是考虑患者个体的心理状态和诊断。

监测

1. 大多数脊椎手术的监测遵循美国麻醉医师学会的监测标准。

2. 患有先天性心脏病等先天性畸形的患者可能需要有创动脉血压监测。

3. Chiari 减压可能会造成血流动力学不稳定及大量失血。

4. 在手术过程中可能会发生静脉气泡栓塞的风险,因此,需要考虑放置心前区多普勒超声探头等监测装置。

5. 由于手术操作非常靠近脊髓,因此常采用各种形式的术中神经生理监测。通常情况下,在脊髓栓系松解和脑膜膨出切除术中会采用神经完整度监测,此时不应使用肌肉松弛药。

维持

采用 Valsalva 动作实验(屏气)检测硬脊膜是否闭合。

苏醒期

侧卧位或俯卧位拔管。

术后处理

仍采用俯卧位护理,并在术后最初的24～48 h持续维持该体位。

障碍: 脑病[脑病包括脑瘫(CP)、线粒体和其他功能障碍]。

背景

需要了解脑病是静止的还是进行的。CP是一个诊断,属于静态运动障碍其涉及的因素和病变范围非常广泛。

1. 虽然中枢性损伤是非进行的,但是CP的并发症是随时间发生改变的。患有CP的儿童可能会出现不同程度的发育延迟、癫痫发作、感觉功能的问题,例如失聪或失明、认知功能问题、挛缩或胃食管反流(GERD)。

2. 与CP相关的痉挛状态是与大脑皮质问题相关的直接结果。

3. CP的麻醉管理应考虑CP患者共同的7个基本问题[147]:

a. 行为和沟通问题。

b. 视觉和听觉问题。

c. 癫痫症。

d. 呼吸问题。

e. 肠道问题。

f. 药物治疗。

g. 疼痛管理问题。

任何一个CP患者可能会出现某些或全部的问题。

麻醉相关问题

全麻方案的实施应该考虑先前描述的是否存在并存疾病及并存疾病的严重程度的基础上进行。

麻醉诱导

1. 如果患者合并严重的胃食管反流疾病,则可首选快速诱导和压迫环状软骨的方法。

a. CP患者由于萎缩的四肢缺乏显露的静脉,因此静脉置管通常有困难。

b. 如果患者存在明显的发育迟缓,则很难使患者配合进行静脉置管。

2. 在这些患者中,肌肉松弛药的使用并不是禁忌,但是同时使用的解痉药可能会导致拮抗对神经肌肉阻断药的作用[148]。

a. 琥珀胆碱已经被证明在这些患者中使用是安全的[149]。

b. 因为CP是一种非进行性功能障碍,不存在一个渐进的过程导致乙酰胆碱受体的上调,造成琥珀胆碱的应用危险性或致命性。

体位

多发性关节痉挛可能会使患者易于发生压迫性组织坏死和周围神经损伤,特别是长时间手术。

麻醉维持

1. 许多CP患者非常瘦且易发生术中低体温,因此需监测中心温度。另外,麻醉医师对于使用空气加温和液体加温不应该犹豫,即使手术时间很短也应该努力保持体温正常。

2. CP患者通常存在流涎不止的问题。

a. 在手术中无法控制分泌物可能是一个问题,尤其是分泌物易使固定气管导管的胶布松开。

b. 可以考虑使用止涎剂,如格隆溴铵($10 \sim 20$ μg/kg,静脉注射)。

许多遗传性代谢缺陷会导致非进行性、非缓慢性脑病。虽然部分内容没有对这些疾病进行详尽的讨论,但他们可以分成几大类。

1. 在早期会出现溶酶体贮存障碍,例如各种黏多糖增多症、寡聚糖素增多症、鞘脂类代谢障碍以及糖原病。

    a. 这些疾病的共同特征是不完全降解的酶解物蓄积（类脂、蛋白质、糖原）。

    b. 这些疾病与遗传变异有关，而且大多数疾病可以通过常染色体隐性遗传的途径传递下去。虽然个体机制各不相同，但是共同特征包括正常神经系统发育初期后的神经系统退化。

    c. 这些儿童会存在运动和认知发育的延迟或缺失。

    d. 这组疾病的其他的共同特征包括视觉的异常、听觉的缺陷，偶见累及周围神经系统、肌肉强直及过度的惊恐反应。

    2. 另一类出现在婴儿中的进行性脑病是婴儿的脑蛋白质营养不良。

    a. 这些疾病没有必然的遗传学相关性，但是他们都有中枢神经系统白质区域受累这一共同特征。

    b. 一些变异的疾病也可累及周围神经。

    c. 脱髓鞘和不适当的髓鞘形成是这些疾病的标志。

    d. 这些患者可能存在皮质脊髓束和皮质延髓束的功能障碍。

    e. 尽管存在中枢神经系统的破坏性过程，但是很少出现癫痫发作。

    3. 其他类型的疾病包括氨基酸病和有机酸病、糖类代谢的先天性缺陷（例如苯丙酮尿症）及糖基化功能障碍。

    4. 这些疾病的症状呈间断出现，偶有急性发作。这些疾病包括丙酮酸代谢障碍、一些线粒体功能障碍（卡尼汀循环障碍）以及鸟氨酸循环障碍。

    麻醉实施时应注意不能加重代谢途径的功能障碍。

    1. 应避免将乳酸林格溶液用于液体维持，同时围术期输液中的葡萄糖管理应更加谨慎。

    a. 术前应对神经系统进行全面评估。

    b. 如果患者在术中表现出最低限度的回应，则术后他们可能会出现同样的表现；这将使得拔管时机很难确定。

    2. 通常这些患者缺乏气道保护能力，并且可发生胃内容物和口腔分泌物的慢性吸入。

    3. 必须制订个体化的治疗方案，包括术前准备、诱导方式、气道管理、拔管准备、术后处理（家庭、病房、ICU）及出院准备。

    4. 因为家长能进行更有效的沟通并且能确定患者是否处于必须提供帮助，家长在照顾患者方面就显得极其重要。

（李彩芬）

参考文献

［1］ Arieff AI, Ayus JC, Fraser CL. Hyponatraemia and death or permanent brain damage in healthy children. Br Med J. 1992; 304: 1218-1222.

［2］ Bruce DA, Berman WA, Schut L. Cerebrospinal fluid pressure monitoring in children: physiology, pathology and clinical usefulness. Adv Pediatr. 1977; 24: 233-290.

［3］ Marshall LF, Smith RW, Shapiro HM. The influence of diurnal rhythms in patients with intracranial hypertension: implications for management. Neurosurgery. 1978; 2: 100-102.

［4］　Chaves-Carballo E, Gomez MR, Sharbrough FW. Encephalopathy and fatty infiltration of the viscera (Reye-Johnson syndrome): a 17-year experience. Mayo Clin Proc. 1975; 50: 209−215.

［5］　Ream AK, Silverberg GD, Corbin SD, et al. Epidural measurement of intracranial pressure. Neurosurgery. 1979; 5: 36−43.

［6］　Levin AB, Kahn AR, Bahr DE. Epidural intracranial pressure monitoring: a new system. Med Instrum. 1983; 17: 293−296.

［7］　Minns RA, Brown JK, Engleman HM. CSF production rate: "real time" estimation. Z Kinderchir. 1987; 42: 36−40.

［8］　Blomquist HK, Sundin S, Ekstedt J. Cerebrospinal fluid hydrodynamic studies in children. J Neurol Neurosurg Psychiatry. 1986; 49: 536−548.

［9］　Di Rocco C, McLone DG, Shimoji T, et al. Continuous intraventricular cerebrospinal fluid pressure recording in hydrocephalic children during wakefulness and sleep. J Neurosurg. 1975; 42: 683−689.

［10］　Lassen NA, Christensen MS. Physiology of cerebral blood flow. Br J Anaesth. 1976; 48: 719−734.

［11］　Lassen NA, Hoedt-Rasmussen K. Human cerebral blood flow measured by two inert gas techniques: comparison of the Kety-Schmidt method and the intra-arterial injection method. Circ Res. 1966; 19: 681−694.

［12］　Kety SS, Schmidt CF. The nitrous oxide method for the quantitative determination of cerebral blood flow in man: theory, procedure, and normal values. J Clin Invest. 1948; 27: 476−483.

［13］　Kennedy C, Sokoloff L. An adaptation of the nitrous oxide method to the study of cerebral circulation in children: normal values for cerebral blood flow and cerebral metabolic rate in childhood. J Clin Invest. 1957; 36: 1130−1137.

［14］　Mehta S, Kalsi HK, Nain CK, et al. Energy metabolism of brain in human protein-calorie malnutrition. Pediatr Res. 1977; 11: 290−293.

［15］　Cross KW, Dear PR, Hathorn MK, et al. An estimation of intracranial blood flow in the new-born infant. J Physiol. 1979; 289: 329−345.

［16］　Younkin DP, Reivich M, Jaggi J, et al. Noninvasive method of estimating human newborn regional cerebral blood flow. J Cereb Blood Flow Metab. 1982; 2: 415−420.

［17］　Milligan DW. Cerebral blood flow and sleep state in the normal newborn infant. Early Hum Dev. 1979; 3: 321−328.

［18］　Settergren G, Lindblad BS, Persson B. Cerebral blood flow and exchange of oxygen, glucose, ketone bodies, lactate, pyruvate and amino acids in infants. Acta Paediatr Scand. 1976; 65: 343−353.

［19］　Luerssen TG. Intracranial pressure: current status in monitoring and management. Semin Pediatr Neurol. 1997; 4: 146−155.

［20］　Hernandez MJ, Brennan RW, Bowman GS. Autoregulation of cerebral blood flow in the newborn dog. Brain Res. 1980; 184: 199−202.

［21］　Lou HC, Lassen NA, Friis-Hansen B. Impaired autoregulation of cerebral blood flow in the distressed newborn infant. J Pediatr. 1979; 94: 118−121.

［22］　Williams M, Lee JK. Intraoperative blood pressure and cerebral perfusion: strategies to clarify hemodynamic goals. Paediatr Anaesth. 2014; 24: 657−667.

［23］　Lee JK. Cerebral perfusion pressure: how low can we go? Paediatr Anaesth. 2014; 24: 647−648.

［24］　McCann ME, Schouten ANJ. Beyond survival: influences of blood pressure, cerebral perfusion and anesthesia on neurodevelopment. Paediatr Anaesth. 2014; 24: 68−73.

［25］　Cohen PJ, Alexander SC, Smith TC, et al. Effects of hypoxia and normocarbia on cerebral blood flow and metabolism in conscious man. J Appl Physiol. 1967; 23: 183−189.

［26］　Kety SS, Schmidt CF. The effects of altered arterial tensions of carbon dioxide and oxygen on cerebral blood flow and cerebral oxygen consumption in normal young men. J Clin Invest. 1948; 27: 484−492.

［27］　Rahilly PM. Effects of 2% carbon dioxide, 0.5% carbon dioxide, and 100% oxygen on cranial blood flow of the human neonate. Pediatrics. 1980; 66: 685−689.

［28］　Rogers MC, Nugent SK, Traystman RJ. Control of cerebral circulation in the neonate and infant. Crit Care Med. 1980; 8: 570−574.

［29］　Coles JP, Fryer TD, Coleman MR, et al. Hyperventilation following head injury: effect on ischemic burden and cerebral oxidative metabolism. Crit Care Med. 2007; 35(2): 568−578.

[30] Marion DW, Firlik A, McLaughlin MR. Hyperventilation therapy for severe traumatic brain injury. New Horiz. 1995; 3: 439−447.

[31] Skippen P, Seear M, Poskitt K, et al. Effect of hyperventilation on regional cerebral blood flow in head-injured children. Crit Care Med. 1997; 25: 1402−1409.

[32] Lassen NA. Control of cerebral circulation in health and disease. Circ Res. 1974; 34: 749−760.

[33] Yemen TA, McClain C. Muscular dystrophy, anesthesia and the safety of inhalational agents revisited; again. Paediatr Anaesth. 2006; 16(2): 105−108.

[34] Alloul K, Whalley DG, Shutway F, et al. Pharmacokinetic origin of carbamazepine-induced resistance to vecuronium neuromuscular blockade in anesthetized patients. Anesthesiology. 1996; 84: 330−339.

[35] Soriano SG, Kaus SJ, Sullivan LJ, et al. Onset and duration of action of rocuronium in children receiving chronic anticonvulsant therapy. Paediatr Anaesth. 2000; 10: 133−136.

[36] Tempelhoff R, Modica PA, Spitznagel ELJ. Anticonvulsant therapy increases fentanyl requirements during anaesthesia for craniotomy. Can J Anaesth. 1990; 37: 327−332.

[37] Melton AT, Antognini JF, Gronert GA. Prolonged duration of succinylcholine in patients receiving anticonvulsants: evidence for mild up-regulation of acetylcholine receptors? Can J Anaesth. 1993; 40: 939−942.

[38] Eldredge EA, Rockoff MA, Medlock MD, et al. Postoperative cerebral edema occurring in children with slit ventricles. Pediatrics. 1997; 99: 625−630.

[39] Shapiro HM, Galindo A, Wyte SR, et al. Rapid intraoperative reduction of intracranial pressure with thiopentone. Br J Anaesth. 1973; 45: 1057−1062.

[40] Modica PA, Tempelhoff R. Intracranial pressure during induction of anaesthesia and tracheal intubation with etomidate-induced EEG burst suppression. Can J Anaesth. 1992; 39: 236−241.

[41] Tulleken CA, van Dieren A, Jonkman J, et al. Clinical and experimental experience with etomidate as a brain protective agent. J Cereb Blood Flow Metab. 1982; 2: S92−S97.

[42] Milde LN, Milde JH. Preservation of cerebral metabolites by etomidate during incomplete cerebral ischemia in dogs. Anesthesiology. 1986; 65: 272−277.

[43] Modica PA, Tempelhoff R, White PF. Pro- and anticonvulsant effects of anesthetics (Part II). Anesth Analg. 1990; 70(4): 433−444.

[44] Lockhart CH, Jenkins JJ. Ketamine-induced apnea in patients with increased intracranial pressure. Anesthesiology. 1972; 37: 92−93.

[45] Crumrine RS, Nulsen FE, Weiss MH. Alterations in ventricular fluid pressure during ketamine anesthesia in hydrocephalic children. Anesthesiology. 1975; 42: 758−761.

[46] Abou-Madi MN, Keszler H, Yacoub JM. Cardiovascular reactions to laryngoscopy and tracheal intubation following small and large intravenous doses of lidocaine. Can Anaesth Soc J. 1977; 24: 12−19.

[47] Holzman RS, van der Velde ME, Kaus SJ, et al. Sevoflurane depresses myocardial contractility less than halothane during induction of anesthesia in children. Anesthesiology. 1996; 85: 1260−1267.

[48] Baker KZ. Desflurane and sevoflurane are valuable additions to the practice of neuroanesthesiology: pro. J Neurosurg Anesthesiol. 1997; 9: 66−68.

[49] Tempelhoff R. The new inhalational anesthetics desflurane and sevoflurane are valuable additions to the practice of neuroanesthesia: con. J Neurosurg Anesthesiol. 1997; 9: 69−71.

[50] Scheller MS, Tateishi A, Drummond JC, et al. The effects of sevoflurane on cerebral blood flow, cerebral metabolic rate for oxygen, intracranial pressure, and the electroencephalogram are similar to those of isoflurane in the rabbit. Anesthesiology. 1988; 68: 548−551.

[51] Jääskeläinen SK, Kaisti K, Suni L, et al. Sevoflurane is epileptogenic in healthy subjects at surgical levels of anesthesia. Neurology. 2003; 61(8): 1073−1078.

[52] Groudine SB, Hollinger I, Jones J, et al. New York state guidelines on the use of topical phenylephrine in the operating room. Anesthesiology. 2000; 92: 859−864.

[53] Kovarik WD, Mayberg TS, Lam AM, et al. Succinylcholine does not change intracranial pressure, cerebral blood flow velocity, or the electroencephalogram in patients with neurologic injury. Anesth Analg. 1994; 78: 469−473.

［54］ Minton MD, Grosslight K, Stirt JA, et al. Increases in intracranial pressure from succinylcholine: prevention by prior nondepolarizing blockade. Anesthesiology. 1986; 65: 165−169.

［55］ Cooperman LH. Succinylcholine-induced hyperkalemia in neuromuscular disease. JAMA. 1970; 213: 1867−1871.

［56］ Mazurek AJ, Rae B, Hann S, et al. Rocuronium versus succinylcholine: are they equally effective during rapid-sequence induction of anesthesia? Anesth Analg. 1998; 87: 1259−1262.

［57］ Spacek A, Neiger FX, Spiss CK, et al. Atracurium-induced neuromuscular block is not affected by chronic anticonvulsant therapy with carbamazepine. Acta Anaesthesiol Scand. 1997; 41: 1308−1311.

［58］ Todres ID, deBros F, Kramer SS, et al. Endotracheal tube displacement in the newborn infant. J Pediatr. 1976; 89: 126−127.

［59］ Meridy HW, Creighton RE, Humphreys RP. Complications during neurosurgery in the prone position in children. Can Anaesth Soc J. 1974; 21: 445−453.

［60］ Lee LA, Roth S, Posner KL, et al. The American Society of Anesthesiologists postoperative visual field loss registry: analysis of 93 spine cases with postoperative visual loss. Anesthesiology. 2006; 105(4): 652−659.

［61］ American Society of Anesthesiologists. Practice advisory for perioperative visual loss associated with spine surgery: a report by the American Society of Anesthesiologists Task Force on perioperative blindness. Anesthesiology. 2006; 104(6): 1319−1328.

［62］ Pinosky ML, Fishman RL, Reeves ST, et al. The effect of bupivacaine skull block on the hemodynamic response to craniotomy. Anesth Analg. 1996; 83(6): 1256−1261.

［63］ Lorenc ZP, Ivy E, Aston SJ. Neurosensory preservation in endoscopic forehead plasty. Aesthetic Plast Surg. 1995; 19: 411−413.

［64］ Scheller MS, Nakakimura K, Fleischer JE, et al. Cerebral effects of sevoflurane in the dog: comparison with isoflurane and enflurane. Br J Anaesth. 1990; 65: 388−392.

［65］ Tramer M, Moore A, McQuay H. Omitting nitrous oxide in general anaesthesia: meta-analysis of intraoperative awareness and postoperative emesis in randomized controlled trials. Br J Anaesth. 1996; 76(2): 186−193.

［66］ Bortone L, Picetti E, Mergoni M. Anaesthesia with sevoflurane in children: nitrous oxide does not increase postoperative vomiting. Paediatr Anaesth. 2002; 12(9): 775−779.

［65］ Moss E, McDowall DG. ICP increases with 50% nitrous oxide in oxygen in severe head injuries during controlled ventilation. Br J Anaesth. 1979; 51(8): 757−761.

［68］ Reinstrup P, Ryding E, Algotsson L, et al. Effects of nitrous oxide on human regional cerebral blood flow and isolated pial arteries. Anesthesiology. 1994; 81: 396−402.

［69］ Misfeldt BB, Jorgensen PB, Rishoj M. The effect of nitrous oxide and halothane upon the intracranial pressure in hypocapnic patients with intracranial disorders. Br J Anaesth. 1974; 46(11): 853−858.

［70］ Sloan TB, Koht A. Depression of cortical somatosensory evoked potentials by nitrous oxide. Br J Anaesth. 1985; 57(9): 849−852.

［71］ Peterson DO, Drummond JC, Todd MM. Effects of halothane, enflurane, isoflurane, and nitrous oxide on somatosensory evoked potentials in humans. Anesthesiology. 1986; 65(1): 35−40.

［72］ Pathak KS, Ammadio M, Kalamchi A, et al. Effects of halothane, enflurane, and isoflurane on somatosensory evoked potentials during nitrous oxide anesthesia. Anesthesiology. 1987; 66(6): 753−757.

［73］ Hartung J, Cottrell JE. Nitrous oxide reduces thiopental-induced prolongation of survival in hypoxic and anoxic mice. Anesth Analg. 1987; 66: 47−52.

［74］ Reasoner DK, Todd MM, Scamman FL, et al. The incidence of pneumocephalus after supratentorial craniotomy: observations on the disappearance of intracranial air. Anesthesiology. 1994; 80: 1008−1012.

［75］ Baker KZ, Ostapkovich N, Sisti MB, et al. Intact cerebral blood flow reactivity during remifentanil/nitrous oxide anesthesia. J Neurosurg Anesthesiol. 1997; 9: 134−140.

［76］ Ikonomidou C, Bosch F, Miksa M, et al. Blockade of NMDA receptors and apoptotic neurodegeneration in the developing brain. Science. 1999; 283: 70−74.

［77］ Jevtovic-Todorovic V, Hartman RE, Izumi Y, et al. Early exposure to common anesthetic agents causes widespread neurodegeneration in the developing rat brain and persistent learning deficits. J Neurosci. 2003; 23: 876-882.

［78］ Slikker W Jr, Zou X, Hotchkiss CE, et al. Ketamine-induced neuronal cell death in the perinatal rhesus monkey. Toxicol Sci. 2007; 98: 145-158.

［79］ Todd MM. Anesthetic neurotoxicity: the collision between laboratory neuroscience and clinical medicine. Anesthesiology. 2004; 101: 533-534.

［80］ Olney JW, Young C, Wozniak DF, et al. Anesthesia induced developmental neuroapoptosis: does it happen in humans? Anesthesiology. 2004; 101: 530-533.

［81］ Anand KJS, Soriano SG. Anesthetic agents and the immature brain: are these toxic or therapeutic agents? Anesthesiology. 2004; 101: 527-530.

［82］ Shekhar C. Anesthesia: A medical mainstay re-examined; some worry about brain cell death in studies of young animals: human trials planned. Los Angeles Times. May 14, 2007: F4.

［83］ Loepke AW, McCann JC, Kurth CD, et al. The physiologic effects of isoflurane anesthesia in neonatal mice. Anesth Analg. 2006; 102(1): 72-74.

［84］ Anand KJ, Hickey PR. Pain and its effects on the human neonate and fetus. N Engl J Med. 1987; 317(21): 1321-1329.

［85］ Goobie SM, Haas T. Bleeding management for pediatric craniotomies and craniofacial surgery. Paediatr Anaesth. 2014; 24: 678-689.

［86］ Sethna NF, Zurakowski D, Brustowicz RM, et al. Tranexemic acid reduces intraoperative blood loss in pediatric patients undergoing scoliosis surgery. Anesthesiology. 2005; 102(4): 727-732.

［87］ Scheingraber S, Rehm M, Sehmisch C, et al. Rapid saline infusion produces hyperchloremic acidosis in patients undergoing gynecologic surgery. Anesthesiology. 1999; 90: 1265-1270.

［88］ Coté CJ, Greenhow DE, Marshall BE. The hypotensive response to rapid intravenous administration of hypertonic solutions in man and in the rabbit. Anesthesiology. 1979; 50: 30-35.

［89］ Wass CT, Lanier WL. Glucose modulation of ischemic brain injury: review and clinical recommendations. Mayo Clin Proc. 1996; 71: 801-812.

［90］ Murat I, Berniere J, Constant I. Evaluation of the efficacy of a forced-air warmer (Bair Hugger) during spinal surgery in children. J Clin Anesth. 1994; 6: 425-429.

［91］ Cucchiara RF, Bowers B. Air embolism in children undergoing suboccipital craniotomy. Anesthesiology. 1982; 57: 338-339.

［92］ Harris MM, Yemen TA, Davidson A, et al. Venous embolism during craniectomy in supine infants. Anesthesiology. 1987; 67: 816-819.

［93］ Schwarz G, Fuchs G, Weihs W, et al. Sitting position for neurosurgery: experience with preoperative contrast echocardiography in 301 patients. J Neurosurg Anesthesiol. 1994; 6: 83-88.

［94］ Porter JM, Pidgeon C, Cunningham AJ. The sitting position in neurosurgery: a critical appraisal. Br J Anaesth. 1999; 82: 117-128.

［95］ Albin MS, Carroll RG, Maroon JC. Clinical considerations concerning detection of venous air embolism. Neurosurgery. 1978; 3: 380-384.

［96］ Furuya H, Suzuki T, Okumura F, et al. Detection of air embolism by transesophageal echocardiography. Anesthesiology. 1983; 58: 124-129.

［97］ Mammoto T, Hayashi Y, Ohnishi Y, et al. Incidence of venous and paradoxical air embolism in neurosurgical patients in the sitting position: detection by transesophageal echocardiography. Acta Anaesthesiol Scand. 1998; 42: 643-647.

［98］ Bruder N, Ravussin P. Recovery from anesthesia and postoperative extubation of neurosurgical patients: a review. J Neurosurg Anesthesiol. 1999; 11: 282-293.

［99］ Furst SR, Sullivan LJ, Soriano SG, et al. Effects of ondansetron on emesis in the first 24 hours after craniotomy in children. Anesth Analg. 1996; 83: 325-328.

［100］ Birmingham PK, Tobin MJ, Henthorn TK, et al. Twenty-four-hour pharmacokinetics of rectal acetaminophen in children: an old drug with new recommendations. Anesthesiology. 1997; 87: 244-252.

［101］ Wise-Faberowski L, Soriano SG, Ferrari L, et al. Perioperative management of diabetes insipidus in children. J Neurosurg Anesthesiol. 2004; 16(3): 220-225.

［102］　Millar C, Bissonnette B, Humphreys RP. Cerebral arteriovenous malformations in children. Can J Anaesth. 1994; 41: 321-331.

［103］　Sedzimir CB, Robinson J. Intracranial hemorrhage in children and adolescents. J Neurosurg. 1973; 38(3): 269-281.

［104］　Perret G, Nishioka H. Report on the cooperative study of intracranial aneurysms and subarachnoid hemorrhage. Section VI. Arteriovenous malformations. An analysis of 545 cases of craniocerebral arteriovenous malformations and fistulae reported to the cooperative study. J Neurosurg. 1966; 25(4): 467-490.

［105］　Ellis MJ, Armstrong D, Vachhrajani S, et al. Angioarchitectual features associated with hemorrhagic presentation in pediatric cerebral arteriovenous malformations. J Neurointerv Surg. 2013; 5(3): 191-195.

［106］　Mori K, Murata T, Hashimoto N, et al. Clinical analysis of arteriovenous malformations in children. Childs Brain. 1980; 6(1): 13-25.

［107］　Sorteberg A, Dahlberg D. Intracranial nontraumatic aneurysms in children and adolescents. Curr Pediatr Rev. 2013; 9(4): 343-352.

［108］　Ostergaard JR, Voldby B. Intracranial arterial aneurysms in children and adolescents. J Neurosurg. 1983; 58: 832-837.

［109］　Jedeikin R, Rowe RD, Freedom RM, et al. Cerebral arteriovenous malformations in neonates. The role of myocardial ischemia. J Cardiol. 1983; 4(1): 29-35.

［110］　Suzuki J, Takaku A. Cerebrovascular "moyamoya" disease: isease showing abnormal net-like vessels in base of brain. Arch Neurol. 1969; 20: 288-299.

［111］　Smith ER, McClain CD, Heeney M, et al. Pial synangiosis in patients with moyamoya syndrome and sickle cell anemia: perioperative management and surgical outcome. Neurosurg Focus. 2009; 26(4): E10.

［112］　Jea A, Smith ER, Robertson R, et al. Moyamoya syndrome associated with down syndrome: outcome after surgical revascularization. Pediatrics. 2005; 116(5): e694-e701.

［113］　Maki Y, Enomoto T. Moyamoya disease. Childs Nerv Syst. 1988; 4(4): 204-212.

［114］　Sunder TR, Erwin CW, Dubois PJ. Hyperventilation induced abnormalities in the electroencephalogram of children with Moyamoya disease. Electroencephalogr Clin Neurophysiol. 1980; 49: 414-420.

［115］　Golby AJ, Marks MP, Thompson RC, et al. Direct and combined revascularization in pediatric moyamoya disease. Neurosurgery. 1999; 45(1): 50-60.

［116］　Adelson PD, Scott RM. Pial synangiosis for moyamoya syndrome in children. Pediatr Neurosurg. 1995; 23: 26-33.

［117］　Soriano SG, Sethna NF, Scott RM. Anesthetic management of children with moyamoya syndrome. Anesth Analg. 1993; 77: 1066-1070.

［118］　Vendrame M, Kaleyias J, Loddenkemper T, et al. Electroencephalogram monitoring during intracranial surgery for moyamoya disease. Pediatr Neurol. 2011; 44(6): 427-432.

［119］　Takeuchi S, Tanaka R, Ishii R, et al. Cerebral hemodynamics in patients with moyamoya disease: a study of regional cerebral blood flow by the 133Xe inhalation method. Surg Neurol. 1985; 23: 468-474.

［120］　Iwama T, Hashimoto N, Yonekawa Y. The relevance of hemodynamic factors to perioperative ischemic complications in childhood moyamoya disease. Neurosurgery. 1996; 38: 1120-1125.

［121］　Sakamoto T, Kawaguchi M, Kurehara K, et al. Postoperative neurological deterioration following the revascularization surgery in children with moyamoya disease. J Neurosurg Anesthesiol. 1998; 10: 37-41.

［122］　Matsushima Y, Aoyagi M, Suzuki R, et al. Perioperative complications of encephalo-duro-arteriosynangiosis: prevention and treatment. Surg Neurol. 1991; 36: 343-353.

［123］　American Academy of Pediatrics Committee on Child Abuse and Neglect. Shaken baby syndrome: inflicted cerebral trauma. Pediatrics. 1993; 92: 872-875.

［124］　Duhaime AC, Christian CW, Rorke LB, et al. Nonaccidental head injury in infants: the "shaken-baby syndrome". N Engl J Med. 1998; 338: 1822-1829.

［125］ Conway EE Jr. Nonaccidental head injury in infants: the "shaken baby syndrome revisited". Pediatr Ann. 1998; 27: 677−690.

［126］ Vickrey BG, Hays RD, Rausch R, et al. Outcomes in 248 patients who had diagnostic evaluations for epilepsy surgery. Lancet. 1995; 346: 1445−1449.

［127］ Villarejo F, Comair YG. Surgical treatment of pediatric epilepsy. In: Choux M, DiRocco C, Hockley AD, et al., eds. Pediatric Neurosurgery. London, NY: Churchill Livingstone; 1999: 717−740.

［128］ Hauser WA. The natural history of temporal lobe epilepsy. In: Luders HD, ed. Epilepsy Surgery. New York, NY: Raven Press; 1992: 133−141.

［129］ Juul-Jensen P. Epidemiology of intractable epilepsy. In: Schmidt D, Marselli PL, eds. Intractable Epilepsy. New York, NY: Raven Press; 1986: 5−11.

［130］ Curry DJ, Gowda A, McNichols RJ, et al. MR-guided stereotactic laser ablation of epileptogenic foci in children. Epilepsy Behav. 2012; 24: 408−414.

［131］ Tovar-Spinoza Z, Carter D, Ferrone D, et al. The use of MRI-guided laser-induced thermal ablation for epilepsy. Childs Nerv Syst. 2013; 29: 2089−2094.

［132］ McClain CD, Landrigan-Ossar M. Challenges in pediatric neuroanesthesia: awake craniotomy, intraoperative magnetic resonance imaging, and interventional neuroradiology. Anesthesiol Clin. 2014; 32(1): 83−100.

［133］ Soriano SG, Eldredge EA, Wang FK, et al. The effect of propofol on intraoperative electrocorticography and cortical stimulation during awake craniotomies in children. Paediatr Anaesth. 2000; 10: 29−34.

［134］ Ford EW, Morrell F, Whisler WW. Methohexital anesthesia in the surgical treatment of uncontrollable epilepsy. Anesth Analg. 1982; 61: 997−1001.

［135］ Carson BS, Javedan SP, Freeman JM, et al. Hemispherectomy: a hemidecortication approach and review of 52 cases. J Neurosurg. 1996; 84: 903−911.

［136］ McLachlan RS. Vagus nerve stimulation for intractable epilepsy: a review. J Clin Neurophysiol. 1997; 14: 358−368.

［137］ Schachter SC, Saper CB. Vagus nerve stimulation. Epilepsia. 1998; 39: 677−686.

［138］ Fine Smith RB, Zampella E, Devinsky O. Vagal nerve stimulator: a new approach to medically refractory epilepsy. N J Med. 1999; 96: 37−40.

［139］ Hornig GW, Murphy JV, Schallert G, et al. Left vagus nerve stimulation in children with refractory epilepsy: an update. South Med J. 1997; 90: 484−488.

［140］ Hatton KW, McLarney JT, Pittman T, et al. Vagal nerve stimulation: overview and implications for anesthesiologists. Anesth Analg. 2006; 103: 1241−1249.

［141］ Busso VO, McAuliffe JJ. Intraoperative neurophysiological monitoring in pediatric neurosurgery. Paediatr Anaesth. 2014; 24: 690−697.

［142］ McClain CD, Rockoff MA, Soriano SG. Anesthetic concerns for pediatric patients in an intraoperative MRI suite. Curr Opin Anaesthesiol. 2011; 24(5): 480−486.

［143］ McClain CD, Chimbira WT. Anaesthetic concerns for patients undergoing neurosurgical procedures utilizing intraoperative magnetic resonance imaging. Eur Neuro Rev. 2013; 8(2): 164−169.

［144］ Landrigan-Ossar M, McClain CD. Anesthesia for interventional radiology. Paediatr Anaesth. 2014; 24(7): 698−702.

［145］ Meier PM, Guzman R, Erb TO. Endoscopic pediatric neurosurgery: implications for anesthesia. Paediatr Anaesth. 2014; 24: 668−677.

［146］ Putnam PE, Orenstein SR, Pang D, et al. Cricopharyngeal dysfunction associated with Chiari malformations. Pediatrics. 1992; 89: 871−876.

［147］ Nolan J, Chalkiadis GA, Low J, et al. Anesthesia and pain management in cerebral palsy. Anaesthesia. 2000; 55: 32−41.

［148］ Soriano SG, Martyn JA. Antiepileptic-induced resistance to neuromuscular blockers: mechanisms and clinical significance. Clin Pharmacokinet. 2004; 43(2): 71−81.

［149］ Dierdorf SA, McNiece WL, Rao CC, et al. Effect of succinylcholine on plasma potassium in children with cerebral palsy. Anesthesiology. 1985; 62(1): 88−90.

第十五章　眼睛：儿童眼科手术麻醉

伊丽莎白·伊斯特本,托马斯·J.曼库索

要　点

1. 对于接受许多眼科手术患者来说,眼内压(IOP)的认识和管理是麻醉护理的一个重要组成部分。
2. 在大多数的眼外科手术中,患者必须保持不动,尤其是眼外肌的运动必须得到控制。
3. 在眼外科手术中,掌握并管理眼心反射和眼胃反射是非常重要的。
4. 许多眼科药物对麻醉医师来说具有重要的系统性影响。
5. 拔管时防止眼内压增加的重要措施是尽量避免咳嗽和过度紧张。

背景

眼睛是由一系列复杂的遗传信号和分化途径发展而来的,最终的光学结构来源于3个原始的领域：包括神经嵴的表皮外胚叶、神经外胚叶和中胚叶(表15-1)。眼睛发育开始于胚胎早期,在出生后继续发育成熟。眼睛的正常发育依赖于信号传导和分化途径的完整性,但也能被外源性的因素影响。例如许多应用于早产儿的支持性治疗。

表 15-1　眼部结构的胚胎起源

原　始　起　源	眼睛成熟解剖结构
表皮外胚叶	晶状体
神经嵴	泪腺
	角膜上皮
	结膜
	眼睑表皮
	角膜基质细胞
	角膜内皮
	小梁网状结构
	虹膜和脉络膜基质
	睫状肌
	巩膜成纤维细胞
	眼眶软骨和骨
	眼眶结缔组织

(续表)

原　始　起　源	眼睛成熟解剖结构
神经外胚叶	眼外肌
	眼睛表皮下层细胞
	视网膜
	视网膜色素上皮（RPE）
	睫状体上皮
	虹膜的扩张肌肉
	视神经纤维
	神经胶质细胞
中胚叶	眼外肌
	眼眶与眼血管内皮

年龄和健康状况不同的患者都可能会经历不同的眼外科手术。他们的诊断来自发育或者获得性异常，对麻醉医师来说，患者伴随的综合症状更值得考虑。

胚胎学 / 解剖学

在3周的发育过程中（视泡阶段），神经管的大多数头部分化生成镜像结构（视神经沟），神经外胚层的沟槽结构突出来穿过中胚叶指向表皮外胚叶，与此同时，最顶层的表皮外胚叶组织变得更厚，分化成透镜板[1]（图15-1）。

在第4周，视泡继续延伸向外，表皮外胚叶越过原皮结构，形成晶状体板，囊泡自我内陷和折叠，演变成杯状结构，杯状结构的凹面吞没了透镜板的间叶细胞，视杯内表面的初始神经视网膜形成，更紧致的外胚叶将形成视网膜色素上皮细胞（RPE）[2]。

在第5到第6周，角膜上皮和内皮细胞变得更加明显起来[1]。视杯底部的脉络膜裂来自神经管的向外扩展，裂隙与发育中的脑部分的腔室系统相贯通，当它们的边缘相遇时，该过程随即结束，并形成视茎。从现成的玻璃体动脉成为之后的视网膜动脉[1,3]。在第7周时，由于神经芽从发育中的神经视网膜延伸到丘脑，视神经纤维发展成视神经，并且髓鞘开始从中心向外周形成[1]。巩膜和眼外肌也在这一阶段形成（图15-2）。

在第8周，眼睑越过眼睛表面生长出来并且和生长中的眼球融合到一起，高度分化的玻璃状与环绕在周围的视杯边缘，形成睫状动脉系统。之后血管退化并形成无血管的晶状体和玻璃体，成为光传输的载体（图15-3）。在第10周，晶状体的悬韧带从原始的玻璃体发育而来形成玻璃纤维，并固定住睫状体上皮，这是一个玻璃体和眼部前后室的分化过程。施勒姆管道形成，在生长过程中的中的第3个月，视杯缘延伸到前室内，形成了虹膜[4]。眼睛的基础结构和眼室被确定下来，随着虹膜和眼前室发育并生长，施勒姆管道的所在位置及前室的角度也相应改变。

从第4个月到第5个月，视网膜动脉代替玻璃体动脉来供给视网膜。在此之前，虹膜

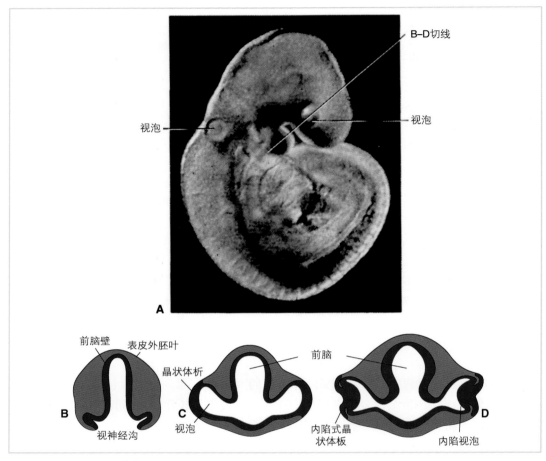

图15-1　视泡阶段[3]。A: 4周胚胎; B: 3周的前脑的横截面; C: 4周的前脑; D: 从视泡阶段到视杯阶段(由泡开始内陷)的胚胎转移

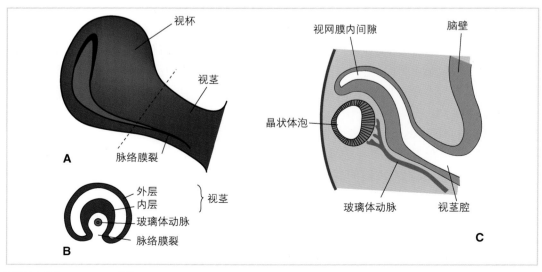

图15-2　视杯阶段[3]。A: 视杯形成; B: 图A中视茎切开的横截面; C: 通过视杯穿过脉络膜间隙

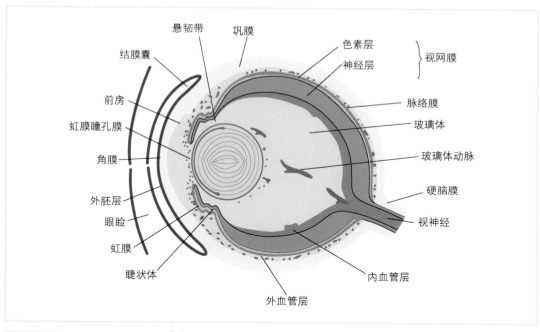

图15-3 第15周的眼睛解剖[3]

和巩膜是分开的[1]，融合的眼睑分开，眼球直肌发育完成。在第6个月，瞳孔扩张肌肉出现在睫状体中，对去甲肾上腺素具有反应作用。之后，乙酰胆碱敏感的瞳孔缩小反应由内神经网膜层产生。

在第7个月生长到后部的透镜囊上皮的继发晶状体纤维出现并形成晶状体的y型缝口。在视网膜内，外杆和圆锥核形成了神经纤维、双极细胞、无长突细胞和神经节细胞，在第8个月视网膜的黄斑区出现。

在出生后，视神经的髓鞘形成继续从中心到外周，并且到产后第3个月内才完善，鼻泪管仅在出生前和产后第1个月内生成[1]，角膜反射并不出现在婴儿期的头3个月[5]，眼部从前到后的维度相比成人的眼睛缩短得多，但是更多球状的透镜通过提供高度的折光能力来补偿，由于眼睛形状拉长，晶状体板变得更平坦，眼部最终的光学结构被确立下来，持续至7～8岁[1]。

生理因素

内眼手术

1. IOP。
2. 眼外肌张力。
3. 眼外手术和检查。

a. 眼心反射 该反射非常明显，特别是在小儿患者中出现更频繁，由于其高迷走神经张力对交感神经系统的影响[6]。

b. 眼心反射造成术后的恶心和呕吐的高风险。

4. 感染可局限于眶周结构，或患者可能因感染出现相关的血管内容量不足。

5. 眼科用药的全身系统效应。

6. 涉及钙和葡萄糖失调的代谢紊乱。

7. 见表15-2。

a. 先天性心脏病。

b. 肾疾病。

c. 凝血障碍。

d. 因面部畸形导致的插管困难。

e. 发育迟缓。

表15-2 眼科疾病相关综合征

眼 部 异 常	常 见 综 合 征
青光眼：房水过量或缺乏吸收，导致眼压升高，有时角膜混浊	Sturge Weber综合征 神经纤维瘤病 马方综合征 Pierre Robin综合征 高胱氨酸尿症 眼脑肾综合征（脑肾萎缩） Rubinstein Taybi综合征
无眼畸胎：缺失部分或者全部眼部组织	先天性睾丸发育不全 13三体综合征
缺损：缺少虹膜的组织，给瞳孔带来缺口的外观	CHARGE综合征
角膜混浊	Goldenhar综合征
无虹膜：虹膜发育不足	肾母细胞瘤
白内障：突发或眼透板模糊的综合征	Stickler综合征 眼脑肾综合征 唐氏综合征 Lawrence Moon Biedl综合征 马方综合征
晶状体脱位	马方综合征
角膜浑浊	Peter异常眼病 Hurler综合征
眼色素层炎	脊柱关节病
视网膜出血	Shaken婴儿综合征
斜视	脑麻痹

8. 早产儿。

9. 伴随治疗的不良反应。

10. 类固醇引起的糖尿病。

11. 化疗导致的心肺疾病。

修复手术

眼外

1. 麻醉评估（EA）：婴儿和小儿通常需要在全身麻醉前进行综合的眼科检查。

2. 视网膜电图（ERG）：用于测量视网膜对产生的光闪烁的反应，该技术需要数分钟来适应黑暗并在整个过程中持续黑暗[1]。

电眼图（EOG）：用于测量角膜视网膜电位，视觉诱发反应（VER），测算皮质对视觉刺激的电反应，但是需要一个复杂且完好无损的视觉通道，如感觉电极在头皮上。

3. 创伤外科：手术修复从全身麻醉下检查（ENA）开始，随后的治疗应致力于微型注射和保护视力。

4. 斜视手术：单块和多块肌肉能起到双边或多边作用，肌肉长度（切除）、嵌入点（后退）为了让眼球对齐而被应用。通常，调整缝线被放置在术中的眼部肌肉，该肌肉随后会拉紧和放松来进行最终眼球对焦的调整。

5. 先天性上睑下垂：该手术致力于提升眼睛闭合来预防剥夺弱势。

6. 囊肿引流：起源于眼睑汗腺和睫毛汗腺结合部分的囊肿需要进行囊肿引流。

7. 泪道探通术：这是一个非常快的程序，每只眼睛不超过 5 min，检查每条眼泪管的畅通率，通过探管道能起到疗效，有时需要固定支架。

8. 切开引流术：如果抗生素治疗无效，手术切开和感染的眼眶和（或）邻近的窦道的引流可能是必要的。

眼内

1. 白内障摘除：显微镜下在角膜上开一小口切除晶状体，随后缝合。

2. 青光眼手术：当IOP ≥ 22 mmHg的时候，眼球内压力充满整个视网膜，存在一定风险。这可能是由于小梁网硬化，如开角型青光眼或虹膜机械性阻塞，当靠角膜太近时，会阻碍房水引流。手术的目的是通过切开Schlemm管打开或创建新的房水引流道，或应用技术如睫状体冷冻降低房水的产生[7]。

3. 视网膜母细胞瘤切除术：伴随着反复的放射治疗周期或眼球摘除术，以及相关的眶周结构，治疗方案也包括化疗。

4. 早产儿视网膜病变（ROP）修复术：疾病的阶段（血管化从发育中心到外周停止的部分）以及疾病的程度（剧烈的改变会导致完整的视网膜脱落）尚未确定[8]，手术技术将会改变。破坏周围视网膜区域，以阻止新生血管，可以使用冷冻消融或激光。如果发生视网膜脱离，外科医师可以使用气动视网膜镜，即扩张的气体。或者利用硅油来填塞以阻止更多的脱离[9]。另一种方法是采用巩膜扣带术，其中一条带子被放置在眼球的外部，这降低了脱离视网膜上的玻璃体牵引力。在手术期间同时需用盐水代替玻璃体液来进行玻璃体切割术。

麻醉问题

准备手术

1. 开放性眼球创伤是一种紧急事件。

2. 充分的术前评估和适当的NPO状态。

3. 很多眼睛手术基本在门诊都能完成,理论上年龄小于55周的早产儿接受全身麻醉后会增加呼吸暂停风险,对这些婴儿进行延长(夜间)监护是非常必要的。

麻醉目标

1. 在多数情况下需要给体位不能变动的患者提供一个安全的气道,因为一旦患者被固定和移动,头位容易发生变动。

2. 避免IOP的增加,尤其是在一个开放的眼部创伤和眼内手术期间。

a. 眼外压缩(直肌收缩,外部压力)。

b. 眼内容物的改变(血流量增加和静脉引流减少)。

3. 镇痛

a. 眼科医师局部麻醉或者眼球后阻滞。

b. 全身阿片类药物和对乙酰氨基酚被频繁使用,非甾体抗炎药物也可用于眼外的手术,但是应避免眼内出血风险。

4. 降低或避免眼心反射

a. 停止手术操作。

b. 治疗(预先治疗)抑制迷走神经,例如阿托品或格隆溴铵。

5. 减少出血

a. 避免高血压。

b. 平滑肌收缩。

c. 良好的术后镇痛效果。

d. 减小术后恶心和呕吐。

6. 对眼药水药物的认识和它们潜在的系统性效应(通常包括肾上腺素、乙酰胆碱、抗胆碱酯酶药、可卡因、环戊通、去氧肾上腺素和β阻滞药)

全身麻醉

位置

头在床边缘的仰卧并置于显微镜下,患者通常是旋转远离麻醉医师至少90°来让手术医师来操作。

典型的手术时间

EUAs和泪道探通仅有15 min,但更复杂的手术可能需要2～4 h。

总结

1. 术前用药和父母陪护可帮助麻醉平稳诱导。

临床小贴士　眼睛创伤眼球开放的患者给麻醉医师带来了重大挑战。这些患者通常并不是有着足够的禁食时间。因为创伤延迟了胃排空。然而，如果快速序贯插管（RSI）在没有精心的护理下进行，IOP增加会导致玻璃体受挤压且视力丧失是有可能的。

2. 哭泣时会对微小的眼压造成破坏性影响，最好选择面罩吸入诱导来避免静脉置管时患者哭闹眼内压改变引起的损伤。在开放式饱胃和饱胃的情况下，局部应用麻醉药可以最大限度地减少静脉插管的疼痛。

3. 口服抗焦虑药通常有用，尽可能避免使用氯胺酮，因为眼睑痉挛和眼球震颤在麻醉后频繁发生[9]。

4. 深麻醉在气管插管时可有效避免喉镜刺激引起的血压增高。

5. 全麻快诱导时应该考虑到患者禁食时间不够的情况，对于开放的眼球，多种诱导方法的风险和益处都应该考虑到。当玻璃体被挤压时潜在的视力丧失可能发生，但是胃内容物的吸入会导致严重的肺部后遗症。

6. 对一个开放的眼球病例，RSI是需要的，选择非去极化肌肉松弛药来阻止琥珀胆碱引起的IOP增加，更易让眼外肌肉收缩。

7. 常规避免使用琥珀胆碱，特别是在斜视手术中，但没有科学证据很好地证实。一些医师认为伴有间充质紊乱，例如眼部肌肉疾病的患者在接触诱发剂后恶性高热的风险会剧增，尽管这有争议，但去极化剂也可使用。因此，琥珀胆碱的避免使用很容易实现并且可以确定，有一些文献表明琥珀胆碱所导致的眼部肌肉去极化收缩会对眼球肌肉力量的评估产生负面影响（通常在斜视修复之前进行检查）。由于这些肌肉变化已被报道长达15 min[10]，因此在这种评估的20 min内避免使用琥珀胆碱是一种更加基于证据的做法。

气道管理

1. 对大多数眼科手术，气管插管将使气道更安全，并提供一个更好的外科手术环境。

2. 眼科手术患者可能有着包括面部异常的综合征，这会使得喉镜检查变得困难，对这些患者来说确保气道安全，需要高超的气管处理手段和技术，例如纤维支气管镜引导插管。

设备

1. 延伸呼吸回路的长度增加了麻醉医师和患者的距离，当被固定后，患者的头部被旋转90°，有时甚至离麻醉医师180°。

2. 毛毯、暖灯和强制热风取暖器发挥保暖作用，特别是对婴儿和新生儿的护理。

监测

1. 美国标准麻醉委员会进行无创监测。

2. 心前区听诊器对婴儿和新生儿来说可以使用，在呼吸的增加检测和心脏活动中，气管插管对于麻醉师起到重要作用。

3. 肌肉松弛监测能应用，这可监测肌肉松弛药的程度。

维持

> **临床小贴士**　一般来说眼心反射发生在小儿眼科外科手术中，由于眼外肌肉或眼球受压力引起该反射，涉及睫状神经、第五对脑神经（CN）、第十二对脑神经的传入和输出（迷走作用）。心动过缓通常在外科手术减轻眼外肌肉牵拉的情况下能缓解，格隆溴铵（10 μg/kg）和阿托品（20 μg/kg）的预防使用能减少反射的出现[11]。

1. 避免低氧血症、高碳酸血症和换气过度来最小化眼内血管容量的变化，这会影响 IOP。

2. 温度能改变 IOP，例如低温，这使得玻璃体更稠密，减少水的产生，总体上减少 IOP[9]。

3. 吸入全身麻醉药可和其他麻醉药辅助使用来完善麻醉技术。

4. 在玻璃体视网膜手术时避免使用一氧化二氮，如果必要，应在玻璃体气体注射前使用或在过去 1 个月进行[13]。

5. 最小化在新生儿的 FiO_2，考虑到现存或潜在的氧气，对视网膜成长有害（ROP）。

6. 神经肌肉阻滞确保一个平稳的操作空间。

紧急情况

如果没有禁忌，深麻醉状态下拔管能帮助事态平缓。

围术期

1. 眼部手术通常是门诊手术，因此，门诊外科手术和目标都很适当。

2. 眼科医师通常在术后放置眼罩，对一些患者来说，柔软的手臂束缚带，可阻止患者触碰眼睛。

3. IOP 术后会增加恶心和呕吐应积极处理，出血会增加紧张和干呕。

4. IOP 术后适当地控制疼痛和出血至关重要。

局部麻醉

1. 在手术期间，患者的年龄和动机，以及其他局麻的标准，一些眼睛手术在局部麻醉条件下完成，在小儿患者中，大多数手术需要全身麻醉才能进行。

2. 眼球后阻滞麻醉也是有效的，保证眼球不动和球后麻醉，也能阻滞三叉神经[9]。

3. 阻滞面部神经局部分支可麻醉眼睑。

（苗　琼）

参考文献

［1］ Riordan-Eva P, Whitcher J, eds. Vaughan & Asbury's General Ophthalmology. New York, NY: Lang Medical Books/McGraw- Hill; 2004.

［2］ Traboulsi EI, ed. Genetic Diseases of the Eye. New York, NY: Oxford University Press; 1998.

［3］ Sadler T. Langman's Medical Embryology. Philadelphia, PA: Lippincott Williams & Wilkins; 2006.

［4］ Tasman W, Jaeger E, eds. Duane's Foundations of Clinical Ophthalmology. Philadelphia, PA: Lippincott; 1994.

［5］ Snir M, Axer-Siegel R, Bourla D, et al. Tactile corneal reflex development in full-term babies.

Ophthalmology. 2002; 109(3): 526−529.

［ 6 ］ Taylor C, Wilson FM, Roesch R, et al. Prevention of the oculocardiac reflex in children. Comparison of retrobulbar block and intravenous atropine. Anesthesiology. 1963; 24: 646−649.

［ 7 ］ Gregory G, ed. Pediatric Anesthesia. New York, NY: Churchill Livingstone; 2002.

［ 8 ］ MacDonald M, Mullett M, Seshia MMK, eds. (2005). Avery's Neonatology: Pathophysiology and Management of the Newborn. Philadelphia, PA: Lippincott Williams & Wilkins; 2005.

［ 9 ］ Barash P, Cullen B, Stoelting R, et al, eds. Clinical Anesthesia. Philadelphia, PA: Lippincott Williams & Wilkins; 2001.

［ 10 ］ France NK, France TD, Woodburn JD Jr, et al. Succinylcholine alteration of the forced duction test. Ophthalmology. 1980; 87(12): 1282−1287.

［ 11 ］ Chisakuta AM, Mirakhur RK. Anticholinergic prophylaxis does not prevent emesis following strabismus surgery in children. Paediatr Anaesth. 1995; 5(2): 97−100.

［ 12 ］ Aboul-Eish E. Physiology of the eye pertinent to anesthesia. Int Ophthalmol Clin. 1973; 13(2): 1−20.

［ 13 ］ Chang S, Lincoff HA, Coleman DJ, et al. Perfluorocarbon gases in vitreous surgery. Ophthalmology. 1985; 92(5): 651−656.

第十六章　头颈部：多学科交叉的手术麻醉

罗伯特·S.霍尔兹曼，查理斯·D.纳哥兹

要　点

1. 由于颅底、咽、面部，以及原发腭和继发腭的相互影响，颅底和毗邻结构的形成是一个动态的过程。

2. 多处颅骨骨缝闭合与颅骨基底骨缝早闭有关系。这些被称为复杂性的颅面骨质融合，并常常伴发综合征。

3. 面中部发育不全，颧骨发育不全和鼻窦发育不全可影响分泌物的清除和面罩通气困难。

4. 咽部黏膜肌瓣成形术可不同程度的减少气道的横截面积。在有些患者中，这种手术可让气道变得部分或完全性的阻塞。这些患者在术后可表现出气道的高敏感性和嗜睡状态，在这种情况下，返回手术室进行瓣的松解术可挽救患者生命。

5. 在正常状态下，舌体大小不会完全占据口腔的空间。任何导致舌体大小与口腔空间比率改变的疾病都可导致呼吸和咀嚼吞咽的问题。

6. 舌不仅仅是免疫系统的组成部分，同时舌底的淋巴组织也构成了Waldeyer's淋巴循环。扁桃体肥大可导致非预期的困难插管。

7. 伴随有严重睡眠呼吸暂停的孩子，需要进一步仔细评估胸片、心电图、心脏超声和咨询小儿心脏科医师。

8. 异常的呼吸声音常常是婴儿和小年龄儿童威胁生命的体征。单纯吸气性的喘鸣常常预示着上气道的狭窄，狭窄末端接近声门的主要表现为呼气性的喘鸣。双向的喘鸣则是梗阻在声门下水平最具特征性的表现。

9. 如果可能，尽量避免给哮吼的患者气管插管。小于6个月的婴儿应评估是否合并有解剖异常，如声门下血管瘤，这比哮吼常见。

10. 对于喘鸣患者的胸片检查永远不能替代有力的临床的判断，并且永远不要让严重的呼吸窘迫的患者做胸片检查。

11. 气管切开的风险包括出血、感染、气胸、纵隔气肿和皮下气肿。气胸在小儿气管切开术中的风险相对更高是因为婴儿和年龄小的儿童的胸膜位置更靠近于头侧。

12. 大部分甲状腺疾病都只会发生在正常解剖部位，尽管如此，由于甲状腺的胚胎学和其沿甲状舌管可能的发病部位，包括胸骨后的甲状腺疾病，必须在手术前对整个解剖结构进行检查。

13. 在有预期的困难气道时，准备充分的专业气道管理设备需要随手可及。麻醉诱导时手术医师应该在场；气管切开包也必须随时准备就绪。

I. 头颈的发育[1]

A. 颅骨发源于膜性颅脑和软骨性颅脑（图16-1）

膜性颅脑上升成为颅骨的扁骨（颅顶），而软骨性颅脑（软骨颅）形成颅底。

a. 颅骨的2块扁骨的边缘形成颅缝，超过2块扁骨则形成囟门。2块额骨形成额骨缝，而额骨和顶骨形成冠状缝。前囟由颚骨和顶骨组合而成。两块顶骨形成矢状缝。颅骨后则由两块顶骨和枕骨形成人字缝，后囟由两块顶骨和枕骨组合而成（图16-2）。

b. 颅底发源于软骨性颅脑，并形成枕骨底部、蝶骨、筛骨和岩骨，以及一部分颞骨。颅底（主要是颞骨鳞部）与顶骨对应，形成了鳞缝。两块骨与额骨和枕骨对应，分别形成了前侧囟门和后侧囟门。

c. 颅骨的基底，是种系进化最古老的骨骼组成部分，为颅脑提供了基底，同时为颜面部提供了顶。由于颅底、咽、面部，以及原发腭和继发腭的相互影响，颅底和毗邻结构的形成是一个动态的过程。

（1）在胎儿时期和早期的儿童，由于大脑的快速发育，中枢神经的影响是占主导地位的。

（2）在产后气道发育的时期，鼻子的影响也扮演重要的角色，由于语音发育和营养物质的需求，咽腔也影响着颅底的发育。

（3）颅底的前半部分是鼻上颌复合体的顶部，而后半部分的颅底则是鼻咽部的顶部。

（4）在整个发育期间，由于腭形状的重构并改变了颅底的角度，为成人提供了更大的鼻腔空间。

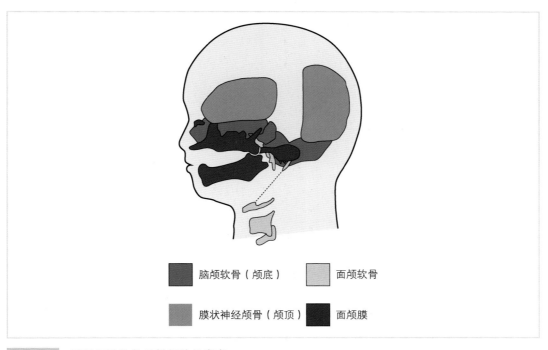

脑颅软骨（颅底）　　面颅软骨

膜状神经颅骨（颅顶）　　面颅膜

图16-1　膜性颅脑和软骨性颅脑的发育

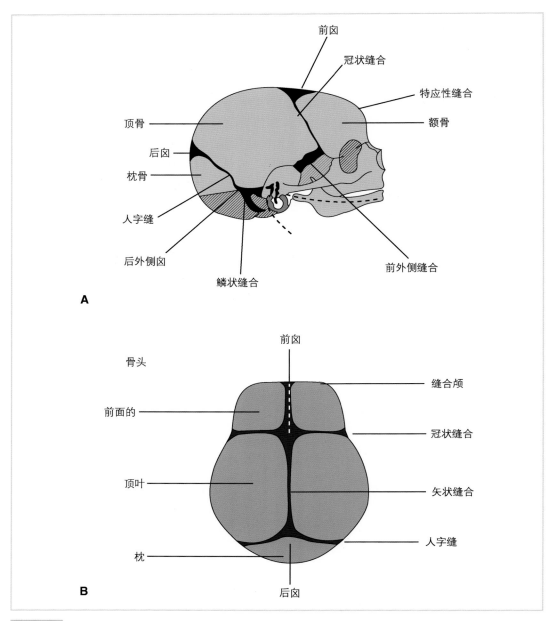

图16-2　颅缝和囟门。A.横向视图和B.顶部视图

B.颅脑椎体的发育

在发育早期,胚胎中胚层被划分为3个明显的区域——旁轴中胚层,中间中胚层和侧位中胚层。

a. 旁轴中胚层是排列在胚胎中线两侧一束组织,经过大约4个星期的发育,分化成块状的组织,被称为体节。

b. 大部分头部的肌肉来源于鳃弧的间质,3对枕肌节向腹侧和头侧迁移形成舌的肌肉。

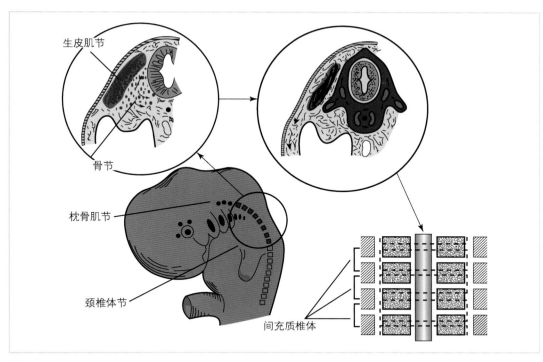

图 16-3　颅骨的发育

c. 与枕肌节尾部连接的颈肌节，分化成为腹侧中线的生骨节和腹外侧的生皮节（图 16-3）。

（1）包含有间质细胞的生骨节在前四个星期的发育期间向中间迁移并且围绕脊索。

（2）生骨节尾侧的一半与后续生骨节头侧的一半迅速融合形成间叶细胞的椎体。

（3）因此，每一个椎体都是节间结构，伴随着不仅是脊索在椎体内区域的完全退化，并且扩大了椎体间的区域从而形成了髓核和椎间盘。

（4）纤维环起源于邻近椎体间的生骨节的间叶组织。

C. 面部（图 16-4）

在脑颅形成颅顶和颅底的同时，脏颅起源于第一对腮弓软骨并且形成面部。

a. 胚胎发育 3 ～ 4 周时的神经嵴细胞由外胚层构成，并且可在神经板和表面外胚层的结合处被发现。然后，这些神经嵴细胞迁移形成腮弓中胚层，面部的成型是这些大量的细胞迁移和他们与不同原始中胚层细胞互相作用的结果。

b. 形成额鼻突的细胞起源于前脑皱褶，在经过进入鼻区时迁移了相对短的距离。

c. 形成上颌突和下颌突间质的细胞，需要迁移相当长的距离，因为他们必须转移到腮弓里面，在那里这些细胞围绕中胚层肌肉并且促进面部的成型。

d. 第 28 天，面部已经几乎不会显示出与 5 个原始基最终的关系，可从 5 个原始基起源：

（1）额鼻突，是原始口（口凹）的颅脑边界。

（a）额鼻突在神经嵴组织的影响下，起源于中胚层形成头尾向的形状。

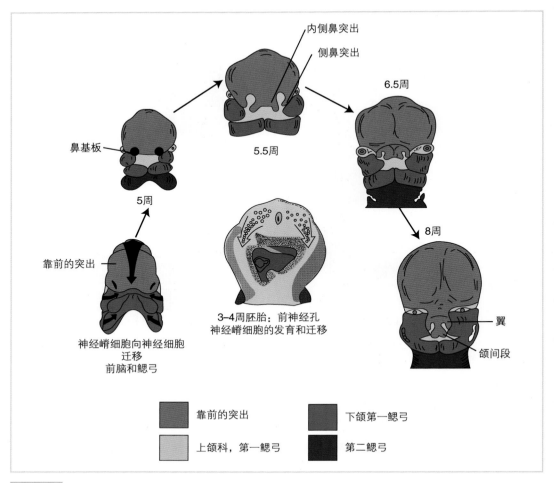

内侧鼻突出

侧鼻突出

6.5周

鼻基板

5.5周

5周

靠前的突出

3~4周胚胎：前神经孔
神经嵴细胞的发育和迁移

8周

神经嵴细胞向神经细胞
迁移
前脑和鳃弓

翼

颌间段

靠前的突出

下颌第一鳃弓

上颌科，第一鳃弓

第二鳃弓

图 16-4 面部的发育

（b）最终，面中部的楔石，额鼻突的两侧，形成了鼻基底。

（c）大约第33天，马蹄形状的小皱纹形成并且围绕鼻基底，称作鼻内侧突和鼻外侧突。

（2）成对的上颌突（第一腮弓）。

（3）成对的下颌突（也是第一腮弓）。下颌突向中间生长并且在第四周结束时相互融合，形成下唇、下巴和下颌骨。

（4）在第5周和第8周之间，在鼻基底的底部内形成鼻凹，上颌突变大并且向中间生长。

（a）这使得鼻内侧突向中央面移动。

（b）在鼻外侧突和上颌突之间的凹槽在融合时消失，这样就完成了所谓的"楔石"。

（5）原始口腔（口凹）在表面外胚层出现由口咽膜分割的细小的凹陷时出现。

（a）这层口咽膜在怀孕24～26天时破裂，然后原始消化道与羊膜腔相通。

（b）涉及的胚层是内胚层的内面和外胚层的外面。

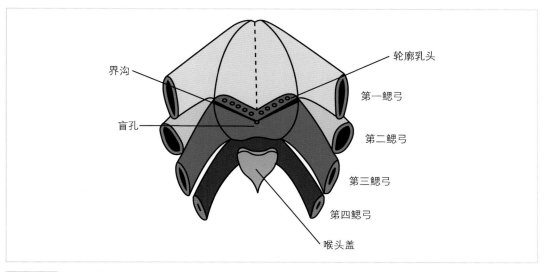

图 16-5　舌的发育

（6）舌头表面主要来源于第一间质弓，第三和第四间质弓也起到了相当重要的作用，舌头复杂的神经支配是由面神经支配前 2/3（这部分由第一腮弓的下颌部分形成）和舌下神经（这一部分由第三腮弓形成）组成（图 16-5）。

（a）盲孔位于第一腮弓衍生物的后面。

（b）舌肌肉的体积主要来源于枕体节，符合舌下神经对舌肌肉组织的神经支配。

（i）上唇是由上颌突和鼻内侧突融合形成的。

（ii）鼻外侧突形成鼻翼而不是形成上唇。

（iii）上唇的中央部分中的颌间片段由 3 个部分组成：舌部，形成人中；上颌部，与 4 个切牙有关；腭部，形成原始腭。

（c）腭的发育（图 16-6）帮助区分鼻上颌复合体与口腔。

（i）前上颌（颌间片段），包含切牙，成形来源于鼻内侧突的球状突的融合。

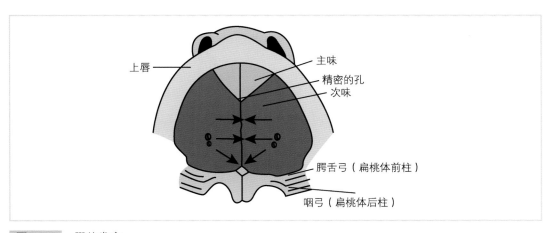

图 16-6　腭的发育

（ii）腭突来源于第一腮弓的上颌突向中间的方向进化，在中线呈前后的顺序进行融合，并且与前上颌和发育中的鼻中隔联合。

（iii）软腭来源于腭突的后缘持续的生长，终止于两瓣悬雍垂的形成和融合。

（d）鼻起源于颅脑外胚层，然后继续发育分化为额鼻突，在发育的第3周时可分辨出额鼻突和成对鼻基底。

（i）鼻上部的形成来源于鼻外侧突，而鼻腔下部直到第一腮弓的成对上颌突向前向中间生长与鼻内侧突融合才能够完成。

（ii）鼻腔在发育中向后延伸，受向后与腭突融合的影响，使得与口腔分割的膜变薄。

（iii）在发育的第38天，由鼻和口的上皮细胞组成的双层膜破裂，然后形成鼻后孔。

如果这种破裂失败，可导致鼻后孔闭锁，尽管这种鼻后孔并不是最终的鼻后孔，最终的鼻后孔会更靠前一些；但是，这种现象也解释了非预期的靠前的位置最终会致使鼻后孔的正常发育。

（i）颅底和鼻中隔是属于软骨性的延续，然后胎儿面部的骨头和牙齿围绕在软骨性的鼻腔周围。

（ii）正常的鼻上颌复合体向下向前生长。

D. 腮器

1. 腮弓

a. 腮器由4个表面可见的腮弓，和表面不可见第五、第六腮弓组成。

b. 腮囊和腮裂同样也是按顺序从头侧到尾侧排列好的（图16-7）。

c. 第一腮弓软骨，通常认为的Meckel软骨，位于最终下颌骨的位置，另外，随着软骨骨化，最终形成锤骨和砧骨。

● 尽管第一腮弓的平衡几乎完全消失，但是蝶下颌韧带仍然从胚胎学原基中得以保留。

d. 第二腮弓分化出镫骨、茎突、茎突舌骨韧带，以及舌骨体的上部。

e. 其他腮弓软骨形成舌骨的下部和甲状软骨。

f. 横纹肌也是从各自的腮弓间质分化而来。

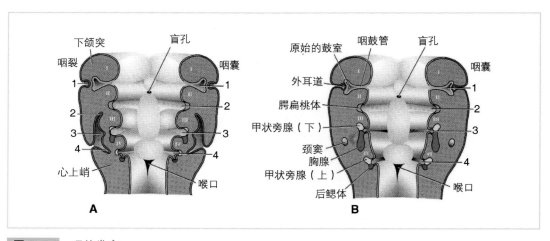

图16-7   咽的发育

（1）成肌细胞移动到头颈部的各个分区，在每个分区形成咀嚼肌和表情肌，并且保留了原始的神经分配。

（2）尽管我们认为，头颈部的肌肉活动是由原始的颅脑神经节段远距离传导的，但是实际上，胎儿由脑发出的支配腮弓派生物的神经只需要传导很短的距离。

（3）三叉神经（Ⅴ）支配的皮肤包括，通过起源于第一腮弓的上颌和下颌分支支配的面部皮肤（眼分支并没有起作用）。

（4）面神经（Ⅶ）支配的肌肉起源于第一腮弓。

（5）第三鳃弓的神经是舌咽神经颅脑神经（Ⅸ）。

（6）迷走神经（Ⅹ）支配剩下的腮弓。

（7）喉上神经支配第六腮弓的派生物。

2. 腮囊

a. 第一腮囊发育成为咽鼓管鼓室隐窝，而后形成咽鼓管和中耳腔（图 16-8）。

b. 第二腮囊腔随着腭扁桃体的发育而大部分消失，但是部分保留成为扁桃体窝（扁桃体内裂）。

c. 第二腮囊的内胚层形成扁桃体的表面上皮细胞和其隐窝的内层，而围绕腮囊的间质则分化成淋巴组织。

d. 第三腮囊背侧的内胚层分化进入下副甲状腺，腹侧则复合成为胸腺。

e. 第四腮囊的内胚层分化进入上副甲状腺，而腹侧则发育成为腮后体，甲状腺分泌降钙素。

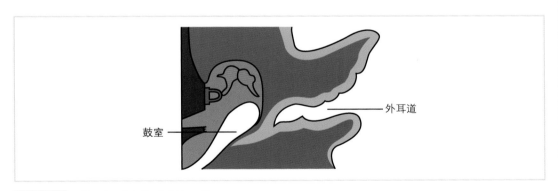

外耳道

鼓室

图 16-8 第一鳃裂残端形成外耳道

3. 腮裂（图 16-9）

第一腮裂（位于第一和第二腮弓之间）形成外耳，这是腮裂唯一能够形成的正常结构；但是，如果第二腮弓没有在第三和第四腮弓之上向尾侧正常的生长，那么，第二、第三和第四腮裂则会保留下来形成腮瘘管，在锁骨和上颌骨之间与皮肤表面相通。

E. 甲状腺发育始于咽基底的内胚层在位于盲孔的位置，第一和第二腮囊之间的中线上增厚。

1. 甲状舌管，作为一个微弱的连接，与口腔相通，是甲状腺起源的标记。

2. 大约在妊娠期第 7 周，甲状腺伴随着甲状舌管下降，到达气管环水平（图 16-10）。

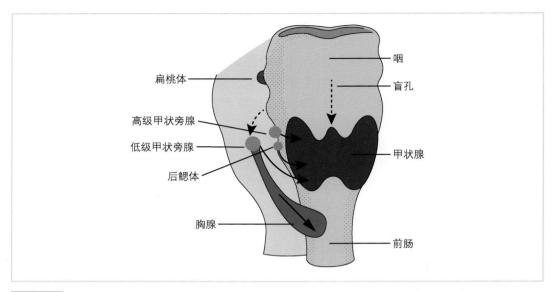

扁桃体

高级甲状旁腺

低级甲状旁腺

后鳃体

胸腺

咽

盲孔

甲状腺

前肠

图16-9 鳃裂

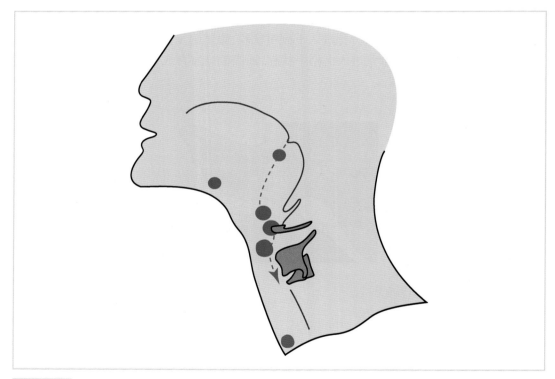

图16-10 颈部甲状腺的下降

    a. 随后甲状舌管在正常情况下消失。

    b. 甲状腺附件组织可在这条通道的任何部位停滞，另一方面，下降失败可导致舌异位甲状腺。

F. 成对的副甲状腺由不同的腮囊发育而来，其中一对来源于第三腮囊，另一对来源于第四腮囊。

1. 在发育的第7周，副甲状腺由每一对腮囊向尾侧移动，其中，第三对腮囊的副甲状腺比第四腮囊的向尾侧移动得更远。

2. 副甲状腺的附件组织可在移动的路线中停留。

G. 喉

1. 在大约妊娠期第3周时，随着起源于前肠腹侧壁的喉气管的形成，呼吸系统开始发育。

a. 正常情况下，喉气管的生长比食管更快，食管是由前肠的尾侧生长形成的。

b. 然后，喉气管向尾侧生长在前肠腹侧表面进入脏壁中胚层，分离形成左右肺芽。

c. 在大约妊娠期的30～32 d，由第三和第四腮弓的鳃弓下隆起起源的会厌开始成形。

d. 在发育的第5周，杓状软骨的原始基可在双侧喉裂中识别出，并且还将持续的生长。

e. 勺状会厌皱襞起源于第四腮弓外侧缘，并且沿着鳃弓下隆起到第六腮弓的杓状软骨隆起的方向生长。

f. 这个时期的发育不全可导致不同程度的永久的喉裂（图16-24）。妊娠期41 d喉部确切可见（图16-11）。

2. 环状软骨和甲状软骨先于杓状软骨开始发育，并且在妊娠期的第7周开始软骨化。

a. 伴随着甲状软骨的发育，声门加深，真声带与甲状软骨板结合。

b. 在妊娠期第10周，如果真声带没有裂开形成原始声门，那么可导致先天性喉闭锁，或者是更为常见的先天性完全或部分喉蹼。

c. 尽管喉蹼的位置可在声门上或者声门下，大部分位于声门水平位置。

d. 先天性声门上囊肿可能是由于第三鳃弓的残留物，并且残留于第四腮弓派生物的上方。

e. 到妊娠期的10～11周，喉部的主要结构已经发育完成并且开始软骨化。

f. 如果食管和气管的分离稍微延迟，喉气管沟的边缘没有及时融合，则快速生长的气管将食管近端和远端分离，导致最为常见的食管闭锁和远端气管食管瘘。

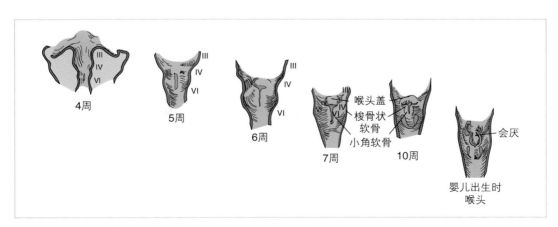

图16-11　婴儿喉的发育

II. 头颈部疾病

A. 颅缝早闭

1. 背景

新生儿颅骨变形可由一个或几个颅缝早闭导致，或者是胎儿在子宫内的体位导致的。

（1）术语变形（deformation）一词通常用来描述由颅缝早闭导致颅骨位置变化，例如，变形性的斜头畸形。

（2）真颅骨缝早闭有0.5%的发生率。除非大脑的生长发育受到多颅骨缝早闭的限制，否则手术对颅骨外形的修复一般是出于美容修饰的作用。

（3）早期使用头盔进行非手术的矫正有可能对颅骨变形有作用。

2. 胚胎学/解剖

胎儿时期，颅骨来源于围绕在发育中的大脑周围的纤维性膜颅里的骨化中心。这些中心的作用就像地质构造板块，他们相邻的界线变成了颅缝（图16-2）。

（1）大脑的生长将这些板块推开，才能允许新的颅骨在两条颅缝里生长。实际上，早在1791年这种新的颅骨在颅缝里生长的现象就已经被描述了。新的颅骨在颅缝里生长失败可导致特定的颅骨畸形。

随后，Virchow发现颅骨在垂直平面生长遇到闭合的颅缝会受到限制，从而加强在水平平面的生长。

（2）描述颅骨外形的特定术语：

（a）舟状头（矢状缝早闭）描述的是长窄的颅骨外形。

（b）短头（冠状缝早闭）描述的是短宽的颅骨外形。

（c）前斜头畸形是一侧的冠状缝闭合。

（d）后斜头畸形是人字缝闭合。

（e）三角头畸形是额骨缝闭合。

（3）到2～3岁时，头已经生长到大约成人的大小，纤维单元在颅缝已经成形，但是一直持续到6～8岁时才开始骨化。

（4）多颅缝闭合经常与颅骨底缝早闭有关联。这些称为复杂性颅面部骨缝闭合，并且常常伴有症状。其中一些是骨性融合综合征，例如，Apert或Crouzon综合征，是因为成纤维细胞生长因子受体有关的基因突变。

3. 生理学方面的顾虑

a. 一个或两个颅骨缝闭合不会产生生理学方面的后遗症，仅仅只是需要矫形的问题，尽管有人会提出矫形并不是让一个人变得看起来正常。

b. 多颅骨缝闭合可限制大脑的生长，导致颅内压增高和发育迟缓，实施手术能够解决这些问题。

c. 除了颅内压增高，复杂骨缝闭合的患者合并有其他神经系统的问题，包括以下几种。

（1）眼眶错位；

（2）面中部发育不全；

（3）肾畸形；

（4）颅内压增高合并脑积水。

4. 手术修复

a. 1个或2个骨缝闭合，如果患者小于3个月，手术可在内窥镜下完成（见第三十四章）。内窥镜手术可迅速完成，并发症少。术后，这些患者可佩戴矫形头盔来促进均衡地生长。

b. 大龄儿童可采用开颅的手术，有设计针对各种颅顶塑形的手术，包括冠状颅骨切除术并额骨迁移，眼眶对齐和桶型穿孔，以及其他一些手术。

（1）可以使用双侧冠状，双侧顶骨，或者Meisterschnitt切口，能够暴露前颅底、翼区、前囟和冠状缝。对于枕骨骨缝闭合，俯卧位，可使用双侧顶骨，矢正中切口。对于多颅骨骨缝闭合，偶尔需要暴露整个颅顶，需要使用面颊和枕骨下头枕[2]。

（2）这些手术需要更长的时间，出血更多，需要更长的恢复期。使用Raney夹和在骨头边缘使用骨蜡可使出血减低到最少。

（3）这些手术经常持续超过3 h，需要大量的液体和血液。

（4）血液节约技术可减少输血量，从而减低同种免疫作用。可使用的技术包括术前红细胞生成素的使用，术中正常血容量性的血液稀释或者血液回收，抗纤维蛋白溶解药物的使用。以上这些，抗纤维蛋白溶解药物的使用已经证实是有效的和节约成本的。

（5）术中仔细监测血细胞比容和电解质，特别是钙和钾，尤其是对于大量输血的病例非常关键。

（6）角膜的防护一般置于眼睛和眼睑。

（7）患者住院期间，常常伴随着严重的术后水肿，在ICU病房需要气管插管、护理和呼吸支持治疗。

（8）不同的是，使用内窥镜手术的患者，围术期的康复相对更加良好，很少有并发症。Spring-assisted手术（SAS）也能降低复杂开颅手术的并发症（有创性的监护，输血的需求）[3]。

多/复杂颅骨闭合：不适合使用内窥镜手术。复杂的颅脑或颅面部手术实施的目的是纠正这些问题。

5. 麻醉问题

a. 手术准备

（1）经典的对新生儿麻醉的顾虑也同样适用于几个月大的准备实施内窥镜矫正手术的婴儿。

（2）多/复杂的骨缝闭合的患者可能患有其他综合征，需要注意到其他的并发症，如先天性心脏病、肾疾病等。

b. 麻醉目标

（1）实施内窥镜手术的患者，所使用的麻醉技术需要在手术结束后拔管。

（2）对于复杂开颅手术，保证血容量和准备术后送ICU治疗。

（3）警惕空气栓塞和大量失血。

c. 全身麻醉

（1）体位：大部分开颅手术使用仰卧位，内窥镜手术（特别是矢状骨缝闭合修复术）使用头后仰的俯卧位。

（2）通常的手术时间：开颅手术3～6 h，内窥镜手术1～2 h。

（3）诱导：正常气道的患者——吸入麻醉诱导或是静脉麻醉诱导。有困难气道病史，或预期地困难气道无手术史的患者——有准备充分的气道管理工具可使用吸入麻醉诱导。

（4）首选经口气管插管，因为在眼和鼻产生的头皮反射（scalp reflection）可干扰插管置入鼻腔。

（5）注意，面中部发育不全、颧骨发育不全、鼻窦发育不全可导致分泌物清除受损和面罩通气困难。

（6）较多的患者有呼吸暂停，并且在诱导时和苏醒期会发生声门上气道梗阻。

（7）监护：一个粗的或两条静脉（IV）通路（尤其是复杂的修复术），标准的无创监护，超过4 h放置尿管，心前区多普勒，视病情使用额外的监护，包括针对大范围手术的实验室检查。

（8）维持：麻醉药的选择要根据手术种类和预期的手术时间。

（9）注意空气栓塞。

（10）抗纤维蛋白溶解治疗的说明，起始剂量，然后持续泵注。不同的配方的起始剂量是15～50 mg/kg，然后泵注速率是5～10 mg/（kg·h），手术结束时泵注结束。

（11）警惕可由于切除术引起的大量失血，或者是分离解剖时撕裂矢状窦的并发症。

（12）以上两者都可引起细血管系统衰竭。

（13）苏醒：接受内窥镜手术的患者可在苏醒室（PACU）复苏，接受大范围复杂开颅手术的患者术后需要送入ICU治疗。

（14）围术期：内窥镜手术或是非复杂手术常规复苏。复杂手术需要ICU的进一步监护，包括实验室监护，气体交换的充足程度，机械通气，可能的输血治疗。Cladis等报道的术后低钠血症的发生率是30.6%，与术前颅内压增高，失血和女性有关系。术后静脉输液造成的低钠血症的患者风险非常高[5]。

B. 鼻旁窦的疾病：先天畸形，炎症/感染疾病，慢性窦炎。

1. 背景

a. 手术治疗鼻旁窦疾病一般引流感染，切除息肉，或对阻塞实施诊断性的检查。

b. 大部分儿科的患者，实施手术是为了促进黏液的引流和促进侧支的引流，因为在鼻旁窦之间是互相交通的。

2. 胚胎学/解剖

a. 大约在妊娠期的40周，胎儿期结束时，鼻旁窦开始发育，来源于鼻腔侧壁间质的两个水平方向的沟开始发育。

b. 上颌鼻甲间质向中间生长进入鼻腔管，发育成中下鼻甲腔和下鼻甲（图16-12）。

c. 这个间质同时也开始向头侧延伸，最终发育成为中上鼻甲。

d. 鼻甲发育完成后，发出信号致使窦开始发育，并且一直持续到接近成人的时期（图16-13）。

3. 生理学方面的考虑

还没有发现鼻窦准确的功能；但是鼻窦炎症、感染和肿瘤性疾病，因为其靠近大脑、

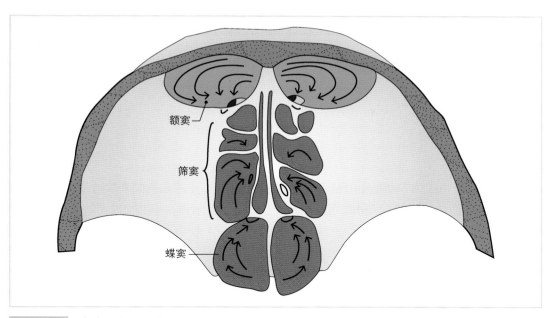

图16-12　鼻窦黏膜的运动

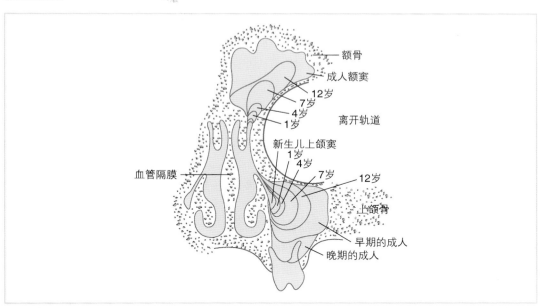

图16-13　鼻甲发育的完成标志着鼻窦发育的开始

眼睛和上呼吸消化道，对麻醉医师有着重要的意义，尤其是在麻醉和手术前功能受损的情况下（表16-1）。

　　4. 手术修复

　　a. 切开入路：Caldwell-Luc：在gingival-buccal槽内的口内切口刚好在尖牙窝后；下黏膜骨膜瓣隆起（暴露眶下神经）；窦就在这个神经下方，窦的病变黏膜被切除。鼻窦窗在位于穿过下鼻甲腔的位置，允许额外的引流；gingival-buccal的切口然后被关闭。

表 16-1　鼻窦的作用
1. 减轻头骨的重量 2. 提供减震压力 3. 吸入空气的加湿和加温 4. 吸收大脑的热量和绝缘 5. 提供声音共鸣 6. 提供机械刚性 7. 增加嗅觉表面积

b. 内镜鼻窦手术（功能性内镜鼻窦手术，FESS）：切开或是内镜鼻窦引流手术之后，鼻、鼻窦通常都是相通的（口咽通气道）。

5. 麻醉问题

a. 手术前准备

（1）对患病期间医疗状况适当的治疗——抗生素、类固醇和支气管扩张药。

（2）多发性或复杂的骨性骨化症患者可能是综合征，需要注意其他疾病如先天性心脏病、肾病等相鉴别。

b. 麻醉目标

（1）对内窥镜修复患者，麻醉技术应该是在手术结束时拔管。

（2）大型开放式手术，保持循环量，做好准备术后转入ICU。

（3）警惕空气栓塞和大量失血。

c. 全身麻醉

（1）体位：半坐卧位；头抬高30°。

（2）手术时间：1～3 h取决于手术复杂性。

（3）可以在外科手术开始前使用吸入麻醉药（拟交感神经作用）、静脉注射类固醇，还可以考虑使用抗胆碱药。

（4）监测：基础无创监测；可根据外科手术时间长短及药物相关反应增加监测项目。

（5）维持

（a）强效吸入麻醉药和（或）麻醉操作。

（b）避免对肺动脉高压的患者使用氧化亚氮。

（c）手术一般为中度出血，很少有大量出血，所以输血的情况很少。

（d）血管收缩药，如局部使用羟甲唑啉、去氧肾上腺素、可卡因常可减少出血，也适用于系统吸收所导致的术中及围术期所出现的高血压及心跳过速。

（6）导入期：鉴于鼻腔填塞，口腔导气管可用于导入期及围术期护理。

（7）手术期间

（a）对鼻腔填塞患者的通气应引起适当的重视。

（b）常规阿片类药物可用于镇痛。

（c）胃内血液及分泌物易引起恶心呕吐。

（d）由咳嗽/呛咳所致的呼吸道过敏会增加鼻窦压力，从而导致出血。

（8）局部麻醉：蝶腭神经节阻滞对术中镇痛可能有辅助作用，从口腔内经过腭，位置在犁骨的侧面,硬腭和软腭的交界点,前腭、中腭、后腭的神经由此穿出。这些神经延伸并接近蝶腭神经节和鼻腭神经。麻醉可阻滞上牙和牙龈,上唇,脸颊,下睑,鼻翼和鼻黏膜、鼻咽黏膜,上颌窦,软腭和硬腭也常常被阻滞。因为血管与神经伴行,所以操作时必须仔细回抽以免局部麻醉药误入血管。

C. 上颌骨畸形,面中部后移,眼眶畸形(表16-2)

表16-2　颅缝早闭综合征				
综合征	遗传	男:女	主要颅面问题	相关问题
Apert综合征	散发性缺陷;散发染色体显性遗传	1:1	尽管涉及多重缝合,主要呈现为冠状缝早闭	蝶筛骨,上颌骨发育不全;下颌骨突出;眼距过宽;眼球突出;外眦下斜;鼻梁低平;脑积水;进行性颈椎钙化;并指(趾)常见。
Carpenter综合征	常染色体隐性遗传	1:1	范围广,颅骨高耸(所有颅骨过早闭合)	严重的精神发育迟缓;下颌骨发育不全;颈短;脐膨出;各种类型心脏畸形;上肢短小;上肢并指或指头数缺失。
Crouzon综合征	常染色体显性遗传	1:1	范围广泛,颅骨高耸;冠状缝和矢状缝闭合最常见	眼球突出:眼眶和上颌骨发育不全;眼距过宽;智力多正常;高足弓,常合并有腭裂。
Pfeiffer综合征	散发缺陷显性遗传	1:1	尖头畸形;双眼间隔较宽	智力不受累;拇指和大足趾短而宽;指(趾)并指(趾)常见。
Saethre-Chotzen综合征	常染色体显性遗传	1:1	不对称的颅缝早闭;斜头畸形	面部不对称;上睑下垂;短指,第二和第三软组织并指。

1. 背景

a. 面部,特别是上颌和下颌,在儿童时期,受骨的沉积和吸收,软组织的外形修复以及激素的改变,呈现一个动态生长的过程。

b. 以相互影响的方式,随着鼻窦的生长,颅底或脑神经影响着面中部的发育,反之亦然。

c. 鼻上颌复合体的结构会在水平、垂直和矢状方向发生改变和移位。

d. 这些改变最终导致面部比例,面部结构形态,以及上呼吸道的改变。

2. 胚胎学/解剖学

上颌骨的间充质发育,作为腮弓的第一个发育部分,颅底神经,鼻上颌复合体,包括面部肌肉和软组织运动复合体这些与它相邻的结构都对它的整个发育过程有影响(图16-14)。

3. 生理学注意事项

颅缝早闭,尖颅畸形,面中部发育不全,并指畸形可能存在深入的系统影响:

(1)上气道机构发育不全导致小鼻咽,鼻后孔狭窄或闭锁,发育不全或鼻窦缺如。

(2)可能存在颈椎不同形式的融合。

(3)阻塞性睡眠呼吸暂停引起的长期上呼吸道阻塞导致上气道可用横截面积减少,

第三部分

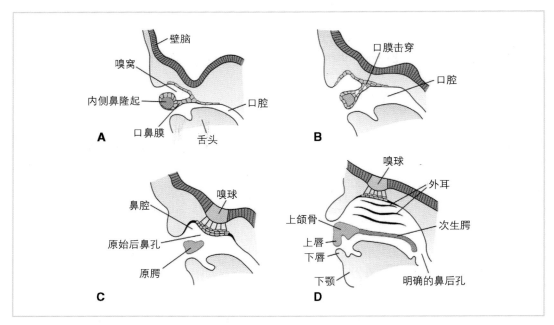

图16-14 上颌骨的发育受连续结构的影响——颅底，口鼻黏膜分离，鼻上颌复合体。(A)5周，初始鼻腔从完整的口鼻黏膜分离开;(B)6周，原始黏膜分开破裂;(C)鼻和口腔相同;(D)12周，初级腭、次生腭和鼻后孔初步发育

舌体占用了口腔相对大的空间,形成错位腭。

（4）先天性心脏疾病的发生率为10%。

（5）如果发生脑积水,颅内压过高可能导致认知功能障碍和迟缓,此外,脑发育异常的发生率也很高（脑胼胝体缺如,脑回异常的患者）。

（6）泌尿生殖系统异常的发生率为10%（肾积水、多囊肾、重复肾和阴道畸形）。

（7）手指和脚趾的并指,可为部分或全部,骨或软组织的并指。

4. 手术修补（图16-15）

a. LeFort骨切开术是外科基本切口,可以方便外科医师灵活操作骨面结构。

b. 颅骨、面部和下颌骨表面由软组织覆盖,这些结构相互连接组成了人类的面部特征。LeFort骨切开术不适用于需要完全修复和重塑的面部问题。

c. 因此,通常会结合上颌骨和颅骨情况以达到预期效果:

（1）LeFort Ⅰ型:为牙上方上颌前庭沟横行切口。

（a）上颌骨骨切开术为以骨刀切开形成的毛刺样或锯齿样的切口。

（b）两个上颌骨窦被沿鼻腔切骨。

（c）这样可以有效地从剩下的面部上层结构中分离出腭和牙槽嵴。这样可以适当地纠正上颌骨后移,使之向前或者以悬挑/倾斜/扩大的方法以固定咬合面。这种方法常常与下颌骨骨切开术联合使用。

（2）LeFort Ⅱ型:这种切口把面部剩下的部分从上颌骨和面中部上半部分分割开来。很少被看作包括眼窝和颧骨区域在内的大部分结构性问题。

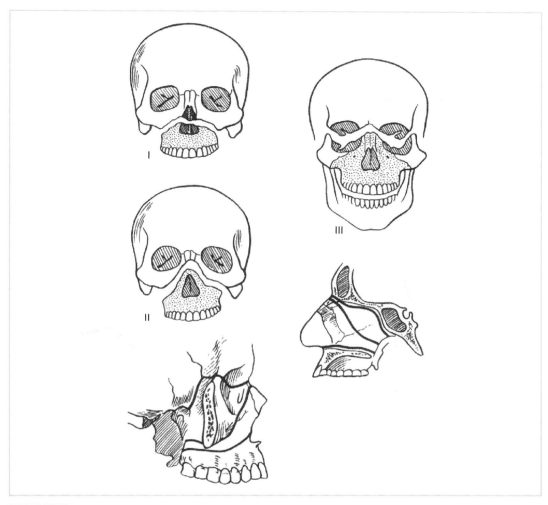

图16-15 左骨切开术LeFort Ⅰ——牙齿上方横断切口,以纠正下颌后移和垂直过剩,横穿上颌骨鼻窦并穿过鼻腔。LeFort Ⅱ——眶下切口以形成锥形断裂。LeFort Ⅲ——从颅底分离面颅骨

（3）LeFort Ⅲ型：这种切口有效地把面部骨骼与颅骨分割开,这是修复面部畸形很重要的一个操作,要么作为颅骨入路要么作为颅骨出路。

（4）这个操作也有很多限制。

（a）所有程序必须要求神经血管束完整,这就限制了操作的空间。

（b）另一个主要限制就是过程分开后稳固各分块的能力。

（i）在过去,通常是将金属丝和骨移植物用金属丝和杆以框架的形式把下颌骨和颧骨周围固定在一起。

（ii）螺丝和杆架都是可吸收材料取代了金属材质。电镀材料被允许用于骨节段的固定。这种方法免除了整体固定上颌骨、口腔、下颌骨的需要。

（iii）这样就不能排除经鼻插管的可能,因为嘴是闭合的,并且张口范围也受弓形杆的限制。

（iv）骨移植在某些结构上仍然存在缺陷。

（v）除去骨来源，人工合成材料也是一个很大的缺陷，这些材料可以被雕刻成适合患者需求的形状。

（a）对于麻醉医师来说，这种一体化的结构需要经鼻气管插管来实施麻醉管理。

（b）术中可能出现的问题包括在翼骨切开术时，导管打折或扭曲造成通气横截面部分或全部的阻塞。

> **临床小贴士**　外科的畸形整复术要求麻醉需要通过经鼻插管完成气道管理。术中可能出现的问题包括在翼骨切开术时，导管打折或扭曲造成通气横截面部分或全部的阻塞。在整个手术过程中，剪线钳都必须准备好，以备发生紧急情况时剪断金属丝以便呕吐时经口腔吸痰或重新插管。

（c）在整个手术过程中，剪线钳都必须准备好，以备发生紧急情况时剪断金属丝以便呕吐时经口腔吸痰或重新插管。

（5）牵拉骨生成技术成为颅面外科手术一个很重要的技术。

（a）这种操作方法使外科医师更好地控制截骨术后骨段的距离，使各骨段之间能够相距更长的距离，避免了移植骨的必要。

（i）在面中畸形前移术中，一些外科医师喜欢使用环形分离方法或者坚硬外部分离方法（RED），而另外一些外科医师则喜欢经内面中部分离方法。

（ii）两种方法都是有缺陷的，对于麻醉医师来说，如果一旦出现问题，移开它们都是一个问题。

（b）一旦分离完成，可能出现开口困难。

（i）这可能是与下颌骨相连的上颌骨新移位的结果，也可能是由器件所经过区域肌肉的疼痛和肿胀所致。

（ii）因此，紧随先前的步骤，麻醉医师应为更为困难的气管插管做好准备。

5. 麻醉相关问题

a. 外科准备

（1）对麻醉医师来说，最重要的是要清楚预计外科的手术操作范围。

（2）患者方面，对麻醉医师来说最重要的是要评估患者术前的状态以及是否合并其他疾病。

b. 麻醉目标

（1）对面中部发育不全的患者，要评估以及做好麻醉计划准备，以免存在面罩通气困难和困难气管插管的情况。面罩通气困难的情况通常多于喉镜暴露困难和困难气管插管的情况。

（2）仔细评估颈椎的活动度是否存在活动范围受限和畸形融合以免损伤。

（3）上颌骨缺失分离术可能导致气道管理困难（图16-16）。

（4）鼻窦和鼻后孔的发育异常可能导致经鼻插管困难和解剖问题。

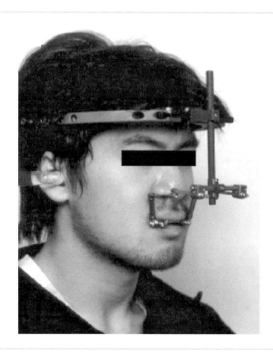

图 16-16　上颌骨外牵引器（双轨）

（5）四肢畸形可能导致开放血管通路困难。

（6）会诊可以帮助我们确诊患者是否合并有其他疾病，如先天性心脏病、肾疾病和神经功能障碍等。

c. 全身麻醉

（1）体位：仰卧位。

（2）常规手术时间：可变因素取决于手术操作范围，一般 2.5～3 h，也有超过 8 h 的。

（3）诱导

（a）应该考虑使用麻醉前用药，这类患者会因为一些术前操作和就医经历存在焦虑的情绪。另外，这类患者会存在大量分泌物，深度镇静会导致在诱导前发生唾液分泌多，咳嗽甚至气道高反应性。

（b）这类患者可能会因为并指（趾）出现静脉开通困难；吸入诱导也有可能因为面中部发育不全没有合适的面罩而无法实施。

（c）顺利完成诱导和气管插管后，需要明确地用胶布在唇齿之间固定好气管导管（没有牙齿的患者用胶布环形固定）。

（d）眼睛保护通常采取涂抹眼药膏，并且外科医师采用缝合的办法闭合眼睑。

（e）手术操作台通常需要旋转 90°。

（4）监护

（a）明显的失血（包括一部分经过口咽流入胃里无法明显发现的血液），特别是在上颌骨切开术时，需要保证足够的静脉通路以满足紧急情况下输血。

第三部分

（b）根据手术的范围决定是否需要动脉穿刺置管测压。

（c）可能存在外周静脉开通困难而需要进行中心静脉置管以满足术中和术后监护的需要情况。

（d）如果发生血管栓塞,需要心脏多普勒超声的监测。

（e）其他监测包括尿量和体温监测（这类患者因为保暖措施以及体表暴露较少而出现体温高的情况）。

（5）维持

（a）镇吐药应该作为完整麻醉计划中的一部分,以防外科操作可能会导致血液积留到胃里。

（b）一些特殊操作,尤其是涉及颅骨切开术,麻醉处理要点要参照神经外科麻醉,脑组织暴露时间过长时应静脉补充液体以维持容量,维持足够的麻醉深度,并进行持续动脉监测（脑灌注压）。

（c）可能大量出血（大面积的创口和长时间操作）,并且出血可能因为外科操作区域的铺巾所掩盖而不容易被发现,所以需要持续测量血细胞比容。

（d）注意因为大量失血造成的凝血功能障碍,并警惕低体温。

（e）骨填充物的放置,关节和皮下神经操作可能是手术时间长的关键。

（6）导入期

（a）咽喉部的填塞物必须在手术操作结束时取出。

（b）用钢丝或胶带做上颌骨固定时患者必须完全清醒。在整个围术期,剪断固定物的剪刀必须放在床旁或病房以便随时可用。

（7）围术期：术后监护包括并发症应该引起重视,降低重症监护室待床时间,以及术后呼吸机治疗时间。

（8）局部麻醉：不适用。

D. 先天性面部唇裂和或腭裂

1. 背景

（a）唇裂和或腭裂是最常见的先天性畸形（表16-3）。

（b）它们可能单独发生,作为综合征的一部分（有超过300种与面裂相关的综合征）或作为序列的组成部分,例如Pierre Robin综合征的序列。

（c）唇裂的修复不单纯是面部特征的修复同时也是健康心理的构建过程。腭裂的修复可以达到发音正常而不是过多鼻音,也能使患者正常咀嚼。

表16-3　唇腭裂患者的临床特点

发病率	10：10 000白种人
	25：10 000日本
	3.3：10 000非洲人
性别	男＞女
单纯腭裂	女＞男
单纯唇裂	单侧80%；双侧20%
唇腭裂伴腭裂	75%

2. 胚胎学 / 解剖学

（a）面部结构的发育开始于孕期最初的 4～7 周，从额鼻的突起，成对的上颌骨和下颌骨的突起开始。

（b）上颌骨正常的发育包括上皮细胞和间质细胞的移行。面部裂痕的发病机制尚未明确，可能与一个或全部的功能确实有关。

（c）腭裂的发生机制可能和唇裂一样，也有可能为次级缺陷，阻断了上颌骨中部的融合。

（d）Pierre Robin 综合征的唇裂可能是因为舌的明显移位和随后导致的上颌骨发育不全，进而阻碍了腭的融合。

3. 生理学概要

a. 颜面部区域很大，具有独立的功能，并不仅仅只是呼吸、咀嚼和交流。

b. 听力障碍可能导致咽鼓管功能障碍，需要行鼓膜切开置管术。

c. 可能还存在舌咽问题，有助于吸引和气道反应性疾病。

d. 心理学构建包括正常的颜面部结构。对待这类患者需要了解他们心理学和生理学的问题，有可能会相互影响。

4. 外科修复

唇裂和腭裂：手术修复不单是缝合两侧相邻的组织，还包括旋转和推进皮瓣以修正解剖缺陷。修复的时机和顺序也是外科医师优先考虑的问题。

（1）一种学派认为应该在婴儿期就尽可能早地进行手术修复。

（2）另一个学派主张进行分段修复，待肌肉的生长和牙槽嵴对合后以获得最佳的功能修复。操作顺序是由牙颌矫治器进入，牙槽骨唇粘连松解，唇裂修复，最后修复腭裂。

（3）腭咽发育不全的患者需要行咽瓣和口鼻瘘管修复。

（4）单纯腭裂：婴儿不需要像唇裂修复那样尽可能早的进行，但应在说话前进行校正。

5. 麻醉概要

a. 外科准备

（1）如果需要行手术的为新生儿，需要准备好所有相匹配的麻醉用品。

（2）合并有先天性心脏疾病的概率非常高，所有存在心脏杂音的患者在手术前应该进行评估。存在心脏疾病的患者术前需要预防性地给予抗生素。

（3）任何存在呼吸暂停、呼吸系统疾病或者喂养困难的患者可能提示困难气道，需要准备备用的气道管理器具。

b. 麻醉目标

（1）采用经鼻气管插管，以不占用过多的外科手术区域。

（2）选用保留自主呼吸的麻醉方法并且维持足够的麻醉深度。

（3）患者完全清醒再拔出气管导管。

c. 全身麻醉

（1）体位：仰卧位，肩下垫一垫肩，常常采取嗅花位（仰着的面部刚好触及手术台）。

（2）一般手术时间：单侧唇裂修复需要 2～4 h，双侧唇裂修复需要 4～8 h，腭裂修复时间更短一些。

（3）诱导

（a）正常气道——吸入或静脉诱导，常规。

（b）有困难气道病史的患者，使用适当的气管插管工具完成操作。

（4）监测：常规无创监测，4 h以上手术需要导尿，并根据合并疾病适当添加监测项目。

（5）维持

（a）复合强效吸入麻醉药以维持平衡麻醉，以保证这类患者手术结束时自主呼吸恢复拔出气管导管。

（b）外科医师在手术过程中常常使用肾上腺素和利多卡因，密切关注局部麻醉药剂量。

（6）导入期

（a）外科医师常常在唇裂手术结束时使用Logan Bow，初衷为减小伤口横截面张力，然而发现并没有，还需要防止意外伤害而保护伤口。可能在手术结束需要使用面罩类的装置。

（b）"欢迎使用"套筒袖——对婴儿或年龄小的儿童需要把手臂进行固定以免手指伸进口腔并损坏修复创面。

（7）围术期

（a）需要精准的麻醉管理以保持自主呼吸。

（b）如果出现持续气道暴露困难的患者，需要进入ICU进行监护和管理。

（8）区域阻滞麻醉

（a）眶下神经阻滞[8]可作为麻醉方案选择之一或者作为复合镇痛措施。眶下神经为上唇和鼻的感觉神经，神经由眶下切迹发出，可以在眶下缘触及并进行阻滞。因为有静脉伴行，损伤可能导致眼眶发青。

（b）除此之外，还可以通过皮下注射进行旁边的牙槽沟阻滞，但它只能维持手术最开始解剖分离的阶段。

E. 腭咽发育不全

1. 背景

a. 腭咽发育不全用以描述口咽腔和鼻咽腔在发音时没有正常隔开而导致不能获得正常的语音。其他特征包括鼻漏气和鼻腔湍流音。

b. 病原学上可以分为获得性、先天性、结构性和神经性的发育不全。

c. 腭裂使软腭在发育过程中长度或功能发育不全，从而在咽后壁形成活瓣样裂隙。根据病因和动力学改变决定手术方式以减少鼻音过重。

2. 胚胎学/解剖学

a. 面部结构的发育开始于孕期最初的4～7周，从额鼻的突起，成对的上颌骨和下颌骨的突起开始。

b. 上颌骨正常的发育包括上皮细胞和间质细胞的移行。面部裂痕的发病机制尚未明确，可能与一个或全部的功能确实有关。

c. 不完全融合/间质细胞融合不全导致典型的腭发育不全或黏膜下裂隙，形成凹槽或悬雍垂裂。

d. 腭咽括约肌由咽上缩肌和软腭的5组肌肉群组成。

e. 软腭的这5组肌肉是腭帆提肌、腭帆张肌、悬雍垂肌、腭舌肌和腭咽肌。

f. 腭裂修复术包括在中线附近利用这些相邻的肌肉群重塑腭结构。

g. 余下的腭咽不全将由后续的咽后壁增强，咽瓣、咽成形术，腭成形术完成[9]。

3. 生理学方面

a. 颜面部区域很大，具有独立的功能，并不仅仅只是呼吸、咀嚼和交流。

b. 听力障碍可能导致咽鼓管功能障碍，需要行鼓膜切开置管术。

c. 可能还存在舌咽问题，有助于吸引和气道反应性疾病。心理学构建包括正常的颜面部结构。对待这类患者需要了解他们心理学和生理学的问题，有可能会相互影响。

4. 外科修复

a. 咽瓣可以是上、下蒂型两种，但是大部分都是上蒂型，因为并发症较少。

（1）黏膜上的椎弓根从咽后壁上抬起，向上摆动并延伸至软腭中，使腭咽部的中央部分凹陷（图16-17）。皮瓣的长度和宽度决定了腭咽发育不全的严重程度。

（2）建立咽瓣可能会减少气道通气横截面积。在一些患者可能造成气道部分或完全梗阻。这类患者在手术后会表现出易激惹或嗜睡。这种情况下需返回手术室去除咽瓣以挽救患者生命。

b. 括约肌咽成形术（图16-18）通过从腭咽肌及其黏膜覆盖肌群创建血管和支配的黏膜下层瓣来实现。随之，皮瓣封闭了咽后壁和咽外侧壁而远离中线。这种手术入路方法可降低气道阻塞和阻塞性睡眠呼吸暂停的风险。

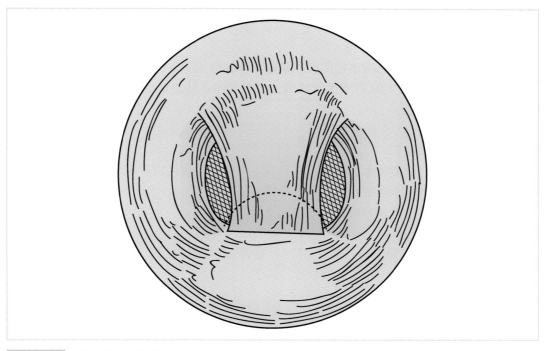

图 16-17 优质的咽部皮瓣

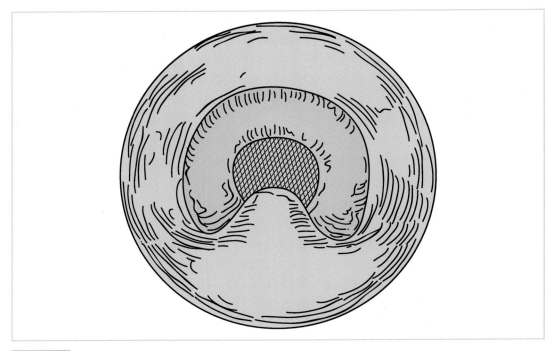

图16-18　腭咽发育不全的括约肌咽成形术

5. 麻醉要点

a. 外科准备

（1）合并有先天性心脏疾病的概率非常高，所有存在心脏杂音的患者在手术前应该进行评估。

（2）存在心脏疾病的患者术前需要预防性给予抗生素。

（3）任何存在呼吸暂停、呼吸系统疾病或者喂养困难的患者可能提示困难气道，需要准备备用的气道管理器具。

b. 麻醉目标

（1）安全诱导和插管。

（2）选择合适的麻醉技术和方法以维持自主呼吸和足够的麻醉深度。

（3）手术后患者完全清醒再拔出气管导管。

（4）手术后需要进入ICU或进行严密的术后监护。

c. 全身麻醉

（1）体位：仰卧位，肩下垫一薄枕，手术台旋转90°或180°。

（2）常规手术时间：1～2 h。

（3）诱导

（a）正常气道——吸入或静脉诱导；常规。

（b）有困难气道病史的患者，使用适当的气管插管工具完成操作。

（c）经口气管导管固定在下唇中间。

（d）放置开口器。

（4）监测

（a）常规无创监测，可根据实际情况增加监测项目。

（b）脉搏氧饱和度需要常规监测以监测是否发生缺氧。

（5）维持

（a）复合强效吸入麻醉药以维持平衡麻醉，以保证这类患者手术结束时自主呼吸恢复拔出气管导管。

（b）外科医师在手术过程中常常使用肾上腺素和利多卡因，密切关注局部麻醉药剂量。

（6）导入期

（a）外科医师可能会用线将舌向前固定，使其离开咽后壁以减轻气道梗阻。这有利于原本存在气道梗阻问题的患者，如 Pierre Robin 的患者。

（b）咽瓣成形术的患者术后会出现严重的气道梗阻，甚至需要返回手术室去除咽瓣解除梗阻，对这类患者，需要密切注意是否出现气道梗阻的标志和症状。

（c）避免升高全身血压，以免增加出血。

（d）避免增加静脉压（咳嗽、呛咳、憋气），可能会增加静脉出血、渗血、细胞水肿。

（7）术中

（a）使用麻醉药时需精确谨慎，避免出现呼吸抑制。

（b）患者可能需要转移至 ICU 或类似的监护室。

（c）患者可能需要带管 1～2 d，拔出气管导管后需要进行镇痛。

（8）局部麻醉：不适用。

F. 牙槽突裂和口鼻腔瘘

1. 背景

（a）牙槽突裂和口鼻腔瘘的修复是腭裂手术的最后一个操作步骤。

（b）牙槽嵴裂为腭裂修复术后解剖上牙槽嵴的裂隙。牙槽嵴裂是腭裂修复后残留在牙槽嵴中的解剖缺损，而口鼻腔瘘是腭裂修复的结果（图 16-19）。

2. 胚胎学/解剖学：之前讨论过。

3. 生理学要点

a. 这些情况对生理学影响很小。

b. 这些操作通常最后完成，一般在 9 岁以后再进行，可同时进行齿正畸和补体填入。

c. 修复术提高了患者自我形象并促进了社交活动。

4. 外科修复

a. 牙槽嵴裂

（1）腭裂修复后，牙龈线中的缺失骨可能需要进一步手术治疗。"牙槽"是指上颌骨和下颌龈线的骨部分的牙齿。植骨区就称为牙槽劈开骨移植术（ACBG）（表 16-4）。

（2）填补牙槽骨缺损通常需要取自髂骨嵴移植，患者采取侧卧位。髂骨嵴因为其骨松质术后可转化为牙槽骨常被用作骨移植。其他骨松质如颅骨、下颌骨和胫骨则很少被用作骨移植。

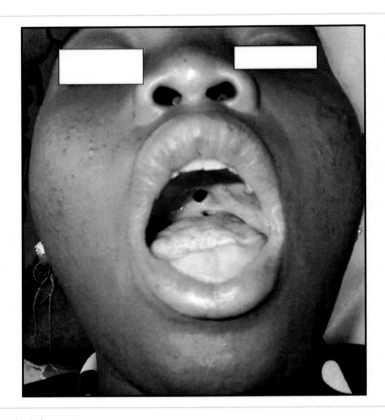

图 16-19   口鼻腔瘘

表16-4   牙槽骨移植的目的
填充骨盆和前腭骨残留骨
支持鼻翼底部
消除口鼻瘘
消除黏膜隐窝
增强上颌稳定性
巩固上颌,便于后续手术
对相邻牙列给予骨性支持
前庭软组织关系的改善
提高牙槽高度和轮廓
为后续植入提供骨头
改善牙齿和面部美学

（3）部分外科医师会使用自体血浆提取制成的纤维蛋白胶和凝血酶,促使纤维蛋白原转化为纤维蛋白以巩固和促进骨愈合。

（4）患者需要翻身并固定为仰卧位进行修复。

（5）牙槽嵴裂需要用移植骨和纤维蛋白胶填塞。

（6）最后,创口以 CoePak,牙龈-骨膜填料覆盖,以保护手术部位。

b. 口鼻腔瘘：要点同腭裂修复术

5. 麻醉要点

a. 外科准备

通常到这一步操作的时候，相关准备已经完成，很少有需要术前再处理的，可以回顾之前的麻醉史。

b. 麻醉事项

（1）注意事项同腭裂修复术。

（2）行髂骨嵴取骨术时患者为侧卧位，之后恢复仰卧位。

（3）另外，确定气管导管没有压迫到手术区域。

G. 下颌骨发育不全和 Robin 序列征

1. 背景

a. Robin 序列征被定义为小颌畸形，舌下坠和气道梗阻。

b. Robin 是第一个将气道梗阻定义为病因的人。

c. Robin 序列征患者中有 90% 存在腭裂。

d. Robin 序列征可能是某种综合征的一部分。

2. 胚胎学/解剖学（见下颌骨外科手术部分）

a. 序列（定义）——来源于单个畸变或机械因素的异常。

b. 下颌骨发育不全导致了舌下垂和气道梗阻。

c. 腭裂是由于腭侧嵴融合不全继发引起舌的机械性梗阻。

3. 生理学要素

a. 所有生理学改变都是气道梗阻的结果，包括呼吸做功增加、缺氧、喂养困难和营养不良。

b. 所有治疗措施旨在解除气道梗阻。

c. 治疗包括俯卧位通气和鼻咽通气道的使用。

4. 外科修复

a. 舌唇粘连

（1）舌尖通过外科手术固定在下唇上，使舌头向前拉，减轻气道阻塞。

（2）带气管导管进入 ICU，并进行术后镇痛直至拔出导管。

（3）6 个月时，如果粘连未解除或者存在腭裂，则需要修复。

b. 下颌前徙术

（1）可行双侧下颌骨切开术和下颌双侧外部分离术。

（2）行下颌骨分离的婴儿需要带气管导管进入 ICU。

（3）大约术后 1 周再拔除气管导管。

c. 气管造瘘

（1）只在其他措施无效时采用。

（2）存在药理与影像方面的并发症。

5. 麻醉相关

a. 术前准备

（1）无法获取成长所需营养的患者可能需要插鼻胃管或 G 管以保证充足的热量供给。

（2）与综合征相关时，需注意评估相关的问题。

b. 麻醉目标

（1）全程保持气道充分开放。

（2）在ICU中进行术后管理。

c. 全身麻醉

（1）体位：仰卧位。

（2）常规手术时间：1.0～3.0 h。

（3）插管：在此难以充分地进行疑难气道管理的讨论，但能够保证患者气道畅通自主呼吸的任何技术都是可取的，而吹气或咽部面罩鼻咽给氧属于后者之一。纤维支气管镜适用于气管插管，而电子喉镜则可用于口腔插管。

（4）监测：非侵入性常规监测。

（5）维持：麻醉药吸入麻醉。

（6）潜在问题：在气管插管下转ICU。

（7）围术期：在下列情况的任何一个时间点，气道均具有"消失"的风险：

（a）气管插管移除——二氧化碳丢失造成的吸气压丢失。

（b）气管主干插管，尤其是在转角处——最大吸气压（PIP）上升，二氧化碳波形下降。

（c）气管插管阻塞——极高的PIP，极低或无二氧化碳。

H. 舌的疾病：舌扁桃体；先天畸形；肿瘤疾病；舌体积相对口腔过大造成的气道问题；肌肉萎缩。

1. 背景

a. 多数先天病变并非恶性，且有必要进行组织活检。

b. 肿瘤病变需行广泛切除，或许也需要术后放化疗。

2. 胚胎学与解剖学

a. 舌组织来自3个胚层（图16-5），其中前2/3来自第一间质弓，而后部分则来自第三与第四间质弓。

b. 其中的肌肉主要来自枕节，而神经支配来自第七、第九和第十二脑神经。

c. 通常情况下，舌不会完全填满整个口腔。任何疾病导致的舌占口腔体积比率的异常均可引发呼吸与进食问题。

d. 舌体积可能原发增大（如Beckwith-Wiedeman综合征）或继发增大（如黏多糖贮积症）。

e. 小舌病变可能与单侧颜面部萎缩（Romberg综合征）或先天双侧面瘫（Mobius综合征）有关。

f. 舌由横纹肌构成，因此多种肌肉萎缩可能表现为舌肌束震颤、舌萎缩或肌肉假性肥大。

g. 横纹肌相关的肿瘤同样可能出现。

h. 舌不属于免疫系统的组成部分，但舌根确实含有淋巴组织，是咽淋巴环的组成部分。舌扁桃体肿大可能导致意料之外的插管困难。

i. 舌粘连（结舌）——舌系带的不正常生长。围绕舌系带的细胞通常在生长过程中出现退化，而存留的舌系带仅仅连接舌与口腔。未正常退化的细胞可能导致舌系带连接过多，甚至延伸至舌尖。

3. 生理学观点

a. 舌是复杂的器官，与味觉、语言、进食和吞咽有关。

b. 对于麻醉，我们关注的问题通常是通气、呼吸道阻塞和插管维持修复。

c. 慢性气道阻塞可能导致阻塞性睡眠窒息和肺心病。

d. 进食差可能导致营养不良和其他继发问题。

e. Beckwith-Wiedeman综合征患者在新生儿阶段经历过需要治疗的低血糖，而这一问题随着人体的成熟而减退。

f. 肌肉萎缩患者将出现与萎缩类型相关的其他生理学异常。

4. 手术修复

a. 舌粘连：纠正术通常牵涉到短舌系带的割裂。很少有系带矫正术与增加灵活性有关。局部麻醉通常能够满足要求。

b. 舌切除术（部分；全部；囊肿体积减小；肿瘤）。手术常需要Dingemann开口器以便确保充分暴露。是否行气管插管取决于切除的大小和部位。

5. 麻醉相关

a. 手术准备

（1）纠正生理并发症。

（2）有必要通过CT、MRI或喉镜进行术前评估。

b. 麻醉目标

（1）在可能存在难度的气道中安全插入导管和气管插管。

（2）安全气管拔管。

c. 全身麻醉

（1）体位：几乎均为仰卧位。

（2）一般手术时间：可能极短（舌粘连矫正术），也可能长至数小时（舌部分切除术或舌体积缩小术）。

（3）插管

（a）对于结构正常的患者，可以使用标准导管技术。

（b）对于困难气道，可以选用吸入插管、清醒镇静插管或清醒镇静局部麻醉下气管造瘘。

（4）监测：使用标准监测，或在有次级心组织要求时使用侵入性心血管监测。

（5）维持

（a）经鼻插管较经口插管更为简易，且适合术后保留。

（b）比格糖之类干燥药剂可有效阻止口腔分泌。

（c）需要保留插管数天时，我们有必要为患者留置吸收分泌物的鼻管。

（d）类固醇有助于减少舌的术后膨胀。

（6）潜在问题

（a）手术过程中，准备拔管时患者出现的小肿胀不需特殊处理。

（b）保留术后插管时需要术后镇静。

（c）气管造瘘术后需要高压通气以预防肺气肿。

（7）围术期

（a）对于任何切割伤,舌均有可能做出肿胀的反应,而这一反应有时极为剧烈。

（b）术后舌肿大往往需要4～6 d方可复原,因此术后应当留观ICU并保留气管插管。

（c）对于再插管困难的患者,在床边准备插管转换器是至关重要的。

（8）局部麻醉

I. 鼻的疾病:前颅底和鼻的肿瘤;鼻咽肿瘤;青少年鼻血管纤维瘤。

1. 背景

a. 儿童罕见鼻咽肿瘤,而一旦确诊则极为凶险。手术技术的提高,多学科协作的加强,以及颅底手术的进展,使一部分此类肿瘤的切除变为可能(表16-5)。

b. 举青少年鼻血管纤维瘤为例(适用于其他鼻咽肿瘤),这是最为常见的儿童良性鼻咽肿瘤,每万人中约有0.16～2例。

c. 症状出现年龄通常介于7～21岁。

d. 患者几乎全为男性。

e. 总体上,鼻血管纤维瘤占全部头颈部肿瘤的0.5%,而其中的恶性部分占儿童时期恶性肿瘤的1%。

2. 胚胎学与解剖学

a. 鼻咽和颅底来自形成头颈部的外胚层与间叶细胞。

b. 人们过去认为鼻血管纤维瘤来自颅底枕骨和蝶骨之间的胚胎软骨,但现在认为它来自围绕蝶腭孔后外侧壁的鼻腔,由良性血管和基质组织构成。

c. 纤维基质满布血管网,而后者不具备可收缩元素,因此活检或切开后常见大出血。

d. 青少年鼻血管纤维瘤源自蝶腭孔上缘,可向后(鼻咽方向)、向前(鼻腔方向)或向侧面(通过翼腭裂进入翼腭窝)扩散。

e. 它们可能突破上颌窦的骨性后壁,从而进入蝶窦、上颌窦、筛窦、眼眶、颅中窝和蝶鞍区,而出于制订合适治疗计划的目的,我们需要对此进行分期[10-12](表16-6)。

表16-5 前颅底肿瘤
血管纤维瘤
骨瘤
颅咽管瘤
嗅神经母细胞瘤
脊索瘤
软骨肉瘤
横纹肌肉瘤
胚胎
肺泡
未分化
鼻咽癌
鳞状细胞癌
非角化癌
分化非角化癌
未分化癌

表16-6 专科和多学科的手术		
1	A	鼻或鼻咽
	B	鼻旁窦
2	A	蝶腭孔
	B	翼腭窝
	C	颞下窝
3	A	颅内

3. 生理学观点

a. 鼻血管纤维瘤常见鼻腔阻塞与鼻出血。

b. 它的进展可能导致上颚的扭曲以及颧骨和鼻腔骨性组织的侵蚀。

c. 新生儿依赖鼻通气，因此此区域的先天性肿瘤通常导致呼吸困难。

d. 恶性肿瘤同样可能导致鼻阻塞，且有机会出现脸部、眼部和颜面部脑神经的直接侵袭。

e. 通过事后统计，症状往往在确诊前6～12个月出现。

4. 手术修复

a. 切除术是首选；对于颅内肿瘤一般可选放疗。

b. 局限于鼻腔或鼻咽的小损伤可在镜下切除。

c. 1期病变通常经口底切除，其缺陷在于肿瘤的上外侧缘视野通常受限，因此具有较大的复发率。

d. 后鼻切开术和中上颌窦切除术、筛窦切除术和蝶窦切除术是广泛2期病变的常用选择。为了加强暴露，有时需要对唇进行额外的切开。

e. 最近的切除术常涉及中面部去套术。鼻内和唇下的切口避免了较大的面部瘢痕。双边LeFort截骨术和腭错位术有助于进一步切开。此外，中上颌窦切除术和筛窦切除术有助于到达颅底。眼向后收缩。

f. 侵入翼腭突和颞下窝的肿瘤需行上颌窦后壁切除术。

g. 神经外科和颅底手术的进展使得颅骨侵蚀性血管纤维瘤的个体化手术计划成为可能。

5. 麻醉相关

a. 术前准备

（1）为了制订计划并取得最佳结果，手术医师与麻醉师应在术前进行充分的沟通。

（2）需完善相关影像学检查。

（3）手术时间应安排在血管阻塞后一定时间之内，以便最小化失血。

b. 麻醉目标

（1）与手术医师充分沟通。

（2）准备好应对大量失血和（或）气栓的方案。

c. 全身麻醉

（1）体位：仰卧位。

（2）常规手术时间：不定，与肿瘤扩散程度有关，常在3～12 h或以上。

（3）插管

（a）无气道阻塞的患者应当选用静脉插管。

（b）如果存在气道阻塞，我们应当具备多种管理气道的手段。

（4）监测

（a）动脉导管、导尿管、心超、中心静脉导管（可选）。

（b）在使用神经完整监测时，与手术医师探讨是否使用术中持续神经肌肉阻滞。

（5）围术期

（a）预备术后转ICU。

（b）对于广泛切除和颅内肿瘤扩散的好，应当注意神经学的改变。

J. 鼻后孔闭锁与狭窄

1. 背景

a. 在1755年，Johann Roederer首先报道了双侧鼻后孔闭锁这一致命病变。

b. 每万例新生儿中，此病出现概率为1.3～2例，其中男女比例为1:1。

c. 闭锁部分可分为骨性闭锁（30%）和骨性膜性闭锁（70%）。

d. 鼻后孔狭窄指通道小于6 mm，但不存在完全阻塞。

e. 超过70%的鼻后孔闭锁患者具有多种并发症，CHARGE是最常见的一系列并发症[14]（表16-7）。

表16-7　CHARGE
脑瘤（Colobama）
心脏病（Heart disease）
闭锁（Atresia）
发育滞后（Retardation）
生殖异常（Genital anomalies）
耳畸形（Ear anomalies）

f. 其他并发症包括Apert、DiGeorge和Treacher Collins。

g. 并非所有并发症均与鼻后孔闭锁有关。鼻后孔狭窄同样可能出现一些并发症，如Apert综合征。

2. 组织胚胎学

a. 多种理论可用于解释鼻后孔闭锁，前者均与过于坚固的膜或间叶细胞或不正常分化的神经嵴细胞有关。

b. 腭和犁骨较晚发育的事实表示鼻后孔闭锁是腭与犁骨区域的进展的结果，而不是孤立的过程。

c. CHARGE之中可能产生一种更为严重的鼻后孔闭锁形式，造成腭的进一步分化。对此的修复手段更为复杂，需在婴儿时期行器官造口术，后续跟进关键的修复手术。

3. 生理学观点

a. 双边鼻后孔闭锁在出生后即有表现。新生儿依赖鼻换气，因此此类患者常出现呼吸困难、反常发绀（啼哭可缓解发绀）以及发育迟缓。

b. 口腔气道或McGovern奶头（扩大穿孔的标准奶头）可缓解气道阻塞，而舌的自然位置则加重这一过程。

c. 单边鼻后孔闭锁通常较晚出现（2～5岁），表现为鼻漏与慢性黏蛋白释放，且常被误诊。

4. 手术修复[15]

a. 纯粹进行鼻腔插管或使用Hopkins索进行直接观察可进行确诊。

b. CT扫描有助于确定类型、位置与阻塞程度。鼻后孔狭窄的诊断标准是CT提示鼻后孔直径小于6 mm。

c. 鼻后孔闭锁的手术方式可以是经鼻、经口底或跨鼻中隔。

d. 所有鼻后孔闭锁首选经鼻镜下手术。术后放置鼻支架预防创伤造成二次闭锁。

e. 鼻支架放置至少3周。

f. 一些手术医师会使用手术激光以便减少肉芽组织。

g. 跨鼻中隔手术视野良好，但在6岁之前进行容易导致牙咬合不正和牙床后移[16]。因此，此类手术通常作为首选手术失败后的补救方案。

h. 周期性损伤与瘢痕形成并非罕见。为了清除肉芽组织，术后数周有必要进行二次探查。

i. 在二次探查手术中，可以使用丝裂霉素C调整伤口愈合，促进上皮生长。

j. 鼻后孔狭窄通常不需修复。

5. 麻醉相关

a. 术前准备

（1）手术对象为新生儿时，麻醉必须考虑到这一年龄群体的特点。

（2）在术前确认气道稳定，并为营养较差者补充营养。

（3）相关并发症与心脏畸形发生率高，因此存在心脏杂音者应在术前完善心血管评估。

（4）心脏畸形者或许需要应用抗菌药物。

b. 麻醉目标

（1）安全插拔管。

（2）保持口腔气道术后通畅。

c. 全身麻醉

（1）体位：仰卧位。

（2）常规手术时间：1～4 h。

（3）插管

（a）对于双侧闭锁患者，插管过程需维持口气道通畅。

（b）对于具有相关并发症的患者，应考虑使用疑难气道管理技术。

（4）监测：标准非侵入性监测，超过4 h者需尿管插管，根据并发症决定是否使用其他监测手段。

（5）维持

（a）一直到手术结束，选择对呼吸抑制最轻的麻醉药。

（b）使用激光的手术需特别注意激光安全。

（6）围术期

双侧鼻后孔闭锁修复术患者需进入ICU进行观察，严密监测呼吸道阻塞的情况。

（7）局部麻醉：不适用。

K. 扁桃体切除术和（或）腺样体切除术

1. 背景

a. 单独扁桃体或扁桃体联合腺样体切除术是最为常见的儿科手术之一，同时也具有极大的潜在风险。

　　b. 周期性扁桃体炎以及由此对学习产生的影响曾是学龄儿童接受扁桃体切除术的原因,但现在更小年龄的患者也常因淋巴结肿大和阻塞性睡眠呼吸暂停而选择手术。

　　2. 组织胚胎学[17]

　　a. 环状淋巴组织(咽淋巴环)位于鼻腔和口腔的咽入口处。

　　b. 口腔与咽之间的两块球形淋巴组织是腭扁桃体。

　　c. 咽鼓管起始部位有腺样体(管扁桃体)向前下的延伸。

　　d. 舌扁桃体位于舌根。不成对的腺样体位于咽淋巴环上部鼻咽的正中线。

　　e. 腺样体肿大可在出生即有表现,加重呼吸困难,造成大呼吸音与鼾声,严重者可升高肺动脉压从而造成心力衰竭。常见症状较轻微。

　　f. 注意腭扁桃体的后壁贴近颈内动脉。

　　3. 生理学观点

　　a. 慢性上呼吸道阻塞的后遗症可能包含肺动脉高压、心脏扩大、右心室肥大或右心力衰竭。

　　b. 此类患者可能出现日间嗜睡、活动受限、打鼾、盗汗、头痛和遗尿。低龄患者术后应当收住ICU。

　　c. 他们可能发育受限,并因慢性上呼吸道阻塞而出现解剖学上的呼吸道、面部、牙齿及胸壁改变。

　　4. 手术修复:下述三类常用扁桃体切除术——囊内微创清除术,囊内低温等离子消融术,以及传统的囊外电切术。

　　a. 仰卧位,颈部伸展,插入开口器(Crowe-Davis, Dingemann)。

　　b. 为了抬高软腭,由鼻插入由口插出吸管。

　　c. 腺样体可在镜下观察,且由刮刀、切除刀或Bovie管切除,之后包裹腺样体床。

　　(1)囊外电切(传统):腭扁桃体在中线回缩,且对腭舌弓进行切割以便将扁桃体与包绕组织分离。

　　(2)囊内微创清除术:我们认为它的手术时间最短,且性价比最高。

　　(3)囊内低温等离子消融术:我们认为它术后需要镇痛的时间比其余两者短2 d。而术后出血率方面,囊内低温等离子消融术与传统囊外电切术基本相同(均为接近4.5%)[18]。

　　d. 就手术难度、平均疼痛评分或术后并发症等方面,3种手术方式无明显差异[19]。对睡眠呼吸障碍的低龄儿童进行的为期2年的随访提示扁桃体切除术后仍有较小概率出现症状复发,从而有必要再次手术。

　　e. 可能需要进行包扎、灼烧或药物止血。

　　f. 观测鼻咽,使用开口器,以便在不做暂停的情况下对出血进行评估(暂停时出血风险较小,这与喉括约肌对血管的交叉阴影效应有关)。

　　5. 麻醉相关

　　a. 术前准备

　　(1)扁桃体周围脓肿、重度淋巴增生或出现舌扁桃体的情况下,需要进行高难度插管。

　　(2)患者常同步出现上呼吸道感染。

（3）对于严重睡眠呼吸暂停的患者，对后续手术的展开有赖于胸部平片、心电图和心脏超声等进行的评估，并有必要咨询儿科心脏病专科医师。

（4）对于不具有严重睡眠呼吸暂停的患者，术前使用苯二氮䓬类药物通常不会对二氧化碳曲线产生负面影响；而对于具有此类表现的患者，在有必要时，高度关注的经口服给药或静脉滴注将是最优选择。

b. 麻醉目标

（1）术中呼吸道保护。

（2）手术结束时适度进行唤醒，以便进行咳嗽与深呼吸。

（3）适度的疼痛管理与术后恶心呕吐预防。

（4）出现咽喉干涩与吞咽困难时，进行适度的液体置换。

c. 全身麻醉

（1）体位：仰卧位，以肩支架抬高双肩，手术台翻转90°。

（2）常规手术时间：20～45 min。

（3）插管

（a）因年龄而异选择静脉或吸入插管，通常需要父母在场。

（b）气管消化道插管患者更有可能出现喉头痉挛或支气管痉挛；在达到手术所需麻醉深度之前，持续正压通气（CPAP）常有助于对患者进行上呼吸道支持。

（c）经口气管插管（无套；对于有套者，注意充气不大于30 mmHg）。

（d）保持管道畅通，在置入口腔管后确保充分的气体交换，避免开口器影响管道功能。

（4）监测：常规非侵入性监测。

（5）维持

（a）术中麻醉采用类罂粟碱进行高效吸入性麻醉。

（b）在麻醉的同时应用镇吐药物（昂丹司琼、地塞米松、甲氧氯普胺）。

（6）潜在问题

（a）通过适度麻醉达成"清醒"插管或自主呼吸"深度"插管，从而有效避免咳嗽、舌根后坠、食管反流和失血等较温和的问题。

（b）如果应用咽部填塞物，请记住对其进行移除。

（c）突发喉痉挛极为危险，尤其是对于低龄患者（小于2岁）或既往有阻塞性睡眠呼吸暂停史者。

（d）此类患者同样更可能出现把关后或痉挛后肺水肿。

（7）术后

（a）扁桃体摘除术完成当日与1周后可能出现术后出血；麻醉并发症包括腹胀与血容量降低。

（b）瘢痕组织所致阻塞性睡眠呼吸暂停患者的术后疼痛通常较慢性扁桃体炎患者更低。

（8）局部麻醉

舌咽神经通过后扁桃弓，对其进行注射可麻醉舌后1/3以及咽上部；这常受吞咽影响，需要适度的气道保护（表16-8）。

表 16–8　　慢性上呼吸道阻塞患者麻醉风险
插管所致气道高反应 全身和肺动脉高压 难以唤醒 通气控制异常

> **临床小贴士** 扁桃体摘除术后出血可能在术后当日与一周后出现；麻醉并发症包括腹胀与血容量降低。术后出血风险约为 4%。

L. 拔牙与口腔修复

1. 背景

a. 营养充足、生长或全身健康等情况可以造成龋齿与牙龈问题。更重要的是，牙与牙龈问题或许是全身疾病的预兆。

b. 口腔问题可能是菌血症与后续疾病的原发病，对于易感患者而言，后者可能包括心内膜炎或脓肿。

c. 不起眼的拔牙或口腔修复术意义重大，它们可能诱发进展性迟发或复杂内科问题，后者之一是先天性心脏病。

d. 一些智齿无法破出的健康患者或许同样需要全身麻醉。

2. 组织胚胎学（图 16–20）

a. 脏层上皮细胞与壁层间叶细胞的交互形成牙齿。

b. 上颌下颌分别拥有 10 个牙胚，由形成神经鞘的颌间叶细胞依次经过帽阶段和钟阶段，最终形成乳牙。

c. 乳牙（儿童牙）在出生后约 6 个月开始萌出，而恒牙则在 6 岁开始陆续萌出，持续 6～8 年。

d. 嵌顿通常出现在下第三磨牙；它们的牙冠在生长过程中向中上生长，只在萌出的最后阶段垂直生长。

e. 第二磨牙可阻止这一位置的自然改变阻碍第三磨牙萌出，从而造成嵌顿。

3. 生理学观点

a. 健康的牙齿与牙龈为人提供进食多种食物的能力，从而促进营养良好发展；龋齿带来疼痛，从而迫使患者局限于进食一部分食物以避免疼痛。牙齿缺如影响咀嚼能力从而干涉营养吸收，同时也限制了可选食物的种类。

b. 低龄儿童夜间口含奶嘴入睡，使牙齿暴露在高糖环境中，有利于细菌生长，可能导致乳牙龋齿。

c. 不注重口腔卫生是较大儿童龋齿的主要原因。

d. 就心理学角度而言，儿童常难以忍受牙医的检查治疗，缺乏配合。以往经历能够留下心理创伤，因此此类患者接受口腔修复时可能需要全身麻醉以避免压力反应。

e. 除心理因素之外，缺乏合作的患者也是一大难题。他们通常已具有成年人的体格，

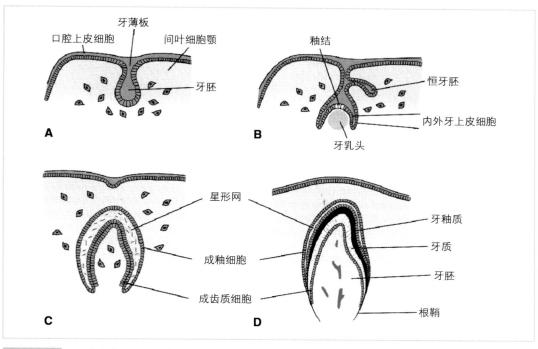

图16-20 牙的生长。(A)胚阶段,8周;(B)帽阶段,10周;(C)钟阶段,3个月;(D)6个月

一旦出现焦虑不安,即有可能对他们自身或尝试进行护理治疗的医护人员造成伤害。

　f. 需要全身麻醉进行牙科手术的特定患者群体患心脏疾病的概率较高;抗菌预防是一大难题。

　4.手术修复

　a. 需在全身麻醉或镇静下进行的修补与预防手术代表患者牙齿已存在高度恶化。

　b. 因此,此类手术往往需要不下3 h的时间。

　5.麻醉相关

　a. 术前准备

　(1)严重焦虑的患者需要在术前进行重新评估并给予抗焦虑药物。

　(2)综合性缓慢进展的患者具有较高的并发症概率,如复杂的气道和心脏畸形,而麻醉师需对其进行评估。

　(3)结构性心脏病患者或许需要抗菌预防。

　(4)心脏疾病尤其是心律失常患者对于局部麻醉术中应用的肾上腺素极度敏感,必要时需获得心内科医师或电生理专家的支持以便应对复杂状况或心律失常发作。

　(5)术前需准备此类患者的术后处置方案。麻醉过程可能诱发患者既存的神经系统问题,而术后阶段也可能造成极度焦虑。

　b. 麻醉目标

　(1)最小化心理焦虑或创伤。

　(2)为最大化口腔手术野,推荐使用经鼻气管插管(如Ring-Adair-Elwyn预组

"RAE" 鼻气管插管）。

（3）在患者完全清醒后进行拔管。

c. 全身麻醉

（1）体位：仰卧位，肩抬高。

（2）常规手术时间：2～4 h，可能延长。

（3）插管

（a）进入手术室前预先经口或经静脉给药可为大多数患者带来好处。

（b）较低龄的患者可在父母在场的情况下使用面罩插管，而选用静脉插管者可用标准静脉插管。

（c）年龄较大且不配合的患者可进行语言劝诱、口服给药或静脉注射氯胺酮以开始插管。

（4）监测：标准非侵入性监测；在必要时使用额外的监测。

（5）维持

（a）强效吸入镇静，而此类患者需在拔管前恢复自主呼吸以确保安全。

（b）手术医师常在此使用含有肾上腺素的利多卡因，注意局部麻醉药剂量。

（6）潜在问题

（a）广泛口腔手术造成疼痛与肌肉酸痛，因此术后可能需要额外使用镇痛药物。

（b）可能进行多处拔除，因此需避免使用干扰血小板功能的镇痛药。

（c）小剂量镇痛药物可能使部分患者昏睡，也可能使另一部分无法言语的患者清醒、焦虑不安且具备攻击性。在 PACU 中应进行适度地帮助。

（d）注意喉部填充物的移除。

（7）围术期：消化道的血液与分泌物可能导致术后恶心呕吐。

M. 耳手术：外耳（包括耳郭整形术）；中耳（包括鼓膜切开术与咽鼓管手术）以及内耳（包括人工电子耳蜗）。

1. 背景

a. 儿童耳手术极为常见。实际上，通气管的插入是最高频率的儿科操作。

b. 儿童的中耳修复术、外耳畸形矫正术与难度进展的听力障碍植入手术对于麻醉管理的选择具有特殊的挑战。

2. 组织胚胎学

a. 外耳是第一鳃裂唯一的正常遗留物。

b. 可能出现耳屏畸形、错位甚至缺如，而耳道、内耳器官和听力不受影响。

c. 内耳道、鼓膜和听骨由第一鳃囊发育而来。内耳道和听骨之间的分界区域形成鼓膜，而面神经的分支鼓索从中穿越（图16-21和图16-22）。

3. 生理学观点

生理学紊乱主要导致部分或完全耳聋，此类患者需要对耳进行部分重构。此外，也可能导致慢性上呼吸道感染，需行鼓膜切开术和（或）通气管插入术。

4. 手术修复

a. 耳郭整形术：外耳的塑形修复通常见于成对折叠缺如造成的耳异常凸起，此修复

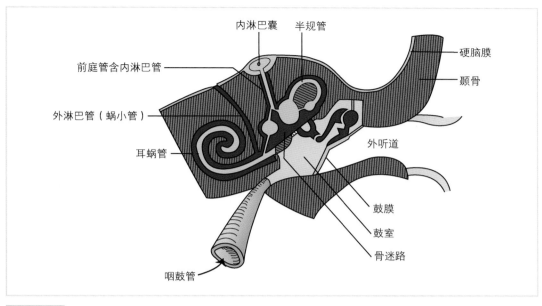

图 16-21　耳简图

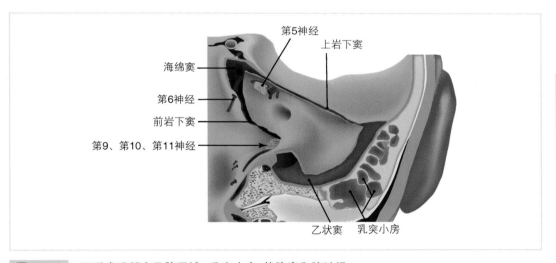

图 16-22　耳手术毗邻高风险区域：乳突小房、静脉窦和脑神经

牵涉切割或移除耳后软骨。

  b. 鼓膜切开术、鼓膜导管术、压力平衡（PE）管置入术：应对慢性中耳炎症。经外耳道应用耳扩张器借助窥镜观察鼓膜，随后进行切割与置管。

  c. 中耳修复术（修复鼓膜与颞肌筋膜移植）相对简便，由耳道进入使用脂肪移植，也可采用特别的经乳突方式。

  d. 鼓室乳突切除术（切除乳突小房与脂肪瘤）。此类脂肪瘤是一类颅底损害，可能侵蚀颞骨与邻近的中枢神经组织。

  e. 耳蜗植入：置入一系列电极，直接刺激听神经，发挥中耳原有的声波转电脉冲功

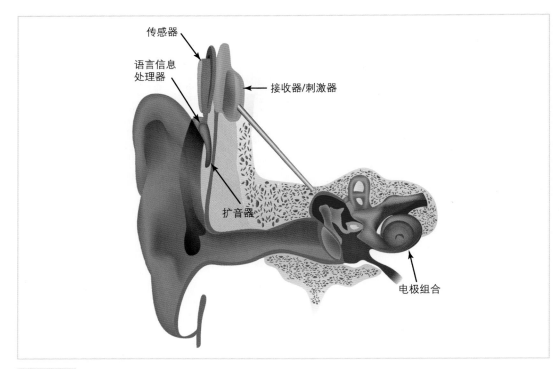

图16-23 耳蜗植入的内外装置位置

能。耳后穿戴扩音器与语言信息处理器,一路刺激电极,传达耳蜗与内耳(图16-23)。

5. 麻醉相关

a. 术前准备

(1)儿童的耳的评估与操作极为常见,父母与家庭容易理解。

(2)听力可能受损,因此交流与再评估可能存在困难。

(3)大多数需置入通气管的患者年龄较小,因此插管常需在父母在场的前提下进行。

(4)大多数患者具有慢性上呼吸道感染的症状和体征,且其父母常将此作为基础表现进行报告。

(5)慢性反复感染的患者常具有与外耳道反复小感染有关的综合征,如唐氏综合征、Pierre Robin综合征、侏儒和CHARGE组合等。

b. 麻醉目标

(1)再评估;或许需要预先用药。

(2)中耳操作可能需要镇吐措施。

(3)为观察并避免面神经受损,需避免使用肌肉松弛药物。

(4)一些有助于减少镜下手术失血的技术:头高位,局部血管收缩,控制性低血压,以及自主呼吸。

(5)在起始阶段和围术期避免紧绷、抵抗与咳嗽。

c. 全身麻醉

(1)体位:仰卧位,头位于中线或转向对侧。

（2）常规手术时间：5 min（通气管置入）至4 h（鼓室乳突切除术或耳蜗植入术）不等，与复杂程度有关。

（3）插管：静脉或吸入插管。需控制合适的麻醉深度以避免支气管哮喘。

（4）监控：标准无创监测；外科医师会利用面部神经根据需要监控。

（5）维持

（a）强力吸入剂和（或）麻醉技术。

（b）避免用氧化亚氮处理涉及伤寒的移植物膜，封闭内耳从大气减压。

（c）失血较少，因为其中许多是显微镜程序；即使是少量的出血也会模糊显微视野。应考虑控制降压和维持自主呼吸（进一步降低头颈部的静脉压）。

（d）注射血管收缩药如稀释肾上腺素（1:100 000～1:200 000）。

（6）苏醒

在手术结束的时候深麻醉拔管是避免刺激和咳嗽的有效策略。

（7）围术期

（a）由于复杂的干扰而导致的术后恶心和呕吐常见的和应该用镇吐药治疗；联合，甲氯吡胺和地塞米松都有用。

（b）疼痛管理可以用常规的阿片类药物来完成。

（8）区域麻醉

（a）耳大神经阻滞可作为外耳的辅助治疗程序。它供给耳朵的后表面和下1/3前表面。

（b）大耳神经可作为浅表内的浸润区乳突筋膜。三叉神经的耳颞分支神经可以渗透到颧骨的后部。一个往上提供听觉渠道内部的分支通常被外科医师在浸润到骨的连接处时阻滞外耳道前壁的软骨部分。

（c）前表面的上2/3由耳颞部提供三叉神经的下颌骨分支的分支。喘鸣/气道阻塞/先天性喉缺陷。

N. 喘鸣/气道阻塞/先天性喉缺陷

1. 背景

a. 在婴儿和小孩中,吵闹的呼吸通常是一个不祥之兆。

b. 纯吸气式喘鸣通常表示气道上部的病变。

c. 声带上的病变通常主要有呼气的喘鸣。

d. 两相性喘鸣在声门级上是梗阻的最典型特征（图16-24）。

e. 喘鸣的病因包括先天性、炎症、创伤和异物；一个针对85%的小于2.5岁的儿童[22]的先天性原因被发现（表16-9）。

2. 胚胎学/解剖学

a. 在妊娠第1个月末,未来的呼吸道（呼吸树）开始成沟于咽的上面,尾到咽囊,并发展成为原始肺芽。管的头侧发育成气管,远端形成2个支气管芽的球形肿大。

b. 在妊娠第6周,该狭缝开口进入喉气管槽变为向前通过会厌和在每一侧由杓状肿胀接壤。

c. 声带（韧带）是喉部纤维弹性膜的自由边界的内侧。

d. 缩短的杓状会厌皱襞,楔状骨和小角软骨的前部萎缩,软化或管状的会厌会导致喉软

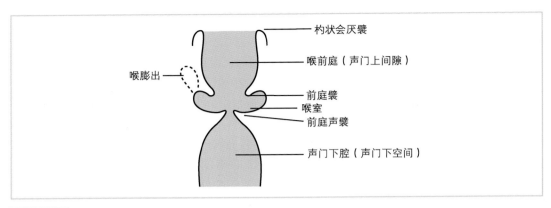

图16-24   气道梗阻喉部的示意图

表16-9 先天性喉部异常	
声门上	喉软骨软化病
	双侧会厌/声门下狭窄
	无会厌/声门下狭窄
	甲状腺管囊肿
	膜样物（膜性增生）
	囊肿
	喉气囊肿
	自喉室突出
	从杓状软骨和杓会厌皱襞突起
	血管瘤
声 门	膜样物（膜性增生）
	闭锁
	囊肿
	喉麻痹
	猫叫综合征
	杓状软骨位移（出生创伤）
	乳头状瘤
声门下	狭窄
	膜样物（膜性增生）
	闭锁
	血管瘤
	淋巴管瘤
	软骨瘤
	喉腭裂

骨软化病,而喉软骨软化病会因为并发的神经肌肉控制不成熟或诸如回流的炎性疾病而恶化。

3. 生理方面的考虑

a. 气道梗阻在婴儿和小孩中比较常见。

b. 喘鸣表现为呼吸急促伴呼吸做功增加,如鼻翼翕动,胸骨上窝、胸骨凹陷,胸腔扩张。

c. 严重的气道阻塞可能导致发绀,呼吸窘迫和疲乏,气胸,纵隔气肿和死亡。除了喉部的先天性异常之外,消化道的异物也可能引起痉挛。

4. 手术评估和修复

a. 诊断性检查

（1）可屈光导纤维喉镜检查通常在办公室内完成,无须全身麻醉;但可以在硬性支气管镜检查的镇静之前或全身麻醉自主呼吸状态下手术室完成。

（2）使用喉镜进行直接喉镜检查,并将患者置于仰卧位,通常需要对儿童进行全身麻醉。可以检查口咽至喉入口的水平;此外,喉镜可以作为引入支气管镜或光学望远镜的手段。

（3）当患者深度麻醉并自主呼吸时,光学望远镜可以单独插入;或者,可以选择呼吸暂停充氧。

b. 步骤

（1）喉软骨软化病（先天性松弛性喉）:新生儿声门上喉的最常见异常。在清醒状态或轻度麻醉期间对功能性喉部进行诊断后,进行连续性评估,因为大多数患者倾向于过度诊断（图16-25）。当喉软骨软化病严重时,可能需要进行成形术或气管切开术。成形术通过尖锐的微器械或激光手术进行杓状会厌皱襞切除。

（2）血管瘤/淋巴管畸形/血管畸形:取决于严重程度,它们可能在1～3岁改善而退化,无明显气道狭窄;也可能需要气管切开术,或可能需要激光切除术。

（3）声带麻痹:可能是单侧或双侧。单侧麻痹很少导致呼吸窘迫,尽管可能会发生声音变化,例如嘶哑。双侧麻痹可能存在双相的喘鸣,但仍然可能有一个正常的哭声。双侧声带麻痹的最常见原因之一是小脑扁桃体下疝畸形或脑积水。经过喉镜诊断和适当的神经系统处理后,恢复声带功能可能需要进行脑室内分流。

（4）喉腭裂[23]:气道和食管之间的持续相通,最常见于头颅端,通常呈现出喘鸣和误吸。Ⅰ型病变位于声带之上的杓状软骨间隙。Ⅱ型病变是部分性牙龈裂。Ⅲ型和Ⅳ型病变完全横穿环状软骨（图16-26）。喉腭裂Ⅰ型和Ⅱ型患者的医疗和喂养治疗是首选治疗方法。支持手术修复的因素包括在没有其他并发症的情况下喂食出现误吸,肺部疾病,放射学检查结果异常,上消化道内窥镜检查结果异常,以及对医疗管理和喂养治疗的反应差[24]。修复通常包括激光切除黏膜边缘,然后是两层中断缝合线[25]。通常选择无管道自主呼吸下的全凭静脉麻醉或吸入麻醉[26,27]。

（5）声门膜性增生:通常位于声门前部,它们可能是膜性或瘢痕性的。患者通常是失声的。如果超过50%的声门被膜性增生覆盖,通常需要进行外科手术。

（6）声门下狭窄:可能伴有环状软骨畸形、血管瘤,或为新生儿ICU进行气管插管的早期呼吸支持后出现的后遗症。

（7）气管软化:它可能代表软骨（原发性）缺损或继发于外源性血管或肿瘤压迫或气管食管瘘的缺陷。

5. 麻醉相关

a. 手术准备

一些计划进行喉镜检查和支气管镜检查的患者会有慢性肺部疾病,甚至预先做过气管切开术。慢性肺部疾病是围术期并发症的重要危险因素（表16-10）。

第
三
部
分

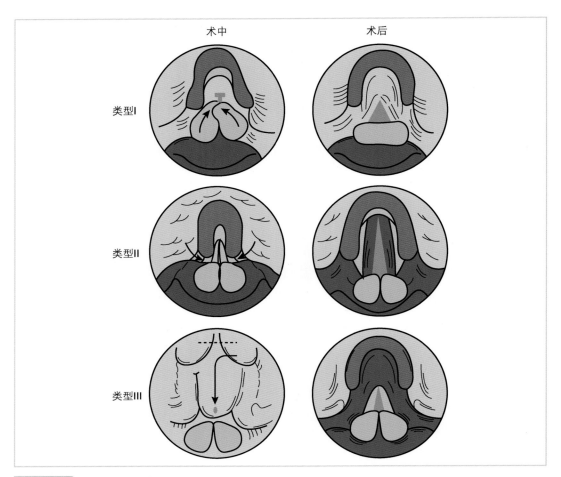

图16-25　喉软骨软化病

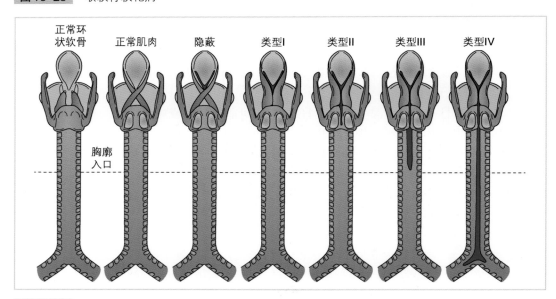

图16-26　喉腭裂：各种病变的分级

表16-10　慢性肺部疾病儿童气道检查的围术期风险
分流（受损的氧合效率）
潮气量（Vd/Vt）比例在正常无效腔的变化
正常肺力学改变（阻塞性或限制性肺部疾病）
支气管炎

b. 麻醉目标

（1）最大限度地减少挣扎和哭泣，挣扎和哭泣会加重喘鸣。

（2）气道水肿最小化。

（3）充分的气体交换和氧饱和度。

c. 全身麻醉

（1）位置：仰卧，肩部垫高。

（2）典型手术时间：根据诊断/治疗干预顺序和难度，10 min至数小时。

（3）诱导

（a）在开始诱导麻醉前彻底预给氧。

（b）静脉或吸入诱导，±维持自主呼吸，吸入氧浓度=1.0（100%）。七氟醚能快速、平稳地起效。其甲基-乙醚化学结构比氟烷的烷烃结构更为宽容，使得心脏对内源性儿茶酚胺敏感，在大多数这些情况下内源性儿茶酚胺通常会升高。

（c）使用局部经喉利多卡因，通常通过"LTA"或其他管心针传递系统（浓度成人4%，学龄儿童2%，小婴儿1%，最大剂量3～5 mg/kg），记住利多卡因经黏膜吸收动力学几乎类似于静脉内施用的动力学。

（d）手术台翻转90°。

（e）支气管镜通过喉镜将患者置于悬吊状态，以检查口咽，声门上喉和声门。具有自主呼吸（有效的吸入麻醉技术或全凭静脉麻醉技术），声门、声门下喉和气管的充分表面镇痛，通气支气管镜±光学望远镜或单独的光学望远镜可以被置入气管。

（4）监测：一般情况下，常规无创监测。如果需要进行CO_2监测，并且气道CO_2不能检测到，可以利用经皮CO_2监测。

（5）维护

（a）通常会重新检查气管支气管树，以获得创伤或黏膜损伤的证据。

（b）用嘴角处开放抽吸管进行（分泌物的）清理。

（c）全凭静脉麻醉是另一种选择，将使手术室中的废气污染最小化[26]。

（6）紧急情况：内窥镜检查和外科手术后，应与外科医师讨论术后气道水肿的可能性。根据这种可能性，通过面罩唤醒患者或用气管插管。如果预期气道水肿，患者可能需要在ICU中恢复数天。拔管的常规标准需要遵循。

> **临床小贴士**　内窥镜检查和外科手术后，应与外科医师讨论术后气道水肿的可能性。根据这种可能性，通过面罩唤醒患者或用气管插管。如果预期气道水肿，患者可能需要在ICU中恢复数天。拔管的常规标准需要遵循。

（7）围术期：如上。

（8）区域麻醉

（a）具有重要意义的口腔气道和喉部器官的表面镇痛可以通过舌部和咽后壁的局部麻醉，舌咽神经阻滞，喉上神经阻滞，以及经气管内注射的局部麻醉来实现。

（b）但是，患者通常年轻，气道通常易激惹，仍需要患者的术中合作。大多数孩子不会容忍这个治疗策略。

O. 喘鸣/气道阻塞/获得性喉部缺陷如格鲁布性喉头炎/会厌炎/细菌性气管炎

1. 背景

a. 气道的传染性和炎症性疾病在婴儿和小孩中并不罕见，因为他们的免疫系统不成熟，在幼儿园和学校中与其他儿童的接触。

b. 自1985年引入流感嗜血杆菌B型（HIB）疫苗以来，这一疾病的一些流行病学特征发生了重大变化（表16-11）。

表16-11　获得性喉和气管疾病

传　染　性	炎　症
喉淋巴结支气管炎（格鲁布性喉头炎）	少年类风湿关节炎
会厌炎	皮肌炎
细菌性气管炎	过敏性支气管肺曲霉病
复发性呼吸道乳头状瘤	寻常型天疱疮
白喉	大疱性天疱疮
黏液性念珠菌病	史蒂文森-约翰逊综合征
其他病毒性疾病	过敏反应
结核病	遗传性血管性水肿
组织胞浆菌病	韦格肉芽肿

c. 喉气管支气管炎（病毒性格鲁布性喉头炎）：患者通常在1～3岁，伴有前驱性上呼吸道感染（URI），伴有犬吠咳嗽，粗重刺耳的声音和双相喘鸣。

（1）病史和身体检查以及胸部后前位片上的病理学"尖塔征"证实了诊断。除了格鲁布性喉头炎合并严重的呼吸窘迫之外，麻醉医师很少被呼叫。

（2）如果可能，这些患者应该避免插管。对6个月以下的婴儿应进行解剖异常评估，如声门下血管瘤，它比格鲁布性喉头炎常见。

d. 会厌炎：更合适称为上呼吸道感染，它代表2～7岁儿童的急性细菌感染。

（1）他们有全身中毒症状，经常保持嗅花位的坐姿，流涎，没有上呼吸道感染的前驱症状。流涎，没有前驱上呼吸道感染的历史。

（2）喘鸣通常是吸气相。

（3）病史、查体、侧位片"拇指征"的影像学表现支持会厌炎的诊断。

e. 细菌性气管炎：与麻疹、水痘和病毒性腹泻有关。其他感染因子包括金黄色葡萄球菌、A组β溶血性链球菌、流感嗜血杆菌和卡他莫拉菌。临床表现几乎与会厌炎相同。

f. 复发性呼吸道乳头状瘤病：人乳头状瘤病毒（HPV）引起涉及皮肤或黏膜表面的上皮感染。

（1）HPV-6和HPV-11引起气道乳头状瘤以及生殖器乳头状瘤。恶变也有可能发生。

（2）2～5岁儿童的声音变化。

2. 生理考虑

a. 在手术室里进行对气流阻碍的评估仍然是主要的考虑因素。

b. 以上所有的生理学考虑都适用于获得性喘鸣。

c. 患者通常有全身中毒症状、脱水、发热。

d. 患者（及其父母）也受到惊吓。

3. 手术评估

a. 导向诊断检查和获得文化背景。在所有这3个条件下进行检查。

b. 伴有细菌性气管炎，支气管镜可能会移除气道中的大量硬皮。

c. 努力使患者不插管。

d. 患有上呼吸道感染和细菌性气管炎的儿童通常需要插管，24～48 h的气管插管，同时施用抗生素治疗。

e. 根据气道评估，对患有轻度声门上炎的患者不进行插管可能是恰当的，并在术后在ICU进行管理。

4. 麻醉问题

a. 手术准备：对于呼吸窘迫患者，麻醉医师经常在前往放射科或手术室途中在紧急部门遇到他们及其父母。

（1）应避免医师、护士和急诊室人员过度操作。

（2）孩子被允许在父母的陪伴下直立坐着。

（3）为了尽量将危险保持在最低限度，一般情况下，不留置静脉管路，不进行抽血。

（4）如果患者不是在濒死之际，他或她可能在监护下如急诊部门的创伤/约束病房进行纤维喉镜检查。急诊部门里，在进行任何干预之前，耳鼻喉科和麻醉科团队应该在场。

（5）可以将患者带到放射科进行颈部单侧侧位片软组织放射照片。这可能有助于在不明确的情况下确认诊断；然而，X线不应该取代强烈的临床怀疑，绝不应该尝试在极度危险的孩子身上进行放射检查。

（6）儿童运送到手术室时，由儿科主治医师、急诊医师、麻醉医师、耳鼻喉科医师陪同，给予补充给氧。当医疗队认为父母的陪伴是有益时，应鼓励父母陪伴孩子到手术室。

b. 麻醉目标

（1）最大限度地减少挣扎和哭泣，否则加重喘鸣。

（2）气道水肿最小化。

（3）充分的气体交换和氧饱和度。

c. 全身麻醉

（1）位置：仰卧，垫高肩部。

（2）常规手术时间：30～60 min。

（3）诱导

（a）在开始诱导麻醉前彻底预给氧。

（b）吸入诱导与自主呼吸保持有关，吸入氧浓度=1.0（100%）。七氟醚能快速、平稳地起效。其甲基-乙醚化学结构比氟烷的烷烃结构更为宽容，使得心脏对内源性儿茶酚胺敏感，在大多数这些情况下内源性儿茶酚胺通常会升高。

（c）使用局部经喉利多卡因，通常通过"LTA"或其他管心针传递系统（浓度成人4%，学龄儿童2%，小婴儿1%，最大剂量为3～5 mg/kg），记住利多卡因经黏膜吸收动力学几乎类似于静脉内施用的动力学。

（d）手术台翻转90°。

（4）监测：一般情况下，常规无创监测。如果需要进行二氧化碳监测，并且气道二氧化碳不能检测到，可以利用经皮二氧化碳监测。

（5）维护

（a）支气管镜通过喉镜将患者置于悬吊状态，以检查口咽、声门上喉和声门。

（b）自主呼吸（有效的吸入麻醉技术或全凭静脉麻醉技术），声门、声门下喉和气管的充分表面镇痛，通气支气管镜 ± 光学望远镜或单独的光学望远镜可以被置入气管进行诊断。

（c）气管碎石的清创术可以通过刚性支气管镜检查，在结束时进行气管插管，并转移到ICU进行呼吸支持和抗生素治疗。

P. 消化道异物[22,28]

1. 背景

a. 消化道中的异物通常在幼儿中发现，平均年龄范围为7个月～4岁，尽管贲门失弛缓症，食管狭窄或精神发育迟滞病史可以随时出现在任何年龄。

b. 气道异物是1岁以下儿童意外死亡的主要原因！

临床小贴士 气道异物是1岁以下儿童意外死亡的主要原因。必须预防完全气道阻塞的可能性。程序性替代方案如紧急硬性支气管镜插管，将异物推进到主支气管，滴注稀释的肾上腺素作为血管收缩药以尝试提取异物，气管切开术或开胸术和支气管切开术等等都必须是计划的一部分。

---

c. 食物是最常见的异物，虽然珠子、针、钉、硬币和玩具的零件也是普遍误吸的物品。

d. 许多玩具和塑料物体都是射线可透过的。

e. 植物会随水分膨胀而分裂成多片；油性物质会产生化学炎症，尖锐的物体可能会引起出血。

f. 食管的异物通常发生在幼儿中，尽管这个问题可能在任何年龄组中遇到，并且依赖于特定情况，如发育迟缓，内在食管疾病或其他健康儿童意外摄入。

2. 胚胎学/解剖学

a. 原始前肠的头部大部分被气管食管隔膜分成更多的腹侧气管和背部食管。

b. 在大约第4周的发育中，喉气管沟（纵向沟槽）在内部发育和融合，将前肠的头侧分成原始食管和喉气管。这个分离从尾侧开始向头侧延伸。

c. 气管食管瘘或最靠近头侧的喉腭裂之间存在持续的相通。

d. 软骨发育于喉气管的间质；其头部成为喉部，尾部是气管。

3. 生理考虑

a. 异物吸入可导致肺炎、气道破裂、低氧血症、高碳酸血症、咯血、支气管痉挛、气胸、气管炎、黏膜损伤和死亡。

b. 呈现症状和体征可能包括咳嗽、呼吸困难、发绀、呼吸音减低（单侧或双侧），呼吸急促、气喘、喘息、咯血、嘶哑、发热、无声、异物的 X 线证据（如果不透射线）或末梢空气潴留、浸润或肺不张。

c. 阻塞气道中的气流物理学有很多理论认为自主呼吸技术的优越性[29]。

（1）层状和湍流：Hagen-Poiseuille 方程式最主要的影像是半径，例如半径减少1半流量降低16倍。同样，半径增加1倍，流量提高16倍。对于湍流状态，从流速到流量平方的表达式的变化表明，维持气体流量需要更大的驱动压力。管的半径的5次方现在确定了流量。

（2）泰勒弥散：狭窄通道限制了流量分离成速度分布的能力，中心部分最快，壁面附近最慢。为了使流量保持恒定，气体的速度必须增加，但受损气道内较高速度的气体将会更加湍流。当出现正压通气困难时，麻醉医师的自然反应是施加更多的压力以在气道内产生更高的流速。对于气道受损的患者，会导致上呼吸道中的湍流更多，下游空气流动效果较差。被动呼气也可能受损，也可能导致空气潴留。如果穿过障碍物的 ΔP 减少（例如，从受控通气改变为自主呼吸，以减少接近部分阻塞的高压），则气流在远端被增强（图 16-27）。

4. 手术修复

使用软式光纤设备或硬式支气管镜/食管镜在适当区域内对消化道进行内窥镜检查。

5. 麻醉问题

a. 通过以下任何一种可以达到令人满意的条件：

（1）全身麻醉具有自主呼吸和静脉通路，吸入或组合技术 ± 局部镇静。

层流：　　$V = \dfrac{P\pi r^4}{8\eta l}$

Hagen-Poiseuille 方程式
P = 压力梯度
r = 管的半径
l = 管的长度
η = 气体混合物的黏度系数

湍流：　　$V^2 = \dfrac{P 4\pi^2 r^5}{l m f}$

Fanning 方程，其中气体黏度被替换
m 为通过气体密度，f 为壁摩擦系数

图 16-27　气流物理：层流和湍流条件

（2）全身麻醉,控制通气(有或没有使用神经肌肉阻滞)和静脉通路,吸入或组合技术。

（3）局部麻醉 ± 静脉镇静。

b. 必须预防完全气道阻塞的可能性。程序替代方案如急诊支气管镜气管插管,将异物推到主支气管,滴注稀释的肾上腺素作为血管收缩药,尝试提取异物,气管切开术或开胸术和支气管切开术等等都是计划的一部分。

c. 支气管内异物可能会被咳到气道中较近的位置,应考虑到受影响侧依赖的麻醉诱导。

d. 去除腔内异物后,止回阀和球阀可能导致阻塞性肺水肿。

e. 在PACU预先给地塞米松(0.25～1 mg/kg)和消旋肾上腺素可改善术后因多次支气管镜检查导致声门下水肿而引起的气道缩窄。

f. 手术准备

（1）尽管对于消化道梗阻的儿童避免术前镇静可能是谨慎的选择。一个非常不安和受惊吓的孩子可能会吞入大量气体于胃中,快速诱导,以及喉痉挛或支气管痉挛伴有低氧血症,高碳酸血症和心律失常的风险增加,而呈现同样危险的情况。

（2）预防上呼吸道损伤,止涎剂应用如甘洛溴铵是有用的。

（3）避免氧化亚氮适用于末梢空气潴留的气道异物。

g. 麻醉目标

（1）平稳,无焦虑感,最小的空气吞咽和正压。

（2）自主呼吸或完全神经肌肉阻滞的深度麻醉状态;任何一种策略都没有动作。

（3）平稳起效。

（4）镇吐药。

h. 全身麻醉

（1）位置:仰卧,肩部垫高。

（2）典型手术时间:5 min 到未知时间,取决于取异物的难度。

（3）诱导

（a）在开始诱导麻醉前,彻底预给氧。

（b）静脉或吸入诱导,维持自主呼吸,吸入氧浓度=1.0。七氟醚能快速、平稳地起效。其甲基-乙醚化学结构比氟烷的烷烃结构更为宽容,使得心脏对内源性儿茶酚胺敏感,在大多数情况下内源性儿茶酚胺通常会升高。此外,如果外源性肾上腺素作为血管收缩的辅助药作用于黏膜时,甲基-乙醚更安全。

（c）使用局部经喉利多卡因,通常通过"LTA"或其他传递系统(浓度成人4%,学龄儿童2%,小婴儿1%,最大剂量3～5 mg/kg),记住利多卡因经黏膜吸收动力学几乎类似于静脉内施用的动力学。

（d）手术台翻转90°。

（e）使用通气支气管镜进行插管以便取出异物。当升缩镜头通过支气管镜置入和尝试控制通气时,通气阻力可能增加。通气可能需要与寻找和清除异物的尝试相交替。当患者自主呼吸时,外科医师可以连续工作。

（4）监测:一般情况下,常规无创监测。

（5）维护

（a）选择自主呼吸技术有实际的原因：

（i）打开窗户，通过支气管镜进行通气：当窗口打开时，通过常规通气支气管镜的侧面通气是不可能的，因为气体排放到房间中而不是送到患者身上。打开窗户不会改变自主通气；然而，可以夹带不同量的室内空气，稀释氧浓度以及麻醉气体的浓度。

（ii）通过支气管镜通气，窗口关闭：近端开口密封时，空气被输送到远端管腔出口。

呼气通过相同的管路及支气管镜周围。自主呼吸的患者通过支气管镜的内腔以及支气管镜周围接收新鲜气体，并能以相同的方式呼气。

（iii）通过望远镜-支气管镜组合进行通气：将望远镜放置在目镜上，密封近端，并部分封闭通气支气管镜的内腔，起到上述例子的作用。自主呼吸的患者在接受麻醉气体时仍然具有额外增加潮气量，而受控通气患者失去这种优势，另外（特别是儿科），需要高得多的PIP来抵抗更大的阻力。另外，在常规呼气时间常数（63%体积/时间常数）期间，胸壁和肺的弹性回缩不足以充分排出气体抵抗该压力梯度，因此将发生空气潴留。这通常由气管"whoosh"证实，因为去除支气管镜上的望远镜时，过度膨胀的肺中的潴留气体逸出。

（iv）促进异物通过喉的入口。保持气道操作和异物清除的有效麻醉深度。这通过身体检查来判断，除了通常的生命体征发现之外，还有腹部肌肉松弛程度，以防止患者运动或咳嗽。如果在取出异物前麻醉深度不足以及声带需要放松时，先给予短效肌肉松弛药。

（b）如果异物不能通过支气管镜取出，并且通气不足，则可能需要进行紧急气管切开术，开胸手术和（或）支气管切开术。

（c）除去异物后，通常会重新检查气管支气管，以获得创伤或黏膜损伤的证据。

（d）用嘴角处开放抽吸管进行（分泌物的）清理。

（e）全凭静脉麻醉是另一种选择，将使手术室中的废气污染最小化。

（6）Emergence：经内镜检查后，用面罩唤醒患者，或用气管插管再唤醒患者。应适用拔管的常规标准。

（7）围术期：胸部X线检查排除气胸、气管炎。

9.5%的通过硬性气管镜取异物的学龄前儿童发生术后不良呼吸事件（30例）。

（8）局部麻醉

（a）口腔气道和喉部器官的表面镇痛可以通过舌部和咽后壁的局部麻醉，舌咽神经阻滞，喉上神经阻滞。以及经气管内注射的局部麻醉来实现。

（b）但是，患者通常年轻，气道通常易激惹，仍需要患者的术中合作。大多数孩子不会耐受这个治疗策略。

Q. 气管阻塞—外 vs. 内气管切开术。

1. 背景[31]

a. 根据这种阻塞的程度，重大气管阻塞是危及生命的迫切问题。

（1）70%的气管切开术通常用于气道阻塞，而30%通常用于长时间通气。

（2）大约25%的患者出现严重的术后并发症。

b. 这可能是由于血管结构的外在压迫，例如异常无名动脉或肺动脉吊带（图16-28），

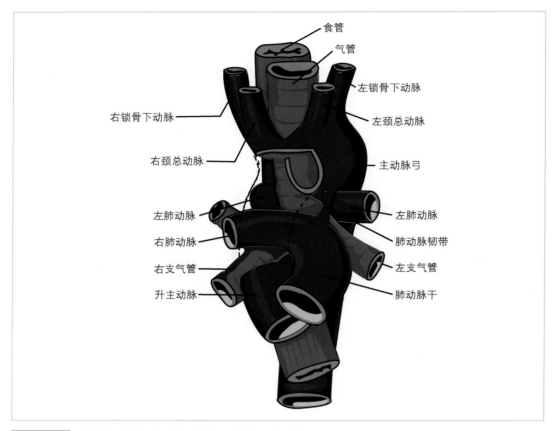

食管
气管
左锁骨下动脉
右锁骨下动脉
左颈总动脉
右颈总动脉
主动脉弓
左肺动脉
左肺动脉
右肺动脉
肺动脉韧带
右支气管
左支气管
升主动脉
肺动脉干

图16-28 肺动脉吊带：左肺动脉异常起源于右肺动脉

肿瘤或由于先天性（通常完全气管环）或获得性气管狭窄引起的内在阻塞（通常为声门下狭窄长期气管插管的结果）。

c. 此外，这些病变可以彼此相关联也可以单独发生。

d. 气管软骨发育不良可能导致气管软化，功能性以及结构性气管阻塞。

e. 因任何原因需要气管插管的新生儿具有1%～8%的声门下狭窄发生率。

2. 胚胎学/解剖学

a. 喉的头侧是复杂的，第四、第五和第六鳃弓的间质对其有所帮助，甲状软骨由第四和第五鳃弓形成，气管的环状软骨，杓状软骨和气管环由第六鳃弓形成。

b. 第六鳃弓也有助于产生肺动脉干和动脉导管的间质，解释了气管动脉吊带这一偶然的并发症。

c. 最常见的狭窄评价系统是由Cotton设计的[32]（表16-12）。

3. 生理考虑

a. 喘鸣/呼吸窘迫/胸壁回缩。

b. 心血管疾病如肺动脉高压和右心衰竭可能与慢性肺部疾病和慢性上呼吸道阻塞有关。

c. 喂养困难和营养不良；不能茁壮成长。

d. 贫血。

表16-12　小儿喉狭窄评价系统	
分　级	**阻　塞**
I	<70%
II	70%～90%
III	>90%,具有可识别的内腔
IV	完全

4. 手术评估和修复

a. 辅助检查

（1）可屈光导纤维喉镜检查通常在办公室内完成,无须全身麻醉;但可以在硬性支气管镜检查的镇静之前或全麻自主呼吸状态下于手术室完成。

（2）使用喉镜进行直接喉镜检查,并将患者置于仰卧位,通常需要对儿童进行全身麻醉。可以检查口咽至喉入口的水平;此外,喉镜可以作为引入支气管镜或光学望远镜的手段。当患者深度麻醉并自主呼吸时,光学望远镜可以单独插入;或者可以选择呼吸暂停充氧。

b. 内窥镜手术与扩张,仪器或激光手术:早期内镜治疗包括连续扩张或内窥镜微灼烧,冷冻手术和电切术。目前,CO_2 或 KTP 激光是可选择的技术。CO_2 激光治疗失败的原因包括软骨骨架损伤,周围瘢痕形成,间质瘢痕形成,垂直尺寸超过1 cm的瘢痕形成,细菌感染和软骨膜暴露。

c. 环状软骨前切开术（ACS）手术包括通过气管插管作为支架将环状软骨和上气道隔开数天,以允许随后拔管而无气管切开术。手术的成功很大程度上取决于患者选择（见标准）;然而,很难找到符合这些标准的患者（表16-13）。程序包括:

（1）喉镜检查和支气管镜检查。

（2）穿过环状软骨和带状肌肉的水平切口,甲状腺被分开、牵拉,以暴露上部气管和喉部。

（3）切口穿过环状软骨,上至甲状软骨,下至第1和第2气管环。

（4）基于婴儿体重的气管插管,表面的皮肤用小橡胶带松软地闭合。

（5）孩子仍然插管2～3周。

表16-13　环状软骨切开手术的标准
1. 评估前无辅助通气10 d
2. 辅助氧气需求 <35%
3. 评估前1个月无充血性心力衰竭
4. 无急性呼吸道感染
5. 无消化道病理,尤其是GE回流

d. 喉气管重建[33]

（1）再吻合用于短的狭窄,长的狭窄用于喉气管成形术。

（2）大多数患者已经有气管切开术。

（3）颈部手术解剖，气管前方。

（4）肋软骨获取（软骨的其他来源可能是耳朵或喉部）。

（5）软骨移植物缝合到前和（或）后气道。

（6）放置喉/气管支架。

（7）移除气管切开套管，放置经喉的气管插管，拔管（在儿科喉气管重建中罕见）。

e. 气管切开术

（1）小儿气管切开术需要将缓解气道阻塞（约40%），长时间的肺通气和肺清洁（约50%）之间分开。

（2）虽然儿科的基础技术与成人气管切开术没有什么不同，但是规模的减少需要更加细致的技巧。

（3）风险包括出血、感染、气胸、气管炎和皮下气肿。气胸在儿科气管切开术中风险更大，因为婴儿和小孩中胸膜位置较高。

（4）意外拔管和气管切开套管堵塞是常见的围术期事件。

5. 麻醉问题

a. 手术准备

（1）患者会有不同程度的喘息。

（2）可能存在与早产儿相关性全身性疾病——例如支气管肺发育不良，早产儿视网膜病变等。

b. 麻醉目标

（1）挣扎和哭泣最小化，以避免病情加重。

（2）气道水肿最小化。

（3）充分的气体交换和氧饱和度。

（4）气胸的早期检测。

（5）术后避免正压通气（尽量减少皮瓣裂开）。

c. 全身麻醉

（1）位置：仰卧，带肩卷。

（2）一般手术时间：取决于手术的复杂程度，一般为1.0～6 h。

（3）诱导

（a）在麻醉诱导开始前，对肺部进行充分的预充氧，通常通过气管造口术（如果存在）进行。

（b）静脉或吸入诱导，维持自主呼吸，$FiO_2=1.0$。

（c）自主呼吸可能对气管动态崩溃（气管软化）或血管结构如无名或肺动脉的动态外在压迫的患者有用。

（d）局部利多卡因可用于评估鼻呼吸和轻度麻醉期间的上呼吸道。使用局部经喉利多卡因，通常通过"LTA"或其他指针递送系统（成人4%浓度，学龄儿童2%，小婴儿1%，最大剂量约3～5 mg/kg），记住经黏膜吸收动力学几乎类似于静脉内施用利多卡因的动力学。

（e）手术床旋转90°。

（f）通常进行直接喉镜检查和支气管镜检查以评估气道。对于喉气管重建，气管切开管通常用于装在前胸壁上的装甲管。

（g）对于气管切开术，大部分时间患者将被插管，而气管切开术将通过ETT完成。通过与外科医师的密切沟通和对外科手术领域的观察，完成撤回ETT和放置气管造口管。保留缝合线通常放置在气管壁周围，并粘贴在各自的胸部。

（4）监测：一般情况下，常规无创监测。

（5）维护：气管支气管树通常会重新检测以防止创伤或黏膜损伤的发生。

（6）突发状况

大多数患者仍然会插管；然而，自主呼吸和深度镇静是可取的，以避免正压通气及其可能对恶化气道泄漏和皮瓣裂开的恶化是有贡献的。

（7）围术期：如上所述。

（a）积极的抗反射措施，抗生素（特别是在初始治疗期间）和类固醇。

（b）持续OR检测约1周，4周后再次检测，以评估重建区域的再上皮化和稳定性。

（c）选择气道尺寸，并用ETT或气管造口术管回到ICU进行最终拔管。

（8）局部麻醉：局部浸润皮肤，皮下组织和软骨供体部位。

R. 唾液腺手术：主要唾液腺主体由腮腺，下颌下腺和舌下腺组成。

1. 背景

a. 唾液腺主体的先天性畸形包括发育不全，导管闭锁和囊肿。可能导致复发性感染，必要时需要手术切除。

b. 舌下囊肿是口腔底部一种独特的异常结构是下颌下腺管被阻碍而导致的一种假性囊肿，常常使舌头上下移位。

c. 阻塞性唾液腺可能会被感染，导致急性细菌性唾液酸炎，通常需要用抗生素进行药物治疗，但偶尔会手术引流。

d. 由于淋巴结核菌（非结核性分枝杆菌）和其他各种感染一种肉芽肿涎腺炎的特殊分支产生了。

e. 病毒性涎腺炎，市最常见的副黏病毒（流行性腮腺炎）病原体体，也是导致儿童腮腺炎的最常见原因。

f. 唾液腺肿瘤在儿童中相对较少（<5%），且大多数为血管瘤；然而，与成年人相比，恶性病变的比例较高，主要在腮腺。

g. 在神经功能障碍的儿童中，这些儿童头部颈部缺乏肌肉协调，是很常见的。虽然这可能是由于唾液异常多地产生，但主要是由于唾液的正常量控制不力导致的。物理治疗可以直接提高口腔肌肉的协调能力，最后达到去神经支配或变更原定路线的导管输送过程。

2. 胚胎学/解剖学

a. 3组成对的主要唾液腺主体——腮腺、下颌下腺和舌下腺——在胎儿生命约6周时从原始口腔直肠的外胚层开始发育。

b. 虽然分泌上皮和腮腺导管内的细胞源自外胚层，但舌下腺和下颌下腺的分泌和管道上皮细胞是起源于内胚层。

c. 这些腺体中最大的腺体-腮腺被面部神经分为深深浅浅的裂片。

（1）腮腺（Stensen's duct 指腮腺导管）导管起源于腺体的前边缘，反次于颧骨，穿过咬肌，刺过颊肌进入口腔。与第二颗上颌磨牙的位置相对。

（2）唾液分泌物似有耳神经节后的副交感纤维刺激通过耳颞部的第五脑神经产生的。

d. 颌下腺由黏液和浆液分泌细胞组成。

（1）下颌腺管（Wharton）不存在腺体的表面内侧，穿过口腔的底部，通向系带侧面的舌下乳头。

（2）副交感神经支配是通过面神经。

e. 舌下腺含有黏液分泌细胞。多管道（Rivinus 管道）从腺体的上部边界通过并且进入口腔的底部。

副交感神经支配与下颌下腺相同。

3. 生理考虑

a. 唾液腺主体的生理紊乱，通常不影响大多数儿科患者的体质。

b. 肿瘤可能具有与局部区域的症状和体征，例如肿块效应，面神经的侵入或颅底近端解剖。

c. 感染可能是痛苦的；慢性肉芽肿病可能会变大、变色。

d. 慢性持续性流口水可能会导致皮肤刺激、发红、恶臭和二次感染。

4. 手术方法

a. 腮腺：手术分为浅表（超神经），全部或根治性腮腺切除术（34例）（表16-14）。常规使用面部神经监测和刺激。

表16-14 腮腺		
表　　面	**全　　部**	**全　　根**
去除面部神经边缘的所有腮腺	去除面神经外侧和内侧的所有腮腺	与面神经一起移出总腮腺
通常用于肿瘤	只要全腮腺切除术中保留面神经的完整性，不涉及恶性肿瘤	面神经通常用面神经移植物重建
	可能结合颈部清扫或改良的颞骨切除术	用修改的颞骨切除术保留面神经的近端部分

b. 下颌下腺/舌下腺：慢性涎腺炎，结石或肿瘤的手术。确实和避免边缘下颌神经末端。神经刺激通常但不总是被利用。

5. 麻醉问题

a. 手术准备：患者一般健康。如果有面神经参与，应在术前记录。

b. 麻醉目标

（1）确保术前用药。

（2）维持神经完整性的评估能力。

（3）确保外科手术发生时头颈部的活动。

c. 全身麻醉

（1）位置：仰卧位，头转向对面。

（2）一般手术时间：2 h表皮腮腺切除术进一步的局部解剖时间会更长；4 h全腮腺切除术；6 h进行根治性腮腺切除术，另有时间用于进一步的局部解剖，如颈部探查，乳突或颅底。

（3）诱导

（a）静脉或吸入诱导，年龄适宜。

（b）对于根治性腮腺切除术，如果下颌骨需要在前方脱位，鼻插管将有助于气道对于全部或根治性腮腺切除术，如果下颌骨需要在前方脱位，鼻插管将有助于气道安全。在前位不明位置上，ETT将上移1～2 cm，因此应判断插管初始深度。

（4）监测：标准无创监测；外科医师根据需要使用面神经监测。静脉介入。通常不需要侵入性监测。

（5）维护

（a）强力吸入剂和（或）麻醉技术。

（b）失血量适中但取决于手术的长短。

（6）突发事项

（a）检查术中是否使用咽喉包。

（b）患者拔管时应清醒；深度拔管面罩可能不会像术后那么容易。

（7）围术期：恢复期间面神经麻痹监测。

（8）区域麻醉：不适用。

S. 下颌手术：下颌矢状截骨术；颏舌肌进展

1. 背景

a. 正颌学（Gr. orthos＝正；gnathos＝颌）手术的适应证包括咀嚼功能受损，颞下颌关节疼痛，睡眠呼吸暂停和龋齿，牙周病的易感性。另一个适应证是面部美学。

b. 一旦生长停止，正畸手术与正畸矫治的组合通常成为纠正严重颌面畸形的唯一手段。

c. 最近使用的牵引成骨允许单侧或双侧推进下颌骨结构。

2. 胚胎学/解剖学

a. 下颌骨由于软骨内骨化和骨膜活动，向下和向前生长。它不仅仅是一个简单的过程，它涉及身体和背部的改造以及髁突的变化。

b. 这些变化是由于骨后骨和骨软骨代替骨髁骨后骨骨折的结果。

c. 下颌骨和上颌骨生长的复杂过程也通过移位改变了颅底变化，这个变化是各个平面的，包括水平，垂直和相对于颅骨的前后平面。由于这些增长模式，面孔因此而发展出其特征。

d. 当这些变化力数不平衡时，可能会导致牙齿闭塞异常以及下颌畸形。

3. 生理考虑

a. 咀嚼受损。

b. 颞下颌关节疼痛及功能障碍。

c. 睡眠呼吸暂停。

d. 牙科龋齿。

e. 牙周疾病。

f. 美学外观。

4. 手术方法

a. 下颌骨：矢状分支支骨截骨术（图16-29）是典型的手术[35]，可以与基底成形术结合以纠正小下巴（微型）。

（1）在中点附近的分支的前边界处进行切口，并在肺泡的外侧顶部继续向下移动到第二磨牙。

（2）内侧表面也用牵开器露出，内侧切口通过皮质进入髓质。

（3）垂直切口由牙钻从第一和第二磨牙之间的下颌骨的颊表面上通过皮质钻入完成。

（4）两个切口通过毛刺或锯连接以沿矢状方向切割皮质骨。分离皮质以寻找神经血管束。一旦定位，骨凿被放置在神经之外，分裂完成。

（5）检查近端和远端段之间的间隙，并剥离内侧翼状肌附件使其置于新位置。

（6）截骨术后，远端段前进到所需位置。

或者，牵引装置可以放置在截骨之间。

（7）将预制的丙烯酸夹板放置于上颌牙列。

或者，骨段可能会被转移到其最终位置。

（8）当骨接触和闭塞可接受时，骨固定通常用2个或3个双皮质骨螺钉或单胎螺钉和微型板实现。

或者，撤除牵引装置之后，下颌骨可以用弹性件夹持到位，直到愈合。

（9）接线也用于实现稳定。然而，刚性固定也用于手术后使用上下颌的固定。

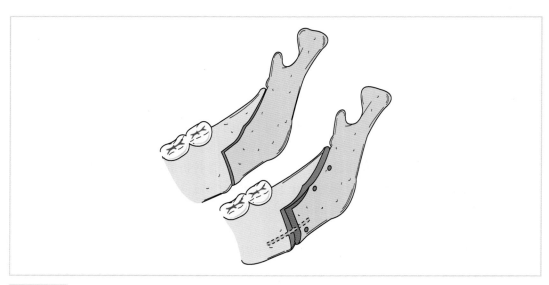

图 16-29 矢状裂开截骨术

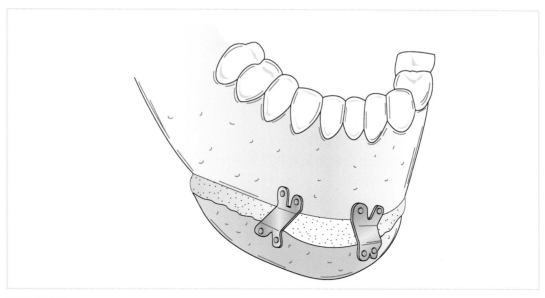

图 16-30　颏成形术

（10）分离装置

（a）可以改善气道，并允许更好的咀嚼。Frawley等报道说，在一组选择严重的上呼吸道阻塞（隔离的皮埃尔罗宾序列）的婴儿中，下颌骨牵引导致随后麻醉中喉部的可视化。对于Treacher-Collins综合征和大多数Pierre Robin综合征患者[36]喉镜检查没有显著的益处。

（b）分离装置可能引起牙关紧闭症和减少颌骨的开放度。

（c）可能会干扰常规的气道技术，因此需要传统性的气道管理技术。

b. 基因成形术[37]

（1）下颌骨的水平截骨完成，下颌骨的重新定位发生（图16-30）。

（2）可以通过口内或口外的植入物来达到治疗小颌畸形儿，不一定用截骨固定术。

5. 麻醉问题

a. 手术准备：患者一般健康；然而，它们具有不同程度的面部功能障碍，包括颅面综合征如Apert、Crouzon等。

b. 麻醉目标

（1）介于以往麻醉药的回顾，严格的气道评估是必需的，充足的专业气道设备来应付各种气道。

（2）综合征患者的并发症必须慎重考虑；通常，这些患者的情况都了如指掌，并且被专业人员长期护理，从这些护理人员中我们可以了解患者的情况。

c. 全身麻醉

（1）位置：仰卧位。手术台旋转90°～180°。

（2）一般手术时间：3～5h用于矢状截骨截骨术；0.5～1h进行基因成形术。

（3）诱导

（a）这种年龄组一般使用静脉诱导。

第 三 部 分

（b）选择经鼻部气管内部插管以达到最大化操作领域。考虑到插管的容易性，光纤喉镜检查应该是最佳的插管方法。

（c）需要一个超长的呼吸电路来适应台面旋转。

（4）监测：标准无创监测；侵入性监测一般需要的。

（5）维护

（a）平衡麻醉技术是必需的。

（b）失血量适中但取决于手术长度。

（c）由于手术结束时由于血液和灌溉积聚在胃中而需要使用镇吐药，以及手术后难以进入口咽部时需要使用镇吐药。

（6）突发状况

（a）检查术中是否使用咽喉包。

（b）患者拔管时应清醒。

（c）有线固定的患者（或胶带固定的患者）应立即使用剪刀。

（7）围术期：患者应积极治疗术后恶心呕吐。

（8）区域麻醉：不适用。

T. 颈部脓肿

1. 背景

a. 颈部炎症在儿童中是常见的，并且通常由影响颈部淋巴管的病毒感染引起。

b. 除非向气道阻塞方向发展，否则这些过程通常是自我限制的。

c. 由于咽部感染导致的细菌性宫颈腺炎将从淋巴结内的化脓过程中进一步发展到潜在的淋巴结壁外，需在颈部浅表和深层组织内切除[38]。一种立马需要进行外科手术的危及生命的紧急情况。

d. 用于描绘疾病程度的成像技术可用于疾病的早期治疗和干预。

e. 致病生物体通常包括链球菌物种、金黄色葡萄球菌、表皮葡萄球菌、奈瑟球菌属物种和厌氧菌。

2. 胚胎学/解剖学：发育问题涉及主要淋巴结感染的可能分布，通常是下颌下节点，后三角形（例如，Jugulo-digastric）节点或咽后/咽旁节点处的节点。

3. 生理考虑

a. 发热。

b. 流口水。

c. 身体不适。

d. 口服吸收不良。

e. 易怒。

f. 斜颈。

g. 牙关紧闭。

4. 手术方法

a. 诊断工作通常以颈部CT扫描检查对比告终，以确定是否存在脓肿或痰液，是否存在化脓，以及是否发生囊膜渗透，如果是，将进行深层筋膜平面解剖。

b. 一旦明确需要外科手术引流,那么将经口术式或从外部进行。

（1）经口：只要化脓过程仍然限制在结节囊或脓肿壁内,经口引流是可能的。

（a）大血管不得横向或向后延伸。

（b）下一步是针灸局部脓肿。

（c）通过侧咽壁的垂直切口（可能需要最原始的扁桃体切除术来增强对咽侧壁的通路）。

（d）清洗脓肿腔,仔细探查,并开放脓肿腔（通常不需要引流）。

（e）如果存在显著的气道肿胀,可能需要围术期ETT气道支持。

（2）外部：当感染过程超出淋巴结或脓肿壁,在深颈组织空间内具有显著的张力时,通常会指出这种方法。

> **临床小贴士** 如果感染过程扩散到大血管/颈动脉鞘,颈部脓肿的外部引流方法是必须的。在危及生命的关键时刻,由于颈动脉存在破裂的风险,颈动脉近端血管控制是至关重要的。

如果感染过程扩散到大血管/颈动脉鞘,外部手段是必需的。在这种危及生命的关键时刻,由于颈动脉存在破裂的风险,颈动脉的血管控制是非常关键的。

5. 麻醉问题

a. 手术准备

（1）患者一般表现有中毒性,并且通常已经开始使用抗生素。

（2）表面脓肿通常明显；但大多数患者因病痛而导致的斜颈和牙关紧闭,这些症状通常对实施手术没有什么帮助。

（3）外科医师的CT扫描检查对于预测患者气道困难和（或）需要术后气道支持是至关重要。

b. 麻醉目标

需要充足的专业气道设备以预防任何情况下的气道困难。外科医师应参与实施麻醉诱导；保证立即提供气道造口术。

c. 全身麻醉

（1）位置：仰卧位。将手术台从90°旋转至180°。

（2）手术时间：一般0.75～1.5 h。

（3）诱导

（a）静脉或吸入诱导；大多数患者应预先经静脉使用抗生素管理。

（b）在上呼吸道阻塞的情况下,应考虑保持自主呼吸的吸入诱导；在达到合适的麻醉深度的情况下允许进行喉镜检查和气道评估。

（c）在手术台旋转的过程中需要一个超长的呼吸回路。

（4）监测：标准无创监测。一般不需要侵入性监测。

（5）维护

（a）一般用平衡麻醉技术。

（b）失血量保持最小。

（c）在出现喉/淋巴水肿时应考虑使用地塞米松。

（6）突发状况

（a）检查术中是否使用咽喉包。

（b）患者拔管时应清醒。

（7）围术期：对气道困难的患者围术期时需要气道支持。

（8）区域麻醉：不适用。

U. 甲状腺/甲状腺癌/甲状腺结节/甲状腺功能亢进

1. 背景

a. 甲状腺疾病在儿童中非常罕见；甲状腺癌仅占小儿恶性肿瘤的0.5%～3%，并能很好的预测。

b. 小儿甲状腺癌年龄通常在15～20岁，女性：男性比例为2∶1。他们的组织构造与成人也不同，其中分化细胞类型（乳头状、滤泡状和混合型）就比成人高90%。

c. 家族性疾病如Pendred或Gardner综合征以及多发性腹内动脉瘤（MEN）IIA和IIB将增加儿科甲状腺癌的风险。

d. 小儿也易感染一些其他疾病，如碘缺乏病、桥本甲状腺炎和格雷夫斯病。

2. 胚胎学/解剖学

大多数甲状腺疾病都发生在正常的解剖位置；然而，沿着甲状腺导管路径的甲状腺胚胎及其潜在疾病发生位置（包括胸骨后的甲状腺疾病的可能性），必须在外科手术之前进行彻底的解剖检查。

3. 生理考虑

a. 甲状腺功能亢进：与甲状腺功能亢进症状相一致的高代谢症状和体征包括出汗，怕热和食欲增加，同时伴有心动过速和体重减轻。

b. 甲状腺功能减退：与甲状腺功能减退相一致的代谢减退的体征和症状包括怕冷、厌食、不适、脱发、体重增加、心动过缓和便秘。

c. 在任何一种情况下，术前干预的理想用药包括如丙硫氧嘧啶、甲巯咪唑、碘化钾、糖皮质激素或β受体阻滞药产生e-甲状腺状态。

4. 手术方法

a. 横向颈切口，使颈前肌肉分开。甲状腺与肌肉分离，暴露甲状腺，方便结扎。注意识别喉上神经。

b. 继续进行甲状腺内切术；其余附件被切除。要保护喉返神经和甲状旁腺。

c. 对于全甲状腺切除术，峡部和对侧叶切除术：

（1）止血要充分，一般不使用引流管。

（2）甲状腺不完全切除术将保留部分甲状腺后部，完整的血管供应，喉上及喉返神经，甲状旁腺。

5. 麻醉问题

a. 手术准备

（1）患者可能是甲状腺功能亢进症，甲状腺功能减退症或甲状腺功能正常的患者。

（2）大的甲状腺肿可压迫前颈部或后胸部区域的气管。

b. 麻醉目标

（1）术中和手术前后的 Eu 代谢过程。

（2）要评估可能存在的气道困难和气道压迫。

（3）围术期对喉上及喉返神经功能的评估。

（4）甲状旁腺功能减退症围术期代谢监测。

c. 全身麻醉

（1）体位：仰卧使颈部得以伸展。

（2）典型手术时间：$2\sim6\,h$。

（3）诱导：常规诱导。除非存在气道困难或代谢不受控制的状态，适宜年龄的使用静脉或吸入诱导。如果患者出现突眼的情况，必须特别注意眼睛保护。

（4）监测：标准无创监测，除非代谢状况不稳定。

（5）维护

（a）平衡麻醉技术是手术结束时外科医师局部麻醉浸润的典型代表。对于控制不良的超量代谢患者（或在麻醉诱导或甲状腺手术后显示高代谢）患者，可能需要抑制交感神经的麻醉方法。

（b）失血量最小。

（6）突发状况

（a）急性后发气道阻塞可能是由于气管内外肌肉群或双侧喉返神经损伤引起的气管软化。患者无法发声，并且需要立即重新插管。

（b）单侧喉返神经损伤通常会呈现出嘶哑的像"热土豆"的声音和呼吸困难。

临床小贴士　急性后排气管阻塞可能是由于气管内外质量群或双侧喉返神经损伤引起的气管软化。患者无法发声，并且需要立即重新插管。单侧喉返神经损伤通常会出现声音嘶哑和呼吸困难。

（7）围术期

患者需要密切监测围术期的低钙血症；虽然手指和唇部症状可能在气道表现发现之前，但喉镜仍然是主要指标。

（8）局部麻醉：区域不适用；一般采用局部浸润麻醉。

V. 甲状旁腺功能亢进；甲状旁腺功能减退；男子Ⅰ型；男子Ⅱ型（见第二十六章）。

1. 背景

a. 甲状旁腺功能亢进是甲状腺激素（PTH）过量的结果，伴有高钙血症和低磷血症。

（1）甲状旁腺癌可能是与Ⅰ型或Ⅱ型相关的原发性甲状旁腺功能亢进的结果。

（2）导致高钙血症的其他原因包括以非血红蛋白为特征的非甲状旁腺恶性肿瘤、骨转移恶性肿瘤、维生素 D 中毒、乳碱综合征、结节病或其他肉芽肿疾病。

b. 甲状旁腺功能减退可能是由于主要缺乏或缺乏伴有低钙血症的PTH；不存在甲状旁腺，除了与DiGeorge综合征（胸腺发育不全，第3和第4支囊综合征）有关，或者是非甲状旁腺功能低下的假性甲状旁腺功能减退，而不是终末器官无反应，这是罕见的。

2. 胚胎学/解剖学

a. 4个甲状旁腺来自第3和第4个分支袋（图16-9）。

b. 在胚胎发育的第七周，甲状旁腺从相关的分支袋后尾部移动，其中甲状旁腺来源于第3个分支袋，比第4个拱形的甲状旁腺移动更多。

c. 胸腺和下甲状旁腺与胚胎密切相关；它是第3个分支袋的背部的内胚层，其分化成下甲状旁腺，而腹部组合成为胸腺，这使得DiGeorge综合征与甲状旁腺功能减退的关系是可以理解的。

d. 附件甲状旁腺组织可能沿着甲状旁腺的迁移线留下。

3. 生理考虑

a. 高钙血症的非特异性"亚临床"表现可能包括疲劳、虚弱、抑郁、饥疲、便秘和隐隐的"疼痛"。

b. 临床症状包括

（1）进行性认知障碍如混乱、谵妄、精神病、恍惚和昏迷。

（2）骨骼肌无力是进行性高钙血症的特征。

（3）高钙尿症伴有肾结石或尿石症。

（4）可能会缩短QT间期。

（5）钙含量超过2.7 mmol/L时，可能发生休克、肾衰竭和死亡。

4. 手术修复：手术方法与甲状腺手术相似。

5. 麻醉问题

a. 手术准备

（1）高钙血症必须在术前进行控制。

（2）二级障碍（及以上）必须在术前进行评估和控制；通常控制高钙血症可纠正并发症。

b. 麻醉目标：纠正临床明显症状和电解质异常。

c. 全身麻醉

（1）位置：仰卧位，肩转动以便头能更好地伸展。

（2）一般手术时间：2 h。

（3）诱导

（a）如果电解质异常已被纠正，可使用常规的诱导。

（b）气管内插管麻醉。

（4）监测：标准无创监测。

（5）维护

（a）标准技术。

（b）如果使用神经肌肉阻滞，用神经刺激器定位法测量临床效果。

（c）通过监测动脉血气，避免钙离子水平的改变。

（6）突发状况：例行考虑。

（7）围术期

（a）监测，防止低钙血症及其影响（感觉异常、肌肉痉挛、手足抽搐、气道过敏和喉痉挛）。

（b）低钙血症的临床症状包括Trousseau症状（手足痉挛）或面神经征（面部肌肉挛缩与刺激，通常是叩击的面神经）。

（c）治疗使用葡萄糖酸钙或氯化钙并持续检测和监测钙离子浓度。

W. Torticollis/Klippel-Feil综合征/颈椎不稳定性

1. 背景

a. Torticollis（拉丁语中torti是扭曲的意思，collis是颈部的意思）是颈部的扭转或弯曲。它可能是先天性，获得性的，是特发性痉挛性斜颈的特定类型。

b. Klippel-Feil综合征也叫颈椎运动受损，是颈椎融合不同组合的结果，表现为头部似乎坐在肩上。

c. 颈椎不稳定或运动障碍可能是由多种原因引起的：中度疾病，如成骨不全，软骨发育不良，青少年类风湿关节炎或关节痛；先天性疾病如Chiari畸形伴有或不伴有骨髓性脑膜瘤；Trisomy21综合征，或创伤性损伤。

2. 胚胎学/解剖学

a. 先天性斜颈可能是因为出生时的外伤或胎儿在子宫内胎位不正的结果。婴儿在分娩时出现亚健康情况，数天至数周后，受伤的胸锁乳突肌发生软组织肿胀。这种质量退化留下纤维带代替胸锁乳突肌，导致胸锁乳突肌挛缩。

b. Klippel-Feil综合征：颈椎硬膜切开术使单独颈椎正常发育可能受损，从而可能发生相邻椎体融合。

（1）严重程度是可变的；Ⅰ型患者有单层融合；Ⅱ型患者有多个不连续的融合区段；Ⅲ型患者具有多个连续的融合区段[39]。

（2）Klippel-Feil综合征可伴随胎儿酒精综合征，半面微血症（Goldenhar综合征）和四肢异常。

3. 生理表现

a. Klippel-Feil综合征。

（1）短颈。

（2）宫颈运动范围减少。

（3）低发线（40%～50%）。

（4）斜颈/面部不对称。

（5）神经系统问题（20%）。

（6）疼痛。

（7）颈椎椎管狭窄。

（8）脊柱侧凸。

（9）肾异常（双重收集系统、肾异位、双侧肾小管扩张、肾积水、发育不良、马蹄肾）。

（10）心血管异常（间隔缺损）。

（11）听力障碍。

b. 斜颈

（1）颈部外观异常。

（2）正常活动的运动范围受损。

（3）产后面部非对称生长。

（4）由于头部不平衡导致颈椎发育异常。

4. 手术方法

a. 斜颈：胸锁乳突肌的肌腱切断术。

b. Klippel-Feil综合征和颈椎不稳定性可能需要颈椎或颅骨融合来稳定脊柱以便于与减压椎板切除术相结合以减轻脊柱狭窄。

（1）将受影响的脊柱棘突，椎板和受影响的切面暴露在外并脱皮。

（2）从髂后嵴获得骨移植物并用丝固定到脱皮的颈椎段。

（3）可能使用或不使用附加仪器。

（4）椎管狭窄可能需要多层颈椎减压。如果要打开硬脑膜，外科医师可能会做Valsalva动作并要求维持高峰气道压力达到2.9～3.9 kPa。

5. 麻醉问题

a. 手术准备

（1）斜颈腱切开手术患者通常是健康的婴儿。

（2）Klippel-Feil综合征患者或其他颈椎不稳定患者在择期或急诊情况下差异很大；它们可能伴有神经损伤的迹象，可能是综合症状，或有其他相关异常，需要进一步评估。

（3）许多颈椎不稳定的患者没有症状，但在外科手术之前应该进行全面的医疗检查。

（4）应根据身体检查和影响学研究预测是否存在气道困难。

b. 麻醉目标

（1）需要充足的专业气道设备以预防困难气道。外科医师应参与实施麻醉诱导；气管造口术设备也应及时准备好。

（2）麻醉技术应该尽早出现，并且能够在尽可能早的围术期中评估神经功能。

c. 全身麻醉

（1）位置：侧卧位置，头部固定，或在某些情况下用小脑头枕。

（2）一般手术时间：3～6 h。

（3）诱导

（a）静脉或吸入诱导。

（b）预期由于运动范围局限或神经学发现而导致气道困难，应考虑采用可保持镇静及清醒的光纤插管，以便进行插管后神经评估。对于使用这种技术的年轻患者，可以使用挥发性麻醉药或神经肌肉阻滞进行深度自主呼吸，或使用神经肌肉阻滞来维持一致的稳定性。

（4）监测

（a）标准无创监测。

（b）右创动脉监测对于确保整个手术期间平均动脉压稳定非常有利。

（c）可以使用体感诱发电位监测（SSEP），这将影响麻醉剂的选择（避免使用氧化亚氮和高 end-tidal 剂量的挥发性物质）。

（5）维护

（a）一般使用平衡麻醉技术。

（b）失血通常很少。

（c）当出现喉/淋巴水肿时应考虑给予地塞米松。

（6）特殊情况：

（a）如果年龄适中，患者应在拔管前进行神经系统的唤醒和检查。在任何情况下，麻醉技术将受到围术期患者的即刻神经状态检查的重要影响。

（b）气道阻塞可能是由于咽部软组织和靠近咽后壁的融合物而导致的，并且无法将下颌骨向前移位。必须注意确保患者在拔管前能独立自主呼吸；如果袖带放气，可以通过评估患者在ETT周围呼吸的能力来实现这一点。也可以使用换管器，直到确保独立的呼吸状态。

> **临床小贴士**　颈椎融合术后，由于融合和仪器化，咽部软组织与咽后壁紧密相连，导致下颌骨无法向前移位，导致气道阻塞。必须注意确保患者在拔管前能独立呼吸；这可以通过评估患者围绕ETT呼吸的能力来实现，如果袖带放气，也可以使用换管器，直到确保独立的呼吸状态。

（7）围术期

围术期气道进行性闭塞性气道阻塞可能是手术后头几个小时咽部或气道水肿，手术伤口血肿形成或神经功能障碍导致的。

（8）区域麻醉：不适用。

（黄　磊　刘坤伶　杨　璠）

参考文献

［1］ Holzman R. Anatomy and embryology of the pediatric airway. In: Riazi J, ed. The Difficult Pediatric Airway. Philadelphia, PA: W.B. Saunders Co. Ltd; 1998: 707-727.

［2］ Huhn S, Shuer L, Steinberg G, et al. Pediatric neurosurgery. In: Jaffe R, Samuels S, eds. Anesthesiologist's Manual of Surgical Procedures. 2nd ed. Philadelphia, PA: Lippincott Williams & Wilkins; 2004: 853-855.

［3］ Ririe D, Smith T, Wood B, et al. Time-dependent perioperative anesthetic management and outcomes of the first 100 consecutive cases of spring-assisted surgery for sagittal craniosynostosis. Paediatr Anaesth. 2011; 21: 1015-1019.

［4］ Barnett S, Moloney C, Bingham R. Perioperative complications in children with Apert syndrome: a review of 509 anesthetics. Paediatr Anaesth. 2011; 21: 72-77.

［5］ Cladis F, Bykowski M, Schmitt E, et al. Postoperative hyponatremia following calvarial vault remodeling in craniosynostosis. Paediatr Anaesth. 2011; 21: 1020-1025.

［6］ Katz J. Sphenopalatine ganglion. In: Katz J, ed. Atlas of Regional Anesthesia. Norwalk, CT: Appleton-Century-Crofts; 1985: 17.

［7］ Schendel S, Samuels S, Jaffe R. Repair of facial fractures. In: Jaffe R, Samuels S, eds. Anesthesiologist's

Manual of Surgical Procedures. 2nd ed. Philadelphia, PA: Lippincott Williams & Wilkins; 2004: 825.

[8] Katz J. Infraorbital Nerve, Atlas of Regional Anesthesia. Norwalk, CT: Appleton-Century-Crofts; 1985: 14–15.

[9] Sidman J, Muntz H. Cleft lip and palate. In: Wetmore R, Muntz H, McGill T, eds. Pediatric Otolaryngology: Principles and Practice Pathways. New York, NY: Thieme; 2000: 563–577.

[10] Antonelli A, Cappiello J, DiLorenzo D, et al. Diagnosis, staging, and treatment of juvenile nasopharyngeal angiofibroma. Laryngoscope. 1987; 97: 1319–1325.

[11] Chandler J, Goulding R, Moskowitz L, et al. Nasopharyngeal angiofibromas: staging and management. Ann Otol Rhinol Laryngol. 1984; 93: 322–329.

[12] Duvall A, Moreano A. Juvenile nasopharyngeal angiofibroma: diagnosis and treatment. Otolaryngol Head Neck Surg. 1987; 97: 534–540.

[13] Standefer J, Holt G, Brown W, et al. Combined intracranial and extracranial excision of nasopharyngeal angiofibroma. Laryngoscope. 1983; 93: 772–779.

[14] Harris J, Robert E, Kfallfen B. Epidemiology of choanal atresia with special reference to the CHARGE association. Pediatrics. 1997; 99: 363–367.

[15] Ward R, April M. Congenital malformations of the nose, nasopharynx, and sinuses. In: Wetmore R, Muntz H, McGill T, eds.Pediatric Otolaryngology: Principles and Practice Pathways. New York, NY: Thieme; 2000: 453–455.

[16] Pirzig W. Surgery of choanal atresia in infants and children. Int J Ped Otorhinolaryngol. 1986; 11: 153–170.

[17] Grant J. An Atlas of Anatomy. 6th ed. Baltimore, MD: Williams & Wilkins; 1972.

[18] Mosges R, Hellmich M, Allekotte S, et al. Hemorrhage rate after coblation tonsillectomy: a meta-analysis of published trials. Eur Arch Otorhinolaryngol. 2011; 268: 807–816.

[19] Wilson Y, Merer D, Moscatello A. Comparison of three common tonsillectomy techniques: a prospective randomized, double-blinded clinical study. Laryngoscope. 2009; 119: 162–170.

[20] Ericsson E, Graf J, Hultcrantz E. Tonsillotomy versus tonsillectomy on young children: 2 year post surgery follow-up. J Otolaryngol Head Neck Surg. 2014; 43: 26–33.

[21] Schendel S, Lin Y. Otoplasty. In: Jaffe R, Samuels S, eds. Anesthesiologist's Manual of Surgical Procedures. Philadelphia, PA: Lippincott Williams & Wilkins; 2004: 1035–1036.

[22] Holzman R. Anesthesia in the child and adolescent. In: Wetmore R, Muntz H, McGill T, eds. Pediatric Otolaryngology: Principles and Practice Pathways. New York, NY: Thieme Medical Publishers; 2000: 31–47.

[23] Hughes C, Dunham M. Congenital anomalies of the larynx and trachea. In: Wetmore R, Muntz H, McGill T, eds. Pediatric Otolaryngology: Principles and Practice Pathways. New York, NY: Thieme; 2000: 781–782.

[24] Rahbar R, Chen J, Rosen R, et al. Endoscopic repair of laryngeal cleft type I and type II: when and why? Laryngoscope. 2009; 119: 1797–1802.

[25] Garabedian E, Pezzettigotta S, Leboulanger N, et al. Endoscopic surgical treatment of laryngotracheal clefts: indications and limitations. Arch Otolaryngol Head Neck Surg. 2010; 136: 70–74.

[26] Ferrari L, Zurakowski D, Solari J, et al. Laryngeal cleft repair: the anesthetic perspective. Paediatr Anaesth. 2013; 23: 334–341.

[27] Sandu K, Monnier P. Endoscopic laryngotracheal cleft repair without tracheotomy or intubation. Laryngoscope. 2006; 116: 630–634.

[28] Holzman R. Pediatric events: aspiration of a foreign body. In: Gaba D, Fish K, Howard S, eds. Crisis Management in Anesthesiology. New York, NY: Churchill Livingstone; 1994: 267–269.

[29] Holzman R. Advances in pediatric anesthesia: implications for otolaryngology. Ear Nose Throat J. 1992; 71: 99–108.

[30] Zhang X, Li W, Chen Y. Postoperative adverse respiratory events in preschool patients with inhaled foreign bodies: an analysis of 505 cases. Paediatr Anaesth. 2011; 21: 1003–1008.

[31] de Trey L, Niedermann E, Ghelfi D, et al. Pediatric tracheotomy: a 30-year experience. J Pediatr Surg. 2013; 48: 1470–1475.

[32] Myer C, O'Connor D, Cotton R. Proposed grading system for subglottic stenosis based on endotracheal tube sizes. Ann Otol Rhinol Laryngol. 1994; 103: 319-323.

[33] Messner A, Hammer G, Lammers C. Pediatric otolaryngology. In: Jaffe R, Samuels S, eds. Anesthesiologist's Manual of Surgical Procedures. Philadelphia, PA: Lippincott Williams & Wilkins; 2004: 878-880.

[34] Fee W, Terris D, Gabalski E, et al. Parotidectomy. In: Jaffe R, Samuels S, eds. Anesthesiologist's Manual of Surgical Procedures. Philadelphia, PA: Lippincott Williams & Wilkins; 2004.

[35] Wolford L, Fields R. Surgical planning. In: Booth P, Schendel S, Hausamen J, eds. Maxillofacial Surgery. New York, NY: Churchill Livingstone; 1999: 1229-1237.

[36] Frawley G, Espenell A, Howe P, et al. Anesthetic implications of infants with mandibular hypoplasia treated with mandibular distraction osteogenesis. Paediatr Anaesth. 2012; 23: 342-348.

[37] Salyer K. Basic surgical techniques. In: Salyer KE, Bardach J, eds. Atlas of Craniofacial & Cleft Surgery. Philadelphia, PA: Lippincott-Raven; 1999: 17.

[38] Roberson D, Kirse D. Infectious and inflammatory disorders of the neck. In: Wetmore R, Muntz H, McGill T, eds. Pediatric Otolaryngology: Principles and Practice Parameters. New York, NY: Thieme; 2000: 969-980.

[39] Samartzis D, Herman J, Lubicky J. Classification of congenitally fused cervical patterns in Klippel-Feil patients: epidemiology and role in the development of cervical spine-related symptoms. Spine. 2006; 31: E798-E804.

第
三
部
分

第十七章 体腔与体壁

罗伯特·S.霍尔兹曼

要 点

1. 横膈形成于颈部的第3、第4和第5颈部肌节,并随着心脏"下降"到发育中的胸膜腔,随后分化成3层。

2. 在胎儿发育的第8至第10周,由原始横膈、胸腹隔膜和食道的背肠系膜共同形成横膈膜。

3. 最初的横膈间质在颈部的第3、第4和第5肌节初步形成,正好解释了隔膜中央腱的神经分布以及由隔膜刺激引起肩痛的病因学关系。

4. 由于腹侧肠系膜长度缩短并且胚胎外腔与腹膜腔隙之间相互流通,使得快速增长的腹膜内容物可以形成疝和腹部内容物发生胚外循环(襻)。

5. 由于横膈膜的畸形起源于胚胎形成的早期(正常关闭于第7周),肺实质和肺循环通常发育不全,并且心脏和胸腔纵隔膜经常右侧移位(膈疝常见于左侧,是右侧的5倍)。

6. 呼吸困难通常是由肺实质和肺血管发育不全造成的先天性膈疝(DH)引起的,由于肺顺应性下降和纵隔移位可引起气胸。

7. 因为肺血管的反应性和呼吸窘迫,对常规通气治疗甚至高频或震荡通气治疗效果不佳,患者在围术期可能需要体外膜肺氧合(ECMO)治疗。

8. 漏斗胸矫形术后,从麻醉恢复期到术后3～4 d应尽量减少躁动和疼痛,从而使金属条的移位风险降到最小。

9. 残留的脐带和卵黄管未闭会造成一系列腹壁缺损,其中最危急的是脐膨出,新生儿期容易和腹裂混淆。这两种腹部缺损会导致不同程度的腹部疝,因为有局部缺血、肠梗阻和败血症的危险,成为新生儿急诊手术指征。

I. 体腔与体壁的发育

A. 最主要的体腔——胸腔或胸膜腔、腹腔或腹膜腔、心包腔——是胚胎内体腔分化的结果,它在胚胎形成的第3周开始发育,随着原始胚层的形成,内胚层和外胚层在第12天逐渐发育形成。

B. 虽然2个胚芽层形成2层胚盘,胚胎外胚层的上表面和内胚层的下表面(图17-1),但第3胚层的发育直到原结(亨森结)的外胚层细胞通过向脊索的各个方向延伸至外胚层和内胚层之间后才开始。

C. 有趣的是,中胚层不扩展到胚盘的头端和尾部,头端是外胚层和内胚层最终融合

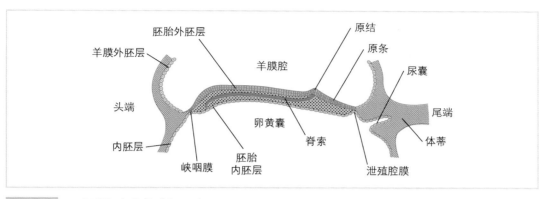

图17-1 二胚层胚盘的构成（17 d）

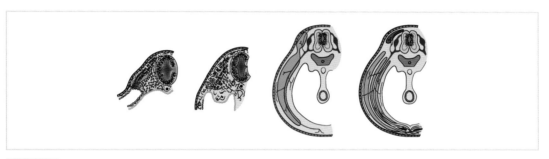

图17-2 轴旁中胚层发育分化为腹内侧生骨节和背外侧生皮肌节的过程

形成小面积的口咽膜的部分,尾端是外胚层和内胚层融合成为泄殖腔膜的部分。

D. 胚胎中胚层分化成轴旁中胚层(图17-2),轴旁中胚层在第4周形成43对体节。

E. 体节进一步分化成腹内侧部分(生骨节)和背外侧部分(生皮肌节),然后再进一步分化成肌节(属于节段性骨骼肌)和皮片(属于真皮和皮下组织的起源,由体节神经支配)。

F. 中胚层侧面分裂成体壁层、内脏层以及最终参与形成胸膜腔和腹膜腔的胚体腔。

G. 原始横膈形成于颈部第3、第4和第5的颈部肌节,并和心脏一起"下降"进入到发育中的胸膜腔,随后分化成3层(图17-3)。

H. 顶部胚层大多数形成纤维心包膜,中胚层形成横膈膜肌、中央腱膜和覆盖横膈膜的胸膜及腹膜的中心部分,尾部的大多数胚层则形成纤维囊、肝结缔组织和中肠发育时的腹侧肠系膜。

I. 在胚胎发育的8～10周,原始横膈、胸腹隔膜和背侧肠系膜共同形成横膈膜。

J. 横膈间质最初形成于颈部第3肌节、第4肌节和第5肌节,这解释了横膈膜中心腱的神经分布以及隔膜刺激与肩部疼痛的病因学关系(图17-4)。

K. 两侧胸腹膜将继续向内生长直至与横膈融合,并关闭胸腹膜管。

1. 这部分组织起源于躯体体节,受$T_6 \sim T_{12}$的神经支配,横膈膜不同部分融合失败会导致胸腹膜管持续存在,就形成的横膈膜疝(DH)。如横膈膜的胸骨与肋骨边缘存在缺损,或食管裂孔异常未闭,将会导致食管裂孔疝。

第三部分

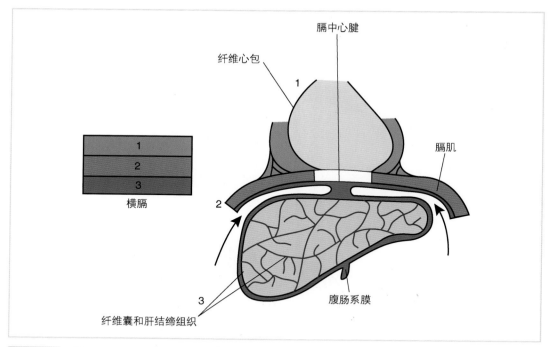

图 17-3 横膈的构成和结局

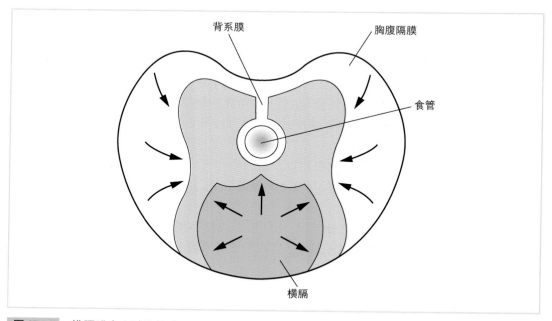

图 17-4 横膈膜中央腱的构成

2. 膈肌区域性发育不良，可能会导致横膈膜膨出。

L. 胚体腔的头侧大部分是心包腔。

1. 最初形成颅骨到口咽膜，但是随着头部褶皱的不断发育以及心包和心内膜的心脏

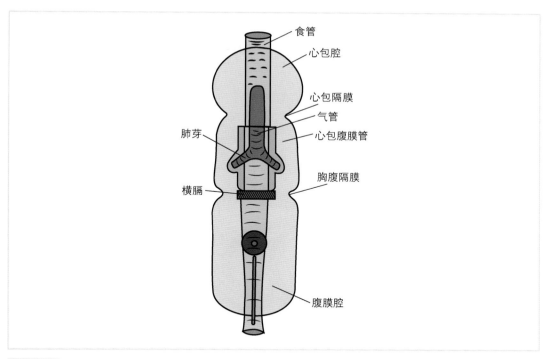

食管
心包腔
心包隔膜
气管
心包腹膜管
肺芽
横膈
胸腹隔膜
腹膜腔

图 17-5 体腔示意图

管的旋转,以至于心包腔由腹侧移向咽部。

2. 在这个位置时,心包腔与腹膜腔通过心包腹膜管进行自由流通(图17-5)。

3. 气管憩室起源于原始前肠,其分支产生的肺芽嵌入周围脏壁中胚层,包埋肺芽并进而包埋周围的心包腹膜管。

M. 心包腹膜管形成两边的胸膜腔,此时胸膜腔已扩大到可容纳适应发育中的心脏。

1. 随着胚胎在头尾方向的不断拉伸变长,心包腔从咽部下降至胸腔。

2. 周围的胸膜心包管最初仍然是胸腹膜管的延续,随后形成的胸膜心包隔将其分隔,胸膜心包隔最终与横膈和背侧肠系膜融合形成横膈膜,因而胸膜腔和腹膜腔成为两个独立的部分。

N. 余下的胚体腔尾部形成发育中的横膈膜。

1. 腹膜腔最初与胚外体腔自由地流通,但最终只能通过脐带与胚外体腔进行流通。

2. 此外,随着肠系膜背侧和腹侧不断发育,将进一步把腹膜腔头部大部分成与脐同一水平的左右相等的两部分。

3. 然而,这个头部是至关重要的,它将形成一个个大小不等的腹膜囊,包括背侧肠系膜形成小肠和大肠的肠系膜、大网膜以及腹侧肠系膜形成的镰状韧带、圆韧带和小网膜。

4. 此外,由于腹侧肠系膜长度缩短,并且胚外体腔与腹膜之间相互流通,使得快速生长的腹膜腔疝可能与腹部内容物发生胚外循环。

O. 脐是前腹壁连接到脐带的部分,出生后脐就变得不再重要了,它在胎儿时期

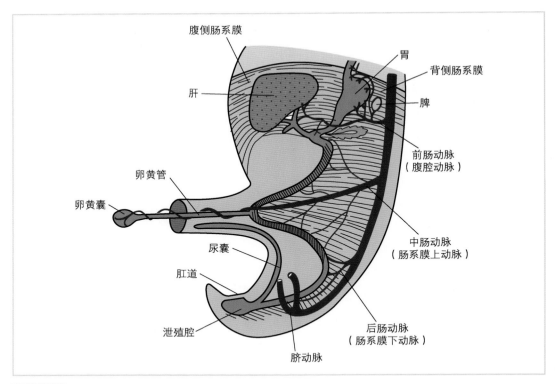

图 17-6　在卵黄囊和脐范围内发育的腹腔结构

是胎儿生长发育中最重要的躯体结构,包含左、右脐动脉,脐静脉,卵黄管,尿囊和胚外体腔。

除了这些至关重要的结构,它还为胚胎6～12周时腹腔内容物提供了空间。

这些结构发育或者分化异常都可能导致胎儿生长迟缓,出现不应有的异常空间,例如脐疝,脐肠瘘和脐膨出。

P. 邻近脐的前腹壁缺损将导致腹裂,但脐带仍然和腹壁正常相连(图17-6)。

II. 体腔与体壁的发育异常

障碍:膈膜,先天性膈疝(DH),横膈膨出

A. 背景知识

1. 膈膜组成部分融合不良(横膈、胸腹膜)可能会导致腹腔内容物进入胸腔,形成食管周围疝、胸骨后疝、胸腹膜管疝,其中后外侧的胸腹膜管疝最常见。

a. 由于肺实质和肺循环发育不全,横膈膜畸形起源于胚胎形成的早期(正常关闭于第7周),并且心脏和胸腔纵隔膜经常右侧移位(膈疝常见于左侧,是右侧的5倍)。

b. 先天性膈疝(DH)研究组(CDHSG)提出了一个针对先天性膈疝(DH)与存活率相关的标准化分期报告[1](表17-1)。

c. 此外,缺陷的大小与死亡率直接相关,其他普遍存在的畸形,尤其是心血管畸形和畸形数量,它还与胎龄、体重和疝囊呈负相关[2]。

表17-1　先天性膈疝（DH）的临床分期与存活率

			先天性膈疝（DH）研究样本				
分期	缺陷	主要心脏畸形	总数	死亡数	存活数	群体存活率	阶段存活率
I	A		164	1	163	99%	99%
II	A	+	8	1	7	88%	96%
II	B		572	21	551	96%	
III	B	+	18	6	12	67%	78%
III	C		372	81	291	78%	
IV	C	+	27	12	15	56%	58%
IV	D		144	60	84	58%	
V	D	+	18	11	7	39%	39%

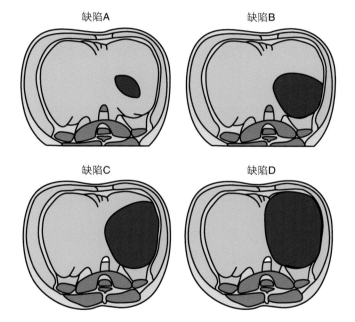

缺陷A　缺陷B　缺陷C　缺陷D

B. 胚胎学/解剖学特点

1. 疝：新生儿横膈膜周围部分和中央部分融合不良。

a. 最常见于左后外侧孔，并且在新生儿时期较为典型。

b. 其他部位的疝可能在新生儿期以后出现（图17-7）。

2. 横膈膜膨出：横膈膜中心腱发育不良或单侧膈神经支配受损至膈瘫痪造成向头侧（胸腔）移位。

C. 病理生理特点

1. 呼吸困难通常由于肺实质和肺循环发育不良引起，肺顺应性下降和纵隔异位可能导致气胸。

2. 低氧血症、高碳酸血症、酸血症、代谢性酸中毒。

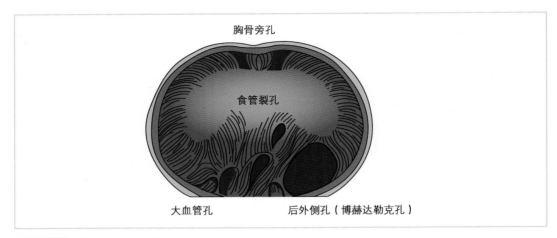

胸骨旁孔

食管裂孔

大血管孔　　　　　　　　后外侧孔（博赫达勒克孔）

图 17-7　横膈膜缺陷的位置

3. 肺动脉高压。

4. 右向左分流通常由于肺血管阻力升高引起，也可能与动脉导管未闭或者房间隔缺损有关。

5. 旋转不良可能发生于 50%～100% 的患者。

6. 新生儿注意事项：低血糖、低钙血症和肠梗阻经鼻胃管吸引导致的碱中毒。

D. 手术治疗

1. 标准仰卧位，经腹肋缘下切口。右侧缺损选用右后胸廓切口经胸进路。

2. 通过剖腹手术，胸腔疝内容物从胸腔中移出放回腹腔。

3. 若膨出部位的条件许可，可一期修复横膈膜，否则应使用合成网片（硅胶或者 Gortex 材料）修复。

4. 分离内脏粘连或采用 Ladd 手术固定异常翻转的移动内脏。

5. 张力小考虑一期关腹，否则应使用硅胶补片关腹。

E. 麻醉相关问题

1. 术前准备

a. 在某些情况下，术前存在呼吸窘迫的患者往往需要术前气管插管机械通气，甚至部分患者可能需要或者暂时接受体外膜肺氧合（ECMO）治疗。

b. 术前实验室检查包括动脉血气分析、全血细胞计数、电解质、血糖、尿素氮（BUN）、肌酐、胸片（CXR）、心电图（ECG）和凝血功能。

c. 在患者转运或者手术室机械通气的开始阶段需要保持较低的吸气峰压。

2. 麻醉的目标

a. 充分的气体交换。

b. 监测和补充电解质。注意下列情况：术前经鼻胃管引流导致的代谢性碱中毒，灌注不足、纵隔转移和疝引起的代谢性酸中毒，以及呼吸窘迫和肺部发育不良引起的呼吸性酸中毒。

c. 预防误吸。

d. 围术期的镇痛治疗。

3. 全身麻醉

a. 体位：仰卧位。

b. 手术时间：通常 2.0～2.5 h。

c. 麻醉诱导

（1）饱胃的预防措施：在诱导前插胃管对胃内容物进行吸引。

（2）如果婴儿入手术室前未插入气管插管，应考虑清醒插管或者快速静脉诱导插管。同时要预先吸氧和按压环状软骨，随后使用硫喷妥钠和丙泊酚快速诱导插管。

（3）给予肌松药琥珀胆碱前应用阿托品或者两者同时给予。现在有很多麻醉医师使用一定剂量罗库溴铵或维库溴铵，目的是在 60～90 s 使喉部肌肉松弛，即便如此，呼吸窘迫的新生儿仍可能会发生血氧饱和度下降的情况。

（4）考虑困难气道的患者采用清醒插管。

d. 设备：低压容量控制型麻醉呼吸回路（循环吸收系统、Mapleson D 或者 Bain 回路装置）。

e. 监测：标准无创监测，可考虑手术开始前进行有创动脉压监测，或手术前监测脉搏血氧饱和度，手术开始后进行有创动脉压监测。

f. 麻醉维持

（1）使用阿片类药物或吸入麻醉药，联合使用效果更佳，避免使用氧化亚氮并调整 FiO_2，维持血氧饱和度在 95%～100%。

（2）肌肉松弛药选择非去极化类神经肌肉阻滞药。

（3）正确使用晶体或胶体液来支持血容量。该手术失血量小，一般不需要输血。

（4）监测两侧气胸（通常是右侧）。

（5）由于肺发育不良，需要保持吸气压力峰值 <30 cmH$_2$O。

（6）术中监测血气，有助于及时发现和处理酸中毒、低钠血症、低氧血症、高碳酸血症，及监测血细胞比容和凝血功能。

临床小贴士　给小婴儿输注 110% 葡萄糖时要格外注意输液量，因为早产儿和超早产儿的肝和肌肉中的糖原储备是最小的。

---

g. 麻醉苏醒期

除非是轻微的膈疝（DH）且术前的状况良好，否则患者最好在严密的监测下保留气管插管转运至新生儿重症监护室（NICU），并随时准备好复苏设备和抢救药品。

h. 术后处理

（1）因为肺血管反应性的影响和呼吸窘迫，对常规通气治疗甚至高频或震荡通气治疗效果不佳的患者在围术期可能需要体外膜肺氧合（ECMO）治疗。

（2）监测低血糖，患者内源性糖原储备低，糖源耗竭易产生低血糖，特别是患者表现出低血糖症状体征时，例如神经性抽搐、循环系统不稳定或者颤抖，就需要持续地监测代谢状态和血液状态。

（3）可采用持续注入芬太尼或硬膜外镇痛的方法进行疼痛管理。

i. 局部麻醉

经骶管、腰椎、胸椎硬膜外镇痛可用于控制腹部、胸壁、胸膜腔切口疼痛。

障碍：胸壁的漏斗胸或鸡胸

A. 背景知识

1. 从胸壁软骨化移行而来的间质和由椎体发展而来的肋软骨在头尾向融合，形成胸骨的3个部分——胸骨柄、胸骨体和剑突。

2. 发育和融合的异常可能会导致肋骨发育不全和胸骨发育异常（表17-2）。

表17-2　先天性胸壁畸形
漏斗胸
鸡胸
胸骨裂
坎特雷尔（Cantrell）五联症
窒息性胸廓发育异常（Jeune综合征）
脊椎胸廓结构不良（Jarcho-levin综合征）

3. 在过去的20年里，有一个趋势是在进入青春期以后做手术（从20年前的13.5岁开始做手术，到目前的15.5岁开始做手术）[3]。

4. 如果患者的依从性好并且在骨骼成熟之前使用背带，那么背带有可能替代外科手术纠正鸡胸[4]。

B. 胚胎学/解剖学特点

1. 尽管因凸起或凹陷的骨和软骨形成的漏斗胸和鸡胸是容易分辨的，但是它们确切的发育异常过程尚不明确（图17-8）。

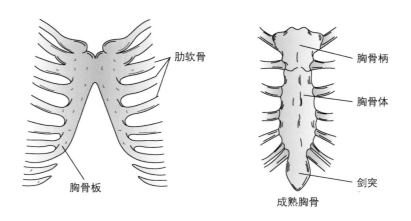

肋软骨

胸骨板

胸骨柄

胸骨体

剑突

成熟胸骨

图17-8　胸骨和胸骨裂的发育

2. 虽然遗传学未能清楚证明,但35%的有家族史,与马方综合征和波兰(Poland)综合征有关已经是公认的事实。

3. 需要注意的是在患病的第1年内,对于在青春期骨骼快速增长阶段,胸部畸形往往会加重。

C. 病理生理特点

1. 大多数患者即使显示肺功能检查轻度异常,但没有心肺系统的症状[5-9]。

2. 据报道有20%～60%的患者二尖瓣脱垂,有证据表明,胸部畸形矫正后心功能受损患者的心功能可得到改善。

3. 一些患者有胸痛或背痛,可能与姿势不正确导致功能性脊柱侧凸有关。

4. 因形象问题而导致心理障碍成为一个需要关注的重要因素,青少年尤为突出。

5. 在进行胸骨切开的心脏手术之前,需要选择性地矫正胸部畸形。

D. 手术治疗

1. 标准仰卧位:手臂收拢于身体两侧(开胸手术)或者固定于手托架上(微创或Nuss手术)。

2. 开胸(拉维奇)手术

a. 前胸壁横向切口[9]。

b. 分离肌肉和皮瓣。

c. 肋软骨的软骨部分切除,但要保留软骨膜。

d. 胸骨切开部位进行软骨植骨以形成新的胸骨并固定。

3. 微创手术(Nuss)(图17-9)

a. 双侧腋中线横切口[10-12]。

b. 皮肤隧道。

c. 胸腔镜从横切口处的两肋间隙进入(通常是右侧)。

d. 在胸腔镜下置入胸部金属条并顶起胸骨。

e. 穿过中央通道。

f. 预先塑形的胸部金属条穿过皮肤隧道和胸骨纵隔膜,凸面向后。

g. 胸部金属条经过180°的旋转,使其凹面向后。

h. 用稳定器和缝合术固定住金属条。

E. 麻醉相关问题

1. 术前准备

a. 大多数的患者没有明显的症状。对于运动中有症状的患者进行超声心动图和肺功能检查。

b. 进行有用的影像学检查包括后前位片(PA)、侧位片胸部X线(CXR, chest X-ray)检查和胸部CT检查。

2. 麻醉的目标

a. 一般采用气管内插管全麻,可行胸段硬膜外麻醉提供围术期硬膜外镇痛。

(1)几乎所有的青少年,充分镇静后,在清醒状态下可以进行胸段硬膜外穿刺置管。

(2)硬膜外导管应该保持至术后3～4 d。

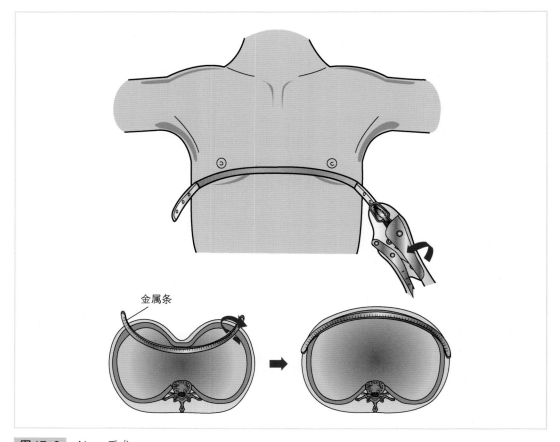

金属条

图 17-9 Nuss 手术

b. 从麻醉苏醒到术后 3～4 d 中应尽量减少患者焦虑躁动和疼痛,以确保胸部金属条不发生移动。

3. 全身麻醉

a. 体位:仰卧位。

b. 手术时间:开放手术 4.0～6.0 h。

c. 微创手术:1.5～2.5 h。

4. 麻醉诱导

a. 面罩吸入或静脉诱导进行气管插管麻醉。

b. 不一定使用肌肉松弛药,但使用肌肉松弛药可以提供最佳手术条件和确保患者绝对不动。

5. 设备:循环回路呼吸机。

6. 监测:标准无创监测,双侧腋下听诊有助于及时发现气胸。

7. 麻醉维持

a. 若不用胸段硬膜外麻醉,应考虑选用吸入麻醉和阿片类药物。另外也可选择吸入麻醉联合胸段硬膜外麻醉技术。

b. 如果使用肌肉松弛药,选择非去极化类的。

c. 进入胸膜腔后,通常是采用头低脚高仰卧位大潮气量来降低胸腔压力,可能会减少留置胸腔闭式引流的概率。

8. 麻醉恢复期:要考虑在一定麻醉深度下拔管,以免出现苏醒期躁动、咳嗽或气管刺激呛咳。

9. 术后管理

a. 通过胸段硬膜外镇痛或患者自控(PCA)镇痛方式进行胸壁疼痛的镇痛。

b. 要给予一定的镇静药使患者尽量减少活动,尤其是术后头几天的腰部弯曲、扭动、滚动和坐立等活动。

10. 局部麻醉

a. 青少年患者硬膜外麻醉,通常留置一个胸段硬膜外导管用于镇痛,目的是提供节段性的硬膜外镇痛,阻滞每节段神经节大约需要 2 mL 局部麻醉药。

b. 胸部椎旁阻滞,通常在超声指导下放置导管于两侧的脊椎旁。

障碍： 腹壁缺损、脐疝、脐肠瘘、脐膨出和腹裂[13-15]（表 17-3）

表 17-3 腹壁缺损	
脐疝	腹部内容物通过缺损的脐环外突,直径<4 cm,并有皮肤覆盖。
卵黄管未闭	1. 脐瘘——整个导管保持未闭状态。 2. 息肉——黏膜持续存留在脐部。 3. 梅克尔憩室——近端部分闭合不全。 4. 脐窦——远端部分未能闭合。
脐膨出	腹部内容物不完全回纳于腹腔,暴露的脏器被一层薄薄的透明膜覆盖,脐带末端在顶点。上腹部的脐膨出与胸骨和心包壁缺损有联系,被称为坎特雷尔(Cantrell)五联症。下腹部的脐膨出可能与膀胱、肾和生殖器畸形有联系。脐膨出是由于体蒂残留和外侧壁发育不良导致的。
腹裂	肠内容物通过靠近中央的腹壁缺损形成疝,通常在脐右侧,单一的全层腹壁缺损是由胚胎时期侧褶发育不良引起。

A. 背景知识

1. 残留的脐和脐肠瘘会导致一系列腹壁缺损的发生,其中最为危急的是脐膨出,新生儿时期易与腹裂混淆。

2. 新生儿时期腹壁缺损导致不同程度的腹部内容物疝出,而且存在局部缺血、肠梗阻和败血症的危险,应作为新生儿外科急诊手术。

3. 卵黄管残留不太严重可形成脐肠瘘,还有卵黄管囊肿和脐疝。

B. 胚胎学/解剖学特点

1. 第 3 周胎龄时胃肠道(GI)发育分出前肠、中肠和后肠。

2. 十二指肠的第二部分至大肠近端来源于中肠,开口于卵黄囊的腹侧,随后成为卵黄管。

3. 第 5～10 周胎龄时,中肠快速生长被挤压到胚外体腔(图 17-6),这种挤压使肠管在脐肠系膜(中肠)动脉周围逆时针方向旋转约 90°,之后成为肠系膜上动脉。

4. 在胎龄的第 10 周中肠正常回归于腹部,在腹部继续进行一个 180°的旋转,直至盲肠和阑尾附着于右下腹的后腹膜壁上。

C. 病理生理特点

1. 腹膜炎、肠道疾病、局部缺血、低灌注引起肠坏死都可以导致肠道感染。

2. 液体丢失和严重脱水。

3. 热量丢失和严重的低体温。

4. 低蛋白血症、血浆胶体渗透压下降和血液浓缩。

5. 代谢性酸中毒。

6. 胃肠梗阻伴随的呕吐和腹胀。

D. 手术治疗

1. 如果腹部能够接受脏器的回纳,一期手术修复是最好的。如果腹腔空间不够的话需要一个分阶段的手术修复过程。

组织分离技术是另一种可代替的修复闭合手术策略。由皮肤和皮下组织分离形成大腹壁缺损,再由腹外斜肌和腹内斜肌相分离的交替关闭策略,从而实现与自然组织无张力的分层缝合[1]。

2. 有一层完整膜覆盖的脐膨出,其危急程度要小于腹裂(表 17-4)。

表17-4 脐膨出和腹裂		
	脐 膨 出	腹 裂
发病率(活产)	1:3 000～1:10 000	1:30 000
性别	男性>女性	男性=女性
相关畸形	与其他畸形高度相关(50%～76%);心血管疾病 15%～25%(法洛四联症=33%)	很少
早产儿发病率	33%	58%

3. 提高皮瓣来覆盖缺损或用硅胶和其他网膜连接在皮瓣边缘来覆盖缺损部位。

a. 之后发明了包盖住腹部内脏膨出的袋子,它能够每天逐渐收紧促使内容物进入腹部。

b. 这通常需要 7～10 d。

4. 腹裂患者可能需要做胃造瘘术,脐膨出患者通常需要留置中心静脉导管进行全肠外营养(TPN)。

E. 麻醉相关问题

1. 术前准备

a. 急症,新生儿手术。

b. 纠正呼吸功能不全。

c. 纠正循环血量不足。

d. 纠正其他异常情况。

2. 麻醉的目标

a. 常规作好早产儿麻醉准备。

b. 确保足够的血容量和携氧能力。

c. 充分的气体交换。

d. 维持正常体温。

e. 必要时给予红细胞、新鲜冰冻血浆和血小板。

3. 全身麻醉

a. 体位： 仰卧位。

b. 手术时间： 3 h。

c. 麻醉诱导

（1）如果未提前留置胃管，应该进行胃管插管来排空胃内容物。

（2）在诱导前，应重新评估血容量。

（3）准备进行清醒气管插管或快速静脉诱导插管（硫喷妥钠或异丙酚快速诱导）前，必须预先吸氧或压迫环状软骨。

（4）在使用肌肉松弛药琥珀胆碱之前（或同时）使用阿托品应该作为常规用法，现在很多麻醉医师选择使用罗库溴铵或维库溴铵，使用剂量为预测 60～90 s 松弛喉部肌肉。然而，值得注意的是呼吸窘迫的新生儿仍然会出现血氧饱和度明显下降，除非谨慎地利用吸气末正压通气产生一个"肺部震颤"。

（5）对于困难气道患者应进行清醒气管插管。

（6）选择气管导管大小和是否带套囊至关重要，因为内脏回纳腹腔后腹内压升高，低泄漏（即 <20～50 cmH$_2$O）有可能导致正压通气时气道密闭性不足。

> **临床小贴士**　选择气管导管大小和是否带套囊至关重要，因为内脏回纳腹腔后腹内压升高，低泄漏（即 <20～50 cmH$_2$O）有可能导致正压通气时气道密闭性不足。

d. 设备

（1）低压容量控制型麻醉呼吸回路（循环吸收系统、麦氏 D 型或贝氏回路）。

（2）最好准备小儿硬膜外包，或者成人硬膜外包但配备小儿针头。

e. 监测

（1）标准无创监测。

（2）有创动脉压监测。

（3）留置中心静脉导管便于术后输注全胃肠外营养（TPN）。

（4）在手术过程中监测实验室指标包括血细胞比容、电解质、血糖和动脉血气，监测频率由手术过程中的情况来定，但通常是每 60 min 监测 1 次。

f. 麻醉维持

（1）要考虑早产儿的视网膜病变，因此，在这个年龄段应该通过脉搏血氧饱和度和动脉血气分析来调整氧浓度，前者维持在 95%～100%，后者小于 100 mmHg。

（2）该年龄段由于每搏量低，心输出量依赖于心率，不能耐受高浓度的呼气末麻醉药，因此选择静脉麻醉可能会好些。

（3）如果硬膜外麻醉效果良好，那么可以减少吸入麻醉药用量，并且不需要静脉麻醉。

g. 麻醉恢复期

应该记录关腹之前吸气峰值并作为一个基准。

一些医师喜欢使用神经肌肉阻断药（肌肉松弛药），有些医师则希望避免使用，以便于评估腹部压力升高对机械通气的影响程度。

h. 术后管理

（1）大多数的患者在术后需要机械通气支持。

（2）要注意观察呼吸窘迫/呼吸衰竭/急性呼吸窘迫综合征（ARDS），腹腔间隔室综合征，肾衰竭，感染（腹膜炎、败血症），体温过低，凝血障碍等情况。

i. 局部麻醉

（1）术后硬膜外镇痛有助于术后管理，骶管、腰椎或胸椎都可以进行硬膜外置管，最好通过影像学检查来确认导管尖端位置。

（2）对脊椎畸形的评估很重要，尤其是对于一些先天畸形的患者，可以与放射医师一起讨论初期的X线来加以评估。

障碍：腹股沟疝、脐疝、腹壁疝、切口疝、半月线疝、闭孔疝（图17-10）

A. 背景知识

疝是内脏从其正常体腔位置膨出而形成的，因此，腹壁疝与腹壁缺损导致腹内容物的膨出有关，而腹壁缺损可能是筋膜、肌肉缺损和全层缺损。

B. 胚胎学/解剖学特点

1. 腹股沟斜疝由未正常闭锁的鞘状突形成，是儿童疝中最常见的类型，男女比例为5:1。腹股沟直疝由腹横筋膜缺损形成。

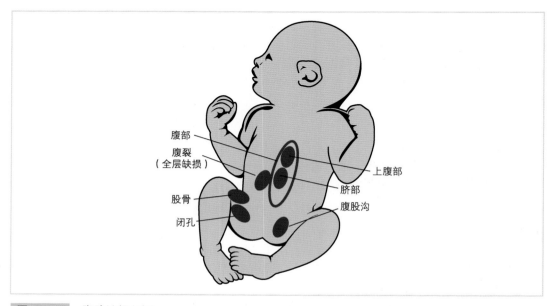

图17-10 腹壁缺损（疝）

2. 股疝由股管延伸到腹股沟而形成。

3. 脐疝由脐周筋膜缺损形成的,而且黑种人婴儿的发病率是白种人婴儿的8倍。

4. 切口疝由腹部切口筋膜愈合不良或裂开形成,发生率达10%。

5. 通过闭孔可发生闭孔疝,因女性的闭孔管较长,闭孔疝的发病率男女比例为1∶6（图17-10）。

C. 病理生理特点

1. 疼痛,通常由邻近的神经刺激引起。

2. 肿胀,伴随局部的炎症反应。

3. 不完全性或完全肠梗阻,同时伴随或不伴随肠缺血。

4. 早产或超早产要考虑是否有低血糖症、呼吸受限、合并畸形、低出生体重、慢性肺部疾病和贫血等。

D. 手术治疗

1. 通常采用仰卧位。

2. 疝部位切开适宜的切口,在局部做最小范围的探查。腹股沟斜疝的典型修复手术是做疝囊高位结扎术,当患者年龄超过2岁时需要进行双侧结扎。

E. 麻醉相关问题

1. 术前准备

a. 如果是早产儿或超早产儿,就需要考虑是否有呼吸暂停和心动过缓的病史,以此来制订适宜的围术期监护计划。如残留的慢性肺部疾病（支气管肺发育不良）,肺动脉高压等引起的心血管影响,脑室内出血引起的神经影响和贫血等引起的血液影响,等等。

b. 通过相关病历对术前实验室检查进行确认,要包括血常规（CBC）、凝血功能、胸片（CXR）、电解质和心电图（ECG）。

> **临床小贴士**　如果是早产儿或超早产儿,就需要考虑是否有呼吸暂停和心动过缓的病史,以此来制订适宜的围术期监护计划。如残留的慢性肺部疾病（支气管肺发育不良）,肺动脉高压等引起的心血管影响,脑室内出血引起的神经影响和贫血等引起的血液影响,等等。

2. 麻醉目标

a. 为外科医师修复病灶提供足够的时间和条件。

b. 减少术中心血管抑制和围术期呼吸抑制的风险。

c. 围术期镇痛。

3. 全身麻醉

a. 体位:仰卧位。

b. 一般手术时间:0.75～1 h（单侧）。

c. 诱导

（1）面罩吸入或静脉诱导全身麻醉（带或不带气管内插管）;脊髓麻醉作为基础;骶

管阻滞或镇痛。

（2）肌肉松弛不是必需的，但其可能会减少麻醉药的用量并提供最佳的手术条件。

d. 设备：低压缩量麻醉呼吸回路（循环吸收系统与麦氏 D 型与班氏回路）。

4. 监测：标准无创监测。

5. 维持

a. 吸入麻醉技术。以下情况可避免使用阿片类药物：在外科手术区域施行局部浸润或腹股沟髂腹下神经阻滞，骶管阻滞或脊髓麻醉。

b. 选择使用非去极化肌肉松弛药。

c. 用适量的胶体或晶体进行容量支持；早产儿和前早产儿的肝和肌肉糖原储备低需 10% 葡萄糖背景输注。

6. 急症

关于控制呼吸围术期异常的警惕：周期性呼吸/呼吸暂停；喉痉挛/支气管痉挛；心动过缓。

7. 围术期

关于控制呼吸围术期异常的警惕：周期性呼吸/呼吸暂停；喉痉挛/支气管痉挛；心动过缓；低血糖症；呼吸暂停和心动过缓的监测；脉搏血氧饱和度仪。

8. 疼痛管理：可以给予对乙酰氨基酚 15～20 mL/kg（口服或灌肠）。

9. 区域麻醉

a. 可以脊髓麻醉为主，特别是无法正常控制呼吸的早产儿/前早产儿。0.5% 丁卡因 0.8～1 mg/kg 的常用剂量可提供 60～75 min 的手术时间。

b. 骶管镇痛/阻滞可被选作主要的麻醉方式或术中及围术期镇痛方式。0.25% 丁哌卡因（0.5～0.75 mL/kg）可提供 60～75 min 的手术时间。在手术结束时可给予半数的初始剂量以提供更长的围术期镇痛。

c. 外科医师行髂腹股沟和髂腹下神经阻滞或局部浸润，可给予 0.25% 丁哌卡因 1 mL/kg。

障碍： 要有静脉通路：中心静脉置管（图 17-11）

A. 背景

中心静脉要满足监测中心静脉压的要求，作为肺动脉导管置入的一条途径或多孔的血管造影通路或空气栓塞过程中抽吸空气，作为插入临时起搏导线的一种手段，全胃肠外营养或抗生素慢性输注的途径，用于血液透析的患者，或用于外周静脉穿刺困难的患者。

B. 胚胎学和解剖学

胸部和颈部的大静脉（锁骨下静脉、颈内静脉、无名静脉）在生命的最初几年更靠向头侧，大约 3 岁长到"成人"的位置。经皮置管的位置和角度选择应考虑这点（图 17-11）[16]。

C. 中心静脉置管的生理注意事项主要与下列原因相关： 如癌症、肾功能衰竭、慢性感染，营养不足，等等。多数为慢性疾病且总是虚弱不堪。

D. 手术注意事项

1. 静止不动。

2. 控制呼吸（即静脉通路与大气相通时禁止吸气）。

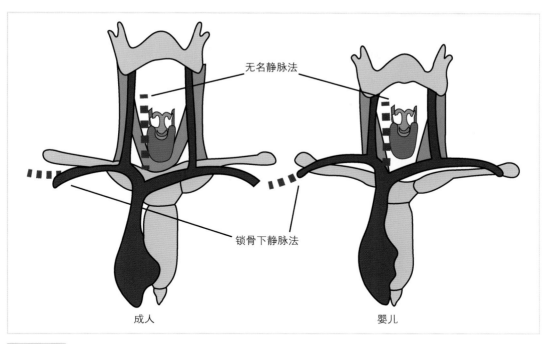

无名静脉法

锁骨下静脉法

成人 　　　　　　　　婴儿

图 17-11 成人和婴儿的中央通路

3. 体位。

4. 穿刺部位可以是锁骨下动脉、颈内静脉或股静脉，或颈外静脉切开。

5. Hickman 和 Broviac 导管需开通一条皮下隧道，然后缝合皮肤切口处；皮下注射口装有 Mediport 或 Portacath 装置，形成输液港。

E. 麻醉问题

1. 手术准备

a. 虽然患者可以"选择性地"排定，但他们也经常被安排在"附加"列表中，作为紧急或半紧急的住院患者。

b. 他们可能有肾功能衰竭，急性或慢性贫血、恶心和反流，意识受损或其他神经系统疾病，显著的代谢紊乱然而可能"他们是最好的"，或并发的疾病（如病毒性上呼吸道感染）。

2. 麻醉目标

a. 不动的患者。

b. 颈部或上胸部手术的气道控制。

c. 导丝或导管置入右心房或右心室时要意识到潜在的心律失常，认识到潜在的血管内穿孔。

d. 可能血管内空气栓塞。

e. 可能破坏邻近结构。

f. 可能发生血胸、气胸、心包积血。

3. 全身麻醉

a. 体位：仰卧位。

b. 一般手术时间：0.25～1 h，取决于难度和手术史。

c. 诱导

（1）面罩吸入或静脉诱导全身麻醉（带或不带气管内插管）。

（2）肌肉松弛不是必需的，但其可能会减少麻醉药的用量并提供最佳的手术条件。

（3）可在排定患者中进行镇静和局部麻醉。

4. 设备：循环吸收系统与麦氏D型或班氏回路。

5. 监测：标准无创监测。

6. 维持

a. 吸入麻醉技术；局部浸润麻醉。

b. 选择使用非去极化肌肉松弛药进行神经肌肉松弛。

c. 失血量最小。

7. 急症

警惕呼吸窘迫，晚期气胸的体征和症状。

8. 围术期

警惕呼吸窘迫，晚期气胸的体征和症状。

9. 疼痛管理：可以给予对乙酰氨基酚17～20 mL/kg（口服或灌肠）。

10. 区域麻醉

置入导管前注射局部麻醉药（麻醉监测下管理）或在导管置入位置下面实施镇痛。

障碍：重症肌无力：可通过胸腺切除术治疗

A. 背景

1. 来源于卵黄囊的干细胞通过肝和脾迁移，最终定居在骨髓中。

2. 在这条线上的淋巴样细胞，注定成为T细胞（prothymocytes），迁移到胸腺，在这里发育出T细胞的特性。

3. T细胞介导的部分免疫系统的通常依赖于出生时胸腺的存在（图17-12）。

B. 胚胎学和解剖学

1. 胸腺是来自从第三咽囊内胚层憩室，伴随着下甲状旁腺。

2. 它沿着颈部生长，到达主动脉的前面（图17-12）。

3. 这些内胚层组织双边胸腺条在上纵隔与中线融合，然后从第三咽囊分离。

4. 在妊娠第3个月结束，周围和迁移的淋巴组织侵入内胚层组织。进一步的生长导致网状框架的发育，然后分为小叶，小叶内不断分化形成致密皮质和宽松的髓质。

5. 出生时胸腺通过上纵隔延伸至甲状软骨，到达心包前表面。虽然胸腺在儿童时期继续生长，但观念上认为身体的其余部分相对较大的差异性增长导致了胸腺大小实际上是下降的。

6. 青春期是胸腺最大的时期，之后，它会退化而且大多数由结缔组织替换。

C. 生理因素

1. 胸腺肿大可以导致严重的并发症；静脉引流，呼吸、血管压迫，膈神经或迷走神经相关症状：吞咽困难或声音质量，因为与喉返神经相邻（图17-13）。

2. DiGeorge综合征（胸腺发育不全或第三、第四咽囊综合征）是一种先天性免疫缺陷

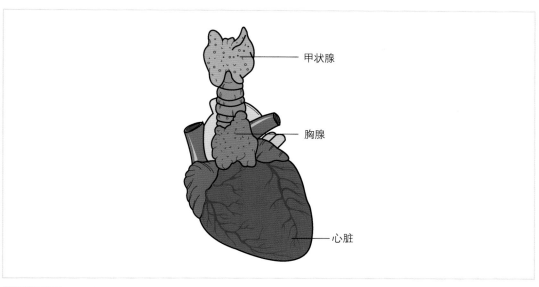

图 17-12 胸腺

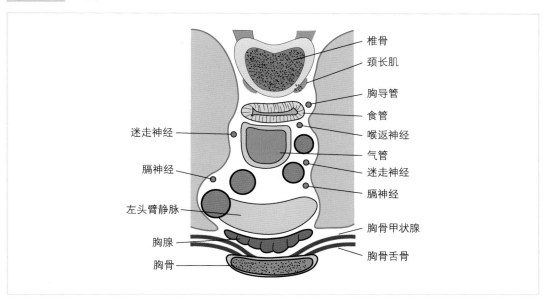

图 17-13 胸廓横切面位于胸腺和头臂干的水平

病，其特征有低血钙性抽搐、先天性心脏病特征相，增加对感染的易感性。患者可能需要胎儿胸腺移植或骨髓移植这些手术治疗。

　　3. 重症肌无力是突触后神经肌肉接头乙酰胆碱受体的自身免疫性疾病。

　　a. 而主要的医学治疗包括抗胆碱酯酶药物，类固醇，免疫抑制药和血浆置换治疗，手术治疗包括胸腺切除术。

　　b. 有趣的是，大约80%的无胸腺瘤患者最终会缓解（25%的自发缓解率）。

　　c. 如果发现胸腺瘤，手术切除，以防止继续蔓延[17-21]。

临床小贴士 1. 胸腺肿大可以导致严重的并发症；静脉引流，呼吸、血管压迫，膈神经或迷走神经相关症状：吞咽困难或声音质量，因为与喉返神经相邻（图17-13）。

2. DiGeorge综合征（胸腺发育不全或第三、第四咽囊综合征）是一种先天性免疫缺陷病，其特征有低血钙性抽搐、先天性心脏病特征相，增加对感染的易感性。患者可能需要胎儿胸腺移植或骨髓移植这些手术治疗。

D. 外科修复

1. 开放性：胸骨正中切口。可能要打开胸膜（一侧或两侧）来切除完整。

2. 胸腔镜胸腺切除术（VATT），方法：利用双腔气管插管与单肺通气的结合（成人）。

E. 麻醉问题

1. 术前

a. 神经肌肉无力会造成不同程度的慢性呼吸功能不全。获得性基线肺功能测试是有用的[19]。

b. 如果临床表明有可能（很少）是一种与重症肌无力相关的心肌病。可能会需要心电图和进一步的心脏评估。

c. 受神经肌肉虚弱影响的其他系统包括延髓肌，例如，控制说话和吞咽的肌肉。

d. 同时药物治疗如免疫抑制药可能有不良反应，例如，神经肌肉阻滞药的拮抗（磷酸二酯酶抑制药）和高血压。环孢霉素A可延长神经肌肉阻滞时间。

2. 术中

a. 麻醉诱导：标准、年龄适当的麻醉诱导，没有或极少使用非去极化神经肌肉阻滞。

b. 维持：最小剂量神经肌肉阻滞的标准麻醉维持。使用肌颤搐监测仪是重要的。

c. 急症：仔细评估肌肉功能（临床指标包括抬头、握拳；肺功能指标包括：最大吸气力 >25 cmH$_2$O 和潮气量 >5 mL/kg；监测指标包括以上4点。）

3. 监测

a. 标准监测加导尿管。

b. 如果术后机械通气时间延长，可考虑行动脉导管置入。

4. 术后

a. 气胸。

b. 呼吸衰竭/机械通气的必要性。

c. 膈神经麻痹或瘫痪。

d. 重症肌无力/胆碱能危象。

5. 区域麻醉

a. 胸段硬膜外阻滞镇痛用于胸腔镜手术（特别对保留胸引流管有帮助）或胸骨正中切开术[21]。

b. 肋间神经阻滞或胸椎椎旁阻滞用于胸腔镜手术。

障碍： 脾切除术的医疗原因（免疫性血小板减少性紫癜、遗传性球形红细胞增多症、溶

血性贫血、骨髓增生性疾病、恶性肿瘤的分期）；损伤（脾破裂）

A. 背景

在功能上，脾由两部分构成，"白髓"有助于免疫功能；"红髓"有助于网状内皮功能（表17-5）。

表17-5 脾脏的成分	
白　髓	**红　髓**
循环抗原体液抗体的产生（产生不适当的自身抗体可能会导致免疫性血小板减少性紫癜或coombs试验阳性免疫性溶血性贫血）	去除颗粒物（细菌，老年血液成分）
B淋巴细胞、T淋巴细胞和浆细胞的产生和成熟	血液成分（白细胞，血小板）的储存 红细胞中包涵体的去除（Heinz小体 howell-Jolly小体） 造血功能（可补充或替代骨髓）

B. 胚胎学和解剖学

1. 背侧肠系膜内的脾间质逐渐增厚。

2. 几个不同的间叶细胞团融合，沿其前缘常见的凹槽是这种发育的痕迹。

3. 间质细胞进一步发育成囊、小梁、脾的网状结构；淋巴母细胞出现并开始产生淋巴细胞。

C. 生理因素

1. 脾功能亢进（脾大）可能会导致各种慢性疾病及导致"血球减少"需要脾切除术治疗。

急性脾大也可能导致血球减少，不需要手术，而是需要解决急性的、一般的、进展期的感染。

2. 患者可能有左上腹疼痛。

3. 因为静脉引流的因素（前肠静脉），食管静脉曲张是一个重要的因素。

4. 患者可能有早期饱腹感。

5. 患者可能有紫癜和出血。

6. 可能会出现出血时间延长。

7. 大多数脾大患者需要治疗潜在的疾病，而不是行脾切除术；当他们需要脾切除时，其主要疾病通常已经恶化。

8. 脾切除术后，荚膜细菌引起的患者严重全身性感染的易感性增加（如流感嗜血杆菌、肺炎球菌）。

临床小贴士 脾切除术后，荚膜细菌引起的患者严重全身性感染的易感性增加（如流感嗜血杆菌、肺炎球菌）。

D. 手术修复

1. 开放手术：腹部或左肋下切口；通过分离侧腹膜附件而进行脾动员，随后夹紧、切断、结扎胃短血管。然后确定脾动脉和静脉，夹紧、结扎并切断。应该寻找副脾（15%～30%）。

2. 腹腔镜手术：脾正常或接近正常大小时使用。手术台充分的弯曲行左侧卧位，以允许在左肋缘的开放手术开口。在这一点上手术的目标类似于开放式手术：分离脾后附件，切除胃短血管，及血管钉控制脾门血管。脾放置在一个内窥镜袋内，切断，除去。

E. 麻醉问题

1. 术前

a. 慢性病患者往往对医疗程序很熟悉，因此会害怕。

b. 血细胞减少伴脾功能亢进可有临床意义；全血细胞计数（CBC）和血小板计数是必要的。

c. 根据脾肿大的程度，左下肺叶肺不张可能引起膈肌偏移。需要胸部X线片和其他呼吸系统的评估。

2. 术中

a. 麻醉诱导：标准、年龄适当的麻醉诱导。

b. 麻醉维持：标准麻醉维持；1～2周脐上静脉输注；预见大量失血时大口径输注。注意气腹并发症，如高碳酸血症、低氧血症、气胸或纵隔、低血压。

c. 急症：镇吐药。

3. 监测

标准监测加导尿管。

4. 区域麻醉

硬膜外麻醉，通常是胸部或高位腰椎导管，通常用于青少年镇静。节段硬膜外阻滞为目标，每段约2 mL（青少年，少数儿童）。

（戈献召　陈玉文）

参考文献

［1］ Lally K, Lasky R, Lally P, et al. Standardized reporting for congenital diaphragmatic hernia—an international consensus. *J Pediatr Surg*. 2013; 48: 2408-2415.

［2］ The Congenital Diaphragmatic Hernia Study Group. Congenital diaphragmatic hernia: defect size correlates with developmental defect. *J Pediatr Surg*. 2013; 48: 1177-1182.

［3］ Papandria D, Arlikar J, Sacco Casamassima M, et al. Increasing age at time of pectus excavatum repair in children: emerging consensus? *J Pediatr Surg*. 2013; 48: 191-196.

［4］ Lee R, Moorman S, Schneider M, et al. Bracing is an effective therapy for pectus carinatum: interim results. *J Pediatr Surg*. 2013; 48: 184-190.

［5］ Cahill J, Lees G, Robertson H. A summary of preoperative and postoperative cardiorespiratory performance in patients undergoing pectus excavatum and carinatum repair. *J Pediatr Surg*. 1984; 19(4): 430-433.

［6］ Cannon W, Mark J, Fitzmaurice B, et al. Thoracic surgery. In: Jaffe R, Samuels S, eds. *Anesthesiologists Manual of Surgical Procedures*. 2nd ed. Philadelphia, PA: Lippincott Williams & Wilkins; 1999: 182-184.

［7］ Hackel A, Hammer G. Pediatric general surgery. In: Jaffe R, Samuels S, eds. *Anesthesiologist's Manual of Surgical Procedures*. 2nd ed. Philadelphia, PA: Lippincott; 1999: 944-945.

［8］ Haller J, Scherer L, Turner C, et al. Evolving management of pectus excavatum based on a single institutional experience of 664 patients. *Ann Surg*. 1989; 209(5): 578–582.

[9] Shamberger R. Congenital chest wall deformities. *Curr Probl Surg*. 1996; 33(6): 469–542.

[10] Croitorua D, Kelly R, Goretsky M, et al. The minimally invasive Nuss technique for recurrent or failed pectus excavatum repair in 50 patients. *J Pediatr Surg*. 2005; 40: 181–187.

[11] Croitorua D, Kelly R, Goretsky M, et al. Experience and modification update for the minimally invasive Nuss technique for pectus excavatum repair in 303 patients. *J Pediatr Surg*. 2002; 37: 437–445.

[12] Nuss D, Kelly R, Croitoru D, et al. A 10-year review of a minimally invasive technique for the correction of pectus excavatum. *J Pediatr Surg*. 1998; 33: 545–552.

[13] Kapur P, Caty M, Glick PL. Pediatric hernias and hydroceles. *Pediatr Clin North Am*. 1998; 45(4): 773–789.

[14] Mensching J, Musielewicz A. Abdominal wall hernias. *Emerg Med Clin North Am*. 1996; 14(4): 739–756.

[15] Scherer L, Grosfeld J. Inguinal hernia and umbilical anomalies. *Pediatr Clin North Am*. 1993; 40(6): 1121–1131.

[16] Holzman R. Prevention and treatment of life-threatening pediatric anesthesia emergencies. *Semin Anesth Periop Med Pain*. 1998; 17: 154–163.

[17] Hirsch N. Neuromuscular junction in health and disease. *Br J Anaesth*. 2007; 99(1): 132–138.

[18] Kalamida D, Poulas K, Avramopoulou V, et al. Muscle and neuronal nicotinic acetylcholine receptors. Structure, function and pathogenicity. *FEBS J*. 2007; 274(15): 3799–3845.

[19] Kernstine K. Preoperative preparation of the patient with myasthenia gravis. *Thorac Surg Clin*. 2005; 15(2): 287–295.

[20] Parr J, Jayawant S. Childhood myasthenia: clinical subtypes and practical management. *Dev Med Child Neurol*. 2007; 49(8): 629–635.

[21] Vercauteren M, Heytens L. Anaesthetic considerations for patients with a pre-existing neurological deficit: are neuraxial techniques safe? *Acta Anaesthesiol Scand*. 2007; 51(7): 831–838.

第
三
部
分

第十八章　心血管系统

巴里·D.库斯曼,詹姆斯·A.迪纳多

要　点

1. 我们大多数对于心血管系统的新研究主要来源于预期在人体身上发生的非人类的动物模型。
2. 先天性心脏病的病因是多重的,最有可能的原因来源于基因和环境因素的影响,这其中包括已知的致畸原、病毒感染、母亲遗传性疾病。
3. 发育为心血管系统的胚胎细胞来源于心肌中胚层、心神经嵴、心外膜。
4. 心脏是最早有功能的器官,起初心血管的收缩功能在胚胎第22天时发生,心脏的胎循环在胚胎第26天出现。
5. 目前认为原始的心管主要发育为左心室,构成心脏其他成分的前体细胞在心血管循环中发育成动脉和静脉。
6. 在有脊椎动物,最初的心血管环发育是不对称的,血管环在原胚肠纤毛发育过程中形成。它的生长发育对于血管的正确位置、房室间隔的形成、全身血管系统及肺循环的通路起着重要的作用。
7. 新生儿心脏的特点是收缩能力减弱,心室顺应性降低,前负荷受限,后负荷减弱。
8. 麻醉和手术刺激会对心内分流造成直接大的影响,肺循环阻力决定分流量的大小及方向。
9. 发绀型先天性心脏病的缺氧程度与血细胞比容有直接关系。
10. 当新生儿大动脉的舒张压低(20～25 mmHg)同时伴有心动过速(心率>160～170次/min),有可能造成冠状动脉血流减少、心肌缺血。
11. 小儿心脏专家已经在临床诊断及早期干预治疗和并发症的处理上取得了好的成绩。

心血管系统的生长发育

有脊椎动物在相同模式下的心血管发育异常容易造成心脏畸形。我们对于心血管发育的认知大多数来源于预期在人体身上发生的非人类的动物模型。在过去的20年中,基因组学、蛋白质组学、转基因技术、影像学、整合系统生物学的发展,带来了对心血管正常和异常发育的新认知。

尽管有一部分组织学上的描述方法经常被用在心血管胚胎学,但实际上心血管的发育是一个多种因素影响的三维立体空间的进化过程。一种组织学上的方法为心血管发育过程中的错误造成的心脏畸形提供了依据,以此为据做出明智的麻醉选择。

从第3周开始,当胎盘循环无法满足胚胎的营养需求时,心血管系统是第一个发育且具有功能的器官。发育为心血管系统的胚胎细胞来源于心肌中胚层细胞、心神经网、心外膜(图18-1)。

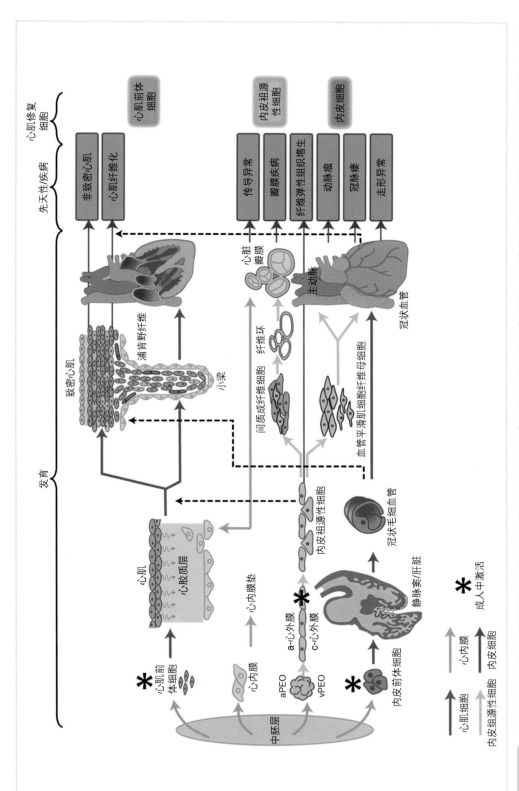

图18-1 图显示心肌细胞在正常发育以及病变、修复过程中如何发育成心脏外膜和心脏的传导系统。现普遍认为4种中胚叶细胞（系外层细胞、心内膜、心外膜、内层细胞）构成心脏发育的主要部分。每一种细胞发育进程与其他进程相互联系交错。最常见的先天性心脏畸形和后天病变在绿色方框内。

生心区

心脏祖细胞位于原线侧面的外胚层（图18-2），原肠胚形成之后，这些中胚层细胞侧向移动形成头端的侧板中胚层。

围心腔将侧板中胚层分为脏层（腹侧）和体层（背侧）。体层细胞形成了心包膜。脏层细胞将形成心肌进而构成心脏或生心板[3]（图13-3A，B）。生心区和口咽膜头端的中线一起构成了心脏的新月体。在生心区至少有两种不同的细胞谱系，他们将会在不同的时期分离和分化[4,5]。一种谱系被称为第一生心区，另一种谱系被称为第二生心区。第一生心区和第二生心区相邻，位于背侧和内侧。目前认为第一生心区和第二生心区分化后，将会发展为线性心管，并在心脏循环过程中加入流入端（静脉端）和流出端（动脉端）。

心管的形成

在发育的第4周，原始线性心管由第一生心区细胞所形成。胚胎从头至尾侧折叠使腹侧生心区形成前肠腹侧尾部边缘[6,7]。已不再认为生心板从头到尾以一种拉链式的方式进行融合，但折叠时生心板的头端部分变成了尾端，是第一次融合（图18-3 C～G）。来自生心中胚层（血管细胞）的一团细胞群同时进行血管生成而形成一个由内皮细胞构成的"血岛"，这些内皮细胞聚集形成一个位于正在发育的心肌和内皮层之间的中空内皮管[8]。

心管是由内皮细胞层形成的心内膜构成的两层结构，被正在向心肌发育的细胞所包围。心肌是原始心肌，心肌细胞收缩成分较少，肌浆网发育不良，自主性高，间隙连接少[9]。随着内皮向脉管系统的发育，心内膜也变得更连续。心肌和心内膜之间是心胶质，一层厚厚的由心肌分泌的无细胞的基质。心管内的血流是单向的，心脏收缩开始于第22天左右，胚胎循环开始于第26天左右[10]。动脉端的自律性最高，以便缓慢蠕动地

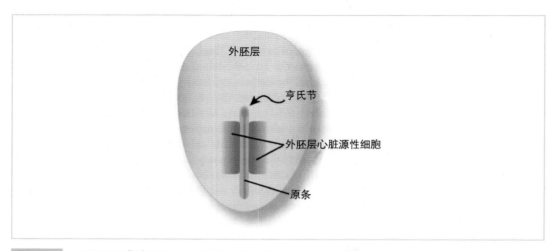

图18-2 原肠胚形成前外胚层心脏源性细胞的位置（From: Kirby ML. *Cardiac Development*. Oxford, UK: Oxford University Press, 2007: 273; Figure 3.2 (p.23), with permission.）

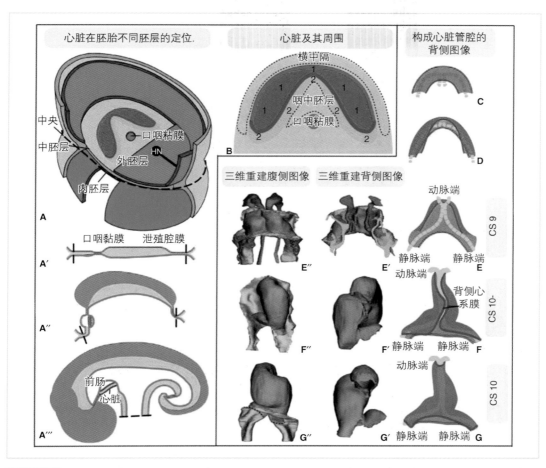

图18-3　胚胎的折叠及心血管的形成。(A)胚胎起源于一个由三层细胞构成的圆盘样组织，包含三个胚层：外胚层(ectoderm)、中胚层(mesoderm)和内胚层(Endo)。(A′—A‴)胚胎的持续折叠，可形成胚胎肠道的口咽黏膜(SM)和泄殖腔膜(CM)。心脏(HT)位于前肠(FG)的腹部，尾向头部，颅向脐带和横膈(TS)。标题Hensen的节点或原始节点。(B)将心脏形成场分割为FHF[1]，形成线性心管和SHF[2]，在随后的发展过程中与FHF保持连续性，并从FHF中向发展中的心脏添加心肌细胞。实际上，这里的严格边界是渐进的。PM：咽中胚层。(C—G)从扁平的马蹄形心脏新月体到导管的心脏管的形成。折叠的胚胎心脏新月带来的外侧部分(红色线)在一起形成腹侧心管的一部分，而内侧部分心脏新月(蓝线)将形成背侧心管的一部分，悬挂在前肠的背心系膜(DM)。当背心系膜闭合并失去前肠的悬浮液后，SHF细胞只能通过动脉和静脉极(AP和VP)添加到心脏。(Development of the human heart. Am J Med Genet A. 2014; 164: 1347–1371; Figure 2 p.1350)

收缩使血液从静脉端流向静脉端。成血管细胞(中胚层细胞)聚集在微小内皮线通道网络里血管，链接起来形成血管网络(血管生成)。这些网络通过血管的萌芽和分支而生长(血管生成)。来自中胚层、神经嵴、心外膜(取决于身体部位)的细胞覆盖内皮细胞形成血管平滑肌来稳定血管壁(动脉生成)[11,12]。

心脏循环

循环是一个至关重要的过程，将这些管状结构配置成正确的构象，腔室、间隔规

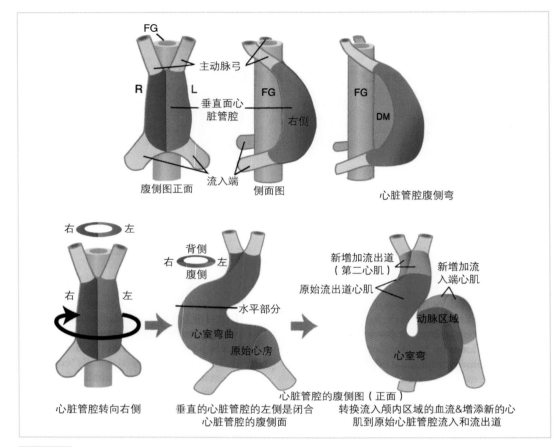

图18-4 心脏血管形成的步骤。心脏管形成前肠的腹侧。一开始就对它开放。然后,心脏管在其新生的内曲中被悬吊在腹侧前肠内,而背内侧的心则很快就消失了。腹侧弯曲首先发生,其次是向右放置,向左侧和左侧的内侧弯曲。随后形成s形环的循环包括在流入和流出极处的细胞的添加。DM:背心系膜;FG:前肠(From: Kirby ML. *Cardiac Development.* Oxford, UK: Oxford University Press, 2007, 273. Figure 7.1 A(p.88), with permission.)

整,也是一个全身、肺通路形成的过程[13,14]。心脏循环是脊椎动物发育过程中左右不对称的第一个迹象,是原肠胚形成过程中通过节点的纤毛建立的[15]。在腹侧中线,心管最初是直的,其尾端有成对的静脉支和一个与主动脉囊相连的单一的动脉出口,主动脉弓在其头侧(图18-4)。循环开始于腹侧弯曲,没有背心系膜的悬吊(它把心管悬吊于前肠处),而且绕前后轴向右旋转(右旋或D-循环),从而把心管的左侧带到腹侧的位置[14]。随着持续的细胞流从第二生心区到静脉端(流入)和动脉端(流出),通过心肌细胞和心内膜细胞增加心管得以延长。这两端是来自第二生心区的新细胞注入的唯一入口[16]。心室弯曲然后原始心房替换尾部,心肌流向头端,导致流入和流出端的聚集。

心脏间隔

心脏间隔的发育在胚胎发育的第27~37天,心脏袢环化后四个间隔同时发育,将心脏分隔为4个部分并且分别构成体循环和肺循环[18]。

　　心房分隔的发育与保持右向左的心房分流同时协调发生,包含第一房间隔、第二房间隔、房室管间隔。第一房间隔是从心房的前背侧向着房室管心内膜垫生长的一个月牙形肌性垫(图18-7)。房间隔的前沿是由间隔心内膜的上皮间质转化衍生的间质覆盖[19]。房间隔间质环与背侧间质的突出部分延续是房室管垫隔膜与第一房间隔融合的关键[20]。第一房间隔的前沿与房室隔膜之间的沟通是第一房间孔。在第一房间隔与房室管垫隔膜完全融合之前,在心房上部由于第一房间隔的分离出现了一个继发性的孔洞——第二房

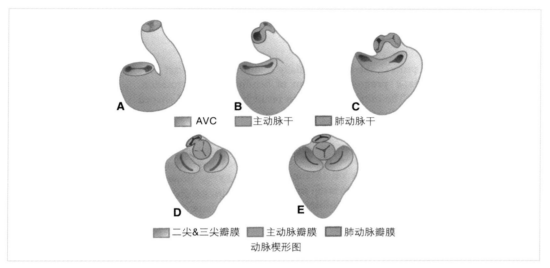

图18-5　动脉成形的过程。在二尖瓣和三尖瓣之间的主动脉流出道切迹改变。AVC:房室通道(From: Kirby ML. *Cardiac Development*. Oxford, UK: Oxford University Press, 2007, 273; Figure 7.1C (p.88), with permission.)

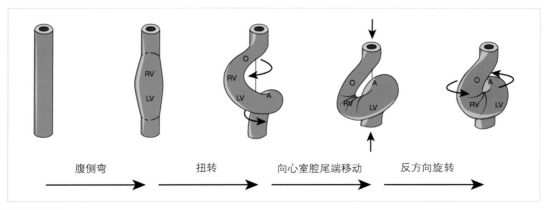

图18-6　心室循环。图表显示了正常心室循环的4个部分:① 直的血管从腹侧变形弯曲而弯曲部分变成心室的室壁;② 弗朗塔尔观点认为原始的信管从头侧向尾侧扭曲变形成螺旋形的C;③ 尾侧心室的分割转移;④ 无扭转的特征是近端外流的腹侧和左移,原右心室的腹侧移位,以及房室通道的右移。A:心房;LV:胚胎左心室;O:流出道;RV:胚胎右心室(From: Männer J. The anatomy of cardiac looping: a step toward the understanding of the morphogenesis of several forms of congenital cardiac malformations. *Clin Anat*, 2009, 22: 21-35. Figure 8 (p.29), with permission.)

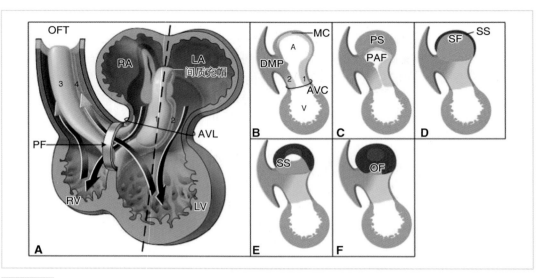

图18-7 图解说明心房和卵圆孔的分隔。A：心室的形成伴随着房室道（AVC）和流出道（OFT）的形成。两个箭头向下通过房室道进入心室代表心脏舒张期血流。这两个箭头指向流出道代表血液流动管壁在收缩。注意，主孔（PF）是血液从右房流入右室，左室流到流出道的十字路口。B-F：矢状面在A的虚线部分。B：腹侧和背侧心内膜垫（分别为1和2）向对方增长。C：主要心房孔（PAF）（运转）的关闭是由于房间隔（PS）（第一间隔），间质充帽（MC），背侧间质细胞（DMP），心内膜垫向内生长。C-D：房间隔小洞的出现和合并形成次生孔（SF：次生孔）。D-F：次隔膜（SS：第二间隔）生长在房间隔右侧覆盖次孔和房间隔的其余部分，并仅在心房隔膜的右侧表面留下未覆盖卵圆孔（OF）。A：心房；LA：左心房；V：心室；3和4中隔和壁流出道脊。（From: Sylva M, van den Hoff MJ, Moorman AF. Development of the human heart. *Am J Med Genet A,* 2014, 164: 1347–1371. Figure 9 (p.1360), with permission. ）

间孔。通过将窦静脉及其右耳并入右心房（RA）的背侧壁，在第一房间隔和窦房瓣左叶之间形成一个新月形褶皱的隔膜，称为第二房间隔。第二房间隔与房室管垫之间并不融合而是保持开放，称为卵圆孔。卵圆孔是一个斜长的孔洞，血液可以通过它从右心室流入左心室。第一房间隔的上部作为保留为瓣膜，其与卵圆孔的边缘进行后融合以形成卵圆窝。卵圆窝下缘与房室管瓣之间的肌性间隔是房室管间隔。静脉窦的左角变小（作为左上腔静脉回流SVC），并且并入房室管沟形成冠状窦。随着肺静脉和周围心肌的融合，左心室的背侧壁也随着扩大。

室间隔的形成始于原始心肌外层细胞的分裂和分化，心脏心胶质的消失导致在室腔侧组成间隔小梁以形成海绵状的心肌组织。在心室形成的气球模型中，心室腔以球囊状的方式向球室沟尾端两侧扩张（"气球样扩张"）（图18-8）[21]。心室间隔小梁的发育是室间隔增殖的基础，致密心肌的形成随后被心外膜衍生的成纤维细胞浸润，与此同时心肌小梁的增殖停止。心室间隔的肌性部分由球室向外的部分组成，肌性室间隔游离缘与融合的心内膜垫之间留有一个缺口，称为室间孔，它最初的作用是提供了从原始左心室流入原始右心室的血流。在房室管发育之后右心房才直接与右心室沟通。室间孔的闭合通过3个结构的融合发生：肌性室间隔，房室心内膜垫（房室隔膜）和流出道的心内膜垫（圆锥隔膜）。发育完成的室间隔膜部代表着融合的位置，预示着高发的膜性或膜周部室间隔缺损的发病原理（VSDs）。心室隔预示膜通常在妊娠第42天左右发育完成[7]。

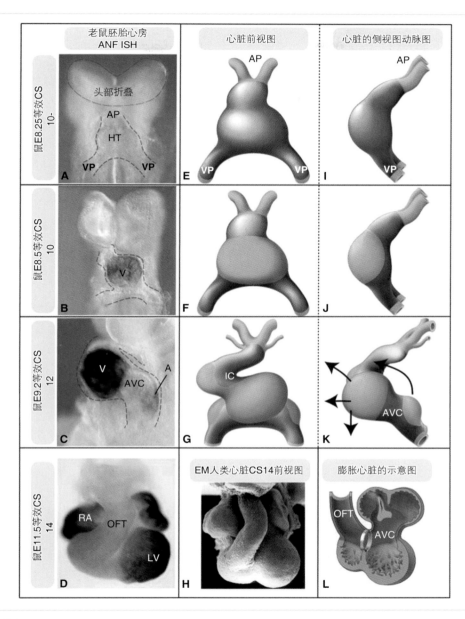

图18-8　心腔的形成。A—D小鼠胚胎的一系列发育。利用原位杂交的方法，将其原位杂交技术应用于胚胎室标记的心房钠尿因子（ANF），作为分异作用的标记物。E—G和I—L：这些是心室形成的示意图。灰色，主要心肌；蓝，心室心肌；箭头在K中表示心室的扩张，最终导致成人心室的形态，心室将腹侧的位置定位在心房。H：CS14人心脏的电子显微照片示出了与小鼠E11.5心脏的相似性和图中所示的用于说明目的的示意图。为了说明的目的，在L的示意图中，流出道被朝向右侧铰接，在体内它被定位在心脏的腹部，如图D和H所示。A，E和I：心脏管腔（HT）仅由静脉端（VP）到动脉端（AP）的原发性心肌构成。B，F和J：开始膨胀的第一腔是在心脏的外部弯曲处的胚胎心室（V）。C，G和K：心脏管腔已经开始闭合，形成了S型。胚胎左和右心室现在可见的。心房（A）也开始向左右两侧膨胀。流出道的心肌（OFT）、内曲率（IC）和房管（AVC）仍然是主要的心肌。RA：右心房；LV：左心室。相当于卡内基阶段（CS）在左边框的数据（From: Sylva M, van den Hoff MJ, Moorman AF. Development of the human heart. Am J Med Genet A, 2014, 164: 1347–1371. Figure 4 (p.1355), with permission.）

第
三
部
分

房室管最初是原始心房和原始心室的唯一连接,在房室交界处,心胶质的细胞外基质形成的隆起引导了心肌合成。心内膜细胞覆盖这些凸起并侵入心胶质,将心肌间质转化(EMT)为成纤维样间质细胞,组成房室管心内膜垫[22]。环化的心脏导致心内膜垫的上部向内弯曲,下部向外弯曲,而侧垫位于左心和右心的交界处。心内膜垫的上下部分在中间融合形成房室间隔,由此导致心室流入口分为左口(二尖瓣口)和右口(三尖瓣口)。房室间隔膜的心房部分从瓣环延伸与第一房间隔融合,并且心室部分从瓣膜环延伸与室间隔的肌性隔膜融合,从而使心房间隔和心室间隔膜连续完整。房室管和右心室向右侧扩大,从而使预定的房室和右心室之间有直接的联系(图18-7)。心内膜垫的成纤维细胞样的细胞由心肌细胞代替(心肌化),房室瓣膜由心内膜垫衍生形成,三尖瓣的中叶和二尖瓣的前叶来源于融合的下部和上部心内膜垫,而壁侧叶则来自心内膜垫的外侧垫[24, 25](图18-9)。瓣膜叶的形成是心肌分离形成心内膜垫组织并进行分层的过程。心肌层的分层与心肌小梁的聚结形成乳头肌,而心内膜垫组织的变薄形成瓣膜叶和腱索。房室瓣膜的形态形成是人类心脏发育过程中持续时间最长的(从第5周至第12周)。

流出道是一个起自右心室的管状结构。流出道需要与原始的左心室对齐并进行分隔,形成肺动脉与主动脉。传统上将流出道分为圆锥部(近端),体部(中间部),主动脉部(远端)。神经嵴细胞是流出道分流,主动脉弓重塑,半月瓣形成以及心脏神经节和神经元的形成以及传导系统形成的基础[26]。圆锥形和扁平垫都是心内膜垫,也由上覆心内膜的心内膜间质转化(EMT)形成,并螺旋进入流出道。主动脉与肺动脉之间的间隔开始作为主动脉囊背侧壁的支架在第四对和六对主动脉弓(咽弓)动脉之间并且向着体部生长[27]。心脏神经嵴细胞通过第3,第4和第6主动脉弓迁移,并且与主动脉的间充质细胞侵入体部垫,组成两个中心位置的形成倒"U"形状[28],神经嵴细胞也侵入圆锥垫(图18-10)。体部将与近端的锥形垫和远侧的主动脉与肺动脉间的隔膜融合。心肌细胞侵入房室垫组织和心室肌分隔中隔嵴彼此融合形成的圆锥垫(心肌化)。在发育早期的肺动脉瓣下圆锥和主动脉瓣下圆锥都位于右心室的上方。发育中的肺动脉瓣最初是在发育中的主动脉瓣的左侧。这是肺动脉瓣从主动脉瓣左侧后方到前方的形态发生旋转运动,最终到位于主动脉瓣前侧部位置(图18-5)[29]。肺动脉瓣的运动被认为是由肺动脉下部圆锥(动脉圆锥)的发育引起的,这也导致肺动脉瓣相对于主动脉瓣处于较高的位置。主动脉下圆锥的再吸收和缩短导致主动脉瓣进一步下降,使其直接位于左心室上方并和二尖瓣有明显的连续性[30]。肺动脉瓣的旋转与主动脉与肺动脉间隔的螺旋有关,并使发育中的主动脉与主动脉囊右侧和头侧部分的相关联,并且发育中的肺动脉躯干与主动脉囊的左侧和尾侧部分连接[31]。

在心内膜垫重塑和神经嵴的影响下流出道发生分隔,半月板随之发育(图18-9)。心内膜覆盖的间质组织的3条嵴向腔内突出到每一侧的分隔部分。在嵴的动脉端(远端)表面形成瓣膜窦,随后瓣膜叶的塑形通过间质细胞凋亡改变,同时在血液流动和剪切应力的作用下形成精妙成熟的纤维瓣膜。瓣膜成纤维细胞主要来源于心内膜,其中一些来源于心外膜的成纤维细胞[26]。

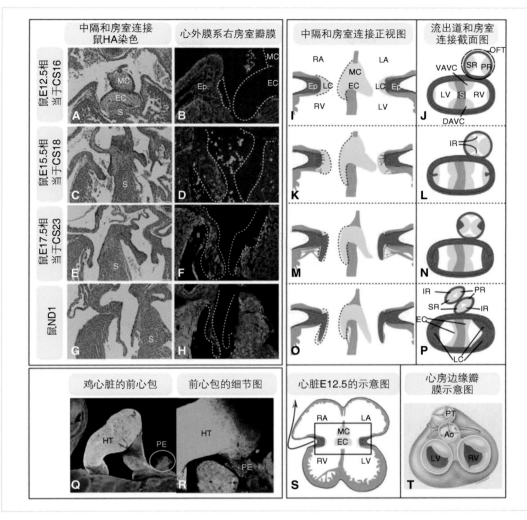

图 18-9　房室和流出道瓣膜及周围组织的发育。A—H：老鼠心脏的截面图和版面 S 心脏示意图相当。B，D，F 和 H：在不同的发展阶段，心外膜谱系表现是不同的。使用心外膜谱系标记 WT1；心外膜系以红色表示，心肌呈绿色。I—P：房室道和流出道膜瓣发育原理示意图。红色，心外膜（Ep）；灰色，主要心肌；和黄、心内膜垫组织（EC）。值得注意的是，在流道中，细胞主要是神经嵴衍生的，而不想房室道是心内膜衍生的。P：不同内膜垫和脊的生成到最终膜瓣的形成在版面 T 中描述。Q 和 R：在一个 3 d 的小鸡胚胎中显示前心包（PE）。R：前心包和心脏管腔向近，逐渐扩散形成心外膜。Ao：主动脉；DAVC：背房室垫；IR：夹层脊；LA：左心房；LC：侧内膜垫；LV：左心室；MC：间充质帽；PR：顶叶脊；PT：肺动脉干；RA：右心房；RV：右心室；S：隔膜；SR：膈脊；VAVC：腹侧房室垫。等价的卡内基阶段（CS）在数据的左边缘（From: Sylva M, van den Hoff MJ, Moorman AF. Development of the human heart. Am J Med Genet A, 2014, 164: 1347−1371. Figure 11 (p.1364), with permission.）

心外膜和冠状动脉的发育

　　心外膜和冠状动脉起源于心外膜心脏器官和内脏腹部中胚层的腹咽部，而不是心源性中胚层[32−34]。前心外膜静脉器官衍生自肝附近或肝的间质，在静脉极上形成突起而覆

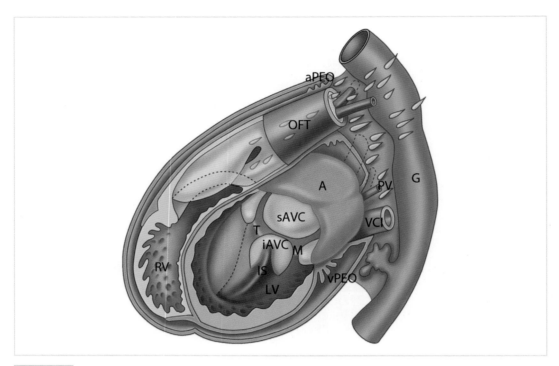

图18-10 心脏发育的示意图。心室分隔前的心脏简化模型。心房(A. 浅棕色)的顶部被关闭;因此,这里没有显示房间隔。左心室(LV)和右心室(RV)的前壁被打开以显示内部。室间孔(主孔)是存在的。入口隔板(IS)连接到下面房室垫(IAVC)。心外膜(橄榄绿)覆盖了心脏表面的大部分,但是心外膜静脉壁(vPEO;在肝和静脉柱之间)和围绕动脉端的心外膜动脉壁(aPEO)仍然存在。右心室是shf衍生部分显示为黄色、浅蓝色的心内膜垫层、薰衣草色的神经嵴细胞,以及包括绿色肝管(G)。AVC:房室管; M: 二尖瓣; OFT: 流出道; PV: 肺静脉; sAVC: 顶端房室垫; T: 三尖瓣; VCI: 下肢静脉(From: Gittenberger-de Groot AC, Bartelings MM, Poelmann RE, et al. Embryology of the heart and its impact on understanding fetal and neonatal heart disease. Semin Fetal Neonatal Med, 2013, 18: 237-244. Figure 1b (p.238), with permission.)

盖心房、房室管和心室(图18-10)。覆盖流出道的心外膜衍生自动脉及附近的内脏中胚层的腹咽部。心外膜细胞的一部分经历心内膜间质化并迁移到心外膜下层的间隙。这些心外膜衍生的细胞(EPDCs)侵入心肌和心内膜垫,分化形成成纤维细胞(间质、冠状动脉外膜和纤维环),冠状平滑肌细胞和冠状血管内皮细胞和造血细胞。心外膜对心肌生长和间质成纤维细胞形成厚厚的紧密心肌是至关重要的。

　　早期的心肌最初是无血管的,其营养物质的扩散是通过心肌的内小梁区静脉窦(小梁通道)进行的。心外膜形成环状后,从EPDCs形成的心外膜下层内皮丛进行血管发生、血管生成和动脉生成(通过平滑肌和周细胞包被内皮细胞通道)[35]。这些血管贯穿心房和心室壁建立心肌血管中心网络,其在心外膜的外部上分布密度较高[33]。其中的一些血管将与心肌小梁内的静脉窦相通,心外膜血管丛改造成具有成年分支特征的冠状动脉和静脉。最终,向内生长的干周冠脉丛进入主动脉的根部,而不是肺动脉[36,37](图18-11)。多个小血管合并,分别在左右主动脉窦形成左右冠状动脉的主干和开口,其静脉窦余下的血管(非冠状动脉)则退化。

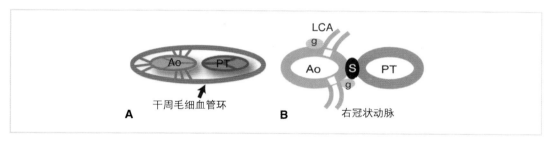

图18-11　左（LCA）和右（RCA）冠状动脉发育。A：干周毛细血管环的动脉窦内多个通道延伸至主动脉壁。B：只有左右窦存活和合并才能形成左右冠脉的主干。PT：肺动脉干；g：心脏神经节；S：主动脉肺隔膜（From: Waldo KL, Willner W, Kirby ML. Origin of the proximal coronary artery stems and a review of ventricular vascularization in the chick embryo. Am J Anat. 1990; 188: 109–120, with permission.）

心脏传导系统

　　心脏的原始起搏点位于窦静脉和原始心房的交界处，由最快的搏动心肌细胞而不是形态上不同的传导细胞组成[38]。一个去极化冲动从原始起搏位点向流出道传播，流出道产生蠕动收缩将血液从静脉极推动到动脉极。心房和心室的心肌细胞在心管延长期间分化为工作细胞和传导细胞两种形式[39]。传导细胞位于流入道，房室管和流出道中，而不同于工作细胞，其稀疏的间隙连接和缓慢的传导。窦房结（SAN）32 d左右出现，从右侧主要静脉和心房的交界处的慢传导心肌细胞发育而成，呈逗号样形状，在上腔静脉（SVC）和右心房（RA）的交界处形成头部，尾部在嵴的末端[40]。不再被认为存在有通过心房的特殊传导途径[38,41]。房室结（AVN）33 d左右出现，在房室管的背侧发展为慢传导心肌。快传导的心室工作心肌则发育为房室束（希氏束），左右束支和浦肯野纤维[39]。当心外膜衍生的成纤维细胞填充房室沟并侵入位于心肌层下方的房室结形成纤维性环时，心房和心室心肌之间的电连续性消失。房室传导系统在心房和心室之间形成唯一的电生理联系。

心脏大动脉

　　背侧主动脉的组成是中胚层的平行纵向管道与前肠背脊的另一侧，并与发育中的心脏动脉极（流出）相连接。在每个主动脉咽弓的发育过程中，都有自己的动脉和脑神经。流出道最远端的主动脉囊，通过每个咽弓，咽弓动脉或主动脉弓动脉（PAAs）与左右背侧主动脉相连[42]。心脏神经嵴细胞迁移到第3、第4和第6对咽弓的中胚层，并围绕内皮细胞形成平滑肌[43-46]。主动脉的弓动脉并不全部同时存在，而是序贯从头到尾的顺序发育，并作为心脏的尾端移行进入胸腔（图18-12）。人类的第5对弓动脉不发育，很快退化，并不参与成熟的动脉系统构建。原始心脏的所有血流最初都由第1、第2对弓动脉进行，两对弓动脉分别在第26天和第29天退化和重建，分别形成外颈动脉和部分舌下动脉的一部分。第3对弓动脉在第28天出现，并持续作为颈动脉和相邻的颈内动脉（远端内侧颈动脉源自背侧主动脉）存在。第4对弓动脉也出现在第28天；左侧第4弓动

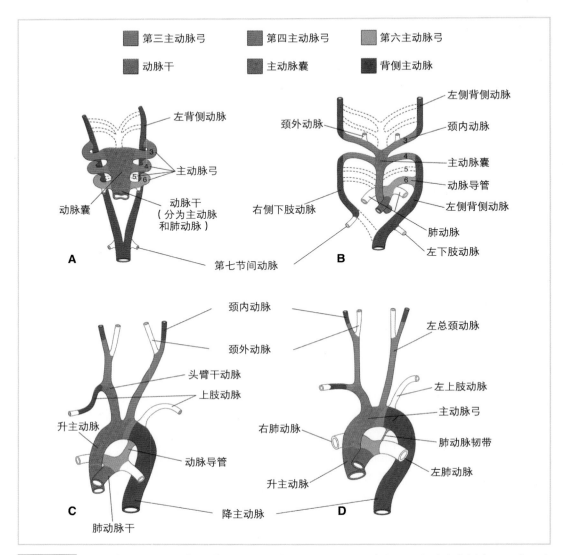

图18-12 此图表明了从胎儿期主动脉干、主动脉囊、PAAs（咽主动脉弓）、主动脉背侧发展到成人动脉系统的变化过程，没有彩色标注的血管不来源于上述结构。图A：6周的胎儿咽主动脉弓，此期两条分支已基本成型；图B：7周胎儿咽主动脉弓，部分主动脉背侧及咽主动脉弓的许多分支已有初步雏形。图C：8周的胎儿动脉系统；图D：6月龄婴儿动脉系统；图CD显示了8周胎儿的升主动脉及肺动脉比婴儿小，通过这些不同发展阶段血管形态显示了相似相关性。（From: Moore KL, Persaud TVN, Torchia MG. The Developing Human: Clinically Oriented Embryology with Student Consult Online Access. 9th ed. Philadelphia, PA: Saunders; 2013: 540. Figure 13.39 (p.326), with permission.）

形成左颈总动脉和左锁骨下动脉之间的动脉弓，而右侧第4号动脉则作为右侧锁骨下动脉的近端持续存在。锁骨下动脉由第7对节间动脉衍生形成。第6对弓动脉（也称为肺弓）形成于第29天，第6对弓动脉的左右侧近端部分形成左右肺动脉（PA）的近端段。右侧第6号动脉的远端部分退化（消除右侧第6号动脉与背侧主动脉联系），左侧的弓动脉的远端保留形成动脉导管。左主动脉弓正常的形态是由位于第七节间动脉起点与左背侧主动脉连接处之间的右背侧主动脉的退化形成。远离第6号动脉的背侧主动脉形成左锁骨下动脉下降部分的远端。喉返神经的形成在左右两侧的变化是不同的,是因为心脏尾侧的改变以及主动脉弓不同部分的退化。

背侧主动脉在咽弓区域保持配对,但融合为单个背侧主动脉在第7个体节上方尾部朝向头部。节间动脉起源于背侧主动脉供应脊索和分化体节[47]。节间动脉进行纵向融合,形成第1至第7对脊动脉,前6个节段间动脉的退化导致脊动脉的出现,从第7段间动脉其将形成锁骨下动脉的一部分。

肺静脉

早期的肺静脉起源于心系膜背侧的内皮通道[17],在第1个月末,肺芽内的肺静脉丛与左心房第一房间隔左侧相连接,一旦心房形成,肺静脉丛与其他内脏血管丛断开并与心房相通。左心房后壁第二分隔处与多数肺静脉丛合并形成了4个独立的肺静脉窍[16],从心房到肺之间的肺静脉开始肌化。

体循环静脉

像动脉发育一样,主要体静脉呈对称性生长发育,在第5周,主静脉、脐静脉及卵黄静脉3对静脉系统开始出现并汇入静脉窦左右角(图18-13)当右侧动脉系统退化,左侧静脉系统并开始退化。即左侧主静脉、脐静脉、卵黄静脉汇合处的静脉窦左角退变形成冠状窦。

脐静脉起源于绒毛,通达肝把血氧输送到胚胎,右脐静脉退化,左脐静脉与静脉窦不再相通并形成了与肝血窦的通道,并最终发育形成了唯一从胎盘经过肝血窦输送血液的静脉导管,出生后左脐静脉及静脉导管被剪断并各自形成圆韧带及静脉韧带。

卵黄静脉汇入肠及其附属物,形成围绕前肠连接肝血窦的血管丛,随着左卵黄静脉的退化,肠静脉系统经右卵黄静脉回流入心脏。右卵黄静脉及静脉窦右角连接处发育形成下腔静脉末段(肝上),右卵黄静脉肝下段发育形成门静脉及肠系膜上静脉,一些左右卵黄静脉吻合支演变成脾静脉和肠系膜下静脉。

主静脉血流向胚胎的头、颈及全身,前主静脉血流向胚胎的头、颈、上肢及部分胸部,而后主静脉流向胚胎的其余部分,在进入各自的静脉窦前,两侧的前后主静脉分别汇合形成总主静脉,左前主静脉在发育中与静脉窦左角不再相通,与右前主静脉相连接发育形成左头臂静脉,心脏上的其他左前主静脉发育形成左心房的斜静脉。上腔静脉由右总主静脉及右前主静脉近心端形成(在主静脉内吻合支及右心房之间),下腔静脉发育复杂,由后主静脉、心上主静脉及心下主静脉发育部分形成,因左主静脉退化,右主静脉持续发展,导致下腔静脉常规在右侧位置。

支配心脏的神经

支配心脏的神经发育成熟缓慢,直到出生神经才具有完整的功能,基比(Kirby)综述认为:节后所有的神经元起源于神经嵴[48],交感神经节后纤维起源于躯干神经嵴,形成初级交感神经链和背根部神经节。交感神经遍布于心房及心室,副交感节后神经元起源

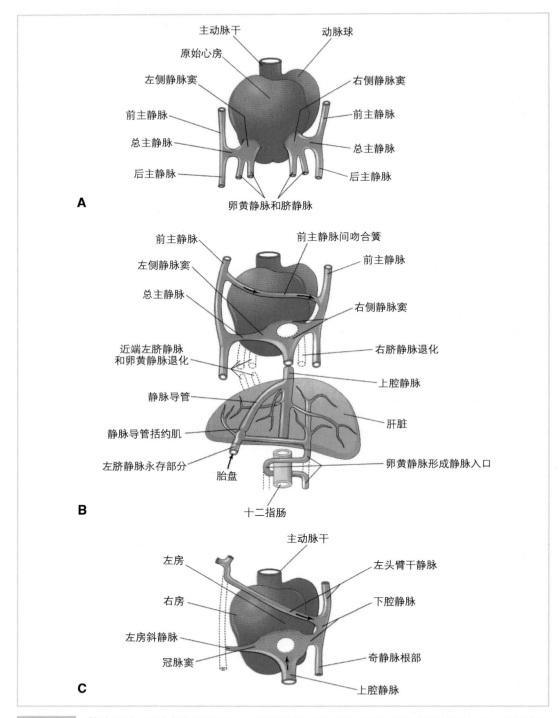

图18-13　静脉系统、心脏发育后视图:(A) 在胚胎第4周: 原始心房、静脉窦及其相应汇入的其他血管;(B) 胚胎第7周: 发育扩大的静脉窦及其经过肝脏的静脉循环(器官大小未按比例绘制);(C) 胚胎第8周: 在(A)(B)中描述的主静脉附属系统发育成熟后的情况(From: Moore KL, Persaud TVN, Torchia MG. The Developing Human: Clinically Oriented Embryology with Student Consult Online Access. 9th ed. Philadelphia, PA: Saunders, 2013, 540. Figure 13.5 (p.294), with permission.)

于神经嵴细胞,在midotic基板及体节3之间,经过心神经丛咽弓及心内神经节。副交感神经纤维遍布于心房肌但在心室极少见。原始的交感及副交感神经元递质分别是去甲肾上腺素和乙酰胆碱。副交感神经首先发展,因此副交感神经胆碱能控制较交感神经肾上腺素能控制之前发挥作用。由于在功能性神经支配之前存在自主受体介导效应机制,为减轻缺氧及心动过缓的影响,循环中的儿茶酚胺以心脏起作用[49]。

先天性心脏病的流行病学

病因学

基因组学说、蛋白组学说、转基因、生物系统学的进步使我们对先天性心脏病病因及发病机制有了进一步的认识[2]。多数非人类动物实验证实,许多遗传性疾病是多因素的,可能由于多基因与环境因素相互作用。包括已知的致畸剂(乙醇、维A酸、抗惊厥药、反应停及锂),传染源(风疹病毒),母体疾病(糖尿病、系统性红斑狼疮、苯丙酮尿症、肥胖)[50,51]。基因突变可从整个染色体到单个核苷酸[52],一些综合征不只是一组基因致病。

染色体异常包括染色体数目增多或减少,包含非整倍体(与正常相比非倍数关系)、缺失和微缺失综合征。最常见的与先天性心脏病相关的非整倍体是唐氏综合征(21三体综合征)、18三体综合征(爱德华兹综合征)、13三体综合征(Patau综合征)、45X单体综合征(特纳综合征)、22p四体综合征(猫眼综合征)、12p(帕里斯特-基里安综合征)。缺失综合征指在某位置有重要功能的基因缺失。22q11缺失是已知的常见的常染色体缺失,与神经嵴异常移位有关,导致椎动脉干畸形及咽弓缺损,22q11缺陷综合征包括DiGeorge、Shprintzen(腭心面综合征)和Opitz,对儿科麻醉医师重要的其他缺陷综合征还有Williams(7q11.23)、阿尔吉耶(20p11)、cri-du-chat(5p15)和Wolf-Hirschorn(4p-)。

基因突变(基因缺陷)可引起不止一个器官系统的缺陷,并导致一些已知的综合征,众所周知的导致心血管发病的突变基因包括CHARGE (CHD7, SEMA3E), Alagille (JAG1, NOTCH2), Cornelia de Lange (PTPN11, NIPBL, SMC1A), Noonan (PTPN11, KRAS, SOS1, RAF1, NRAS, BRAF, SHOC2), Holt–Oram (TBX 5), Opitz (MID1) Leopard (PTPN11, RAF1) Marfan (FBN1), Ehlers–Danlos (ADAMTS2, COL1A1, COL1A2, COL3A1, COL5A1, COL5A2, PLOD1, TNXB), Ellis van Creveld (EVC, EVC2),有些还会导致黏多糖贮积症[52]。

心外畸形约占儿童先天性心脏病的25%,许多心外畸形不属于遗传缺陷综合征,尚不清楚这种心外畸形相关原因是普通的基因遗传疾病还是胎儿在发育过程中受到了干扰。

发病率和患病率

先天性心脏病是最常见的出生缺陷,几乎占全部主要先天性畸形的1/3[55,56],如果小的室间隔缺损及其他小的先天性畸形计算在内的话,先天性心脏病在活婴中的发病率为75/1 000,如果只计算中重度先天性心脏病,在活婴中的患病率为6/1 000,虽然先天性心脏病是定义出生时的缺陷,但也有可能后期在儿童或成年后才表现出来,没有证据表明不同国家的先天性心脏病发病率有差异。表18-1中,室间隔缺损是最常见的疾病。

表 18-1　出生儿童心血管系统

疾病名称	儿童先天性心脏病占比例					每百万出生活婴比例				
	最低	25%	中位数	75%	最高	最低	25%	中位数	75%	最高
室间隔缺损[a]	16.4	27.1	32.4	42.0	50.2	987	1 667	2 267	3 142	6 616
动脉导管未闭	0.8	5.3	7.1	11.0	16.0	60	350	471	774	2 108
房间隔缺损	3.4	6.8	7.8	11.7	14.5	135	403	563	910	2 112
房室间隔缺损	1.3	2.6	3.7	5.1	19.6	85	213	284	346	791
肺动脉瓣狭窄	2.2	5.0	7.0	8.6	14.3	160	280	404	641	1 155
主动脉瓣狭窄	0.3	3.3	4.1	5.9	12.0	40	155	283.5	339	1 425
主动脉瓣狭窄	0.0	3.8	5.0	5.8	9.8	0	289	332	419	620
大动脉转位	2.1	3.5	4.5	5.3	8.4	176	275	327	380	560
法洛四联征	2.2	3.9	5.1	6.8	10.4	167	261	311	500	633
永存动脉干	0.0	0.7	1.4	1.7	3.8	0	61	86	145	344
左心发育不良	0.0	1.6	2.8	3.4	5.7	0	151.5	229.5	255	347
右心发育不良	0.0	1.4	2.2	3.2	5.7	0	105	171	197.5	347
左心室双入口	0.0	0.7	1.4	1.7	2.7	0	54	87	126	277
右心室双出口	0.6	1.0	1.2	3.9	4.3	51	69	79	238	263
完全性肺静脉异常连接	0.0	0.6	1.0	1.7	2.8	0	47	53	93	155
其他畸形	2.6	8.0	11.6	14.8	23.9					

[a] 所有新生儿中 5% 有一小室间隔缺损除外，其他类型的先天性心脏病不作为研究对象，研究显示：每百万活婴中有 5 万室间隔缺损，约占小儿先天性心脏病的 93%。该项研究很有价值。

From: Hoffman JIE. Epidemiology of congenital heart disease: etiology, pathogenesis and incidence//Yagel S, Silverman NH, Gembruch U. Fetal Cardiology. London, UK: Martin Dunitz; 2003, with permission.

先天性心脏病的发病率和患病率呈上升趋势[57,58]，主要是中重度先天性心脏病总体婴儿死亡率下降，活到成年概率增加，有先天性心脏病的父母遗传使先天性心脏病发病可能性增加[58,59]。在发达国家，几乎 90% 的先天性心脏病患者可活到成年[60]。

循环生理学

胎儿循环

胎儿时期的循环在功能上和形态上与成年时期都不相同，虽然多数关于胎儿循环的知识来源于羊，但通过对人类不具备生存能力的胚胎观察及通过超声对人类胚胎进行研究，表明人胚胎发育在循环及分布上与羊胚胎相似。

胎儿的循环是并列的而非串联，右心室把血液输送到肺循环和体循环（通过肺动脉导管），左心室把血液泵入体循环及胚胎循环，出生后即有临床表现的胎儿虽然有复杂性心血管疾病，但胚胎循环模式仍能存活。从胎盘获得的氧化血液（PO_2=32～35 mmHg，血氧饱和度 =80%）通过脐静脉到肝，略多于一半的血液经过肝静脉及门静脉系统，通过静脉导管汇入到下腔静脉，脐静脉血流入右心房优先通过卵圆孔到左心房，而腹部下腔静脉、上腔静脉血（PO_2=12～17 mmHg，血氧饱和度=40%）、冠状窦血汇合后经三尖瓣回流到右心室和肺动脉。因肺血管阻力大，90%以上的右心室血液（PO_2=18～20 mmHg，血氧饱和度=50%）从肺动脉及动脉导管进入降主动脉，其余的血液进入肺循环。血氧含量较高的脐静脉血优先流向左心房，再流向左心室及升主动脉。因此冠状动脉、脑及上肢血氧含量（PO_2=25～28 mmHg，血氧饱和度=65%）比降主动脉血氧含量（PO_2=20～22 mmHg，血氧饱和度=55%）高。降主动脉血低的血氧分压和低的胎儿血红蛋白P_{50}利于从胎盘吸收氧气。

胎儿循环中右心室输出量比左心室高，出生前后右心室的大小和厚度的变化体现了这种差异，全心室输出量约为450 mL/（kg·min），右心室、左心室输出量比约为1.3∶1，在主动脉和肺动脉（肺动脉导管）之间较大的分流量，导致血管、心室压力差不大。同样，左心房压力仅比右心房压力低1～2 mmHg。

出生后循环改变

出生后肺取代胎盘执行气体交换，随着自主呼吸开始，肺随空气物理性膨胀，肺泡内氧浓度上升，并导致了肺血管阻力下降，肺血流显著上升，新生儿循环取代了低阻力的胚胎循环，导致全身血管阻力增加。因脐静脉血流被剪断，回流到下腔静脉的体静脉血迅速下降，静脉导管收缩，右心房压力下降，肺血流增加及肺静脉血回流，左心房压力增加，当左心房压力超过右房压力时，第二房间隔卵圆孔瓣膜关闭，心房内没有血液分流。随着血管平滑肌的收缩，出生后10～15 h内动脉导管逐渐功能性关闭。

导管关闭机制不明，出生后动脉血氧分压增加，循环中前列腺素下降，肺扩张缓激肽释放可能起到作用。出生后几小时，肺血管阻力、肺动脉压力下降，低于全身血管阻力及压力，导致少量左向右分流（主动脉-肺动脉），出生后新陈代谢增加，心输出量从30%大幅增加到80%也可能是原因之一。

卵圆孔和动脉导管关闭，使体循环、肺循环相互独立，并具有成熟的循环体系特征。因出生后几天至几周内卵圆孔及动脉导管是可逆性关闭，此段时期的循环称为过度循环。虽然出生时卵圆孔是功能性关闭，但右心房压力增加可使卵圆孔皮瓣重新开放并导致右向左分流，右心房压力增加可能因为哭闹、疼痛及其他导致肺阻力增加的因素（缺氧、高碳酸血症、酸中毒、肺疾病、脓血症），出生后3个月至1年，通过第一隔（卵圆孔瓣）与第二隔左缘粘连，卵圆孔发生解剖性闭合。约20%的婴儿因融合不全导致针尖般大小卵圆未闭。虽然出生72 h内动脉导管发生功能性关闭，但是通过内皮细胞破坏、内膜增生、结缔组织形成使动脉导管解剖性闭合形成肺动脉韧带需要1～3个月。一些患有先天性心脏病的新生儿，依靠导管通畅存活。因功能性关闭是个可逆性的事件，注射前列腺素E1可使动脉导管重新开放。同样，围生期动脉血氧张力降低能使动脉导管重新开放，左向右分流或右向左分流[62]。

新生儿心功能

与年长的孩子相比，胎儿及新生儿的心肌在结构和功能上不够成熟，心输出量增加主要通过增加心率来调节，而增加前负荷对心输出量几乎不起作用[63,64]。

> 新生儿心肌生理学原理如下：
>
> 1. 新生儿心肌很少有收缩成分，导致通过Frank-starling机制增加每搏量（SV）能力有限，后负荷增加时很难保证心输出量。
>
> 2. 心肌缺乏弹性元素及收缩元素，导致心室顺应性降低。
>
> 3. 出生时较低的心室顺应性及左右心室相等的心肌质量，由于一侧心室压力变化通过室间隔在很大程度上影响另一侧心室功能增加了心室的相互依赖性。仅出生后几个月，左心室质量就达到右心室质量的2倍，心室各自对肺循环及体循环压力、容量变化进行代偿反应。
>
> 4. 出生时由于副交感神经支配，增加心率及心肌收缩力的交感神经支配功能发育不完善，导致自主神经支配功能不完善，当交感神经支配时心脏才有完整的功能。

肺血管阻力

胎儿肺小动脉有较厚的中层平滑肌且肺血管阻力高，虽然出生后肺血管阻力下降，但肺血管对许多兴奋药有较强的反应。缺氧及其他收缩血管的刺激，均能使肺血管收缩，导致胎儿左向右分流的心血管通道重新开放，以及右心室功能障碍。肺血管重塑，主要是中层平滑肌变薄，导致婴儿6个月时肺血管阻力达到成人水平，可明显干扰出生后肺血管（PV）成熟的过程。

麻醉管理的一般原则

麻醉管理的目的是将心脏病理生理学原理应用到基本的临床麻醉，无论是心脏手术还是非心脏手术都是一样的，对于心脏手术而言，对畸形修补相关问题详细了解并对术后的问题有所预料。

病理生理学方法

在生理学的基础上对缺陷进行识别和分类，为术中术后麻醉管理提供了有组织的框架[65]，异常的血流产生的病理生理后果，可分为分流、梗阻、混合及反流。这些类别可能共存于较复杂的疾病。除了异常血流外，先天性心脏病中冠脉缺血的普遍性没有得到足够的重视，在某种程度上需要深思。

异常分流

分流病

1. 分流是先天性心脏病的标志，在解剖分流中，在心腔或大血管中经过一个通道（孔）血从一个系统流向另一个系统，血液再流通产生了一个生理性分流。在没有解剖分流的情况下，生理性分流也能够存在（如大血管移位）。

2. 无论在心动周期及较长一段时间内，分流的方向和大小会发生变化，例如，中重度室间隔缺损，一般舒张期左心室压力下降早于右心室，导致发生短暂的右向左分流[66]。

3. 麻醉及手术干预对分流的方向和大小产生显著的影响。Hagen-Poiseuille方程给出了分流的影响因素，Q=PπR4/8ηL。Q：流量；P：压力梯度；R：血管半径；η：流体黏度系数；L：血管长度。

4. 分流最重要的决定性因素取决于分流孔的大小，肺循环和体循环阻力、心室顺应性及其他任何解剖梗阻是流出阻力大小的决定性因素。

5. 解剖分流兼具简单和复杂的特点

a. 一个简单的分流，从血管到心腔没有导致分流的固定流出道障碍物。当分流孔小（限制性分流）时，在分流孔两侧有较大的压力梯度，而流出阻力（PVR，SVR）的变化对分流量及方向几乎没有影响（表18-2）。在这种情况下，分流孔的大小决定了分流量的大小。当分流孔大时，分流不受限制，而流出道阻力则成为分流量大小和方向的决定性因素。当分流孔很大时，在血管及心腔两侧没有压力梯度，在这种情况下发生了双向分流，导致了血液混合，在功能上变成了一个共同的腔室，体循环和肺循环的血流取决于其相对应的血管阻力比值。

b. 一个复杂的分流，是在一个简单分流的基础上合并流出道梗阻，通过阻塞性病变的阻力，以及肺血管和体血管床的阻力共同影响流出阻力。当阻塞严重时，远端梗阻的全身血管阻力、肺血管阻力对分流的大小及方向影响小，当流出道完全梗阻时，肯定有离梗阻物一近一远两个通道绕过梗阻物供血（表18-3）。

表18-2 单纯分流，无梗阻性病变

限制性分流（小分流）	非限制性分流（大分流）	共同腔室（完全混合）
压力梯度大	压力梯度小	无压力梯度
PVR/SVR对分流的方向和大小无影响	PVR/SVR决定了分流的方向和大小	双向分流
分流影响因素小	分流影响因素大	Q/Q取决于PVR/SVR
举例：小的VSD，小的PDA，布来洛克分流，小的ASD	举例：大的VSD，大的PDA，大的主-肺动脉分流	举例：单心室，永存动脉干，单心房

PVR：肺血管阻力；SVR：体循环血管阻力；QP：肺血流量；Qs：体循环血流量；VSD室间隔缺损；PDA：动脉导管未闭；ASD：房间隔缺损；From: Odegard KC, DiNardo JA, Laussen PC. Anesthesia for congenital heart disease//Gregory GA, Andropoulos DB. Gregory's Pediatric Anesthesia. 5th ed. Oxford, UK: Wiley-Blackwell; 2012, with permission.

表18-3 复杂分流（分流和梗阻性疾病）

流出道部分梗阻	流出道完全梗阻
分流的幅度和方向主要由障碍物决定	分流的幅度和方向完全固定
分流很少取决于PVR/SVR	全部通过分流
分流孔及障碍物决定了压力梯度	分流孔决定了压力梯度
举例：法洛四联征，室间隔缺损合并肺动脉狭窄，室间隔缺损合并主动脉狭窄	举例：三尖瓣闭锁，二尖瓣闭锁，肺动脉瓣闭锁，主动脉瓣闭锁

PVR：肺血管阻力；SVR：体循环血管阻力；VSD：室间隔缺损
From: Odegard KC, DiNardo JA, Laussen PC. Anesthesia for congenital heart disease//Gregory GA, Andropoulos DB. Gregory's Pediatric Anesthesia. 5th ed. Oxford, UK: Wiley-Blackwell; 2012, with permission.

6. 肺静脉血回流产生左向右（L→R）分流，即血液从肺静脉、心房流向肺动脉导致了肺静脉血回流。

当肺血管阻力降低时，左向右分流增加，当肺循环血流量比体循环血流量大时（Q_P:Q_S>1），额外分流量不增加动脉血氧含量，反而增加了心脏的负荷（引起心脏收缩及舒张功能障碍），这必然引起心室负荷增加，使Q_P:Q_S比值增大，当心率、前负荷以及心肌收缩力达到代偿时——这在未成熟的心肌发生更快，Q_P:Q_S将随体循环血量分流进一步增加，左向右分流对肺的影响如下：

a. 肺顺应性降低和气道阻力增加导致呼吸做功增加[67]。

b. 肺血管阻力逐渐加大，尤其是与高压力相关的因素，导致了肺血管结构改变（肺血管闭塞性疾病）。

c. 气道和肺的外源性压迫主要因为肺动脉扩张、左心房增大、心脏扩大、心腔内压力增加，以及支气管腔内阻塞，支气管腔阻塞是由于支气管淋巴管扩张导致心腔内压力增加而形成的。

7. 体静脉血再循环产生了右向左（R→L）分流，即：全身静脉血到主动脉的血液流动产生了体静脉血再循环，右向左分流的原因可能是右侧阻塞性疾病或者是肺血管阻力增加超过了全身血管阻力。生理学后果是：① 混合了低氧分压的静脉血分流到了体循环，肺血流下降导致缺氧和发绀；② 右心室射血阻力增大导致心室压力负荷过重并最终导致右心室功能不全。

8. 在低吸入氧浓度（<0.5）计算Q_P:Q_S（为了忽略溶解氧的影响），可简化为下列方程式：Q_P:Q_S=SaO_2−$S_{SVC}O_2$/$S_{PV}O_2$−$S_{PA}O_2$，a：动脉；SVC：上腔静脉；PV：肺静脉（假设98%没有明显的肺部疾病）；PA：肺动脉。

混合性病变

1. 大多数发绀性疾病主要是血液混合性疾病。

2. 心内分流如此之大，使个心腔或两条大血管融合变成一个腔（表18-2），双向分流发生后，不管肺血流量是否正常或升高，通常有一定程度的低氧血症，由于心室把血同时射入肺循环和体循环，导致一个并行循环的出现。

3. 循环内血混合是大血管错位（TGA）下的一种特殊情况，与心房心室相连接的心室动脉错位产生了并列循环，即肺静脉血在肺循环中流动，全身静脉血在体循环中流动，两个静脉循环并行存在，生存主要依靠一个或多个分流［房间隔缺损（ASD），卵圆孔未闭，室间隔缺损，动脉导管未闭（PDA）］，两个并列的循环中允许循环内血液混合。

4. 肺循环血流量与体循环血流量之比取决于血管阻力及流出道障碍物。

a. 如果流出道无障碍物，体循环和肺循环血流主要依靠肺循环血管阻力与体循环血管阻力之比，由于肺循环血管阻力通常低于体循环血管阻力，主要是生理变化是伴随肺血流量增加的左向右分流（Q_P:Q_S>1）。如果肺循环血管阻力超过体循环血管阻力，占优势的生理变化是伴随肺血流减少及低氧血症的右向左分流（Q_P:Q_S<1）。

b. 左心室流出道梗阻伴随静脉血混合导致肺血流量过多和全身性低灌注（主要是左向右分流致Q_P:Q_S>1）。

c. 右心室流出道梗阻伴随静脉血混合导致平衡分流、肺血流量减少及低氧血症（主要是右向左分流$Q_P:Q_S<1$）。

5. 单心室心脏有血液混合性生理变化。

> **临床小贴士** 体循环血流（Q_S）是有效全身血流量（从肺静脉到主动脉的血流）和任何右向左的生理性分流（从全身静脉系统到主动脉的血流）之和。
>
> 肺循环血流（Q_P）是有效肺血流（从全身静脉系统到肺动脉的血流）和任何左向右的生理性分流（从肺静脉至肺动脉的血流）之和。
>
> 有效体循环血容量（Qseff）和有效肺循环血容量（Qpeff）总是相等的。

阻塞性病变

1. 阻塞性病变生理学改变　取决于阻塞物的位置（左边或右边）、严重程度（轻或重）和性质（固定或是动态）。

2. 阻塞物可能位于瓣膜本身、瓣膜下、瓣膜上或上述位置同时发生。

3. 瓣膜闭锁是最严重的梗阻形式，当伴随严重心室发育不良时，由于心室不参与生理循环，这些病变就更加接近于单心室生理学改变。

4. 动态的阻塞是由于在心室收缩期障碍物黏附导致流出道直径减小而形成的。动态的梗阻病变包括肥厚型心肌病和法洛四联症。

5. 危重新生儿左侧梗阻的特点是：

a. 导管相关的体循环灌注依赖于右心室和肺动脉的血流量。

b. 系统性低血压和低灌注。

c. 左心室功能障碍。

d. 降主动脉反流导致的冠状动脉灌注受损。

e. 全身低氧血症（未经氧和的血流从右心通过未闭的动脉导管）。

6. 危重新生儿右侧梗阻的特点：

a. 导管相关性肺循环灌注依赖于左心室和主动脉的血流。

b. 肺血流量减少。

c. 全身低氧血症。

d. 右心功能障碍。

7. 轻、中度流出道梗阻在婴儿和儿童中表现为能较好耐受多年的心室压力超负荷。

反流性病变

1. 单瓣膜反流性病变，除了 Ebstein 畸形外都是罕见的原发型先天性缺陷。

2. 反流性病变导致心室容量负荷过重，可能导致心室扩张和心力衰竭。不可逆性心室功能障碍发展的时间过程是可变的，但是如果在第一年进行手术干预来纠正容量负荷，病情恶化是罕见的[69,70]。

3. 对瓣膜关闭不全血流动力学管理总目标：

a. 增加 HR-舒张期主动脉/肺动脉反流时间缩短能减少反流比例。偏快心率条件下二、三尖瓣反流能让心室容积和反流比例下降。

b. 保证正常甚至增加前负荷。

c. 维持心脏收缩功能。

d. 减少相应的心室后负荷（PVR、SVR）。

e. 和狭窄性病变相比，维持窦性心律可能不是那么重要。

PBF（肺血流量）和PVR（肺循环阻力）的调控

1. 心内分流和PBF改变是先天性心脏病的主要特征。左向右分流，静脉血混合伴低PVR或左心室流出道梗阻相关病变将增加PBF，包括房间隔缺损，室间隔缺损，动脉导管未闭，房室隔缺损，肺静脉吻合异常，动脉干，完全性大血管转位，单心室病变。右向左分流，静脉血混合伴右心室流出道梗阻将导致PBF减小相关病变，包括法洛四联症，肺动脉瓣闭锁，三尖瓣闭锁，单心室病变，完全性大血管转位伴随左心室流出道梗阻，严重的Ebstein畸形。无论PBF大于、等于还是小于体循环血流量，均会发生未氧化的动脉血分流[71]。

2. 在一定病理状态下，PVR是决定分流大小、方向的一个重要因素，因此允许用一些控制性的分流措施来调控PVR（表18-4）。

表18-4　PVR的变化表格

PVR增加	PVR降低
缺氧	吸氧
高碳酸血症	低碳酸血症
酸中毒	碱中毒
肺过度膨胀或肺不张	正常肺容积（功能残气量）
交感神经兴奋（疼痛、焦虑）	交感神经抑制（镇静、镇痛时）
红细胞增多症	贫血
肺动脉狭窄	肺血管扩张

Modified from: Odegard KC, DiNardo JA, Laussen PC. Anesthesia for congenital heart disease//Gregory GA, Andropoulos DB. Gregory's Pediatric Anesthesia. 5th ed. Oxford, UK: Wiley-Blackwell; 2012, with permission.

麻醉医师可以很容易控制通气，通过调控PaO_2，$PaCO_2$，pH和肺容积来改变PVR而不改变SVR（体循环阻力）。高的FiO_2，$PaO_2 > 60$ mmHg，$PaCO_2$在$30 \sim 35$ mmHg，pH在$7.50 \sim 7.60$，没有使用较高PEEP的低吸气压力将有效减小PVR。反之，减小FiO_2，PaO_2在$50 \sim 60$ mmHg之间，$PaCO_2$在$45 \sim 55$ mmHg，使用PEEP将增加PVR。

没有一种静脉药能够选择性的扩张肺血管。肺血管扩张药（PEG1、硝酸甘油、硝普钠、米力农）。吸入一氧化氮（NO）可以选择性使肺血管扩张，已应用于治疗各种先天性心脏病体外循环前后肺动脉高压和新生儿持续肺动脉高压。一般来说，大约有$20 \sim 40/1\,000\,000$的人使用NO，据报道：持续使用NO会产生依赖性并且停药后会出现反弹性肺动脉高压，所以使用需谨慎。当沿肺血流方向存在机械性阻塞时使用NO治疗肺动脉高压不一定有效。此时可以采用雾化吸入前列腺素（PGI_2），其类似物（伊洛前列素、前列环素）和PGE_1替代NO吸入。西地那非是一种cGMP特异性磷酸二酯酶（PDE_5）

抑制药,口服、静脉或吸入均能有效降低PVR。

3. 新生儿肺血管阻力增加,反应性增强,还有一些心脏疾病都可能增加肺血管收缩反应性。肺血流量增加的非限制性左向右分流使心脏容量负荷和肺血管床结构发生改变(内侧肥大进展为坏死性动脉炎)。例如肺血管闭锁病(PVOD)[72, 73]。最终导致肺动脉高压(平均肺动脉压大于25 mmHg)和心肌功能下降。PVOD的进程发展取决于分流量大小、分流位置及手术时的年龄。当肺循环容量和压力负荷增加时PVOD进展更迅速,如室间隔缺损较大。肺血流量增加肺动脉压力不高时,肺动脉高压发展缓慢,如房间隔缺损。对非限制性分流的绝大多数婴幼儿,在1周岁内进行缺陷修补术与阻止肺血管病变正相关。即便是一个小的操作,重度肺动脉高压(艾森门格征)麻醉风险很大[74-76]。

4. 由于全身炎症反应,(炎症介质包括中性粒细胞、微栓子、活化的血小板和血栓素A_2),NO产生的减少、肺不张、低氧性肺血管收缩和肾上腺素的使用,在体外循环中可能导致PVR升高[77-79]。

SVR的调控

1. 在以下情况下SVR和全身动脉压的调控是非常重要的:

a. 右心室流出道梗阻伴复杂分流和右向左分流(例如法洛四联症)时。SVR增加可以使右向左分流减少并增加动脉血氧饱和度[80]。

b. 限制性肺动脉分流术,例如改良的Blalock-Taussig分流术。增加SVR和全身动脉压时将增加肺血分流,减少PVR时将进一步增加分流。

c. 冠状动脉缺血。

2. 增加SVR和全身灌注压的方法:

a. 血管收缩药(α受体激动药)。例如肾上腺素、去甲肾上腺素、血管加压素(难治性血管扩张)。

b. 液体输注——晶体和(或)5%白蛋白,低血细胞比容时输浓缩红细胞。

c. 强心药——首选多巴胺。为了提高系统灌注压可以短时使用肾上腺素,在动态流出道梗阻时使用强心药需小心谨慎。

术中的病理生理学目标概述
血流动力学管理

心输出量是HR和SV的乘积,SV由前负荷、心肌收缩力和后负荷决定。为了保证血流动力学达标应考虑这些因素:HR、节律、前负荷、心肌收缩力、后负荷(表18-5)。窦性心律是最重要的,特别是在心室顺应性下降和单心室病变时,心房对心室充盈是非常重要。容量调节后心输出量仍然没有增加时需要使用强心药[81],常用多巴胺,剂量为3~10 μg/(kg·min)。

心肌缺血

虽然冠脉循环异常容易导致缺血,但许多先天性缺血疾病继发于冠状动脉正常的氧需失衡。心内膜下心肌灌注主要由冠状动脉灌注压(CPP)决定,CPP是主动脉舒张压减去心室舒张末压力。另外,可用于心肌灌注的时长(主要是舒张期)是非常重要的。

表18-5 术中血流动力学目标

		心率	前负荷	心肌收缩力	后 负 荷	
					肺动脉压	外周血管阻力
分流	左向右分流增加肺血流	N	↑	N	↑	↓
	右向左分流减少肺血流	N	N	N	↓	↑
梗阻病变	左心室流出道梗阻	↓	↑	N[a]	N	N
	右心室流出道梗阻	↓	↑	N[a]	↓	N
反流性病变	主动脉瓣或二尖瓣	↑	↑	N	N	↓
	肺动脉瓣或三尖瓣	↑	↑	N	↓	N

[a]减少收缩动态的流出道梗阻

N:正常,↑:增加,↓:减少,HR:心率,PVR:肺血管阻力,SVR:全身血管阻力,PBF:肺血流量,LV:左心室,RV:右心室。

因此,是否发生心内膜下心肌缺血由舒张压、心室末压力和HR共同决定。这3个因素使冠心病患者出现缺血风险如下:

1. 一些先天性疾病,心室收缩期的压力就是体循环收缩压,在一些疾病中,肺动脉及其心室压力高于体循环收缩压,心室灌注依赖于舒张早期血流的快速增加。在正常的心脏中,因为右心室收缩压低,右心室心内膜下心肌灌注既能发生在收缩期又能发生在舒张期。

2. 新生儿和婴儿的主动脉舒张压通常较低。因为在动脉导管未闭和单心室病变时,舒张期血液容易从主动脉流进低阻力肺回路,所以主动脉舒张压受损。如果未经过氧和的血液进入一段闭锁升主动脉逆行灌注冠状动脉口,冠状动脉灌注将进一步损害(如左心发育不良综合征HLHS)。

3. 心室舒张末期压力升高降低CPP,可能是收缩功能受损或是舒张功能受损(心室顺应性减少)的结果,也可能是心室心室舒张末期容积增加(容量负荷)导致的,或是他们共同导致的结果。心室容积超负荷的发生是由于$Q_P:Q_S$值增加,瓣膜反流和单心室病变引起的。由于流出道梗阻导致心室压力过大,心室肥厚舒张功能受损。

4. 心率的增加将减少舒张期的持续时间(收缩期持续时间相对恒定),致使冠状动脉灌注时间下降。因此,心率偏快时,较高的舒张压来维持心内膜下心肌灌注压是必要的。心率快且舒张压低可发生显著缺血。例如,一个婴儿主动脉干舒张压为25 mmHg,心率为130~140次/min,该婴儿能较好地耐受且没有心内膜下心肌缺血的证据,然而相同舒张压心率为170~180次/min是该婴儿是不可能的耐受的。

5. 冠状动脉异常讨论如下。

术前评价

心理因素

小儿患者具有独特的心理问题,取决于孩子的年龄和既往手术、麻醉病史[82]。复杂的先心病可能会对患者的心理社会发展产生深远的影响,父母和其他家庭成员的影响也不能被忽略,因此需要对这些患者慎重进行术前心理评估。术前心理准备必须与患者的年龄相适应,虽然新生儿不需要心理准备,但围术期的处理可能让父母压力很大。8～12个月大的婴儿可以表现出害怕与父母分离("陌生人焦虑"),表现为对陌生人有强烈的反感。即使在父母面前嬉戏合作,但也很少会有幼儿会离开父母高高兴兴地去手术室。更大一些的小孩在术中及术后可能会有毁容的恐惧、失眠或害怕疼痛。即使是性格外向的,看似自满的青少年往往在面临即将到来的手术时也会忐忑不安。

过度应激对血流动力学有潜在的不利因素,如成年心脏病患者。签署知情同意书时,病人的心理问题影响到很多沟通细节。另外,特别是小孩将面临可能发生的并发症时,无针对性的苍白无力的承诺或对孩子关注的问题几乎不讨论可能会适得其反。

病史

病史应着眼于心肺系统,包括用药情况、过敏史、既往史、手术史(包括心导管检查),和麻醉史。一般健康状况、与年龄相适应的体育活动将有助于评估心脏功能及其储备。体重过轻(心脏恶病质)意味着重大疾病,通常是手术的适应证。父母在喂养时出现拒食、出汗、易疲劳、呼吸困难、口周发绀,提示患者心功能储备差。父母观察到孩子不能像其他孩子一样活动灵活时,可能提示孩子有严重发绀或充血性心力衰竭(CHF)。肺血流增加可能导致反复的肺部感染,否则患者无临床症状。因为气道反应性和肺血管阻力的不良影响,任何并发病,如:上呼吸道感染或肺炎,需要延迟手术[83]。

由于气道反应性和肺循环阻力的负面影响。如果发现新的临床症状,需要进行进一步更多的检查。患者的既往史和并发症的细节往往是来源于心脏科医师。

体格检查

充血性心力衰竭的患者将依次抑制随年龄增长的指标,如体重、身高和头围。奇怪的是,发绀患者往往不表现出发育迟缓。体格检查可发现发绀、面色苍白、杵状指,或与成人充血性心力衰竭相似的症状(呼吸急促,使用辅助呼吸肌、肝肿大、腹水、水肿)。充血性心力衰竭的婴儿和儿童听诊可能听不到啰音。口周和皮肤颜色(哭闹时更明显)表明心脏储备功能降低。充血性心力衰竭和上呼吸道感染的鉴别有时很困难。症状可能会出现呼吸急促、气喘和上气道阻塞。其他家族成员的家族史和白细胞计数升高可能有助于区分两者。即使心功能在一直恶化或者呼吸道感染没有确诊的前提下,进行心脏外科手术可能是必要的。体检应包括局部血管通路和监测位置的评估。一个患者经历了之前的姑息分流术(经典体循环动脉吻合到肺动脉分流术)或修复的主动脉缩窄可能减少脉冲或测量不到手臂的血压,因为锁骨下动脉已被使用,这显然影响血压的监测和动脉导管的放置。最后,经历过多次姑息性手术的儿童可能有静脉通路不良,这可能会影响诱导模式。心脏外形异常的婴儿在出生第1年重大心脏疾病的发生率达到25%,对气道检查的关注和其他器官系统的评价是必不可少的。

实验室资料

由于继发性红细胞增多症发绀型心脏病低氧血症的程度与血细胞比容的升高成正相关性。放血、换血只在改善凝血或治疗血细胞比容>65%的血液高凝状态时考虑。缺铁是发绀型先天性心脏病患者常见的症状,是类似于血液高凝的状态,必须排除采血前患者接受过输血[84]。由于发绀影响凝血过程,所以不能按常规观察红细胞增多症或血小板功能缺陷的患者的凝血酶原、部分凝血活酶和出血时间的延长。重大手术前,麻醉医师应为每位患者配备足够的成分血。通常认为重症发绀和贫血的患者需要输血以维持血细胞比容在较高水平。

在接受利尿药或洋地黄治疗的患者,应检查血浆电解质浓度。DiGeorge综合征婴儿可能会出现低钙血症。尽管严重的慢性充血性心力衰竭可能伴有神经紧张和烦躁,但是排除低血糖这个潜在原因也是非常重要的。

胸片可以证实其他临床检验结果和临床诊断,它可以提供心脏大小的信息、肺血流的程度、主动脉弓的位置、肺疾病(肺炎、肺不张、发育不良、胸腔积液),以及以前外科手术的情况。左向右分流病变通常有肺动脉压增高,表现为肺野内黑暗的低灌注区域。

心电图显示心率、节律、传导异常、心室腔大小,心脏位置,心肌劳损、缺血和严重的电解质紊乱。如果有心律失常的症状,可用24 h动态心电图或循环进行进一步检查。

在过去的10年,二维超声心动图为小儿心脏病学领域带来了革新。超声心动图是评价判断心脏解剖,血流情况,心室功能和生理状态的一种无创方法。不同于成年人经胸超声心动图的局限性,小儿患者的图像很容易获得,并且图像对清晰了解小儿病理生理和制订手术计划是至关重要的。没有做过心导管检查的患者,三维超声心动图和心脏核磁共振成像(MRI)是很好的影像学工具。心脏磁共振成像对于血管解剖和肺动脉瓣关闭不全右心功能的评估尤其重要[85]。

心导管检查资料回顾:

1. 解剖诊断。

2. 血管腔之间氧饱和度的说明:饱和度上升或下降常用于检测分流,饱和度数据被用来计算肺循环血流量占全身血流量的比例($Q_P : Q_S$),可用于鉴别肺内分流和心脏分流所致的通气/血流比例(V/Q)失衡(肺不张、通气不足、肺疾病)。

3. 压力数据的说明——用于比较左、右心功能(尤其是左心室舒张末期压力),全身和肺动脉压力测量,如压力梯度阀和分流孔。

4. 血管造影资料的说明——评估室壁运动(收缩功能)、心脏及大血管的血流模式、冠状动脉解剖和主肺动脉侧支解剖。

5. 先前创建的分流或导管的解剖,位置和功能。这些信息将决定检测部位和麻醉管理。

6. 介入的效果——导管室的介入治疗可以减轻先天性心脏损害,包括球囊瓣膜成形术、球囊造口术,球囊血管成形术和导管扩张,设备配置都是常见的。这些干预措施对基本病变的影响,必须进行评估。肺动脉高压的治疗情况,可以由对吸入纯氧或不吸氧的反应进行评估。

术前准备

术前液体治疗

术前禁食遵循美国麻醉医师协会(ASA)的指南,即为透明液体2 h,母乳4 h,婴儿配方奶粉,非母乳和固体食物6～8 h[86]。因为脱水会对血流动力学功能(尤其是术中)或血液黏度(发绀型病变)产生不良影响,在没有静脉滴注的情况下,脱水患者应保持禁食最短的时间间隔内。在某些特殊情况下应考虑术前静脉输液,例如重症红细胞增多症或接受Fontan手术的患者。在术前接受营养支持作为稳定内环境部分手术患者全胃肠外营养,应该停止高热量和脂肪乳剂治疗,更换合适的葡萄糖注射液直到手术室。体外循环开始前应停止输注葡萄糖,因为体外循环一般会导致轻度高血糖。

术前用药

术前用药的目的是使患者镇静、安定,以便患者获得更好的通气和循环。医护工作者需要考虑到父母看到孩子被带到手术室哭泣或不安难过的心情,所以术前用药有利于幼儿在离开父母之前减轻焦虑,在患者不能接受吸入麻醉诱导时,大大方便了静脉置管,并且可以使病情较重的患者降低心肌耗氧量和肺血管阻力。术前用药应该在麻醉医师现场管理和评估,特别是用药剂量较大的较小婴儿和(或)伴有气道异常的孩子。

总的来说,6个月以下的婴儿不需要术前用药便可离开父母,在放置静脉导管过程中,一些镇静措施可以降低(特别是手术室工作人员)的困难。口服咪达唑仑0.5～0.75 mg/kg(最大剂量为20 mg),对于以前没有心脏手术的婴儿和年幼的孩子通常是非常有效的。对于以前经历过手术和长期重症监护的患者,单独使用咪达唑仑能是不够的。这些患者可能对镇静药有显著耐受性,同时也会加重焦虑。在这些情况下,可以口服氯胺酮(婴儿3～5 mg/kg,儿童3～10 mg/kg)和口服咪达唑仑(1 mg/kg)。当儿童拒绝口服药物时,尤其是不接受面罩诱导或放置静脉导管的儿童,可使用肌内注射。单独氯胺酮3～5 mg/kg或联合咪达唑仑0.05～0.1 mg/kg效果较好。年长的孩子可以选择开通静脉,用静脉镇静,通常选择咪达唑仑。有学者推荐可乐定(4 μg/kg联合阿托品0.02 mg/kg)作为术前用药通过口服或直肠给药来替代咪达唑仑,但是在患有先天性心脏病的儿童,这方面的资料是缺乏的[87]。已知对苯二氮䓬类药物有不良反应患者,戊巴比妥钠2～4 mg/kg可考虑作为术前用药[88]。电流感应技术没有证明阿托品或格隆溴铵作为常规的术前用药。

在手术日的早晨,需停用地高辛、利尿药和血管紧张素转化酶抑制药。血管紧张素转换酶抑制药在麻醉诱导中会加剧低血压的发生。对于危重新生儿及儿童,正性肌力药物和前列腺素在围术期需一直持续输注。

手术室准备

在患者进入手术室之前,细致的手术准备是最基本的。除了为儿科患者设置标准的手术室,麻醉机能提供满足肺部和全身的血流量所需的气体(低浓度)。静脉输液管应排除气泡以减少所有分流患者空气栓塞的可能性(不仅仅是右向左分流的患者)。空气过滤器能捕捉气泡,但严重限制输液速率。复苏药物,应根据年龄适当的稀释抽取,做好诱导前准备(表18-6)。这些复苏药物包括阿托品、肾上腺素、麻黄碱、钙(葡萄糖酸钙或氯化铵)、去氧肾上腺素、琥珀胆碱。对于危重患者和储备功能较差的患者,正性肌力药物和抗心律失常药物诱导前应该选择准备好(表18-7)。

表 18-6 血管活性药物

药　　物	剂量（静脉注射）
氯化钙	10～20 mg/kg
葡萄糖酸钙	30～60 mg/kg
肾上腺素	0.05～0.5 μg/(kg·min)
去甲肾上腺素	0.05～0.5 μg/(kg·min)
去氧肾上腺素	0.1～0.5 μg/(kg·min)
加压素	0.000 3～0.002 μg/(kg·min)
异丙肾上腺素	0.01～0.05 μg/(kg·min)
多巴酚丁胺	5～10 μg/(kg·min)
多巴胺	3～15 μg/(kg·min)
米力农	负荷量50 μg/kg后0.3～1.0 μg/(kg·min)
硝酸甘油	0.5～5 μg/(kg·min)
硝普钠	0.5～5 μg/(kg·min)
非诺多泮	0.1～0.5 μg/(kg·min)
前列腺素 E1	先0.05～0.1 μg/(kg·min)后0.01～0.05 μg/(kg·min)

From: DiNardo JA, Zvara DA. Anesthesia for Cardiac Surgery. 3rd ed. Malden, MA: Blackwell Science, 2008, with permission.

表 18-7 抗心律失常药物

药　　物	剂量（静脉注射）
利多卡因	负荷量1 mg/kg然后20～50 μg/(kg·min)
普鲁卡因	负荷量2～5 mg/kg然后20～50 μg/(kg·min)
地尔硫卓	负荷量0.1～0.2 mg/kg然后1～3 μg/(kg·min)
胺碘酮	新生儿和婴儿特殊注意缓慢给负荷量2～5 mg/kg后7 μg/(kg·min)
艾司洛尔	负荷量300～500 μg/kg后50～300 μg/(kg·min)
腺苷	0.05～0.2 mg/kg
镁	10～25 mg/kg

From: DiNardo JA, Zvara DA. Anesthesia for Cardiac Surgery. 3rd ed. Malden, MA: Blackwell Science; 2008, with permission.

术中管理

监测

如果婴儿或儿童清醒或轻度镇静，即使是刚刚安静的患者，多参数监护仪的应用也能显示出清晰的感应。尽量减少刺激，避免打扰孩子，包括在手术室谈论。麻醉诱导前理想的监测应包括无创血压、心电图和脉搏氧饱和度，呼气末二氧化碳监护仪也需随时备用。在某些情况下，在麻醉诱导早期，脉搏血氧仪可能是唯一可以应用的，其他监测方法随着麻醉诱导快速应用。

1. 心动图和血压。在5导联心电图，Ⅱ导联和V5导联心电图显示心律和监测心肌缺血。血压监测包括上肢或下肢无创袖带以及动脉内留置导管。即使是最小的新生儿,动脉留置针通常也能成功放置。桡动脉置管是首选,体重低于5 kg的新生儿和婴儿,用24号导管针,幼儿用22号导管针,青少年用20号导管针。如果桡动脉无法置管则选择股动脉。低温体外循环后胫后动脉和足背动脉血管功能差,不反映主动脉压力。术中外周动脉导管切除术后通常选择脐动脉导管置管。考虑到以前任何手术步骤如体循环动脉吻合到肺动脉分流术,改良体循环动脉吻合到肺动脉分流术、锁骨下动脉皮瓣修复主动脉缩窄,或者异常的锁骨下动脉可能损害同侧上肢动脉,压力监测可能并不可靠。如果检测不可靠应考虑动脉切开。以前特别是那些介入性质的导管,可能导致股动脉(或静脉)阻塞。鉴于远端肢体缺血的高风险,不选择肱动脉。

2. 脉搏血氧饱和度。氧饱和度(血氧饱和度)监测用血氧探头在上、下肢都能实现;如果生理需要,这些血氧探头可以放置在动脉导管前和导管后。脉搏血氧饱和度对于平衡分流和提供外科分流以及肺动脉带的数据是有用的。

3. 二氧化碳图。呼气末二氧化碳($ETCO_2$)监测常规利用动脉血二氧化碳分压和呼气末二氧化碳之间的差异,这种差异随着为生理无效腔的变化而变化,而且某些情况下这种变化差异可能很大(>10 ~ 15 mmHg)。任何外周血流量严重减少时(心输出量下降,肺栓塞,心内右向左生理分流增加)均会增加这种梯度。肺循环/体循环血流比($Q_P:Q_S$)高的患者,体外循环开始之前,由于外科医师操作限制外周血流量,右肺动脉可以部分或完全闭塞。这种操作大大增加生理无效腔,并且呼气末二氧化碳会明显低于动脉血二氧化碳分压。

4. 中心静脉压。即使是在小的新生儿,经皮中心静脉通路也可以可靠地获得,经皮中心静脉通路提供中心静脉压监测,还提供可靠的药物和液体管理的静脉通路,以及提供混合静脉血氧饱和度的标本。实时超声心动图的使用有助于提高新生儿及婴儿置管的成功率[89,90]。新生儿和体重小于10 kg的患者4-F,5 cm的双腔导管是合适的,而5-F,5 cm的双腔导管适合体重大于10 kg年轻小孩。6-9F导管可用于年龄较大的儿童和成人。较长的导管用于股静脉可以避免导管移位,特别是胖乎乎的婴儿和初学走路的孩子。

开通中心静脉通路的操作是有风险的,特别是在新生儿和婴儿。风险包括气胸,颈动脉或锁骨下动脉穿刺、血栓、空气栓塞、感染、胸导管损伤(左侧)。颈内静脉或上腔静脉血栓的风险必须考虑,这种并发症会演变成一个全腔静脉-肺动脉瘘,对患者是致命的。通过中心静脉持续输注肝素[10 U/(kg·h)颈内静脉或股静脉;1~2 U/h心内]可以降低血栓形成和感染的风险,并且尽快拔出导管(一般为1~2 d)。

在某些医疗机构中,新生儿和婴儿在体外循环前没有中心静脉导管。外科医师在体外循环结束之前通过胸心(RA, LA, PA)放置中心静脉导管,用于压力监测,输注血管活性和正性肌力药,血液制品和容量置换(外周通路有限的婴幼儿)。儿科患者术前肺动脉导管的使用是不常见的。如果需要术后评估肺动脉压力,外科医师可以放置肺动脉导管。

5. 体温。脑和心肌保护的主要是通过低温,温度监测可以通过直肠、食管和鼓膜(有些医院选择鼻咽部)。直肠温度是周围温度,直肠、鼓膜和食管温度为降温和复温的最好指标。功能平衡温度。在降温和复温过程中,直肠温度滞后于食管和鼓膜温度。食管和鼓膜是核心温度监测点,通常在这些地方体温变化,脑室温度也随之变化。即便如此,在降温和复温过程中,食管和鼓膜温度可低于或高于大脑温度高达5℃。这个观察强调提供足够长的时间内芯冷却到低流量体外循环或深低温停循环开始之前的重要性。

6. 近红外光谱(NIRS)。近红外光谱仍然是一项不断发展的、无创、实时、在线监测脑氧合技术。近红外光谱技术特别适合分析脑氧合,因为在近红外光谱范围内的光波(650～900 nm)可穿透头皮、颅骨及脑内容物,而且反映组织氧合的生色团,即氧合血红蛋白(HbO_2)、还原血红蛋白HHB和氧化细胞色素aa3(CytOx)的吸收光谱峰值也在此光波范围内。通过NIRS近红外光谱测量脑氧饱和度是结合不知名的混合小动脉、毛细血管和静脉氧饱和度。近年来,NIRS的临床运用飞速发展,市场上销售的采用连续波反射技术来测量大脑和肌肉组织氧饱和度的设备包括INVOS5100C、FORE-SIGHT、EQUANOX7600和不产自美国的WIRO-200H,但是要注意,不管是学科之间还是不同仪器之间,健康人的基线数据都有很明显的变异,这一价值特别适用于先天性心脏病的儿童。人类脑氧合的临界值仍有待肯定。

7. 经颅多普勒超声(TCD)。TCD是一种可以检测持续脑血流速度和发现脑微血栓的无创技术。这项技术尤其适用于新生儿和婴儿,因为其颅骨菲薄,低频率(2 MHZ)的超声波换能器允许的超声波能量,能量传输到脑组织几乎没有信号衰减。检查时,将一种装有门深范围的超声多普勒一起的探头,置于颧弓上颞区,便能由多普勒信号测出大脑中动脉(MCA)、大脑前动脉(ACA)、大脑后动脉(PCA)的血流速度和频率。多普勒超声能检测每一个心动周期的动脉血流速度,其外形类似于动脉波形。由于MCA直径相对恒定,动脉血流速近似脑血流量(所测区域时间与速度计算方法:所截时间内相对应面积的血流量即TV1)。对于儿科患者的方法和正常值已有描述。TCD检测脑血流量可作为监测体外循环期间血流不足或脑静脉阻塞的连续监测方法。有脑微栓子时可瞬间产生高强度信号(与多普勒能量相比)。目前,TCD检测脑栓子需要熟练观察者的不断关注,因为TCD技术缺乏足够的敏感性和特异性来区分气态脑栓子、颗粒脑栓子和其他。作为一种术中或术后的儿童监护仪,因为要不损伤皮肤来保持恒定的探头位置很困难,相对操作者的专业知识也欠缺,这是其日常使用的显著障碍。

8. 脑电图(EEG)。标准的原始EEG对于术中使用和相关处理来说是不切实际的。实时处理的脑电波形和BIS监测的抑制率可以识别脑电图的暴发性抑制与否,低温对脑电图的影响在个体和BIS之间的变化尚需肯定。目前为止,在小儿心脏手术中,我们没有发现BIS可以检测麻醉深度,在小儿心脏外科中,一台4频道的EEG已被用来作为神经监测,EEG监测是其他神经监测的最好结合。

9. 经食管超声心动图(TEE)。术中TEE术中TEE用于无法完全经胸超声心动图定位的复杂解剖结构、血流动力学评估,并且重新制订决策。在接受瓣膜修复和流出道重建的患者,TEE提供了最即时的手术步骤的评估和必要时指导其修订。一些机构选择性地使用TEE(30%～40%的体外循环病例),其他医疗机构常规地使用。多平面7.5 MHz探头可用于新生儿和婴儿(2.5～3.5 kg)。对最小的患者,必须特别的谨慎使用,探头可能会压迫气管和支气管使通气受限、气管导管脱出、右主支气管插管、食管穿孔,与主动脉受压远端灌注丧失,和左心房受压造成左心房高压或心室充盈受限。而通过术中使用TEE检测心内留存的空气,在小儿心脏改良术中的应用该技术将发挥什么作用,TEE仍有待确定。

气道管理

气道管理是每一例麻醉的基础。及时控制气道并通气是先心病患者和心肺储备减少患者的必要条件。肺血管阻力受 pH、$PaCO_2$、肺泡氧分压和肺容积的影响,如上述肺血管阻力的变化可能会显著影响分流的方向、大小以及心血管功能的稳定性。高的肺血流量和间质性肺水肿的儿童肺顺应性都很差,气道阻力很高[67,100]。要降低肺顺应性则需要比预期更高的气道压力,所以面罩通气时必须小心腹胀。术中或术后,经鼻气管插管运用于婴儿或儿童能更加稳定。发绀患者、门静脉高压或接受抗凝溶栓治疗、双向分流等患者,经鼻气管插管必须谨慎以防止鼻出血。所有患者诱导前包括吸入高浓度氧气的患者脱氧都会使肺血管阻力和全身灌注降低。在氧饱和度为 70%～90% 的范围内,可通气气道减少可快速影响氧饱和度(血红蛋白的氧离曲线陡峭部分)。压力控制通气通常是为了避免阻塞气管的过度通气,这种通气方式需要警惕,因为胸壁或肺顺应性的变化会导致潮气量的瞬间改变,例如,当打开胸腔时必须降低通气压力以避免过度通气和阻挡术野,因为肺顺应性降低会继发胸腔积液、胸壁水肿,或腹胀影响分钟通气量。如有必要,手动通气可产生相对高的气道压力,并且因为泄漏过大可较少需要调整气管导管。

麻醉诱导

多种诱导方法可以保证发绀型先天性心脏病患者血流动力学稳定性和改善动脉血氧饱和度。没有单一的诱导方法适用于所有发绀型先天性心脏病患者。患者的心肺功能、年龄、心理发育、情绪状态都影响诱导方法的选择。静脉诱导可迅速控制气道,并在药物选择和药物用量方面具有最大的灵活性。静脉诱导是新生儿的首选,尤其是在心室收缩功能严重受损及严重肺动脉高压患者。

吸入(面具)诱导可以在无严重心肺功能抑制的患者中安全地完成。然而,由于发绀型患者中肺循环血流是降低的,因此吸入麻醉的诱导时间和气管插管前的辅助通气时间会延长。此外,在这些患者短暂的气道阻塞或通气不足均可以导致低氧血症。七氟醚是吸入诱导药物的较好的选择,因为相比于氟烷,七氟醚较少引起心肌抑制、低血压和心动过缓。异氟醚和地氟醚因为辛辣刺激气味会增加气道分泌物、气道刺激和喉痉挛而不适用于吸入诱导。

吸入 100% 浓度氧气下,1 MAC 或者 1.5 MAC 浓度的七氟醚、氟烷、异氟醚、芬太尼和咪达唑仑并不影响孤立性心房和室间隔缺损患者的肺/体循环血流量比[102]。1.5 MAC 的异氟醚和七氟醚及 1 MAC 和 1.5 MAC 的氟烷会使左心室收缩功能轻度抑制。高剂量的合成阿片类药物(芬太尼 25 μg/kg)与泮库溴铵组合(0.1 mg/kg)广泛用于新生儿和婴儿静脉诱导。泮库溴铵的抗迷走神经和拟交感神经作用抵消合成阿片类药物迷走神经兴奋作用。在较低主动脉舒张压和高基础心率的患者中,可以用罗库溴铵(0.6 mg/kg)、维库溴铵(0.1 mg/kg)或顺式阿曲库铵(0.2 mg/kg)来避免增加心率。在年龄较大的轻度至中度收缩功能受限的儿童中,低剂量的合成阿片类药物可与依托咪酯(0.1～0.3 mg/kg)结合使用。

氯胺酮(1～2 mg/kg)是一种实用的诱导剂。氯胺酮可引起在已行控制性通气的正常或较高基线肺血管阻力的患者的肺动脉压力升高,但是这种影响是最低限度的。氯胺

第
三
部
分

酮导致的心动过速和全身血管阻力增加使得它在系统性流出道梗阻的患者中不适用,但非常适用于左向右分流的患者(肺循环血流依赖于全身-肺动脉分流时)。丙泊酚和硫喷妥钠的心肌抑制和扩血管作用使其不适用于心血管功能中到重度受损的患者的诱导。在难以建立静脉通路的患者中,肌内注射氯胺酮(3～5 mg/kg),琥珀胆碱(3～4 mg/kg),阿托品(0.02 mg/kg,但不小于0.1 mg)是静脉诱导以外一种选择。阿托品可以防止注射琥珀胆碱引起的心动过缓。这种诱导方法保证血流动力学稳定,提供了迅速控制气道和气管插管的条件。这种方法适用于充血性心力衰竭和肺动脉分流过度的新生儿和小婴儿或预计初始静脉通路必须通过颈内/外静脉或股静脉的婴儿。该技术受限于琥珀胆碱维持时间短,并只能提供短时间的患者静止不动。另一种方法是联合使用氯胺酮(3～5 mg/kg)和罗库溴铵(1 mg/kg),但该方法缺点在于能够进行气管插管操作前的时间间隔会有延长以及罗库溴铵的起效时间较长。

麻醉维持

麻醉维持一般是以合成的阿片类药物为主,如大剂量(25～100 μg/kg芬太尼或2.5～10 μg/kg舒芬太尼)或低到中等剂量(5～25 μg/kg芬太尼或0.5～2.5 μg/kg舒芬太尼)。阿片类药物可以与吸入麻醉药(一般是0.2%～1%异氟醚或0.5%～2%七氟醚)或苯二氮䓬类(一般是0.05～0.1 mg/kg咪达唑仑)合用。阿片类药物和苯二氮䓬类药物的组合可协同降低全身血管阻力。大剂量阿片类药物维持特别适用于新生儿和婴儿。未成熟心肌的收缩功能储备有限;吸入药物具有心肌抑制和全身血管舒张作用,苯二氮䓬类和阿片类药物具有协同舒张血管作用,因此它们可能不适用于新生儿和婴儿。新生儿和婴儿常有明显的心室压力和(或)容量过载,相当一部分患者由于左向右分流及低主动脉舒张压,其心内膜下心肌和全身灌注是脆弱的。

体外循环期间麻醉维持有特殊的注意事项。浅麻醉(尤其是降温和复温过程中)可能会升高全身血管阻力,从而需要降低泵流量并导致损害全身灌注和降低体外循环降温和复温的效率。由于神经肌肉阻滞不全和浅麻醉导致亚临床颤抖会增加全身耗氧量。低体外循环期间在保证足够的体外循环流速情况下全身氧消耗的增加将表现为不可接受的低静脉血氧饱和度(<65%)。此外,对处于或接近其最大流量的膜式氧合器,低静脉血氧饱和度可能导致过低的动脉血氧饱和度。

较低剂量的阿片类药物与吸入剂或苯二氮䓬类药物合用更适用于心血管储备较好的稍大的患者。事实上,经过精心挑选(1岁以上,无肺动脉高压,良性病史)进行简单的房间隔缺损或室间隔缺损封堵术的患者可以尝试在手术室或术后2～3 h在ICU内拔除气管导管。

障碍:错位

背景

异常的心脏位于胸部[左侧(正常),右,或中线]和(或)有基础的顶点轴取向异常[左位心（正常），右位心，中］[103]。心脏可能位于胸腔外（异位）或位于腹腔脏器的位置［正位（正常），反转（镜像），或位置不确定］。心脏的错位也可能是继发于心脏畸形，如膈疝，肺低增生，脊柱侧弯，或胸壁畸形。原发性心脏位置是一个高发生率相关的复杂心脏畸形。

胚胎学和解剖学

1. 在原肠胚形成期间通过基本表达心导管循环方向的分属及左右心脏的形成。

2. Geva描述了一些必要的步骤来确定了患者的解剖结构：

i. 确定胸腹器官的位置；

ii. 在胸部确定心脏的位置和方向；

iii. 从静脉到动脉出口来剖析心脏节段的解剖；

iv. 心房位置；

v. 心室环（D-环，L-环）；

vi. 房室的对接/连接（符合，不符合，房室瓣闭锁，房室瓣骑跨，双入口）；

vii. 心室动脉的连接［符合，不符合（大动脉转位）双出口，单出口］；

viii. 科纳尔（漏斗）解剖（肺动脉，主动脉，双边，双边缺如）；

ix. 半环之间的联子（正向的，反向的，D-错位，L-错位，前错位）；

x. 相关性的异常结构。

3. 通常用左位心、右位心和中位心来描述心脏的位置和方向，左位心是心尖向左侧的正常心脏的位置，右位心是心尖突向右侧，中位心通常是心尖指向前方或下方中线的位置（图18-14）。通常来讲每一个可能与腹腔脏器位置有关，与心房、空腔脏器或内脏异位相反（图18-15）。

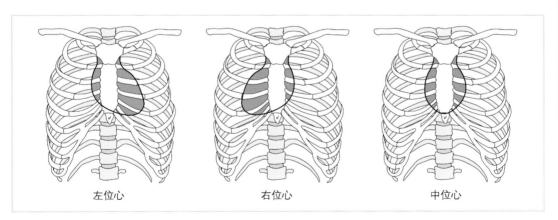

左位心　　　　　右位心　　　　　中位心

图18-14　胸廓内心脏的位置。在左位心中，心脏主要在左侧胸部；在右位心，心脏主要在右胸部；在中位心，心脏位于中线位置，心尖朝向前方或后方，心尖的位置应该被确切地描述，因为右胸廓里心脏的位置和心室的朝向有可能不是一致的（例如右位心心尖朝向左侧）(Reproduced with permission from: Geva. T. Nomenclature and segmental approach to congenital heart disease//Lai WW, Mertens LL, Cohen MS, et al. Echocardiography in Pediatric and Congenital Heart Disease: From Fetus to Adult. Oxford, UK: Wiley-Blackwell, 2009: 22-33 (Figure 3.4, p.25).)

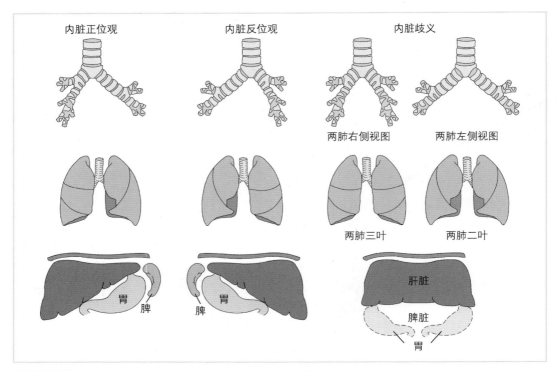

图18-15　胸腹内脏。前面观：气管支气管树的形态有益于预测心房的位置，右主支气管短，位于动脉上（右上叶的分支在右侧肺动脉的第二支上），左主支气管长，位于动脉下（在左肺动脉的下面），在内脏转位中，内脏解剖图像的镜面成像被视为内脏正面，在内脏异位的解剖结构中，支气管有可能会有双侧向右或双侧向左，在内脏异位的患者和多脾症患者身上有可能会有双侧动脉左支气管成像，然而在内脏异位患者和无脾患者身上有可能会有双侧动脉右支气管成像。中间观：肺裂同样与心房的位置有关，在正常人中左肺二叶，右肺三叶，在内脏异位的患者，右肺二叶，左肺三叶，在逆位的肺脏中有可能有双肺双叶或双肺三叶。下面观：在正常人中，肝位于右侧，胃和脾位于左侧，在内脏异位患者中会有腹部器官不对称性的单侧化现象，肝和胃都位于中线上，脾脏异常（无脾、多脾、单一右侧脾）和复杂的心脏结构解剖是常有的现象，在内脏异位综合征及内脏位置不明确患者身上，腹部内脏结构位置相对于支气管的形态并不能很好地预测心房的位置。（Reproduced with permission from: Geva T. Nomenclature and segmental approach to congenital heart disease//Lai WW, Mertens LL, Cohen MS, et al. Echocardiography in Pediatric and Congenital Heart Disease: From Fetus to Adult. Oxford, UK: Wiley–Blackwell, 2009: 22–33 (Figure 3.3, p.25).）

4. 完全性内脏异位，通常指心脏及内脏完全的转位（镜面-右位心）这并不一定与先天性心脏病有关。

5. 内脏异位综合征包括一系列的缺陷，心脏的片面性或腹部解剖器官（包括腔静脉）会有不正常的排布偏侧序列，包括无脾和多脾综合征。

生理因素

1. 心脏位置异常并不意味着心脏结构的特异性改变，这可能与一个正常的心脏或结构异常心脏的重大血流动力学改变相关。

2. 生理结构是任何心脏缺陷的直接后果,与威胁生命意义不同。

手术修复

依赖于特定的心脏缺陷。

麻醉要点

术前评估

1. 心前区的检查。

2. 评价心外的和内脏器官的内部转化。

3. 心电图:导联线放置在标准位置,但可以看到变量模式。例如,在内脏的SA节点激活左侧心房高,P轴为120°(不是60°)。右位心,有一种正确的轴,Q波、R波的波(QRS)在虚拟现实与直立的P波、T波的复合物,在所有复合物的反转引起,并没有在胸导联R波递增。无脾可双侧SA节点相关,与P轴交替或融合60°~120°。在多脾中,异位心房节律是常见的。

4. 胸部X线:取决于存在变量的先天性心脏病心脏位置。肺和支气管的解剖可为双侧三叶形态或双叶双侧左形态。胃可在正常位置或右侧肝左侧或中线。

术中管理

1. 具体的麻醉管理依赖于任何心脏缺陷的病理生理学,超声心动图可以很好地阐明,如果有必要可行心脏导管插入术或MRI。

2. 无脾是需要与严格的无菌技术下相关的免疫缺陷相联系。患者可能已经接受了肺炎球菌疫苗和阿莫西林。

> **临床小贴士** 早期的心脏位置异常与复杂心脏畸形的发病率有关。依赖于特定的心脏缺陷。

障碍：房间隔缺损

背景

房间隔缺损是左侧和右侧心房之间的遗留孔隙。遗留的可能是单个或多个孔隙,大小不等,位于心房隔的任何部位,并可能是孤立的缺陷或与其他先天性心脏病缺陷并存(50%)。有4种形态:继发孔型房间隔缺损,原发孔型房间隔缺损,静脉窦型房间隔缺损,冠状静脉窦型房间隔缺损。卵圆孔未闭合是胎儿期正常的房间隔造口,几乎所有的新生儿均可出现。探究卵圆孔未闭,目前高达25%的成年人,并不是真的心房间隔有缺陷,而是在原发隔完全融合的边缘的卵圆窝带（继发隔）。如果心房扩张不再覆盖边缘，则被列为继发型房间隔缺损。常见的房间隔缺损是一种罕见的缺陷，内脏异位综合征通常导致原发或继发隔形成。

胚胎学和解剖学

1. 继发孔型房间隔缺损在卵圆窝，是由原发隔过度的细胞死亡和吸收或继发隔发育不足导致的缺陷[18]。继发孔型房间隔缺损占80%，从几毫米到2～3 cm不等（图18-16）[106]。

2. 原发孔型是由于原发隔未能与房室心内膜垫相连接导致的。缺陷是在心内膜垫与房间隔交接处，从卵圆窝下缘至室间隔嵴延伸。原始的房间隔缺损是一种常见的房室间隔（房室管畸形）缺陷，可能是孤立的或是一部分的缺陷。它通常与二尖瓣前叶和二尖瓣反流的裂相关。

3. 静脉窦型房间隔缺损是右心房/上腔静脉连接后的外侧壁及右上肺静脉前壁的缺失，然而很少有前壁和下肺静脉的缺失[107,108]。因此，静脉窦型房间隔缺损并不准确。

房间隔解剖缺陷，缺陷的胚胎静脉窦和肺静脉的右角。心房间的传导是通过肺静脉（S）而不是心房隔。静脉窦缺损是最常见的位于右心房与上腔静脉交界处（上腔静

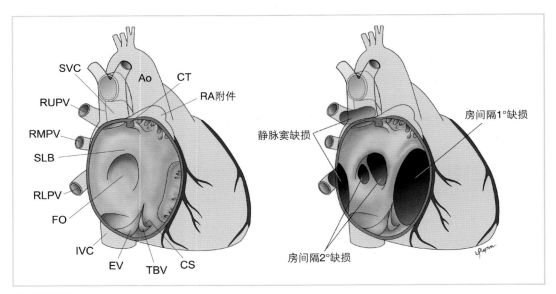

图18-16　房间隔及邻近结构的解剖。A组：正常右心房房间隔。B组：心房间的传导类型。ASD：房间隔缺损；Ao：主动脉；CS：冠状静脉窦；CT：界嵴；EV：咽鼓管阀；FO：卵圆孔；IVC：下腔静脉；RA：右心房；RLPV：右下肺静脉；RMPV：右中肺静脉；RUPV：右上肺静脉；SLB：上边缘带（房间隔）；SVC：上腔静脉；TBV：冠状窦瓣。(From: Geva T, Martins JD, Wald RM. Atrial septal defects. Lancet, 2014, 164: 1347-1371. Figure 11 (p.1364), with permission. And/or reproduced with permission from: Geva T. Anomalies of the atrial septum//Lai WW, Mertens LL, Cohen MS, et al. Echocardiography in Pediatric and Congenital Heart Disease: From Fetus to Adult. Oxford, UK: Wiley–Blackwell, 2009: 158-174 (Figure 11.2, p.159), with permission from Wiley–Blackwell Publishing.)

型），而很少在右心房中的劣势方面（下腔静脉型）[109]。下腔静脉型更可能与右肺静脉异常引流与下腔静脉，导致"弯刀综合征"。

4. 在冠状静脉窦缺损，冠状窦和左心房之间的隔是可以部分或者完全消失（露天）。有扩大的冠状窦口导致下腔静脉入口附近的房间隔的劣质方面有相当大的缺陷。类似于静脉窦缺损、房间隔的传导通过冠状窦口，冠状窦自闭症不是房间隔缺损的缺陷，而是在胚胎窦静脉SVC左角。冠状窦缺损通常与一个持续的左上腔静脉相关，引流到一个大的扩张的冠状窦。

生理因素

1. 房间隔缺损是一个简单的左向右分流，通过缺陷的大小和左，右心房的压力差，这涉及通过左心室和右心室的血液量的相对顺应性的缺陷。

2. 随着患者年龄的增长，从左向右的分流增加[110]。在婴儿早期，右心室不太兼容，左向右的分流是最小的。随着肺动脉压力下降和右心室重塑（增加顺应性），分流增加，右心房压力逐渐低于左心房压。正常递减的左心室顺应性随着年龄的增长进一步增加左向右分流。房间隔缺损导致PBF增加，使右心房、右心室、左心房的容量负荷增加。右心室随后的压力负荷导致舒张间隔移位导致左心室顺应性降低，左心室功能不全，全身心输出量减少。

3. 婴儿和儿童的继发孔型房间隔缺损通常无症状。由于不完全能解释的发病机制，很少的一部分婴儿可以发展到慢性心力衰竭。充血性心力衰竭在45岁后相当常见，心房颤动（不常见的心房扑动）是一个标志，随着年龄的增长发病率增加[111,112]。

4. 周围血管阻塞性疾病（PVOD），有或无分流逆转（艾森门格综合征），将导致约5%～10%的继发孔型房间隔缺损无法修复，30岁后患病率稳步增长[106,111]。

5. 心房颤动，静脉窦，冠状静脉窦的自闭症通常跟严重的分流有关，需要相关外科手术[106]。

手术修复

1. 继发孔缺损能否自然闭合主要跟缺陷直径有关。通过Radzik等人的研究发现，<3 mm闭合率100%[113]；3～8 mm，87%；3～5 mm，80%。hanslik等人发现，4～5 mm，56%；6～7 mm，30%；8～10 mm，12%[114]；>10 mm，无法自然闭合。外科手术指证为血流动力学明显分流（$Q_P:Q_S>1.5:1$）和右心房扩大[115]。目前认为出生后的第2年是手术缝合的最佳时间。

2. 微创胸骨小切口下体外循环是治疗单纯继发孔型房间隔缺损标准手术[116]。在心房处切开，采用直接缝合或补片（心包组织或合成的）。小孔型房间隔缺损只需要在原位缝合，而大的缺损，需要一个补片。原发自闭症需要一个补片，并且在二尖瓣前叶裂缝进行缝合。静脉窦缺损伴或不伴部分肺静脉异位回流通常可以使用一个或多个补丁。冠状窦缺损通常是用补丁封闭，如果存在，还需关注左侧上腔静脉。

3. 继发孔房间隔缺损另一种为手术方法是在导管检查实验室进行封堵[117,118]。先决条件是合适的缺损直径(36～40 mm),隔框座设备充足,与房室瓣功能或全身和肺静脉异位引流互不影响[119,120]。目前没有适用于心房颤动、静脉窦,或冠状静脉窦缺损的设备。

4. 25岁前闭合的房间隔缺损,心力衰竭,卒中和心房颤动的发病率较低[112]。房间隔缺损的晚期并发症包括残余分流,心房穿孔,血栓形成,设备迁移或栓塞,室上性心动过速[121-124]。

麻醉要点

1. 麻醉管理的血流动力学目标是肺循环血量增加,即增加肺血管阻力,降低体循环血管阻力,维持正常的心率,并保持收缩能力(表18-5)。

2. 心脏功能通常是良好的,允许必要时吸入诱导。

3. 孤立的继发孔型房间隔缺损而且没有周围血管阻塞性疾病的儿童,可以在手术室拔管或进入ICU不久后拔管。这可以通过挥发性技术和低剂量阿片(芬太尼5～10 μg/kg)与吗啡(0.05～0.1 mg/kg)在体外循环中的应用得以实现。右旋美托咪定(1 μg/kg)的应用,大大降低了鱼精蛋白及其相关的高血压和心动过速的并发症。正性肌力药物很少需要,房性心律失常是很罕见的。

4. 对于心房颤动,静脉窦或冠状静脉窦缺损的患者,早期拔管并不是既定方案,可能有心脏传导阻滞的患者,补丁必须缝合在室间隔嵴,防止残余二尖瓣反流的可能性。如果在静脉窦缺损闭合过程中无法判断部分性肺静脉异位引流,修补后可能存在残余左向右分流。在周围血管阻塞性疾病罕见的患者,为了防止右心室功能障碍和后负荷增加,在体外循环期间可能需要采取措施降低肺血管阻力。

5. 使用经食管超声心动图封堵,气管内全身麻醉及手术结束时拔管是常态。

> **临床小贴士** 虽然儿童通常无症状,成年期的左向右分流增加的容量负荷可导致房性心律失常、心功能不全,肺动脉高压。

障碍:房间隔和房室瓣膜缺损

心内膜垫的缺损

背景

心内膜垫(上、下、左、右)组成了原始房室管的周长,是房间隔、室间隔、二尖瓣、三尖瓣的组成部分,房间隔的缺损和心内膜垫的缺损有关,异常的心内膜垫有一个大的范围,包括隔膜和房室瓣,房间隔的缺损分为完整型、中间型、过渡型、不等型。

胚胎学/解剖学

1. 完整的房间隔缺损的特点是原发孔型、中等到巨大的室缺和共同的房室瓣口（图18-17）二尖瓣和三尖瓣共同链接的部分被替换，并减少嵌入主动脉瓣，左心室流出道的增加会在血管造影术中出现"曲颈样"畸形，存在多种来源于二尖瓣前叶的腱索附着到室间隔可能会导致左心房流出道梗阻。

2. 中间型房间隔缺损是完整的一个类型，其中存在同一个环而不是两个窍。

3. 局部不等型房间隔缺损有两个分开的二尖瓣、三尖瓣环，最常见的类型是原始的房缺并伴有一个二尖瓣前叶上的裂缝。

4. 过渡型房室通道是最罕见的类型，它是部分型的房室管缺损的一种，合并原始的房间隔缺损和一个小的可限制的室间隔缺损。这里存在一个共同的房室瓣，并与二尖瓣和三尖瓣孔分离，二尖瓣和三尖瓣孔在室间隔顶部上端的前部和后部桥接小叶以上融合。

5. 平衡型缺损是一种通过房室孔同时均衡的流向两个心室。在不平衡的房室管缺损

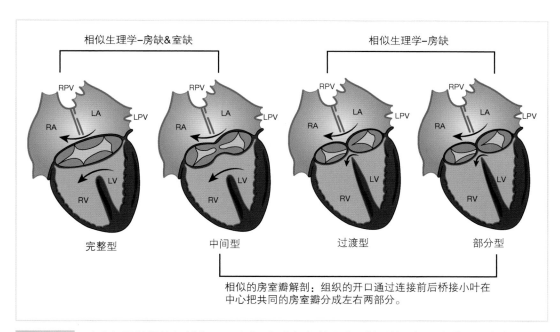

图18-17 房室间隔缺损的解剖的不同形式之间的相似性和生理性总结（右）。完整型的房室缺损是在一个大环中合并有房缺和室缺。中间型的房室缺（一环，两孔）是完全型的一个亚型，有一个大的室间隔缺损。完整型的房室缺兼有室缺和房缺的生理学特点。相反，部分型的房室缺有室缺的生理学特点。过渡型的缺陷是部分型房室间隔缺损的一种类型，目前它是一种小的缺口的室缺。部分型和完全型中的中间型有相似的解剖特点：组织的舌状部分将共同房室瓣分成明显的左、右孔。LA：左心房；LPV：左肺静脉；LV：左心室；RA：右心房；RPV：右肺静脉；LV：右心室。（Reproduced with permission from: Cetta F, Minich LL, Maleszewski JJ, et al. Atrioventricular septal defects//Allen HD, Driscoll DJ, Shaddy RE, et al. Moss and Adams' Heart Disease in Infants, Children, and Adolescents: Including the Fetus and Young Adult. 8th ed. Philadelphia, PA: Lippincott Williams & Wilkins, 2013: 691-712, (Figure 29.1, p.692). And/or with permission of Patrick O'Leary, MD.）

里,房室瓣将占更多更大比例的血液流向一个心室,另一个心室将会因来自分流的心室内有限的血流发生心室的发育不全。不平衡型缺损经常引起房室瓣分叉经过室间隔腱索嵌入另一个心室。最常见的排列是优势的右心室与左心室的发育不全,显著的发育不良阻止两心室的修复。

6. 冠心病在唐氏综合征的患者中的发病率约为44%,合并房室管缺损是最常见的[126-128]。

7. 在没有合并唐氏综合征的患者中,任何已知的心脏缺陷可能与心内膜垫的缺损有关联,包括法洛四联症,在唐氏综合征中,其他心脏缺陷比较罕见。

生理学机制

1. 完整型和中间型缺损具有房室隔缺损和室间隔缺损共有的生理学基础,同时,过渡型和局部型缺损表现类似房间隔缺损。也有可能通过一个共同的 AV 阀和(或)二尖瓣裂 AV 瓣反流。

2. 左向右分流会增加肺血管血流量,从而增加左心室和右心室的前负荷。分流量大小由室间隔缺损的大小来决定。

3. 在一个大的心室开放的情况下,会把循环系统压力传递到右心室和肺动脉,增加肺动脉高压和周围血管闭塞症的发病率。这通常与唐氏综合征有关,因为肺的异常对肺动脉高压的产生有很大的作用。

4. 二尖瓣的裂缝或共同的房室瓣是具有一定功能的,而严重的二尖瓣反流会引起血液流回到右心房(左心室到右心房分流),增加了左向右分流和心室的前负荷。在完整型房室管缺损中,4 个心腔都受影响,随着心脏扩大,瓣膜小叶很少粘连。

5. 瓣膜覆盖或室间隔压力差会导致更严重的体循环回流和肺静脉回流的混合。一个心室严重的发育不全与单心室生理学相似。

外科治疗

1. 完整型房间隔缺损的手术时机应该在婴儿时期,通常是出生后 2～3 个月,因为会增加肺静脉疾病的风险。由于肺血管系统被局部的过渡型房间隔缺损所保护,同时正常房室瓣又细又脆,所以外科操作通常会在婴儿期后期进行。

2. 修复这些缺损的方式包括:原发孔型 ASD 修补缝合,缝合(小缺陷)或补片修补 VSD 的入口,修补二尖瓣裂或将共同房室瓣组织分隔为两个独立结构。

3. His 束穿过室间隔,靠近房室结,容易导致完全性心脏传导阻滞。

4. 主要涉及以下修复:房室瓣关闭不全(特别是二尖瓣);二尖瓣狭窄;主动脉瓣下狭窄;心律失常。

麻醉问题

1. 麻醉管理的血流动力学目标是:增加肺血流量,也就是增加前负荷、增加肺血管阻力、降低外周血管阻力、维持正常的心率、维持心脏的正常射血功能(必要时使用血管活性药物)(表18-5)。对于成功的麻醉管理来说,平衡肺血管阻力和外周血管阻力的比例非常重要。

2. 当患者病变轻,心室功能可以维持,没有周围血管病变,可以考虑吸入诱导。

3. 或者伴有循环衰竭和高的肺血流的大分流患者,心脏储备往往是受限的或者衰竭的,因此推荐全凭静脉麻醉用于重症充血性心力衰竭的婴儿,二尖瓣关闭不全对心室施加的额外容量负荷将进一步限制心脏储备。在没有建立静脉通路时,肌肉诱导是一个合适的选择,重要的是纠正与反应性肺血管和有害刺激的肺静脉阻力增加;如果心室功能允许和(或)中度至高剂量的麻醉药,便可以实现更深层次的麻醉,正性肌力药可能是转流前支持心室功能的必须药物。

4. 正性肌力药物支持,降低肺循环阻力的发生,后负荷的减少可能被修复,分离从体外循环和在心脏射血后期,由于修补的位置在房室结附近,可能会发生心传导阻滞。

5. 在合并有肺静脉疾病的患者中(特别是有唐氏综合征的患者),在手术修复后,肺动脉压和肺血管阻力保持升高和高反应性。

> **临床小贴士** 在合并唐氏综合征的儿童中,大约44%的儿童有先天性心脏病,其中房室管缺损者最常见[126-128]。

三尖瓣缺损

背景

最常见的原发性解剖异常是埃布斯坦综合征(Ebstein畸形),其中大约一半的人合并其他心脏缺陷[130],其他三尖瓣反流的原因是继发于环扩张术后各种病变或右心室功能障碍,孤立性先天性三尖瓣狭窄是非常罕见的,三尖瓣狭窄总是和发育不良的瓣膜环有关,发育不良的瓣膜环与右心和肺闭锁发育不全有关。三尖瓣闭锁的特点是三尖瓣缺如和右心室发育不全。风湿热是引起三尖瓣畸形的一个后天原因,在发达国家并不常见。

胚胎学 / 解剖学

1. 埃布斯坦综合征(Ebstein畸形)是由对右心室心尖部三尖瓣隔和后叶移位。真正的环的间隔和后叶附着于室间隔水平之间的右心室发育不良(房)。环前小叶是大于正常的,而其他的叶可能是多余的,或收缩,或增厚。三尖瓣通常是不称职的,偶尔狭窄。右心室腔房化部分超出范围从大到小,而右心房总是放大。这是几乎总是卵圆孔未闭或房间隔缺损。房室旁道是存在于10%～25%的情况下[131,132]。

2. 三尖瓣闭锁是三尖瓣发育的完全失败,与右心室发育不全有关。三尖瓣可由闭锁膜,取代了肌肉组织,或纤维脂肪组织。卵圆孔未闭是生存所必需的。解剖分类是基于大动脉转位或其他复杂异常的缺失（Ⅰ型，70%）或存在（Ⅱ型，21%）（Type Ⅲ）。肺动脉血流（量）是血液从左心室通过室间隔缺损流经到肺动脉的漏斗室，或通过动脉导管未闭（肺动脉闭锁或无室间隔缺损），或直接来自左心室（完全性大动脉转位）。

生理因素

1. 埃布斯坦综合征（Ebstein畸形）是由于三尖瓣反流或狭窄导致流到右心室的血流受限。通常，右心房压力增加，通过未闭的卵圆孔或缺损的室间隔发生了右向左分流。病理生理学的范围扩大了，但发绀或充血性心力衰竭预后不好。重度Ebstein畸形会在出生几个小时内出现发绀和酸中毒，无效的右心室没有向前流动的血流量，导管通畅是生存所必需的条件。巨大右心室损害左心室功能。不太严重的新生儿可能因为肺血管阻力下降而有足够的肺血流[133]。微小病变可能只出现在儿童期或成年期。

2. 三尖瓣闭锁是单一的右心发育不全疾病，合并左向右分流，完全混合性的体循环血和肺静脉血混合回流到左心房里。第二分流（室间隔缺损、动脉导管未闭或侧支血管）绕过障碍是必要的，发绀的程度很大程度上取决于肺循环血流量与体循环血流量比（$Q_P:Q_S$）。

BF的流量受到受限的室缺、肺动脉瓣狭窄或闭锁，以及婴儿早期高PVR的限制。在那些合并转位的患者中，受限或关闭的室缺则会导致主动脉下狭窄。这种情况下，为了满足全身有适当的灌注压，左心室压力必然升高，与此同时则会增加PBF导致CHF。

外科治疗

1. Ebstein畸形：重度发绀的新生儿需要气管插管，机械通气，麻醉，前列腺素E1，强心药，NO和碳酸氢钠输液[134]。如果无效需体外膜肺（ECMO）或心脏移植。手术方法取决于三尖瓣反流和右心室的大小程度，包括三尖瓣成形术，心房还原（双心室修复），三尖瓣关闭和转换为单心室生理（Starnes步骤），或改良Blalock-Taussig分流术。在年龄较大的儿童，手术指征通常是针对那些有症状的患者，患者呈深度青紫色，或因三尖瓣反流处于心力衰竭和右心房部分的矛盾运动。包括三尖瓣重建或置换，常伴心房壁折叠术。目前流行的技术是三尖瓣圆锥重建[135,136]。术前电生理研究和导管旁路消融可能用于快速性心律失常患者或预激综合征的患者。

2. 三尖瓣闭锁可以分期实施Fontan手术（姑息）。超过70%的新生儿的循环依赖导管，需要改良Blalick-Tassig分流术。这个式术通过胸骨正中切口且不需要体外循环，更加先进的上腔静脉肺动脉吻合术（双向Glenn手术）可以在患者3～6个月时实施，直至患者1.5～2.5岁时可以实施Fontan手术[137]。

麻醉要点

1. Ebstein畸形的麻醉，如果是中度至重度三尖瓣反流，右向左分流合并发绀，以及房性快速心律失常。麻醉管理的血流动力学目标是避免心率过慢、增加前负荷、减少肺静脉阻力、保持心脏的射血能力(必要时使用血管活性药物)。

2. 三尖瓣闭锁或三尖瓣严重狭窄的管理是可以把它看成单心室的生理。

二尖瓣缺损

背景

二尖瓣功能障碍通常与其他先天性缺损有关,单纯的先天性缺损是非常罕见的。先天性二尖瓣狭窄通常与其他左侧的阻塞性病变有关,例如像Shone's综合征,也就是二尖瓣上、主动脉瓣下、主动脉瓣、主动脉发育不全和缩窄。二尖瓣关闭不全通常继发于另一过程,如房室管缺陷,二尖瓣脱垂,风湿热,或从肺动脉异常起源的左冠状动脉。

组织胚胎学／解剖学

1. 狭窄的二尖瓣瓣膜通常是增厚的,瓣叶边缘具有短卷增厚的腱索,乳头肌不发达。

2. 降落伞一样的二尖瓣腱索在所有的腱索里插入一个简单的乳突肌,并且存在一个二级发育不成熟的肌肉。任何的狭窄和反流都是取决于瓣叶的形态学和腱索的束缚。

3. 二尖瓣的狭窄是由一系列环形结缔组织构成,这些组织附着于小叶的心房表面或略高于环。

4. 三房心是斜肌纤维膜,把左心房变成一个近端室接受肺静脉,远端腔与心耳和二尖瓣相通。

5. 二尖瓣关闭不全与房室管缺陷可能会发生通过分裂的前小叶或在中央的环形扩张。

6. 相同的畸形可以产生二尖瓣狭窄,也可能导致二尖瓣反流。

7. 二尖瓣脱垂可能是继发于冗余的瓣膜组织,或者发生在结缔组织疾病和感染性心内膜炎后,肌腱的伸长或断裂。

8. 二尖瓣骑跨指的是二尖瓣前叶骑跨于移动的心室间隔上方。

生理学机制

1. 舒张期左心室充盈的阻塞取决于瓣膜面积、心输出量和心率。随着狭窄程度的增加,需要更大的压力梯度来维持心输出量。跨瓣压的压力梯度随流量的增大而增大,反之亦然。由于心动过速缩短舒张期大于收缩期,流速(因此梯度)增加,以保持相同的心输出量。

2. 左心房压增高导致肺静脉淤血。当肺静脉压超过 $30 \sim 40$ mmHg 时容易发生肺水肿。中度至重度二尖瓣狭窄或反流可导致肺动脉高压,使右心室压力负荷增加。肺动脉高压严重时导致右心室功能障碍并继发三尖瓣关闭不全。

3. 二尖瓣关闭不全使左心室容量负荷增加,导致左心室功能障碍。重度二尖瓣关闭不全的射血分数代表心肌功能障碍。

4.慢性左心房扩大与房性心律失常的发生发展有关。

外科治疗

1.生长不良、呼吸系统症状、咯血或严重肺动脉高压需要手术干预。

2.对于二尖瓣狭窄而言,如果瓣膜并没有出现"降落伞"样改变或是瓣膜并没有增厚合并腱索缩短,这时应该考虑行"球束"二尖瓣狭窄成形术。这样可以尽量延缓手术时机;当然,如果二尖瓣狭窄完成了手术中成型手术,在很大程度上并不再需要外科手术干预了。

3.二尖瓣狭窄手术干预的指征是二尖瓣球囊成型禁忌或者二尖瓣成形失败,或者是二尖瓣球囊成形后出现严重的反流。瓣膜成形外壳技术包括:狭窄交界切开、腱索纤维组织切除、乳头肌切开、瓣环扩大、二尖瓣环上狭窄膜的切开。瓣膜成形后应该应用抗凝药物,并允许随着成长,瓣环也应该成长。少数情况下,当成形的瓣环无法满足生长时,可以置换一个更大的"人工瓣膜"。

4.二尖瓣反流的外科干预包括瓣环成形(人工瓣环置入);瓣膜修复或瓣膜置换术。最为常见的就是先前完成的房室通道的修复。

麻醉要点

1.二尖瓣狭窄的麻醉管理中血流动力学目标是降低心率,正常或增加前负荷(谨慎,以避免肺水肿),降低肺静脉阻力,并维持收缩和体循环血管阻力。

2.二尖瓣闭锁或重度二尖瓣狭窄合并左心室发育不全的管理与患者左心发育不全综合征和单心室的生理一样管理。

3.二尖瓣关闭不全的麻醉管理的血流动力学目标是增加心率、增加前负荷、降低外周血管阻力和维持心脏射血功能。

障碍: 室间隔缺损

背景

室间隔缺损是心室间隔的一个开口,形成左心室和右心室之间的异常交通。除了二叶主动脉瓣,室间隔缺损是最常见的先天性心脏缺损,它的发生率为3.6‰[5,6]。

胚胎学/解剖学

1.室间隔是由肌间隔、房室管心内膜垫,以及管道隔膜生长和融合而形成的。心室缺陷可能是单个或多个,可能是孤立的或是其他先天性心脏病变的一个组成部分,如法洛四联症,完全房室通道,大动脉转位,右心室双出口,或主动脉弓的断裂。

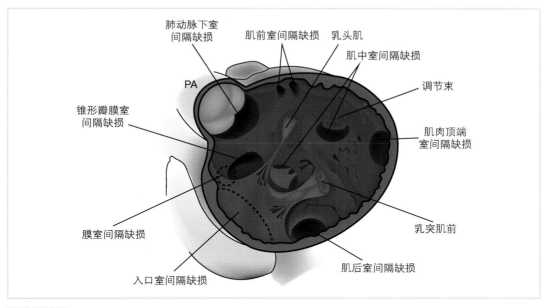

图 18–18　室间隔缺损的形态学亚型。PA：肺动脉（From: Jonas RA. Comprehensive Surgical Management of Congenital Heart Disease. 2nd ed. Boca Raton, FL: CRC Press, Taylor and Francis Group; 2014: 718; Figure 18.2 (p.333) with permission.）

2. 室间隔缺损根据缺损的位置分类。

a. 膜周部缺损是最常见的。隔膜构成最后关闭区位于毗邻三尖瓣前联合主动脉无冠瓣。这些缺损可能会被三尖瓣和房间隔形成的动脉瘤样组织部分关闭。这些缺损可能与HIS束紧密相连。

b. 室间隔圆锥缺损存在于圆锥和室间隔的肌肉部分之间，比室间隔膜的缺损延伸更多。锥形室间隔缺损倾向于发展成巨大的和不受限制的，并且经常与不同程度排列圆锥间隔和肌间隔相关联。

c. 肺动脉瓣下（漏斗，圆锥）的缺损是直接位于肺动脉瓣下面的漏斗型隔膜。相邻右冠状动脉窦的主动脉瓣脱垂或缺陷往往在无主动脉瓣关闭不全。这些缺陷在亚洲人群中是普遍存在的[139]。

d. 房室通道型（入口）缺陷位于三尖瓣的间隔小叶下方，延伸至三尖瓣环。这些构成心内膜垫缺损是房室管/入口隔膜垫由心内膜垫组织形成。

e. 肌肉型室间隔缺损有一个完整的轮状的肌肉组织，可位于肌部室间隔的任何地方，而且往往是多个。这些缺陷可能是在顶部、前部、中部或后部。右室间隔重小梁可以使这些缺陷难以识别和产生小误导。

生理学机制

1. 分流的程度是由缺损的大小和与之相关的肺动脉及体循环静脉阻力来决定的。大的缺损（>50%的心房直径），心室压力之间的平衡。缺损越大、肺静脉阻力越低、体循环阻力越高、左向右分流越大。

2. 较小的(限制性)缺陷限制分流,因此在缺陷处有一个大的压力梯度。

3. 大多数分流发生在收缩期。当肺血流量≥全身血流量的2.5倍时,充血性心力衰竭是常见的。

4. 出生时的高肺静脉阻力限制了左向右分流,因此可能听不到杂音,室间隔缺损可能未被发现,在出生的第一周分流的增加使肺血管阻力下降和产生生理性贫血。

5. 肺动脉中流量和压力的增加易诱发肺血管闭塞性疾病(PVOD)。肺血管阻力的增加将最终产生双向和右向左的分流。晚期的肺血管闭塞性疾病(PVOD)和肺动脉高压患者(艾森曼格综合征)一般不作为室间隔缺损封堵术的适应证。

6. 随着肺动脉血流量的增加左心房容积和压力也增加。由此造成的肺静脉充血和肺间质水肿降低肺顺应性,增加气道阻力,从而增加呼吸的做功。

手术修复

1. 大多数室缺是很小的并且许多缺陷会随着时间的推移而减小或自发闭合。在婴儿期手术修复的适应证是大分流(Q_P:Q_S>2:1),低生长,充血性心力衰竭,最佳的医疗治疗后肺动脉压力在或接近体循环水平[140]。在年龄较大的儿童和正常或可逆性肺血管阻力的成人,分流量Q_P:Q_S>2:1或发展的主动脉瓣关闭不全,有关闭的迹象[115,141]。

2. 肌部室间隔的封堵,特别难以达到顶端和前间隔缺损的部分,可能是在导管的设置不会影响房室和半月瓣。

3. 室间隔缺损通常是用补丁修补封闭的,最常用的是针织涤纶丝绒。大多数封堵术是通过右心房和三尖瓣来进行封闭。肺动脉瓣下缺损通常是通过肺动脉瓣来进行封闭。

4. 希氏束穿透隔膜的下缘,它在膜部缺损修复中的部分可能受到损伤,造成完全性心脏传导阻滞。

麻醉问题

1. 麻醉管理的血流动力学目标是增加肺动脉血流量,即增加前负荷,增加肺血管阻力,降低全身血管阻力,维持正常的心率,维持心肌收缩力(如果需要使用正性肌力药)(表18-5)。平衡肺血管阻力和全身血管阻力的比率是成功管理中最重要的,控制通气是控制肺血管阻力最可靠的方法。

2. 对于有小缺陷的患者,采用吸入诱导可以保留室功能和不发生肺血管闭塞性疾病(PVOD)。

3. 在心脏储备有限的或患者分流量较大和肺血管阻力高的情况,使用静脉诱导被推荐用于新生儿和婴幼儿重症充血性心力衰竭。在没有开通静脉通路的情况下,肌肉诱导是一个合适的选择。重要的是降低与反应性肺血管和有害性刺激增加有关的肺血管阻力,如果心室功能允许并使用中度至高剂量的麻醉药,这可以通过深层次的麻醉来完成。正性肌力剂可能是必要准备以支持心室功能。

4. 小缺陷的患者或者那些有中到重度室间隔缺损合并的肺血管闭塞性疾病（PVOD）没有继续进展的患者，在体外循环后正性肌力药是很少使用的。在左心室大容量负荷的降低后通常导致体外循环后高血压以至于要使用血管扩张药如硝普钠［0.5～3 μg/（kg·min）］或正性肌力药如米力农［0.5～1 μg/（kg·min）］可能是必要的。

5. 肺动脉的压力和肺血管阻力将持续升高与血管收缩药刺激患肺血管闭塞性疾病PVOD高反应性有关。在体外循环期间的操作降低肺血管阻力可能对右心室后负荷减轻是必要的。

6. 暂时性或永久性心脏传导阻滞更可能发生在膜部和房室管型缺陷，因为房室结和希氏束附近靠近外科医师的手术操作区域。

7. 经食道超声心动图用于经导管封堵术，气管插管全麻术后拔管是一种常态。室间隔封堵术存在血流动力学更大的不稳定并且失血比封堵房间隔缺损更多[142]。

临床小贴士　肺血流量的增多与肺顺应性降低、增加气道阻力有关。

障碍：单心室

背景

单心室可以被定义为有两个房室瓣存在的一个心室或一个大的心室与一个小的反对心室[143]。安德森介绍了术语"单心室房室连接"，然后被一些临床医师和研究者使用[144-146]。这些患者是复杂和难以管理的。初始管理的目的是优化全身供氧和灌注压。后续的管理，通常是通过一个分阶段的方式实现的，旨在减少对心室容积负荷（上腔静脉肺动脉连接）最后形成到一个饱和的全身循环的动脉血（Fontan）。Fontan手术操作原理：全身静脉血直接回流到肺动脉不需要流经右心室，使混合的全身血和肺静脉血分离，减轻发绀，减少单心室的容量负荷。

胚胎学/解剖学

1. 单心室的发展机制是这个心室的共同房室瓣对位不良或者瓣膜不动或者室间隔缺损。

2. 单功能心室指的是一个小的非功能性心室的心脏，包括各种各样的病变。这些包括单心室双入口（通常是左心室），缺陷或缺乏正常闭锁导致左或右房室瓣闭锁或缺失，如三尖瓣闭锁、二尖瓣闭锁（部分左心发育不全综合征, hypoplastic left heart syndrome, HLHS），那些合并闭锁半月瓣（左心发育不全综合征HLHS，室间隔完整的肺动脉闭锁），非共同性房室通道缺损，以及右心室双出口的几种形式[145]。

3. 单心室的形态被认为可能更像是房室瓣的解剖上存在或不存在的小梁的右心室或左心室。

生理因素、外科修复和麻醉

最初的病理生理学

1. 单心室病变有共存的肺循环和体循环，血液可以同时通过肺循环和体循环离开心室。单心室也可作为肺和全身静脉血的混合腔。如果没有阻塞肺或体循环，血流量到每个循环将取决于肺的相对阻力和全身血管床。无阻塞肺血流量和胎儿肺血管阻力的衰减，肺血流量逐渐增加，导致充血性心力衰竭。阻塞肺血流会因动脉导管闭合术而引起渐进性发绀。系统性流出道梗阻导致增加肺血流量，充血性心力衰竭，全身灌注不足。

2. 75%～85%的动脉饱和度通常被认为是一种$Q_P:Q_S$比接近1:1的平衡循环（假设肺静脉饱和度为95%～100%和混合静脉饱和度为50%～70%）（图18-19）[147]。

3. 当$Q_P:Q_S$=1:1时心室的心输出量是正常心输出量的2倍。

4. 新生儿期的初始生理学将会随着解剖学的不同而改变。

a. 导管依赖肺血流量需要根据外科肺动脉分流术稳定前列腺素E1。改良的Blalock-Taussig分流术（MBTS）或右心室-肺动脉导管可用于实施（图18-20）[148]。右心室-肺动脉导管是改良Blalock-Taussig分流，用于左心发育不全综合征。上腔静脉-肺动脉分流术（Glenn术）在新生儿期进行，需要高肺血管阻力驱动血液流经肺部泵血到心室或维持全身血压的。一种替代外科分流术是将支架放置在开放的肺动脉导管，初步缓解保持导管通畅的混合方法，肺动脉分支都是带状，支架放置于房间隔创造或维持一个非限制性房间隔缺损[149]。

b. 不受限制的肺血流量提供全身氧供给，最终导致肺动脉高血压和肺静脉闭塞性疾病的发生。在这种情况下，肺血流量被限制在肺动脉周围。这就需要在没有体外循环下建立一个切口。

c. 在某些情况下，肺静脉血必须穿过房间隔到达体循环心室，心房间隔必须是非限制性。创建一个非限制性房间隔可通过米勒Rashkind球囊房间隔造口术在心导管试验中实

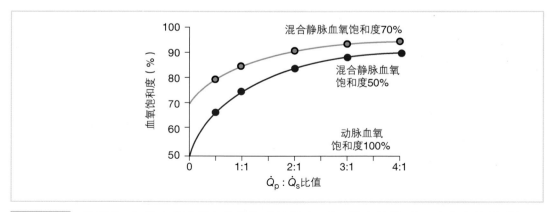

图18-19　改变$Q_P:Q_S$对全身动脉血氧饱和度的影响。Q_P：肺血流量；Q_S：全身血流量。（From: Rudolph AM. Congenital Diseases of the Heart: Clinical–Physiological Considerations. 3rd ed. Oxford, UK: Wiley–Blackwell; 2009: 538. Figure 4.3 (p.74), with permission.）

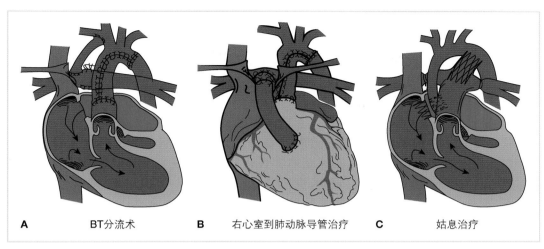

图18-20 Ⅰ期治疗左心发育不良综合征。（A）1阶段（Norwood手术）治疗采用改良Blalock-Taussig分流术提供肺血流量。分流起源于无名动脉，并插入肺动脉中央。（B）1阶段使用右心室到肺动脉导管治疗（Sano修饰）提供肺血流量。一个巨大的5 mm或6 mm的移植物置于右室和中央肺动脉之间。（C）1阶段使用混合过程的姑息治疗，肺血流量的维持依靠肺动脉的分支带和支架保持导管的通畅。支架放置到一个非限制性房间隔缺损内。（Reproduced with permission from: Tweddell JS, Hoffman GM, Ghanayem NS, et al. Hypoplastic left heart syndrome//Allen HD, Driscoll DJ, Shaddy RE, et al. Moss and Adams' Heart Disease in Infants, Children, and Adolescents: Including the Fetus and Young Adult. 8th ed. Philadelphia, PA: Lippincott Williams & Wilkins; 2013: 1062-1096, (Figure 48.15, p.1074) with permission.）

现。外科房间隔切除术也可以在初始治疗程序，要求在CPB时间进行。在某些情况下，肺静脉血必须穿过房间隔到达系统心室，房间隔必须是非限制性的。创建一个非限制性的房间隔可与Rashkind-米勒球囊房间隔造口术心导管实验室实现。外科房间隔切除术也可以在体外循环时同时进行。

　　d. 当从系统心室到主动脉通路受阻或当左心室和升主动脉、主动脉弓发育不良（HLHS）时，Damus-Kaye-Stansel（DKS）程序单独或联合与主动脉弓重建可以使用。肺动脉横切断后，近端分叉和肺动脉的近端吻合右侧吻合到升主动脉。新生儿期，肺血流量依靠（改良的Blalock-Taussig分流术）MBTS或右室-肺动脉导管（患有左心发育不全综合征HLHS）[148]。在适当的肺动脉狭窄的存在下，不需要做任何的手术来平衡循环。

　　5. 麻醉管理——术前处理。

　　目标

　　a. 导管依赖相关血流（全身或肺），连续输注前列腺素E1［前列地尔0.01 μg/（kg・min）］用来保持导管通畅。导管通畅通常产生非限制性的肺静脉血流。

　　b. PaO_2为40～45 mmHg，血氧饱和度75%～85%是合理的，这可能与足够的氧输送全身相关。

　　c. 无限制肺血流量、肺血管阻力的控制与处理，以及随后的$Q_P:Q_S$比可以通过通气干预完成。

　　（1）21%的吸入氧合并高碳酸血症pH达到7.30～7.35。

（2）17% 吸入氧结合正常二氧化碳分压（氮增加在空气里）是一种选择方法[150]。

（3）当潮气量为 $8 \sim 10$ mL/kg；PEEP $3 \sim 5$ cmH_2O 和呼吸频率为 $4 \sim 8$ 次/min，可以得到适当程度的高碳酸血症。随着婴儿的体温下降和代谢率的降低，需要的比率也随之下降。

（4）避免吸入高浓度氧，除非 $PaO_2 < 35 \sim 40$ mmHg 和怀疑肺内的 V/Q 不匹配。

d. 由于通气的干预是无法使 $Q_P : Q_S$ 较少到远低于 $2:1$，增加心输出量往往是必要的，以确保有足够的氧输送到全身和维持脑灌注压。正性肌力支持药范围多巴胺在 $5 \sim 10$ $\mu g/(kg \cdot min)$ 范围输注，通常足以实现这些目标。在心室容量超负荷的新生儿中，增加前负荷的能力是非常有限的，而较高的心率（>160 $\sim$ 180 次/min）和较低主动脉舒张压（<25 $\sim$ 30 mmHg）有潜在的心肌缺血的风险。

e. 一旦打开胸腔外科医师可以通过在肺动脉放置血管环（通常是正确的）来机械限制肺血流量（减少 $Q_P : Q_S$ 比）。这将伴随血压的增加和全身灌注增加，减少呼气末 CO_2（增加无效腔通气）和降低血氧饱和度，以至于增加吸入氧浓度是可行的。

f. 进入手术室的单心室患者如果没有插管，则需要特殊关注。这些患者可能临床上循环处于平衡状态，但是需要几个因素来增加肺血管阻力，包括低肺容量，增加间质肺水肿，缺氧性肺血管收缩。在诱导、插管和机械性肺扩张后，这些患者肺血管阻力可能急剧下降和全身循环情况的恶变。尽管如此，为了防止在这期间低氧血症，建议喉镜和气管插管前吸入 100% 氧[101]。一旦确定气管插管成功，FiO_2 可降低。

诱导和维持

a. 心血管状况脆弱，储量有限。心室颤动与麻醉浅、心包开放或手术操作有关，尤其是低舒张压。

b. 推荐使用高剂量的麻醉药和肌肉松弛药进行静脉诱导。我们使用芬太尼 25 $\mu g/kg$ 和泮库溴铵 0.2 mg/kg 或罗库溴铵 1 mg/kg。吸入麻醉药应谨慎使用，可加入苯二氮䓬类药物（通常是咪达唑仑）增加耐受。当主动脉舒张压降低和心率过快时，尤其当不能使用大剂量阿片类药物时，应考虑使用不增加心率的肌肉松弛药（维库溴铵或阿曲库铵）以减少发生医源性心内膜下心肌缺血的危险。

c. 麻醉管理-术后处理。

初期的修复后，单心室生理机制仍然和体外循环前的管理描述的相同，只是增加了几点例外：

（1）体外循环之后，高肺血管阻力引起肺血流量减少和低氧血症。

（2）改良的 Blalock-Taussig 分流术或者右室-肺动脉导管术或大或小会引起体循环低血压或严重的低氧血症。

（3）复杂手术需要长时间的体外循环和长时间的大动脉阻断，但这会引起心室功能紊乱。

（4）心肌和组织水肿以及出血是有重大影响的并需延迟关胸。

（5）长的动脉缝合处出血是要引起重视的。

（6）吸入肺血管舒张药如 NO 以提高 SaO_2 或减少跨肺压或许是必要的。这在初期的修复术中有部分阻塞性肺静脉引流的分组患者里非常正确。

临床小贴士 在平衡循环时，动脉氧饱和度是肺与全身血流量的比率的有用指标。

上腔静脉-肺动脉联通

1. 双格伦（BDG）手术是直接把来自上腔静脉系统的静脉血直接引到肺循环，上腔静脉横断，头端被缝到肺动脉的右侧（这也是左肺动脉的延续），心脏端缝合（图18-21）。如果两侧的上腔静脉像目前的情况和（或）是异位，那么上腔静脉与左肺动脉吻合术是必须的。

2. 目的是减轻心室的容量负荷，重新构建并维持心输出量使心室舒张期末压维持在一个较低水平。

3. 麻醉管理——上腔静脉-肺动脉连接前。

a. 在初期修复手术申请前对平衡循环和肺血流量有相同的原则。

b. 对3～6个月大的婴儿行上腔静脉与肺动脉吻合术，婴儿可能已经不再分流导致出现 $Q_P:Q_S<1:1$ 和较低的动脉氧合情况。伴有狭窄的分流钙化同样会导致 $Q_P:Q_S<1:1$，在这样的情况下，策略性的增加肺血流（增加吸入氧浓度、过度换气、液体管理以及维持血压）将是必需的。

c. 诱导与维持，静脉诱导是首选，因为气道的丧失和低血压会导致严重的缺氧和心搏骤停。静脉通路的建立可能很困难，因为这样的患者在ICU里治疗的时间太长了。许多

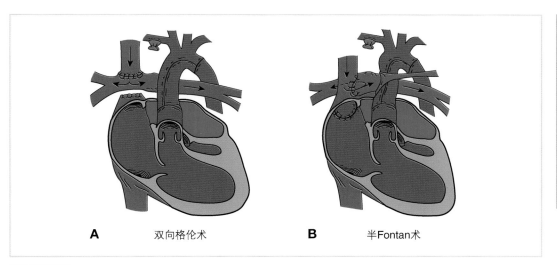

A 双向格伦术 **B** 半Fontan术

图18-21 连接上腔静脉到肺动脉并且消除了体循环向肺动脉的分流可以进入第2阶段的治疗。常使用两种手术技术。（A）双向格伦术是一个直接吻合上腔静脉到中央肺动脉的手术技术。双向格伦的主要优点是易于操作，它甚至可以在没有使用体外循环情况下完成操作。（B）半Fontan术，上腔静脉连接汇合到的肺动脉，而不从心房断开；上腔静脉的心房端用补片闭合。虽然手术的操作比双向格伦范围大，但是半Fontan可以很快扩展成完全的Fontan术。（Reproduced with permission from: Tweddell JS, Hoffman GM, Ghanayem NS, et al. Hypoplastic left heart syndrome//Allen HD, Driscoll DJ, Shaddy RE, et al. Moss and Adams Heart Disease in Infants, Children, and Adolescents: Including the Fetus and Young Adult. 8th ed. Philadelphia, PA: Lippincott Williams & Wilkins, 2013: 1062–1096, (Figure 48.22, p.1082) with permission.）

第三部分

这样的患者已经耐受阿片类药物和苯二氮䓬类药物，如果在术前制定用药计划，这样的情况应该被考虑到。

4. 麻醉管理——上腔静脉-肺动脉吻合后。

a. $Q_P:Q_S$ 将接近于 $0.5 \sim 0.7:1$，因为下腔静脉的血不经过肺，但是混合的肺静脉血和心房里血是一样的。在上腔静脉压为 $10 \sim 12$ mmHg 和心房压为 $5 \sim 6$ mmHg 的情况下，动脉血氧饱和度将仍减少（$75\% \sim 85\%$），跨肺压为 $4 \sim 7$ mmHg。

b. 生理上出于维持肺血流量的考虑与 Fantan 循环是相同的，将在下面讨论。

> **临床小贴士** 对进行上腔静脉-肺动脉吻合手术的患者过度通气从而过度降低 $PaCO_2$，虽然将降低肺血管阻力，但也减少脑血流和肺血流。

全腔静脉-肺动脉吻合术（Fantan 手术）

1. Fantan 手术通常在 $1.5 \sim 2.5$ 岁进行，虽然许多手术步骤已经被讨论过了，但全腔静脉-肺动脉吻合术是目前首选的方案。在横向通道的 Fantan，心房内挡板直接放置到下腔静脉流向的上腔静脉的开口处，上腔静脉开放的心脏端和肺动脉吻合（图 18-22）[151]。一种替代的心外管道。

2. 在没有泵式肺动脉瓣的情况下，关键的生理性原则是在全身静脉回流（Fontan 通路）血管与左心房之间保持足够的压力梯度。有效的 Fontan 手术有 $12 \sim 15$ mmHg 的全

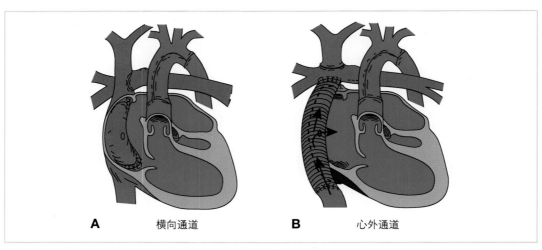

A 横向通道　　**B** 心外通道

图 18-22 Fontan 的手术可以用两种方式完成。（A）横向隧道 Fontan 涉及创建一个心房内挡板连接下腔静脉与肺动脉。（B）外科手术移植用管连接入中央肺动脉。在这两种情况下，除冠状窦外的所有的静脉都回流到肺动脉，尽可能模拟接近正常的循环模式。为了改善血流动力学，特别是在术后早期，在挡板或导管之间或者肺静脉心房腔之间常常行一个开窗术。这降低中心静脉压（CVP）和增加单心室的前负荷，尽管在一些系统可以减低成本。(Reproduced with permission from: Tweddell JS, Hoffman GM, Ghanayem NS, et al. Hypoplastic left heart syndrome//Allen HD, Driscoll DJ, Shaddy RE, et al. Moss and Adams' Heart Disease in Infants, Children, and Adolescents: Including the Fetus and Young Adult. 8th ed. Philadelphia, PA: Lippincott Williams & Wilkins, 2013: 1062-1096. Figure 48.15, (p.1083) with permission.）

身平均静脉压（PA）和7～10 mmHg的左心室舒张期末压，使跨肺压2～8 mmHg。血流动力学目标是维持正常或稍高的前负荷，正常或稍低的PVR，保持窦性心律，维持心脏功能，避免增加心室后负荷。

3. 开窗手术需要打一个孔。允许右向左血液分流保持心室的充盈来对抗增加的PVR和术后心肌功能障碍。当有足够的血流动力学，插管术可以选择性关闭小孔。小孔会造成反常栓塞。

4. 麻醉管理

a. 调节通气量和酸碱适宜使PVR维持正常或较低的水平。自主呼吸能够促进静脉回流，但伴随肺不张、低氧肺血管收缩、低氧血症和高碳酸血症则会增加PVR。推荐使用避免较高平均气道压的机械通气（机械限定搏动PBF）和液体管理。通常可以采用相对大的潮气量（10 mL/kg），缓慢的呼吸频率（10～15次/min），吸气时间短（I：E比1：3），以及一个小PEEP（≤5 cmH$_2$O）。

b. 麻醉诱导与维持。术前禁食的患者需静脉输液和增加容量以确保足够前负荷。如果心功能减弱，依托咪酯或氯胺酮能保持血流动力学稳定。丙泊酚和硫喷妥钠应谨慎使用。吸入诱导要控制气道。吸入麻醉药通常耐受性良好，应测定血流动力学反应。正性肌力药物（多巴胺）能增强心室功能。并考虑镇静或区域麻醉是否可行（如有些患者要做抗凝治疗）。

c. Fontan手术的管理总结见表18-8。

表18-8　Fontan手术的管理

生　　理	临　床　表　现	管　　理
流入系统性（总的）心房的PBF减少和前负荷不足	无小孔或新生儿小孔关闭	
TPG>>10 mmHg	SaO$_2$ 95%～100%	
	Savo$_2$>35%～40%	
原因：	隔膜压>20 mmHg	
隔膜阻塞	普通心房压<10 mmHg	
PA阻塞	低血压	容量置换保持隔膜压力稳定
肺静脉阻塞	心动过速	减少PVR
隔膜开窗术关闭过早	远端灌注不良	纠正酸中毒
	代谢性酸中毒	收缩力支持
		减轻后负荷
	有小孔或隔膜缺损	考虑导尿干预打开或建立隔膜开窗（如果没有开窗）
	SaO$_2$ 75%～80%	
	Savo$_2$>35%～40%	
	隔膜压力>20 mmHg	
	普通心房压<10 mmHg	
	低血压	
	心动过速	
	远端灌注不良	
	代谢性酸中毒	

（续表）

生　　　理	临床表现	管　　　理
全身心功能不全	**无小孔或新生儿小孔关闭**	
TPG=5～10 mmHg	SaO$_2$ 85%～90%	
原因：	Savo$_2$>35%～40%	
收缩功能障碍	隔膜压>20 mmHg	
舒张功能障碍	普通心房压>15 mmHg	
	肺水肿	
AV瓣反流/狭窄	低血压	
丧失AV同步	心动过速	
负荷/收缩不匹配	远端灌注不良	容量置换保持隔膜压力稳定
	代谢性酸中毒	纠正酸中毒
		肺水肿时PEEP可能是必需的
	有小孔或隔膜缺损	收缩力支持
		减轻后负荷
	SaO$_2$ 70%～75%	提供AV同步（抗心律失常/起搏）
	Savo$_2$ >35%～40%	机械支持（心包切开支持或搭桥移植）
	隔膜压>20 mmHg	手术干预（排除BDG）
	普通心房压>15 mmHg	
	肺水肿	
	低血压	
	心动过速	
	远端灌注不良	
	代谢性酸中毒	

TPG：经肺压力梯度；Savo$_2$：动脉和混合静脉血氧饱和度差异；PVR：肺血管阻力；AV：房室传导；PEEP：呼气末正压；BDG：双向Glenn。From: DiNardo JA, Zvara DA. Anesthesia for Cardiac Surgery. 3rd ed. Malden, MA: Blackwell Science, 2008, with permission.

临床小贴士　在Fontan循环的患者中进行吸入诱导时，气道失控和增高的PVR不仅将导致低氧血症也会减少心室前负荷和心输出量。

临床小贴士　Fontan生理学循环的特点是系统性心室前负荷降低和心室后负荷增高，该类患者容易发生静脉容量急剧增高和与之相关的前负荷减少。

障碍：圆锥动脉干发育畸形和半月瓣形成缺陷

背景

心脏神经嵴细胞对于咽弓的形成和流出道的分隔、半月瓣的形成以及主动脉弓动脉重塑是必不可少的，这些细胞失常会产生广泛的心血管缺陷，导致与心脏、面部、胸腺、甲状旁腺、甲状腺和脑有关的一系列综合征[28]。

胚胎学和解剖学

1. 范·普拉格（Van Praagh）提出为了代替圆锥动脉干隔膜衰竭引起的大动脉相互扭转，通过心室环和锥形发育传递给主动脉瓣和肺动脉瓣（表18-5）[29,30]。心室环产生相对于矢状面90°旋转，使得半月瓣相对而立，而肺动脉的发育和移动从后向前会修正这样的对立位置[152]。

2. 最初，主动脉瓣和肺动脉下圆锥都位于右心室上方。一般来说相关的大动脉是肺动脉瓣下圆锥（动脉圆锥）发育与主动脉瓣锥形自由壁吸收产生的，导致主动脉瓣下降与二尖瓣（和三尖瓣）连接到达左心室（图18-23）。

3. 大动脉转位（TGA）与主动脉旁路的残留和肺下锥形自由壁吸收异常有关，使得使肺动脉瓣下降至左后方与二尖瓣连接并排出左心室（图18-23）。D-TGA是指大动脉与心脏D环的转位。约50%新生儿D-TGA并发VSD。先天性大动脉转位的特征是TGA和AV不一致（双重不一致为特征），可能伴有L形环（更常见）或D环心脏。

4. 肺和主动脉瓣下圆锥的残留导致右心室双出口（DORV）（见图18-23）。

5. 肺动脉和主动脉瓣下圆锥的吸收导致左心室双出口。

6. 法洛四联症（TOF）是肺动脉瓣下圆锥发育不良的结果，导致圆锥隔膜偏差引起圆锥隔膜与心室肌隔膜排列错乱产生RV流出道梗阻（RVOTO）和主动脉VSD（图18-24）。

7. 永存动脉干使得流出道（圆锥动脉干和主动脉肺动脉间隔）间隔失败不能进入主动脉和主要PA，而不完全隔膜导致主肺动脉（AP）窗。

8. LV流出道阻塞（LVOTO）可能位于瓣膜下，瓣膜和（或）瓣膜上。最常见的先天性心脏缺陷是两叶性主动脉瓣，男性多见，占先天性心脏缺陷人数的1%～2%[56]。LVOTO包括隔离主动脉瓣狭窄正常大小的左心脏结构和主动脉多个左侧阻塞性病变（肖恩综合征）到小儿左心发育不全（HLHS）的范围[138]。主动脉瓣下狭窄包括离散的薄膜或长的纤维肌纤维隧道，或可能与室间隔或心肌间质的不对位隔膜或与肥大性心肌病相关。主动脉瓣上狭窄（SVAS），由于染色体7q11.23上的弹性蛋白基因的缺失或丧失功能突变，可能涉及冠状动脉的中央管结合处变窄，并且可能与主动脉上行及其分支、远端动脉树和肺动脉发育不全有关。SVAS的大部分发生与Williams-Beuren综合征有关[153,154]。

9. RVOTO也可能发生在瓣膜下、瓣膜或瓣膜上。出生儿中隔离肺动脉瓣狭窄发生率为0.6～0.8/1 000，但肺动脉瓣狭窄通常与其他先天性心脏病变相关[56]。肺闭锁导致RV流出道完全阻塞，此病可能与完整的室间隔或法洛四联症相关。肺动脉瓣缺乏的TOF变异会导致严重的肺反流，并且与气道压迫有关。

生理方面的考虑

1. 体肺混合血的平行循环是圆锥动脉干发育缺陷的重要标志。相关流出道阻塞、隔

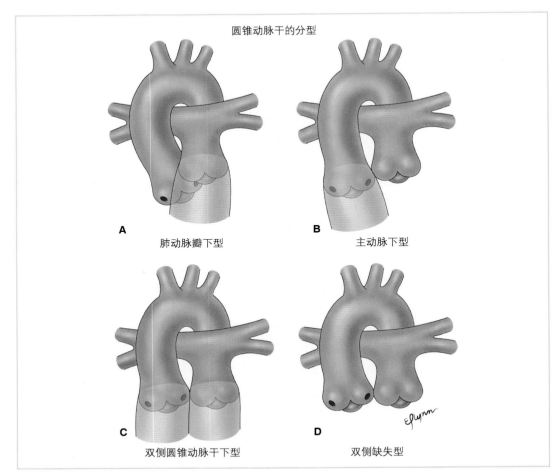

圆锥动脉干的分型

A　肺动脉瓣下型

B　主动脉下型

C　双侧圆锥动脉干下型

D　双侧缺失型

图18-23　圆锥动脉干的分型。一般来说，有4种类型的圆锥动脉干（或动脉圆锥）:（A）肺动脉瓣下的主动脉瓣下漏斗自由壁缺失（发现于正常心脏）;（B）主动脉下的肺动脉瓣下漏斗自由壁缺失（通常出现在大动脉转位中）;（C）双侧圆锥动脉干（常见于右心室双出口的患者，很少见于大动脉转位（TGA）和正常大动脉的患者）;（D）双侧都不存在（常见于左心室双出口的患者）。（Reproduced with permission from: Geva T. Nomenclature and segmental approach to congenital heart disease//Lai WW, Mertens LL, Cohen MS, et al. Echocardiography in Pediatric and Congenital Heart Disease: From Fetus to Adult. Oxford, UK: Wiley-Blackwell, 2009: 22-33 (Figure 3.10, p.32).）

膜或心外通信与相关PA循环阻力的关系决定了血流动力学状态。患者可能出现CHF和（或）明显的青紫。

　　2. 主动脉瓣或肺动脉瓣的严重梗阻导致了导管依赖性损伤，新生儿的状态和管理由动脉导管的状态决定，前列腺素输注可以重新开放动脉导管。主动脉瓣狭窄的新生儿耐受性差，发生左心衰竭，全身灌注不良和肺水肿。而肺动脉瓣狭窄耐受较好，尤其是动脉导管未闭。

　　3. 肺与全身血流量的比值（$Q_P:Q_S$）主要取决于流出道梗阻的程度，连接心房大血管大小水平和肺与SVR的比值。PVR减少会以全身血流量减少为代价来增加PBF。虽然动脉血氧饱和度和PaO_2会增加，但是全身血流量减少可导致低血压，冠状动脉灌注降低，

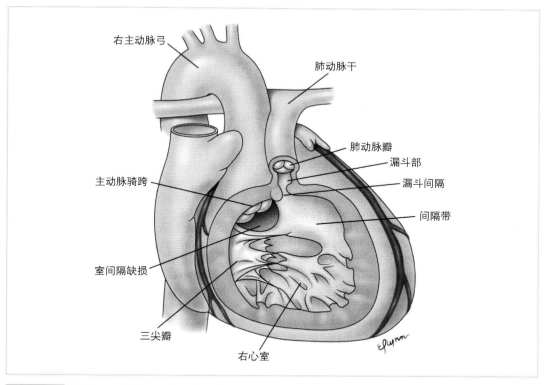

右主动脉弓

肺动脉干

肺动脉瓣

漏斗部

漏斗间隔

间隔带

主动脉骑跨

室间隔缺损

三尖瓣

右心室

图18-24 法洛四联症（TOF）与肺动脉狭窄。图片显示漏斗间隔（IS）相对于肌性室间隔向左前方偏移，肺动脉（瓣）下漏斗部（Inf）变窄，肺动脉瓣（PV）狭窄，右心室（RV）肥大，主动脉骑跨和右位主动脉弓。封闭室缺间隔带（SB）四肢之间的前方和后方，上方均为圆锥隔膜和间隔带前肢与 RV 自由壁的交界处。这种前路偏心型室间隔缺损是 TOF 的典型表现。（Reproduced with permission from: Srivastava S, Parness IA. Tetralogy of Fallot//Lai WW, Mertens LL, Cohen MS, et al. Echocardiography in Pediatric and Congenital Heart Disease: From Fetus to Adult. Oxford, UK: Wiley–Blackwell, 2009: 362–384 (Figure 22.1, p.364).）

代谢性酸中毒，肾功能和肝功能障碍，以及潜在的心血管衰竭。相反，PVR 的增加可以降低 PBF，低氧血症，心肌抑制，心输出量减少，以及潜在的心血管疾病。

4. 临床上动脉血氧饱和度可以作为（$Q_P:Q_S$）比值的指标[147]。

5. D-TGA 通过全身静脉血和肺静脉血再循环产生两个平行循环。是否存活取决于两个循环之间的一个或多个血管的混合程度。间歇混合可以是心脏内（ASD，VSD）或心外（PDA，支气管肺支气管）。先天性矫正的 TGA（也称为生理矫正 TGA）具有完全的不同病理生理学，比 D-TGA 更为罕见。其特征是 AV 不一致除外心室动脉不一致。生理上是除外右心室的一系列正常循环（但随着时间的推移，容易发生功能障碍）。

6. 极度青紫发作（"Tet 青紫"）是法洛四联症的标志，进展性青紫、晕厥、抽搐，可能危及生命甚至死亡。在出生后 2～3 个月发作频率最高。最主要是血管痉挛引发，哭泣、排便、喂养、发热、觉醒等都有可能。发作能产生恶性循环，因为缺氧引起 SVR 降低，这进一步增加了右向左的分流。阵发性呼吸会增加耗氧量。"粉红 Tet"发生在 RVOTO 非常缓和时，VSD 决定生理情况，导致左向右分流。

手术治疗

1. 大动脉转位完全的解剖修复手术是大动脉转位（Jatene）手术（ASO）[155]。PA和主动脉被各自的瓣膜横切远端。周围组织切断冠状动脉，使其重新植入PA的近端（neoaortic）。然后大动脉转变为前路PA（Lecompte机动）吻合到主动脉根部（RV流出道），大动脉又与PA根部（LV流出道）吻合。大多数TGA患者适合冠状动脉再植入。具有VSD和严重LV流出道阻塞的D-TGA不适于ASO。治疗方法是Rastelli手术，方法是修复VSD，使得来自左心室的血液通过缺损的主动脉，并置导管使右心室血液通过PA。心房转位术（Mustard，Senning）一般只针对当前先天矫正的TGA，并且需要具有ASO或Rastelli双解剖结构。有些成人已经存在生理性心房转位，使心房引导全身静脉血流入二尖瓣参与肺循环，肺静脉血流向三尖瓣参与全身循环。

2. 修复肺动脉狭窄的法洛四联症的关键是闭合VSD，切除肥大肌肉束和用心包补片扩大流出道缓解RV流出道梗阻。极小的肺动脉环和（或）非常狭窄的肺动脉瓣决定补片位置穿过肺动脉瓣环（跨环补片），从而导致肺功能不全。由于长期肺动脉瓣反流，保留瓣膜手术可能可行。如果主冠状动脉通过RV流出道，或与长段肺动脉闭锁连接，那么右心室至PA导管置换优于心包补片。在新生儿或早期婴儿不可修复的时候，系统到PA分流（姑息手术）使得PBF增加，比如改良的Blalock-Taussig分流术（Gore-Tex管使锁骨下动脉或无名动脉连接到PA的分支）。然后当孩子长到1岁时再完全修复。

3. 永存动脉干的治疗包括用补片关闭VSD，从建立右心室连接PA导管的动脉干上分离肺动脉（有瓣同种异体移植）。

4. 右心室双出口的修复与解剖结构关系密切。如果有两个足够大小和适当位置VSD的心室使血液从LV流向主动脉被阻隔时，双心室解剖修复是可能的。必须修复肺动脉瓣膜，放置右心室-PA导管，或动脉切换操作。中至重度左心室发育不全或不利位置的VSD必须单心室生理性修复。同样的问题也适用于非常罕见的左心室双出口。

5. 通过窗口分离和心包补片填补缺口是离体主动脉肺动脉窗的修复方式。

6. 初始手术取代了在主动脉瓣狭窄有效的球囊扩张术。它减少了差错并促进了狭窄部位的发育。当扩张狭窄部位不再有效和（或）主动脉瓣反流变得严重时，最有效的是主动脉瓣膜成形术或置换术。通过隔膜切除术修复主动脉瓣下隔膜的主动脉瓣下狭窄。隧道主动脉瓣下狭窄由切除隔膜组织把补片置于流出道中的改良Konno手术修复。主动脉瓣下狭窄通过切除狭窄区域进行（有或没有使用）补片修复。

7. 在导管室，球囊扩张术比起手术能够成功治疗绝大多数孤立性肺动脉瓣狭窄。任何肺动脉瓣反流通常是温和且能很好耐受的。

相关麻醉问题

大动脉转位

1. 如果充足的跨循环混合依赖于PDA，前列腺素E1输注应持续输注直到体外循环。

麻醉时PVR通常减少,引起PBF增加和全身血流量下降,进一步限制未成熟心肌收缩力,导致麻醉诱导时心肌抑制的敏感性增加。通常使用合成的阿片样物质(芬太尼或舒芬太尼)来诱导和维持麻醉,使其在不影响循环的情况下提供血流动力学的稳定性。挥发性麻醉药和苯二氮䓬类药物也能耐受。

2. 由于限制性ASD导致的心内混合不充分的新生儿中,在床边或导管实验室行球囊房间隔造口术可以改善混合血和减少左心房压力。在减少PBF或不良循环混合血的患者中,应该尽量减少PVR。容量负荷通常可以改善这种状态。

3. 在CPB后期,心输出量可能更加依赖于心率,所以起搏(与房室同步性)是很重要的。系统性心室(动脉调转术后LV,动脉调转术后RV)功能障碍必须增强心肌收缩力和血管扩张药治疗才能停止CPB。标准使用多巴胺[5～10 μg/(kg·min)]。在LV严重衰竭的情况下,需要加用肾上腺素[0.05～0.5 μg/(kg·min)]。米力农[在CPB 0.5 μg/(kg·min),有或无负荷剂量50～100 μg/kg]可以有效降低SVR(后负荷匹配不佳)和PVR,还有正性肌力和扩张血管作用。

4. 冠状动脉再植后心肌缺血应积极治疗,迅速再评估血管吻合位置和尽可能外部压迫止血(血肿,血腥海绵)。药理干预与传统疗法(如硝酸甘油和β阻滞药)改善心肌氧气需求平衡不如及时手术修正血管进行适当的吻合。

5. 主动脉和肺动脉缝合口出血可能是广泛的,需要输红细胞,血小板和冷沉淀。减少主动脉和PA压力对减少缝合口出血可能有所帮助。

6. 大动脉转位术后的长期并发症包括肺动脉狭窄和轻度主动脉瓣反流。大多数患者能维持良好的LV功能和窦性心律[156,157]。冠状动脉缺血可能发生在术后早期,尽管晚期狭窄或扭曲血管闭塞不常见,但临床无症状冠状动脉阻塞近侧偏心内膜增生变量度已经有报道[158,159]。

7. 心房转位术后的长期并发症是RV功能障碍,心律失常(窦性心律失常,室上性心律失常),以及隔膜不全或阻塞。

法洛四联症

1. 每个患者都应该预见到"Tet青紫",即使是没有"青紫"病史的人也是如此。突然发作通常需要紧急外科手术干预,麻醉医师照顾一个有很大青紫风险的婴儿是很常见的。

a. 未经静脉导管的非麻醉儿童最初用100%的氧气进行治疗,膝胸卧位和硫酸吗啡(0.05～0.1 mg/kg,静脉滴注),可以缓解痛苦和空气缺乏。肌内注射氯胺酮和(或)咪达唑仑可以替代吗啡。

b. 给予重度青紫患者静脉注射晶体(15～30 mL/kg)或胶体(5～10 mL/kg)可以增加前负荷,减少RV流出道痉挛的动态性。

c. 对于持续的低氧血症,给予α-激动药(去氧肾上腺素0.5～2 μg/kg)以增加SVR。

d. 正确使用普萘洛尔(0.1 mg/kg)或艾司洛尔[0.5 mg/kg,然后输注50～300 μg/(kg·min)]减慢HR并放松动脉圆锥。禁忌使用β-肾上腺素能激动药。

e. 可以使用碳酸氢钠(1～2 mmol/kg)以纠正代谢性酸中毒增加SVR和降低PVR。

f. 如果青紫持续存在,患者可以麻醉,气管插管并机械通气吸入100%氧气,低吸气压力和较长的呼气时间,促进静脉回流和通过RV顺序流出。麻醉吸入药对减少高动力流出道梗阻是有利的。氯胺酮可作为替代方案[160]。手法压迫腹主动脉对麻醉患者特别有效。打开胸腔之后,外科医师可以手法压迫升主动脉以增加阻力使血液穿过VSD。

　　g. 当不能立即进行手术时,难治性发作只能用ECMO复苏。在手术室,严重的非循环青紫可能需要非常快速地进行CPB。

　　2. 血流动力学的目标是增加前负荷,保持正常或稍低的HR(以增加心脏舒张期充盈时间),减少PVR,避免SVR下降,避免心肌收缩性增强。在年龄较大的婴儿或幼儿中合适的术前用药是实现这些目标的重要组成部分。

　　3. 虽然大多数人希望使用静脉诱导,但很多婴儿和儿童都可以耐受面罩使用七氟醚或氟烷的吸入诱导,因为PVR和SVR会同时下降。虽然氟烷比七氟醚有更强的负性肌力作用,能更有效地使ROVT梗阻的动力学因素减弱,但是,目前最常用的还是七氟醚。

　　4. 使用晶体和(或)胶体积极扩容(5～10 mL/kg 5%白蛋白)应该在一开始开通静脉后就开始输注。这种方法尤其适用于在诱导之前的NPO很长的患者。控制气道后,液体管理和充分的麻醉是预防和治疗动态RVOT阻塞的最有效方法。

　　5. 氯胺酮是一种有效的麻醉诱导药,使HR、肺部和SVR增加[161,162]。芬太尼在麻醉诱导和维持中有非常稳定的血流动力学作用,钝性刺激能增加PVR。用阿片类药物、吸入药物和(或)苯二氮䓬类、肌肉松弛药维持麻醉是适合的。

　　6. 在CPB后期,心输出量可能依赖于较快的心率。如果存在交界性异位性心动过速(高达20%),则必须使用心房起搏。

　　7. 右心室的收缩支持药物是必要的。多巴胺[5～10 μg/(kg·min)]是有效的而且不增加PVR。在收缩和舒张效应及对PVR的影响中,可以考虑米力农[0.5～1.0 μg/(kg·min),在CPB有或无负荷剂量为50～100 μg/kg]。

　　8. TOF完全修复后无残留病变和极少的肺内分流时,SaO_2应该是99%～100%。新生儿和小婴儿由于RV肥大、缺血损伤、局部缺血和心室切开术,可能有RV舒张功能受限制、收缩功能受损。不论氧饱和为多少,外科医师可以选择通过背离PFO开放或创建一个小(3～4 mm)心房层开窗"弹出"阀使心内右移分流以改善系统性心脏输出。在这些患者中,40～50 mmHg的PaO_2和70%～80%的SaO_2是可接受的,直到几天之后RV功能改善。

　　9. 用跨瓣环补片扩大右心室流出道将导致心室容量负荷的肺反流,而残留梗阻、狭窄或远端肺动脉发育不全将施加压力负荷。应该调整通气量以降低PVR。

　　10. 修复后期后遗症包括RV扩张的肺反流和肺功能不全、后遗或周期性的RV流出道梗阻、增加室性心律失常风险和猝死风险。

　　临床小贴士 在"Tet青紫"期间通过控制气道进行过度通气一般无效,因为平均气道压力升高同时引起静脉回流减少并增加RV到PA的阻力,使PBF更加减少。

永存动脉干

　　1. 麻醉管理集中在控制PBF和支持心室功能。这些患者根据单心室生理预先修复所述的原则进行管理,除了不是导管依赖性损伤的永存动脉干。降低PVR,同时增加心室舒张末期压力可迅速导致全身性低血压,冠状动脉缺血和心室颤动。

2. 断开CPB前必须达到和年龄匹配的HR和心室功能的收缩力支持。较高的PVR和心室切开术以及显著的残余VSD是导致RV功能障碍的因素,而动脉干瓣膜反流对LV功能会产生不利影响。

3. 修复后的后遗症包括右心室到PA导管的阻塞、肺动脉瓣反流、迟发性主动脉瓣关闭不全和儿童修复后期的持续性肺动脉高压。

左心室和右心室流出道梗阻

1. 新生儿严重主动脉瓣狭窄的麻醉管理需要导管通畅(PGE1输注)提供全身和冠状动脉灌注,LV功能的收缩力支持和维持较高的PVR,而冠状动脉和全身灌注依赖于右向左流动的导管。心室纤颤是心肌灌注不足的风险,因为相对较低的CPP和高的心室内压使心肌处于灌注不足的临界点。通常使用大剂量阿片类物质。

2. 左或右心室流出道梗阻麻醉管理的血流动力学目标是避免心动过速,增加前负荷,维持心肌收缩力。肥厚的心室在心肌缺血与全身血压下降时有风险。因此,在主动脉瓣狭窄和肺动脉狭窄中应该保持SVR的正常水平。PVR应随RV流出道梗阻而下降。患有这些病变的患者通常能耐受吸入麻醉药和镇静催眠药。修复后具有良好的心肌保护作用,心室功能高动力性,并且需要血管扩张药和β受体阻滞药来控制血压和维持收缩力。

> **临床小贴士** 由于神经嵴细胞对咽弓的衍生物以及主动脉的流出道分支和重塑至关重要,这些细胞的功能障碍与心脏、面部、胸腺、甲状旁腺、甲状腺和脑的功能是紧密相连的。

障碍:传导系统缺陷

背景

正常的传导系统依赖于AV一致性、心房和心室间隔的正确排列和室间隔的完全闭合[163]。先天性传导异常系统与一些病变相关,如L环路心室的TGA、AV通路缺陷、Ebstein异常和单心室心脏。预激综合征包括旁路途径和双重AV结节生理学。离子通道的基因突变产生心脏通道病变,包括先天性LQTS、Brugada综合征和儿茶酚胺能多态性室性心动过速[164]。

胚胎学/解剖学

1. 完全或三度AV传导阻滞可能是先天性的或获得性的,其特征是心房和心室之间的电信号完全中断。心房搏动可依照自己的节律,而较慢的心室节律是由AV节点中的逃逸点、His-Purkinje系统或心室肌提供。活产中先天性完全心脏传导阻滞（CCHB）估计发生率为1/20 000[165]。大约30%的儿童有相关的结构缺陷，最常见的是L-TGA[166]。在没有CHD的情况下，CCHB最常见的是胎儿暴露于与母体结缔组织病相关的抗体（主要是系统性红斑狼疮）。

2. 房性心律失常常与静脉窦衍生的心肌相关，并且易于发生于解剖偏倚点。

3. 房室结折返性心动过速（AVNRT）与AV结节内或周围不同电生理特性的两个离散的传导途径相关联。存在双重AV结节生理现象的儿童至少有30%[167]。

4. 预激综合征是指一部分心室组织在其他正常的浦肯野纤维传导之前提前激活[168]。早期激活发生在旁路，很可能是胎儿AV肌肉连接缺陷造成的不完整的纤维环。在吾-巴-怀三综合征（WPW），其旁路（肯特氏束）位于右边或左边的任何地方或AV槽。Mahaim纤维是从前外侧三尖瓣环到右心室前表面的旁路长而缓慢地传导。

5. 长Q波-T波（QT）综合征（LQTS）由心室复极受损引起可导致多形性室性心动过速（尖端扭转型室性心动过速）[169]。QT延长可能是先天性，也可能是由电解质紊乱、药物或毒素引起[170,171]。

相关生理学

1. CCHB宫内通常耐受性良好，但可能与急转宫外失代偿有关。虽然SV增加了，但由于未能充分提高HR从而阻碍了维持足够心输出量的能力。在新生儿心脏功能（未成熟）和异常负荷的环境下，CHD的存在进一步阻碍足够的心输出量的维持。放大了血流动力学对产生负性肌力、变时性或血管舒张反应的药理作用。

2. 旁路的临床表现有各种不同的ECG模式和心律失常，其表现取决于旁路的传导性质（速度，方向）和位置。传导途径只有在逆行（心室到心房）的方向时才有正常的基线ECG，这个途径称为隐性旁路。WPW能够进行顺行性传导的经典途径与具有窦性心律的心电图、PR间期短、δ波形和宽QRS波群相关联。WPW只有在逆行传导时ECG的基线才正常。Mahaim纤维能够进行缓慢的顺行传导，基线ECG显示窦性心律、正常PR间期和δ波。增强交感神经系统活动从而增加触发心律失常的可能性。

3. QT间期延长综合征可能出现在任何年龄，会猝死、晕厥或QT延长，偶有ECG［成年人QTc（Bazett公式）≥0.43 s，1～15岁QTc≥0.44 s，婴儿QTc≥0.45 s］[168]。其症状与尖端扭转型室性心动过速相关，这是一种快速多态室性心动过速，这种心动过速经常自发地停止，但长时间的发作可能导致死亡。在七个定义的基因缺陷中，五个涉及外向钾整流渠道（IKs或IKr），一个涉及钠通道重新开放（INa），一个涉及结构蛋白称为连接蛋白B。可由肾上腺素能刺激、身体活动、情绪压力和某些药物触发，临床表现主要根据基因型的不同而不同[172]。

手术治疗

1. 所有有症状的CCHB患者都需要通过心外膜途径或静脉途径进行起搏器植入术。

2. 与旁路有关的心动过速可以通过使用长期药物或导管(射频,冷冻治疗)消融来治疗。

3. 目前QT间期延长综合征的治疗可以使用β-受体阻滞药[173]。埋藏式自动心复律-除颤器(AICD)可以挽救服用β-受体阻滞药或有中止心搏骤停发作的复发性晕厥的高危患者。左颈胸交感神经节切除术适用于不能被有效药物和器械治疗的高危患者,但长期疗效尚未知晓。

相关麻醉问题

完全性心脏传导阻滞

1. CCHB和血流动力学功能差的新生儿需要早期机械通气、收缩力支持和起搏治疗,尤其是同时患有CHD的新生儿或早产儿[174]。建议使用有创监测和术后机械通气并联合阿片类药物或氯胺酮麻醉。

2. 具有良好心室功能的新生儿和无CHD的新生儿或大龄儿童通常可以耐受吸入麻醉药并在手术室拔管。

预激综合征

1. 围术期继续使用抗心律失常药物。

2. 避免任何增加交感神经系统活动的事件。

3. 指南上没有明确规定最佳的药物选择和麻醉技术,但需要避免使用具有交感兴奋活性的药物。

4. 电复律或除颤和药物能有效地应用于阵发性室上性心动过速。谨慎使用阻塞AV节点和顺行性通路的药物。典型的例子是具有变异性心律失常和QRS持续时间异常的WPW,因为心房颤动的AV阻滞可能导致室性心动过速或心室颤动。

QT间期延长综合征

1. 接受β受体阻滞药的患者应继续进行围术期治疗。

2. 交感神经系统活动的增强应该用适当的药物治疗来减弱其活动性,安静的环境,有害刺激下足够的麻醉深度可以缓解。理论上低体温可以延长QT间期[175]。

3. 指南上没有明确的药物选择和麻醉技术[170,171]。推荐使用的药物包括丙泊酚、异氟醚、维库溴铵、芬太尼和吗啡。可以搜索延长QT间隔时间的最新药物清单。

4. 监测QT间期使用硫酸镁和尽可能使用除颤器。

> **临床小贴士** 有保鲁夫-帕金森综合征和室上性心动过速并伴有宽QRS波群和不同心室率的患者中,应用腺苷可导致室性心动过速或心室颤动。

障碍:主动脉弓发育缺陷

背景

　　与主动脉弓发育异常相关的病变包括主动脉缩窄、主动脉弓离断、主动脉弓发育不良、血管环和血管索异常和PDA。主动脉弓系统的发育是证明我们人类过去不太复杂的生物短暂存在的简单组织。一个例子是多重鳃主动脉弓代表了鳃呼吸生物的血液供应[176]。这些组织部分或完全消失导致左主动脉弓与左降主动脉、正常主动脉弓分支和正常肺动脉发育成熟(图18-12)。

胚胎学/解剖学

　　1. 主动脉缩窄是胸降主动脉的局灶性狭窄,只是远离左锁骨下动脉相反方向插入动脉导管(管旁的)。确切的原因目前未知,但被认为是由于导管组织延伸到主动脉壁或异常的与损害有关的血流形态导致流入升主动脉的血流减少[177,178]。通常与二叶式主动脉瓣(50%)、VSD(48%)和左心的发育不良伴二尖瓣、左室和(或)LV流出道发育不良。

　　2. 主动脉弓离断(IAA)是主动脉弓闭锁或主动脉弓片段缺失。胚胎中的左第四主动脉弓的横弓形成是从左颈总动脉到动脉导管的位置。最常见的IAA发生在左颈总动脉和左锁骨下动脉之间(B型)、其次是峡(A型)和较少发生在无名动脉和左颈总动脉之间(C型)。绝大多数患者都存在室间隔缺损。B型IAA常与染色体22的微缺失相关联[179]。

　　3. 血管环是其中一种主动脉弓异常,其血管索完全包围气管和食管。这个血管索并不特别,它是由主动脉弓复合物的异常存留和(或)退化形成的,能压迫气管、支气管和食管。爱德华兹设计了一个假说,双边PDA的双主动脉弓作为主动脉弓发育起点的基本模式(图18-25)[180]。气道和食管虽然没有被血管索完全包围,但仍然被压迫。表18-9列出了通常与气道和(或)食管压迫相关的血管异常[181]。先天性气管狭窄经常伴有完整的软骨环,可能还与PA血管环一起存在[182]。

　　4. 动脉导管未闭起源于左第六主动脉弓的远端部分(近端部分成为左主干),并将左主PA的起点连接到主动脉。右主动脉弓导管通常位于左侧,但镜像分支可能位于在近端

表18-9　与气道和(或)食管压迫相关的血管异常分类

Ⅰ. 双主动脉弓
Ⅱ. 右主动脉弓
　　1. 左锁骨下动脉伴左动脉韧带异常
　　2. 镜像分支伴右(食管后的)动脉韧带
Ⅲ. 左主动脉弓
　　1. 异位右锁骨下动脉
　　2. 右动脉韧带和右下降主动脉
Ⅳ. 异常无名动脉
Ⅴ. 颈动脉弓
Ⅵ. PA索

From: Kussman BD, Geva T, McGowan FX. Cardiovascular causes of airway compression. Paediatr Anaesth. 2004; 14(1): 60-74.

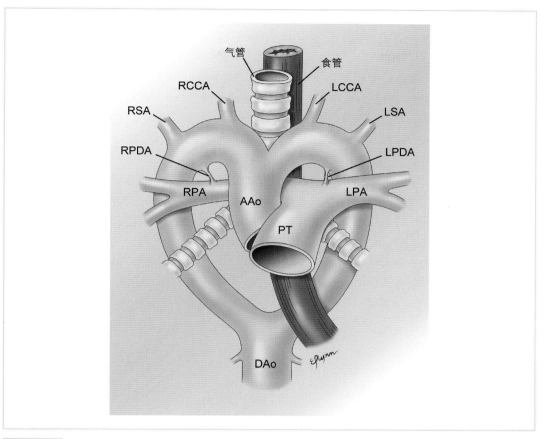

图18-25 双侧动脉导管的双侧主动脉弓的爱德华兹假说。AAo：升主动脉；DAo：降主动脉；PT：肺动脉干；LPA：左肺动脉；RPA：右肺动脉；LPDA：左动脉导管未闭；RPDA：右动脉导管未闭；LCCA：左颈总动脉；RCCA：右颈总动脉；LSA：左锁骨下动脉；RSA：右锁骨下动脉。(Reproduced with permission from: Powell AJ. Vascular rings and slings//Lai WW, Mertens LL, Cohen MS, et al. Echocardiography in Pediatric and Congenital Heart Disease: From Fetus to Adult. Oxford, UK: Wiley-Blackwell, 2009: 523-536 (Figure 30.2, p.525).)

第三部分

降主动脉右侧。PDA导致出生后过度循环的异常，发现尚未关闭的动脉导管有不同的组织病理学[183]。PDA可能几乎与其他任何先天性心脏异常有关。

生理因素

1. 新生儿严重的主动脉狭窄导致新生儿期严重的循环衰竭和低灌注，依赖动脉导管的开放和较高的肺血管阻力。当存在大房缺、左向右分流和心力衰竭时（随着左房压升高和额外经过卵圆孔的左向右分流），出生后几天就出现症状。尽管存在严重的主动脉狭窄，当动脉导管（通过静脉注射前列腺素E1）重新开放后，上下肢血压是可能相等的。如果狭窄不严重和动脉导管关闭延迟和（或）侧支循环建立较快，婴儿的呼吸急促和发育缓慢可能表现的较晚。随着儿童的生长，狭窄通常变得严重。上肢血压升高，安静状态下上下肢血压差一般在30～40 mmHg[184]。随着广泛的侧支循环生成，患者除了上下肢血压存在一点差异外，几乎没有其他的症状。狭窄导致系统的左心室高压和左心室肥厚。

2. 主动脉弓离断也是依赖动脉导管的病变，在出生后1～2 d内动脉导管的关闭可导致严重的下半身缺血。明显的脉搏分布取决于解剖类型。

3. 血管环可引起气管支气管和（或）食管的压迫，所以在婴幼儿和儿童反复呼吸道感染、气喘、喘鸣、吞咽困难，或者不能用其他原因解释的呼吸暂停（表18-9）应该高度怀疑血管环。

4. 单独的动脉导管未闭导致左向右分流增加，就和肺血管阻力降低一样。如果导管很大，有过多的血液流向肺，左心房，左心室和升主动脉，导致这些结构的扩张和充血性心力衰竭。左心室压力的升高可能导致卵圆孔的重新开放，继而左向右分流增加。在早产儿呼吸窘迫、缺氧促使动脉导管持续开放，为了满足更加积极的通气。在心脏舒张期，主动脉向肺循环的分流降低动脉舒张压，进而降低冠状动脉、大脑和腹部器官灌注。潜在并发症就是坏死性小肠结肠炎和脑出血。其他心脏异常现象的存在将决定经过动脉导管分流的方向。例如，伴有主动脉严重狭窄和左心发育不良综合征时经过动脉导管的分流是右向左。

临床小贴士　动脉导管未闭能挽救某些形式先心病患者的生命。

手术修补

1. 症状是主动脉狭窄手术修复的绝对指征。对于无症状的患者，手术适应证包括上下肢血压差>20 mmHg，或上肢血压大于下肢血压正常两个标准差以上，或直径50%以上的缺损。手术包括切除和端端吻合术。如果使用左锁骨下动脉进行修补，左下肢的脉搏就会变弱甚至缺失。手术修补后出现狭窄是球囊成形术的治疗指标[185]。与手术修复相关的脊髓缺血导致的截瘫是严重的并发症。其发病率很低（0.14%～0.4%），截瘫发病风险增加有以下几个因素：高热，延长主动脉阻断时间，脑脊液压力（CSF）升高，近端和远端主动脉血压低和降主动脉侧支不发达。

2. 主动脉弓离断修复主要是主动脉上下端组织的吻合。在体外循环下进行修复。

3. 血管环或索带的治疗目标就是分离血管环，减轻气道或食管的压迫和维持主动脉弓正常灌注。经过左后外侧开胸是经典的手术方法，一般使用胸腔镜（VATS）技术[186]。同时修复血管支气管受压综合征和心脏缺陷可增加发病率和死亡率[187]。

4. 早产儿应用吲哚美辛，手术或在导管实验室动脉导管可医学上关闭。几十年来，手术方式一直是左后外侧小切口开胸手术，但是对于小到中型导管，胸腔镜手术已经成为外科手术标准[176,188]。通过介入导管技术关闭动脉导管不断增加，且极具吸引力，是因为这个手术可以在门诊完成且没有瘢痕。这个技术最适合一些一定长度和在主动脉根部壶腹状的导管[189]。

麻醉问题

主动脉狭窄

1. 新生儿严重主动脉狭窄在手术治疗之前采用药物维持稳定(血压,酸中毒和器官灌注)。麻醉管理要求通过持续输注前列腺素 E1[0.01～0.05 μg/(kg·min)]保持导管的开放,左心室功能的变力支持,适当的前负荷,肺血管阻力增加的维持。因为下肢的灌注取决于经过导管的右向左分流。

2. 监测狭窄两端的血压。动脉管路应该优先选择右臂。在阻断期间左臂血压是不可靠的。因为近端阻断后可导致左锁骨下动脉的血流阻断或减少,或修补狭窄时候需要取材于左锁骨下动脉。如果桡动脉置管失败,可以选择股动脉管路和右手无创血压。

3. 新生儿和非常小的婴儿伴有心室功能抑制可采用大剂量阿片类药物结合本二氮䓬类药物或低浓度吸入麻醉药进行麻醉管理。氯胺酮可以增加外周血管阻力导致血流动力学不稳定,应避免使用。对于只存在近端系统高血压的年长儿童,静脉或吸入耐受性均好。不管选择哪种手术方法,值得注意的是,近端血压对刺激的反应将被扩大。为了手术暴露而牵拉左肺,将使机械通气期间,肺血管阻力变化复杂化。

4. 在新生儿和婴儿由于阻断钳的应用导致近端主动脉压的增大,通常采用挥发性气体麻醉,同时持续缩血管药物支持。在年龄稍大儿童或者青少年,β受体阻滞药和血管舒张药可能是必需的。硝普钠导致脑脊液压力的进一步升高和远端主动脉血压的进一步下降,降低脊髓灌注压。因此,应该慎重使用血管舒张药控制近端严重高血压和左心室功能障碍。

5. 在我们机构里,脊髓保护目标是阻断时间短(最好<20 min)和低体温(34℃)。上肢血压维持在或略高于术前水平。重要的是在手术过程中要知道夹闭了哪条血管,至少保证一侧颈动脉维持脑灌注压,脑血氧测定可有助于评估脑血流量是否充足。

6. 去除阻断钳将导致远端组织的再灌注,从而血管扩张,短暂低血压和酸性物质释放,增加 $PaCO_2$。在去除阻断钳之后增加通气量和过度通气可减少这些影响。

7. 术后可发生射性高血压并且持续一段时间。术后早期需静脉输注艾司洛尔和硝普钠。

8. 对于没有并存疾病的年长儿童可选择早期拔管。

9. 修补手术后的长期问题包括再狭窄(尤其是在新生儿时期进行手术修补),持续高血压,舒张功能受损的左心室肥大,较早发生的冠心病和充血性心力衰竭;尤其是在童年后期或成年早期进行手术修复发生最多[190,191]。

> **临床小贴士** 主动脉狭窄成功手术修复后约1/3的患者可存在高血压,增加了心力衰竭风险和冠心病。

血管环

1. 麻醉技术取决于血管环的类型,潜在先心病的类型及严重程度和计划进行的手术。

2. 如果存在的话，目前还不清楚这种损伤以类似前纵隔肿瘤的形式为表现的有多少[181]。绝大多数此类患者能够通过缓慢诱导，确保正压通气，肌肉松弛；正压通气的应用和减少呼吸做功将改善气道情况。

3. 严重气道狭窄患者，气管导管应通过狭窄部位，目的是避免水肿和肉芽组织形成狭窄段的梗阻。另外，严重的狭窄需要在气管内置入气管导管或者硬性支气管镜，保证足够的通气。对于年龄大的儿童，手术方法得益于单肺通气技术。

4. 单独分离血管环手术结束，绝大多数患者可以成功拔出气管导管。成功的手术可能不会立刻解除气道梗阻，这可以在拔除气管导管后立即观察到或者成为手术后长期问题。

5. 对于年龄较大的单纯的动脉导管未闭且不伴有周围血管闭塞疾病的儿童，麻醉管理以及术后镇痛管理可以多种选择。

6. 单侧声带麻痹发生率在 PDA 结扎手术中发生率较高[193]。术中使用直接刺激和诱发肌电图监测可以减少喉返神经损伤[194]。

障碍：心外膜和冠状循环缺陷

背景

明显异常包括心肌致密化不全，冠状动脉异常起源于肺动脉，左或右冠状动脉起源异常，冠状动脉瘘，左冠状动脉先天闭锁。

胚胎学 / 解剖学

1. EPDCs 和心肌细胞的营养相互作用是发展为间质细胞和紧凑心肌细胞的必备条件。相互作用失败导致心肌致密化不全，海绵状心肌层尤其是在左心室的心肌病。

2. 冠状动脉异常起源于肺动脉（ACAPA）。起源于肺动脉的左冠状动脉（ALCAPA）最常见。右冠状动脉和左冠状动脉左前降支之间可能发展侧支血管。

3. 起源于主动脉的左冠状动脉可能存在靠近左连接部的左口，但是范围不超过左冠状静脉窦或右冠状静脉窦。动脉可能走形在动脉干之间的组织内，通过心室间隔的肌肉波峰，主动脉前面和肺动脉干后面。

4. 冠状动脉瘘起源于冠状动脉，通常开口于右心房。它们可能独立存在也可与其他疾病共同存在，最需要注意的是肺动脉闭锁和完整的心室隔膜。

生理因素

1. 致密化不全的心室功能可从正常到严重的抑制。致密化不全是联合多病因的超声心动图诊断。

2. 伴有 ALCAPA，出生后肺血管阻力和肺动脉压会下降，导致左冠状动脉灌注压下降和血氧含量降低。高压右冠状动脉发展为侧支可导致左向右的分流，仅次于通过异常的冠状动脉逆行进入 PA。LV 缺血可导致心脏扩张、乳头肌功能障碍、二尖瓣反流、心肌梗死和严重的心室功能障碍。

3. 有报道称，左冠状动脉起源异常的人群，往往会出现锻炼后的突然死亡[196-198]。其机制是① 急性左通道导致的左冠状动脉入口变窄；② 心输出量的增加和主动脉的扩张，压迫主动脉和冠状动脉之间的侧支。

4. 伴有冠状动脉瘘时，很大一部分心肌可能依赖心室高压提供血液供应。该压力的下降，如放置右心室流出道补片，能够引起明显的心肌缺血和梗死。

手术修复

1. 一经诊断 ALCAPA，就需要进行手术。冠状动脉再植可以直接选取，如果主动脉口有明显的距离，可以利用大动脉。PA 墙形成管状延长用于后期植入升主动脉[199]。

2. 通过对在主动脉内腔的去顶手术，可以治疗异常冠状动脉开口。裂缝样开口可以通过扩张治疗。

麻醉问题

1. 麻醉目标是保持良好的心肌氧供需平衡。

2. 如果伴有 ALCAPA，最重要的是防止低外周血管阻力导致的冠状动脉窃血，也就是说应该升高外周血管阻力。左心室功能严重障碍使用高剂量的阿片类药物是必需的。

障碍：肺循环和体循环的缺陷

背景

肺静脉异常可分为异常连接，正常连接下的异位引流，狭窄，以及异常的肺静脉[200]。从轻微无症状到复杂的异常情况的全身静脉异常可产生发绀，需要复杂手术治疗。

胚胎学 / 解剖学

1. 异常肺静脉连接是由于不能在发育中的肺芽中的肺静脉丛和在与内脏静脉丛连接肺静脉之前建立连接退化了。完全性肺静脉异位引流（TAPVC），肺静脉与左心房没有连接，所有的肺静脉汇入体循环系统。流出道分心上型，心型和心下型（膈下型）（图18-26）几乎所有的患者有一个大的静脉汇合在左心房后面，存在心房内的分流是存活必不可少的。完全性肺静脉异位引流是独立的异常情况，或内脏异位的一种组成。部分异位肺静脉引流（PAPVC）包含一个非常广泛的肺静脉和不同系统之间的引流静脉。最常见的类型是一个或多个肺静脉从右肺上页通过房间隔缺损静脉窦连接 SVC，左肺静脉连接左无名静脉，以及右肺静脉连接下腔静脉（弯刀综合征）。

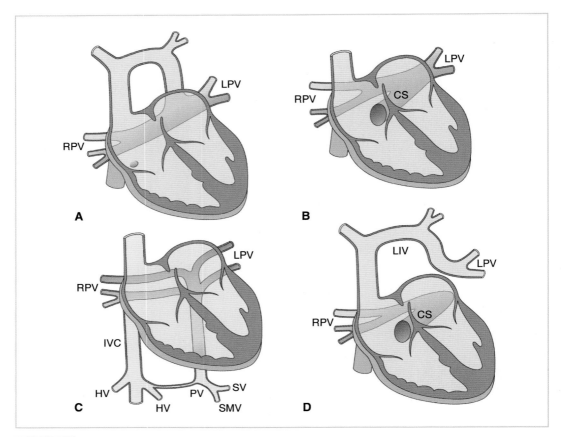

图18-26 完全性肺静脉异位引流的变体（TAPVC）。（A）心上型：右（RPV）和左肺静脉（LPV）加入共同肺静脉汇合在心后，通过垂直静脉至左无名静脉的下面，然后汇入右肺动脉（PA）。（B）心型：肺静脉汇合连接到冠状静脉窦（CS），通过冠状窦口汇入右心房（RA）。（C）膈下型：肺静脉下面经过垂直静脉与门静脉（PV）或肝静脉（HV）汇合，然后汇入右心房（RA）。（D）混合型：本例是左肺静脉引流至左无名静脉（LIV）。右肺静脉在冠状窦。下腔静脉（IVC）；肠系膜上静脉（SMV）；脾静脉（SV）。(Reproduced with permission from: Brown DW. Pulmonary venous anomalies//Lai WW, Mertens LL, Cohen MS, et al. Echocardiography in Pediatric and Congenital Heart Disease: From Fetus to Adult. Oxford, UK: Wiley-Blackwell, 2009: 119-142 (Figure 9.9, p.124).)

2. 存在正常连接的异常肺静脉引流与正常发育和心房后壁的肺静脉连接是有关系的，但是由于异位原发隔、普通的心房，或房间隔缺损静脉窦的存在，部分或全部的静脉都汇入右心房。三心房包括一个接受肺静脉的左房以及左房和二尖瓣之间的隔膜。

3. 肺静脉狭窄阻碍静脉回流入左心房。狭窄可以是主肺静脉或者肺静脉分支，也可发生在正常或异常的肺静脉连接，可能是唯一的异常或其他心脏异常情况有关系。

4. 最常见的异常肺静脉的数量是一个左边或右边单一肺静脉[201]。

5. 持续的左上腔静脉是由于左侧远端和左侧主静脉回流失败导致的。92%的上腔静脉通过冠状静脉窦引流入右心房，其余通过左心房和冠状静脉窦（形成冠状窦ASD）之间的部分或完全缺失进入左心房[202]。右上腔静脉也常常存在。

6. 中断的下腔静脉是由于肝段的下腔静脉缺失导致的，持续到右或左上腔静脉。

生理因素

1. 阻塞的完全性肺静脉异位引流是外科急诊，下面进行详细的复习。

2. 随着 PBF 的增加，非阻塞性完全性肺静脉异位引流或部分肺静脉异位引流以左向右分流为特征（Q_p:Q_s>1）。决定血流动力学状态的因素是异常连接的位置和数目，ASD 的存在或缺乏，以及 ASD 的大小。

3. 当持续的左上腔静脉引流入完整的冠状窦，生理变化是正常的。当冠状静脉窦是无顶的，就存在左向右的分流（通过冠脉窦 ASD）。

4. 中断的下腔静脉常常与内脏异位（多脾）综合征有关[105]。

手术修补

1. 完全性肺静脉异位引流的最终修复包括肺静脉汇入左心房后壁的吻合，结扎垂直静脉和关闭 ASD。

2. 对于部分肺静脉异位引流，当患者出现肺反循环和呼吸功能异常时需要进行手术治疗。缺陷的类型决定手术的类别。

3. 持续性左上腔静脉伴有无顶冠状静脉窦需要手术关闭心房间的引流，如果左上腔静脉小，可以结扎。缺少右上腔静脉时或左上腔静脉足够大时，血液从左上腔折流进入右心房受到阻碍（重新定向）。

麻醉问题

下面详细介绍完全性肺静脉异位引流和部分肺静脉异位引流的麻醉管理。

临床小贴士 伴有持续做上腔静脉患者逆行心内停跳术可能对心肌保护是无效的。

障碍：心脏神经分布异常

家族性神经功能异常是由于受损的神经相互作用产生不发达，迁移，感觉神经元和自主神经细胞的存活和功能。交感神经元频繁地受到更多影响[203]。

自主神经功能紊乱可能发生在唐氏综合征，如吸入诱导增加心动过缓及降低心率和血压对运动反应过程中出现[204,205]。

障碍：心力衰竭

在子宫内，右心室输出量 330 mL/（kg·min），左心室输出量 170 mL/（kg·min）。出生时，右心室和左心室输出量约为 350 mL/（kg·min）。这需要右心室适当增加 SV，而左心室大量增加 SV。

第三部分

新生儿的高输出状态有效地限制心输出量的进一步增加。8周后，这种高输出状态降低至150 mL/（kg·min）。

新生儿心肌形态和性能差异显著。 这些差异概括如下：

1. 收缩能力降低。与成熟心肌相比，新生儿心肌细胞含水量多，收缩因子少。

2. 心室顺应性低。弹性元素的缺乏导致收缩元素不足。

3. 前负荷储备有限。与成人相比，通过Frank-Starling机制增加心输出量是有限的。

4. 负荷不匹配：流出阻力增加后，心输出量不能维持。

5. 心室间依赖增加。心室压力的变化在未成熟心肌更容易通过心室间隔传递到相反的位置。新生儿左心室舒张期充盈会受到右心室舒张末压不均匀的影响。这是由于向左移动的室间隔和左心室扩张性降低导致的。左心室舒张期末压在新生儿期和左心室舒张末期收缩程度相关。这种增强的心室相互作用是通过减少心室顺应性造成的，因为在出生时，左右心室质量是相等的。出生后左室的容量和压力负荷增加，导致左室相对应的肥大。在4月龄大的婴儿就和成人左心室与右心室质量比2：1一样。

6. 不完善的自主神经支配。负责增加心率和收缩性的交感神经支配，在出生时发育不完全。因此，局部心肌释放去甲肾上腺素有助于轻度增加心收缩力，同时增加循环儿茶酚胺水平。由于这个原因，正性肌力药物如多巴胺，它的作用部分是通过心肌神经末梢释放去甲肾上腺素，对于年轻患者可采用较高剂量有效。另一方面，副交感神经能够减慢新增心率，在出生时候功能就发育完善。

7. 钙稳态。新生儿心脏的肌浆网和横小管发育不良。此外，肌浆网钙储备能力降低，钙APT酶活性降低，该酶是钙再摄取的酶。这些差异导致对细胞外钙离子更大的依赖以提供兴奋-收缩耦联，也是新生儿心肌张力降低的一个因素。

8. 底物代谢。成人心脏90%的ATP的产生是来自脂肪酸氧化。新生儿心脏的ATP底物主要是葡萄糖。与成人相比，非胰岛素依赖型葡萄糖转运蛋白（GLU1）比胰岛素依赖的葡萄糖转运蛋白（GLU4）高。

9. ATP酶活性。胎儿轻链肌球蛋白具有减少ATP水解的能力，这有助于新生儿心脏张力减弱的发育能力。这种轻链球蛋白也存在于先天性心脏病患者。

10. 无氧代谢能力。与成人相比，新生儿心脏由于其糖原储备多，无氧代谢能力增强。所以，新生儿心脏能够耐受更长时间的缺氧。

11. 耐受缺血。新生儿心脏由于糖原储备多，能更好地维护缺血钙交换，较高水平的ATP底物，并增加氨基酸的利用，所以对缺血（严重减少和无灌注）有更大的耐受性。在无灌注，未成熟心肌无氧代谢能力增强导致乳酸等厌氧代谢产物快速积累。因此，延长缺血时间导致严重的酸中毒和组织损伤，并迅速抑制新生儿心肌进一步产生高能磷酸盐。发绀进一步增加了新生儿心脏缺血的脆弱性。因为内源性储备抗氧化药的耗尽，青紫型患者心肌对缺血/再灌注损伤比非发绀型患者更加敏感。

12. 张力的发展。与成人心脏相比，新生儿心脏包含数量较少组织不良的收缩单位。在未成熟心肌中，较大多数心肌细胞主要是合成细胞生长所需的蛋白质。除了已经解决的因素外，这也解释了新生儿心脏张力发育能力的减低。这种心脏张力发育能力的减弱，使新生儿在心脏手术后非常容易发生收缩能力降低。

　　婴幼儿心力衰竭通常表现为呼吸急促、心动过速、食欲缺乏，不能茁壮生长。舒张期奔马律是常见的。肝肿大是右心衰竭的主要表现，而肺水肿是左心功能不全的特点。年龄较大儿童和青少年则不耐受运动。

　　心力衰竭可由以下原因导致：① 先天性心脏病导致的压力过大和容量负荷过度；② 心肌病手术修复和先天性心脏病治疗缓解后导致的心肌功能障碍。先天性病变最易引起心脏衰竭，左向右分流病变（VSD，房室管缺损、PDA、主动脉肺动脉窗和永存动脉干），左心阻塞性病变（严重主动脉瓣狭窄、重度缩窄、二尖瓣狭窄）、先天性房室和瓣膜反流。心肌病可能是特发性或特定的遗传相关（肌营养不良、代谢和线粒体障碍）或后天获得（川崎病）。蒽环类药物治疗儿童癌症的结果是常常被忽略的一种心肌病形式。扩张型心肌病与收缩功能障碍有关，肥厚性和限制性心肌病出现舒张功能不全时候是心力衰竭的表现。在先天性心脏病手术治疗或药物缓解后心力衰竭发生是未知的，但是对伴有右心室系统两个或单心室的患者，其发病率可达到10%。

　　心源性休克的特点是全身供氧不足［心输出量<1.8 ～ 2 L/(min·m^2)，SVC或混合静脉血氧饱和度 <40 mmHg，乳酸血症］和肺和（或）全身静脉压升高（PAOP>15 ～ 18 mmHg，CVP>15 ～ 18 mmHg）。

心脏移植

　　终末期心功能不全的自然进展过程在婴儿和儿童中是不清楚的，很大程度上是因为各种先天性病变的异质性。此外，终末期心功能障碍更难以界定。继发与严重心功能障碍的生长滞后有助于识别终末期疾病。进行性肺动脉高压是心脏移植的禁忌，也被认为是移植的重要指标。

　　扩张性心肌病（dilated cardiomyopathy, DCM）和复杂冠心病是心脏移植的两大适应证。年龄<1 岁的患者，移植手术的主要适应证（65%）是先天性心脏病，其中主要是左心发育不全综合征（HLHS）。1 ～ 10 岁的患者，心脏移植手术的适应证主要是先天性心脏病和DCM，两者所占比例相当。这个年龄段大多数需要进行心脏移植的先天性病变儿童，至少有一次心脏外科手术病史。11 ～ 17 岁的患者，心脏移植主要适应证（60%）是DCM。

　　移植心脏血管病变（cardiac allograft vasculopathy, CAV）是目前心脏移植术后远期生存率的限制因素。在儿童心脏移植后3 ～ 5 年死亡率的40%。CAV在成年人和儿童心脏移植手术后的发病率每年增长约10%，移植后5 年的发病率为50%。CAV 的发病机制是复杂的、多因素的，目前尚不清楚。目前认为免疫机制（HLA 不匹配的数量和排斥时间）与非风险因素（巨细胞病毒感染、高脂血症、高血压、移植时的年龄、糖尿病）的结合，产生肌内膜增生和内皮损伤。与冠心病的动脉硬化不同，CAV 主要是同一中心的弥漫性病变，不破坏弹性内膜，进展非常迅速。心脏移植中也可以见到局部动脉粥样硬化斑块。

　　监测CAV 是困难的。因为交感神经切除术，心脏移植患者的心绞痛和心电图改变和心肌缺血梗死的不同。无创性检测的敏感性和特异性均差。血管内超声（intravascular ultrasound, IVUS）是检测CAV 的金指标，但是其技术要求高，价格昂贵，而且导管的大小仅限于检查直径1 mm以上的血管。考虑到这些因素,目前移植中心每年利用冠状动脉造影作为CAV的参考。更频繁的造影可监测患者进展。

心胸外科急诊管理

随着PGE1当前有效性的治疗,阻碍全肺静脉回流异常(TAPVR)是仅有的真正的小儿心胸外科急症。

解剖

全肺静脉回流异常的特点是所有的肺静脉引流入体循环系统,而不是直接进入LA。这种病变,通常有一个单一的肺静脉汇合,与LA没有直接的联系。肺静脉汇合后通过以下4种引流方式进入全身经脉循环(图18-26)。

1. 心上型(1型)46%的患者的肺静脉引流入心汇合结构。最常见的是通过垂直静脉连接肺静脉与无名静脉汇合,然后引流入上腔静脉(SVC)。

2. 心内型(2型)24%的患者的肺静脉经过冠状窦引流进入RA。

3. 心下型(3型)22%患者的肺静脉通过穿过膈肌食管裂孔的垂直静脉,回流入下腔静脉(IVC),门静脉或肝静脉。

4. 混合型(4型)8%患者是上述3种引流类型的组合。

一般情况下,垂直静脉越长,越容易受压导致狭窄或梗阻,引起肺静脉回流梗阻的可能性越大。因此,肺静脉回流梗阻最常见的是心下型。心上型完全肺静脉回流异常的患者,垂直静脉在主支气管和左肺动脉之间受压。随着肺静脉回流受阻导致的肺动脉压力升高,左主支气管和肺动脉之间的垂直静脉进一步受压,导致连接静脉的完全阻断。

生理

所有的肺静脉流入RA,会导致大量的左向右分流。患者全身静脉血和肺静脉血在右心房混合。如果需要左心充盈和出生后可以存活,必须存在解剖性的右向左分流和有效的全身血量循环。通常存在ASD和PFO与左心连接。分流原则决定了通过ASD和卵圆孔未闭的分流量和分流方向。通常情况下,这些患者往往存在一个非限制性或轻度限制性心房水平的连接。由于LA和LV的顺应性差,可以使通过房间隔的血液受阻。由于在子宫内心脏左侧血流减少,所以这些结构往往很小。因此,不存在梗阻的时候,新生儿$Q_P:Q_S$接近1:1。出生后肺血管阻力的降低,优先将混合静脉血和肺静脉血回流入肺循环。肺动脉压与全身压力相近,是因为PVR接近正常,但是$Q_P:Q_S$升高(>2~3:1)。

垂直静脉的受压或狭窄会阻碍全肺静脉回流异常,导致肺静脉压升高、PVR升高,高系统的RV和PA。一些患者在宫内就会发展为POVD。此外,肺静脉阻塞会产生肺水肿,进一步增高肺静脉压,类似于二尖瓣狭窄。这些患者心脏偏小,且胸片肺野充血。

这类患者的心输出量严重受损。系统和超过系统的RV压力将导致左间隔的改变,导致煎饼状LV,进一步降低了LV的顺应性。这将阻碍血液穿过房间隔。由于右心室扩张和TR,可出现右心室后负荷不匹配。全心输出量将在很多大程度上依赖于生理的动脉导管的右向左分流,由衰竭的RV提供。因为所有完全混合静脉血氧饱和度的影响因素将减少,这些患者会缺氧:

1. 肺水肿会引起肺内分流和V/Q失调,导致$S_{pv}O_2$。

2. 高PVR将导致$Q_p:Q_s$降低。

3. 低心输出量将减少S_vO_2。

此类患者,努力增加PBF只会恶化肺水肿。一氧化氮和吸入性肺血管扩张药是明显禁忌。重度肺静脉梗阻导致超过系统的RV和PA压力,经过动脉导管的右向左分流和通畅的导管是维持心输出量的必备条件。梗阻不严重和低于系统的RV和PA压力,会导致导管内血液双向分流和左向右分流。这些患者,导管通畅可加重肺水肿。梗阻性TAPVR患者在出生时候就伴随低氧血症和较差的全身灌注。多数患者,都会存在持续性代谢性酸中毒和终末器官(肝和肾)功能障碍的证据。梗阻性TAPVR是外科急症,极少数可以通过PGE_1治疗。

手术治疗

终期手术修复涉及肺静脉汇合如LA后壁,结扎垂直静脉和关闭ASD。

麻醉管理

目标

1. 维持心率,心收缩力和前负荷保证心输出量。心输出量的减少可以引起全身静脉血氧饱和度降低。在完全混合性病变中,心输出量的减少会引起动脉血氧饱和度的降低。

2. 对于完全性肺静脉回流异常和肺静脉梗阻的患者,急诊外科是必要的。努力通过通气干预增加PBF和肺血管扩张药会加重肺水肿。

3. 伴有高PBF患者,应该避免PVR:SVR比值的下降。PBF的增加伴随PVR:SVR比值的降低,需要增加心输出量来保证全身血流量。

4. 对于PBF增加和RV容量超负荷的患者,应该进行通气增加PVR,减少PBF,减少右心容量负荷。

诱导和维持

1. 肺静脉梗阻新生儿入室后需进行气管插管,通气同时采用强心药物支持。这些患者最好采用大剂量芬太尼或舒芬太尼进行麻醉。

2. 无梗阻和RV容量补偿超负荷的年长儿,可以采用吸入诱导麻醉。

3. 完全性肺静脉回流异常患者,特别是伴随静脉梗阻,肺血管反应性高。高剂量芬太尼和舒芬太尼对抑制手术刺激导致的PVR增高是有益的。

体外循环后的管理

目标

1. 按照年龄维持不同的心率（最好是窦性节律）。体外循环术后，心输出量可能更多地依赖心率。

2. 术后肺静脉梗阻，努力增加 PBF 可能加重肺水肿。手术解除梗阻可能是必要的。

3. 伴有肺血管梗阻性病变（POVD）和反应性肺血管病变的患者，使用麻醉药弱化应激导致的 PVR 增加是必要的。

4. 伴有 PVOD 和反应性肺血管病变的患者，通气干预降低 PVR 和使用选择性肺血管扩张药如一氧化氮是有必要的。

5. 即使积极的采用降低 PVR 治疗，RV 的心肌支持也是必要的。在这种情况下，多巴酚丁胺［5～10 μg/（kg·min）］或多巴胺［5～10 μg/（kg·min）］是有用的，因为这两种药物可提供有效的心肌支持，而不增加 PVR。在没有全身低血压的情况下，可以考虑使用米力农［50 μg/kg 负荷剂量后，0.5～1 μg/（kg·min）］。

RV 和 PA 压力高是体外循环后常见的问题。这可能是由于以下一个和多个因素导致的：

1. 由于很难构造一个非限制性的外科吻合技术，可能发生肺静脉梗阻。

2. 在非限制性手术吻合的情况下，由于 LA 和 LV 较小，而且顺应性差，或是 LV 功能障碍，适当的心输出量可致左心房高压。

3. 反应性肺血管收缩（毛细血管和毛细血管前）可能导致 PVR 增加。

4. 原有的 PVOD。

使用 TEE 和手术放置 PA 和 LA 对整理出这些病因是有帮助的。高 PA 压力，高 LAP 和高于 LAP<5 mmHg PA 舒张压，表明 LA 高血压是 PA 高血压的病因。高 PA 压力，低或正常的 LAP 和 PA 舒张压大于 15～20 mmHg，表明反应性肺血管收缩，PVOD 或肺静脉梗阻的存在。存在反应性肺血管收缩或 PVOD，POVD（楔形压力）不应该超过 LAP>3～5 mmHg。PVOD 超过 LAP >5～10 mmHg 表明存在肺静脉梗阻。TEE 在评估肺静脉到 LA 吻合口的通畅和评估心室功能方面是有价值的。

小儿体外循环

体外循环手术的目的是隔离心肺功能，因此可以为心脏和大血管手术获得最佳的手术野暴露。为了这种隔离的有效性，CPB 必须能够在有效的时间内维持完整的心肺功能。至少体外循环能够增加氧气和去除血液中的二氧化碳，并且用这种血液为所有的器官提供足够的灌注。此外，CPB 必须能够在不会造成永久性损坏的心肺系统，血液或患者末梢器官的前提下满足上述要求。成人与小儿体外循环存在差异（表 18-10）。

在动物和人类中所作的研究表明，可依心肌保护技术满足未成熟心肌的特殊要求，新生儿、婴儿和儿童的心肌保护效果得到改善。

表18-10　成人与小儿体外循环的比较

因　　素	成　　人	小　　儿
CPB最低温度	很少<25℃～32℃	经常15℃～25℃
使用DHCA或ACP	很少	经常
泵灌注		
血细胞稀释	25%～33%	100%～200%
WB或PRBC增多	很少	经常
灌注压	50～80 mmHg	20～50 mmHg
pH稳态管理	很少	经常尤其是温度低于28℃～30℃
血糖管理		
高血糖	经常,需要胰岛素	偶尔
低血糖	很少	偶尔

CPB：体外循环；DHCA：深低温停止循环；ACP：顺行脑灌注；WB：全血；PRBC：血细胞比容
From: DiNardo JA, Zvara DA. Anesthesia for Cardiac Surgery. 3rd ed. Malden, MA: Blackwell Science, 2008. with permission.

1. 新生儿、婴儿和儿童心搏骤停法需要一些修改,20～30 mL/kg停搏液可能是诱导心搏骤停所必需的。顺行输送压力必须进行修改到这样的程度：在新生儿,灌注压力不超过40～50 mmHg,以免心肌水肿。

2. 与成人相比,局部降温在新生儿更有效,这是因为新生儿心脏质量小；表面积大,这是由新生儿比后壁大决定的。

3. 年龄<3月婴儿和术前存在心力衰竭的婴儿,尽管采用冷晶体停搏液和局部低温技术,对超微结构心肌损伤敏感性仍然增加。

4. 心肌肥厚儿童缺血再灌注损伤的脆弱性增加。在一定程度上是因为微血管（毛细血管）密度降低和葡萄糖摄取受损导致的。

5. 因为存在大量的支气管血管和非冠状动脉侧支循环血流的存在,获得足够的心肌保护可能是存在困难的。非冠状动脉侧支循环冲洗停搏液和支气管血管回流会导致心脏变暖。

深低温停止循环（DHCA）技术允许停止体外循环,去除静脉和动脉套管,以及患者在体外循环回路静脉放血。自从20世纪70年代DHCA技术成功应用,DHCA有大量的技术改进。目前,DHCA是有选择性的,短时间间隔,并主要用于Norwood手术重建主动脉弓的组成部分,对主动脉弓离断修复,完全性肺静脉异位引流连接修复术,复杂心内修复如新生儿（<2.5 kg）和婴幼儿的完全性房室通道缺损。

为了防止DHCA对脑和体细胞灌注和氧合的潜在有害影响,一些团队已经朝技术革新方向努力,对左心发育不全综合征的儿童根据Norwood术行主动脉弓重建,以及主动脉发育不全或主动脉离断的儿童中行双心室修补术,避免使用DHCA。许多通过右无名动脉提供连续的顺行性脑灌注（ACP）越来越多地与深低温结合。这些技术被认为提供脑和躯体（膈下脏器）灌注。在新生儿躯体灌注被认为是广泛的动脉侧支的结果,这些动脉侧支,如胸廓内肋间动脉,连接膈上和膈下脏器。可通过动脉套管的放置进入无名动脉到开放的, 一个 3 mm 或 3.5 mm 聚四氟乙烯 (PTFE) 的远端与近端到远端右无名动脉或右锁骨下动脉近端吻合移植。显然, 在患者接受 Norwood 手术, 当吻合右 PA 和远端血管后, 将构成 Blalock-Taussig 分流。患者行双心室修补或 Norwood 手术佐野 (RV 到 PA 导管), 移植物作为主要的插管部位。一旦发生脱离体外循环, 移植物缝合在其插入位点。能够足够提供脑和体细胞灌注的流速在 ACP 尚未完全阐明, 但是可能在 40 ~ 80 mL/(kg · min)。

> **临床小贴士** 在预循环期间, 新生儿和婴儿对葡萄糖的需求可通过输注 10% 葡萄糖在水中的维护液率 [4 mL/(kg · h)]。

> **临床小贴士** CPB 期间中心静脉压测量值升高提示全身血管阻力 (SVC) 较差和脑灌注受损, 这是不容忽视的。有必要与外科医师和灌注师讨论排除这种可能性。

介入心脏病学

　　介入心脏病学在儿童中的应用相当普遍, 在许多大型机构中, 介入导管的数量超过了手术的数量。超声心动图技术的进步, 大大减少了单纯诊断性介入导管的数量。表 18-11 总结了较常见的介入治疗方法和麻醉管理方法。镇静可用于老年患者的这类手术。气管内插管全麻是血流动力学障碍、失血、过度运动或手术时间预期延长的患者的首选技术。

表 18-11　介入导管手术的管理

手　术	适　应　证	管　理　问　题	并　发　症
肺动脉瓣球囊扩张	新生儿合并严重的肺动脉瓣狭窄; 大龄儿童进行性加重的肺动脉瓣狭窄	新生儿根据 PBF 和 RV 压力使用 PGE1	短暂的右心室功能障碍, 右束支传导阻滞, 心传导阻滞, 室性异位活动罕见, 右室流出道穿孔合并心包填塞
主动脉瓣球囊扩张	新生儿合并严重的主动脉瓣狭窄; 大龄儿童进行性加重的主动脉瓣狭窄	新生儿根据全身血流量使用 PGE1	短暂的完全性右束支传导阻滞, 低血压, 心传导阻滞, 室性异位活动, 由于瓣膜撕裂或者瓣环破裂导致的急性主动脉瓣反流, 可能需要急诊手术干预
ASD 封堵术	所有年龄组, 缺损直径必须一般为 <25 mm。也可以用来关闭 Fontan 开窗	经 TEE 引导和部署	设备嵌顿可能需要手术恢复。二尖瓣或三尖瓣功能受损。
PDA 封堵术	除新生儿/婴儿外的所有年龄组	经常可以用程序性镇静	设备嵌顿可能需要手术恢复。

手　术	适　应　证	管　理　问　题	并　发　症
室间隔封堵术	各年龄组。肌间隔缺损闭合术；缺损必离房室和瓣膜较远	经TEE引导和部署。该手术是从循环的静脉侧，最安全的通过一个大套（ILF）。然而，导致可以从左室经过缺损处通过（右室存在小梁）。心导管的穿越过程［FA-AoV-LV-VSD-RV-RA-FV（UV）］可能危及房室及瓣膜功能。	短暂性心脏传导阻滞。SVT，VEA。多导丝处和导管鞘处的出血。明显的血流动力学改变，尤其是年龄小的患者。
肺动脉扩张术	各年龄组。主要的PA或PA狭窄的分支	全身或右心室压力高于全身，左向右分流心房（PFD）或可能存在心室水平（室间隔缺损VSD补片或开窗），随着扩张和右心室功能障碍，右向左分流的患者动脉血样饱和度降低和维持相对心输出量。那些没有异常通道的患者灌注将严重受损。	短暂的RV功能障碍，RBBB，心脏传导阻滞或VEA。扩张肺段再灌注肺水肿。PA破裂出血。
肺静脉扩张术	各年龄组。伸入肺间质的一个或多个肺静脉狭窄。	全身或高于全身PA和KV压力。先前存在肺水肿。左向右分流心房（PFO）或可能存在心室水平（VSD或开窗VSD补丁）。随着扩张，静脉管径有所改善，PA和RV压力下降。	短暂的RV功能障碍，RBBB，心脏传导阻滞或VEA。吸入NO可能有反应性肺血管收缩扩张反应。

PGE1：前列腺素E1；RV：右心室；RBBB：右束支传导阻滞；VEA：室性异位搏动；RVOT：右室流出道梗阻；LBBB：左束支传导阻滞；TEE：经食管超声心动图；VSD：室间隔缺损；LV：左心室；AoV：主动脉瓣；VSD：室间隔缺损；FV：股动脉；UV：脐静脉；RA：右心房；SVT：室上性心动过速；PFO：卵圆孔未闭；PA：肺动脉

（张　明　田友良　陈丽晶　张玉龙　杜文康　代春霞）

参考文献

［1］ Kirby ML. An overview of cardiac morphogenesis: getting from a muscle-covered tube to a four-chambered pump. In: Kirby ML, ed. *Cardiac Development*. Oxford, UK: Oxford University Press; 2007: 3−8.

［2］ Rosenthal E, Harvey RP, eds. *Heart Development and Regeneration*. Vol.1. 2nd ed. London, UK: Academic Press; 2010.

［3］ Meilhac SM, Buckingham ME. The behavior of cells that form the myocardial components of the vertebrate heart. In: Rosenthal E, Harvey RP, eds. *Heart Development and Regeneration*. London, UK: Academic Press; 2010: 195−217.

［4］ Buckingham M, Meilhac S, Zaffran S. Building the mammalian heart from two sources of myocardial cells. *Nat Rev Genet*. 2005; 6(11): 826−835.

［5］ Harvey RP. Patterning the vertebrate heart. *Nat Rev Genet*. 2002; 3(7): 544−556.

［6］ Kirby ML. Cardiogenic fields and heart tube formation. In: Kirby ML, ed. *Cardiac Development*. Oxford, UK: Oxford University Press; 2007: 21−34.

［7］ Sylva M, van den Hoff MJ, Moorman AF. Development of the human heart. *Am J Med Genet A*. 2013; 164A(6): 1347−1371.

［8］ Harris IS, Black BL. Development of the endocardium. *Pediatr Cardiol*. 2010; 31(3): 391−399.

［9］ Horsthuis T, Christoffels VM, Anderson RH, et al. Can recent insights into cardiac development improve our understanding of congenitally malformed hearts? *Clin Anat*. 2009; 22(1): 4−20.

［10］ Neill CA. Development of the pulmonary veins; with reference to the embryology of anomalies of pulmonary venous return. *Pediatrics*. 1956; 18(6): 880-887.

［11］ Kirby ML. Vascular development. In: Kirby ML, ed. *Cardiac Development*. Oxford, UK: Oxford University Press; 2007: 9-20.

［12］ McQuinn T, Wessels A. Embryology of the heart and great vessels. In: Mavroudis C, Backer CL, eds. *Pediatric Cardiac Surgery*. Philadelphia, PA: Mosby; 2003: 1-24.

［13］ Kirby ML. Molecular control of looping. In: Kirby ML, ed. *Cardiac Development*. Oxford, UK: Oxford University Press; 2007: 87-102.

［14］ Manner J. The anatomy of cardiac looping: a step towards the understanding of the morphogenesis of several forms of congenital cardiac malformations. *Clin Anat*. 2009; 22(1): 21-35.

［15］ Nonaka S, Tanaka Y, Okada Y, et al. Randomization of left-right asymmetry due to loss of nodal cilia generating leftward flow of extraembryonic fluid in mice lacking KIF3B motor protein. *Cell*. 1998; 95(6): 829-837.

［16］ Kirby ML. Development of the poles of the heart. In Kirby ML, ed. *Cardiac Development*. Oxford, UK: Oxford University Press; 2007: 69-86.

［17］ Anderson RH, Brown NA, Webb S. Development and structure of the atrial septum. *Heart*. 2002; 88(1): 104-110.

［18］ Sadler TW. Cardiovascular system. In: Sadler TW, ed. *Langman's Medical Embryology*. Philadelphia, PA: Lippincott Williams & Wilkins; 2006: 159-194.

［19］ Kirby ML. Chamber specification and ventricular septation. In: Kirby ML, ed. *Cardiac Development*. Oxford, UK: Oxford University Press; 2007: 103-118.

［20］ Wessels A, Anderson RH, Markwald RR, et al. Atrial development in the human heart: an immunohistochemical study with emphasis on the role of mesenchymal tissues. *Anat Rec*. 2000; 259(3): 288-300.

［21］ de Boer BA, van den Berg G, de Boer PA, et al. Growth of the developing mouse heart: an interactive qualitative and quantitative 3D atlas. *Dev Biol*. 2012; 368(2): 203-213.

［22］ Combs MD, Yutzey KE. Heart valve development: regulatory networks in development and disease. *Circ Res*. 2009; 105(5): 408-421.

［23］ Mjaatvedt CH, Yamamura H, Wessels A, et al. Mechanisms of segmentation, septation, and remodeling of the tubular heart: endocardial cushion fate and cardiac looping. In: Harvey RP, Rosenthal N, eds. *Heart Development*. San Diego, CA: Academic Press; 1999.

［24］ de Lange FJ, Moorman AF, Anderson RH, et al. Lineage and morphogenetic analysis of the cardiac valves. *Circ Res*. 2004; 95(6): 645-654.

［25］ Oosthoek PW, Wenink AC, Vrolijk BC, et al. Development of the atrioventricular valve tension apparatus in the human heart. *Anat Embryol (Berl)*. 1998; 198(4): 317-329.

［26］ Keyte A, Hutson MR. The neural crest in cardiac congenital anomalies. *Differentiation*. 2012; 84(1): 25-40.

［27］ Waldo K, Miyagawa-Tomita S, Kumiski D, et al. Cardiac neural crest cells provide new insight into septation of the cardiac outflow tract: aortic sac to ventricular septal closure. *Dev Biol*. 1998; 196(2): 129-144.

［28］ Kirby ML. Neural crest, great arteries, and outflow septation. In: Kirby ML, ed. *Cardiac Development*. Oxford, UK: Oxford University Press; 2007: 143-160.

［29］ Asami I. Partitioning of the arterial end of the embryonic heart. In: Van Praagh R, Takao A, eds. *Etiology and Morphogenesis of Congenital Heart Disease*. Mount Kisco, NY: Futura Publishing Company; 1980: 41-51.

［30］ Goor DA, Dische R, Lillehei CW. The conotruncus, I: its normal inversion and conus absorption. *Circulation*. 1972; 46(2): 375-384.

［31］ Anderson RH, Cook A, Brown NA, et al. Development of the outflow tracts with reference to aortopulmonary windows and aortoventricular tunnels. *Cardiol Young*. 2010; 20(Suppl 3): 92-99.

［32］ Gittenberger-de Groot AC, Winter EM, Bartelings MM, et al. The arterial and cardiac epicardium in development, disease and repair. *Differentiation*. 2012; 84(1): 41-53.

［33］ Kirby ML. Epicardium and coronary vessel development. In: Kirby, ed. *Cardiac Development*. Oxford,

UK: Oxford University Press; 2007: 133−142.

［34］ Poelmann RE, Gittenberger-de Groot AC, Mentink MM, et al. Development of the cardiac coronary vascular endothelium, studied with antiendothelial antibodies, in chicken-quail chimeras. *Circ Res.* 1993; 73(3): 559−568.

［35］ Smart N, Dube KN, Riley PR. Coronary vessel development and insight towards neovascular therapy. *Int J Exp Pathol.* 2009; 90(3): 262−283.

［36］ Bogers AJ, Gittenberger-de Groot AC, Poelmann RE, et al. Development of the origin of the coronary arteries, a matter of ingrowth or outgrowth? *Anat Embryol (Berl).* 1989; 180(5): 437−441.

［37］ Waldo KL, Willner W, Kirby ML, Origin of the proximal coronary artery stems and a review of ventricular vascularization in the chick embryo. *Am J Anat.* 1990; 188(2): 109−120.

［38］ Kirby ML. Development of the cardiac pacemaking and conduction system. In: Kirby ML, ed. *Cardiac Development.* Oxford, UK: Oxford University Press; 2007: 161−178.

［39］ Moorman AF, de Jong F, Denyn MM, et al. Development of the cardiac conduction system. *Circ Res.* 1998; 82(6): 629−644.

［40］ Wiese C, Grieskamp T, Airik R, et al. Formation of the sinus node head and differentiation of sinus node myocardium are independently regulated by Tbx18 and Tbx3. *Circ Res.* 2009; 104(3): 388−397.

［41］ Anderson RH, Christoffels VM, Moorman AF. Controversies concerning the anatomical definition of the conduction tissues. *Anat Rec B New Anat.* 2004; 280(1): 8−14.

［42］ Vincent SD, Buckingham ME. How to make a heart: the origin and regulation of cardiac progenitor cells. *Curr Top Dev Biol.* 2010; 90: 1−41.

［43］ Kirby ML. Role of extracardiac factors in heart development. *Experientia.* 1988; 44(11−12): 944−951.

［44］ Kirby ML, Gale TF, Stewart DE. Neural crest cells contribute to normal aorticopulmonary septation. *Science.* 1983; 220(4601): 1059−1061.

［45］ Kirby ML, Waldo KL. Neural crest and cardiovascular patterning. *Circ Res.* 1995; 77(2): 211−215.

［46］ Poelmann RE, Mikawa T, Gittenberger-de Groot AC. Neural crest cells in outflow tract septation of the embryonic chicken heart: differentiation and apoptosis. *Dev Dyn.* 1998; 212(3): 373−384.

［47］ Barry A. The aortic arch derivatives in human adult. *Anat Rec.* 1951; 111(2): 221−238.

［48］ Kirby ML. Innervation of the developing heart. In: Kirby ML, ed. *Cardiac Development.* Oxford, UK: Oxford University Press; 2007: 179−198.

［49］ Mulder AL, Golde JM, Goor AA, et al. Developmental changes in plasma catecholamine concentrations during normoxia and acute hypoxia in the chick embryo. *J Physiol.* 2000; 527(Pt 3): 593−599.

［50］ Fahed AC, Gelb BD, Seidman JG, et al. Genetics of congenital heart disease: the glass half empty. *Circ Res.* 2013; 112(4): 707−720.

［51］ Zhu H, Kartiko S, Finnell RH. Importance of gene-environment interactions in the etiology of selected birth defects. *Clin Genet.* 2009; 75(5): 409−423.

［52］ Goldmuntz E, Crenshaw ML, Lin AE. Genetic aspects of congenital heart defects. In: Allen HD, Driscoll DJ, Shaddy RE, et al, eds. *Moss and Adams' Heart Disease in Infants, Children, and Adolescents: Including the Fetus and Young Adult.* Philadelphia, PA: Lippincott Williams & Wilkins; 2013: 617−643.

［53］ Greenwood RD, Rosenthal A, Parisi L, et al. Extracardiac abnormalities in infants with congenital heart disease. *Pediatrics.* 1975; 55(4): 485−492.

［54］ Lurie IW, Kappetein AF, Loffredo CA, et al. Non-cardiac malformations in individuals with outflow tract defects of the heart: the Baltimore-Washington Infant Study (1981−1989). *Am J Med Genet.* 1995; 59(1): 76−84.

［55］ Dolk H, Loane M, Garne E. Congenital heart defects in Europe: prevalence and perinatal mortality, 2000 to 2005. *Circulation.* 2011; 123(8): 841−849.

［56］ Hoffman JI, Kaplan S. The incidence of congenital heart disease. *J Am Coll Cardiol.* 2002; 39(12): 1890−1900.

［57］ Hoffman JI, Kaplan S, Liberthson RR. Prevalence of congenital heart disease. *Am Heart J.* 2004; 147(3): 425−439.

［58］ Marelli AJ, Mackie AS, Ionescu-Ittu R, et al. Congenital heart disease in the general population:

changing prevalence and age distribution. *Circulation*. 2007; 115(2): 163−172.

［59］ Gilboa SM, Salemi JL, Nembhard WN, et al. Mortality resulting from congenital heart disease among children and adults in the United States, 1999 to 2006. *Circulation*. 2010; 122(22): 2254−2263.

［60］ Moons P, Bovijn L, Budts W, et al. Temporal trends in survival to adulthood among patients born with congenital heart disease from 1970 to 1992 in Belgium. *Circulation*. 2010; 122(22): 2264−2272.

［61］ Rudolph AM. *Congenital Diseases of the Heart: Clinical-Physiological Considerations*. 2nd ed. Armonk, NY: Futura; 2001: 808.

［62］ Lim MK, Hanretty K, Houston AB, et al. Intermittent ductal patency in healthy newborn infants: demonstration by colour Doppler flow mapping. *Arch Dis Child*. 1992; 67(10 Spec No): 1217−1218.

［63］ Gilbert RD. Control of fetal cardiac output during changes in blood volume. *Am J Physiol*. 1980; 238(1): H80−H86.

［64］ Rudolph AM, Heymann MA. Cardiac output in the fetal lamb: the effects of spontaneous and induced changes of heart rate on right and left ventricular output. *Am J Obstet Gynecol*. 1976; 124(2): 183−192.

［65］ Greeley WJ, Galli KK. Cardiac surgery: anesthetic considerations and postoperative management. In: Bissonnette B, Dalens BJ, eds. *Pediatric Anesthesia*. New York, NY: McGraw-Hill; 2002: 1164−1185.

［66］ Graham TP, Gutgesell HP. Ventricular septal defects. In: Allen HD, Driscoll DJ, Shaddy RE, et al, eds. *Moss and Adams' Heart Disease in Infants, Children, and Adolescents: Including the Fetus and Young Adult*. Philadelphia, PA: Lippincott Williams & Wilkins; 2001: 724−746.

［67］ Bancalari E, Jesse MJ, Gelband H, et al. Lung mechanics in congenital heart disease with increased and decreased pulmonary blood flow. *J Pediatr*. 1977; 90(2): 192−195.

［68］ Berlinger NT, Long C, Foker J, et al. Tracheobronchial compression in acyanotic congenital heart disease. *Ann Otol Rhinol Laryngol*. 1983; 92(4 Pt 1): 387−390.

［69］ Cordell D, Graham TP Jr, Atwood GF, et al. Left heart volume characteristics following ventricular septal defect closure in infancy. *Circulation*. 1976; 54(2): 294−298.

［70］ Graham TP Jr, Atwood GF, Boucek RJ Jr, et al. Right ventricular volume characteristics in ventricular septal defect. *Circulation*. 1976; 54(5): 800−804.

［71］ Laussen PC, Wessel DL. Anesthesia for congenital heart disease. In: Gregory GA, ed. *Pediatric Anesthesia*. Philadelphia, PA: Churchill Livingstone; 2002: 467−539.

［72］ Heath D, Edwards JE. The pathology of hypertensive pulmonary vascular disease; a description of six grades of structural changes in the pulmonary arteries with special reference to congenital cardiac septal defects. *Circulation*. 1958; 18(4 Pt 1): 533−547.

［73］ Rabinovitch M, Haworth SG, Castaneda AR, et al. Lung biopsy in congenital heart disease: a morphometric approach to pulmonary vascular disease. *Circulation*. 1978; 58(6): 1107−1122.

［74］ Ammash NM, Connolly HM, Abel MD, et al. Noncardiac surgery in Eisenmenger syndrome. *J Am Coll Cardiol*. 1999; 33(1): 222−227.

［75］ Daliento L, Somerville J, Presbitero P, et al. Eisenmenger syndrome. Factors relating to deterioration and death. *Eur Heart J*. 1998; 19(12): 1845−1855.

［76］ Raines DE, Liberthson RR, Murray JR. Anesthetic management and outcome following noncardiac surgery in nonparturients with Eisenmenger's physiology. *J Clin Anesth*. 1996; 8(5): 341−347.

［77］ Beghetti M, Silkoff PE, Caramori M, et al. Decreased exhaled nitric oxide may be a marker of cardiopulmonary bypass-induced injury. *Ann Thorac Surg*. 1998; 66(2): 532−534.

［78］ Kouchoukos NT, Karp RB, Blackstone EU, et al. Hypothermia, circulatory arrest, and cardiopulmonary bypass. In: Kirklin JW, Barratt-Boyes BG, eds. *Cardiac Surgery*. Philadelphia, PA: Churchill Livingstone; 2003: 2128.

［79］ Koul B, Willen H, Sjöberg T, et al. Pulmonary sequelae of prolonged total venoarterial bypass: evaluation with a new experimental model. *Ann Thorac Surg*. 1991; 51(5): 794−799.

［80］ Nudel DB, Berman MA, Talner NS. Effects of acutely increasing systemic vascular resistance on oxygen tension in tetralogy of Fallot. *Pediatrics*. 1976; 58(2): 248−251.

［81］ Friedman WF, George BL. Treatment of congestive heart failure by altering loading conditions of the heart. *J Pediatr*. 1985; 106(5): 697−706.

［82］ Kovacs AH, Moons P. Psychosocial functioning and quality of life in adults with congenital heart disease and heart failure. *Heart Fail Clin*. 2014; 10(1): 35-42.

［83］ Malviya S, Voepel-Lewis T, Siewert M, et al. Risk factors for adverse postoperative outcomes in children presenting for cardiac surgery with upper respiratory tract infections. *Anesthesiology*. 2003; 98(3): 628-632.

［84］ Spence MS, Balaratnam MS, Gatzoulis MA. Clinical update: cyanotic adult congenital heart disease. *Lancet*. 2007; 370(9598): 1530-1532.

［85］ Geva T. Repaired tetralogy of Fallot: the roles of cardiovascular magnetic resonance in evaluating pathophysiology and for pulmonary valve replacement decision support. *J Cardiovasc Magn Reson*. 2011; 13: 9.

［86］ American Society of Anesthesiologists Committee. Practice guidelines for preoperative fasting and the use of pharmacologic agents to reduce the risk of pulmonary aspiration: application to healthy patients undergoing elective procedures: an updated report by the American Society of Anesthesiologists Committee on Standards and Practice Parameters. *Anesthesiology*. 2011; 114(3): 495-511.

［87］ Bergendahl H, Lonnqvist PA, Eksborg S. Clonidine in paediatric anaesthesia: review of the literature and comparison with benzodiazepines for premedication. *Acta Anaesthesiol Scand*. 2006; 50(2): 135-143.

［88］ Kern FH, Ing RJ, Greeley WJ. Anesthesia for cardiovascular surgery. In: Motoyama EK, Davis PJ, eds. *Smith's Anesthesia for Infants and Children*. Philadelphia, PA: Mosby Elsevier; 2006: 571-650.

［89］ Pirotte T, Veyckemans F. Ultrasound-guided subclavian vein cannulation in infants and children: a novel approach. *Br J Anaesth*. 2007; 98(4): 509-514.

［90］ Verghese ST, McGill WA, Patel RI, et al. Comparison of three techniques for internal jugular vein cannulation in infants. *Paediatr Anaesth*. 2000; 10(5): 505-511.

［91］ Elwell CE, Cooper CE. Making light work: illuminating the future of biomedical optics. *Philos Transact A Math Phys Eng Sci*. 2011; 369(1955): 4358-4379.

［92］ Bickler PE, Feiner JR, Rollins MD. Factors affecting the performance of 5 cerebral oximeters during hypoxia in healthy volunteers. *Anesth Analg*. 2013; 117(4): 813-823.

［93］ Kurth CD, Steven JL, Montenegro LM, et al. Cerebral oxygen saturation before congenital heart surgery. *Ann Thorac Surg*. 2001; 72(1): 187-192.

［94］ Bode H. *Pediatric Applications of Transcranial Doppler Sonography*. Wien, NY: Springer-Verlag; 1988: 144.

［95］ Andropoulos DB, Stayer SA, McKenzie ED, et al. Novel cerebral physiologic monitoring to guide low-flow cerebral perfusion during neonatal aortic arch reconstruction. *J Thorac Cardiovasc Surg*. 2003; 125(3): 491-499.

［96］ Davidson AJ, McCann ME, Devavaram P, et al. The differences in the bispectral index between infants and children during emergence from anesthesia after circumcision surgery. *Anesth Analg*. 2001; 93(2): 326-330; 2nd contents page.

［97］ Kussman BD, Gruber EM, Zurakowski D, et al. Bispectral index monitoring during infant cardiac surgery: relationship of BIS to the stress response and plasma fentanyl levels. *Paediatr Anaesth*. 2001; 11(6): 663-669.

［98］ Austin EH IIIrd, Edmonds HL Jr, Auden SM, et al. Benefit of neurophysiologic monitoring for pediatric cardiac surgery. *J Thorac Cardiovasc Surg*. 1997; 114(5): 707-715, 717; discussion 715-716.

［99］ Williams GD, Ramamoorthy C. Brain monitoring and protection during pediatric cardiac surgery. *Semin Cardiothorac Vasc Anesth*. 2007; 11(1): 23-33.

［100］ Stayer SA, Diaz LK, East DL, et al. Changes in respiratory mechanics among infants undergoing heart surgery. *Anesth Analg*. 2004; 98(1): 49-55; table of contents.

［101］ Hansen DD, Hickey PR. Anesthesia for hypoplastic left heart syndrome: use of high-dose fentanyl in 30 neonates. *Anesth Analg*. 1986; 65(2): 127-132.

［102］ Laird TH, Stayer SA, Rivenes SM, et al. Pulmonary-to-systemic blood flow ratio effects of sevoflurane, isoflurane, halothane, and fentanyl/midazolam with 100% oxygen in children with congenital heart disease. *Anesth Analg*. 2002; 95(5): 1200-1206; table of contents.

［103］ Edwards WD, Maleszewski JJ. Classification and terminology of cardiovascular anomalies. In: Allen HD, Driscoll DJ, Shaddy RE, et al, eds. *Moss and Adams' Heart Disease in Infants, Children, and Adolescents: Including the Fetus and Young Adult:* Philadelphia, PA: Wolters Kluwer; 2013: 32−51.

［104］ Geva T. Nomenclature and segmental approach to congenital heart disease. In: Lai WW, Mertens LL, Cohen MS, et al, eds. *Echocardiography in Pediatric and Congenital Heart Disease: From Fetus to Adult.* Oxford, UK: Wiley-Blackwell; 2009: 22−33.

［105］ Shiraishi I, Ichikawa H. Human heterotaxy syndrome—from molecular genetics to clinical features, management, and prognosis. *Circ J.* 2012; 76(9): 2066−2075.

［106］ Geva T, Martins JD, Wald RM. Atrial septal defects. *Lancet.* 2014; 383(9932): 1921−1932.

［107］ Keane JF, Geva T, Fyler DC. Atrial septal defect. In: Keane JF, Lock JE, Fyler DC, eds. *Nadas' Pediatric Cardiology.* Philadelphia, PA: Saunders Elsevier; 2006: 603−616.

［108］ Van Praagh S, Carrera ME, Sanders SP, et al. Sinus venosus defects: unroofing of the right pulmonary veins—anatomic and echocardiographic findings and surgical treatment. *Am Heart J.* 1994; 128(2): 365−379.

［109］ Banka P, Bacha E, Powell AJ, et al. Outcomes of inferior sinus venosus defect repair. *J Thorac Cardiovasc Surg.* 2011; 142(3): 517−522.

［110］ Campbell M. Natural history of atrial septal defect. *Br Heart J.* 1970; 32(6): 820−826.

［111］ Engelfriet P, Meijboom F, Boersma E, et al. Repaired and open atrial septal defects type II in adulthood: an epidemiological study of a large European cohort. *Int J Cardiol.* 2008; 126(3): 379−385.

［112］ Murphy JG, Gersh BJ, McGoon MD, et al. Long-term outcome after surgical repair of isolated atrial septal defect. Follow-up at 27 to 32 years. *N Engl J Med.* 1990; 323(24): 1645−1650.

［113］ Radzik D, Davignon A, van Doesburg N, et al. Predictive factors for spontaneous closure of atrial septal defects diagnosed in the first 3 months of life. *J Am Coll Cardiol.* 1993; 22(3): 851−853.

［114］ Hanslik A, Pospisil U, Salzer-Muhar U, et al. Predictors of spontaneous closure of isolated secundum atrial septal defect in children: a longitudinal study. *Pediatrics.* 2006; 118(4): 1560−1565.

［115］ Warnes CA, Williams RG, Bashore TM, et al. ACC/AHA 2008 guidelines for the management of adults with congenital heart disease: a report of the American College of Cardiology/American Heart Association Task Force on Practice Guidelines (Writing Committee to Develop Guidelines on the Management of Adults With Congenital Heart Disease). Developed in Collaboration With the American Society of Echocardiography, Heart Rhythm Society, International Society for Adult Congenital Heart Disease, Society for Cardiovascular Angiography and Interventions, and Society of Thoracic Surgeons. *J Am Coll Cardiol.* 2008; 52(23): e143−e263.

［116］ Bichell DP, Geva T, Bacha EA, et al. Minimal access approach for the repair of atrial septal defect: the initial 135 patients. *Ann Thorac Surg.* 2000; 70(1): 115−118.

［117］ Bove T, François K, De Groote K, et al. Closure of atrial septal defects: is there still a place for surgery? *Acta Chir Belg.* 2005; 105(5): 497−503.

［118］ Rocchini AP, Lock JE. Defect closure: umbrella devices. In: Lock JE, Keane JF, Perry SB, eds. *Diagnositc and Interventional Catheterizaion in Congenital Heart Disease.* Boston, MA: Kluwer Academic Publishers; 2000: 179−198.

［119］ Marie Valente A, Rhodes JF. Current indications and contraindications for transcatheter atrial septal defect and patent foramen ovale device closure. *Am Heart J.* 2007; 153(4 Suppl): 81−84.

［120］ Meier B. Percutaneous atrial septal defect closure: pushing the envelope but pushing it gently. *Catheter Cardiovasc Interv.* 2005; 66(3): 397−399.

［121］ Bialkowski J, Kusa J, Szkutnik M, et al. Percutaneous catheter closure of atrial septal defect. Short-term and mid-term results［in Spanish］. *Rev Esp Cardiol.* 2003; 56(4): 383−388.

［122］ Mellert F, Preusse CJ, Haushofer M, et al. Surgical management of complications caused by transcatheter ASD closure. *Thorac Cardiovasc Surg.* 2001; 49(6): 338−342.

［123］ Rao PS, Sideris EB. Long-term complications of ASD closure devices. *Catheter Cardiovasc Interv.* 2007; 69(6): 924−925.

［124］ Wang JK, Tsai SK, Wu MH, et al. Short- and intermediate-term results of transcatheter closure of atrial septal defect with the Amplatzer Septal Occluder. *Am Heart J.* 2004; 148(3): 511−517.

［125］ Cetta F, Barnes RD, Connolly HM, et al. Atrioventricular septal defects. In: Allen HD, Driscoll DJ, Shaddy RE, et al, eds. *Moss and Adams' Heart Disease in Infants, Children, and Adolescents: Including the Fetus and Young Adult.* Philadelphia, PA: Lippincott Williams & Wilkins; 2013: 691-712.

［126］ Al-Hay AA, MacNeill SJ, Yacoub M, et al. Complete atrioventricular septal defect, Down syndrome, and surgical outcome: risk factors. *Ann Thorac Surg.* 2003; 75(2): 412-421.

［127］ Freeman SB, Taft LF, Dooley KJ, et al. Population-based study of congenital heart defects in Down syndrome. *Am J Med Genet.* 1998; 80(3): 213-217.

［128］ Kobayashi M, Takahashi Y, Ando M. Ideal timing of surgical repair of isolated complete atrioventricular septal defect. *Interact Cardiovasc Thorac Surg.* 2007; 6(1): 24-26.

［129］ Jonas RA. Complete atrioventricular canal. In: Jonas RA, ed. *Comprehensive Surgical Management of Congenital Heart Disease.* Boca Raton, FL: CRC Press; 2014: 517-534.

［130］ Keane JF, Fyler DC. Tricuspid valve problems. In: Keane JF, Lock JE, Fyler DC, eds. *Nadas' Pediatric Cardiology.* Philadelphia, PA: Saunders Elsevier; 2006: 761-766.

［131］ Smith WM, Gallagher JJ, Kerr CR, et al. The electrophysiologic basis and management of symptomatic recurrent tachycardia in patients with Ebstein's anomaly of the tricuspid valve. *Am J Cardiol.* 1982; 49(5): 1223-1234.

［132］ Watson H. Natural history of Ebstein's anomaly of tricuspid valve in childhood and adolescence. An international co-operative study of 505 cases. *Br Heart J.* 1974; 36(5): 417-427.

［133］ Radford DJ, Graff RF, Neilson GH. Diagnosis and natural history of Ebstein's anomaly. *Br Heart J.* 1985; 54(5): 517-522.

［134］ Jonas RA. Valve repair and replacement. In: Jonas RA, ed. *Comprehensive Surgical Management of Congenital Heart Disease.* Boca Raton, FL: CRC Press; 2014: 395-420.

［135］ da Silva JP, Baumgratz JF, da Fonseca L, et al. The cone reconstruction of the tricuspid valve in Ebstein's anomaly. The operation: early and midterm results. *J Thorac Cardiovasc Surg.* 2007; 133(1): 215-223.

［136］ da Silva JP, da Silva Lda F. Ebstein's anomaly of the tricuspid valve: the cone repair. *Semin Thorac Cardiovasc Surg Pediatr Card Surg Annu.* 2012; 15(1): 38-45.

［137］ Jonas RA. Three-stage management of single ventricle. In: Jonas RA, ed. *Comprehensive Surgical Management of Congenital Heart Disease.* Boca Raton, FL: CRC Press; 2014: 479-516.

［138］ Shone JD, Sellers RD, Anderson RC, et al. The developmental complex of "parachute mitral valve," supravalvular ring of left atrium, subaortic stenosis, and coarctation of aorta. *Am J Cardiol.* 1963; 11: 714-725.

［139］ Tatsuno K, Ando M, Takao A, et al. Diagnostic importance of aortography in conal ventricular-septal defect. *Am Heart J.* 1975; 89(2): 171-177.

［140］ Keane JF, Fyler DC. Ventricular septal defect. In: Keane JF, Lock JE, Fyler DC, eds. *Nadas' Pediatric Cardiology.* Philadelphia, PA: Saunders Elsevier; 2006: 527-547.

［141］ Rubio AE, Lewin MB. Ventricular septal defects. In: Allen HD, Driscoll DJ, Shaddy RE, et al, eds. *Moss and Adams' Heart Disease in Infants, Children, and Adolescents: Including the Fetus and Young Adult.* Philadelphia, PA: Lippincott Williams & Wilkins; 2013: 713-721.

［142］ Laussen PC, Hansen DD, Perry SB, et al. Transcatheter closure of ventricular septal defects: hemodynamic instability and anesthetic management. *Anesth Analg.* 1995; 80(6): 1076-1082.

［143］ Keane JF, Fyler DC. Single ventricle. In: Keane JF, Lock JE, Fyler DC, eds. *Nadas' Pediatric Cardiology.* Philadelphia, PA: Saunders Elsevier; 2006: 743-752.

［144］ Anderson RH, Becker AE, Tynan M, et al. The univentricular atrioventricular connection: getting to the root of a thorny problem. *Am J Cardiol.* 1984; 54(7): 822-828.

［145］ Earing M, Hagler DJ, Edwards WD. Univentricular atrioventricular connection. In: Allen HD, Driscoll DJ, Shaddy RE, et al, eds. *Moss and Adams' Heart Disease in Infants, Children, and Adolescents: Including the Fetus and Young Adult.* Philadelphia, PA: Lippincott Williams and Wilkins; 2013: 1175-1194.

［146］ Van Praagh R, Van Praagh S, Vlad P, et al. Diagnosis of the anatomic types of single or common ventricle. *Am J Cardiol*. 1965; 15: 345−366.

[147] Rudolph AM. *Congenital Diseases of the Heart: Clinical-Physiologic Considerations in Diagnosis and Management*. Chicago, IL: Year Book Medical; 1974.

[148] Ohye RG, Sleeper LA, Mahony L, et al. Comparison of shunt types in the Norwood procedure for single-ventricle lesions. *N Engl J Med*. 2010; 362(21): 1980−1992.

[149] Akintuerk H, Michel-Behnke I, Valeske K, et al. Stenting of the arterial duct and banding of the pulmonary arteries: basis for combined Norwood stage I and II repair in hypoplastic left heart. *Circulation*. 2002; 105(9): 1099−1103.

[150] Tabbutt S, Ramamoorthy C, Montenegro LM, et al. Impact of inspired gas mixtures on preoperative infants with hypoplastic left heart syndrome during controlled ventilation. *Circulation*. 2001; 104(12 Suppl 1): I159−I164.

[151] de Leval MR, Kilner P, Gewillig M, et al. Total cavopulmonary connection: a logical alternative to atriopulmonary connection for complex Fontan operations. Experimental studies and early clinical experience. *J Thorac Cardiovasc Surg*. 1988; 96(5): 682−695.

[152] Van Praagh R. Embryology. In: Keane JF, Lock JE, Fyler DC, eds. *Nadas' Pediatric Cardiology*. Philadelphia, PA: Saunders Elsevier; 2006: 13−25.

[153] Beuren AJ, Apitz J, Harmjanz D. Supravalvular aortic stenosis in association with mental retardation and a certain facial appearance. *Circulation*. 1962; 26: 1235−1240.

[154] Williams JC, Barratt-Boyes BG, Lowe JB. Supravalvular aortic stenosis. *Circulation*. 1961; 24: 1311−1318.

[155] Jatene AD, Fontes VF, Paulista PP, et al. Anatomic correction of transposition of the great vessels. *J Thorac Cardiovasc Surg*. 1976; 72(3): 364−370.

[156] Khairy P, Clair M, Fernandes SM, et al. Cardiovascular outcomes after the arterial switch operation for d-transposition of the great arteries. *Circulation*. 2013; 127(3): 331−339.

[157] Losay J, Touchot A, Serraf A, et al. Late outcome after arterial switch operation for transposition of the great arteries. *Circulation*. 2001; 104(12 Suppl 1): I121−I126.

[158] Legendre A, Losay J, Touchot-Koné A, et al. Coronary events after arterial switch operation for transposition of the great arteries. *Circulation*. 2003; 108(Suppl 1): II186−II190.

[159] Raisky O, Bergoend E, Agnoletti G, et al. Late coronary artery lesions after neonatal arterial switch operation: results of surgical coronary revascularization. *Eur J Cardiothorac Surg*. 2007; 31(5): 894−898.

[160] Tugrul M, Camci E, Pembeci K, et al. Ketamine infusion versus isoflurane for the maintenance of anesthesia in the prebypass period in children with tetralogy of Fallot. *J Cardiothorac Vasc Anesth*. 2000; 14(5): 557−561.

[161] Hickey PR, Hansen DD, Cramolini GM, et al. Pulmonary and systemic hemodynamic responses to ketamine in infants with normal and elevated pulmonary vascular resistance. *Anesthesiology*. 1985; 62(3): 287−293.

[162] Morray JP, Lynn AM, Stamm SJ, et al. Hemodynamic effects of ketamine in children with congenital heart disease. *Anesth Analg*. 1984; 63(10): 895−899.

[163] Mullin MP, Van Praagh R, Walsh EP. Development and anatomy of the cardiac conducting system. In: Walsh EP, Saul JP, Triedman JK, eds. *Cardiac Arrhythmias in Children and Young Adults with Congenital Heart Disease*. Philadelphia, PA: Lippincott Williams & Wilkins; 2001: 3−22.

[164] Prystowsky EN, Padanilam BJ, Joshi S, et al. Ventricular arrhythmias in the absence of structural heart disease. *J Am Coll Cardiol*. 2012; 59(20): 1733−1744.

[165] Michaelsson M, Engle MA. Congenital complete heart block: an international study of the natural history. *Cardiovasc Clin*. 1972; 4(3): 85−101.

[166] Weindling SN. Atrioventricular conduction disturbances. In: Walsh EP, Saul JP, Triedman JK, eds. *Cardiac Arrhythmias in Children and Young Adults*. Philadelphia, PA: Lippincott Williams & Wilkins; 2001: 285−316.

[167] Casta A, Wolff GS, Mehta AV, et al. Dual atrioventricular nodal pathways: a benign finding in arrhythmia-free children with heart disease. *Am J Cardiol*. 1980; 46(6): 1013−1018.

［168］ Walsh EP, Alexander ME, Cecchin F. Electrocardiography and introduction to electrophysiologic techniques. In: Keane JF, Lock JE, Fyler DC, eds. *Nadas' Pediatric Cardiology*. Philadelphia, PA: Saunders Elsevier; 2006: 145-212.

［169］ Jackman WM, Friday KJ, Anderson JL, et al. The long QT syndromes: a critical review, new clinical observations and a unifying hypothesis. *Prog Cardiovasc Dis*. 1988; 31(2): 115-172.

［170］ Kies SJ, Pabelick CM, Hurley HA, et al. Anesthesia for patients with congenital long QT syndrome. *Anesthesiology*. 2005; 102(1): 204-210.

［171］ Staikou C, Stamelos M, Stavroulakis E. Impact of anaesthetic drugs and adjuvants on ECG markers of torsadogenicity. *Br J Anaesth*. 2014; 112(2): 217-230.

［172］ Mahida S, Hogarth AJ, Cowan C, et al. Genetics of congenital and drug-induced long QT syndromes: current evidence and future research perspectives. *J Interv Card Electrophysiol*. 2013; 37(1): 9-19.

［173］ Moss AJ. Long QT syndrome. *JAMA*. 2003; 289(16): 2041-2044.

［174］ Kussman BD, Madril DR, Thiagarajan RR, et al. Anesthetic management of the neonate with congenital complete heart block: a 16-year review. *Paediatr Anaesth*. 2005; 15(12): 1059-1066.

［175］ Nagatomo T, Fan Z, Ye B, et al. Temperature dependence of early and late currents in human cardiac wild-type and long Q-T DeltaKPQ Na+ channels. *Am J Physiol*. 1998; 275(6 Pt 2): H2016-H2024.

［176］ Jonas RA. *Comprehensive Surgical Management of Congenital Heart Disease*. 1st ed. London, UK: Hodder Arnold; 2004: 544.

［177］ Liberman L, Gersony WM, Flynn PA, et al. Effectiveness of prostaglandin E1 in relieving obstruction in coarctation of the aorta without opening the ductus arteriosus. *Pediatr Cardiol*. 2004; 25(1): 49-52.

［178］ Quaegebeur JM, Jonas RA, Weinberg AD, et al. Outcomes in seriously ill neonates with coarctation of the aorta. A multiinstitutional study. *J Thorac Cardiovasc Surg*. 1994; 108(5): 841-851; discussion 852-854.

［179］ McElhinney DB, Anderson RH. Developmental anomalies of the outflow tracts and aortic arch: towards an understanding of the role of deletions within the 22nd chromosome. *Cardiol Young*. 1999; 9(5): 451-457.

［180］ Edwards JE. Anomalies of the derivatives of the aortic arch system. *Med Clin North Am*. 1948; 32: 925-949.

［181］ Kussman BD, Geva T, McGowan FX. Cardiovascular causes of airway compression. *Paediatr Anaesth*. 2004; 14(1): 60-74.

［182］ Grillo HC, Wright CD, Vlahakes GJ, et al. Management of congenital tracheal stenosis by means of slide tracheoplasty or resection and reconstruction, with long-term follow-up of growth after slide tracheoplasty. *J Thorac Cardiovasc Surg*. 2002; 123(1): 145-152.

［183］ Gittenberger-de Groot AC. Persistent ductus arteriosus: most probably a primary congenital malformation. *Br Heart J*. 1977; 39(6): 610-618.

［184］ Keane JF, Fyler DC. Coarctation of the aorta. In: Keane JF, Lock JE, Fyler DC, eds. *Nadas' Pediatric Cardiology*. Philadelphia, PA: Saunders Elsevier; 2006: 627-644.

［185］ Jonas RA. Coarctation of the aorta. In: Jonas RA, ed. *Comprehensive Surgical Management of Congenital Heart Disease*. Boca Raton: CRC Press; 2014: 289-310.

［186］ Burke RP, Chang AC. Video-assisted thoracoscopic division of a vascular ring in an infant: a new operative technique. *J Card Surg*. 1993; 8(5): 537-540.

［187］ Sebening C, Jakob H, Tochtermann U, et al. Vascular tracheobronchial compression syndromes—experience in surgical treatment and literature review. *Thorac Cardiovasc Surg*. 2000; 48(3): 164-174.

［188］ Laborde F, Folliguet TA, Etienne PY, et al. Video-thoracoscopic surgical interruption of patent ductus arteriosus. Routine experience in 332 pediatric cases. *Eur J Cardiothorac Surg*. 1997; 11(6): 1052-1055.

［189］ Keane JF, Fyler DC. Patent ductus arteriosus. In: Keane JF, Lock JE, Fyler DC, eds. *Nadas' Pediatric Cardiology*. Philadelphia, PA: Saunders Elsevier; 2006: 617-626.

［190］ Carr JA. The results of catheter-based therapy compared with surgical repair of adult aortic coarctation. *J Am Coll Cardiol*. 2006; 47(6): 1101-1107.

［191］ Hager A, Kanz S, Kaemmerer H, et al. Coarctation Long-term Assessment (COALA): significance of arterial hypertension in a cohort of 404 patients up to 27 years after surgical repair of isolated coarctation of the aorta, even in the absence of restenosis and prosthetic material. *J Thorac Cardiovasc Surg.* 2007; 134(3): 738−745.

[192] Robinson S, Gregory GA. Fentanyl-air-oxygen anesthesia for ligation of patent ductus arteriosus in preterm infants. *Anesth Analg.* 1981; 60(5): 331−334.

[193] Strychowsky JE, Rukholm G, Gupta MK, et al. Unilateral vocal fold paralysis after congenital cardiothoracic surgery: a meta-analysis. *Pediatrics.* 2014; 133(6): e1708−e1723.

[194] Odegard KC, Kirse DJ, del Nido PJ, et al. Intraoperative recurrent laryngeal nerve monitoring during video-assisted throracoscopic surgery for patent ductus arteriosus. *J Cardiothorac Vasc Anesth.* 2000; 14(5): 562−564.

[195] Cohen MS, Herlong RJ, Silverman NH. Echocardiographic imaging of anomalous origin of the coronary arteries. *Cardiol Young.* 2010; 20(Suppl 3): 26−34.

[196] Cheitlin MD, De Castro CM, McAllister HA. Sudden death as a complication of anomalous left coronary origin from the anterior sinus of Valsalva, A not-so-minor congenital anomaly. *Circulation.* 1974; 50(4): 780−787.

[197] Fernandes ED, Kadivar H, Hallman GL, et al. Congenital malformations of the coronary arteries: the Texas Heart Institute experience. *Ann Thorac Surg.* 1992; 54(4): 732−740.

[198] Virmani R, Chun PK, Goldstein RE, et al. Acute takeoffs of the coronary arteries along the aortic wall and congenital coronary ostial valve-like ridges: association with sudden death. *J Am Coll Cardiol.* 1984; 3(3): 766−771.

[199] Jonas RA. Anomalies of the coronary arteries. In: Jonas RA, ed. *Comprehensive Surgical Management of Congenital Heart Disease.* Boca Raton, FL: CRC Press; 2014: 663−680.

[200] Geva T, Van Praagh S. Anomalies of the pulmonary veins. In: Allen HD, Driscoll DJ, Shaddy RE, et al, eds. *Moss & Adams' Heart Disease in Infants, Children & Adolescents: Including the Fetus and Young Adults.* Philadelphia, PA: Lippincott Williams & Wilkins; 2001.

[201] Healey JE Jr. An anatomic survey of anomalous pulmonary veins: their clinical significance. *J Thorac Surg.* 1952; 23(5): 433−444.

[202] Meadows WR, Sharp JT. Persistent left superior vena cava draining into the left atrium without arterial oxygen unsaturation. *Am J Cardiol.* 1965; 16: 273−279.

[203] Rubin BY, Anderson SL. The molecular basis of familial dysautonomia: overview, new discoveries and implications for directed therapies. *Neuromolecular Med.* 2008; 10(3): 148−156.

[204] Borland LM, Colligan J, Brandom BW. Frequency of anesthesia-related complications in children with Down syndrome under general anesthesia for noncardiac procedures. *Paediatr Anaesth.* 2004; 14(9): 733−738.

[205] Fernhall B, Baynard T, Collier SR, et al. Catecholamine response to maximal exercise in persons with Down syndrome. *Am J Cardiol.* 2009; 103(5): 724−726.

第十九章 血管的生理和病理

要 点

1. 血管系统的发育始于胚胎发育早期。
   - 间充质细胞发育成血管母细胞,其中有些成为成血管细胞。
   - 新生血管的形成被称为血管化;这些血管的重塑和基质细胞聚集称为成血管化。
   - 淋巴管生成稍晚于静脉初期发展。
   - 如果胚胎存活,这个过程中任意步骤的干扰都可以导致最严重的胚胎死亡,即使胚胎存活也会导致血管异常。
   - 血管异常可以局限于单一血管类型或涉及多种血管类型和其他组织。

2. 血管病变分为两大类。
   - 血管瘤等肿瘤的特征在于增生期间的细胞过度增多,然后在退化阶段纤维化程度逐渐下降,细胞数量减少。
   - 血管畸形的生长表现为与患者生长和正常内皮细胞周转率成正比。
   - 血管病变的识别和治疗是复杂的,疑似血管病变的患者应在具有治疗血管异常经验的多学科中心进行评估和治疗。

3. 血管瘤是最常见的良性血管肿瘤,是儿童最常见的软组织肿瘤。
   - 临床过程通常是前几个月快速扩散,然后可能需要几年的修复。主要疗法是医学上的。除非重要的结构受到威胁,否则很少需要必要的手术干预。
   - 宫颈血管瘤需要检查声门下的病变。
   - 多灶性血管瘤需要调查内脏/颅内病变。
   - 弥漫性肝血管瘤与重度甲状腺功能减退症有关。

4. 血管畸形在生理上分为快流型[动静脉畸形(AVM)]和慢流型(所有其他血管类型)。
   - 在患者整个生命周期中展现出扩张,青春期加速扩张。
   - 快速流动的病变可导致高输出性心力衰竭、疼痛、出血和周围结构的破坏。
   - 慢流病变可能导致附近结构的疼痛、出血、感染和冲击。
   - 心理困扰和社会不接受是许多患者希望治疗的重要因素。
   - 涉及多种血管类型的复杂病变可能与四肢过度生长、脊柱侧弯、关节受累和挛缩问题有关。
   - 血流停滞的血管病变可能导致手术室(OR)和日常生活中出现消耗性凝血病并且增加血栓栓塞风险。
   - 中枢导管淋巴管的疾病导致淋巴管功能障碍时,附近潜在空间的渗漏和液体积聚。腹水和胸腔或心包积液可使麻醉管理成为问题。

- 早期病变较小时,推荐治疗。
- 医学治疗是一个不断发展的领域,有效的药物可针对各种血管和淋巴管生成途径中的靶向分子。
- 大多数病变的一线治疗方法是介入治疗(IR),手术用于较小且易去除的病变或对硬化/栓塞疗法没反应的病变。
- 必须始终考虑大手术切除的潜在死亡率和瘢痕。

5. 我们医院的这些患者绝大多数在介入室进行介入/麻醉,而不是在手术室。
- 手术室外的麻醉风险增加。
- 操作者的辐射防护也必须有保证。
- 介入室旨在减少放射科医师的放射线暴露。
- 散射辐射会导致麻醉师在放射科医师与患者手术台距离相同的地方受到放射科医师所受的4倍放射线。
- 辐射防护的基本要素可以概括为增加屏蔽,减少曝光时间,增加与辐射源的距离。

6. 介入室的麻醉设备应与手术室主要使用的麻醉设备一致。
- 气道周围有畸形的患者同时应准备先进的气道设备。

7. 患者术前准备可能需要来自多个学科的专业知识来优化麻醉前并发症。
- 我们的经验要求血液科医师对所有复杂血管异常患者进行围术期抗凝和可能需要的下腔静脉(IVC)过滤器放置。
- 气道周围异常的患者应由耳鼻咽喉科医师进行评估,以明确是否会出现气道管理困难。
- 高输出性心力衰竭患者需要优化心力衰竭治疗。

8. 介入或手术治疗所需的时间可以从1 h到8~10 h不等。大多数情况下需要全身麻醉,根据患者的姿势和并发症以及预期的手术时间,选择气道管理方法。
- 由于病变接近神经的关系或存在凝血病,局部阻滞可能是禁忌的。
- 介入治疗不太可能引起失血。外科手术治疗可能导致大量失血,并且在手术前必须准备足够量的血。

9. 大范围切除术后患者的术后护理可能由于患者的慢性疼痛而复杂化,可能需要镇痛治疗。
- 硬化术后几个小时后肿胀会最明显。气道附近病变治疗后考虑拔管时,必须谨慎。可能需要带管几天。
- 硬化治疗后疼痛可能会出现显著的药物依赖性。

I. 引言

A. 血管和淋巴系统发育的不一致引起外观改变的不同,以及涉及多种血管类型和许多相关并发症的大范围畸形。

B. 血管异常影响约4%~10%的人群[1],除婴幼儿血管瘤外,通常发在儿童期或青春期。

C. 具有血管异常的患者,特别是具有复杂病变的患者可能经历多年的误诊和次优治疗。掌握这些疾病的起源、自然史,并发症及适当的治疗给予理解,对这些有畸形的患者提供治疗护理至关重要。

D. 本章将回顾血管异常的发展、分类和自然史,各种畸形相关的生理学问题,以及对这些患者进行的一些具体治疗操作,并讨论其麻醉问题。

II. 血管和淋巴系统的发育

A. 一旦胚胎已经变得太大而被动扩散,血液和淋巴管血管网络系统对于运输气体、营养物质、废物、信号分子、免疫细胞和液体至关重要。

在这个复杂过程中任一阶段的任何一个偏差,即使没有造成致命的损伤,也会导致血管异常。其中的一些过程已经可以从分子水平上进行解释。

B. 在分子信号的关联作用下,心血管系统的毛细血管,动脉和静脉的形成是胚胎发育中最早的事件之一,大约在人类发育的第3周开始[2-4]。

1. 在消化系统形成时,间充质细胞分化为成血管细胞,血液和内皮细胞均会产生双电位细胞(图19-1)。

2. 成血管母细胞聚集成血岛,完成分化成为成血细胞(成血管细胞),即内皮细胞的前体。

3. 随后内皮细胞融合形成原始毛细血管<u>丛</u>。中胚层前体的从头分化,迁移和聚集的这个过程被称为血管生成[2]。

4. 随后毛细血管<u>丛</u>经历重塑,修剪,管腔形成,支持细胞募集和发芽事件的过程,形成毛细血管床和胚胎中的主要血管网络。这种从预先存在的结构形成血管的过程被称为血管生成。

C. 参与血管发生和血管生成的几个关键的信号通路已经被研究过了,并在参考文献[3]和[5-7]中详细地进行了介绍。

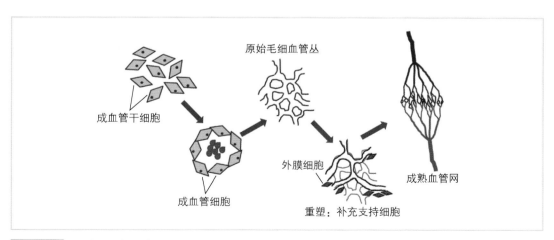

图19-1 血管生成的阶段和血管轮廓。(Adapted from: Boon LM, Vikkula M. Molecular genetics of vascular malformations//Mulliken JB, Burrows PE, Fishman SJ. *Mulliken and Young's Vascular Anomalies: Hemangiomas and Malformations*. 2nd ed. Oxford, UK: Oxford University Press, 2013: 327–375.)

几种信号系统利用各种血管内皮生长因子（VEGF）及其受体。

D. 另一种在血管发生中应用广泛并且较成熟的系统是Notch/Delta受体/配体复合物[8]。

E. 发育中生物体内的血管走行，从背侧中线形成的主动脉和主要的汇合静脉依赖于特定内胚层的VEGF梯度，使成血管细胞到胚胎的正确位置[9]。

F. 虽然毛细血管由单层内皮细胞组成，但其他脉管系统由内皮细胞，平滑肌细胞和各种其他基质细胞（称为周细胞）组成。

G. 淋巴管由内皮细胞和稀疏基底膜之间具有不连续连接的盲端毛细血管组成。

1. 淋巴细胞毛细血管汇合成较大的吸收血管，平滑肌细胞排列压缩形成流线，其收缩以调节淋巴流。

2. 除了与锁骨下静脉的连接之外，淋巴管和血液系统互不干扰。

H. 人淋巴管生成晚于人类的发育，开始于人类胚胎发育的第6至第7周[10,11]。

1. 当主要的背部静脉已经发育，内皮细胞的亚群进入淋巴谱系和新生的静脉形成原始淋巴管（早期文献中称为"淋巴囊"）[12]。

2. 原始淋巴管重塑和发育，形成淋巴细胞和收集血管的系统，后者发育成瓣膜并吸引周边细胞。

I. 血管生成，成血管生成和淋巴管生成与血管异常发展之间的联系非常显著，并且在分子和发育水平上被广泛研究。虽然详细描述各种血管异常的分子原因及其与正常血管发生的关系这超出了本章的范围，但几篇优秀的综述深入阐述了该主题[13-15]。

Ⅲ. 异常的一般分类

A. 传统来说，血管病变的分类受到以下几个因素的阻碍：

1. 很多时候这些病灶表面上彼此相似。

2. 存在许多类型的异常现象，其中大部分是相当罕见的。

3. 依赖于描述性和组织学术语的混合，使得该领域的沟通模糊[16,17]。

B. 例如，术语"血管瘤"已经应用于从经典的婴幼儿渐进性血管瘤到广泛的肌内静脉畸形，具有完全不同原因的病变和临床过程的损伤[18]。

鉴于血管病变谱的各种生物学过程，对于一个病变可能既适用又有效的治疗可能不适用于其他不同类型的病变。

● 波士顿儿童医院血管异常中心的47%的患者转诊诊断不正确。

临床小贴士 可疑血管病变的患者应在对这类人群治疗有丰富经验的多学科中心进行评估和治疗，以减少对患者不适当治疗造成的浪费和潜在的伤害[19]。

C. 1982年，马利肯（Mulliken）和格洛瓦茨基（Glowacki）提出了将血管病变主要细分为肿瘤或畸形[17]。

1. 肿瘤（最常见的是血管瘤）的特征在于增生期间细胞超分化程度，然后在退化阶段纤维化增加,细胞迁移减少。

2. 另一种,出生时就有的病变,表现为随着患者生长而生长,且内皮细胞周转率正常被统称为血管畸形。

3. 这一主要分类已被证明是血管病变诊断和临床管理的有用指南。

4. 多年以来已经更新了几次,以反映知识的扩展,现在被称为ISSVA分类[20]。

D. 肿瘤

1. 婴儿血管瘤

a. 婴幼儿血管瘤是最常见的良性血管肿瘤,是儿童最常见的软组织肿瘤[21]。

b. 由于表层皮肤的肿胀可有或没有颜色变化,尽管最近的数据表明65%的患者存在前期皮肤征象[22],但它们在出生时通常不出现。

c. 大多数血管瘤表现为独立的病变,但有20%存在多种病变,并且与内脏或颅内血管瘤更加紧密相关[23,24]。

d. 他们的临床过程通常在前几个月快速地扩散,然后可能需要几年来恢复。

e. 这些病变大多数不造成困扰,不需要治疗。

f. 对于需要治疗的少数婴幼儿血管瘤,通常是由于损伤或瘤块对气道或眼睛等重要结构造成影响。

(1) 子宫颈血管瘤,特别是那些"胡须"样的血管瘤,需要检查眼底是否有血管瘤的存在[25],尽管气道血管瘤可以在没有任何皮肤征象的情况下发生。

(2) 分段血管瘤,会涉及解剖学领域,与其他先天性问题相关[后颅窝畸形血管瘤-动脉异常-心脏缺陷-眼睛异常(PHACE),下半身血管瘤,泌尿生殖器异常,脊髓病,骨畸形,肛门直肠畸形,动脉异常和肾异常(LUMBAR)相关],包括心脏异常[26]。

g. 血管瘤(包括声门下)的主要疗法是药物治疗,普萘洛尔取代了系统性类固醇作为一线治疗方法[27]。

除非药物治疗失败,这些病变在增殖阶段很少需要手术,不过较大儿童可能需要逐步改善血管瘤外观的整容手术[28]。

2. 先天性血管瘤

a. 罕见的亚型,先天性血管瘤,在出生时已完全形成,有时被定义为产前型[29]。

b. 他们要么在生命的第1年快速消退,要么不消退。

c. 快速消退型先天性血管瘤(rapidly involuting congenital hemangiomas, RICH)以及非消退型先天性血管瘤(noninvoluting congenital hemangiomas, NICH)可能与暂时的凝血病,血小板减少症和动静脉分流有关,足以引起心脏功能不全[30,31]。

d. 心脏代偿可能将供给血管栓塞血流分流到病变处。

3. 肝血管瘤

a. 肝血管瘤可以分为局灶性和弥漫性病变。

b. 肝血管瘤是RICH在肝脏上的表现[32]。

(1) 在这些病变比如血小板减少和腹腔综合征中动静脉分流引起的高输出性心力衰竭已被研究。

(2) 病变通常在出生后1年内消退。

c. 多灶性和弥漫性肝血管瘤具有较典型的婴儿血管瘤的病程周期[24]。

（1）多灶性血管瘤可引起高输出性心力衰竭,而弥漫性肝血管瘤一般不会。

（2）弥漫性肝血管瘤由于肝实质的广泛病变而导致肝功能衰竭。

（3）弥漫性(和一些多灶性)肝血管瘤由于3型碘甲状腺原氨酸脱碘酶的表达障碍而导致严重的甲状腺功能减退[33]——这可能对治疗具有相当大的阻力,需要密切监测才能确保有效的治疗。

（4）据报道,普萘洛尔或全身类固醇类药物治疗有一定疗效。

（5）动脉内栓塞已使用在出现高输出性心力衰竭的病例中,很少通过手术切除。

（6）在一个甚至几个小病变的情况下,手术通常是不必要的,更多的扩散性描述不适合切除。

（7）在一些病例中已经采用了肝移植[24,28,34]。

（8）从麻醉角度来说,这些病例是非常具有挑战性的,因为在极小的婴儿中很有可能存在心力衰竭和严重的腹胀。

E. 畸形

● 血管畸形根据血管组织或组织的起源分类。

● 生理上它们可分为快流(动静脉)和慢流(静脉,淋巴,毛细血管和大多数混合)病变,每种都具有相对应的问题。

● 作为一种类别,血管畸形比血管肿瘤少得多,与1:20相比,约1:200人受影响[19]。

1. 毛细血管畸形

a. 毛细血管畸形(capillary malformations, CM)是最常见的,通常是良性的血管畸形。大多数CM是孤立的,与其他异常无关。少数与综合征有关。

b. 高达40%的婴儿在出生时出现褪色毛细血管斑点(痣单纯疱疹),无论是在额头上还是颈部。它们与真正的CM不同,与Sturge-Weber综合征无关。虽然可以利用脉冲染料激光处理敏感部位影响美观的永久性色斑,不过这些色斑很少需要治疗。

c. 大约0.3%婴儿会患有真正的CM(鲜红斑痣),并且初期由组织学上正常的毛细血管网络组成,其中毛细血管扩张和血管紧张素随时间而变化[35]。

d. 这些病变在出生时就已存在,并随着受累部位一起生长,通常颜色较深并且随着时间变得越来越厚。随着时间的推移,下层软组织和骨骼的肥大并不罕见。

（1）绝大多数的CM不需要处理,除非它们位于影响美观的地方,如面部。

（2）治疗的主要方法是脉冲染料激光治疗,年龄较小的儿童或较广泛的病变可能需要一些全身麻醉药物。

e. 没有数据显示,CM的早期治疗可以减少CM的增厚或皮下组织的过度增长等问题的发生[36],但已经表明CM的早期治疗在心理上对于儿童树立自我形象有益[37]。

f. 许多血管畸形(包括CM)的医学疗法都集中在抗血管生成治疗,以减缓病变的扩大和进展,尽管疗效仍有待提高[35]。

g. 面部V1皮肤病患者中有6%～10%的CM患者具有Sturge-Weber综合征,其包括面部CM,同侧性脑膜血管畸形和眼睛脉络膜血管畸形。这些患者表现出癫痫发作,发育迟缓,偏瘫和青光眼[38]。

高达60%的患者存在着软组织(唇、脸颊或前额)和骨骼结构(上颌骨、下颌骨)过度生长,许多患者需要手术进行整形和功能改善[39]。

h. 与CM相关的其他综合征相当罕见。

(1) 大头毛细血管畸形(macrocephaly-capillary malformation, M-CM)(以前称为M-CMTC)的特征是具有头大畸形、低张力、发育迟缓和皮肤松弛的CM。在某些情况下,会出现偏身肥大[40,41]。

(2) 扩散性毛细血管畸形引起的过度生长最近已经被研究并区别于其他具有过度生长的综合征,例如Klippel-Trénaunay和CLOVES(先天性,脂肪性过度生长,血管畸形,表皮痣和脊柱异常)(稍后描述)[42]。

(3) 毛细血管畸形-动静脉畸形(capillary malformation-arteriovenous malformation, CM-AVM)是常染色体显性疾病,其中患者具有小的多灶性CM和潜在的AVM。

2. 静脉畸形

a. 静脉畸形(venous malformations, VM)的特征是由异常平滑肌包围且扩张的薄壁静脉通道(图19-2)。

b. 虽然出生时,VMs可能不会引起临床注意,但到童年后期,他们已经增长到可见或引起症状。

c. 90%的VMs是单个和孤立的[43]。

d. 所有VM中的一半限于皮下组织,另一半会影响到肌肉、骨骼、关节或内脏。

e. 10%的VM患者具有多灶性遗传性损伤,例如由球状蛋白基因中的常染色体显性突变引起的球形畸形[44]。

f. 其他遗传的VM病例包括角膜黏膜VM和脑海绵体畸形,后者增加颅内出血的风险[45]。

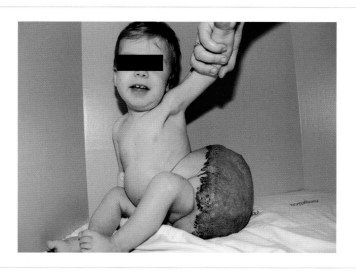

图19-2　1例患有蓝色橡皮疱痣综合征和巨大左大腿静脉畸形的2岁男孩。其特点是在胸部和脸颊有明显的靛蓝色痣

g. 蓝色橡胶泡痣综合征（BRBNS），其特征是位于皮肤和整个胃肠道的 VMs 和整个胃肠道（GI），已被描述为具有家族性和个别因果关系[46]。

h. 随着时间的推移，血管通道在 VM 中扩张，引起许多治疗的适应证。

（1）出现畸形时患者或家属的心理困扰并不少见[47]。

（2）疼痛和肿胀是最常见的主诉。

（a）VM 本身的肿胀可能是痛苦的，特别是如果它在有限的组织隔室内扩张。

（b）由病变内的血流停滞引起的病灶内血栓也可能是重要的疼痛来源。

i. VM 内血流停滞和持续血栓形成可导致消耗性凝血功能障碍。

> **临床小贴士** 由于病变引起血液停滞不前可能导致在手术过程和日常生活中出现消耗性凝血病和血栓栓塞的风险升高。应向熟悉这种情况的血液科专家进行咨询并给予处理。

（1）这被称为 LIC（局部血管内凝血病），其特征在于多种凝血异常，包括低纤维蛋白原和高二聚体[48]。来自单一 VM 的血栓栓塞不太可能，因为它们通常从深层循环中隔离开来[43]。

（2）涉及深静脉系统的广泛 VMs 患者以及涉及静脉扩张和瘀滞的综合征患者，如 Klippel-Trénaunay 和 CLOVES，患慢性肺栓塞的风险增加，导致右心压力升高[49]和危及生命的血栓栓塞[50,51]。围术期必须注意管理 LIC，使患者不会恶化为弥散性凝血病或不受控制的血栓形成/血栓栓塞。LIC 通过抗凝治疗，阻止 VM 中的凝块形成，并向人体的其余部分释放更多的凝血因子。

应由血管学医师对血管异常的患者在治疗中进行监测，并且根据患者需要进行手术[48]。

j. VMs 的病史将随着时间的推移而扩大。虽然血管畸形通常随着患者儿童期增长，但在青春期它们的生长速度更快。

（1）总体而言，75% VM 患者病变增大或出现症状[52]。

（2）青春期的扩张可能是由于 VM 中黄体酮受体的存在[53]。已经显示雌激素和睾酮直接刺激 VEGF 的生成[52]。

k. 目前的观点是应对无症状 VMs 的儿童进行早期治疗，病变扩大会使治疗更具挑战性。一般来说，我们可能会等到患者至少 1 岁麻醉风险有所降低的时候。

l. 扩张的 VM 可以挤压附近的结构，特别是当 VM 在头部或颈部时，导致气道或轨道的扭曲和（或）阻塞。

m. VMs 可以透过皮肤或黏膜渗血。这对于口腔和胃肠道中的畸形来说很容易出现问题。后者的出血可导致输血依赖性贫血，特别是 BRBNS[46]。

n. VM 的治疗有多种形式，并且主要取决于病变的大小和位置。

o. 要治疗的主要症状是疼痛，对重要结构的影响，毁容和出血[54]。

（1）硬化疗法是 VM 的一线治疗，侵入性较小，如果畸形不多，比手术有效[55]。

（2）一组患者中 75%～90% 得到良好的结果，尽管通常需要多次治疗以获得令人满意的结果[56]。手术不作为一线治疗的选择,因为术中出血明显,周围结构医源性损伤和术后损伤也可发生。

(3)尽管可以手术切除VM,重要的是要考虑到引起瘢痕或畸形的风险[43]。

(4)手术切除通常用于小的狭窄病变,或那些持续性畸形或有症状对硬化疗法无效的患者。

p. 关节内VM容易出现问题。

(1)随着时间的推移,在联合空间内形成一个团块,或者可以发展成关节炎。这会导致疼痛、僵硬、挛缩和关节炎。

(2)联合滑膜切除术用于减少关节间隙出血发作。

(3)在极端情况下,关节病可使肢体无功能,并可能需要联合置换,甚至截肢手术来恢复[57]。

3.淋巴畸形

a. 淋巴畸形是淋巴系统胚胎发育异常或淋巴管功能缺陷的结果,导致游离淋巴管畸形(lymphatic malformations, LM)或淋巴管功能性障碍。

b. LMs由淋巴管胚胎发育期间的异常引起,导致淋巴通道与正常淋巴管无法连接[58,59]。

(1)畸形在临床上根据内在通道的大小表现为微囊泡,大囊泡或混合囊泡,尽管组织学上它们是不可区分的。

(2)LM是良性的,虽然与VM相似,但它们在患者生长过程中持续增长,并且在青春期时有加速的趋势[60]。

(3)无症状LM的可以不需治疗,如果这些病变变大并且引起并发症,可以对症治疗。

c. LM最常见的症状是出血和感染。

(1)出血最常见的是病灶性损伤,导致疼痛和肿胀,但可能会发生明显的出血。

(2)病变的异常静脉会引起病灶内出血,偶尔可在大约1/3的LM中观察到来源于病变隔膜的小动脉。

(3)病灶内出血量通常较小,婴儿大型大囊肿出血可能导致血容量的显著减少,并且会并发囊肿中的血液形成可溶性的凝血疾病。

(4)一般来说,单一的LM不会发生完全凝血病变[48]。

d. 在大约70%的LM中可见异常病变的淋巴液感染[61]。

由于病变中的液体富含蛋白质,使得LM更容易感染,因为这些异常的通道与淋巴网不相连,不能将异物清除。

(a)皮肤上囊泡特别容易出现问题,既可作为细菌进入的渠道,又可作为引流和出血的来源。

(b)静脉注射抗生素通常是必需的,这些患者很可能发生脓血症[59]。

e. 需治疗的另一个主要症状是对周围组织解剖结构的挤压。

(1)LM在身体的淋巴结丰富区域更常见,其中半数位于头颈部[62]。

(2)涉及舌头、口腔、颈部和纵隔的大型子宫颈肌肉LM需要终身管理(图19-3)。

(3)这些可以在宫内诊断[63],有时需要在分娩时完成。

(a)一般来说,分娩时经口插管是可行的,不需要困难的气管切开术[59,64]。

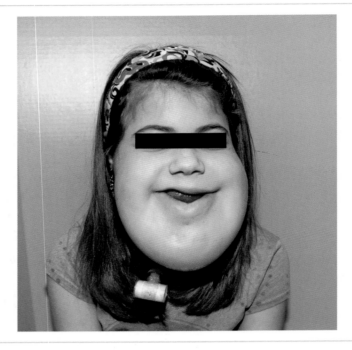

图17-3   一个患有大面积颌面部淋巴管畸形的13岁女孩。她在婴儿时就接受了气管造口术

（b）其中超过一半的患者某些时候需要进行气管切开术，许多人气道和食管受压，龋齿，下颌骨过度生长，存在出血和感染的问题以及社会不能接受。

f. 这些病变的治疗是多学科的，广泛或复杂的异常应到专门的中心治疗[19]。

（1）治疗方法的选择由异常的大小和位置以及发生的并发症决定。

（2）与VMs相似，完全手术切除LM是很少成功的，手术导致的出血，毁容和对周围神经和血管的损害的发生率可能会高得令人无法接受。

（a）简单的大囊肿病变对硬化疗法反应非常好，这些病变可能只需要1～2次治疗即可做出反应，使其成为大囊肿或组合病变的首选治疗方法。

（b）微囊性病变不需治疗，可能是因为不可能单独针对每个具有硬化性囊肿的囊肿。最近的数据表明，博来霉素对其中一些病例可能是有效的[65-67]。

（c）通过激光光学蒸发[68]或硬化治疗皮肤中泄漏的淋巴囊泡可以极大地帮助减少感染和出血，并通过解决对渗漏管理的不断需求来提高生活质量。

g. 对手术切除大面积病变的患者，应认真对待术后发生的病症。

（1）在广泛的切除LM期间出血可能小于在类似尺寸的VM切除时所见的出血[69]，但仍然可以相当明显。

（2）术后很有可能出现神经损害[61]，切除良性病变时弊小于利。

（3）术后损伤可能很难被患者接受。

（4）如VM的情况一样，切除术通常用于小的狭窄病变，或者存在持续性异常或有症状的患者，或者硬化疗法无效的患者[59]。

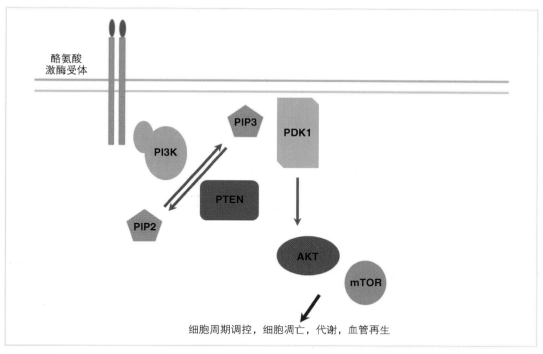

图 19-4 PI3K 信号通路。(改编自: Kurek KC, Luks VL, Ayturk UM, et al. Somatic mosaic activating mutations in PIK3CA cause CLOVES syndrome. *Am J Hum Genet*. 2012; 90(6): 1108–1115.)

h. LM 的临床治疗最近从期望的状态转变为现实。

(1)以前在小型 LM 病例的治疗观察中描述了几种治疗 LM(和许多其他血管畸形)的药物[70],但是关于疗效,显示的数据并没有说服力,迄今为止还没有进行过任何临床前瞻性试验[71]。

(2)目前一个更有效果的治疗方法正在进行临床试验。根据初步数据,指出西罗莫司对某些异常有作用[70],多中心 Ⅱ 期试验正在证明有几种具有淋巴组分的病症的反应的初步证据[72]。

(a)西罗莫司是 mTOR 的抑制药。mTOR 是由磷酸肌醇-3-激酶(phosphoinositide-3-kinase, PI3K)激活的丝氨酸/苏氨酸激酶,其是调节许多细胞代谢过程的主开关。

(b)由 VEGF-C 激活且在淋巴管生成中起重要的 PI3K 突变已被证明为许多具有 LM 和血管异常的综合征(图 19-4)[13,73,74]。

i. 功能性淋巴异常如慢性淋巴肿大和中枢淋巴传导系统疾病是淋巴管畸形(LM)的另一种表现。

(1)**慢性淋巴水肿**通常局限于四肢末端,**继发于反复的手术或感染**,使淋巴液不能有效地吸收和回流。其特点是能够导致慢性肿胀的过程。

(2)主要的慢性淋巴水肿与好多基因缺陷有关。一些可以导致单纯慢性淋巴肿,一些可导致各种综合征。有趣的是:影响慢性淋巴肿的许多基因包括血管内皮生长因子(VEGF)/血管内皮生长因子受体3(VEGFR)信号系统。与其他淋巴管畸形(LMs)相关。

（3）慢性淋巴肿最初的治疗是：进行包扎并注意皮肤的完整和卫生[75]。

（4）少部分非手术治疗后失败的患者需要进手术室，是为了通过吸脂术去除多余的组织[76]，或是为了通过淋巴结节转移或淋巴管静脉吻合术来恢复淋巴回流[77]。

j. 通常因中枢淋巴传导系统（乳糜池、胸导管及副胸导管）的异常和缺陷导致相关无功能的淋巴管压力增高，造成淋巴在毗邻组织的潜在空间内渗漏或液体堆积[78]。

（1）淋巴液和乳糜能通过渗漏形成腹水、胸腔积液和心包积液。

（2）体液的堆积能形成巨大块状物压迫毗邻的重要器官而产生临床症状。

（3）外周的水肿和骨损害可能已经存在，表明淋巴回流缺陷是一个系统性的问题。

（4）由于持续丢失，患者易患上低蛋白血症和低钠血症；治疗前仔细考虑药物使用最优方案是必要的。

（5）从皮肤囊泡中渗漏的淋巴液，抑或进入体腔可能成为感染源和造成社交障碍[79]。

（6）体液的细菌感染并不常见，一旦发生可导致致命的败血症。

（7）以下情况提示远期预后不佳。

（a）长期的慢性淋巴肿导致皮肤肥大和感染。

（b）骨溶解损害导致病理性骨折和骨不稳定。

（c）牵涉到肺部时可造成限制性和阻塞性肺病。

k. 在极其罕见或不完全清楚的情况下，当另外的淋巴管造影提示胸导管与中心静脉系统间的闸门有缺陷时，一些病例的中心通道蠕动能力已受到影响[78]。

（1）从全球性的研究看，病理性淋巴管道可能是淋巴异常的普遍性问题。

（2）影像学诊断[80]和淋巴管造影是诊断这类病情的主要方式。

（3）在腹股沟副淋巴管结节做穿刺对比和用实时的 X 线进行观察[81]。

（4）随着 MRI 对比成像技术的不断进步，在未来可能出现传导淋巴管的无创影像[82]。

（5）骨的病理性活检应该被考虑；我们医院有几例患者在肋骨活检后出现慢性胸腔积液。

l. 介入治疗可以极大地缓解淋巴液的堆积。

（1）**淋巴液的收集排放**可以减轻临床症状，但还需要更多的反复治疗。

（2）**胸膜固定术**对胸腔积液有帮助，而且在身体其他部位的液体堆积，例如腹膜。

（3）**体液分流**，即从腹膜到血管的分流管（DenVer 导管）倾向于阻塞和感染，在我们中心并没有开展。

（4）**胸导管颈静脉吻合术**可以为一些患者提供帮助，但它因费时太长不能称之为是完全适用的。

（5）**药物治疗**在西罗莫司第 2 阶段的试验，包括在那些有淋巴积液的患者身上应用，早期得到的结果显示有效[79]。

4. 动静脉畸形

a. 动静脉畸形（AVMs）是以高流动性为特点的血管畸形的一种类型。

（1）该病变在于血流既通过**瘘管**（动脉与静脉的直接连接）也通过**病灶**（营养动脉与消耗静脉的腹腔通道桥），却不通过毛细血管床。

假设毛细血管的形成有问题，或许是因为细胞凋亡障碍，但具体诱因还不清楚[83,84]。

（2）**多数AVMs是偶发的或单发的**。有一些综合征与动静脉畸形相关。包括毛细血管畸形并动静脉畸形（CM-AVM），CLOVES综合征，同源性磷酸酶-张力蛋白（PTEN）错构瘤综合征，遗传性出血性毛细血管扩张症。

很多与AVMs相关的综合征是多发的[85]。

b. AVMs多发生在头部和颈部，颅内也较常见。

（1）有些肢体和器官会有动静脉畸形，发病率的顺序依次是：四肢，躯干，内脏[86]。

（2）**除了那些颅内AVMs在围生期能有表现，多数AVMs直到儿童期甚至到成年期才表现出来**[87]。

c. 中枢性及外周性的AVMs的临床症状表现很广泛。

（1）**颅内高流动性AVMs如Galen畸形和一些动静脉瘘，在宫腔内和婴幼儿早期就有临床表现，出现高输出性心力衰竭和脑组织缺失（"脑溶解"），导致预后不良**[88,89]。

（2）大多数儿童期被确诊颅内AVMs通常是在大出血或发作后[90]，神经系统从破坏到完全恢复的过程中都可诊断。

（3）现在因偶然做影像检查诊断有颅内动静脉畸形的患者数量在增加，同时也引发了许多关于该类疾病综合征是否需要治疗和怎样去治疗的问题。

（4）近期多中心通过试验后发表了一项对观察和药物管理有贡献的结论：已确诊动静脉畸形综合征的高血压成年患者，可能需要更高层次的介入治疗并坚持长期跟踪随访[91]。

（5）对于儿童出血的危险性是有争议的，每年大概有4%病例发生[92]。这导致了许多悲剧的发生，因为任何出血都可能引发重大病变甚至死亡。

（6）为了较好的儿童预后，几个机构包括我们中心在内，提倡所有的中枢性AVMs都应治疗[93]。

d. 外周性AVMs通常在出生时不明显，可能被误诊为毛细血管畸形。类似所有的脉管畸形，AVMs具有在内皮细胞新陈代谢期间不活跃的病理特点。

e. 然而，与其他更多的脉管畸形相比，动静脉畸形发病时间长，治疗后易复发。

（1）Schobinger分期系统被广泛用于描述动静脉畸形的发病过程（表19-1）。

表19-1 动静脉畸形的Schobinger分期[83,121]

分　　期	临　床　表　现
Ⅰ—静止期	皮肤潮红，温热
Ⅱ—膨胀期	杂音，搏动，扩大
Ⅲ—破坏期	疼痛，溃烂，出血，感染
Ⅳ—失代偿期	心力衰竭

（a）大约40%的动静脉畸形在儿童期就由Ⅰ期进展到了更高阶段，有超过80%的患者在成人前病情发展到更高阶段。

（b）动静脉畸形的加速发展与青春期发育有关[87]。

（c）AVMs的扩大是由血管扩张，动脉瘤的形成，侧支循环（侧支化），新生血管形成引起。

（d）前期和后续的病理进程并不清楚[83]。

f. 动静脉畸形增大，在一些严重病例中会引发一些问题，例如组织过度生长，疼痛，出血，周围组织受压和紊乱，外周血管压力增高和血流瘀滞，以及高输出性心力衰竭[85]。

（1）非介入治疗例如细致的皮肤护理和包扎给予保守治疗，但是最终是需要更明确的治疗。

（2）介入治疗既可以是动静脉栓塞术，也可以是外科手术切除术。

（3）迄今为止，治疗动静脉畸形还没有特别有效的药物。

g. 虽然AVMs治疗后大部分会复发[87]，但在初级阶段的病灶似乎很少复发。

（1）关于AVMs倾向于早期治疗的争论，是源于不治疗时间越长，似乎越难以治疗。

（2）切除术提供了可以控制症状的更好机会，但必须考虑手术的并发症。

（3）出血量大，并且病灶侵犯毗邻的重要结构时会使手术变得困难，如果有可能，通常先采取某个阶段的动静脉栓塞术，等病灶缩小后再进行外科手术切除术[85]。

（4）除了那些病灶很小的动静脉畸形病例以外，治疗的目的很少是完全根除，通常情况是减轻临床症状和维持重要功能，这样比较理想[83]。

5. 包含多种脉管类型的畸形

a. 包含一种以上脉管畸形的患者是少见的，但为了延续他们的生命，在手术室或是在介入室可能要求对他们进行多种治疗。与单纯的畸形相比，他们的治疗似乎是比较长的，而且要复杂得多（表19–2）。

表19–2　血管畸形综合征的几种类型[97]

综合征	起因的基因突变	受累的脉管	是否存在流速	相关联的畸形
CLVM（Klippel-Trenaunay综合征）	PIK3CA[73]	毛细血管，静脉，淋巴管	否	肢端过度生长，表皮淋巴囊泡，血栓栓塞
CLOVES	PIK3CA[73]	毛细血管，静脉，淋巴管，动静脉	是	肢端过度生长（上肢或下肢），淋巴过度生长，脊柱侧弯，表皮淋巴囊泡，血栓栓塞
FAVA（纤维蛋白脉管畸形）	?	毛细血管，静脉	否	受影响的肌肉被纤维脂肪替代，严重疼痛，痉挛
CM–AVM（包括Parkes Weber）	RASA-1[122]	毛细血管，动静脉	是	淋巴过度生长
PTEN钳构瘤综合征	PTEN[123]	动静脉，静脉	是	肢端过度生长，大头畸形，阴茎斑，发育迟缓，癌变风险增加

（1）毛细血管动静脉畸形（CLVM或Klippel-Trénaunay综合征）和肢CLOVES综合征就是极好的例子。他们两个均由磷酸酰肌醇三羟基激酶（PI3K）的基因突变而引发[73]。

（2）临床特点包括肢端肥大（甚至是偏身肥大），静脉扩张，淋巴管畸形（LMs），毛细血

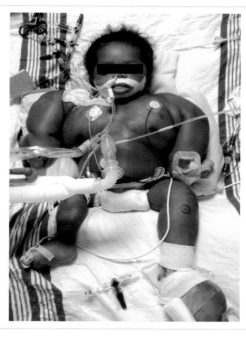

图 19-5　患 CLOVES 综合征的新生儿。该患者胸部和双臂有大块状的淋巴过度生长,左腿过度生长,躯干两侧和左腿扩张的微小静脉。胸部大块状物影响了通气,行急诊切除术

管畸形(CMs)和肢端肥大综合征,脂肪过度增长,脊柱侧凸,外周脊神经动静脉畸形[94,95]。

（3）CLVM 多数局限于单个下肢肢体,偶尔会向上侵犯到骨盆[96],而 CLOVES 能够影响所有四肢和躯干(图 19-5)。

（4）这些疾病出生时就很明显,实际上也能在出生前就被诊断[63]。

b. 这些患者伴有许多并发症[97]。

（1）**疼痛和感染**是最常见的并发症。

（a）疼痛可由感染或出血引起,皮下水肿性 LMs。

（b）发生于 LMs 及副淋巴管畸形的感染,几乎总是局限于过度生长的肢体,也会导致败血症。

（2）**血栓**形成并伴随静脉的扩张会很痛。

（3）**皮肤上的淋巴囊泡会渗漏和出血**,严重的病例可造成社交障碍和体液大量丢失。

（4）对疼痛和出血的一线疗法是 LMs 和 VMs 的硬化药治疗。只有当畸形太大以至于硬化药治疗无效或超过剂量时,才采取手术治疗。

（5）皮肤上的囊泡可以用硬化药和激光照射进行治疗。

c. 肢体的过度生长和**后生的组织损害关节功能**,会随年龄的增长而加剧。

（1）骺骨板固定术,在生存早期用来控制其肢体的过度生长是必要的。当介入较晚,表面的出血进入了关节,情况会变得更加复杂。

（2）**屈曲挛缩和肌纤维变性**也可能损害肢体功能。

（3）严重的病例,患者和家属必须选择对受累的肢体进行截肢[57]。

（4）CLOVES患者可能进展成严重的脊柱侧凸，首当其冲的问题是大块的脂肪在躯干上生长，这给外科矫正术带来了髓周神经并发症的挑战[98]。

（5）脊柱侧凸合并巨大躯干脂肪瘤出现时，会造成呼吸功能的损害。

（6）当与CLOVES相关的髓周神经动静脉畸形可能扩张并危及神经功能时[99]，它对血流动力学的影响并没有更多地被提及。因为这个影响不及对神经功能影响那么确切。

（7）所有综合征中与毛细学管畸形并动静脉畸形（CM-AVM）相关的AVMs导致心脏受累病例还没有更多地被报道[100,101]。

d. CLVM和CLOVES两者有一个共同的特点，就是一个是扩大的微小静脉系统，一个是持续胚胎期的无功能静脉系统，向上延续至大腿末端部分，口径不变地空虚地衔接髂静脉[102]。

（1）在CLOVES中微小静脉系统扩张到体壁的末端，也包括上肢。

（2）这些静脉是无功能的，以**血流淤滞和反复的血栓形成**为特点，有些可进展为危及生命的肺动脉栓塞。

（3）关于CLOVES综合征的最初描述包括了手术室内外都发生过的肺动脉栓塞[94,95,98]。

（4）多年来，对这类患者进行的外科手术是优先直接地对过度生长的部位实施整形减积手术[34]。

（5）我们中心也把注意力更多地转移到对扩张静脉施行侵蚀性消融术上，这些扩张静脉引起肺动脉栓塞，造成长期显著的致命危险[97]。

e. 个案报道CLVM患者可能增加困难气道管理的风险。

（1）按我们的经验，和大多数成人病例并不支持这类相关性[103]。

（2）即使伴有特征性畸形的脊柱侧凸和呼吸受累的CLOVES患者，也趋向于有正常的气道解剖。

f. 这些患者可能是特征性的恶病质，他们并不被畸形所影响，CLOVES比CLVM更多见。按我们的经验，手术后这些患者对营养的需求，超过了没有手术条件的患者。

Ⅳ. 专业的治疗和麻醉的考虑

A. 综合麻醉考虑

1. 这类病变所有病例的治疗并不是首选手术，只有在这些病变导致了无法忍受的综合征，不适于用药物治疗或最小的侵入性治疗时，才选择手术。

2. 在介入室的治疗包括：经肝动脉血管造影术，高流速病灶栓塞术，低流速病灶静脉栓塞和硬化剂治疗术，淋巴管造影术。

3. 在多种手术治疗预期下，中心静脉导管和腔静脉过滤器可能会被放置。

4. 最近从波士顿儿童医院血管疾病中心的数据显示：这些患者多数的介入治疗和麻醉都是在介入室而不是在手术室完成的，在我们中心也是如此。

5. 成人能在清醒状态下配合最小侵入性介入放射治疗，然而儿童往往不能配合，需要小剂量的药物镇静，通常是基础麻醉，以便安全地完成治疗[104]。

6. 在手术室，伴有更大畸形的儿童可能需要施行减积术，对受影响的肢体实施整形术，脊柱侧凸施行矫正术；用塑型术去改进外观和功能；气管切开造口置入术，或者其他多样性的手术。在许多病例中，以上治疗会有潜在的大量失血[103]。

B. 介入性放射治疗的安全要点

> **临床小贴士**　放射保护的基本要点归纳为减少曝露时间，加大与放射源的距离，在放射源间设置屏障。

1. 在手术室外与麻醉相关的风险增大[105]。（也可参考第三十九章）。

2. 放射提供者的保护措施必须被确定。

a. 放射介入室要设计成能减少放射科医师的射线暴露。作为结果，操作台一侧要能直接地分散射线。

b. 不幸的是，许多麻醉设备被放置在这一区域，**使得麻醉医师在与操作台上患者同等距离的情况下遭受的射线暴露量是放射科医师的4倍**。

3. 射线保护的基本要点可归纳为：增加屏障，减少暴露时间，加大与放射源的距离。

a. 加大与放射源的距离在拥挤的介入治疗室是很难实现的（图19-6），但与放射源的距离应该保持适当。

b. 便携式铅盾必须放置在麻醉医师和放射源之间，一定要穿铅衣防护服，我们中心强烈推荐**包裹式铅衣**。事实上，作为麻醉医师不是所有时间都是站着面对患者。

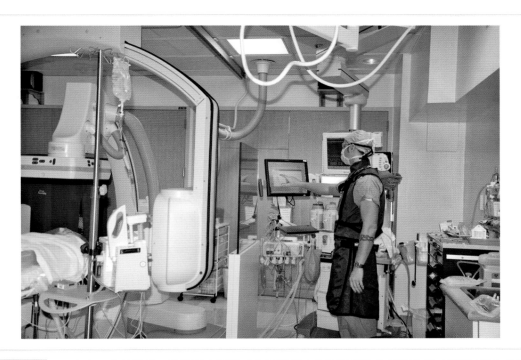

图19-6　一个介入室的设置。注意到有便携式铅盾放置在麻醉医师和放射源之间，麻醉医师全身穿戴着铅衣防护服，并戴着铅眼镜。

c. 为了减少长期接触引发白内障的危害,推荐使用**铅眼镜**[107]。

d. 为了减少暴露时间,事实上我们总是**在血管造影进行时离开房间**,并在控制室观察患者。

e. 在实际工作中,我们中心喜欢在儿科放射介入室使用的射线剂量比成人少,仅仅在要提高影像质量时才增加曝光患者的射线量。

C. 设备

> **临床小贴士** 在介入室,麻醉药物和设备应该按主手术间的标准来配置。对复杂患者及需延长治疗时间的病例,麻醉医师能在熟悉的设备下安全地完成麻醉。

1. 在磁共振(**MRI**)环境下,不能使用带磁性的设备。

2. 每一个机构都需要决定是否在偏远的介入室储备有处理困难气道和恶性高热的设备,还是由手术室来提供。

3. 通过我们的经验,我们要模拟训练急诊抢救的情况,以便清楚了解护送急诊到外地所需要承担的责任。

4. **在介入室治疗期间,大出血的概率很低**,因此快速输血的设备需求也同样很低,但**这并不意味着没有外科出血的病例**,如果允许,中心静脉穿刺和设备必须准备充分,以备大量输血。

D. 患者的准备

> **临床小贴士** 为了应对复杂性的血管畸形或侵犯到重要结构的情况,患者的准备需要透过多学科的专家评估来处理优化患者病情以适合麻醉。

1. 对于伴有复杂性血管畸形的患者,可能有许多需要在手术或非侵入性治疗之前就要稳定下来的情况,以便患者安全地接受麻醉。

a. 首先重要的是明确该患者在手术前是否有需要治疗的血凝病[48]。

b. 伴有复杂性血管畸形的患者,即使在日常生活中并没有明确的组织血凝病,按我们的经验,也需要强制执行术前抗凝治疗和可能放置房室管过滤器[108]。

c. 这些治疗应该由熟悉此类情况的专家来执行,因为在术后积极的抗凝治疗是非常必要的。

2. 病变毗邻气道的患者应该评估气道以确认是否存在气道管理方面的挑战。

a. 从影像学可以得到有用资料的同时,还要请资深的耳鼻喉科同事使用易弯曲的导光纤维喉镜做常规的检查。

b. 硬化药治疗后水肿或手术切除后出血,可能有必要施行术后气管插管,并且应该取得亲属的同意。

c. 在硬化药治疗的病例中,安全拔管前气管导管可能需要放置几天[109]。

d. 伴有面颈部静脉和淋巴畸形的一些年轻患者,在一系列长期治疗开始之前,可以考虑先进行一个气管切开造口术。

3. 在伴有巨大中枢性AVMs的新生儿患者中,高流动性AVMs有时可能导致高输出性心力衰竭。这可能发生在疾病初期,而有时则伴发于疾病的全过程[110],麻醉医师对伴有明显动静脉畸形的患者应高度重视这类问题。

a. 胸部X线片可以提示心脏扩大,但应咨询心脏专家,并且做心电图来判断心力衰竭的程度和决定手术前适当的药物治疗。

b. 在一些病例中,当动静脉畸形被封堵后,患者的血流动力学状态几乎得到了迅速的改善[111]。

E. 术中管理

1. 手术持续时间很多样,一个简单的病灶硬化药治疗可能只需1 h,而一个针对复杂的动静脉畸形或外周神经异常的栓塞术或者硬化药治疗术常常长达8~10 h,复杂的病灶切除术也可能持续很长时间。

2. 伴有过度生长综合征的特殊患者,细致的摆放患者的体位是至关重要的。

3. 根据患者的体位和操作时间的长短,选择气管内插管,或放置喉罩(LMA)以保证安全,或者短小手术选择深度镇静。

4. 局部麻醉没有被广泛地运用到这些患者是有若干原因的。

a. 对于外周神经阻滞,血管的畸形与神经毗邻,妨碍穿刺,并且增加在不经意间局部麻醉药注入血管的风险。

b. 还有,患者伴发血凝病或者进行抗凝治疗,神经干阻滞术并不被认为是好的备选方案。

5. 在介入室的病例,失血并不明显,但要保证有足够的静脉通道并进行恰当的补液是重要的。

a. 有几例化学硬化药所致的剂量依赖型血红蛋白尿,要进行补液治疗或碱化尿液[112]。

b. 还有,血液非离子型对比是高渗透性的,以维持血容量稍多去对抗这个影响是必要的[113,114]。

c. 在另外一些严重情况下,血管畸形的手术过程可导致大量的血液丢失[103,115],必须同时有充足的静脉通路和设备来应对这种情况。

d. 对于那些具有意外大出血的病例,实际上,我们应该提前同外科医师,护士以及血库进行协调,使整个团队做好准备。

F. 术后监护

1. 血管畸形手术切除术后患者的监护与一些主要的外科手术切除术后的监护是很不一样的。

2. 需要有一个资深的血液学专家参与围术期监护。

3. 这些患者的切口疼痛并不是很严重,但许多伴有复杂性血管畸形的患者会有慢性疼痛并在治疗中需要增加镇痛药,给予镇痛治疗是很有帮助的。

4. 采取硬化药治疗后的患者有明显的疼痛和水肿,特别是用了多西环素或乙醇的患者。(表19-3)。

表 19-3 硬化药物

药 物	适应证	肿胀	疼痛	并 发 症
十四烷硫酸钠	LM, VM	轻度	轻度	血红蛋白尿, 皮肤起水疱[112,124,125]
乙醇	LM, VM	明显	明显	恶心, 血红蛋白尿, 皮肤起水疱, 酒精中毒, 神经损伤, 心血管塌陷[126]
多西环素	LM	明显	明显	少见[66]
博来霉素	LM, VM（面颈部）	轻度	轻度	短暂的发热, 担心有肺纤维化, 但硬化药治疗后目前还没有被描述的病例[127]

5. 在硬化药治疗几个小时后水肿才达到高峰, 因此, 当毗邻气道的病灶被硬化治疗后, 考虑拔除气管导管时应严密观察病情变化[109]。

6. 已做肝动脉栓塞的患者, 在股动脉导管被移除后, 需要平卧几个小时, 此时年幼的儿童需要加用镇静药使他们安静, 例如: 阿片类, 苯巴比妥类, 或 α_2 受体激动药[114,116]。

V. 放射介入治疗程序

A. 脉管及淋巴管畸形硬化剂治疗术

1. 手术时间: 从 1 h 到 8～10 h 不等。

对于复杂的患者, 这类手术通常结合了: 用黏合剂, 线圈或腔内激光来消融边缘血管, 以及用硬化药和激光来治疗表皮淋巴囊泡。

2. 推荐麻醉技术: 简单的病灶治疗采用深度镇静, 时间长的复杂畸形治疗采用气管插管麻醉等不同方法。

3. 血管通路要求: 充分保证恰当的补液。

4. 预计失血量: 极少。

5. 术中关注点: 确保恰当的补液以对抗利尿药的相对作用和预处理硬化药注入引起的血红蛋白尿。仔细摆放患者的体位, 特别是过度生长的肢体和躯干。

6. 术后关注点: 硬化药和药物间的反应会导致疼痛和水肿, 疼痛在术后 1～2 h 减弱, 但会很严重。水肿在术后 1～2 h 才达到高峰。

a. 气道附近病变治疗后考虑拔出气管导管, 应严密观察病情变化。

b. 如果存在血红蛋白尿, 输液及碱化尿液应持续到恢复期。

B. 表皮淋巴囊泡激光照射蒸发术

1. 手术时间: 大概 1 h（通常结合了更多持久的对复杂脉管畸形的硬化药治疗）。

2. 麻醉技术: 参照前文硬化治疗所推荐的。

3. 预计失血量: 静脉畸形治疗结束后的出血, 不会引起显著的血流动力学变化, 但术后第 1 个 24 h 仍有缓慢出血的患者需要输血。

4. 术中关注点: 避免强力的刺激性操作。

5. 术后关注点: 术后静脉仍在缓慢渗血可能需要输血。如果治疗的面积大, 镇痛治疗很困难。

C. 淋巴管造影术[81]

1. 手术时间：1～4 h。

2. 麻醉技术：常规的气管内麻醉。

3. 血管通路要求：少。

4. 预计失血量：无。

5. 术中关注点：推荐使用肌肉松弛药。患者体动时会将进入淋巴结的穿刺针移除，不能再次穿刺成功，可能会有胸膜和腹膜渗出等并发症。

6. 术后关注点：无术后疼痛和肿胀，不需要平卧。

D. 中枢神经和外周神经动静脉畸形栓塞术

1. 手术时间：8～10 h以上。

2. 麻醉技术：常规气管内麻醉。

3. 血管通路要求：中心静脉置管以备充分补液；常规动脉置管对中枢性动静脉畸形栓塞术是必要的。

4. 预计失血量：少。

5. 术中关注点：持续的肌肉松弛是必需的。当导管置入时患者发生体动对中枢和循环系统会产生严重影响。

a. 肝素经髂静脉导管注入的剂量，在不注意的情况下，会明显增加。

b. 放射科医师及麻醉医师应对最小可接受的血压保持一致意见。

c. 动静脉畸形的新生儿[117,118]当病灶血流减少后，心力衰竭进展得很快[111]。

6. 术后关注点：考虑使用麻醉药或者α_2受体激动药在深度麻醉下拔管有助于股动脉穿刺点的止血[114]。如果中枢性动静脉畸形需要严密控制血压，α_2受体激动药是有益的。

7. 疼痛是极少的。

Ⅵ. 手术治疗

A. 巨大脉管畸形手术减积术[103,115,119]

1. 手术时间：7 h。

2. 麻醉技术：通常是常规气管插管麻醉。

3. 血管通路要求：根据预计失血量，最好施行中心静脉内置管，中心静脉置管是为了能快速输血；大的手术切除术需要动脉置管。

4. 预计失血量：会有多种出血量，应适时讨论出大量输血的术前方案。

5. 术中关注点：大量输血的预案可能会实施，需要增加额外人员对液体专门进行管理，对肢体或躯干过度生长的患者应仔细摆放体位，避免因大血管切开引起气栓形成。

6. 术后关注点：大量输血后可能需要术后再拔除气管导管。伴有强烈的慢性疼痛患者，镇痛管理是个挑战。伤口愈合难度大，可能需要反复几次手术去修复。

B. 整形手术：滑膜去除术，关节成形术，截肢术[57]

1. 手术时间：7 h。

2. 麻醉技术：常规气管内麻醉。如果考虑施行区域神经阻滞，那应当考虑畸形是否与被阻滞的神经相毗邻。

3. 血管通路要求：根据预计失血量，最好施行静脉内置管，中心静脉置管是为了能快速输血；大的手术切除术需要动脉置管。

4. 预计失血量：会很多；如能使用止血带对减少血液丢失会有帮助。

5. 术中关注点：大量输血的预案可能会实施，需要增加额外人员对液体专门进行管理，对肢体或躯干过度生长的患者应仔细摆放体位，避免因大血管切开引起气栓形成。

6. 术后关注点：如果区域阻滞麻醉不可行，对慢性疼痛的镇痛管理很难进行。伤口的愈合会很差，需要多次手术才能恢复。

C. 脊柱侧凸矫正术[98,120]

1. 手术时间：7 h。

2. 麻醉技术：常规气管插管麻醉。考虑需要行神经诱发电位监测。

3. 血管通路要求：根据预计失血量，最好施行静脉内置管，中心静脉置管是为了能快速输血；大的手术切除术需要动脉置管。

4. 预计失血量：会很多。

5. 术中关注点：大量输血的预案可能会实施，需要增加额外人员对液体专门进行管理，对肢体或躯干过度生长的患者应仔细摆放体位，避免因大血管切开引起气栓形成。避免增加神经并发症，考虑施行神经诱发电位监测。

6. 术后关注点：术前伴有呼吸系统并发症的患者，可能要求术后再拔除气管导管。伤口愈合会很差。

（高国一　董西昆）

参考文献

[1] Greene AK, Kim S, Rogers GF, et al. Risk of vascular anomalies with down syndrome. Pediatrics. 2008; 121(1): e135-e140.

[2] Heinke J, Patterson C, Moser M. Life is a pattern: vascular assembly within the embryo. Front Biosci (Elite Ed). 2012; 4: 2269-2288.

[3] Chung AS, Ferrara N. Developmental and pathological angiogenesis. Annu Rev Cell Dev Biol. 2011; 27: 563-584.

[4] Boon LM, Vikkula M. Molecular genetics of vascular malformations. In: Mulliken JB, Burrows PE, Fishman SJ, eds. Mulliken and Young's Vascular Anomalies: Hemangiomas and Malformations. 2nd ed. Oxford, UK: Oxford University Press; 2013: 327-375.

[5] Olsson AK, Dimberg A, Kreuger J, et al. VEGF receptor signalling—in control of vascular function. Nat Rev Mol Cell Biol. 2006; 7(5): 359-371.

[6] Coultas L, Chawengsaksophak K, Rossant J. Endothelial cells and VEGF in vascular development. Nature, 2005, 438(7070): 937-945.

[7] Geudens I, Gerhardt H. Coordinating cell behaviour during blood vessel formation. *Development*. 2011; 138(21): 4569-4583.

[8] Hellstrom M, Phng LK, Gerhardt H. VEGF and notch signaling: the yin and yang of angiogenic sprouting. *Cell Adh Migr*. 2007; 1(3): 133-136.

[9] Cleaver O, Krieg PA. VEGF mediates angioblast migration during development of the dorsal aorta in xenopus. *Development*. 1998; 125(19): 3905-3914.

[10] Coso S, Bovay E, Petrova TV. Pressing the right buttons: signaling in lymphangiogenesis. *Blood*. 2014; 123(17): 2614-2624.

［11］ Tammela T, Alitalo K. Lymphangiogenesis: molecular mechanisms and future promise. *Cell*. 2010; 140(4): 460–476.

［12］ Yang Y, Garcia-Verdugo JM, Soriano-Navarro M, et al. Lymphatic endothelial progenitors bud from the cardinal vein and intersomitic vessels in mammalian embryos. *Blood*. 2012; 120(11): 2340–2348.

［13］ Brouillard P, Boon L, Vikkula M. Genetics of lymphatic anomalies. *J Clin Invest*. 2014; 124(3): 898–904.

［14］ Nguyen HL, Boon LM, Vikkula M. Genetics of vascular malformations. *Semin Pediatr Surg*. 2014; 23(4): 221–226.

［15］ Keppler-Noreuil KM, Sapp JC, Lindhurst MJ, et al. Clinical delineation and natural history of the PIK3CA-related overgrowth spectrum. *Am J Med Genet A*. 2014; 164(7): 1713–1733.

［16］ Greene AK. Current concepts of vascular anomalies. *J Craniofac Surg*. 2012; 23(1): 220–224.

［17］ Mulliken JB, Glowacki J. Hemangiomas and vascular malformations in infants and children: a classification based on endothelial characteristics. *Plast Reconstr Surg*. 1982; 69(3): 412–422.

［18］ Hassanein AH, Mulliken JB, Fishman SJ, et al. Evaluation of terminology for vascular anomalies in current literature. *Plast Reconstr Surg*. 2011; 127(1): 347–351.

［19］ Greene AK, Liu AS, Mulliken JB, et al. Vascular anomalies in 5,621 patients: guidelines for referral. *J Pediatr Surg*. 2011; 46(9): 1784–1789.

［20］ Dasgupta R, Fishman SJ. ISSVA classification. *Semin Pediatr Surg*. 2014; 23(4): 158–161.

［21］ Kanada KN, Merin MR, Munden A, et al. A prospective study of cutaneous findings in newborns in the united states: correlation with race, ethnicity, and gestational status using updated classification and nomenclature. *J Pediatr*. 2012; 161(2): 240–245.

［22］ Tollefson MM, Frieden IJ. Early growth of infantile hemangiomas: what parents' photographs tell us. *Pediatrics*. 2012; 130(2): e314–e320.

［23］ Mulliken JB. Diagnosis and natural history of hemangiomas. In: Mulliken JB, Burrows PE, Fishman SJ, eds. *Mulliken and Young's Vascular Anomalies: Hemangiomas and Malformations*. 2nd ed. Oxford, UK University Press; 2013: 68–110.

［24］ Dickie B, Dasgupta R, Nair R, et al. Spectrum of hepatic hemangiomas: management and outcome. *J Pediatr Surg*. 2009; 44(1): 125–133.

［25］ Orlow SJ, Isakoff MS, Blei F. Increased risk of symptomatic hemangiomas of the airway in association with cutaneous hemangiomas in a "beard" distribution. *J Pediatr*. 1997; 131(4): 643–646.

［26］ Liang MG, Frieden IJ. Infantile and congenital hemangiomas. *Semin Pediatr Surg*. 2014; 23(4): 162–167.

［27］ Puttgen KB. Diagnosis and management of infantile hemangiomas. *Pediatr Clin North Am*. 2014; 61(2): 383–402.

［28］ Fishman SJ, Burrows PE. Treatment of visceral vascular tumors. In: Mulliken JB, Burrows PE, Fishman SJ, eds. *Mulliken and Young's Vascular Anomalies: Hemangiomas and Malformations*. 2nd ed. Oxford, UK: Oxford University Press; 2013: 239–258.

［29］ Browning JC, Metry DW. Rapidly involuting congenital hemangioma: case report and review of the literature. *Dermatol Online J*. 2008; 14(4): 11.

［30］ Berenguer B, Mulliken JB, Enjolras O, et al. Rapidly involuting congenital hemangioma: clinical and histopathologic features. *Pediatr Dev Pathol*. 2003; 6(6): 495–510.

［31］ Baselga E, Cordisco MR, Garzon M, et al. Rapidly involuting congenital haemangioma associated with transient thrombocy-topenia and coagulopathy: a case series. *Br J Dermatol*. 2008; 158(6): 1363–1370.

［32］ Kulungowski AM, Alomari AI, Chawla A, et al. Lessons from a liver hemangioma registry: subtype classification. *J Pediatr Surg*. 2012; 47(1): 165–170.

［33］ Huang SA, Tu HM, Harney JW, et al. Severe hypothyroidism caused by type 3 iodothyronine deiodinase in infantile hemangiomas. *N Engl J Med*. 2000; 343(3): 185–189.

［34］ Azizkhan RG. Complex vascular anomalies. *Pediatr Surg Int*. 2013; 29(10): 1023–1038.

［35］ Maguiness SM, Liang MG. Management of capillary malformations. *Clin Plast Surg*. 2011; 38(1): 65–73.

［36］ van der Horst CM, Koster PH, de Borgie CA, et al. Effect of the timing of treatment of port-wine stains with the flash-lamp-pumped pulsed-dye laser. *N Engl J Med*. 1998; 338(15): 1028–1033.

［37］ Troilius A, Wrangsjo B, Ljunggren B. Potential psychological benefits from early treatment of port-wine stains in children. *Br J Dermatol*. 1998; 139(1): 59-65.

[38] Pascual-Castroviejo I, Pascual-Pascual SI, Velazquez-Fragua R, et al. Sturge-weber syndrome: study of 55 patients. *Can J Neurol Sci*. 2008; 35(3): 301-307.

[39] Greene AK, Taber SF, Ball KL, et al. Sturge-weber syndrome: soft-tissue and skeletal overgrowth. *J Craniofac Surg*. 2009; 20(suppl 1): 617-621.

[40] Wright DR, Frieden IJ, Orlow SJ, et al. The misnomer "macrocephaly-cutis marmorata telangiectatica congenita syndrome": report of 12 new cases and support for revising the name to macrocephaly-capillary malformations. *Arch Dermatol*. 2009; 145(3): 287-293.

[41] Martinez-Glez V, Romanelli V, Mori MA, et al. Macrocephaly-capillary malformation: analysis of 13 patients and review of the diagnostic criteria. *Am J Med Genet A*. 2010; 152A(12): 3101-3106.

[42] Lee MS, Liang MG, Mulliken JB. Diffuse capillary malformation with overgrowth: a clinical subtype of vascular anomalies with hypertrophy. *J Am Acad Dermatol*. 2013; 69(4): 589-594.

[43] Greene AK, Alomari AI. Management of venous malformations. *Clin Plast Surg*. 2011; 38(1): 83-93.

[44] Brouillard P, Ghassibe M, Penington A, et al. Four common glomulin mutations cause two thirds of glomuvenous malformations ("familial glomangiomas"): evidence for a founder effect. *J Med Genet*. 2005; 42(2): e13.

[45] Pagenstecher A, Stahl S, Sure U, et al. A two-hit mechanism causes cerebral cavernous malformations: complete inactivation of CCM1, CCM2 or CCM3 in affected endothelial cells. *Hum Mol Genet*. 2009; 18(5): 911-918.

[46] Fishman SJ, Smithers CJ, Folkman J, et al. Blue rubber bleb nevus syndrome: surgical eradication of gastrointestinal bleeding. *Ann Surg*. 2005; 241(3): 523-528.

[47] Harrison AM. The emotional impact of a vascular facial birthmark. In: Mulliken JB, Burrows PE, Fishman SJ, eds. *Mulliken and Young's Vascular Anomalies: Hemangiomas and Malformations*. 2nd ed. Oxford, UK: Oxford University Press; 2013: 1077-1086.

[48] Adams DM. Special considerations in vascular anomalies: hematologic management. *Clin Plast Surg*. 2011; 38(1): 153-160.

[49] Rodriguez-Manero M, Aguado L, Redondo P. Pulmonary arterial hypertension in patients with slow-flow vascular malformations. *Arch Dermatol*. 2010; 146(12): 1347-1352.

[50] Samuel M, Spitz L. Klippel-trenaunay syndrome: clinical features, complications and management in children. *Br J Surg*. 1995; 82(6): 757-761.

[51] Oduber CE, Gerdes VE, van der Horst CM, et al. Vascular malformations as underlying cause of chronic thromboembolism and pulmonary hypertension. *J Plast Reconstr Aesthet Surg*. 2009; 62(5): 684-689; discussion 689.

[52] Hassanein AH, Mulliken JB, Fishman SJ, et al. Venous malformation: risk of progression during childhood and adolescence. *Ann Plast Surg*. 2012; 68(2): 198-201.

[53] Duyka LJ, Fan CY, Coviello-Malle JM, et al. Progesterone receptors identified in vascular malformations of the head and neck. *Otolaryngol Head Neck Surg*. 2009; 141(4): 491-495.

[54] Alomari A, Dubois J. Interventional management of vascular malformations. *Tech Vasc Interv Radiol*. 2011; 14(1): 22-31.

[55] Berenguer B, Burrows PE, Zurakowski D, et al. Sclerotherapy of craniofacial venous malformations: Complications and results. *Plast Reconstr Surg*. 1999; 104(1): 1-11; discussion 12-15.

[56] Burrows PE, Mason KP. Percutaneous treatment of low flow vascular malformations. *J Vasc Interv Radiol*. 2004; 15(5): 431-445.

[57] Spencer SA, Sorger J. Orthopedic issues in vascular anomalies. *Semin Pediatr Surg*. 2014; 23(4): 227-232.

[58] Greene AK, Perlyn CA, Alomari AI. Management of lymphatic malformations. *Clin Plast Surg*. 2011; 38(1): 75-82.

[59] Elluru RG, Balakrishnan K, Padua HM. Lymphatic malformations: diagnosis and management. *Semin Pediatr Surg*. 2014; 23(4): 178-185.

[60] Hassanein AH, Mulliken JB, Fishman SJ, et al. Lymphatic malformation: risk of progression during childhood and adolescence. *J Craniofac Surg*. 2012; 23(1): 149-152.

［61］ Padwa BL, Hayward PG, Ferraro NF, et al. Cervicofacial lymphatic malformation: clinical course, surgical intervention, and pathogenesis of skeletal hypertrophy. *Plast Reconstr Surg*. 1995; 95(6): 951−960.

［62］ Elluru RG, Azizkhan RG. Cervicofacial vascular anomalies, II: vascular malformations. *Semin Pediatr Surg*. 2006; 15(2): 133−139.

［63］ Marler JJ, Fishman SJ, Upton J, et al. Prenatal diagnosis of vascular anomalies. *J Pediatr Surg*. 2002; 37(3): 318−326.

［64］ Marwan A, Crombleholme TM. The EXIT procedure: principles, pitfalls, and progress. *Semin Pediatr Surg*. 2006; 15(2): 107−115.

［65］ Yang Y, Sun M, Ma Q, et al. Bleomycin A5 sclerotherapy for cervicofacial lymphatic malformations. *J Vasc Surg*. 2011; 53(1): 150−155.

［66］ Shergill A, John P, Amaral JG. Doxycycline sclerotherapy in children with lymphatic malformations: outcomes, complications and clinical efficacy. *Pediatr Radiol*. 2012; 42(9): 1080−1088.

［67］ Chaudry G, Guevara CJ, Rialon KL, et al. Safety and efficacy of bleomycin sclerotherapy for microcystic lymphatic malformation. *Cardiovasc Intervent Radiol*. 2014; 37(6): 1476−1481.

［68］ Hochman M, Adams DM, Reeves TD. Current knowledge and management of vascular anomalies, II: malformations. *Arch Facial Plast Surg*. 2011; 13(6): 425−433.

［69］ Upton J, Coombs CJ, Mulliken JB, et al. Vascular malformations of the upper limb: a review of 270 patients. *J Hand Surg Am*. 1999; 24(5): 1019−1035.

［70］ Hammill AM, Wentzel M, Gupta A, et al. Sirolimus for the treatment of complicated vascular anomalies in children. *Pediatr Blood Cancer*. 2011; 57(6): 1018−1024.

［71］ Trenor CC IIIrd. Sirolimus for refractory vascular anomalies. *Pediatr Blood Cancer*. 2011; 57(6): 904−905.

［72］ Margolin JF, Soni HM, Pimpalwar S. Medical therapy for pediatric vascular anomalies. *Semin Plast Surg*. 2014; 28(2): 79−86.

［73］ Kurek KC, Luks VL, Ayturk UM, et al. Somatic mosaic activating mutations in PIK3CA cause CLOVES syndrome. *Am J Hum Genet*. 2012; 90(6): 1108−1115.

［74］ Osborn AJ, Dickie P, Neilson DE, et al. Activating PIK3CA alleles and lymphangiogenic phenotype of lymphatic endothelial cells isolated from lymphatic malformations. *Hum Mol Genet*. 2015; 24(4): 926−938.

［75］ Maclellan RA, Greene AK. Lymphedema. *Semin Pediatr Surg*. 2014; 23(4): 191−197.

［76］ Greene AK, Maclellan R. Management of lymphedema with suction-assisted lipectomy. *Plast Reconstr Surg*. 2014; 134(4 suppl 1): 36.

［77］ Koshima I, Nanba Y, Tsutsui T, et al. Long-term follow-up after lymphaticovenular anastomosis for lymphedema in the leg. *J Reconstr Microsurg*. 2003; 19(4): 209−215.

［78］ Fishman SJ, Young AE. Slow-flow vascular malformations. In: Mulliken JB, Burrows PE, Fishman SJ, eds. *Mulliken and Young's Vascular Anomalies: Hemangiomas and Malformations*. 2nd ed. Oxford, UK: Oxford University Press; 2013: 562−594.

［79］ Trenor CC IIIrd, Chaudry G. Complex lymphatic anomalies. *Semin Pediatr Surg*. 2014; 23(4): 186−190.

［80］ Lala S, Mulliken JB, Alomari AI, et al. Gorham-stout disease and generalized lymphatic anomaly—clinical, radiologic, and histologic differentiation. *Skeletal Radiol*. 2013; 42(7): 917−924.

［81］ Rajebi MR, Chaudry G, Padua HM, et al. Intranodal lymphangiography: feasibility and preliminary experience in children. *J Vasc Interv Radiol*. 2011; 22(9): 1300−1305.

［82］ Krishnamurthy R, Hernandez A, Kavuk S, et al. Imaging the central conducting lymphatics: initial experience with dynamic MR lymphangiography. *Radiology*. 2015; 274(3): 871−878.

［83］ Greene AK, Orbach DB. Management of arteriovenous malformations. *Clin Plast Surg*. 2011; 38(1): 95−106.

［84］ Novakovic RL, Lazzaro MA, Castonguay AC, et al. The diagnosis and management of brain arteriovenous malformations. *Neurol Clin*. 2013; 31(3): 749−763.

［85］ Uller W, Alomari AI, Richter GT. Arteriovenous malformations. *Semin Pediatr Surg*. 2014; 23(4): 203−207.

［86］ Mulliken JB, Fishman SJ, Burrows PE. Vascular anomalies. *Curr Probl Surg*. 2000; 37(8): 517−584.

［87］ Liu AS, Mulliken JB, Zurakowski D, et al. Extracranial arteriovenous malformations: natural progression and recurrence after treatment. *Plast Reconstr Surg*. 2010; 125(4): 1185−1194.

［88］ Krings T, Geibprasert S, Terbrugge K. Classification and endovascular management of pediatric cerebral vascular malformations. *Neurosurg Clin N Am*. 2010; 21(3): 463−482.

［89］ Khullar D, Andeejani AM, Bulsara KR. Evolution of treatment options for vein of galen malformations. *J Neurosurg Pediatr*. 2010; 6(5): 444−451.

［90］ da Costa L, Wallace MC, Ter Brugge KG, et al. The natural history and predictive features of hemorrhage from brain arteriovenous malformations. *Stroke*. 2009; 40(1): 100−105.

［91］ Mohr JP, Parides MK, Stapf C, et al. Medical management with or without interventional therapy for unruptured brain arteriovenous malformations (ARUBA): a multicentre, non-blinded, randomised trial. *Lancet*. 2014; 383(9917): 614−621.

［92］ Fullerton HJ, Achrol AS, Johnston SC, et al. Long-term hemorrhage risk in children versus adults with brain arteriovenous malformations. *Stroke*. 2005; 36(10): 2099−2104.

［93］ Darsaut TE, Guzman R, Marcellus ML, et al. Management of pediatric intracranial arteriovenous malformations: experience with multimodality therapy. *Neurosurgery*. 2011; 69(3): 540−556; discussion 556.

［94］ Alomari AI. Characterization of a distinct syndrome that associates complex truncal overgrowth, vascular, and acral anomalies: a descriptive study of 18 cases of CLOVES syndrome. *Clin Dysmorphol*. 2009; 18(1): 1−7.

［95］ Sapp JC, Turner JT, van de Kamp JM, et al. Newly delineated syndrome of congenital lipomatous overgrowth, vascular malformations, and epidermal nevi (CLOVE syndrome) in seven patients. *Am J Med Genet A*. 2007; 143A(24): 2944−2958.

［96］ Christison-Lagay ER, Fishman SJ. Vascular anomalies. *Surg Clin North Am*. 2006; 86(2): 393−425, x.

［97］ Uller W, Fishman SJ, Alomari AI. Overgrowth syndromes with complex vascular anomalies. *Semin Pediatr Surg*. 2014; 23(4): 208−215.

［98］ Hedequist D, Spencer S, Richards BS, et al. Surgical treatment of spinal deformity in patients with CLOVES syndrome: a report of 4 cases［published online ahead of print Nov 12, 2014］. *J Pediatr Orthop*. 2015; 35(7): 682−686.

［99］ Alomari AI, Chaudry G, Rodesch G, et al. Complex spinal-paraspinal fast-flow lesions in CLOVES syndrome: analysis of clinical and imaging findings in 6 patients. *AJNR Am J Neuroradiol*. 2011; 32(10): 1812−1817.

［100］ Revencu N, Boon LM, Mulliken JB, et al. Parkes weber syndrome, vein of galen aneurysmal malformation, and other fast-flow vascular anomalies are caused by RASA1 mutations. *Hum Mutat*. 2008; 29(7): 959−965.

［101］ Thiex R, Mulliken JB, Revencu N, et al. A novel association between RASA1 mutations and spinal arteriovenous anomalies. *AJNR Am J Neuroradiol*. 2010; 31(4): 775−779.

［102］ Alomari AI. Diversion venography—a modified technique in klippel-trenaunay syndrome: initial experience. *J Vasc Interv Radiol*. 2010; 21(5): 685−689.

［103］ Barbara DW, Wilson JL. Anesthesia for surgery related to klippel-trenaunay syndrome: a review of 136 anesthetics. *Anesth Analg*. 2011; 113(1): 98−102.

［104］ McClain CD, Landrigan-Ossar M. Challenges in pediatric neuroanesthesia: awake craniotomy, intraoperative magnetic resonance imaging, and interventional neuroradiology. *Anesthesiol Clin*. 2014; 32(1): 83−100.

［105］ Metzner J, Domino KB. Risks of anesthesia or sedation outside the operating room: the role of the anesthesia care provider. *Curr Opin Anaesthesiol*. 2010; 23(4): 523−531.

［106］ Anastasian ZH, Strozyk D, Meyers PM, et al. Radiation exposure of the anesthesiologist in the neurointerventional suite. *Anesthesiology*. 2011; 114(3): 512−520.

［107］ Hidajat N, Wust P, Felix R, et al. Radiation exposure to patient and staff in hepatic chemoembolization: risk estimation of cancer and deterministic effects. *Cardiovasc Intervent Radiol*. 2006; 29(5): 791−796.

［108］ Chute C, Stein B, Sylvia MB, et al. Perioperative care of the vascular anomaly patient. *Semin Pediatr Surg*. 2014; 23(4): 233−237.

［109］Lindsey SF, Reiders B, Mechaber HF. Life-threatening pharyngeal edema after sclerotherapy of oral venous malformations in a patient with blue rubber bleb nevus syndrome. *J Dermatol Case Rep*. 2013; 7(3): 74–76.

［110］Merritt C, Feit LR, Valente JH. A neonate with high-outflow congestive heart failure and pulmonary hypertension due to an intracranial arteriovenous malformation. *Pediatr Emerg Care*. 2011; 27(7): 645–648.

［111］Theix R, Williams A, Smith E, et al. The use of onyx for embolization of central nervous system arteriovenous lesions in pediatric patients. *Am J Neuroradiol* 2010; 31: 112–120.

［112］Barranco-Pons R, Burrows PE, Landrigan-Ossar M, et al. Gross hemoglobinuria and oliguria are common transient complications of sclerotherapy for venous malformations: review of 475 procedures. *AJR Am J Roentgenol*. 2012; 199(3): 691–694.

［113］Lenhard DC, Pietsch H, Sieber MA, et al. The osmolality of nonionic, iodinated contrast agents as an important factor for renal safety. *Invest Radiol*. 2012; 47(9): 503–510.

［114］Landrigan-Ossar M, McClain CD. Anesthesia for interventional radiology. *Paediatr Anaesth*. 2014; 24(7): 698–702.

［115］Choi E, Landrigan-Ossar M, Fishman SJ, et al. Exsanguination by intent: controlled phlebotomy during resection of a giant vascular malformation in a 22-month-old child. *Paediatr Anaesth*. 2011; 21(11): 1159–1162.

［116］Logemann T, Luetmer P, Kaliebe J, et al. Two versus six hours of bed rest following left-sided cardiac catheterization and a meta-analysis of early ambulation trials. *Am J Cardiol* 1999; 84: 486–488.

［117］Li AH, Armstrong D, terBrugge KG. Endovascular treatment of vein of galen aneurysmal malformation: management strategy and 21-year experience in toronto. *J Neurosurg Pediatr*. 2011; 7(1): 3–10.

［118］Deloison B, Chalouhi GE, Sonigo P, et al. Hidden mortality of prenatally diagnosed vein of galen aneurysmal malformation: retrospective study and review of the literature. *Ultrasound Obstet Gynecol*. 2012; 40(6): 652–658.

［119］Holzman RS, Yoo L, Fox VL, et al. Air embolism during intraoperative endoscopic localization and surgical resection for blue rubber bleb nevus syndrome. *Anesthesiology*. 2005; 102(6): 1279–1280.

［120］Ogura Y, Watanabe K, Hosogane N, et al. Severe progressive scoliosis due to huge subcutaneous cavernous hemangioma: a case report. *Scoliosis*. 2011; 6: 3.

［121］Kohout MP, Hansen M, Pribaz JJ, et al. Arteriovenous malformations of the head and neck: natural history and management. *Plast Reconstr Surg*. 1998; 102(3): 643–654.

［122］Boon LM, Mulliken JB, Vikkula M. RASA1: variable phenotype with capillary and arteriovenous malformations. *Curr Opin Genet Dev*. 2005; 15(3): 265–269.

［123］Tan WH, Baris HN, Burrows PE, et al. The spectrum of vascular anomalies in patients with PTEN mutations: implications for diagnosis and management. *J Med Genet*. 2007; 44(9): 594–602.

［124］Duffy DM. Sclerosants: a comparative review. *Dermatol Surg*. 2010; 36(suppl 2): 1010–1025.

［125］Odeyinde SO, Kangesu L, Badran M. Sclerotherapy for vascular malformations: complications and a review of techniques to avoid them. *J Plast Reconstr Aesthet Surg*. 2013; 66(2): 215–223.

［126］Bisdorff A, Mazighi M, Saint-Maurice JP, et al. Ethanol threshold doses for systemic complications during sclerotherapy of superficial venous malformations: a retrospective study. *Neuroradiology*. 2011; 53(11): 891–894.

［127］MacIntosh PW, Yoon MK, Fay A. Complications of intralesional bleomycin in the treatment of orbital lymphatic malformations. *Semin Ophthalmol*. 2014; 29(5–6): 450–455.

第二十章　内脏的发育：手术与麻醉的条件

要　点

1. 内胚层根据血管供应的不同分为前肠、中肠和后肠。
2. 舌复杂的肌肉和神经系统支配是由鳃弓 1—4 以及枕部肌肉发育而来。
3. 颅底上 2/3 段食管的平滑肌源于鳃弓中胚层（间叶组织），食管下部 1/3 的平滑肌来源于脏壁中胚层。
4. 肝芽的起源及其左右分支最终形成肝总管、左、右肝管以及左、右肝叶。任何胚胎原始基质发育异常将导致肝血管或胆总管狭窄、发育不全、囊性畸形。
5. 小肠尾端到十二指肠后半段、大肠到结肠左曲由中肠发育而来。这一部分生长迅速，形成与卵黄管相连的袢状结构，称为脐肠系膜管。
6. 中肠发育异常可能导致麦克尔憩室形成（2%发病率），近端卵黄管的胚胎遗迹，能够分化为不同程度的畸形：脐肠系膜管息肉、小肠旋转不良、狭窄或者闭锁。
7. 肛管和直肠畸形是最常见胃肠道发育畸形。
8. 坏死性小肠结肠炎合并肠穿孔好发于患呼吸系统疾病、败血症、凝血功能不全、血小板减少的早产儿。

从口腔到肛门的整个消化系统都有内皮覆盖，有间叶组织层包裹并扩展到身体壁层。根据其血管供应分为前肠、中肠和后肠（前肠动脉源于腹腔动脉、中肠动脉是肠系膜上动脉的终支、后肠动脉是肠系膜下动脉的终支）（图20-1）。

前肠

口腔：从颅底肠管发出，由外胚层压迹形成口凹连接的内胚层线性前肠前端大部分结构。当这两部分融合在一起时就呈现出早期胚胎的口咽膜，发育到胎龄3周时口咽膜开始退化。

舌（图20-2）：第一鳃弓口咽基底部中线位置开始膨胀，从侧面侵入间叶组织形成前部 2/3 段舌体。其受舌神经（第五对脑神经的分支）和鼓索（第七对脑神经——味觉）支配。第二中线位置位于第一中线位置后部，其膨胀发育侵入间叶组织形成第二、第三、第四咽弓。由于胚胎发育的复杂性导致后 1/3 的舌体的感觉和味觉由第九对脑神经支配。舌肌由枕肌节分化，受第十二对脑神经支配。跨过舌体后 1/3 的横沟延伸到会厌前体并加深形成会厌谷。在舌体的前 2/3 和后 1/3 的交界处，咽底有一个小孔形成尾状移动通道，形

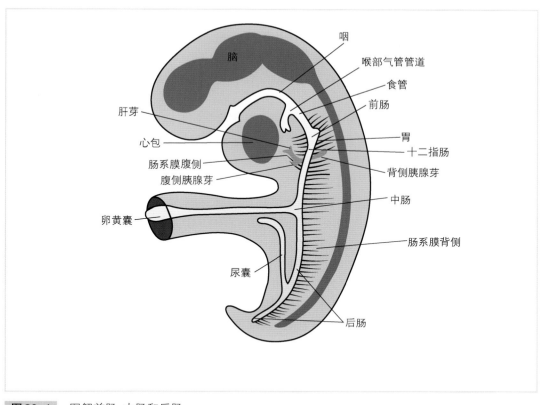

图 20-1 图解前肠、中肠和后肠

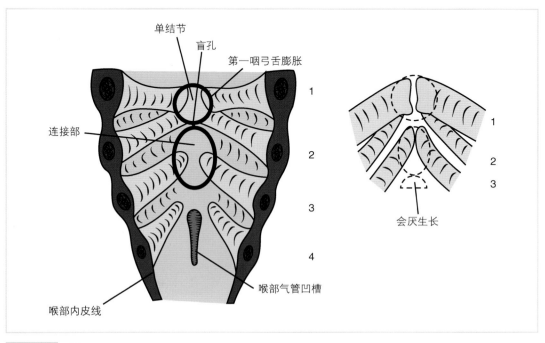

图 20-2 舌

成盲端孔,导致甲状腺的形成。

食管:颅底原始前肠的大部分管状结构被气管食管隔分为腹侧气管和背侧食管,腹侧气管较背侧食管大。随着胎儿的发育,食管随位置下降的心脏和膈肌延长,当头端2/3的食管从鳃弓间叶组织发育为横纹肌的同时,食管尾段1/3的括约肌间叶组织发育为平滑肌。

胃(图20-3):这是前肠的膨胀部分由于腹侧和背侧间叶组织的不同分化发展为前凹后凸的结构。正在发育中的胃和与其毗邻的肝一起完成胃转位,即左面转向前,右面转向后。这也改变了腹侧与背侧间叶组织的位置和发育方向,最终发育为大网膜韧带和腹膜韧带。另外,胃转位也导致了胃后部小网膜的形成。

十二指肠(图20-4):前肠尾部大部分结构和中肠头侧大部分结构发育为十二指肠。与胃从左转向右相似,十二指肠也不得不同时转向右侧。但是,十二指肠的第二、第三、第四段仍然固定在后腹壁。

肝脏(图20-5):前肠尾端以内胚层芽生的方式生长入原始横膈的中胚层发育形成肝脏和胰腺。中胚层原始细胞发育为左右支并生长进入间叶组织的同时,中胚层自身生成血管结构(成对的脐静脉和卵黄静脉),这些血管和突入交错生长的内胚层细胞一起形成肝窦。同时,横膈中胚层最终形成肝包膜及其周围结缔组织。原始肝芽以及左右分支最

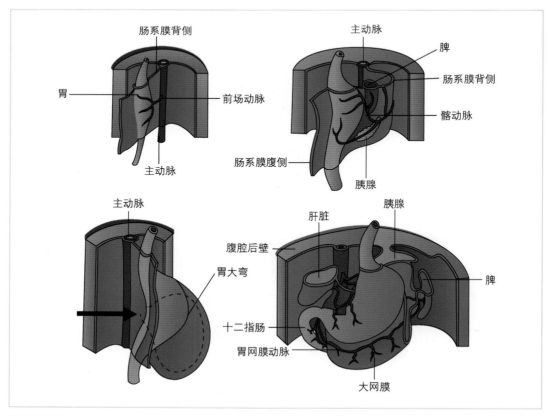

图20-3　胃的发育

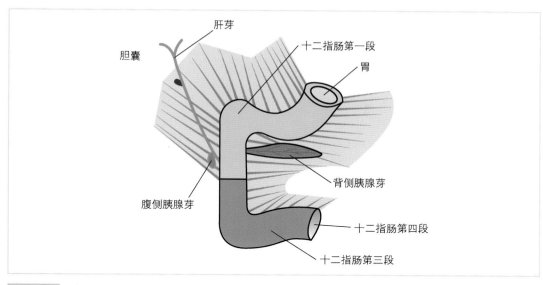

图20-4　十二指肠的生长

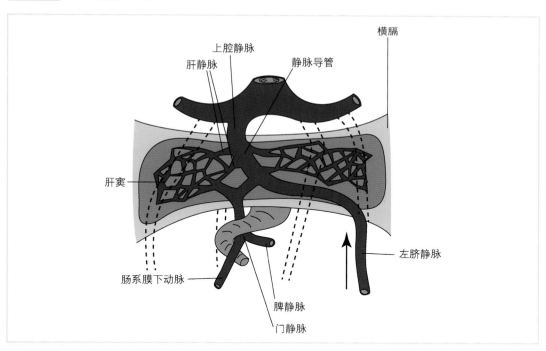

图20-5　横膈及其毗邻组织的关系肝、十二指肠、卵黄管及脐静脉

终形成总肝管、左右肝管、左右肝叶。胚胎发育时期的任何异常均可导致肝导管和血管系统闭锁、发育不全或者囊性变。

胰腺：也是由背侧与腹侧内胚层芽生发育而来。当前肠与中肠连接处腹侧内胚芽与腹侧肝芽一起生长的同时，背侧内胚芽长入背侧肠系膜。由于胃转位以及十二指肠移位，腹侧内胚芽旋转长入背侧内胚芽并融合形成单一的胰导管与原始腹背侧内胚芽遗迹，这就是副胰导管的形成过程。副胰导管仍然与十二指肠连通。

中肠

肠、结肠、阑尾、从升结肠到横结肠近端2/3的结肠：十二指肠后半段到回肠末段、升结肠到结肠右曲由中肠发育而成，这一部分迅速生长延长形成与卵黄管相连的袢，叫作脐肠系膜导管（在希腊语中，omphalos指脐；mes与enterion合起来表示小肠）。肝、肾的快速生长使得腹腔空间越来越有限，肠袢突入脐带。中肠袢轴向逆时针旋转近90°（胎儿腹侧观），在胎龄3个月时，突出的小肠再逆时针旋转180°后回纳至腹腔，这样总共旋转了270°。背侧肠系膜卵黄动脉的融合导致中肠遗迹供血管——肠系膜上动脉的形成。中肠形成异常可能导致麦克尔憩室形成（2%的人群存在）、卵黄导管近端残存、脐肠系膜导管不同程度分化、转位异常、小肠梗阻或闭锁。

在结束了胎儿时期的重要使命后，脐带离断母体形成纤维瘢痕。在胎儿时期，脐带包含了左右脐动脉（出生后成为双侧脐韧带）、脐静脉（出生后成为行走于镰状韧带游离缘的圆韧带）、卵黄管连接中肠与卵黄囊、尿囊（出生后变为纤维带，从膀胱顶延伸到脐带，也就是大家熟知的脐尿管或者脐中韧带）。

后肠

结肠左曲、降结肠、乙状结肠、直肠和肛管上半部（图20-6）：这些都是后肠结构，后肠尾端有一个外胚层压迹，类似于口凹，称为肛道。内胚层和外胚层从相反方向形成膜并把后肠从表面分离，后肠憩室（尿囊）穿过脐带，后肠背侧向尿囊处扩张形成内胚层泄殖腔，被尾端生长的间叶组织套入其中，即尿道直肠膈，最终尿囊尾端被游离出发育成原始膀胱。原始膀胱的尾部形成尿道生殖窦和会阴体，连接泄殖腔膜。同时，内胚层泄殖腔背侧与尾侧部分分化发育为肛管上部，外胚层肛道分化为肛管下部。

肛管和直肠（图20-7）是最常见的消化道畸形部位。典型的直肠肛管畸形分类以"高位"和"低位"区分，皮肤分界线是直肠肛管连接处的耻骨直肠悬线。

肠道畸形的外科处理：基本原则

1. 食管闭锁/气管食管瘘需要行胃造口术，大范围食管闭锁需要一期修复以及二期修复，需要评估相关解剖结构，包括是否存在右侧主动脉弓（这种情况需要经左侧胸腔手术而不是右侧胸腔）。手术途径可以经胸膜或者在胸膜外进行。

2. 肠梗阻（表20-1）需要进行手术解除梗阻。幽门梗阻需要行幽门切开术，小肠闭锁、肠梗阻或者肠粘连需要行肠切除术。

3. 坏死性小肠结肠炎合并穿孔通常好发于合并呼吸系统疾病、败血症、凝血功能障碍、血小板减少等疾病，并且处于应激状态下的早产儿。一期肠切除吻合与肠造瘘术是通常的术式，一些患者可能经介入行腹腔引流术。

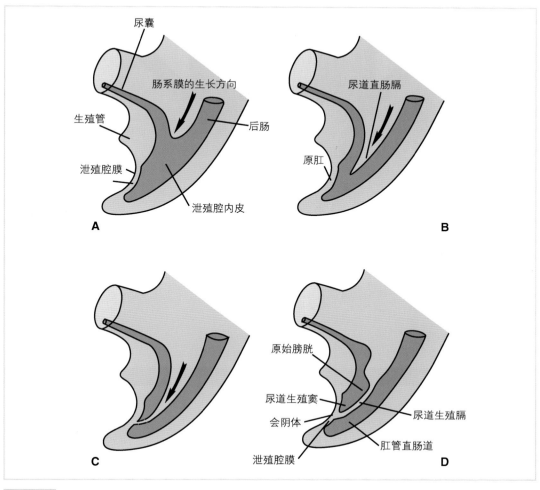

图20-6　泄殖腔形成肛管直肠道的过程，说明了尿道直肠隔的形成。(A)泄殖腔被尾端生长的肠系膜分为(B)尿囊与后肠之间的尿道直肠隔。(C)尿道直肠隔最终将泄殖腔分为(D)腹侧的尿道生殖窦与背侧的肛管直肠道。

4.胆道闭锁需要行肝胆管肠吻合术（Kasai手术）。胆管囊肿可能也要行胆道重建手术。

5.Hirschsprung病（先天性巨结肠）通常需要行结肠切除手术，最终需要选择多种拖出术中的一种。

6.肛门闭锁需要行会阴肛门成形术或经腹会阴肛门成形术，由闭锁部位高低来决定手术方式，第一步通常需要行结肠切除手术。

肠道畸形的麻醉处理：主要原则

在新生儿期肠梗阻并不少见，可发生在胃肠道的任何部位。通常，前肠系统的梗阻比中肠、后肠系统的梗阻症状出现较早，直肠闭锁或发育不全除外（通常患者出生后才被发现）。腹股沟疝常可能合并肠梗阻。

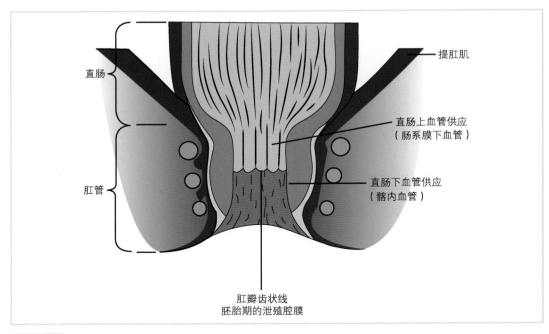

直肠

肛管

提肛肌

直肠上血管供应
（肠系膜下血管）

直肠下血管供应
（髂内血管）

肛瓣齿状线
胚胎期的泄殖腔膜

图20-7 肛管和直肠

表20-1 胃肠道梗阻

发生机制
 先天性
  内源性
   闭锁、狭窄、粘连
   胎粪性梗阻
   结构重复
   肛门闭锁
  外源性
   腹膜系带
   旋转异常导致中肠扭转
   脐肠系膜残余附近肠扭转
   环状胰腺
   肠系膜囊肿
   嵌顿疝
   十二指肠前门静脉
 获得性
  坏死性小肠结肠炎
  肠套叠
  产前肠穿孔粘连
  肠系膜血栓
 功能性原因
 先天性巨结肠
 回肠
  腹膜炎
  胃肠穿孔
  坏死性小肠结肠炎
 节段性结肠扩张

临床小贴士 严重呕吐、脱水、电解质紊乱及新生儿的一般状况可指导麻醉管理（表20-2）。

临床小贴士 胆道梗阻可能导致肝功能异常，由此致凝血功能障碍、血小板功能不全导致低凝状态。

表20-2　肠发育异常的麻醉处理

梗阻
呕吐
误吸
低血容量（浓缩型碱中毒）
严重呕吐致容量不足（代谢性碱中毒合并代谢性酸中毒）
电解质失衡
脓毒血症（细菌移位）
早产
伴发畸形

大多数腹胀的患者，无论是由胃肠道或者胆道梗阻，还是由腹水引起，都会不同程度的减少功能残气量而导致肺不张，增加回流的同时增加胃内容物反流误吸的风险。

临床小贴士 预供氧应该作为气道管理的一部分，同时应该认真研究是否需进行清醒插管而不是快诱导插管，因为这些低体重的严重患者可能在短时间内迅速出现低氧血症。

术后疼痛管理策略弊大于利。足量阿片类药物的不良反应（如呼吸抑制）在新生儿时期应该高度重视。

临床小贴士 术前应考虑代谢性碱中毒的中枢性呼吸抑制效应。

由于脊椎和神经轴不成熟，疼痛感受器的广泛存在（已在第1章中论证），区域麻醉通常充满挑战。

临床小贴士 需要重视由于低血容量导致内源性葡萄糖储备转移引起的低血糖，尤其对于那些易激惹、循环参数不稳定或者寒颤的患者。

对于术后机械通气的患者比较难进行疼痛管理，通常这些患者需要长时间治疗及静脉营养支持。

第三部分

临床小贴士 术前使用阿片类药物镇痛有呼吸抑制的危险。术前通过区域阻滞的
镇痛效果也不佳,原因是由于患者的疼痛感受器普遍发育不成熟。

决定对患者进行机械通气时,必须对那些整晚都需要机械通气的患者制订合理的方
案。尽管他们有可能还需要进行更大、时间更长的手术,我们的方案只针对机械通气当晚
而不是以后的许多天。

(苏国宁)

第二十一章　前肠与胸腔

梅甘·A.克林顿,巴比·V.科卡

要　点

1. 常规或特殊管理下,前肠发生的一些广泛多样的病变。
2. 这类病变通常与先天异常合并(或者)早产有关。当其先天异常包括严重的心脏缺陷时,死亡率增加。在低体重早产儿中死亡率也同样增加。
3. 食管瘘以及食管闭锁可以是VACTERL综合征的表现食管瘘/食管闭锁患者需要精心的气道管理,以及以防止误吸发生为目标的通气策略。
4. 先天性肺损伤(先天性肺叶气肿,先天性囊状腺样畸形,以及肺隔离症)与肺通气血流受损有关,并可导致肺及心血管受累。
5. 幽门狭窄可导致高氯代谢性碱中毒,该症状必须在术前给予纠正。临床处理包括防止误吸以及电解质管理。
6. 十二指肠闭锁可见于新生儿,通常与先天性畸形有关。这类患者术前可出现干燥,使得术前的液体以及电解质管理显得尤为重要。
7. 胆道闭锁是新生儿持续性黄疸最常见的原因,由胆汁回流受阻以及胆汁淤积造成。在进行肝门空肠吻合术之前(Kasai式手术),需要对患者的凝血状态以及肝功能进行仔细评估。

I. 介绍

特殊管理下,前肠发生的一些广泛多样的病变。前肠衍生物包括原始咽喉以及其派生物,低级呼吸系统,食管和胃,十二指肠,肝脏,胆道系统,以及胰腺[1]。当许多前肠异常儿童患有分隔畸形时,这些问题同样可能与其他异常有关或者是其他异常症状的一部分,而该情况可能影响麻醉管理。

II. 前肠的发展

A. 背景。原肠在原肠胚期发展的第四周形成并且增加其长度。消化道头部起源于口咽膜尾部止于泄殖腔膜。原肠内胚层形成了从口腔到肛门消化系统的大多数内皮和腺体[1]。

B. 原肠分类。原肠分为三部分:前肠,中肠和后肠。他们的分界就相当于原肠的3条动脉供应的范围(图21-1)。这3条动脉来源于供应卵黄囊的血管。随着胚胎的发展,卵黄囊逐渐缩小,出现在卵黄囊上的左右卵黄动脉丛蔓延形成大量动脉血管,以供应肠管

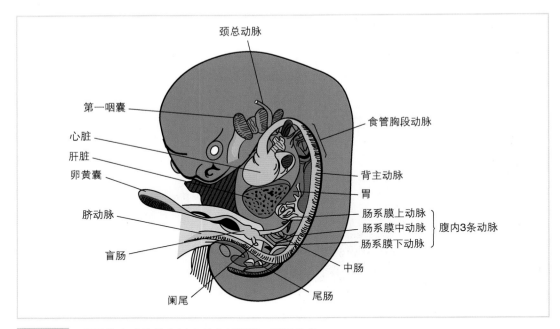

图21-1　原肠腹主动脉供应以及其在妊娠第7周派生物

并在背主动脉腹侧汇合。最终,这些血管与卵黄囊分离,并成为给消化道供应来自背主动脉血液的动脉血管[2]。隔膜头部,大约有5根大动脉分支供应前肠胸段。隔膜尾部,原肠剩余部分由3条动脉供给:供应前肠腹段的腹腔动脉;供应中肠的肠系膜上动脉;以及供应后肠的肠系膜下动脉。

　　C. 前肠衍生物。前肠生成(i)咽及其他衍生物(包括口腔、咽腔、舌头、扁桃体、唾液腺以及上呼吸系统);(ii) 下呼吸系统;(iii) 食管;(iv) 胃;(v) 十二指肠近端部分(演化为胆管开口);(vi) 肝脏;(vii) 胆道系统以及(viii)胰腺(图21-2)。不同于咽、呼吸道,以及大部分食道,这些衍生物由腹腔动脉供给[1]。咽以及上呼吸道异常在第十六章进行了详细讨论。

Ⅲ. 气道与食管

　　A. 发育。上呼吸道的发育(鼻子、鼻咽以及口咽)详见第十六章。下呼吸道的器官结构(喉、气管、支气管及肺)在胚胎发育第4周由前肠腹部的副产物开始发育。下呼吸道内层上皮细胞完全起源于内胚层。相关组织、软骨以及呼吸道平滑肌来自前肠周围的内脏中胚层[3]。

　　于胚胎发育的第4周,原始咽尾腹壁正中出现一凹陷纵沟,它逐渐加深,并从尾端向向第4对咽囊发展,然后变深凸出形成喉气管憩室[4]。在第4周末,进一步向囊状发展——像呼吸道憩室一样(肺芽),在末端延伸扩大形成支气管憩室。

　　最初,支气管憩室与前肠相连;然而,随着憩室生长并向尾部扩展,纵向的气管食管褶皱将其与前肠分隔(图21-3)。这些褶皱融合形成气管食管隔膜,这些褶皱将前肠分为背侧、食管以及腹侧,喉气腔(变为下呼吸道)(图21-4)。喉气腔通过原始喉入口继续与咽部相连[1,3,5]。关于喉的发展及其异常详见第十六章。气管继续外翻呈两段主支气管。

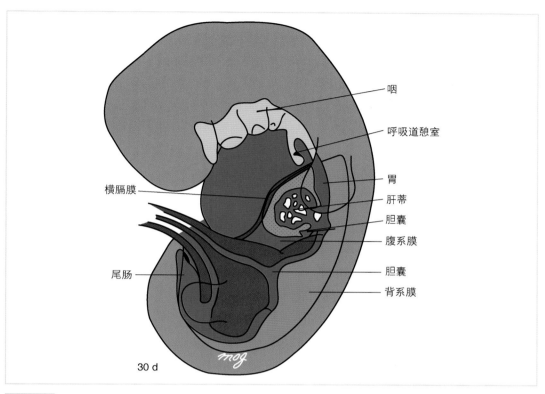

图21-2 原肠。前肠包括咽、呼吸憩室、食管、胃、十二指肠近端、肝脏、胆囊、胰腺,以及它们相应的管道

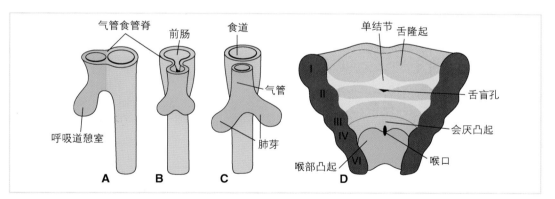

图21-3 呼吸道憩室的发展阶段。食管气管脊融合成气管食管隔膜,并将前肠分隔成食管及气道。咽复侧形成的原始开口

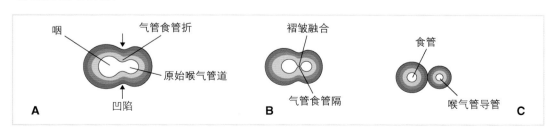

图21-4 气管食管隔膜的发展体现了食管以及喉气管道最终的分隔

此时,气管已经形成可辨认的空腔。在胚胎期终末,中胚层形成气管的软骨环及肌肉。内胚层形成上皮细胞及气管。主气管分叉的位置由一开始的颈椎水平到达胸腔水平[6]。

食管正好在喉的尾部。起初食管很短,但随着心脏及肺的下移,迅速被拉长。在胚胎发育的第7周,已经达到了其最终长度。由内胚层形成的上皮细胞不断增殖,并被认为部分或完全占据了食管内壁。然而在胚胎末期,管腔再次出现[1]。胎儿开始会吞咽羊水,并进入肠道,然后羊水被吸收转化再通过胎盘进入母体血液。如果此时胎儿还不能进行吞咽,就有可能发展为母体羊水过多。食管的上2/3段由来自咽弓的间质发展成骨骼肌,下1/3段由周围的内脏间质发展成平滑肌。

B. 气管食管瘘,食管闭锁

1. 背景　气管食管瘘的发生率在1:3 000~1:4 000[7],其中85%的合并有食管闭锁。这类缺陷在男性更常见,接近20%~30%患有气管食管瘘的婴儿是早产。许多患者,特别是那些合并有食管闭锁的婴儿都有其他的先天性异常。大约35%患有气管食管瘘的婴儿有先天性心脏病,如室间隔缺损、房间隔缺损、法洛四联症、房室间隔以及主动脉狭窄。其他相关异常包括胃肠紊乱,骨骼肌异常,以及中枢神经系统异常[7]。最近几十年,患有气管食管瘘/食管闭锁患者的生存率增加了,增加死亡率最大的风险就是体重低于2 000 g或者合并严重的心血管异常[8]。

2. VACTERL综合征　该异常常同时存在食管闭锁,而很少同时存在气管食管瘘。目前认为最常见的VACTERL并发症就是食管闭锁/气管食管瘘。

a. 当以下三项或更多的畸形出现时,即为VACTERL综合征。

● 脊柱异常:半椎体、椎骨融合、脊柱侧凸。

● 肛门异常:肛门闭锁、泄殖腔畸形。

● 心脏畸形:包括之前提到的所有缺陷。

● 气管食管瘘。

● 食管闭锁。

● 肾畸形:肾缺如、肾发育不良、马蹄肾、多囊肾、尿道闭锁、尿道畸形外生殖器缺陷。

● 肢端畸形:桡骨发育不良、桡骨畸形、并指、多指。

> **临床小贴士**　大约25%的食管闭锁患者合并VACTERL综合征。因此,如果上述所提到的任何一个异常出现,就必须检查进行诊断以评估其他可能存在的畸形。术前进行心脏彩超以评估心脏畸形以及主动脉弓,以及肾超声检查,可以帮助鉴别是否存在以上可能影响麻醉管理的缺陷。

b. T气管食管瘘/食管闭锁EF/EA和CHARGE综合征有一小点相似,CHARGE综合征包含以下症状,眼睛缺损,心脏缺损,鼻后孔闭锁,智力发展迟缓或者中枢神经系统异常,生殖器发育不全以及耳畸形或者耳聋。

3. 胚胎学和解剖学。气管食管褶融合导致了气管食管隔膜的缺陷,以及气管食管隔膜无法正常分隔食管和气道导致气管食管瘘的发生。分隔起始于隆突尾部并向头部扩张。在妊娠第26天气管食管完全分隔开并达到喉部水平。食管闭锁被认为是气管食管隔膜向后偏差所导致的。单纯的食管闭锁可能来源于胚胎发育第8周时内皮细胞死亡或者缺陷导致的食管再通失败[1]。

虽然分阶段被打断是一个比较受欢迎的理论,但是其在人类胚胎学还没有证据证明[9,10]。另外,在妊娠早期接触阿奇霉素的大鼠表现出了患有包括食管闭锁以及气管食管瘘的多种畸形[11,12]。这个阿霉素试验模型证明脊索在食管及气道的发育过程中起到了十分重要的作用,同时也为脊柱畸形总是合并气管食管瘘和食管闭锁提供了一个解释。一旦明白了气管及食管的胚胎发育,气管食管瘘和食管闭锁发展的分子机制就不难理解了[13]。刺猬蛋白是一种被认为参与前肠胚胎发育的糖蛋白。在合并气管食管瘘和(或)食管闭锁的患者体内已经发现了变异的刺猬蛋白,并且被认为是发病机制[14]。

4. 分类。最常被引用的气管食管瘘分类是由Gross指出的,由A型到F型。其中,C型食管闭锁伴随瘘管末梢发生在隆突上少许,是目前最常见的,发生于大约90%的病例(图21-5),单纯食管闭锁(A型)见于4%~7%的病例。其他类型则很少见[7]。

5. 临床症状。大多数气管食管瘘/食管闭锁并未在产前明确诊断,但是对那些由于胎儿无法吞食羊水,而导致羊水过多的孕妇应怀疑其存在的可能。在大多数病例中,在新生儿期都可以做出诊断。婴儿可能无法吞咽分泌物而出现口水过多。当食管盲袋填满并误吸可出现明显咳嗽,呼吸困难,以及发绀[15]。对于在末梢有气管食管瘘的患者,胃里可能有空气并导致胃液反流至肺内。无法将胃管成功置入胃内可确诊食管闭锁。X线片可显示胃管位于食管盲袋中。胃内积气和胸腔内小肠或者腹部平片可以确认末梢气管食管瘘的存在。

6. 生理因素

a. 气道管理和通气是重点关注事项。过度正压通气(PPV)对这类患者可能十分有害。无效通气同样也会有问题,并且可能是由于气管内导管于瘘管内或瘘管上方导致的,密封不到位可导致气管导管内的分泌物、血块等引起阻塞,或者漏气。

b. 胃扩张。气管内导管位置放置不当同样可导致胃扩张以及随之而来的误吸。胃膨胀同样可以影响通气。

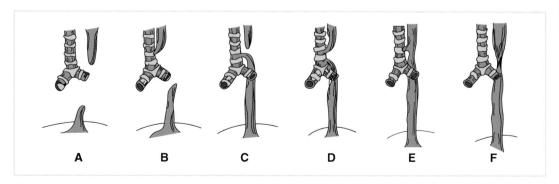

图21-5　气管和食管先天性畸形的Gross分级。(A)不伴随瘘的食管闭锁;(B)食管闭锁合并近端瘘;(C)食管闭锁合并末梢瘘;(D)食管闭锁合并近端和末梢瘘;(E)气管食管瘘不伴随食管闭锁;(F)食管狭窄

c. 早产儿可因为胃内容物误吸或呼吸窘迫综合征引起早期严重的肺部病变。

d. 联合畸形的病理生理学,尤其是**心脏畸形**[16]。

e. 早产注意事项:低血糖、低钙血症、低体重、低体温、窒息/心动过缓,以及贫血[7]。

7. 手术修复:气管食管瘘

a. 对大多数没有复杂既往史以及末梢瘘接近食管闭锁的健康新生儿不进行胃造口的根治修复术是经典术式。胃造口术作为根治修补的一部分或者作为复杂病例的基础步骤仍然可用,并且是一些复杂畸形一系列进阶修补的第一步。胃造口术在短期可降低反流误吸的风险,但是由于减少了食管括约肌功能以及改变了胃食管连接几何位置,增加了远期呼吸道疾病反应的风险。因此,早期处理患者的慢性误吸。

b. 外科修补前进行**精准的支气管镜检查**有助于确定瘘的位置。当然也可以在气管镜下通过食管放置Fogarty球囊导管来封闭瘘口。对瘘口合适的封闭可以最小化胃扩张的发生并允许术中适量的正压通气。瘘口结扎以后即可球囊放气,取出Fogarty导管。

c. 手术体位为左侧位右侧开胸。当遇到右侧主动脉弓时则需进行左侧开胸。手术路径为胸膜外或经胸腔。将瘘口结扎并横断气管侧。如果没有提前应用Fogarty导管封闭瘘口,对瘘口的结扎将明显改善通气。

d. 胸廓切开术的另一个可选方案是创伤相对较小的胸腔镜手术。该术式可以提供更好的视野及放大,但有技术难度。避免右后侧开胸的优点就在于美观以及对骨骼肌影响小,但是将面临术中通气的问题(尤其对有先天性心脏病的患者),以及手术时间延长。关于减轻术后疼痛以及住院天数的观点还未明确[17]。

8. 手术修复:食管闭锁。外科方法包括立即进行的根治性修复,延期实行的根治性修复以及食管替代。

a. 立即修补。大多数患有食管闭锁/食管支气管瘘的婴儿都将面临不进行胃造口的立即修补。一旦气管食管瘘得以修补,将进行单纯的食管盲袋和食管末端的端端吻合术。在大多数患者,食管近端及末端的空隙需要同时调节两端。

b. 延迟修补。由于多种原因,食管两端的空隙长度很难量化。针对有较大空隙的食管闭锁患者,通常进行延迟修补。外科医师会发现各种适合吻合术的间隙长度,并且间隙长度并非一贯执行(无论术前或术后放射素定位测量和直接测量都不同)。因此,对于食管闭锁患者的"长间隙"没有明确定义[8],但出于讨论方便考虑,将需要进行进一步修补的定义为"长间隙"。在单纯的食管闭锁案例中,在食管两端几乎都有大量间隙。如果初期修补无法进行,需留置胃管并且推迟3个月进行,在此期间食管盲袋上段可能会生长。

c. 持续拉长。通常情况下,患者自体食管要比替代食道好。食管闭锁末端的初期牵引使得后期可以吻合[18,19]。更具体地说,Foker技术解决了牵引线在食管近端及末端位置的问题。牵引线从胸壁出去并且在1～2周内持续向反方向延伸,直到接近食管盲袋并且可进行吻合[8]。

d. 包括盲袋上段肌切开术,胃提拉术,胃小弯和胃大弯分离术的其他措施都有助于长间隙食管闭锁的吻合[20]。

e. 食管替代。如果之前的措施都失败了,还有两个选择。第一,传统方式,在12～18个月时行颈部食管造瘘及用结肠替代食管。第二个也是最新方式,即开胸后直接行胃食管替代术[21]。

9. 麻醉注意事项

a. 术前事项

（1）将反流风险降至最低。患者一旦确诊了上述缺陷需立即禁食。婴儿需置于半立位，并且食管盲袋上段需不断吸引。

（2）如果术前发生了任何病理性呼吸困难及低氧血症（多半是反流导致），必须行紧急气管内插管及机械通气。肺内误吸，呼吸窘迫综合征，或者充血性心力衰竭可发生呼吸衰竭。对于合并气管食管瘘的患者，如果气管内导管尖端在瘘口远端，最好准确定位气管内导管位置以防止发生胃扩张和反流。

（3）为排外相关先天性异常，尤其心脏缺陷。除了X线片，泌尿系统超声还需进行心脏彩超。由于手术体位为左侧卧位右侧开胸，因此术前必须排外是否存在右侧主动脉弓（5%）开胸侧必须是主动脉弓的对侧。

（4）术前实验室检查包括血糖、血细胞比容、血清电解质、尿素氮以及肌酐。

b. 麻醉目的

（1）避免过度正压通气。这点在放置Fogarty球囊或者行瘘口结扎前尤其重要。由高气道压引起的胃扩张可降低功能残气量，影响通气和氧合，并增加反流风险。

（2）精确的气管内导管定位。气管导管开口必须超过瘘口在气管的开口但在隆突以上。这难度非常大因为瘘管末端（见于C型）通常非常接近隆突。瘘管也可能位于隆突远端。随着患者体位的改变，气管内导管的位置必须不断复查（例如，仰卧位改侧卧位）因为瘘管在气管导管开口以及隆突之间的距离非常之短。导管随着患者体位改变或者头颈部移动而发生向远端或近端的移位是很常见的。

（3）**防止反流**。防止在正压通气时出现胃扩张。

（4）**适合的围术期疼痛管理**。可通过接下来讨论的各种方法达成。

c. 气管食管瘘/食管闭锁患者的麻醉管理：为了进行右侧开胸，患者需在左侧卧位（右主动脉弓患者则行左侧开胸）。初期修补的最佳手术时间为2～4 h。

（1）监护及设备。设备包括低容量呼吸回路（回流系统 vs. Mapleson D vs. Bain 回路）。监护：标准无创监测（也可以包括动脉氧饱监测）；动脉置管以持续测压以及进行血气分析；胸前听诊有助于发现术中出现的气道梗阻[22]。建立两条合适的外周静脉。

（2）插管

（a）插管前对食管盲袋进行吸引。

（b）一个安全的管理方式就是谨慎进行吸入麻醉，加或不加肌肉松弛药，低通气正压（≤ 10～15 cmH$_2$O）。清醒插管作为一个后补选项；然而，对于一个好动的新生儿必须考虑到口腔损伤及颅内高压的可能[22]。对于早产儿颅内压的增加可能引起脑室内出血。

（c）一旦婴儿达到了充分的麻醉深度，外科医师将用可通气支气管镜进行严格的支气管镜检查，接着移去气管内导管。此时，可以对气管瘘口位置及大小进行精确定位，并使用Fogarty球囊导管封闭。然后可在直视下替换气管内导管。

（d）假如支气管镜未能实行，必须用其他方式确定气管内导管位置。插管后，可故意将气管导管置入右侧支气管，然后缓慢退管，直到左胸听到呼吸音。带套囊气管导管的使用可以最大限度降低胃扩张和反流的风险[23]。建议直接使用纤支镜定位气管导管位置。虽然使用放射技术也可以定位气管内导管位置,但该方法并不能确保气管内导管位于瘘口以下。

(3)麻醉维持

(a)一个平稳的麻醉建议使用吸入麻醉药/阿片类或者硬膜外麻醉合并全麻以及由吸入麻醉药/胸段硬膜外阻滞组成的硬膜外麻醉。避免使用氧化亚氮,应当认真监测并维持插管前吸入氧浓度在95%～100%。

(b)健康婴儿可耐受自主通气,但大多数情况下必须应用肌肉松弛药,尤其在胸腔打开后肺可发生扩张。在开胸手术时患者出现自主呼吸将使得患者无法获得良好的氧合,通气以及术者没有良好视野[16]。

(c)带有吸气峰值压力的低正压通气可避免胃扩张。术中肺叶回纳时进行手控呼吸可判断通气情况,同时也可以直接判断肺的顺应性。

(d)外科手术进行时可能遇到通气困难。由于肺回缩可能发生低氧血症/高碳酸血症,外科操作及牵拉可能引起器官扭曲,血栓或者分泌物则可能堵塞气管,以及气管内导管位置不正。在胸腔镜修补时高碳酸血症将是主要问题。对于合并原发肺疾病的婴儿这些问题难以耐受。

(e)出血通常不会太多。通常使用晶体和胶体进行容量支持,除非婴儿有术前贫血(可见于早产儿)。维持血细胞比容>35%。总之,静脉输液尽量避免容量过多或者肺水肿。

(f)血气分析建议检查pH、PO_2、PCO_2、HCT、电解质,以及凝血状态。

(g)维持术中体温。由于静脉输注液体,室内温度,以及高流量干燥气体流动的因素,婴儿在术中有低体温的倾向。

(h)由于新生儿最低血糖储存的需求以及低血糖的风险,术中必须持续输注10%葡萄糖。

(4)**紧急情况**

(a)即使在健康婴儿,出现气管食管瘘也应当立即结扎,虽然该类手术患者可以在手术室内拔管,但通常不进行室内拔管。如果有气管软化或者修补点气管壁缺陷,将需要再次插管[21]。此外,再次插管对修补可能造成损伤。

(b)大多数婴儿术后保留气管导管冰袋管进入新生儿重症监护病房。

d. 术后护理

(1)大多数婴儿术后需要至少24～48 h通气支持。接受过长间隙食管闭锁修补术的婴儿通常需要5～7 d的带管呼吸机治疗[7]。对于任何术前就合并肺疾病,心脏病或者进行复杂修补术的患者都需要延长呼吸支持时间。另一方面,没有重大并发症的足月儿可术后拔出气管导管,并且在未发育完善的气管软骨附近没有气管内导管存在的话,恢复会更好,但只有在具有特级护理,良好的围术期管理的前提下,才能做出术毕拔管的决定,以避免再次插管。

(2)经鼻或者经口吸痰管必须仔细标记,以防止吸引时深度进入吻合口水平。

(3)避免颈部过度后仰以减少吻合口张力。

(4)疼痛管理通常选用硬膜外镇痛或者持续麻醉药泵注。对于有自主呼吸及拔管患者,胸段硬膜外镇痛是一个最佳选择。目前,椎旁神经阻滞也被用于进行婴儿开胸手术术后镇痛,并且效果不错[24]。

e.区域麻醉

(1)如果患者没有脊柱畸形,可选择胸段置管硬膜外麻醉。如果进行了硬膜外置管后,需要进行型胸部及腹部X线片检查以排外脊柱受损。硬膜外导管可在胸段或腰段置入,或者经尾椎置入并延续到胸段水平。气管导管大概的位置可通过X线片定位[25]。

(2)在婴儿开胸手术,椎旁神经阻滞的应用越来越多。

Ⅳ.支气管及肺

A.背景及发展。在胚胎第4周由呼吸系统憩室发育而成的支气管芽很快就分离成主支气管芽。这些芽是双肺的初级阶段。在妊娠第5周刚开始,这两个芽逐渐增大形成两根支气管的原基。最初支气管分叉位于高段颈部。在接近第4周的时候下降到胸部,出生时,达到4、5胸椎水平。第5周早期,第三轮分支开始,并且在右侧形成2支下级分支,左侧形成3支下级分支。这些芽最终形成左肺的两个肺叶以及右肺的3个肺叶。第6周,二级支气管进一步分化形成三级支气管,右肺10支,左肺8~9支(图21-6)。

以上分级在成人后形成支气管肺段。到第16周时,达到接近14个分支时,形成终末支气管。到第24周时,拥有约17个分支,呼吸系统支气管发育成熟。出生后形成的分芽有7个。

约怀孕10周的时候气管软骨出现,而支气管软骨在大约16周时出现。支气管平滑肌以及软骨来源于周围内脏中胚层,同时也形成了肺的血管系统以及胸膜。躯体中胚层形成胸壁。腔壁和胸膜之间的空隙就是胸腔。

B.肺成熟阶段

1.假腺期(6~16周)。支气管继续分化并最终形成终末支气管。该阶段没有呼吸系统系支气管及肺泡存在,因此不具有呼吸功能。

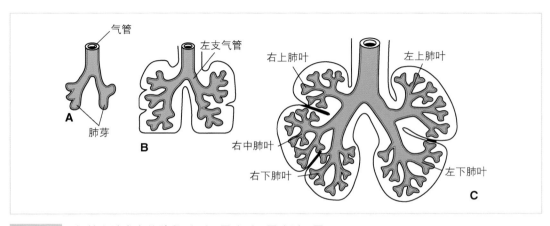

图21-6　气管和肺发育的阶段。(A)5周;(B)6周;(C)8周

第三部分

2. 小管期(16～26周)。终末支气管开始分化为许多呼吸道细支气管,分别分隔形成 3～6个肺泡小管。每个小管以终末囊结束(原始肺泡)。在小管期末期,可以进行有限的呼吸,因为一些终末囊已经形成很薄的壁并且周围覆着有良好的血管。

3. 终末囊期(26周至出生)。越来越多的终末囊在该阶段发育,并且他们的上皮变得越来越薄。上皮起先由柱状细胞组成,大约第26周时逐渐变成鳞状细胞。上皮细胞和毛细血管的内皮细胞紧密相连,此刻适当的气体交换已经可以进行。上皮细胞以及细支气管黏膜来源于内胚层。到第26周时,终末囊主要有鳞状上皮细胞排列而成,被认为是负责气体交换的 I 型肺泡细胞或肺泡壁细胞。II 型肺泡细胞也发育并分泌可降低肺泡液—气表面张力的表面活性物质。

4. 肺泡期(32周到8岁)。到第32周,出现类似肺泡的组织,终末囊上皮层变成十分薄的鳞状上皮层。在胎儿末期肺已经可以进行呼吸,因为肺泡毛细血管膜的厚度已经足以支持进行血气交换,但肺成熟的特征要到出生后才会出现。出生前,未成熟的肺泡表现为肺泡小管壁上的小突起。出生以后,原始肺泡随着肺的膨胀而增大。尽管肺泡尺寸有所增长,肺的生长主要取决于呼吸道细支气管以及原始肺泡的数量。在出生后的头几个月,由于肺泡和毛细血管的增殖,血气表面呈指数级增长。出生时只有1/6的肺泡是成熟的(总共3亿)。剩下的肺泡在出生后头几年通过新生原始肺泡的持续排列形成。尽管这一过程持续到8岁,但大多数情况在2～4岁完成[26]。

C. 先天性肺气肿(CLE)

1. 背景。先天性肺气肿指的是出生后肺叶结构上过度扩张的一种异常。其特征是呼气时气体残留在肺叶内,引起邻近肺叶压缩或不张。情况严重的还会引起纵隔移位以及静脉回流受阻。气体交换受限在先天性肺气肿很常见。

2. 发病率。先天性肺气肿很少见。男性占比稍多,大约在2∶1或3∶1。婴儿中有约15%出现先天性心脏病或大血管异常。特别的是,先天性肺气肿的患者患室间隔缺损以及动脉导管未闭的概率也增加了[27,28]。

3. 胚胎学解剖学。先天性肺气肿传统发展指病变气管软骨发育失败支气管发育失败,导致病灶支气管塌陷以及呼气受限。然而,其他原因的支气管阻塞,无论原发性或继发性,都是导致先天性肺气肿进一步发展的原因。原发原因包括支气管狭窄,支气管囊肿,或者支气管分泌物过多。继发性支气管压迫可能包括血管畸形(如肺动脉或者动脉导管畸形及增大),纵隔淋巴结,和纵隔囊肿或肿瘤。多肺泡叶综合征也被认为是先天性肺气肿的诱因之一。在该综合征中,肺叶是正常肺泡的3～5倍并且在产后这些肺泡中出现空气滞留。通常只有1个肺叶受影响,40%～50%的病例左肺上叶受损,30%～40%影响右肺中叶,20%影响右上肺。只有1%病例下肺受影响。偶尔会有超过1个肺叶受影响的情况。

4. 临床症状。先天性肺气肿通常出现在足月儿出生后至6个月,大约一半的患者在出生后2 d内出现症状。临床表现多样化,取决于支气管阻塞的程度和过度膨胀的时间。许多婴儿表现出心动过速,呼吸过速以及退缩反应。如果进一步出现低氧血症,婴儿将变得越发躁动。其他症状包括发绀,咕噜声和咳嗽。体格检查可呈现双侧肺部扩张不对称并伴有病变肺叶呼吸音减弱及过清音。胸部平片显示病变肺叶扩张,邻近肺不张,纵隔移位,以及同侧隔膜压扁可确证[29]。

D. 肺隔离症

1. 背景。肺隔离症是一种支气管肺-前肠畸形,可导致肺部组织由于和支气管树没有连接而失去功能。这些隔离从全身异常动脉大量获取血供。隔离可分为叶内型(90%)或者叶外型(10%)。叶内型位于正常肺的胸膜内,叶外型位于肺叶外拥有自己的胸膜。

2. 发病率。肺隔离症是一种罕见缺陷,约占所有先天型肺畸形的6%。男性和女性叶内型肺隔离症的发病率相同,然而叶外型男型多发约占4:1男女比。大约40%～60%的叶外型患者还合并了其他先天性畸形。以先天性膈疝最常见,通常发生在同侧。其他包括胸壁畸形(漏斗胸),脊柱缺陷,先天性心脏病以及其他肺畸形(先天性囊性腺样瘤,支气管囊肿)。相反地,叶内型肺隔离婴儿其他方面都比较健康并没有相关性先天性畸形。

3. 胚胎学/解剖学。对于肺隔离的起因仍存在争议。最广为接受的理论认为肺隔离症是副芽在原始前肠期向腹部发展的一个结果。副芽向前肠尾部移动。其向供应前肠血液的主动脉获取血供。这些动脉附属物持续形成给隔离供血的动脉血管。如果副芽先于胸膜发育,其被后发育胸膜包裹在内,就形成叶内型。如果副芽在胸膜后发育,其未被包裹在胸膜内,则形成叶外型肺隔离症。叶内型肺隔离症几乎只发生在一侧肺下叶并且约2/3发生在左下肺。它们的血供主要来自胸主动脉降段分支,极少的情况来自腹主动脉。在后者,血管穿过膈肌以供应肺隔离症。静脉回流通常通过一条肺静脉完成。前肠交流通常很少见。叶外型肺隔离症在胸腔内随处可见,但最常见部位是左下肺和横膈膜之间(几乎都是发生在左侧)。高达10%的病变可出现在腹部(隔下)。系统血供大多数来自胸主动脉和腹主动脉,20%病例来自隔下。静脉回流主要通过奇静脉。由于来源于前肠,偶尔会发生与食管和胃的交流。

4. 临床症状。患有肺隔离症的婴儿在出生时通常没有症状,因为相对正常肺组织而言隔离还很小。叶内隔离通常表现为在同侧下肺反复出现发作性肺炎。感染通常由支气管不通畅或者缺陷本身或者对侧肺不张引起。由于这一病变过程需要时间演变,大多数患者2岁以后才会出现症状。叶外型肺隔离则通常在头几个月或者一年内就可诊断。它们通常在进行小儿先天性膈疝修补时被意外发现(10%～15%先天性膈疝的婴儿伴有一个或多个叶外型肺隔离症)或者在进行手术及其他畸形的影像学检查时被发现。如果与胃肠道有连接,婴儿可出现喂食苦难。这两种肺隔离,外周动脉向隔离肺组织供血可导致高输出引起的心力衰竭。

E. 先天性囊性腺样瘤畸形

1. 背景。先天性囊性腺样瘤畸形是一种由不伴随肺泡发育的终末支气管增生引起的肺部病灶。这些病灶可以是囊性、固体或者缺乏支气管软骨和支气管腺体为特征的肺内混合型。与支气管树的交流存在,血液供应以及静脉回流来自肺循环。大量病变肺叶增大,导致邻近肺和其他胸腔内组织的压缩和移位。

2. 发病率。先天性囊性腺样瘤畸形大约占所有肺畸形的25%。加拿大一份对48例的观察估计发病率大约为1:25 000～1:35 000[30]。大约20%患有先天性囊性腺样瘤畸形的患者合并有其他相关畸形,最常见的是合并肾缺如及心脏缺陷。也有其和肺隔离有关的报道出现。

3. 胚胎学/解剖学。先天性囊性腺样瘤畸形被认为来源于妊娠7～35周的胎儿肺发育期病灶。尤其是在 16 ~ 20 周期间肺叶芽发育失调,可引起大小不同,不规则排列的连续多囊样缺陷[29]。可出现与肺泡支气管软骨或腺体没有关联的终末支气管增加。先天性囊性腺瘤样畸形在双侧肺都可发病,但更倾向于出现在上叶肺。最常见单肺叶发病,但也可见多肺叶发病。庆幸的是。双肺同时发病很少见,所以当出现多肺叶发病时,可进行外科肺切除术。极少的情况会出现双肺叶切除或者全肺切除。当病灶长大,肺的生长可能受影响而出现肺发育不全。

4. 临床症状。先天性囊性腺样瘤的临床症状是多变的,这主要取决于病灶大小。然而 80% 的新生儿表现出不同程度的呼吸困难,进而发展为肺压缩或者肺发育不良。由于这些病灶与支气管树相通,可能演变成因空气滞留导致的肺过度膨胀。其他原因导致的呼吸不全为纵隔移位和自发性气胸。新生儿患有先天性囊性腺瘤的标志性特征包括呼吸急促、咕噜声、退缩反应、呼吸辅助肌使用、发绀,以及生长受限。在受影响严重的婴儿,表现类似于小儿先天性膈疝。这类婴儿通常需要机械通气,高频通气,或者在一些极端病例甚至需要体外生命支持。而小儿先天性膈疝,预后取决于保留功能肺组织的数量[31]。

高达 40% 的病例中大面积病灶与胎儿水肿相关。积水来自胸腔内压力的增加,影响静脉回流并增加心输出量,高中心静脉压,以及渗出、甚至胎儿死亡。由于胸膜腔内压的增加和食管受压产前可见产妇羊水过多。

如果病变部位小,可能持续几年未被诊断或者在生命的晚期才被发现。年长的患者可出现反复感染。这类患者有肺炎或者肺脓肿的风险,因为异常肺造成了正常结构的大量缺损。

临床小贴士　每一种先天性肺损伤都有几个重要体征。先天性肺气肿包括与支气管相连的不规则肺气肿以及过度通气。先天性囊性腺样瘤组织不参与气体交换,但与支气管树相通(与空气滞留相关),并且血供主要来自肺循环。肺隔离症有不和支气管相连的无功能肺,血供主要来自外周的畸形动脉。

F. 先天性肺损伤生理学

1. 婴儿在进行侧卧位开胸手术时肺的通气灌注受损。

a. 不同于成年人,当依靠单肺呼吸时婴儿靠健侧肺无法提供良好氧合[32]。对于婴儿,不依靠健侧肺时氧合状态最好[33]。区别取决于胸壁顺应性,胸壁并不能完全支撑肺。其功能残气量接近于残气量并且气道终止于依靠肺[34]。

b. 婴儿氧气消耗大于成人[8 ~ 10 mL/(kg · min) vs. 3.5 mL/(kg · min)],再加上小的功能残气量使得婴儿更容易发生低氧血症。

c. 未成熟的新生儿以及婴儿的肺有一小部分有成熟肺组成。

2. 婴儿单肺通气的承受能力也是在前文中所关注探讨的内容。

3. 有先天性肺畸形引起的肺压缩程度也是术前需要重点考虑的问题。它的影响可轻(例如患有较小先天性囊性腺样瘤或者叶外型肺隔离的患者)可重(患有较大先天性囊性腺样瘤并引起明显肺压缩和低氧血症的患者)。

4. 由肺病变引起的心血管危害。大的病变可增加胸膜腔内压并影响静脉回流和心输出量。肺隔离症可与高心输出量心力衰竭有关。

5. 相关异常的病理生理学。

6. 新生儿注意事项：低氧血症,低钙血症,低体温。

G. 先天性肺损伤的手术修补

1. 先天性肺气肿,叶内肺隔离症,或较大先天性囊性腺样瘤通常需要开胸手术以及肺叶全切。

2. 有开胸肺叶切除的案例但并非常规。

3. 部分切除,较小的先天性囊性腺样瘤以及叶外肺隔离可进行部分肺切除。手术方式通常为开胸。

4. 对于患有先天性肺气肿的部分患者,建议在手术前进行支气管镜检查,不仅仅为了确定支气管堵塞的原因是原发的或继发性,同时也为了在牺牲健侧肺之前评估堵塞是否可逆。

5. 术毕留置胸腔引流管。

6. 手术时间：$2 \sim 3$ h。

H. 先天性肺疾病的术前麻醉注意事项

1. 通过术前评估判断患者目前肺功能状态,预计手术会造成的影响,以及是否耐受单肺通气。

2. 对心肺明显受影响的新生儿,可能需要术前紧急插管及机械通气。由于球阀效应,在正压通气下可能引起过度膨胀(先天性肺气肿最常见,但先天性囊性腺样瘤也可偶见),因此必须保留自主通气。由于大多数先天性囊性腺样瘤为固体状,所以没有心肺系统危害的患者基本可以耐受正压通气。肺隔离和支气管没有连接,因此其没有正压通气下过度肺膨胀的风险[35]。

3. 识别相关的先天性异常。术前评估需要进行超声心动图以排外先天性心脏病。

4. 巨大肺病变和伴有可引起高输出量心力衰竭的大量血供的肺隔离症可引起胸内压增加,进一步导致心输出量下降,术前超声心动图有助于识别伴有这类情况的患者。

5. 备血。大多数开胸手术失血很少,但考虑到手术部位接近大血管,可能会发生预料之外的突然大出血。因此,术前必须备血。

I. 先天性肺疾病的全麻管理

1. 插管

a. 全麻气管内插管可用吸入诱导或静脉诱导。对有明显肺内分流的患者,吸入麻醉药增加的速度需要放缓,但在大多数情况,理论大于实际意义。

b. 对于患有先天性肺气肿的患者,需要进行吸入诱导,由于在开胸或者健侧肺单肺通气前需要保留患者自主呼吸[35]。肺气肿的膨胀可引起健侧肺的压缩,纵隔移位,以及心输出量的减少。

c. 在一些病例中,诱导时肺过度膨胀并不是问题,使用肌肉松弛药可帮助插管。

d. 因为外科医师通常可以手动压缩肺脏,所以新生儿和婴儿行胸廓切开术一般不需采取单肺通气。胸腔镜使用可能需要采用单肺通气来提高可视性,减少肺部和邻近结构损伤的风险（表21-1）。儿童单肺通气技术可以使用以下方式。

表21-1 儿童单肺通气气管导管选择

年龄（岁）	气管导管（ID）[a]（mm）	支气管堵塞器[b]（F）	内径[c]（mm）	双腔气管导管（F）
0.5～1	3.5～4.0	5	—	—
1～2	4.0～4.5	5	—	—
2～4	4.5～5.0	5	—	—
4～6	5.0～5.5	5	—	—
6～8	5.5～6	6	3.5	—
8～12	6.0 cuffed	6	3.5	26
10～12	6.5 cuffed	6	4.5	26～28
12～14	6.5～7.0 cuffed	6	4.5	32
14～16	7.0 cuffed	7	6	35
16～18	7.0～8.0 cuffed	7	7	35

a. Sheridan Tracheal Tubes, Kendall Healthcare, Mansfield, MA.
b. Arrow International Corp., Redding, PA.
c. Fuji Systems Corporation, Tokyo, Japan.
d. 26F: Rusch, Duluth, GA; 28～35F: Mallinckrodt Medical, Inc., Louis, MO.
ETT：气管导管；BB：支气管堵塞器；ID：内径；DLT：双腔气管导管

（1）选择性的主支气管插管。

（2）球囊支气管堵塞器。

（3）Univent导管。

（4）双腔气管导管。

（5）在新生儿和婴儿手术中，肺隔离症的首选方法要么是主支气管插管，要么是放置支气管堵塞器，因为Univent导管和双腔气管导管禁止用于这些小患者（表21-1）。支气管堵塞器可以放置在气管导管里，也可以沿着气管导管放置。

（a）新生儿中，沿着气管导管放置支气管堵塞器可能是必要的，因为这样可以确保气管导管的横截面在一个有效的位置，从而阻止健侧通气，但是必须注意此项技术对气管黏膜压迫造成的缺血。在使用闭口支气管封堵器时，术侧肺不能进行吸引，也不能进行持续正压通气（CPAP）。

（b）纤维支气管镜可以明确支气管封堵器的位置，并且在整个手术过程中都应处以备用状态以便在需要时随时用来确定和检查堵塞器的位置并重新放置。

2. 设备/监测

a. 设备：闭环呼吸回路；单肺通气的特殊设备（支气管堵塞器，Univent导管或双腔支气管）。

b. 监测：标准的无创监测；用于有创血压监测和动脉血气监测的套装；两条外周静脉。

J. 麻醉的维持

1. 可采用吸入麻醉药和阿片类药物的平衡麻醉技术（全平静麻醉也可应用）或全身麻醉联合胸段硬膜外阻滞。

2. 纯氧和空氧混合都可应用。如果肺功能是正常的,那不必采用纯氧来维持动脉氧饱和度,这在新生儿中尤为重要,因为新生儿长期暴露在高浓度氧气中有发生早产儿视网膜病变的概率。

3. 不能使用氧化亚氮,在先天性肺气肿患者中更是禁忌[36]。虽然是基于成人研究得出的结论,但异氟醚更少的影响缺氧性肺血管收缩反应的特点(HPV)[37],使其成为最优的挥发麻醉药。无论采用何种吸入麻醉药,其吸入浓度均应受限(0.5～1.0 MAC),以减少缺氧性肺血管收缩的衰减。

4. 如果先天性肺气肿患者无法建立单肺通气,那么应采用自主通气或谨慎采用低吸气峰压的正压通气。

5. 低氧血症和高碳酸血症也许会出现在单肺通气时或手术压缩肺部时,所以双肺间断膨肺是需要的。当然,某种程度上的高碳酸血症是允许的。

6. 在患者体位变动和手术过程中,支气管封堵器有脱出的风险,特别是新生儿和小婴儿。气管腔有可能被封堵器的球囊堵塞,应该通过持续地监测气道压、胸部听诊和采用纤支镜直视下来检查和确认封堵器的位置。

7. 如前所述,出血量少,所以很少情况需要输血。

8. 建议采用动脉血气分析来检测 pH、PO_2、PCO_2、血糖和血细胞比容。

K. 麻醉复苏

1. 大部分胸科手术后,患者也许需要在术毕拔出气管导管。由于持续正压通气,支气管缝合处的漏气会进一步发展,所以应拔出气管导管避免漏气,但在拔管前应确认患者具有合适的氧合和自主通气。

2. 所有的新生儿和小婴儿术后均应转入 ICU 监测。

3. 心肺储备差的患者术后带管机械通气也是需要的。

L. 术后注意事项

1. 术后**肺不张**是常见的。加湿、鼓励大婴儿和儿童咳嗽和早期运动可将肺不张的影响降至最小。术后早期行胸部 X 线检查可发现明显的气胸和肺不张。

2. **疼痛管理**。术后疼痛会造成显著的夹板效应。局部麻醉药的镇痛作用可促进平稳的术后过程,亦可采用阿片类药物间断静注、持续静脉输注和患者自控镇痛。但是,阿片类药物额外的过度镇静作用值得注意。

M. 局部麻醉

1. 无论术前或麻醉诱导后放置**胸段硬膜外导管**,均可使侧开胸患者从中受益。向胸段、腰段或骶尾部方向放置都可行。导管尖端的定位可在诱导后放置时通过影像技术确定。

2. 像椎旁神经阻滞这种最流行的新兴局部麻醉技术也是可以采用的。然而在婴儿中还需进一步研究,来对比新兴技术和传统硬膜外阻滞和阿片类药物使用的优劣之处,预想的结果可能是新兴技术在减少全身麻醉用药和缩短拔管时间方面是有前景的[24]。

V. 胃部

A. 背景和发展。胃是在妊娠早期第4周随着前肠的局部扩张才开始变得明显。随

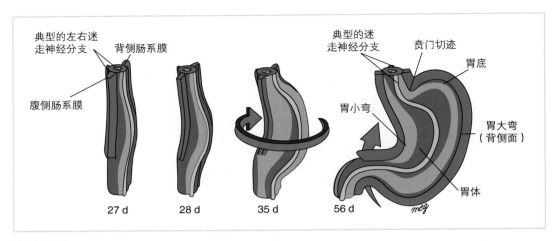

图21-7　胃的旋转

后几周,因胃壁以不同速度向各个方向生长和周围器官(如肝)的位置改变,胃的形状和位置发生明显的变化。到妊娠第28天,胃的胚基扩大成易于辨认的梭形。在发育的第5周,胃的后壁侧比腹壁侧生长更快,使得后壁弯曲的曲率比腹壁弯曲的曲率大,而后在发育第7周末,形成胃底。

随着胃的扩张,它沿纵轴顺时针旋转90°,从而使得曲率大一面位于左侧,曲率小一面位于右侧。胃也沿着腹背轴轻微旋转,使得曲率大一面略微朝向尾端,曲率小一面朝向顶端(图21-7)。

胃由背侧肠系膜与腹腔背侧面相连。腹侧肠系膜将胃和十二指肠与肝脏和腹壁相连。随着胃的旋转和发育,连接胃大曲率面的部分背侧肠系膜转化成大网膜。胃的旋转也导致小网膜的形成,后者是位于胃后方的腹膜腔的一个凹陷。

B. 幽门狭窄

1. 背景。肥厚性幽门狭窄是一种以幽门明显增厚为特征的畸形,其会导致高位的胃排出梗阻,是最常见的消化道异常之一,发病率大约1/400,男:女=4:1,第一胎男性更容易发生。患有此病的婴儿通常不伴有其他畸形,但也有不到10%的婴儿例外,常见的畸形有腭裂、腹股沟疝和食道裂孔疝。

2. 组织学和解剖学。此病是由于胃窦和幽门肌层过度增厚而纵行肌肉扩大程度不够所致(图21-8),尤其是幽门环行肌的增厚,典型病例常发生于2～12周婴儿。

3. 临床特点。患者的典型表现为几周到3个月大的婴儿出现几天至1周的偶然发生的持续性喷射性呕吐,呕吐物不含胆汁。患者体重可能从出生开始下降,且皮肤弹性差,机体无活力。虽然心动过速是容量丢失的早期体征,但是这个年龄婴儿的血压和心率也许没有重要的参考价值。

4. 生理学方面注意事项

a. 由于脱水和持续的H^+、K^+、Cl^-的丢失造成的浓缩性碱中毒,术前液体治疗是必需的。

b. 碱中毒引起的低钾血症是由于呕吐、H^+交换细胞外K^+和肾脏K^+丢失造成。

5. 手术处理。无论以下何种术式,患者均需取仰卧位,预计手术时间30 min～1 h。

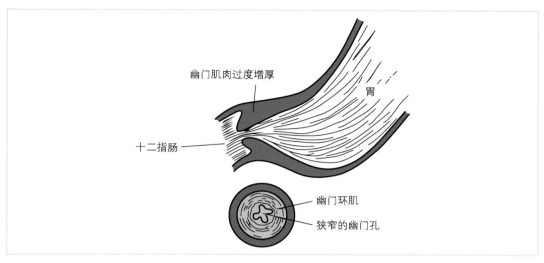

幽门肌肉过度增厚

胃

十二指肠

幽门环肌

狭窄的幽门孔

图21-8　肥厚性幽门狭窄

　　a. 最小的剖腹手术（开放术式）。在胃窦和幽门所在的右上区开一个小切口，沿黏膜靠十二指肠旁切开进入腹腔，用刀背或幽门扩张器钝性分离肥厚的肌层。

　　b. 腹腔镜。这是最常用的幽门肌切开术手术方式[38]。患者应取平卧位，在肚脐和额外两个位置开放切口。肌层切开术和开放术式类似。在肌切开后通过注入空气来检查是否有漏气。

　　6. 麻醉注意事项

　　a. 手术准备

　　（1）由确认有尿/尿量恢复、眼泪、足够的组织灌注和电解质平衡决定是否手术。可以通过尿布更换频率来评估足够的尿量。囟门凹陷、眼球凹陷、黏膜干燥、唾液量减少、血管浓缩、脉搏细弱、皮肤花斑可作为判断循环低血容量的临床指标。无精打采是判断全身失代偿状态的敏感指标。

　　（2）证实可手术的实验室检查包括血浆氯离子>2.8 mmol/L和（或）尿氯离子>0.56 mmol/L。血清碳酸氢根<0.5 mmol/L可使脑脊液碱性导致的呼吸抑制作用最小化。

　　（3）一旦碱血症纠正和尿量恢复就应该治疗低钾血症。

　　（4）紧随着最初的浓缩性碱中毒，严重的脱水又会导致酸中毒，所以除了上述实验室检查所提及离子外，还需要可以检查钙离子、镁离子的动脉血气分析仪，不过这也是在极罕见病例中需要。

　　（5）评估患者的任何心理状态变化也是至关重要的，正常的足月儿应该有表现警觉、活跃甚至发怒的能力。

　　（6）新陈代谢紊乱的纠正包括电解质的估算和自由水的替换（表21-2）。

　　临床小贴士　患有肥厚性幽门狭窄的婴儿通常表现为低钾性代谢性碱中毒，必须在手术麻醉前纠正。麻醉目标如下：足够的术前血容量、预防误吸和围术期疼痛控制。

表21-2　浓缩型酸碱中毒紊乱的纠正	
钾、钠、氯间隙计算	**自由水的计算**
血清丢失量（mmol/L）× 体重（kg）× 分布容积（V_d；～0.5） 保守的电解质替换率是 3 mmol/（kg·d）	（出生体重＋理论增加体重－世界体重）× 0.80＝ 自由水丢失量

b. 麻醉诱导

（1）预防饱胃需要在麻醉诱导前使用吸痰管吸引胃内容物，并且需多次在不同体位（如左侧卧位、右侧卧位和仰卧位）进行以最大可能的排空胃部。在吸引胃内容之前使用抗胆碱药，如阿托品或格隆溴铵，可防止吸引时的迷走反射。

（2）麻醉诱导应该采用快速顺序诱导。采用预给氧和压迫环状软骨，然后快速顺序静注丙泊酚。

（3）肌肉松弛药首选琥珀胆碱，可提前或同时注射阿托品。现在许多人选用罗库溴铵，可在 60～90 s 内提供松弛的喉部。然而，在这些受应激刺激的新生儿中可能发生明显的氧饱和度的下降，除非有经验的麻醉医师采用低吸气峰压—正压通气，使肺部"震动"起来。

（4）困难气道可能需要清醒插管。

c. 设备/监测。此类手术患者接受全身麻醉常规采用低压缩麻醉呼吸回路（重复吸收回路、Mapleson D 和斑式环路）。监测当然包含标准的无创监护。

d. 麻醉维持

（1）主要采用吸入麻醉技术。

（2）可使用或不使用小剂量阿片类药物，像 0.25 mg 吗啡或 1 μg/kg 芬太尼。许多医师选择自主呼吸恢复拔管后，再给予阿片类药物。

（3）外科医师可以在手术结束时用 0.25% 丁哌卡因 1 mL/kg 局部皮肤浸润和皮下组织注射。

（4）以对乙酰氨基酚灌肠也是不错的辅助镇痛用药方式。

e. 麻醉苏醒

（1）非去极化肌肉松弛药的完全消退。

（2）在苏醒前使用吸痰管吸引胃内及口咽分泌物。

（3）婴儿需在完全清醒状态下拔管。

f. 术后注意事项

（1）由于既往伴有呼吸暂停，术前代谢性碱中毒又在术后被纠正，影响了 CO_2 解离曲线，所以术后应监测是否发生呼吸暂停。

（2）由于少量的内生糖原的消耗，术后还应监测低血糖，特别是婴儿表现出了低血糖的症状体征，如战战兢兢、循环不稳和颤动。

（3）15 mL/kg 对乙酰氨基酚联合手术医师局部麻醉浸润可作为术后镇痛，同时还可静注 0.25 mg 吗啡。

（4）婴儿术后允许尽早进食。

VI. 十二指肠

A. 背景和发展。发育早期的第4周,十二指肠从前肠的最尾端和中肠的最头端开始形成,两者的连接处刚好位于远端胆管的入口。随着胃的旋转,十二指肠迅速变化呈C型,并且旋转至右侧,使得十二指肠位于腹膜后(图21-9)。因为其都来源于前肠和中肠,所以十二指肠有双重血供,一条来自腹腔的分支,一条来自肠系膜上动脉。

在第5、第6周时,十二指肠内腔逐渐被其上皮细胞的增殖消除。内腔通常随着上皮细胞退化的发生而再通,一般发生在妊娠第8～10周[1,39](图21-10)。

十二指肠的腹侧肠系膜在胚胎末期自行消失,但是其第2、第3、第4部分依然通过屈

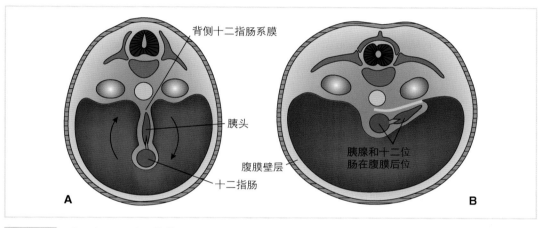

图21-9　十二指肠区域的横截面。(A)十二指肠和胰腺期初位于中胚层;(B)但是之后,他们至右边位于腹膜后

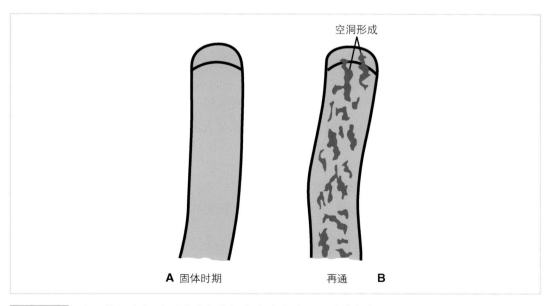

图21-10　十二指肠上部。(A)上皮细胞闭塞内腔;(B)再通形成空腔

氏韧带和腹膜后壁固定,屈氏韧带是背侧肠系膜的遗留。

B. 十二指肠闭锁和十二指肠狭窄

1. 背景。固有的先天性十二指肠梗阻可能是完全的(十二指肠闭锁)或部分的(十二指肠狭窄)。新生儿的发病率大约1/7 000,占小肠闭锁畸形的50%[40]。十二指肠闭锁和狭窄经常和其他先天性畸形并存,这些患者的发病率和病死率大部分和这些畸形有关。20%~30%畸形婴儿有唐氏综合征,约50%的患者有心脏病变,像房间隔缺损、室间隔缺损、动脉导管未闭、房室共同通道和法洛四联症。总的来说,30%的固有的先天性十二指肠梗阻患者伴有先天性心脏病,其余20%是早产儿。其他相关畸形包括肠扭转不良(20%),食管闭锁或肛门闭锁(10%~20%),内脏异位,胆道闭锁和胆囊发育不全[41]。胰腺和十二指肠共同发育,所以环型胰腺和十二指肠异常相关。

> **临床小贴士** 十二指肠闭锁常和其他先天性异常有关,最常见的是心脏病变。十二指肠闭锁或梗阻的患者在手术前一定要进行心脏彩超。其他相关畸形包括肠扭转不良,EA或肛门闭锁,内脏异位,胆道闭锁和胆囊发育不全。

2. 组织解剖学。十二指肠闭锁和狭窄是因为胚胎时期十二指肠再通失败导致。大部分狭窄多在十二指肠第3、第4段。十二指肠完全的闭塞,即十二指肠闭锁,发生在内腔的再通无法完成的时候,那么十二指肠的短段就完全闭塞。大部分闭锁发生在十二指肠2、3部分,并且位于胆道起始部的末端[1]。

3. 临床表现

a. 妊娠期母体羊水过多可帮助诊断先天性十二指肠梗阻。

b. 典型的临床表现为婴儿生后24 h内出现大量的胆汁性呕吐,但是腹部不膨隆。十二指肠梗阻的部位85%的病例出现在胆道开口的末端。因为是高位梗阻,所以腹部膨隆不明显。如果梗阻并不完全,胎粪可通过。

c. 婴儿可发展为脱水和低氯性碱中毒。

d. 腹部平片显示**典型的"双泡"征**(图21-11),表现为两处明显的气体聚集体或气液平面,一处是显著膨胀的胃,一处是膨胀的十二指肠近端。如果在第2个气泡的末端未见空气,这是闭锁的表现。梗阻末端的少量空气提示着婴儿有十二指肠闭锁。

4. 生理学方面的注意事项

a. 由于H^+、Cl^-的丢失造成容量丢失和浓缩性碱中毒。

b. 出现低血容量时可能发展为酸中毒。

c. 早产儿的注意事项:低血糖、低钙血症、贫血、低出生体重、窒息/心动过缓、呼吸窘迫综合征和低体温。

d. 病理生理学并存畸形,特别是以上提过的心脏缺陷。

e. 疼痛。

5. 手术修复。患者处于仰卧位,常规主要步骤的手术时间是2 h(如果需要Ladd术式或中心静脉放置,会额外增加时间)。

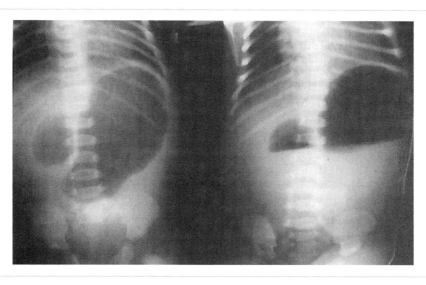

图 21-11　平卧位右上腹 X 线显示十二指肠闭锁典型的双泡征。注意远端空气的缺失，这个指示完全阻塞

　　a. 小肠切除并一期吻合，可在开放下完成，也可使用腹腔镜。

　　b. 合并其他旋转不良的患者，应该采用反旋矫正和 Ladd 术式（见第二十二章）。

　　c. 最好放置中心静脉导管进行术后肠外营养。

　　6. 麻醉注意事项

　　a. 手术前准备

　　（1）液体复苏，充足的血管容量。

　　（2）气道保护，防止反流误吸。

　　（3）要纠正相关异常，因为这些异常是婴儿发病率和死亡率的主要原因。术前应进行食管超声心动图发现高发病率的心脏病变，因为大部分婴儿死亡和严重心脏病变有关。

　　（4）其他术前实验室检查包括全血细胞计数、凝血四项、血电解质、胸片和心电图。

　　（5）合适的静脉通路。

　　（6）备血。

　　b. 诱导

　　（1）诱导/插管前完全吸引胃内容物。

　　（2）快速顺序诱导 vs. 清醒插管。清醒插管适用于严重血容量不足或活动性呕吐的新生儿。

　　（3）头高位可能可降低误吸的风险。

　　c. 设备/监护。 低压缩体积麻醉呼吸回路（紧闭系统 vs. Mapleson D vs. 斑式回路）联合带套囊气管导管可最大可能减少误吸。就监护而言，常规无创监护就够了，但是如果术前患者有血流动力学不稳情况或心脏疾病，应放置动脉置管。

　　d. 麻醉维持

　　（1）空氧麻醉气和低剂量挥发麻醉药联合使用可使血流动力学稳定，但血容量不足的新生儿很难耐受强效吸入麻醉药。

（2）通常需要使用肌肉松弛药提供良好的手术条件。

（3）应该避免使用氧化亚氮以免肠道扩张。

（4）第三间隙液体丢失（蒸发丢失）的量也许是大的，可用乳酸林格液纠正。万一涉及大量液体补充可考虑5%白蛋白。

（5）10%含糖液应用于维持补液以防止低血糖。其他液体补充应使用不含糖液。

（6）应注意新生儿低体温的潜在发生，注意保暖。

e. 麻醉恢复

（1）在短时、不复杂的手术之后，相对平稳的患者可在手术室内考虑拔管。

（2）血流动力学不稳的或出现明显并发症的婴儿需持续插管通气。

（3）不管气道情况，所有新生儿手术应转入NICU继续监护观察。

f. 术后注意事项

（1）胃肠道功能通常术后5～10 d才能恢复，但是如果是严重畸形的早产儿恢复时间会延长。这些患者可能需要中心静脉通路提供肠外营养。

（2）术后早期并发症常见于早产儿、共存先天畸形和肠外营养患者。

（3）一些婴儿术后有胃排空和十二指肠运输延迟，会诱发胃食管反流。

g. 局部麻醉。低胸段硬膜外阻滞可在全身麻醉后完成，可提供良好的围术期镇痛。通常情况下，尾端切口用于导管放置，并通过影像学或超声确认位置。

VII. 肝,胆囊和胆的附器

A. 背景和发展。肝脏,胆囊和胆道系统是从胚胎发育早期第4周前肠尾端的腹部胚芽发展而来。这个胚芽，即肝憩室是由快速增生细胞组成，这些细胞后期扩展到隔膜横骨，后者是形成腹肠系膜的脏壁中胚层。随着肝憩室发育渗透至隔膜横骨，其分化成两个部分。这大的，向头侧的部分是肝脏的原基。在发育的第5～10周，肝扩大占据了上腹腔的大部分位置。起初，肝叶是一样的，但是右叶迅速发育大于左叶。肝的造血功能早在第6周开始。

这小的，向尾侧的肝憩室部分发育成胆囊，憩室的茎柄发育成胆囊管。肝外胆附器起初被上皮细胞堵塞，最后由于空泡化再通。连接肝管、胆囊管和十二指肠的肝憩室茎柄形成胆管。胆管起初连接着十二指肠的腹侧端，但随着十二指肠的发育和旋转，胆管开口转至十二指肠的背侧。胆汁在12周时开始分泌（图21-12）[1]。

B. 胆道闭锁

1. 背景。胆道闭锁指的是胆管的闭塞或不连续性，导致胆汁淤积和胆汁流出受阻。这是新生儿持续性黄疸的最常见原因。如果不处理，其预后是极差的，预期生存时间约1～2年[42]。大部分患者生后20个月内死亡，死因多见于肺炎、脓血症和门静脉高压并发症。胆道闭锁发病率为1/15 000活婴，女性更多见（男：女=1：1.7）。据报道10%～25%患者并存其他畸形，通常与胚胎发育有关。这些畸形有时被称为多脾综合征，包括多脾、肠旋转不良、下腔静脉缺失、内脏移位、十二指肠前门静脉、肝动脉供应异常和心脏病变[43]。

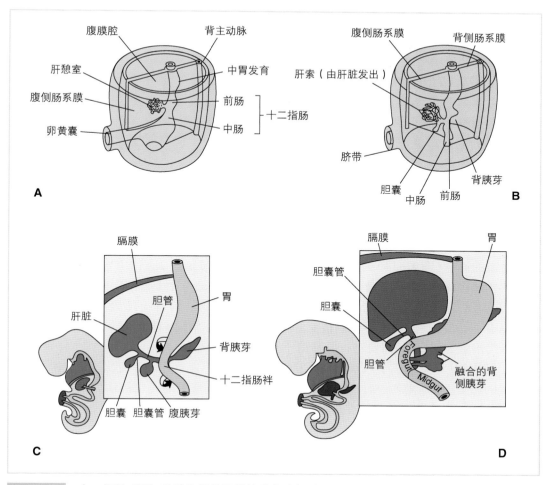

图 21-12　　十二指肠、肝脏、胰腺和肝外胆器的发育阶段。(A)4周;(B和C)5周;(D)6周

2. 组织解剖学。肝外胆器通常包含胆囊管和胆道,有时也包括胆囊。组织学原因不清,可能是胆囊管发育固态期的再通失败所致。胆道闭锁也可由胎儿发育后期的感染引起(可能是病毒)。这可能反映了类似于硬化性胆管炎的炎症过程。炎症可能堵塞肝内胆管,并最终影响到肝外胆管。无论何种原因,胆汁性胆管阻塞从根本上导致了渐进性肝内肝纤维化和肝硬化的发生。

3. 临床特点

a. 婴儿通常在出生后1～6周出现持续性、渐进性黄疸,无胆汁粪便和深色尿。

b. 典型改变有出生后4周肝变大、变硬,脾肿大可能在6周时发生。

c. 腹水和门静脉高压是后期肝疾病的表现,通常生后6个月才会出现[44]。

4. 生理学方面的注意事项

a. 肝功能起初是完好的,但随着肝纤维化的进展,肝脏代谢受损;一般来说,肝脏功能在这些刚出生几个月的婴儿中是相对完好的。

b. 由于胆盐的缺乏,维生素K吸收受到影响,凝血功能出现障碍。

c. 继发肝疾病,出现贫血。

d. 门静脉高压和肝硬化腹水。

e. 腹水导致功能残气量减少,导致低氧血症。

f. 代谢功能障碍,如低血糖和低蛋白血症。

g. 营养不良,脂溶性维生素缺乏。

h. 胆道炎。

i. 脓毒血症。

5. 手术修复

a. 诊断性剖腹探查或腹腔镜检查。 第一步是完成胆道造影和肝组织活检以确诊。如果证实胆道闭锁,可采用肝门肠吻合术。

b. 肝门肠吻合术(Kasai术式)。 这个手术方式包括3步:(i)肝门位置附近肝组织的松解和闭锁胆管的分离;(ii)空肠 R-On-Y 环的建立;(iii)肝门周 R-On-Y 环的吻合,形成胆汁排出的通道(图21-13)[43]。通常这个手术需要3~6 h。

手术减轻疼痛(移植准备)和最终修复。 一般来说,出生后2~3周接受Kasai手术的婴儿预后较好。出生后10周,手术失败风险明显增大[45]。约1/3的8周龄大患者接受手术后也有不错的结果,也许不需要接受肝移植[44]。总体来说,对于80%的患者来说这并不是最终治愈方法,还是需要进行肝移植[46]。

c. 肝移植(详见第三十八章)。肝门肠吻合术如果不能重建胆汁流出通道,对于患胆道闭锁的患者,这是需要进行肝移植最常见的指征。肝移植同时也被认为是3个月大患者,伴肝增大、肝纤维化婴儿的首选治疗方案。

6. 麻醉注意事项

a. 手术准备

(1)应尝试纠正任何术前的凝血障碍。维生素 K 可在术前应用。

(2)备血。

(3)合适的静脉和有创动脉(由于重复采血和多次静脉开放尝试,再次静脉开放可能较困难)。

(4)术前实验室检查包括全血细胞计数、凝血四项、电解质、血糖、白蛋白、尿素氮、肌酐、胆红素和肝功能。

临床小贴士 胆道炎是Kasai术式最常见并发症,可能是肠道菌群上行性感染侵犯胆道和肝组织所致。术前、术中、术后均应应用抗生素治疗。

---

b. 诱导

(1)已有外周静脉的患者,可直接静脉诱导,采用镇静催眠药(丙泊酚)和肌肉松弛药(顺式阿曲库铵)。

(2)无外周静脉的患者,可先采用氧气、氧化亚氮和七氟醚的吸入麻醉。

(3)在那些少见的明显腹水的患者,建议采用快速顺序诱导。

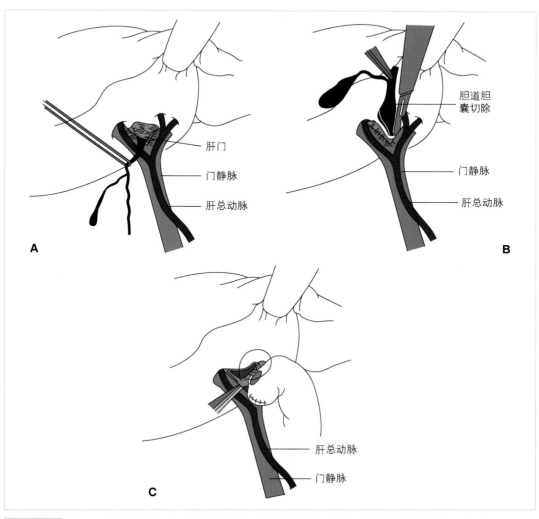

图21-13 Kasai肝门肠吻合术。(A)松解;(B)纤维化肝门的切开;(C)肝门区域胆肠吻合

（4）均需气管内插管全身麻醉，也可辅用硬膜外麻醉。若无凝血障碍，胸段硬膜外置管可在诱导后放置。

c. 设备/监测。 小儿呼吸回路；2条外周静脉（至少1条在上肢）；有创动脉监测血流动力学和血气。如果无合适的外周静脉通路，应放置中心静脉。常规的无创监测也要采用。

d. 维持

（1）采用静吸复合全身麻醉的平衡麻醉，异氟醚/空氧吸入联合静脉阿片类药或硬膜外麻醉。低浓度的吸入麻醉可维持血流动力学平稳。一般情况下，氟烷（现几乎不用）是禁止应用于这类患者的，因为研究显示其比异氟醚减少肝血流更明显。

（2）应避免使用氧化亚氮使肠扩张。

（3）持续应用肌肉松弛药可提供良好的手术腹部条件。

第三部分

（4）失血通常是适度的，可能有许多因素，如门静脉高压，接近下腔静脉和门静脉，手术难靠近肝门和凝血障碍[47]。

（5）通常情况下，需维持患者术中血流动力学平稳，血管活性药物很少应用。术中低血压可能是牵拉和吸收性明胶海绵压迫下腔静脉所致。有创动脉血压监护对发现这些变化很有用[47]。

（6）牵张器的使用和上腹部使用吸收性明胶海绵会影响通气。也许需要较高的吸气峰压来提供合适的通气，并选用带套囊的气管导管和低顺应性呼吸回路。

（7）这个手术可能会导致潜在大量的第三间隙液体的丢失，可用晶体液补充。胶体（5%白蛋白）也应该备用。低血糖并不容易发生，但也可少量使用含糖液。

（8）对于接受大量冰冷液体和血制品的患者，低体温是一个巨大的风险，必须采取保温措施避免低体温。冲洗液和静脉液体应该加热。

（9）因为行手术的婴儿（通常3个月大）肝功能一般是好的，其能较好地耐受麻醉药。若合并更复杂的疾病，那麻醉药应选用对肝影响较小的。

e. 麻醉恢复

（1）如果患者血流动力学平稳，失血不多，那可在术后拔出气管导管，并在PACU复苏。

（2）在腹部Ⅴ型大切口影响下，患者必须费力地行呼吸做功，所以一定要有良好的镇痛。

（3）大量输血，液体转移或并存疾病（严重肝硬化、脓血症、胆道炎）的婴儿，应延迟拔管并转至ICU复苏。

f. 术后注意事项

（1）术后应立即持续补充第三间隙液体的丢失。

（2）使用硬膜外镇痛或麻醉药镇痛。

（3）术后也应继续抗身素治疗以减少胆道炎的危害，因为50%的肝肠吻合术后患者胆道炎会进一步加重。

g. 局部麻醉

硬膜外镇痛对围术期疼痛管理是很有效的，还利于术后拔管和复苏。研究显示只要凝血障碍纠正，硬膜外镇痛对行肝肠吻合术的婴儿是安全有效的[48]。如果术前凝血功能正常，胸段硬膜外置管可在诱导后侧卧位下放置。在拔管和硬膜外置管前也应再次确认凝血参数正常。

Ⅷ. 胰腺

A. 胰腺的发育。 胰腺从起源于十二指肠内胚层的两个外生物发育而来。这两个外生物，即背侧胰芽和腹侧胰芽，分别位于前肠的背侧和腹侧。大部分胰腺来自背侧胰芽，在胚胎发育的第26天左右出现，刚好和肝憩室相反。在之后几天，腹侧胰芽发育靠近胆道开口，并在腹侧肠系膜层面生长。随着十二指肠旋转至右侧形成C型，腹侧胰芽和胆管一同被带向背侧。腹侧胰芽出现在背侧胰芽后方，第6周后期，两个胰芽融合形成最终的胰腺。

腹侧胰芽钩状变形形成胰头的一部分。背侧胰芽形成剩余的胰头、胰体和胰尾。像十二指肠一样，胰腺沿着背侧腹壁生长成为腹膜后脏器。随着胰芽的融合，其胰管相互连

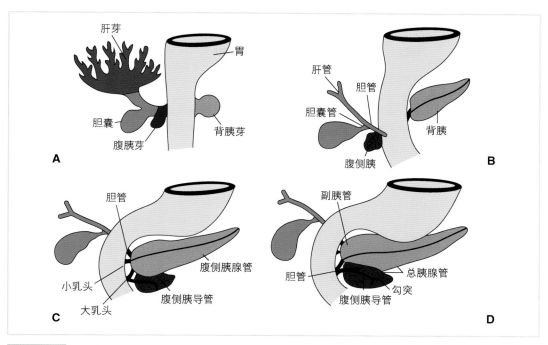

肝芽
胃
胆囊
腹胰芽
背胰芽
A

肝管
胆管
胆囊管
背胰
腹侧胰
B

胆管
小乳头
大乳头
腹侧胰腺管
腹侧胰导管
C

副胰管
胆管
总胰腺管
勾突
腹侧胰导管
D

图21-14　胰腺发育的阶段。(A)30 d;(B)35 d;(C)6周,腹侧胰芽刚好位于背侧胰芽的后方;(D)胰芽融合。主胰管和胆道在十二指肠乳头汇合进入十二指肠。副胰管(当存有时)在副乳头处进入十二指肠

接。主胰管由背侧胰管的远端和整个腹侧胰管形成。背侧胰管的近端可逐渐退化,亦可持续存在形成副胰管。主胰管和胆总管在主乳头或Vater壶腹汇合进入十二指肠。副胰管(如果存在)进入十二指肠的入口在副乳头处(图21-14)。

　　B. 环状胰腺。这个先天性畸形发生在当胰腺完整形成环形包绕十二指肠时。这种异常可能是由于腹侧胰芽在十二指肠周裂成两部分后分别发育所致。这两部分分裂的胰芽可能在十二指肠周围向相反方向移动,之后和背侧胰芽融合,形成了在胰腺周围的一个环形。环形胰腺压迫十二指肠,造成高位十二指肠梗阻。临床表现和十二指肠狭窄类似,如"双泡征"。考虑到胰管受损的风险,环形胰腺本身是不活动的。手术治疗有不错的预后,并且发生术后胰腺炎的概率很小[49]。麻醉要点和管理和十二指肠闭锁和狭窄类似。

致谢

　　作者要感谢医学博士Bhaveandeep Veenu Kang对本书第1版本章做出的贡献。

(唐玲玲　皇甫俊杰)

参考文献

[1]　Moore KL, Persaud TVN, Torchia MG. Alimentary system. In: Moor KL, Persaud TVN, eds. The Developing Human: Clinically Oriented Embryology. 9th ed. Philadelphia, PA: Saunders; 2013: 213–244.
[2]　Schoenwolf GC, Bleyl SB, Brauer PR, et al. Larsen's Human Embryology. 4th ed. Philadelphia, PA: Churchill Livingstone; 2009: 441–442.

［ 3 ］ Sadler TW. Respiratory system. In: Sadler TW, ed. Langman's Medical Embryology. 12th ed. Philadelphia, PA: Lippincott Williams & Wilkins; 2012: 201–207.

［ 4 ］ Moore KL. Essentials of Human Embryology. Toronto, Canada: BC Decker; 1988: 88.

［ 5 ］ Moore KL, Persaud TVN, Torchia MG. Respiratory system. In: Moor KL, Persaud TVN, eds. The Developing Human: Clinically Oriented Embryology. 9th ed. Philadelphia, PA: Saunders; 2013: 199–211.

［ 6 ］ O'Rahilly R, Muller F. Human Embryology & Teratology. 3rd ed. New York, NY: Wiley-Liss; 2001: 290.

［ 7 ］ Brett C, Davis PJ. Anesthesia for general surgery in the neonate. In: Davis PJ, Cladis FP, Motoyama EK, eds. Smith's Anesthesia for Infants and Children. 8th ed. Philadelphia, PA: Mosby; 2011.

［ 8 ］ Harmon CM, Coran AG. Congenital anomalies of the esophagus. In: Coran AG, Adzick NS, Krummel TM, et al., eds. Pediatric Surgery. 7th ed. Philadelphia, PA: Saunders; 2012.

［ 9 ］ Zaw-Tun HA. The tracheo-esophageal septum—fact or fantasy? Origin and development of the respiratory primordium and esophagus. Acta Anat (Basel). 1982; 114(1): 1–21.

［ 10 ］ Kluth D, Steding G, Seidl W. The embryology of foregut malformations. J Pediatr Surg. 1987; 22(5): 389–393.

［ 11 ］ Thompson DJ, Molello JA, Strebing RJ, et al. Teratogenicity of adriamycin and daunomycin in the rat and rabbit. Teratology. 1978; 17(2): 151–157.

［ 12 ］ Diez-Pardo JA, Baoquan Q, Navarro C, et al. A new rodent experimental model of esophageal atresia and tracheoesophageal fistula: Preliminary report. J Pediatr Surg. 1996; 31(4): 498–502.

［ 13 ］ Kluth D, Fiegel H. The embryology of the foregut. Semin Pediatr Surg. 2003; 12(1): 3–9.

［ 14 ］ Spilde TL, Bhatia AM, Mehta S, et al. Defective sonic hedgehog signaling in esophageal atresia with tracheoesophageal fistula. Surgery. 2003; 134(2): 345–350.

［ 15 ］ Magnuson DK, Parry RL, Chwals WJ. Selected thoracic gastrointestinal anomalies. In: Martin RJ, Fanaroff AA, Walsh MC, eds. Fanaroff and Martin's Neonatal-Perinatal Medicine: Diseases of The Fetus and Infant. Vol 2. 8th ed. Philadelphia, PA: Mosby; 2006: 1374.

［ 16 ］ Andropoulos DB, Rowe RW, Betts JM. Anaesthetic and surgical airway management during tracheoesophageal fistula repair. Paediatr Anaesth. 1998; 8(4): 313–319.

［ 17 ］ Dingemann C, Ure BM. Minimally invasive repair of esophageal atresia: an update. Eur J Pediatr Surg. 2013; 23: 198–203.

［ 18 ］ Skarsgard ED. Dynamic esophageal lengthening for long gap esophageal atresia: experience with two cases. J Pediatr Surg. 2004; 39(11): 1712–1714.

［ 19 ］ Al-Qahtani AR, Yazbeck S, Rosen NG, et al. Lengthening technique for long gap esophageal atresia and early anastomosis. J Pediatr Surg. 2003; 38(5): 737–739.

［ 20 ］ Orford J, Cass DT, Glasson MJ. Advances in the treatment of oesophageal atresia over three decades: the 1970s and the 1990s. Pediatr Surg Int. 2004; 20(6): 402–407.

［ 21 ］ O'Neill JA, Grosfeld JL, Fonkalsrud EW, et al. Congenital abnormalities of the esophagus. In: O'Neill JA, Grosfeld JL, Fonkalsrud EW, eds. Principles of Pediatric Surgery. 2nd ed. St. Louis, MO: Mosby; 2004: 391.

［ 22 ］ Koka BV, Chacko SK. Airway management of a newborn with a tracheo-esophageal fistula. In: Murphy M, Hung O, eds. Airway Management and Monitoring Manual. New York, NY: McGraw-Hill; 2006.

［ 23 ］ Greemberg L, Fisher A, Katz A. Novel use of neonatal cuffed tracheal tube to occlude tracheo-oesophageal fistula. Paediatr Anaesth. 1999; 9(4): 339–341.

［ 24 ］ Di Pede A, Morini F, Lombardi MH, et al. Comparison of regional vs systemic analgesia for post-thoracotomy care in infants. Paediatr Anaesth. 2014: 569–573.

［ 25 ］ Valairucha S, Seefelder C, Houck CS. Thoracic epidural catheters placed by the caudal route in infants: the importance of radiographic confirmation. Paediatr Anaesth. 2002; 12(5): 424–428.

［ 26 ］ DiFiore JW, Wilson JM. Lung development. Semin Pediatr Surg. 1994; 3(4): 221–232.

［ 27 ］ Pierce WS, DeParedes CG, Friedman S, et al. Concomitant congenital heart disease and lobar emphysema in infants: incidence, diagnosis, and operative management. Ann Surg. 1970; 172(6): 951–956.

［ 28 ］ Jones JC, Almond CH, Snyder HM, et al. Lobar emphysema and congenital heart disease in infancy. J Thorac Cardiovasc Surg. 1965; 49: 1–10.

［ 29 ］ Pinkerton HJ, Oldham KT. Lung. In: Oldham KT, Colombani PM, Foglia RP, eds. Principles and

Practice of Pediatric Surgery. Vol 2. Philadelphia, PA: Lippincott Williams & Wilkins; 2005: 951-962.

[30] Laberge JM, Flageole H, Pugash D, et al. Outcome of the prenatally diagnosed congenital cystic adenomatoid lung malformation: a Canadian experience. Fetal Diagn Ther. 2001; 16(3): 178-186.

[31] Schwartz MZ, Ramachandran P. Congenital malformations of the lung and mediastinum—a quarter century of experience from a single institution. J Pediatr Surg. 1997; 32(1): 44-47.

[32] Remolina C, Khan AU, Santiago TV, et al. Positional hypoxemia in unilateral lung disease. N Engl J Med. 1981; 304(9): 523-525.

[33] Heaf DP, Helms P, Gordon I, et al. Postural effects on gas exchange in infants. N Engl J Med. 1983; 308(25): 1505-1508.

[34] Mansell A, Bryan C, Levison H. Airway closure in children. J Appl Physiol. 1972; 33(6): 711-714.

[35] Tobias JD. Anaesthesia for neonatal thoracic surgery. Best Pract Res Clin. 2004; 18(2): 303-320.

[36] Hammer GB.Pediatric thoracic anesthesia. Anesthesiol Clin North America. 2002; 20(1): 153-180.

[37] Benumof JL, Augustine SD, Gibbons JA. Halothane and isoflurane only slightly impair arterial oxygenation during one-lung ventilation in patients undergoing thoracotomy. Anesthesiology. 1987; 67(6): 910-915.

[38] Schwartz MZ. Hypertrophic pyloric stenosis. In: Coran AG, Adzick NS, Krummel TM, et al., eds. Pediatric Surgery. 7th ed. Philadelphia, PA: Saunders; 2012.

[39] Sadler TW. Digestive system. In: Sadler TW, ed. Langman's Medical Embryology. 12th ed. Philadelphia, PA: Lippincott Williams & Wilkins; 2012: 201-207.

[40] Cragan JD, Martin ML, Moore CA, et al. Descriptive epidemiology of small intestinal atresia, Atlanta, Georgia. Teratology. 1993; 48(5): 441-450.

[41] Magnuson DK, Schwartz MZ. Stomach and duodenum. In: Oldham KT, Colombani PM, Foglia RP, et al., eds. Principles and Practice of Pediatric Surgery. Vol 2. Philadelphia, PA: Lippincott Williams & Wilkins; 2005: 1163-1168.

[42] Dillon PW, Tracy TF. Biliary atresia. In: Oldham KT, Colombani PM, Foglia RP, et al., eds. Principles and Practice of Pediatric Surgery. Vol 2. Philadelphia, PA: Lippincott Williams & Wilkins; 2005: 1475-1493.

[43] Green DW, Howard ER, Davenport M. Anaesthesia, perioperative management and outcome of correction of extrahepatic biliary atresia in the infant: a review of 50 cases in the King's College Hospital series. Paediatr Anaesth. 2000; 10(6): 581-589.

[44] O'Neill J, Grosfeld JL, Fonkalsrud EW, et al. Biliary atresia and liver transplantation. In: O'Neill JA, Grosfeld JL, Fonkalsrud EW, eds. Principles of Pediatric Surgery. 2nd ed. St. Louis, MO: Mosby; 2004: 621-627.

[45] Altman RP, Lilly JR, Greenfeld J, et al. A multivariable risk factor analysis of the portoenterostomy (Kasai) procedure for biliary atresia: twenty-five years of experience from two centers. Ann Surg. 1997; 226(3): 348-353; discussion 53-55.

[46] Laurent J, Gauthier F, Bernard O, et al. Long-term outcome after surgery for biliary atresia. Study of 40 patients surviving for more than 10 years. Gastroenterology. 1990; 99(6): 1793-1797.

[47] Hammer G, Hall S, Davis PJ. Anesthesia for general abdominal, thoracic, urologic, and bariatric surgery. In: Davis PJ, Cladis FP, Motoyama EK, eds. Smith's Anesthesia for Infants and Children. 8th ed. Philadelphia, PA: Mosby; 2011.

[48] Seefelder C, Lillehei CW. Epidural analgesia for patients undergoing hepatic portoenterostomy (Kasai procedure). PaediatrAnaesth. 2002; 12(2): 193-195.

[49] O'Neill J, Grosfeld JL, Fonkalsrud EW, et al. Disorders of the pancreas. In: O'Neill JA, Grosfeld JL, Fonkalsrud EW, eds. Principles of Pediatric Surgery. 2nd ed. St. Louis, MO: Mosby; 2004: 657.

第二十二章　中肠

罗伯特·S.霍尔兹曼

要　点

1. 中肠迅速增长并突入脐带,逆时针轴向旋转近90°进一步再逆时针方向转180°后回纳至腹腔,总共旋转270°。
2. 中肠发育异常可能是由与旋转异常、胚胎结构的残留、出生后正常结构的闭锁或狭窄造成的。
3. 常见的临床表现包括呼吸窘迫、脓血症、容量衰竭、浓缩性碱中毒,代谢性酸中毒、低血糖、营养不良、凝血功能障碍和疼痛等。
4. 手术前准备包括:液体复苏和血管内容量恢复、备血及血液制品、足够的通气量、气道保护、建立液体通道(静脉通道,必要时应准备动脉穿刺和中心静脉穿刺)。

引言

中肠发育异常的部位包括十二指肠后段、空肠、回肠、盲肠、阑尾、升结肠和横结肠的近2/3段。

自十二指肠后半段到小肠尾段,包括大肠起始端到结肠左曲部分都起源于中肠,这部分中肠迅速生长并突入脐带。中肠祥轴向逆时针旋转大约90°(从胎儿腹侧观)。胎龄3个月时,突入脐带部分的中肠逆时针方向旋转180°后还纳至腹腔,这样中肠总共旋转270°(图22-1和图22-2)。因此,中肠发育异常可能是由于旋转异常、胚胎结构的残留、出生后正常结构的闭锁或狭窄,以及其他问题造成的。

空肠/回肠闭锁[1,2]

1. 完全闭锁在出生活婴中的发生率是1:5 000。

临床小贴士 肠梗阻可以导致呕吐、腹胀、肠鸣音减弱和肠胀气。

2. 一些相关的其他异常。
3. 50%的患者是早产儿。
4. 25%的患者伴随羊水过多。
5. 20%的患者发生囊性纤维化。

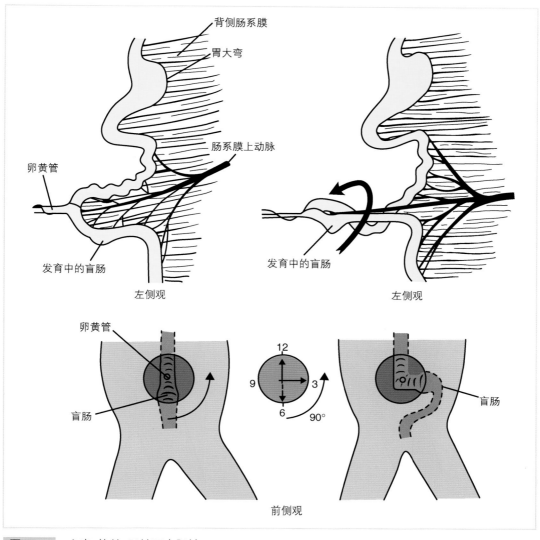

背侧肠系膜

胃大弯

肠系膜上动脉

卵黄管

发育中的盲肠

左侧观

发育中的盲肠

左侧观

卵黄管

盲肠

12

9　　3

6

90°

盲肠

前侧观

图 22-1　突出、旋转、回纳至中肠襻

6. 可能有几种表现形式,包括肠腔狭窄、单纯小肠闭锁、累及肠系膜的闭锁和多发闭锁。

肠源性囊肿 / 胃肠道重复畸形[3]

1. 肠源性囊肿和肠重复畸形都被认为是消化道重复畸形。
2. 75% 的患者病变部位甚至未与肠腔交通而是呈典型的囊性结构。
3. 25% 的患者病变部位包含异位胃组织,因此可发生明显的溃疡和出血。
4. 部分肠梗阻是由于囊肿和畸形肠管对毗邻的正常肠道挤压导致的。
5. 锝扫描可能有助于发现异位的胃黏膜。
6. 外科治疗是部分或全部切除重复畸形组织,将黏膜剥脱部分切除异位组织或者造

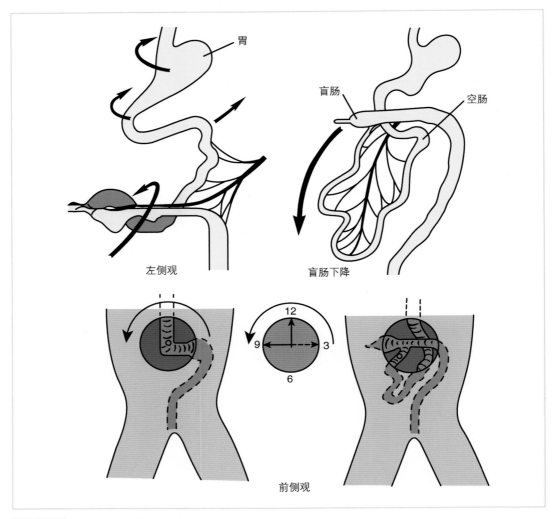

图 22-2　中肠回纳及旋转至腹腔

> **临床小贴士**　这种肠梗阻可以引起电解质失衡（浓缩性碱中毒，严重者可引起代谢
> 性酸中毒）、呼吸窘迫、误吸、肠穿孔、肠坏死和败血症等。

口术建立肠腔引流通道。

梅克尔憩室[4,5]

1. 人群中的发生率大约2%，其中只有50%的病例有症状。

2. 在肠管膨出过程中，常见的肠腔永久残留部分已经通过了脐肠系膜管。

3. 通常在距离回盲瓣60 cm的地方被发现，长度不超过5 cm，可能包括两种异位定植的组织（按照2种类型的原则，发生率是2%）。最常见的是胰腺或胃黏膜组织。

旋转不良/肠扭转

1. 肠道的回纳、位置和固定问题,可能导致中肠扭转、腹内疝、十二指肠和结肠梗阻。

2. 通常男孩发生率是女孩的2倍。

3. 通常在出生后的最初几个月发病,但到成年后发病的可能性不大,并且伴有其他类型的发育异常。

4. 典型的X线表现是十二指肠-空肠连接部位于脊柱的右侧。

肠套叠

1. 肠套叠通常发生在1岁以下的幼儿,伴随病毒性胃肠炎或上呼吸道感染(URI)。肠息肉、Meckel憩室、多发囊肿或肿瘤(淋巴瘤、肉瘤)都可能是肠套叠的诱因。

2. 最初,被套入的肠管静脉沿其肠系膜静脉发生受压,静脉的瘀血和水肿可能最终导致动脉血管受压和肠坏死。

3. 患者可能有果冻样或血性黏液便。

4. 最常发生的是最接近回盲瓣的肠道,在右上腹可能触及腊肠样包块。

5. 对于80%以上的病例,钡灌肠可能既可以用于诊断又能用于治疗。

6. 现在,除非不能运用腹腔镜,腹腔镜手术已经成为治疗肠套叠的标准手术方法,这样降低了外科剖腹手术率[6]。

胎粪性肠梗阻

1. 肠腔内梗阻,通常是胎粪梗阻远端的小肠。

2. 胎粪性肠梗阻的患者几乎都有囊性纤维化,但是,仅20%的囊性纤维化的患者发生胎粪性肠梗阻。

3. 囊性纤维化患者不伴随呼吸道症状。

4. 如果药物治疗失败(乙酰半胱氨酸灌肠)就要进行手术。

克罗恩病: 黏膜下层的水肿和纤维化、淋巴管扩张、类似小切口的溃疡使肠黏膜呈现出鹅卵石样,并且小肠壁增厚(见IBD章节)。

生理学方面的改变[7]

呼吸窘迫。

感染。

血容量不足。

浓缩性碱中毒。

系统性酸中毒。

低血糖症/营养不良。

凝血性疾病。

疼痛。

手术修复

1. 对可能发生肠扭转或绞窄的病例,要进行剖腹探查/腹腔镜手术[8-10]。

2. 反转和Ladd's手术(图22-3)。

a. 在剖腹探查或腹腔镜手术后,小肠理应被逆时针方向反转。

b. 然后将腹膜返折游离,使十二指肠与升结肠分开,以扩大肠系膜蒂。

c. 沿十二指肠内侧部切开的腹膜返折(Ladd's带),腹膜返折越过升结肠到达十二指肠,并进入右侧十二指肠沟。

d. 通常要将阑尾切除,因为阑尾位于左上腹异常位置。

e. 外科手术中需要二次检查之前缺血的肠子状态不再异常。

3. 小肠切除吻合术。

4. 小肠切除造口术。

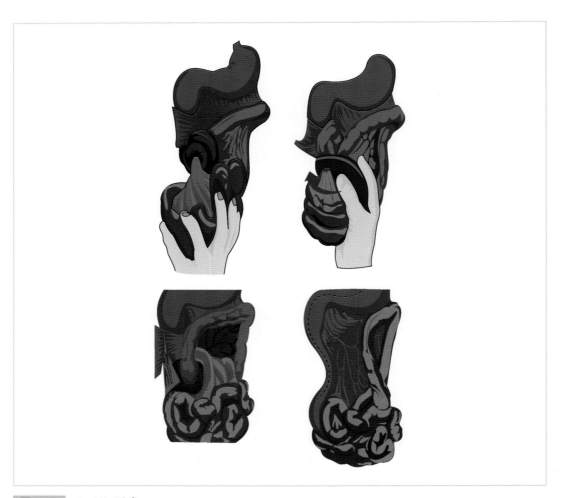

图22-3　Ladd's 手术

5. 中心静脉置管或经外周静脉置入中心静脉导管（PICC）进行输液和营养支持治疗。

麻醉相关问题

术前准备

液体复苏/补充血管内容量。

全血或血液制品的准备。

充分的通气。

气道的保护。

血管通路（静脉通路是基础；如果需要可以建立动脉或中心静脉通路）。

麻醉的目标

恢复代谢以及内稳态平衡——血糖、电解质、血容量、血象。

通气与氧合的稳定。

循环血量充足（心肌细胞损伤的血管活性药物支持治疗）。

酸碱平衡（pH>7.25可接受）。

保持合适体温。

全身麻醉

体位：仰卧位。

正常手术时间：1～4 h。

诱导

快速顺序诱导插管与清醒插管的博弈。

逆行性Trendelenburg（抗反流）。

监控

术前评估轻中度患者：2条静脉通路。

术前评估中重度患者：2条静脉通路以及动脉管路。

麻醉维持

即使是中等剂量的强效吸入麻醉药，患者也常常无法耐受。

在使用强效类吸入药时（如果潮气量允许，最高达0.5%呼气末浓度），同时使用阿片类药物（如芬太尼）患者似乎更能耐受。

避免使用一氧化氮。

紧急情况

1. 大多数相对稳定的患者，拔管没有困难。

2. 毋庸置疑，患者应该在重症监护病房如新生儿重症监护病房（NICU）密切监护。

3. 术前病情严重且不稳定的患者应在手术前进行气管插管以及机械通气。

手术前

1. 手术切除后剩余小肠不足30～40 cm的患者常常会发生短肠综合征，最终需要胃肠外营养(TPN)支持治疗。

2. 术后24～48 h可能需要二次手术检查是否有血液灌注不足的肠道区域。

3. 连续性横切口肠成形术(STEP)是针对短肠综合征的肠壁延长技术[11]，纵向肠壁延长和缝合(LILT)是另一个可选择的方法，报道显示这两种方法术后效果满意。STEP较LILT可以对更短的肠段进行手术，并且可以处理解剖上更复杂的肠段，如十二指肠[12]。

区域阻滞麻醉

可以选择神经区域阻滞例如腰段或胸段的硬膜外阻滞。在低龄患者，胸段阻滞硬膜外导管通过骶尾部方向进针置管可能相对容易些。

(苏国宁)

参考文献

[1] Dalla Vecchia L, Grosfeld J, West K, et al. Intestinal atresia and stenosis: a 25-year experience with 277 cases. *Arch Surg.* 1998; 133: 490−496.

[2] Kays D. Surgical conditions of the neonatal intestinal trac. *Clin Perinatol.* 1996; 23: 353−375.

[3] Bissler J, Klein R. Alimentary tract duplications in children: case and literature review. *Clin Pediatr (Phila).* 1988; 27: 152−157.

[4] Sagar J, Kumar V, Shah D. Meckel's diverticulum: a systematic review. *J R Soc Med.* 2006; 99: 501−505.

[5] Yahchouchy E, Marano A, Etienne J, et al. Meckel's diverticulum. *J Am Coll Surg.* 2001; 192: 658−662.

[6] Apelt N, Featherstone N, Giuliani S. Laparoscopic treatment of intussusception in children: a systematic review. *J Pediatr Surg.* 2013; 48: 1789−1793.

[7] Holzman R. Prevention and treatment of life-threatening pediatric anesthesia emergencies. *Semin Anesth Perioper Med Pain.* 1998; 17: 154−163.

[8] Bass K. Laparoscopic Ladd's procedure in infants with malrotation. *J Pediatr Surg.* 1998; 33: 279−281.

[9] Gross E. Laparoscopic evaluation and treatment of intestinal malrotation in infants. *Surg Endosc.* 1996; 10: 936−937.

[10] McVay M. The changing spectrum of intestinal malrotation: diagnosis and management. *Am J Surg.* 2007; 194: 712−717.

[11] Garnett G, Kang K, Jaksic T, et al. First STEPs: serial transverse enteroplasty as a primary procedure in neonates with congenital short bowel. *J Pediatr Surg.* 2014; 49: 104−108.

[12] Frongia G, Kessler M, Weih S, et al. Comparison of LILT and STEP procedures in children with short bowel syndrome—a systematic review of the literature. *J Pediatr Surg.* 2013; 48: 1794−1805.

第二十三章　后肠

罗伯特·S.霍尔兹曼

要 点

1. 45%～75%的溃疡性结肠炎患者最终需要手术。适应证分为紧急、急和择期。紧急程序是对内科治疗无反应的暴发性结肠炎危及生命的并发症的处理。急诊手术处理在严重溃疡性结肠炎不能接受住院治疗的患者。
2. 缺失的神经(奥尔巴赫丛和迈斯纳丛)导致在其分布区的肠痉挛和近端膨胀,导致粪便滞留、肠梗阻和便秘。
3. 小儿蠕动障碍性疾病包括胃食管反流(GERD),食管失弛缓性、胃轻瘫、巨结肠疾病、慢性肠道假梗阻、便秘。便秘是一种常见的儿科疾病,在医学上和社会上都有很大的发生率。
4. 畸形的肛门通常是原肛异常发育的结果。直肠闭锁、狭窄和瘘管是肛门直肠膜异常的结果。

障碍:炎性肠道疾病:克罗恩病,溃疡性结肠炎

背景

炎症性肠病(IBD)——克罗恩病和溃疡性结肠炎——是结肠胃肠(GI)道上的慢性复发性炎症状态(慢性溃疡性结肠炎)或整个消化道(从口腔到肛门)(克罗恩病),大量的患者有末端回肠炎[1-3]。虽然不是学术上的后肠疾病,两个IBD疾病放置在这里为了方便比较。不幸的是,两者的发病率仍呈上升趋势,并增加与各种各样临床医师的接触,尤其是小儿炎症性肠病,通常需要小儿麻醉医师参与内窥镜手术。在大约10%的患者中,不确定的结肠炎是持续诊断"工作",因为明确诊断是不可能的。

临床特征(表23-1)

慢性溃疡性结肠炎:一般开始是病变段扩张的直肠疾病。其发病率是存在区域差异(在美国为1.5:10 000;在日本和南非为0.5:10 000)。炎症性肠病家族史是最重要的独立危险因素(一级亲属:5.7%～15.5%)。德系犹太人发病率高其他民族3～5倍。这些差异正在减少,这也表明环境的影响。临床症状包括带黏液的血性腹泻,里急后重,紧迫感,腹部绞痛,夜间排便。暴发性结肠炎可能会出现发热、严重贫血、低蛋白血症、白细

表23-1 易激肠疾病的比较

特 征	克 罗 恩 病	溃疡性结肠炎
直肠出血	+	+++
腹部包块	+++	−
直肠疾病	+++	+++
回肠参与	+++	−
肛周疾病	+++	−
狭窄	+++	−
瘘	+++	−
不连续（间断）病变	+++	−
通透性	+++	−
隐窝脓肿	+	+++
肉芽肿	+++	−
结肠癌风险	+	+++
坏疽脓皮病颗粒	+	++
结节性红斑	+++	+
口腔溃疡	+++	−
胆管炎	+	+
卒中	+	+

胞增多、频繁的排便。厌食、发育迟缓和体重减轻可能存在。有5%患者早期表现可长期缓解，持续恶化可能会要求紧急手术。患病大约10年后结肠癌的风险开始上升（每年0.5%～1.0%）。

> **临床小贴士** 1. 溃疡性结肠炎的临床表现包括带黏液的血性腹泻，里急后重，紧迫感，腹部绞痛，夜间排便。
> 2. 暴发性结肠炎可能会出现发热、严重贫血、低蛋白血症、白细胞增多、频繁的排便。厌食、发育迟缓和体重减轻可能存在。

　　诊断是基于典型的病史和表现。如果怀疑是急性结肠炎就不应行结肠镜检查，因为有导致中毒性巨结肠或造成穿孔的风险。在非急性期的组织活检通常显示严重的慢性黏膜炎症和隐窝炎，隐窝脓肿，炎症细胞分离隐窝，水肿，黏液损耗，隐窝分支。溃疡性结肠炎是典型的炎症局限于黏膜表面；炎症全层侵犯肠道壁提示克罗恩病。

> **临床小贴士** 在非急性期的组织活检通常显示严重的慢性黏膜炎症和隐窝炎，隐窝脓肿，炎症细胞分离隐窝，水肿，黏液损耗，隐窝分支。

　　内科治疗慢性溃疡性结肠炎首先包含柳氮磺胺吡啶，美沙拉秦（柳氮磺胺吡啶的活性部分),其次是糖皮质激素、免疫抑制药肿瘤坏死因子(TNF)-α的单克隆抗体。类固醇治疗的慢性影响(生长迟缓、肾上腺抑制、白内障、骨量减少、无菌性股骨头坏死、葡萄糖耐受不良、感染的风险、整容手术效应)必须牢记。那些尽管使用合适剂量美沙拉秦仍复发的皮质类固醇依赖患者,可以使用硫唑嘌呤或巯嘌呤与适度的辅助疗效来治疗。严重加剧期内静脉注射类固醇3~5 d后没有改善表明要开始抢救治疗,英夫利昔单抗,环孢素,他克莫司和手术都是有效的救援策略[4]。

最终,45%~75%的溃疡性结肠炎患者需要手术。

> **临床小贴士** 最终,45%~75%的溃疡性结肠炎患者需要手术。

克罗恩病:特点是在消化系统任何位置透壁的胃肠黏膜的侵犯,呈典型的偏心和分段分布,常有间隙区域[5]。特别是孩子,最初的表现通常涉及回肠和结肠,但也能单独涉及小肠。作为溃疡性结肠炎、克罗恩病的诊断高峰通常在青春期后期。在过去的15年里克罗恩病的发病率一直在增加,发病率为0.3~0.4∶10 000。

> **临床小贴士** 特点是在消化系统任何位置透壁的胃肠黏膜的侵犯,呈典型的偏心和分段分布,常有间隙区域。

> **临床小贴士** 尤其是孩子,最初的表现通常涉及回肠和结肠,但也能单独涉及小肠。

回肠结肠炎的孩子通常有腹部绞痛及腹泻,有时带血。单独回肠炎可能存在右下腹疼痛。发热、不适、容易疲劳是常见的。肛周疾病(狭窄、瘘、脓肿)是常见的。可能会出现肠腔狭窄导致的局部小肠梗阻。肠与肠瘘或肠与膀胱瘘可能发生,其预期症状取决于沟通的位置,肠外瘘管可能发生在以前手术位置。评估可能需要放射学(对比,超声波,CT,MRI)或胃肠道(GI)研究。

一旦建立了诊断,治疗是为了缓解症状。小肠疾病使用泼尼松对大多数患者诱导缓解是有效的。然而,因为不利的外形效果,抑制孩子增长和骨量减少,一般不建议长期使用类固醇。柳氮磺吡啶和美沙拉秦用于治疗轻度至中度疾病和维持缓解。甲硝唑和环丙沙星抗生素治疗也用于轻度至中度的疾病,尤其是合并肛周的疾病患者。巯嘌呤和硫唑嘌呤等免疫抑制药用于类固醇依赖、广泛小肠疾病、以前有切除术史、胃十二指肠的疾病和肛周疾病/难治性瘘管等的患者。甲氨蝶呤和环孢素也被使用在一些极端情况下,作为生物抗肿瘤坏死因子-α治疗像英夫利昔等也一样被使用。当有全静脉营养时,营养疗法经鼻饲管或行胃造口术全部或部分完成晚上饮食。

> **临床小贴士** 一旦诊断确定,医疗是为了症状缓解。

生理学注意事项

1. 便秘/顽固性便秘/腹泻/腹痛/腹胀。
2. 发热。
3. 贫血（缺铁性贫血；慢性疾病贫血）。
4. 低白蛋白血症、血液蛋白不足。
5. 药物治疗的生理效应。
6. 慢性疾病的情绪困扰。

手术修复

溃疡性结肠炎

45%～75%的患者最终需要手术。适应证分为紧急、急和择期。紧急程序是对内科治疗无反应的暴发性结肠炎危及生命的并发症的处理。急诊手术处理在严重溃疡性结肠炎不能接受住院治疗的患者。对长期维持治疗失败或不耐受和发育不良或结直肠癌是择期手术程序主要适应证。因为紧急和急诊手术的目的是恢复患者的健康，这个过程包括消除结肠炎症，通过结肠次全切除术与临时回肠造口术并保留直肠。回肠袋在这种情况下通常被旷置，因为盆腔出血，败血症，骨盆神经受损的风险高。恢复后，施行回肠袋肛门吻合术（IPAA）和回肠造口关闭术，减少并发症的风险。全部直肠结肠切除术联合IPAA是择期外科手术处理标准（图23-1）。

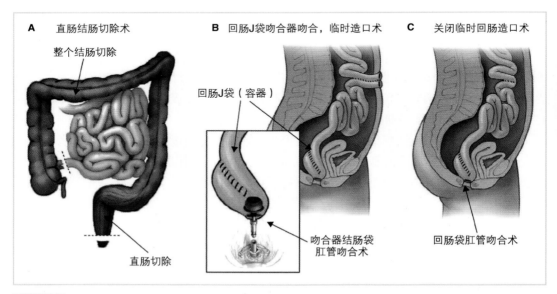

图23-1 （A）直肠结肠切除术；（B）回肠J-袋、吻合器吻合和临时回肠造口术；（C）关闭临时回肠造口术。整个手术过程是基于四个步骤：切除结肠；盆腔解剖及保留盆腔神经和肛门括约肌的直肠切除；建立回肠袋，通常用最末端回肠30～40 cm，吻合回肠袋到肛管（From: Ordás I, Eckmann L, Talamini M, et al, Cllcerative colitis. Lancet, 2012, 380: 1606–1619. ）

克罗恩病

与溃疡性结肠炎不同,手术不能治愈克罗恩病,尽可能切除小肠的手术治疗目的是减少肠梗阻。在切除基础上[6]可以选择狭窄成形术(图23-2)。结肠转移或结肠切除术联合回肠造口术对于严重的肛周的疾病可能是有用的。反复肠切除可能导致短肠综合征,切除末端回肠可能导致胆汁酸吸收障碍和腹泻以及维生素 B_{12} 吸收不良。

因为克罗恩病主要由内科治疗,麻醉计划如上面列出的共同药物治疗说明。

克罗恩病预后仍然是一个发展的过程,最近推出了莱曼评分帮助量化疾病严重程度[7]。年龄小,立即需要糖皮质激素,肛周疾病,结肠切除,反复小肠切除,有狭窄的表现,明显体重减轻和内窥镜病变等可能预示致残性疾病过程(图23-3)。

麻醉的问题

准备手术

1. 气道管理注意事项可能包括完整的胃/胃肠道梗阻。
2. 术前实验室检测是由相关的病史决定的。
3. 术前肠道准备的可能是广泛的。

麻醉的目标

1. 避免长时间手术的氧化亚氮(肠扩张)。
2. 术中保温。
3. 围术期疼痛控制。

全身麻醉

体位

对于最初的结肠造口术取仰卧位;对最后的修复取仰卧位和截石位(考虑压力点/填充/对持续时间长的手术按摩和定时活动)。

典型的手术时间

2.0～>6.0 h取决于修复的类型。

诱导

1. 全身气管内插管麻醉。
2. 监测:标准无创监测;其他监测基于手术的长度和复杂性以及相关的内科问题。

维持

1. 强有力的吸入药和(或)麻醉技术。
2. 避免氧化亚氮。
3. 体积支持。

出现

常规考虑,有伴随内科疾病或长时间手术建议留住重症监护室(ICU)。

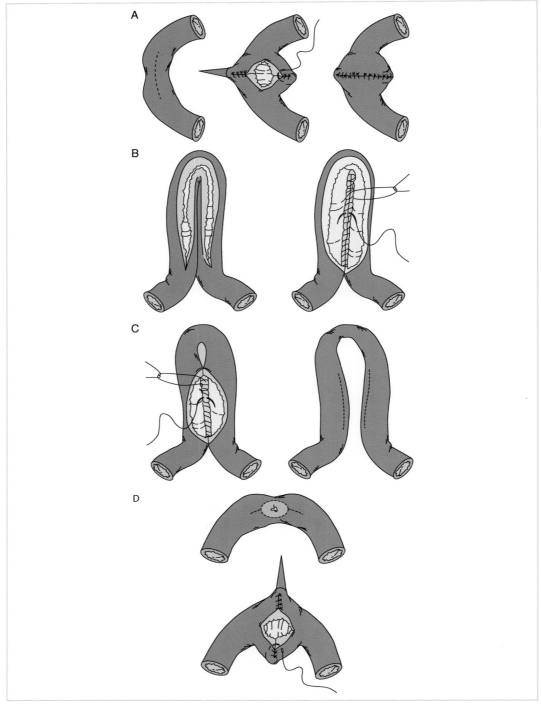

图23-2　克罗恩病的各种狭窄整形技术。(A) Heineke-Mikulicz狭窄整形技术是通过沿狭窄小肠的系膜对面打开小肠，然后横向关闭它；(B) Finney狭窄整形技术。狭窄的区域本身折叠之后，在狭窄肠之上切开，把肠的相对面缝合在一起；(C) Jaboulay狭窄整形技术，侧侧肠肠吻合术；(D) Judd狭窄整形技术，切除瘘管部位和横向关闭肠切开处，类似于Heineke-Mikulicz技术。(From: Tichansky D, Cagir B, Yoo E, et al. Strictureplasty for Crohn's disease: meta-analysis. DisColon Rectum, 2000, 43: 911-919.)

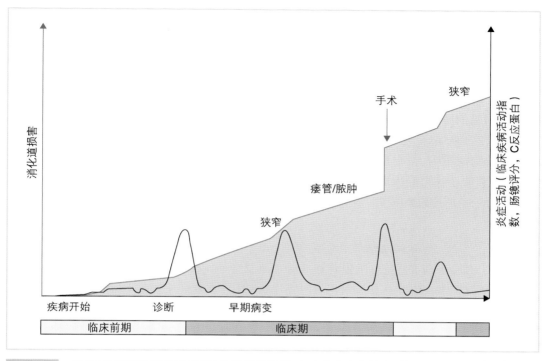

图23-3　莱曼(克罗恩病消化道损害)分数是衡量① 在患者病史中特定时间累积的肠损害;② 肠损害的发展随着时间推移;③ 快速损害发展的可能性随着时间推移且;④ 随着治疗肠损害进展的效果推移。消化系统损害和炎症活动的图形说明了在理论上的患者的发展进程。CDAI:克罗恩病活动指数;CDEIS:克罗恩病的内镜严重性;CRP:C反应蛋白(From: Pariente B, Cosnes J, Danese S, et al. Development of the Crohn's disease digestive damage score, the Lémann score. Inflamm Bowel Dis, 2011, 17: 1415–1422)。

围术期

1. 疼痛管理。

2. 营养/电解质支持。

3. 类固醇的继续支持。

区域麻醉

1. 轴索麻醉,如胸腰椎或硬膜外麻醉可被选择。

2. 对于短暂的/较浅的或主要是单侧腹壁手术,腹横平面(TAP),横向腹直肌鞘或脊椎旁阻滞可以使用。

障碍:先天无神经节性巨结肠(先天性巨结肠症)

背景

神经嵴病(神经嵴发育缺陷)以迁移缺陷为特点。

胚胎学、解剖学

在正常的人体发育进程中,成神经细胞在妊娠第7周的小肠被发现,并将在第12周达到结肠。缺乏神经节细胞(1～2:10 000婴儿,神经节细胞缺乏症)的固有神经导致接近肛门括约肌的肠延伸成不同长度的结肠。缺失的神经(奥尔巴赫丛和迈斯纳丛)导致在其分布区的肠痉挛和近端膨胀,导致粪便滞留、肠梗阻和便秘(图23-4)。此外,缺乏一氧化氮合成酶的影响,部分肠道可能阻止平滑肌松弛。除了可能代表神经嵴细胞的迁移缺陷外,正常的迁移可能因成神经细胞在受影响的区域存活,增殖或分化问题失败。而且,有可能是一个肌原性的成分,因为平滑肌细胞在受影响的区域电活动不活跃[8-10]。

> **临床小贴士**　内部肛门括约肌失弛缓症(以前称为"先天性巨结肠疾病")的特点是除了测压法研究,直肠活检神经节细胞也显示内部肛门括约肌松弛。这也导致了便秘和腹胀。治疗包括注射肉毒杆菌毒素(通常在麻醉下)、肌切术,或广泛性节制灌肠(ACE)治疗作为盲肠造口术/阑尾切除术的一部分。

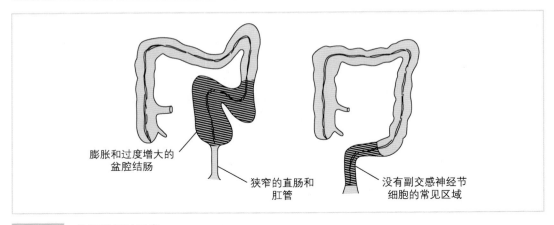

膨胀和过度增大的盆腔结肠

狭窄的直肠和肛管

没有副交感神经节细胞的常见区域

图23-4　先天性巨结肠病。

生理方面的考虑

1. 便秘是由于胃肠道梗阻,易怒,未能茁壮成长和腹胀。

2. 出生时,仅有10%～20%胎便排泄困难婴儿可能有临床表现,超过80%的在新生儿时期才可能被诊断。

3. 小肠结肠炎可能由于长期胃肠道梗阻。

手术修复[11]

1. 结肠造口术通常是最初的手术。

2. 渡过难关或其他类似的过程通常在>1岁。

3. 通常联合腹部和会阴手术（表23-2）；腹腔镜辅助或用单孔腹腔镜（SILS）接近适当的小范围过渡区[12]。

4. 重复 pull-through 手术可能是必需的，因为过渡区的不完全切除术[13]。成功手术的一个关键是识别无神经支配肠的近端范围[14]。

表23-2　巨结肠手术的外科手术程序

程　序	描　述
State's 程序	先切除扩张直肠乙状结肠；仍保留很长一段无神经节细胞段
Swenson's 程序	直肠乙状结肠切除与有神经节细胞的肛门边缘1 cm吻合
Duhamel's 程序	切除近端至直肠本身后端行侧吻合术要优于至肛门边缘（形成直肠盲端）
Martin's 程序 Duhamel's 改良	端侧吻合形成膈膜分割，从而消除直肠盲端
Soave 经肛门结肠拖出术	全层包含神经节细胞的结肠通过原生直肠套管拉出；过剩结肠通过肛门拉出脱垂数周，患者返回行脱出部分切除术和延期吻合术
经肛门结肠拖出术 Boley 改良	主要是肛门上缘1厘米有神经节细胞吻合术

麻醉的问题

准备手术

1. 气道管理注意事项可能包括完整的胃/胃肠道梗阻。

2. 术前实验室检测是由相关的病史决定的。

3. 术前肠道准备可能是广泛的。

麻醉的目标

1. 如果需要利用会阴肌肉刺激避免肌肉松弛药。

2. 避免长时间手术的氧化亚氮（肠扩张）。

3. 截石位置或考虑旋转体位（仰卧位到俯卧位到仰卧位）常避免下肢静脉注射（胸部以下圆周旋转准备）。

4. 术中保温。

5. 围术期疼痛控制。

全身麻醉

体位

截石位或俯卧位用于后矢状肛门成形术方法（关注压力点/填充/对持续时间长的手术按摩和定时活动）。

典型的手术时间

2.0～>6.0 h，取决于修复的类型。

诱导

1. 正常气道的婴幼儿静脉注射（IV）快速诱导气管插管全麻，预料异常气道的应该以困难气道通常的方式管理。吸入诱导是可以接受的，提供的肠道准备不会导致无法控制的呕吐，且顽固性便秘是最少的。

设备

低顺应性的麻醉呼吸回路（循环吸收系统 vs. Mapleson D vs. Bain 回路）。

监测

标准无创监测；其他监测基于手术的长度和复杂性以及相关的医疗问题。

维护

1. 有效的吸入剂和（或）麻醉技术。

2. 避免氧化亚氮。

3. 避免神经肌肉阻滞。

4. 足够的晶体或胶体的容量支持（例如，维持+预期第三间隙损失）；由于新生儿尤其是早产儿储存在肝和肌肉中的糖原极少，可适当输注10%的新生儿葡萄糖。对于最初的结肠造口术失血通常是最小的，但是对整个过程失血可能是中等的。

急症

警惕对围术期呼吸异常的控制：周期性呼吸/呼吸暂停。喉痉挛/支气管痉挛。心动过缓。

围术期

1. 警惕对围术期呼吸异常的控制：周期性呼吸/呼吸暂停；喉痉挛/支气管痉挛；心动过缓；低血糖症；呼吸暂停和心动过缓的监测；脉搏血氧。

2. 疼痛管理。可给予对乙酰氨基酚15～20 mL/kg口服。

区域麻醉

椎管麻醉如腰椎硬膜外可以选择。存在椎管的异常或体检发现骶窝异常者需权衡椎管阻滞利弊。

障碍：蠕动障碍和尿失禁

背景

小儿蠕动障碍疾病包括胃食管反流（GERD）、食管失弛缓性、胃轻瘫、巨结肠疾病、慢性肠道假梗阻、便秘。便秘是一种常见的儿科疾病，医学上和社会上有很大的发生率[15]。

诊断研究

经常涉及镇静实施或全凭静脉麻醉，包括影像学研究，测压法，呼吸测试，肌电测试和内窥镜活检[16]。

胚胎学、解剖学

一旦解剖原因排除在外，胃肠道运动功能评估（通畅、收缩活动，肌电活动，排除系统性并发症）可以实现[16]。

手术

虽然大多数蠕动障碍管理最终是内科治疗（药物、饮食、泻药、粪便软化剂，灌肠治疗，偶尔全静脉营养），治疗难治性便秘和溢出性尿失禁，手术有时还是需要的，特别是当患者患有营养不良。伴随术后耐心康复，家庭合作和个性化治疗策略，大多数患者增强了"社会"自制性，生活质量显著提高[17,18]。

麻醉的问题

尤其是小孩子，测压法可能需要镇静。咪达唑仑不会影响胃肠蠕动。导管安置患者需要全身麻醉，相关测压研究可以第2天或麻醉复苏后实施。

障碍：肛门直肠的异常：肛门闭锁、肛门狭窄、肛膜狭窄、异位肛门、泄殖腔和泄殖腔外翻

背景

畸形的肛门通常是原肛异常发育的结果。直肠闭锁、狭窄和瘘管是肛门直肠的膜异常的结果。它们是罕见的出生缺陷，发病率2～6:10 000，相关的异常可能发生在45%～65%的患者中（表23-3）。总体而言，78%的人至少有1个有关畸形，而且几乎所有的患者在生命早期需要经历某种类型的畸形过程[19]。

表23-3 新生儿相关的肛门直肠畸形出现的相对和绝对率

相关异常类型	n	%
食管闭锁	18/19	9%
其他胃肠道异常	10/170	6%
心脏畸形	57/185	31%
室间隔缺损	16/185	9%
房间隔缺损	18/185	10%
肾脏异常	53/186	29%
肾盂积水	12/186	6%
单独肾	11/186	6%
肾发育不良	6/186	3%
双重系统	9/186	5%

（续表）

相关异常类型	n	%
马蹄肾	4/186	2%
异位肾	2/186	1%
其他	17/186	9%
骨骼异常	73/203	36%
上肢	13/191	7%
下肢	21/192	11%
脊椎（非骶骨和尾骨）	29/164	18%
骶骨异常	28/162	17%
尾骨异常	31/140	22%
椎管/索异常	29/158	18%

临床小贴士 45%～65%肛门直肠畸形的患者可能发生相关异常。

胚胎学、解剖学

肛门直肠畸形由泄殖腔隔的生长发育异常造成，分为重度、轻度畸形，这取决于泄殖腔隔是否发育头或尾到耻骨直肠悬带。泄殖腔隔未能完全分开独立泌尿生殖器和直肠结构，可以导致两个系统之间的互相沟通。

重度肛门直肠畸形（图23-5）常常通过瘘管联系；在男性中，典型的直肠膀胱瘘管或直肠尿道瘘管通常需要一个新生儿结肠造口术。在女性中，存在向前连到直肠阴道瘘管

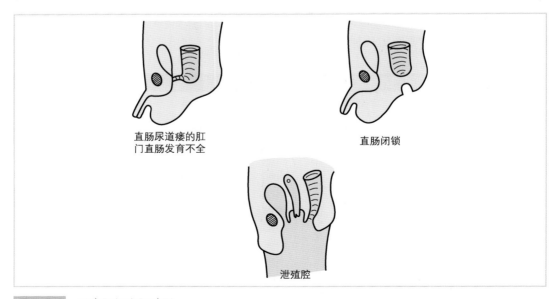

直肠尿道瘘的肛门直肠发育不全

直肠闭锁

泄殖腔

图23-5 重度肛门直肠畸形

或直肠前庭的瘘管（表23-4）。轻度位肛门直肠畸形（图23-6）是一个在发育第8周肛膜复原失败的结果。持续性的肛道导致肛门闭锁，仅仅由一个薄的皮肤覆盖，或导致会阴瘘，或导致异位肛门。泄殖腔是最复杂类型的直肠肛门闭锁与融合，阴道和膀胱成为一个泌尿生殖窦。泄殖腔外翻畸形是一个更为复杂的复合畸形；除了肛门闭锁之外，在骨盆内有脐膨出，两节膀胱之间有一个翻转盲肠，来自盲肠的结肠盲端悬挂在骨盆内。与重度畸形相比，尽管轻度的肛门直肠畸形通常被视为不重要，但常常由于便秘的长期问题，患者的预后不是极好（42%～70%的患者）。

表23-4 患者肛门直肠异常根据解剖分类

肛门直肠畸形类型	总　　数	男性（n）	女性（n）
会阴瘘	35	25	10
直肠前庭瘘	21	NA	21
直肠尿道瘘	19	19	NA
直肠膀胱瘘	7	7	NA
无瘘	13	11	2
泄直瘘	4	NA	4
总数	99	62（63%）	37（37%）

NA，不适用。
From: Nah S, Ong C, Lakshmi N, et al. Anomalies associated with anorectal malformations according to the krickenbeck anatomic classification, J Pediatr Surg, 2012, 47: 2273–2278.

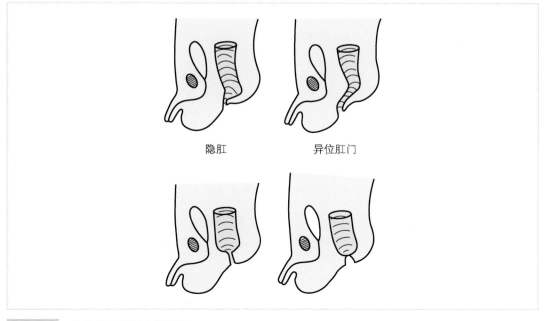

隐肛　　　　　异位肛门

图23-6 较轻度的肛门直肠畸形

临床小贴士

1. 严重的肛门直肠畸形通常与瘘管有关；在男性中，存在直肠膀胱瘘管或直肠尿道瘘管，在女性中，存在向前连到直肠阴道瘘管或直肠前庭的瘘管。

2. 轻度位肛门直肠畸形（图23-6）是一个在发育第8周肛膜复原失败的结果。持续性的肛道导致肛门闭锁，仅仅由一个薄的皮肤覆盖，或导致会阴瘘，或导致异位肛门。

3. 泄殖腔是最复杂类型的直肠肛门闭锁与融合，阴道和膀胱成为一个泌尿生殖窦。

4. 与重度畸形相比，尽管轻度的肛门直肠畸形通常被视为不重要，但常常由于便秘的长期问题，患者的预后不是极好（42%～70%的患者）。

生理方面的考虑

1. 由于胃肠道梗阻导致便秘，在生命的第一个24 h很难诊断。
2. 由于阻塞性尿路病变导致酸中毒和败血症。

外科修复

1. 通常取截石位或俯卧位；剖腹手术需要取仰卧位。肛门直肠最复杂的修复术如泄殖腔外翻术等，预计多个术中体位的变化，开始置平俯卧位，随后是仰卧位，然后在截石位结束[20,21]。

2. 可能是开腹和（或）腹腔镜辅助[22-24]。

3. 低损伤：经由会阴的肛门成形术［后矢状入路肛门成形术（PSARP）］，不包括结肠造口术。

4. 高损伤：初步结肠造口术，并在大约1岁时进行明确的修复。

5. 顺行节制灌肠（ACE）程序用于难治性失禁，并且被证实2/3的患者能够提高自制和改善卫生[25]。

麻醉问题

为手术做好准备

1. 如果是早产儿，注意事项应该包括窒息史和心动过缓史以及适当的围术期护理计划；遗留的慢性肺病（支气管肺发育结构异常）；肺动脉高血压等心血管疾病；脑室内出血等神经疾病；贫血等血液疾病。

2. 气道管理方面的考虑可能包括完全的胃/胃肠道阻塞。

3. 术前实验室检测取决于相关的病史，但应包括全血细胞计数（CBC）、凝血功能、胸部X线、电解质、血尿素氮（BUN）、肌酐、心电图（ECG）、超声心动图。

4. 乳胶过敏史,尤其是用橡胶导尿管导尿或经历了多次手术修复的患者。对于这些患者来说,乳胶是不合适的,因为很明显他们更容易受到乳胶过敏的影响。

麻醉目标

1. 为外科医师提供充足的时间和条件进行修复的技术。

2. 这一技术将使手术中发生心血管疾病的风险和围术期呼吸系统疾病的风险降到最低。

3. 如果需要利用会阴肌肉刺激而避免肌肉松弛药。

4. 避免长时间手术,避免氧化亚氮(肠扩张)使用。

5. 术中保温。

6. 围术期疼痛控制。

全身麻醉

体位

截石位或俯卧位用于后矢状肛门成形术方法(关注压力点/填充/对持续时间长的手术按摩和定时活动)。除了进行更复杂的重建外,还有其他的位置。

典型的手术时间

2.0～>12.0 h,取决于手术复杂性。

诱导

正常气道的婴幼儿静脉注射快速诱导气管插管全麻,预料异常气道的应该以困难气道通常的方式管理。

设备

低顺应性的麻醉呼吸回路(循环吸收系统和 Mapleson D 与 Bain 回路)。

监测

标准无创监测;其他监测基于手术的长度和复杂性以及相关的医疗问题。

维持

1. 有效吸入剂和(或)麻醉技术。

2. 避免氧化亚氮。

3. 避免神经肌肉阻滞。

4. 足够的晶体或胶体的容量支持(例如,维持+预期第三间隙损失);由于新生儿尤其是早产儿储存在肝和肌肉中的糖原极少,可适量输注 10% 的新生儿葡萄糖。血液损失在损伤小的情况下,通常是最小的,对于损伤大/广泛的修复术可能要特别注意。

急症

警惕对围术期呼吸异常的控制:周期性呼吸/呼吸暂停。喉痉挛/支气管痉挛。

心动过缓。

围术期

1. 警惕对围术期呼吸异常的控制:周期性呼吸/呼吸暂停。喉痉挛/支气管痉挛。

心动过缓。低血糖症。呼吸暂停和心动过缓的监护。脉搏氧饱合度。

2. 疼痛管理。可给予对乙酰氨基酚 15～20 mL/kg（口服或 PR）。

3. 对长时间/复杂修复手术预约围术期重症监护病房的支持。

区域麻醉

如果排除椎管异常，选择椎管麻醉如硬膜外或连续骶管。存在椎管的异常或体检发现骶窝异常者需权衡椎管阻滞利弊。像泄殖腔修复这样广泛而复杂的手术，特别是需要做骨盆截骨术的，保持患者气管插管和镇静几天可能是明智的。

（沈中明）

参考文献

［1］ Hyams J. Inflammatory bowel disease. Pediatr Rev. 2000; 21: 291−295.

［2］ Stein R, Lichtenstein G. Medical therapy for Crohn's disease: the state of the art. Surg Clin North Am. 2001; 81: 71−101.

［3］ Stenson W. Inflammatory bowel disease. In: Yamada T, Alpers D, eds. Textbook of Gastroenterology. 2nd ed. Philadelphia, PA: Lippincott; 1995: 1748−1806.

［4］ Ordás I, Eckmann L, Talamini M, et al. Ulcerative colitis. Lancet. 2012; 380: 1606−1619.

［5］ Baumgart D, Sandborn W. Crohn's disease. Lancet. 2012; 380: 1590−1605.

［6］ Tichansky D, Cagir B, Yoo E, et al. Strictureplasty for Crohn's disease: meta-analysis. Dis Colon Rectum. 2000; 43: 911−919.

［7］ Pariente B, Cosnes J, Danese S, et al. Development of the Crohn's disease digestive damage score, the Lémann score. Inflamm Bowel Dis. 2011; 17: 1415−1422.

［8］ Dasgupta R, Langer J. Hirschsprung disease. Curr Probl Surg. 2004; 41: 942−988.

［9］ Philippart A. Hirschsprung's disease. In: Holder T, Aschcraft K, eds. Pediatric Surgery. 2nd ed. Philadelphia, PA: WB Saunders; 1993: 358−371.

［10］ Skinner M. Hirschsprung's disease. Curr Probl Surg. 1996; 33: 389−460.

［11］ Coran A, Teitelbaum D. Recent advances in the management of Hirschsprung's disease. Am J Surg. 2000; 180: 382−387.

［12］ Tang S, Yang Y, Shi-wang Li S, et al. Single-incision laparoscopic versus conventional laparoscopic endorectal pull-through for Hirschsprung's disease: a comparison of short-term surgical results. J Pediatr Surg. 2013; 48: 1919−1923.

［13］ Schweizer P, Berger S, Schweizer M, et al. Repeated pull-through surgery for complicated Hirschsprung's disease—principles derived from clinical experience. J Pediatr Surg. 2007; 42: 536−543.

［14］ Ghose S, Squire B, Stringer M, et al. Hirschsprung's disease: problems with transition-zone pull-through. J Pediatr Surg. 2000; 35: 1805−1809.

［15］ Ambartsumyan L, Rodriguez L. Gastrointestinal motility disorders in children. Gastroenterol Hepatol. 2014; 10: 16−26.

［16］ Chumpitazi B, Nurko S. Pediatric gastrointestinal motility disorders: challenges and a clinical update. Gastroenterol Hepatol. 2008; 4: 140−148.

［17］ Graf J, Strear C, Bratton B, et al. The antegrade continence enema procedure: a review of the literature. J Pediatr Surg. 1998; 33: 1294−1296.

［18］ Wong A, Kravarusic D, Wong S. Impact of cecostomy and antegrade colonic enemas on management of fecal incontinence and constipation: ten years of experience in pediatric population. J Pediatr Surg. 2008; 43: 1445−1451.

［19］ Nah S, Ong C, Lakshmi N, et al. Anomalies associated with anorectal malformations according to the Krickenbeck anatomic classification. J Pediatr Surg. 2012; 47: 2273−2278.

［20］ Hendren W. Management of cloacal malformations. Semin Pediatr Surg. 1997; 6: 217−227.

[21] Hendren W. Pediatric rectal and perineal problems. Pediatr Clin North Am. 1998; 45: 1353-1372.

[22] Curran T, Raffensperger J. Laparoscopic Swenson pull-through: a comparison with the open procedure. J Pediatr Surg. 1996; 31: 1155-1156.

[23] de Lagausie P, Berrebi D, Geib G, et al. Laparoscopic Duhamel procedure. Management of 30 cases. Surg Endosc. 1999; 13: 972-974.

[24] Georgeson K, Cohen R, Hebra A, et al. Primary laparoscopic-assisted endorectal colon pull-through for Hirschsprung's disease: a new gold standard. Ann Surg. 1999; 229: 678-682.

[25] Masadeh M, Krein M, Peterson J, et al. Outcome of antegrade continent enema (ACE) procedures in children and young adults. J Pediatr Surg. 2013; 48: 2128-2133.

第
三
部
分

第二十四章　腹部肿瘤

要　点

1. 儿童肝肿瘤是罕见的,并且通常是无痛性包块。
2. 肝胚细胞瘤在儿童肝肿瘤中最为常见。
3. 肝肿瘤患者由于凝血病变或肿瘤波及椎管应禁用局部麻醉。
4. 嗜铬细胞瘤和副神经节瘤可能是功能性和隐匿行的儿茶酚胺。

障碍：肝肿瘤

背景

　　婴幼儿和儿童的肝肿瘤是罕见的。患该病的婴幼儿或较大儿通常腹部可触及或见明显的腹部包块,但病变晚期出现厌食、呕吐、体重减轻或腹痛。儿童期间最为常见的肝肿瘤是肝细胞瘤。

胚胎学和病理学

　　● **肝胚细胞瘤**：占儿童肝细胞瘤将近50%和所有小儿恶性肿瘤的1%,通常3岁以前发病。一般表现为无临床症状的包块。作为胚胎肿瘤可产生甲胎蛋白(AFP),因此可将AFP作为检测指标。肝胚细胞瘤可能与贝克维恩-威德曼综合征或其他胚胎肿瘤例如维尔姆斯瘤和家族性腺瘤样息肉病相关。对于出生体重低和出生体重非常低(<1 000 g)的婴儿发生率较高,20%的患者在确诊时已有远处转移,最常见的部位是肺、脑和骨骼。

　　● **肝细胞瘤**：占儿童肝肿瘤近25%。该病可发生于胆汁淤积性肝硬化,范可尼综合征或乙型肝炎或各种新陈代谢缺陷(例如高酪氨酸血症)。与肝胚细胞瘤相比,该病的肝功能检测异常。患者经常有钝痛和肝肿大。较肝胚细胞瘤而言该患者不宜手术切除并对化疗反应性差。

　　● **血管肿瘤(例如,血管瘤)**：为减轻肝肿瘤患者大的损害和充血性心力衰竭需要进行血管栓塞,内科用药或外科手术干预。

　　● 罕见的肝肿瘤还包括其他恶性的(肉瘤、胆管癌)或良性的(局灶性结节增生、腺瘤、错构瘤)、肿瘤。

● 儿童肝转移灶可来自儿童神经母细胞瘤,肾或消化道(GI)的肿瘤。Ⅶ-S阶段的儿童神经母细胞瘤与肝疾病的发展相关联,但对治疗反应性好。

● 浸润的发生可来自相邻的肾或肾上腺恶性肿瘤。

阶段:从疾病发展进展看,肝胚细胞瘤/肝细胞癌根据手术切除完整性来进行如下分段:

● 阶段Ⅰ:局限于肝,最初手术可完全切除。

● 阶段Ⅱ:局限于肝,显微镜下阳性的浸润。

● 阶段Ⅲ:明显残留的病变;不能切除或部分能切除。阳性淋巴结,肿瘤囊膜破裂。

● 阶段Ⅳ:远处转移(肺、脑、骨、骨髓)。

自从1990年,国际儿童肿瘤学协会(SIOP)提出了称为借口分期的手术前分期方法,此法将肝分为前部、后部、侧部和中间部。

分期Ⅰ:一个部分

分期Ⅱ:两个部分

分期Ⅲ:三个部分

分期Ⅳ:四个部分

根据门静脉受累、肝静受累、肝外静脉受累,侵袭或远处转移情况进一步进行分期。

治疗和手术

完全手术切除治疗肝胚细胞瘤(HB)和肝细胞癌(HCC)仅有的主要治疗方法。对于HB,化疗是有效的辅助治疗,它能使肿瘤缩小和减少肿瘤的血供。通常用的药品有多柔比星、长春新碱、氟尿嘧啶、顺铂和环磷酰胺。HCC对系统的化疗有抵抗。对肝肿瘤病情的检查包括影像研究、实验室研究和活组织检查。根据诊断和分期,进行化疗(切除前和切除后),手术切除孤立的转移灶,通常很少用放疗,或肝移植(对于孤立的不能切除的肝脏肿瘤)是必要的。

麻醉常规和要求

根据患者年龄,合作程度和操作类型,儿科肝肿瘤患者需要如下的睡眠状态或麻醉:

● 影像学检查(超声检查、CT、MRI、血管造影和核扫描)

● 活组织检查

● 栓塞

● 乙醇注射

● 中心静脉置管(CVL)

● 剖腹探查

● 肿瘤切除

● 放射治疗

● 肝脏移植

麻醉并发症问题

> **临床小贴士** 行肝肿瘤切除术的患者存在严重的心力衰竭、大量失血、体温不稳定以及水和电解质紊乱的高风险。

手术和麻醉的准备

对于无准备、无治疗和无明确诊断的患者必须及早行影像学诊断检查。临床评估和判断，对于实施麻醉是非常重要的。麻醉医师对列入治疗计划行剖腹手术、手术切除、放置化疗，中心静脉穿刺置管或肝移植的患者进行全面的评估，对风险进行预测和分析。

肝肿瘤患者的相关麻醉事项

1. 肝的影响：肝的合成功能，新陈代谢，解毒排泄功能受损，使依赖肝代谢清除的药物聚积，出现低血糖，凝血功能障碍。

2. 局部的影响：肿块引起消化道幽门梗阻、胆道梗阻；肿块甚至浸袭周围的血管组织结构，包括下腔静脉（IVC）、右心房（RA）、腹腔干或肾血管等其他组织结构，例如膈肌或脊髓腔。

3. 系统的影响（贫血、血小板减少、肝性脑病）。

4. 治疗的影响：（化疗）。

5. 手术的影响：肿瘤栓塞延伸至下腔静脉的患者需要循环停止，行心肺或静脉旁路。

麻醉准备

1. 检验资料：血常规（全血计数、凝血、肝肾功、血糖和电解质）。

2. 血库：对活组织检查、切除和移植的患者与血库联系备血。网织红细胞类型，其他血液制品通过检查应标明。提醒血库注意可能需要大量的血液制品包括网织红细胞、血小板、新鲜冰冻血浆、冷沉淀、凝血因子Ⅶa。

3. 影像学资料：检查和评估肿块影响波及周围的组织结构，肿瘤大小、位置和血管分布。超声心动图用以评估肿瘤对右心房或下腔静脉收缩的影响。

4. 检查术前化疗（可能包括顺铂、长春新碱、氟尿嘧啶、多柔比星）使用情况并评估其不良反应。

5. 术前治疗：若应用了维生素K，输血应标明。

6. 禁食时间：标准禁食，但要意识到可能存在幽门梗阻。

肝肿瘤切除术的麻醉

麻醉计划

1. 气管插管下的全身麻醉。

2. 是否置硬膜外导管应根据手术方案和患者凝血情况来确定。

3. 对大手术可能发生大出血者应进行评估和适宜监测。

4. 术后进重症监护病房（ICU）。

归纳

相关注意事项

1. 幽门梗阻有反流误吸的风险。

2. 可降低功能残气量。

3. 膈肌升高会影响胸部顺应性。

静脉注射和快速诱导或吸入诱导时应该考虑到幽门梗阻适宜而定。适宜经口气管插管，按外科医师的要求给予抗生素。

方法、监测和装备

美国麻醉医师协会（ASA）监测标准：

1. 动脉留置管（上肢）。

2. 中心静脉置管。

3. 大孔静脉通路（上肢/颈）。

4. 留置鼻饲管。

5. 留置导尿管。

6. 体温探测仪。

7. 考虑使用胸前多普勒。

8. 术中实验室检测：动脉血气（ABGs）、血常规（CBC）、凝血功能、血糖和电解质。

临床小贴士　区域（局部麻醉）镇痛技术应用于肝肿瘤切除术的患者有很多的优越性，常常由于考虑到手术期间是否有完好的凝血和（或）血流动力学不稳定性而有所禁忌。

局部麻醉

1. 此外标准的禁忌证应特别需要注意到肿瘤已经侵犯至骨髓、凝血障碍或由于肝疾病或化疗引起的血小板减少。尖端位置处在胸中部的硬膜外导管对于术中和术后的镇痛可考虑应用。

2. 采用硬膜外局部麻醉时通常需要注意平衡手术期间潜存的术中血压过低的可能。

手术期间麻醉

相关注意事项

1. 有关大血管和肝组织的大出血，现今外科技术降低了该风险。

2. 受损的静脉回流（牵拉肝组织和下腔静脉/肝静脉打折时手术直接使下腔静脉受压）。

3. 空气栓塞（来自开放的肝静脉/下腔静脉）。

4. 胸部顺应性受阻（来自手术拉钩对膈肌的牵拉）。

5. 凝血功能障碍（手术开始时就存在，但也可以来自术中出血，肝手术操作和低体温是重要原因）。

6. 急性血流动力学的改变（来自夹闭/非夹闭的肝门阻断）。

7. 心律失常（由于机械性刺激心脏，电解质紊乱所致）。

8. 考虑药动学：慎用具有潜在肝毒性或具有损害肝功能的药物。

术中管理

1. 平衡麻醉（麻醉药/硬膜外，小剂量吸入麻醉药，神经肌肉阻滞麻醉）。

2. 根据血压行硬膜外阻滞麻醉操作管理。

3. 根据手术反应行密切的血压监测（操作因素）。

4. 正常血碳酸通气，吸入氧浓度（FiO_2）应根据需氧情况，避免氧化亚氮。

5. 早期使用新鲜冰冻血浆（特别是在大量失血导致的凝血功能不正常时）。

6. 血液制品在手术期间使用时应有输液提示。

7. 温度管理：标准的温度管理应包括强制室间温暖和液体/血液保暖。

8. 监测血糖，充分考虑含葡萄糖的平衡液。

9. 若需要夹闭下腔静脉应采取肾保护措施。

10. 若夹闭/非夹闭大血管时，应正确管理正性肌力药、血管升压药和血管扩张药。

术后注意事项

1. 若条件适合应在手术室内拔管，并应注意长时间手术或大量输氧后的术后通气情况。

2. 术后安排：进入ICU或拔管后监控中间护理床。

3. 术后镇痛：硬膜外护士控制镇痛（NCA）或患者自控镇痛（PCA）或p.r.n麻醉药。慎用非甾体类抗炎药和对乙酰氨基酚。

4. 术后凝血障碍：凝血检查和新鲜冰冻血浆（FFP）置换提示，术后凝血障碍无失血也可能持续存在，在硬膜外导管拔出前应检查凝血情况。

5. 注意药动学：警惕肝损伤（可以蓄积）或肝毒性（对乙酰氨基酚药物）。

障碍：嗜铬细胞瘤和副神经节瘤

嗜铬细胞瘤和副神经节瘤（PHEO/PGL）是神经内分泌性的肿瘤，值得注意的是他们能释放非生理性的儿茶酚胺。患者表现出无法解释的高血压、心动过速、心悸、头痛、脸红和出汗。肿瘤可能是偶发的或作为遗传性肿瘤综合征的一部分。例如多发性的内分泌瘤（MEN Ⅱa，b），神经纤维瘤，希佩尔-林道（Hippel-Lindau）综合征或结节性脑硬化。新生儿和婴幼儿患PHEO/PGL少见（他们患者茶酚胺分泌的肿瘤多为典型的神经母细胞瘤），但可见于儿童、青少年和成人。

胚胎学和病理学

神经嵴细胞在从内外胚层移动至肾上腺髓质和交感神经结（图24-1），他们转移进嗜铬细胞内引起具有组织学特征的肾上腺嗜铬细胞瘤（嗜铬细胞瘤）或肾上腺外的颈部、胸

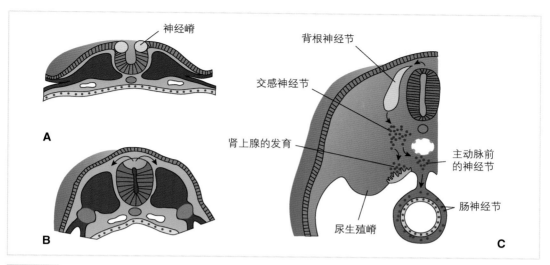

图24-1　神经嵴细胞在20 d(A)、22 d(B)和28 d(C)的发育和移动

部和腹膜后的交感神经节(副神经节瘤)。肿瘤细胞保留了分泌儿茶酚胺的功能。嗜铬细胞瘤组织学上有良性或恶性(10%),以及双向的(10%)。

生理因素

PHEO/PGLs具有功能性或非功能性。大多数头部和颈部的PGLs是非功能性的。然而,腹部的PGLs是典型的功能性分泌肿瘤,能持续性或间断性分泌非生理性的儿茶酚胺,导致血循环的去甲肾上腺素和多巴胺水平升高,肾上腺素不常升高。这些儿茶酚胺刺激α和β肾上腺能体及多巴胺受体产生生理学反应。最明显的反应是增加血管紧张导致高血压和增快心率,假如分泌的是去甲肾上腺素,心率可能减慢。循环血量减少,长期高血压可导致心室肥大和心力衰竭或儿茶酚胺性心肌病。术前/麻醉前,要实现控制血管收缩和高血压,首先使用α受体阻滞药,接着用β受体阻滞药。假如首先使β受体阻滞药,患者的血压由于α受体激活将升高。需要有效的血管舒张伴随水钠潴留从而恢复循环血容量。摘除肿瘤可致暂时性的儿茶酚胺缺失,血管舒张和血压下降,因此需要额外补液和使用血管升压药。

手术和治疗

最有效的方法是切除肿瘤。恶性肿瘤还需要进行额外的化疗,由于儿茶酚胺的释放,使用药物控制高血压仅限于术前高血压的控制。少数患者有儿茶酚胺水平升高所致的综合征表现,但肿瘤没能确诊,这些患者需要长期使用α受体阻滞药抗高血压治疗。

诊断结论

患有PHEO/PGL的患者表现特征性的儿茶酚胺释放综合征(高血压、心动过速、心悸、头痛、脸红和出汗），罕见地 PHEO/PGL 能分泌其他神经内分泌激素，例如 GHRH、CRH、ACTH 和 PTHrP，以及 VIP。该综合征可以是自发的或由体活动、手术或麻醉刺激引发。一旦怀疑 PHEO/PGL，诊断应包括生化鉴定和肿瘤位置的追踪随访。血中和尿中儿茶酚胺（肾上腺素、去甲肾上腺素、多巴胺）水平，血中和尿中儿茶酚胺代谢产物（3-甲氨基-4-羟苦杏仁酸）（IVMA）和高香苯酸（HVA）或游离的 3-甲基肾上腺素和去甲肾上腺素能够测定出，或者通过随机测定 24 h 尿中的含量。尿中 3-甲基肾上腺素水平至关重要，因为肿瘤内儿茶酚胺的代谢产物依赖儿茶酚胺释放。越来越多的患者在发病前对遗传性肿瘤综合征进行基因测试而被诊断。一旦生物学诊断确立，由影像学资料（超声、CT/MRI）明确肿瘤所在的位置，碘 [131] 放射性核素扫描可证实肿瘤位置并可发现转移灶。

最终诊断通过组织活检或切除术后得以证实，现今还没有 PHEO/PGL 的分期体系。

麻醉处理程序的要求

小的幼儿在诊疗过程中，早期阶段即使是最终诊断没有确立和最初诊疗没有开始都要求处于睡眠状态和麻醉监护下进行为佳。对于没有经过治疗的肝胚细胞瘤患者进行评估和判断尤为重要，以避免来自麻醉的灾难性后果。术前组织活检虽然未显示但可能相当危险，引起大出血、囊破裂、高血压危象、心肌梗死、卒中和死亡。

- 诊断程序：影像学资料。
- 用以化疗的中心静脉置管。
- 肿瘤切除。
- 腹腔镜活检或肿瘤切除。

> **临床小贴士**　功能性肝胚细胞瘤切除术的术前准备首先要求使用 α 受体阻滞药，然后再使用 β 受体阻滞药。期间要补充足够的静脉输液和钠盐，以此恢复血容量。

麻醉问题

手术和麻醉准备

1. **血流动力学控制**：对所有可能的临床怀疑儿茶酚胺分泌性肿瘤的高血压患者，麻醉前应对他们的血压适当的控制。传统的控制血压，使用 α 受体阻滞药（酚酞明、哌唑嗪、多沙唑嗪）几天和几周。不过，其他血管紧张药（乌拉地尔、腺苷、前列腺素 E、钙通道阻滞药）确定有效并得以使用。一旦血压开始正常，需使用 β 肾上腺素能受体阻滞药（美托洛尔、拉贝洛尔）以控制心动过速。若没有 α 肾上腺素能受体阻滞药对抗 α 肾上腺素能激活的效应，β 肾上腺素能受体阻滞药作用较小。短效的 α 受体组阻滞药例如酚妥拉明和短效的 β 受体阻滞药例如艾司洛尔有较好的急性血流动力学的控制效应。直接的血管扩张药例如硝普钠也同样可以使用。阻滞是否适量常通过除监测血压正常外，还需监测是否还有鼻塞和轻度的体位性低血压。

2. 循环血容量的恢复的评估是通过无明显直立性低血压、血细胞比容降低和体重增加进行的，切除术几天前增加食物钠盐摄入或口服食盐片剂能从开始就增加并保持静脉内容量。患者在术前禁食期间常常通过静脉输液以防止血容量过低。

3. 可用**影像资料**对肿瘤的位置、大小、质量效应或侵袭性进行评估。

4. 可用的实验室资料应包括儿茶酚胺水平、内分泌研究调查 MEN 的存在、肝肾功能、血常规、凝血检测、电解质和血糖。

5. 心功能评估（心电图、心脏超声），对其评估应考虑到长期高血压导致的不良影响，如心室肥大或紧张，心脏功能和心肌病等方面。若心脏改变已经存在，手术切除最好等到这些心脏改变经治疗改善后再进行。

6. 进行眼底检查以排除由高血压所致的视网膜出血或视盘水肿的可能性。

7. 血库：主要进行备血、定血型和浓缩红细胞交叉配血。

麻醉问题

1. 适当的血流动力学控制：前期麻醉和血压控制不充分可引起严重的高血压，有卒中、急性心力衰竭或出血的风险。最好是在麻醉诱导前行有创动脉血压监测，推荐血管紧张素转化酶抑制药通过中心静脉使用和管理。

2. 肿瘤释放儿茶酚胺可能是：

a. 自发的；

b. 药物引发的（组胺释放药）；

c. 交感神经介导的（浅麻醉）；

d. 机械性的（操作肿瘤）；

e. 腹腔镜的原因（加压、二氧化碳）。

3. 肿瘤局部效应：嗜铬细胞瘤不一定是大的肿瘤，但要确定与周围组织结构的关系。

4. 肿瘤切除时血管扩张和低血压通常暂时需要血管加压的支持（去氧肾上腺素、去甲肾上腺素、多巴胺、血管加压素）。

5. 选择药物：对于嗜铬细胞瘤患者的麻醉管理，几乎所有用于它的麻醉药都有报道。理论上药物存在的问题是释放儿茶酚胺或组织胺等具有拟交感神经或抑制迷走神经的药物。琥珀胆碱引发的肌肉震颤可增加腹内压力。

6. 肺换气不足和腹腔镜检查所致的高碳酸血症可引起儿茶酚胺的释放。

嗜铬细胞瘤／副神经节瘤切除术的麻醉

麻醉计划

1. 气管内插管全身麻醉。

2. 硬膜外导管置入。

3. 持续血压监测和管理。

4. 避免引发儿茶酚胺释放的药物和操作。

5. 术后进入 ICU。

归纳

相关注意事项

1. 高血压是由于受体阻滞药使用不足,而低血压是受体阻滞药过量。

2. 足量的术前用药可明显缓解术前紧张。

3. 推荐诱导前有行创动脉血压监测,以便观测诱导时血流动力学的变化。

4. 血管紧张素由外周静脉给予,一旦需要可由中心静脉输注。

5. 喉部局部麻醉的使用可让插管时的反应减至最小,此外还需要适量的诱导麻醉药。

监测方法

根据 ASA 标准如下:

1. 诱导前有创动脉血压监测。

2. 置入中心静脉导管。

3. 留置胃管。

4. 留置尿管。

5. 温度监测。

6. 术中实验室检测(显示动脉血气、血常规、电解质和血糖)。

局部麻醉

硬膜外阻滞麻醉抑制交感神经兴奋刺激因而降低由交叉神经介导儿茶酚胺释放的风险。可在清醒时、镇静下或麻醉诱导后入睡时置管。硬膜外导管尖端应位于胸正中部。由于抗高血压药物的影响,经硬膜外导管给药应小心谨慎。术中由于出血和肿瘤摘除时的低血压不可因硬膜外阻滞麻醉而加重。

术中麻醉

相关注意事项

1. 儿茶酚胺释放所致高血压引起有或无肾血管收缩的心动过缓、心动过速和心律失常。

2. 术中低血压由于出血、手术操作时静脉受压打折和肿瘤摘除时引起。

3. 组织活检的影响。

术中管理

1. 持续的血流动力学监测和管理是关键。

2. 麻醉药/硬膜外用药和小剂量吸入麻醉药和全凭静脉麻醉(TIVI)之间的平衡。肌肉松弛药应使用没有释放组胺作用的肌肉松弛药如罗库溴铵和维库溴铵。

3. 术中静脉滴注短效的血管扩张药(硝普钠、酚妥拉明、钙通道阻滞药、腺苷、前列腺素),短效的 β 肾上腺素能通道阻滞药例如艾司洛尔,或需要长效的 β 肾上腺素能通道阻滞剂制药例如拉贝洛尔。

4. 维持小剂量硫酸镁输注以其血管扩张作用控制血压,并利用硫酸镁抗心律失常的特性。

5. 非诺多泮通常用以抵抗由于儿茶酚胺释放引发的肾动脉收缩的不利影响。

6. 肿瘤切除后,中断所有的血管扩张效应,低血压的管理是通过合理的液体补充和静脉使用血管升压药(去氧肾上腺素、去甲肾上腺素、垂体加压素、多巴胺或必要时使用肾上腺素)。

7. 行腹腔镜时应选择尽可能低的充气压力。通气目的是使血碳酸正常。

> **临床小贴士**　针对嗜铬细胞瘤切除时儿茶酚胺不足引起低血压的防治相当重要。

术后注意事项

1. 拔管时机适宜。
2. 术后进入ICU显然是合理的,血流动力学的变化需要持续使用血管升压药几天。
3. 密切监测血糖。
4. 静脉注射阿片类镇痛药或硬膜外进行适宜的镇痛。使用适宜的PCA和PCEA。
5. 术后液体的需求有所增加。
6. 对恶性嗜铬细胞瘤需要持续使用抗肾上腺素药。
7. 定期检查儿茶酚胺水平的变化,并行血压监测。

障碍: 神经母细胞瘤

背景和流行病学

神经母细胞瘤是婴幼儿最常见的结节性肿瘤,大多数患者10岁前发病,并有50%是2岁前发病。新生儿筛查较临床发病率更高的检查出。神经母细胞瘤依然是小儿肿瘤最为神秘及困惑的肿瘤之一。由原发瘤、广泛转移灶和类肿瘤综合征引起的临床症状多种多样。婴儿型常常自发的退化。然而,年龄较大患者的死亡率在小儿肿瘤中是最高的。

胚胎学

胚胎表面的细胞演变成神经嵴细胞,它可以由内胚层和外胚层移动到交感神经结和肾上腺髓质。肿瘤是神经嵴细胞分化而成,包括神经母细胞瘤、神经节细胞瘤和节细胞神经母细胞瘤。嗜铬细胞瘤和副神经节瘤均属于嗜铬细胞的肿瘤,该肿瘤也是由神经嵴细胞演变而成。神经母细胞瘤位于颈部、后胸部和腹膜后。它们随着位于肾上腺和交感神经的神经嵴细胞的走形而分布。作为源自交感神经细胞的神经母细胞亦能分泌儿茶酚胺。

病理学

神经母细胞瘤是恶性肿瘤,神经节细胞瘤和节细胞神经母细胞瘤并不同,它们是恶性程度较低的神经嵴细胞来源的肿瘤。根据国际神经母细胞瘤分期系统小儿肿瘤协会或儿童癌症研究协会进行分级（表24-1），三个临床结果是疾病分期最主要的依据，确诊时患者的年龄，MYCN致癌基因在肿瘤细胞中表达，其他预后因素包括肿瘤组织学（依照Shimada或Joshi）归类、肿瘤染色体倍性、缺少119染色体和其他方面的组织学、生物化学和流式细胞仪参数。

表24-1 国际神经母细胞瘤分期系统（INSS）分期	
Ⅰ期	局部肿瘤可完全切除
Ⅱ期	局部肿瘤不能完全切除或伴同侧淋巴结受浸润
Ⅲ期	远处转移灶存在
ⅣS期	肿瘤浸润弥漫至皮肤、肝脏和骨髓

治疗

根据肿瘤分期，患者年龄和预后危险因素，治疗选择包括（很少）自发回归观察（ⅣS期），主要是手术切除（Ⅰ期），化疗（通常包括环磷酰胺、多柔比星、顺铂、长春新碱和其他）。二次手术切除或切除主瘤，肿瘤放疗，骨髓消融（大剂量化疗药/全身放疗）随后行骨髓或干细胞移植，或根据实验数据行联合治疗。

麻醉处理的程序要求

麻醉医师需参与下述诊疗活动，如实施影像学检查，经皮瘤或骨髓活检、剖腹活检或腹腔镜活检或肿瘤切除，化疗时置入中心静脉导管，干细胞提取和干细胞/骨髓移植、放疗和肿瘤缩瘤术，让患者处于镇静睡眠状态或麻醉状态。

生理因素

1. 在肿瘤位置的基础上所出现的肿块效应或肿瘤扩散；

a. 颈部和纵隔后的肿瘤使气管移位或受压。

b. 血管侵犯、移位或受压（例如导致上腔静脉综合征或肾血管性高血压）。

c. 幽门梗阻引起呕吐有误吸的风险。

d. 由于腹部肿瘤的挤占使呼吸功能受损。

e. 葫芦状瘤延伸穿过椎间孔进入脊髓腔可能使脊髓受压。

f. 血管内的肿瘤或血栓扩散延伸。

2. 肿瘤像嗜铬细胞瘤具有分泌活性，释放去甲肾上腺素、多巴胺或肾上腺素来致高血压和心动过速。

3. 治疗的效果包括心、肾或神经毒性化疗效应和骨髓抑制所致的贫血和血小板减少。

4. 相关现象：眼阵挛-肌阵挛综合征。

临床小贴士　如果计划局部麻醉作为患者切除神经母细胞瘤围术期治疗的一部分,排外肿瘤侵袭脊髓腔是至关重要的。

麻醉问题

麻醉准备

1. 临床评估:重点关注继发于受压呼吸道和(或)腹部膨隆的呼吸受损,血流动力学状况(高血压、血管受压)和幽门梗阻。

2. 影像学资料:肿瘤的位置和范围,毗邻的器官和血管,脊柱伸展。

3. 治疗引起的病理生理变化。

4. 肿瘤转移灶的位置。

5. 心肺功能评估心脏病学/超声心动图用以评估化疗的心脏毒性作用。

6. 实验室评估:高血压,心动过速和(或)出汗,尿 VMA 和 HVA,血清3-甲基肾上腺素和去甲肾上腺素水平,血清去甲肾上腺素,多巴胺,肾上腺素水平,肾囊水平;完善的实验室检查:血常规、凝血测定、肝肾功能。

7. 血库:在肿瘤切除期间可能出现大出血,所以应备血。

8. 对高血压患者在切除之前应考虑降压治疗,儿茶酚胺释放引发高血压,需根据血压管理的原理概述进行控制,先于手术切除嗜铬细胞瘤前使用α肾上腺素能受体阻滞药和必要时替换疗法,随后使用β肾上腺素能受体阻滞药。

麻醉

1. 术前用药:除存在严重的呼吸道问题外,苯二氮䓬类药物可用于镇静。

2. 诱导:若上腹部巨大肿瘤引起幽门梗阻需要行快速诱导。

3. 肌肉松弛:颈部或骨盆肿瘤切除应避免周围神经/血管丛的刺激。考虑自主呼吸,若存在气道受压应行压力支持通气。

4. 硬膜外麻醉是剖腹手术或开胸手术有效的麻醉。除禁忌证外,若要行局部麻醉,排外肿瘤浸润脊髓腔是非常重要的。

5. 管理:通常运用强效吸入药和阿片类药物。腹部手术应避免使用氧化亚氮。

6. 要点

a. 切除肿瘤位于大口静脉附近或肿瘤周围有大血管,在手术期间有大出血的风险。

b. 腹部巨大肿瘤应选择上肢静脉。

c. 长时间手术或预计失血量大时,应留置动脉导管,如肿瘤靠近大血管或肝、胸部肿瘤切除,患者(治疗或证实儿茶酚胺诱导)存在高血压。

d. 化疗应留置中心静脉导管;胸部或腹部肿瘤切除时也应留置静脉导管。

7. 监测:大的切除术应行标准检测外加有创动脉血压监测,手术期间实验室监测、中心静脉置管和留置导尿管,有助于容量的评估。

8. 术后处理:气道受压,血流动力学不稳定或巨大肿瘤切除时大出血的患者应进入ICU。

障碍：肠道肿瘤

背景

儿童肿瘤是少见的。围绕大量各种病因学，从新生儿先天肠重复畸形到血管畸形和家族息肉性综合征，由于较为罕见，小儿肠道肿瘤常常分类困难，并经常与其他病理实体例如平滑肌肉瘤、平滑肌瘤或成平滑肌瘤相混淆。因此不可能对小儿肠肿瘤给出精确发生率。大多数诊断和治疗指南是根据成人指南而推论出。

胚胎学和病理学

1. 儿童肠肿瘤包括属于肠道重度畸形的先天性囊性肿块，它可能发生于肠道的任何部位（见第十九章）。

2. 儿童罕见肿瘤报道包括胃肠道间质瘤（GIST）或胃上的畸胎瘤，小肠淋巴组织来源的淋巴瘤和类癌瘤。胃肠道间质瘤（GIST）可发生在其他遗传综合征，例如 I 型多发性神经纤维瘤，Carney 三联征（GIST、肺软骨瘤和肾上腺外节旁体瘤）和卡尼斯特拉塔基斯（Garney-Stratakis）综合征（副神经节瘤和 GIST）。GIST 来源于卡扎尔（Cajal）肠源细胞，并与 KIT 变异相关或与血小板源性生长因子 α 受体原癌基因相关。

3. 尽管胃肠道癌少见，但儿童伴家族性腺瘤样息肉病可以诊断。先天性染色体显性异常与直肠和结肠的多发性息肉形成相关，且在 35～40 岁时可最终转化成恶性，可以给儿童检测染色体 59、21-22 上腺瘤性结肠息肉病基因的反应性。同样若儿童有家族性腺瘤样息肉病（FAP）的家族遗传史可行基因筛查。证实患者存在风险应行腹部超声，血红蛋白作为甲胎蛋白（AFP）测定的依据并与 FAP 相关。10 岁后行结肠窦检查，最终，将肛门外迁，行全直肠结肠切除术得以完成。特别是在青春期，Gardner（加德纳）综合征的特征是骨肿瘤和皮肤软组织瘤，此外还有结肠腺瘤样息肉。

4. 胃肠道上可存在血管畸形，有淋巴管畸形或血管畸形，例如，蓝色橡皮大疱状综合征的患者，可能有肠出血和贫血，淋巴回流障碍所致的乳糜胶水肿和外周淋巴水肿，或来自这些损伤引起的肠梗阻。

治疗和手术

1. 大多数胃肠肿瘤可切除。
2. 肠道淋巴主要是进行化疗。
3. 息肉综合征需要行预防性结肠直肠切除术。

麻醉程序要求

1. 影像学资料。

2. 内镜检查（食管、胃、十二指肠镜检查、乙状结肠镜检查、结肠镜检查）。

3. 组织活检（内窥镜、经皮、经腹腔镜、开腹）。

4. 腹腔镜诊断。

5. 切除（腹腔镜或开腹）。

6. 附带的阑尾切除术。

7. 预防性直肠结肠切除术和肛门外牵减压手术、回肠造口关闭术。

8. 胰腺肿瘤（少见）：胰腺、十二指肠切除（Whipple手术）。

麻醉问题

手术和麻醉准备

手术患者包含择期手术健康的患者（例如家族性腺瘤样息肉病）和肠梗阻或贫血伴全身性并发症或出血的患者，这类患者应尽快行术前准备，不适宜行紧急手术。

麻醉注意事项

1. 幽门梗阻，肠梗阻（留置鼻胃管引流）。

2. 疼痛（肿瘤本身，神经性，手术）。

3. 早期治疗方法的反应。

4. 贫血（肿瘤、出血、化疗引起的骨髓抑制）。

5. 容量状况。

6. 腹腔镜进气的影响。

7. 定位的影响。

肠肿瘤手术的麻醉

麻醉计划

1. 除较小的操作例如影像学检查或组织活检外，大多数患者应行气管内插管全身麻醉。

2. 对于所有大的腹部手术应留置硬膜外导管。

3. 应预先考虑到大量体液转移和容量需求，并有确切的容量需求监测。

4. 腹腔镜操作时应关注气腹相关的生理变化（见第三十四章）。

诱导

注意事项

1. 幽门或肠梗阻患者：宜行静脉注射快速诱导。

2. 由于出血或术前肠道准备导致血管内容量不足者：麻醉诱导前给予补充液体。

3. 对于大多数腹部手术行优先面罩/喉面罩的气管内插管。

方法、监测和其他装备

1. 标准的ASA无创监测。

2. 危重的患者或预计有大失血或血流动力学改变例如腹部间隔综合征的剖腹手术或疑似肠坏死者应行有创动脉血压监测。有创动脉血压监测对长时间手术者监测血细胞比容、电解质和凝血监测较为有利。

3. 建立好的静脉通路是基本,术中使用上臂静脉通路是有益的。

4. 中心静脉置管特别适用于外周静脉穿刺困难者。对术中需要输注儿茶酚胺、术中静脉抽血、监测CVP或术后肠外营养,如术后恢复时间延长者中心静脉穿刺置管是有必要的。

5. 若预计术后将继续行胃肠减压应留置鼻胃管或仅术中置入口胃管。

6. 留置导尿管。

7. 使用温度探头。

8. 腹部大手术时,所输注的液体/血液和患者的保暖是关键措施之一。

9. 考虑使用脑电双频指数(BIS)监测或维持患者浅全麻/硬膜外麻醉平衡。

10. 术中实验室监测要结合临床症状,包括动脉血气、电解质、血常规、血糖和凝血。

局部麻醉

若无禁忌证,胸部硬膜外麻醉是非常有效的全身麻醉的辅助,并常用于剖腹手术后的镇痛,同样适用于腹腔镜操作范围较广时例如直肠结肠切除术伴肛门外拉出术。硬膜外导管尖端应低于中胸部才是最佳位置。

术中麻醉

相关注意事项

1. 肠道准备时,不可预测的液体需求导致体液缺乏,通常表现为最初尿量多,随后逐渐减少。

2. 术中各种隐性液体丢失(剖腹手术、腹腔镜手术)。

3. 腹腔镜操作过程中由于腹腔镜的影响使尿量减少,因而对液体状态的评估造成困难。

4. 出血。

5. 长时间手术使皮肤的完整性存在风险;如皮肤破坏裂解、脱落的风险。

6. 结肠切除术和肛门外牵手术,存在下肢骨筋膜室综合征的风险,其他危险因素还包括长时间的头低脚高位(截石位)和术中低血压。

7. 压力所致的神经损伤(足部下垂使腓骨头受压导致腓神经损伤/尺、桡骨神经损伤)。

术中管理

1. 保持麻醉药/硬膜外和吸入麻醉之间的平衡。

2. 手术所需要的肌肉松弛。

3. 液体管理按照生理需要量加上估计的隐性液体丢失量[可高达$10 \, mL/(kg \cdot h)$],再加失血量。根据血压、心率、尿量或中心静脉压加以调整。

4. 截石位时应维持适当的灌注压,必要时辅助用药(如麻黄碱)。

5. 保持盐溶液平衡可降低高氯性代谢性酸中毒的风险。

6. 所有受压部位应铺垫,如有必要,手术期间应立即进行检查。

术后处理

1. 术后处理要根据术前状况,手术和手术过程的情况而定。

2. 通常情况下,适当镇痛、充足的通气和总体平稳的情况下在手术结束时拔出气管导管。术后机械通气应考虑到患者术前准备不充分和多器官疾病(尤其是心血管疾病),长时间手术或液体过多(正平衡),低体温或凝血障碍。术后机械通气也应考虑非硬膜外镇痛的全身镇痛,术后不需要机械通气或进入ICU的患者应给予监护仪监测并增加吸入氧浓度。

3. 术后液体需求;由于第三间隙存在,术后液体滴注应每日增加50%或根据临床指标而定。平衡盐溶液或无葡萄糖液优于低渗溶液,能有效降低术后的低钠血症。

4. 术后镇痛通过局部麻醉的硬膜外镇痛,麻醉药、可乐定相当有效,最理想的是采用PCEA。若没有留置硬膜外导管,可通过PCA注入麻醉药,此法是针对6岁以下的患者。NCA普遍认为优于所需注射的麻醉药。对乙酰氨基酚和非类固醇镇痛对辅助镇痛有益。

5. 对于较大儿童行剖腹手术和骨盆手术时预防深静脉血栓是必要的。在手术开始时,甚至术前使用肺防护罩/持续压缩装置。使用肝素或低分子肝素以预防其发生。硬膜外导管放置或拔出(使用低分子肝素后至24 h)时应考虑肝素或低分子肝素与疼痛管理之间的协调作用。

障碍:生殖细胞肿瘤(GCTs)重点是尾骶部畸胎瘤(SCT)

背景

生殖细胞肿瘤来源于多能胚胎细胞。包括各种各样的肿瘤,位置从颅内到睾丸和骶尾部,从新生儿畸胎瘤到成人睾丸和卵巢的肿瘤,从高度差异性到高度恶性的肿瘤。麻醉应依据目前年龄、患者身体状况、身高、肿瘤的位置和造成的影响以及拟行手术等情况而定。

胚胎学和病理学

生殖细胞肿瘤分型如下(图24-2和图24-3):

畸胎瘤;

生殖细胞肿瘤(精原细胞瘤、无性细胞瘤);

胚胎细胞癌;

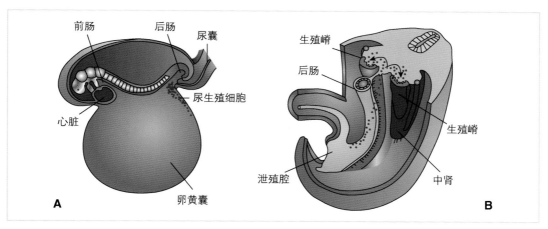

图24-2 生殖细胞肿大约发育4周时首先出现在尿囊附近的后肠区域,从第5周到第6周形成原始性腺

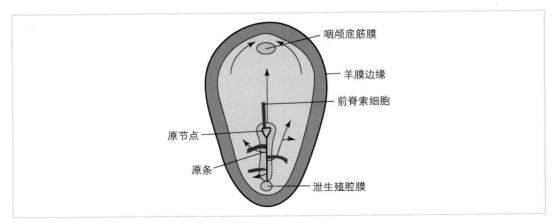

图24-3　16 d的胚盘(背面观)。外胚叶表面细胞通过迁移成原始条纹和节点。原条尾部是3个胚层的汇合处可形成原始畸胎瘤

绒毛膜癌;

内胚胎窦瘤(卵巢内胚层窦瘤);

成性腺细胞瘤。

1. GCTs可分为性腺和性腺外的;胚芽的或胚芽外的;成熟的或非成熟的;变异的或非变异的;恶性的或非恶性的。

2. 原始生殖细胞起源于卵巢的胚芽,并演化为生产精子和卵子的生殖器官。性腺生成障碍甚至细胞瘤(95%)起源于性腺的原始生殖细胞(生殖细胞瘤、颅内或卵巢畸胎瘤)。腹部转移或浸润和增生可导致性腺外的生殖细胞瘤(5%)。

3. 尽管对于新生儿、婴幼儿和幼儿生殖细胞肿瘤(SCT)有许多典型类型,但GCTs可能发生在青春期后,青春期和成人期。

4. 畸胎瘤保持了多能原始生殖细胞的区分能力,能显示所有3个胚层:内、外和中胚叶。它引起组织的解剖部位变异且不能用局部细胞分化来解释,例如:头发、骨头和牙齿,畸胎瘤发生在性腺和性腺外颅中线位置到骶尾部。畸胎瘤位置发生率如下依次减少:

a. 骶尾部25%。

b. 卵巢。

c. 睾丸。

d. 大脑(松果腺)。

e. 腹膜后。

f. 颈部。

g. 纵隔(前部)。

诊断和治疗

1. 典型的生殖细胞瘤以大块著称,可通过胎儿期超声发现。影像学检查证实并确定它的位置,诊断还需进行活检。

2. 患生殖细胞瘤的患者甲胎蛋白（AFP）和（或）β绒毛膜促性腺素（β-HCG）升高，因而对帮助诊断、评价治疗效果和监测复发是有意义的。

3. 通过胎儿期超声检查表现，诊断新生儿颈部和骶尾部畸胎瘤是常见的。患卵巢畸胎瘤的平均年龄是13岁，睾丸生殖细胞瘤同样有他们的发病高峰，在青少年和成年时。

4. 治疗包括手术切除和恶性GCTs需要放疗和化疗，能完全切除且损害少的病例预后较好。

麻醉程序要求

1. 影像学资料。
2. 活检。
3. 放置中心静脉导管。
4. 切除术。
5. 淋巴结切除术。

临床小贴士 新生儿骶尾部肿瘤的切除可能因太大而导致充血性心力衰竭，以及手术切除术时可发生大量失血。

麻醉问题

GCTS患者麻醉问题主要如下：
1. 肿瘤大小。
2. 血流动力学影响。
3. 位置。
4. 肿瘤位置和范围的影响（特别在血管、气道和胃肠道）。
5. 出血风险。
6. 全身的血液影响。
7. 放疗和化疗的影响（特别是GCTS的化疗药物博来霉素、顺铂、依托泊苷）。
8. 手术路径。

应予考虑畸胎瘤特殊位置：

颅内：神经外科通常考虑其占位性病变。

颈部：畸胎瘤可发生于新生儿的颈部［先天性气道高阻综合征（CHAOS）］，临床上表现为气道受压，需要排除受压情况，可以尝试直接喉镜插管，或纤维支气管镜，气管造口术或分娩前给予（出口过程：额外宫内治疗）体外模式氧合（ECMO），以确保气道安全。理论上，胎儿期诊断确立身体器官组织的损害，好确定母亲启动分娩的适宜状态。

较典型的**纵隔畸胎瘤**位于前纵隔，使气道、大血管和心脏受压。麻醉诱导必须遵循前纵隔肿块处置的指南来执行。腹部畸胎瘤例如卵巢畸胎瘤典型的诊断是大块状,肿块太大,因此切除术麻醉必须考虑到巨大肿块的影响。

睾丸畸胎瘤可发生于青少年,直到肿块长得惊人的大和出现转移时才来就诊。需要剖腹行根治性睾丸切除术和明确的腹膜后淋巴结切除。

肺功能检查和胸部X线检查,应用于接受博来霉素化疗的患者,因其有肺毒性。术中应给予临床可以接受的最低FiO_2和精准的液体管理。

骶尾部畸胎瘤是新生儿肿瘤,肿瘤可能较大,并引起胎儿水肿(指示胎儿手术)或高输出量心力衰竭,以及目前急诊切除术面临许多挑战,小的腹内肿瘤可超过新生儿期状态稳定下行择期手术(图24-4和图24-5)。

SCT类型如下:

1. 外部占优势。

2. 外部延伸至骨盆内。

3. 主要在骨盆和腹腔内但可见外部。

4. 完全在骶骨前。

治疗SCT是行强制性尾骨切除术,以把复发的风险降到最小。

1. 手术切除后部、前部或邻近接合部,术中要求变换婴儿的体位,腹腔镜可用于腹腔

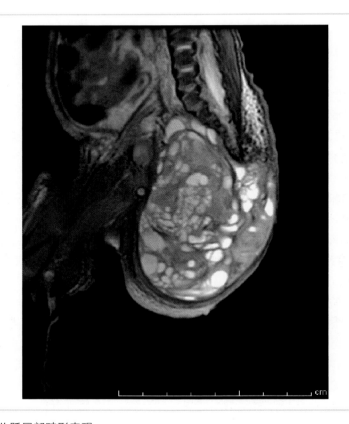

图24-4 新生儿骶尾部畸形表现

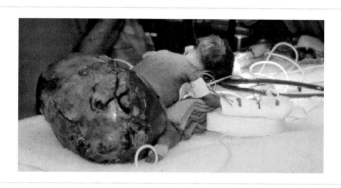

图24-5 骶尾部巨大畸胎瘤的婴儿

内的肿瘤。

2. 对于巨大肿瘤,改变患者体位之前通过剖腹手术在肿瘤切除手术开始前将供应肿瘤的血管结扎或套住。

3. 据报道给予巨大肿瘤患者行体外膜式氧合可减轻血流动力学改变或波动,并便于大量输血。

4. 手术切除前由放射介入科医师执行肿瘤供应血管造影检查术。

准备麻醉

1. 新生儿大肿瘤出现严重出血或表面大血管断裂时,应行急诊手术。

2. 充血性心力衰竭的患者,术前行气管插管,心肺功能支持,心脏病的评估包括超声心动图。对于该类患者,必要时行血管栓塞或急诊手术切除肿瘤。

3. 少数急性病例,术前评估应包括摄影像学资料,划定肿瘤大小、范围和肿瘤的血供,从而充分预测,制定切除的范围、术中需要变换的体位和术中出血的程度。

4. 较低端点的神经病学评估应有可查证的资料,如果考虑到有神经轴阻滞存在,特别需要进行脊柱影像学评估。

5. 需要行实验室评估,包括患者的一般情况和包括电解质、血糖、肝肾功能特征、血常规、凝血和DIC评估。

6. 送血标本到血库定血型和配血、备血(根据肿瘤情况准备浓缩红细胞、新鲜冰冻血浆、血小板),这些工作有利于手术的进行。

7. 输血依照新生儿大量输血指南进行(血细胞减少或血细胞病毒阴性、X线放射治疗、低钾、新鲜或洗涤红细胞)。

8. 患者和肿瘤范围有限SCTs的患者,通常可以在诊断后几天到几周内行择期手术。

麻醉计划

1. 气管插管全身麻醉。

2. 有可能的话,放置硬膜外导管进行镇痛。

3. 做好大量输血准备。

4. 为术中可能变换体位做好准备。

诱导

关键点

1. 对于外部较大的肿瘤患者,应使患者头部和身体处于高位(由于血液聚集在肿瘤可致低血压)。

2. 患有巨大SCTs患者血流动力学不稳定,可由于诱导而加重(麻醉药、机械通气正压)。

3. 俯卧位或术中需要变换体位患者应该采取经鼻气管插管。

方法、监测和其他装备

1. 标准的ASA监测。

2. 上肢/颈部血管适宜大量输血。

3. 考虑中心静脉置管以便(容量和血管加压支持)复苏。

4. 上肢动脉置管。

5. 考虑用多普勒监测空气栓塞情况。

6. 术中实验室监测:包括动脉血气、电解质、血糖、血常规、凝血。

7. 导尿管(术前放置,或外科医师完成无菌准备后)。

8. 口胃管(剖腹手术时放置鼻胃管)。

9. 温度探头。

10. 保温装置(适当的覆盖患者、帽子、保温床垫、保温灯、空调、温暖气体吸入、液体/血回温)。

术中麻醉

1. 术中体位

a. 根据SCT类型,患者行剖腹手术时取仰卧位,切除后部肿瘤时采取俯卧位,既行剖腹手术又行后部肿瘤切除术时需要术中变换体位,同样,适用于腹部/骨盆肿瘤切除术或接近肿瘤血供血管。

b. 术中体位的变换应高度注意防止来自体位相关受压点的损害,并避免气管导管脱出,气管导管过深入主支气管,或输液管道脱落等意外发生。

c. 因为体位和手术准备的原因,下肢的使用不完全确定。

d. 婴儿的俯卧位可引起通气降低和减少液体支持的静脉回流。

2. 肿瘤切除操作时可引起血流动力学变化,特别是静脉回流减少而导致的低血压。

3. 巨大肿瘤切除时的出血量可能会很大。

4. 通过巨大肿瘤的开放静脉可能发生静脉空气栓塞。

术中管理

1. 新生儿术中注意事项(液体管理和葡萄糖管理、FiO_2的选择、生命体征和通气)。

2. 考虑避免肌肉松弛药。允许手术刺激确定骨盆底肌和肛门括约肌。

3. 额外的液体管理和输血管理应根据血流动力学、出血和实验室资料确定。

4. 大量输血时给予葡萄糖酸钙和硫酸镁。

5. 必要时给予儿茶酚胺。

6. 围术期处理应考虑到平衡麻醉,麻醉药或吸入低剂量麻醉药的**硬膜外麻醉**。

局部麻醉

因为如下的因素,硬膜外麻醉存在争议:

1. SCTs一般有脊柱畸形或肿瘤可能侵犯骶管的硬膜外腔隙。

2. 行SCT切除术,在强制性尾骨切除术时应注意肿瘤可能侵犯硬膜外间隙。

若没有其他禁忌证,在全身麻醉的基础上,增加(腰椎)硬膜外导管的放置,或单剂量硬膜外注射局部麻醉药(无论是否添加),以辅助术后镇痛。

术后注意事项

1. 拔管与术后通气因人而异,主要取决于患者状况、术中过程、患者体温、输注液体量,术中需要心肺功能的支持和镇痛管理。

2. 对所有行SCT切除出术的新生儿术后安排住NICU,并全程进行心肺功能监测。

3. 用硬膜外导管行术后镇痛,单一剂量硬膜外注射的局部麻醉在手术末期可重复应用(应注意允许的最大剂量),并可以达到几个小时的镇痛,可给予无防腐剂的吗啡或可乐定辅以硬膜外镇痛。静脉麻醉药按要求给予小剂量滴注。一旦开始肠内营养可增加口服对乙酰氨基酚。对所有行硬膜外麻醉或各种途径给予麻醉药的新生儿和婴幼儿,心肺功能的监测是必须执行的。

(杨建明　潘志强)

推荐阅读

肝脏肿瘤

Andres AM, Hernandez F, Lopez-Santamaría M, et al. Surgery of liver tumors in children in the last 15 years. Eur J Pediatr Surg, 2007, 17: 387−392.

Black CT. Hepatic tumors//Ziegler MM, Azizkhan RG, Weber TR. Operative Pediatric Surgery. New York, NY: McGraw-Hill, 2003: chap 103, 1213−1225.

Bleacher JC, Newmann KD. Hepatoblastoma//Andrassy RJ. Pediatric Surgical Oncology. Philadelphia, PA: WB Saunders, 1998: 213−220.

Douglass EC. Hepatic malignancies in childhood and adolescence (hepatoblastoma, hepatocellular carcinoma, and embryonal sarcoma). Cancer Treat Res, 1997, 92: 201−212.

Emre S, McKenna GJ. Liver tumors in children. Pediatr Transplant, 2004, 8(6): 632−638.

Lanzkowsky P. Miscellaneous tumors//Lanzkowsky P. Manual of Pediatric Hematology and Oncology. 3rd ed. San Diego, CA: Academic Press, 2000: 617−641 (Germ cell tumors, Hepatoma).

Reynolds M. Current status of liver tumors in children. Semin Pediatr Surg, 2001, 10: 140−145.

嗜铬细胞瘤

Augoustides JG, Abrams M, Berkowitz D, et al. Vasopressin for hemodynamic rescue in catecholamine-resistent vasoplegic shock after resection of massive pheochromocytoma. Anesthesiology, 2004, 101: 1022−1024.

Cooper ZA, Mihm F. Blood pressure control with fenoldopam during excision of a pheochromocytoma. Anesthesiology, 1999, 91: 558–560.

Doski JJ, Robertson FM, Cheu HW. Endocrine tumors//Andrassy RJ. Pediatric Surgical Oncology. Philadelphia, PA: WB Saunders, 1998: 365–403.

Hack HA. The perioperative management of children with phaeochromocytoma. Paediatr Anaesth, 2000, 10(5): 463–476.

James MF, Cronjé L. Pheochromocytoma crisis: the use of magnesium sulfate. Anesth Analg, 2004, 99: 680–686.

Pacak K. Pheochromocytoma. Ann N Y Acad Sci, 2006: 1073. Bethesda MD, Pacak K. Preoperative management of the pheochromocytoma patient. J Clin Endocrinol Metab, 2007, 92: 4069–4079.

Pham TH, Moir C, Thompson GB, et al. Pheochromocytoma and paraganglioma in children: a review of medical and surgical management at a tertiary care center. Pediatrics, 2006, 118: 1109–1117.

Prys-Roberts C. Phaeochromocytoma—recent progress in its management. Br J Anaesth, 2000, 85: 44–57.

Prys-Roberts C, Farndon JR. Efficacy and safety of doxazosin for perioperative management of patients with pheochromocytoma. World J Surg, 2002, 26: 1037–1042.

Pullerits J, Ein S, Balfe JW. Anaesthesia for phaeochromocytoma. Can J Anaesth, 1988, 35: 526–534.

Silen ML. Adrenal tumors//Ziegler MM, Azizkhan RG, Weber TR. Operative Pediatric Surgery. New York, NY: McGraw-Hill, 2003: 829–837.

Tobias JD. Preoperative blood pressure management of children with catecholamine-secreting tumors: time for a change. Paediatr Anaesth, 2005, 15: 537–540.

Woodrum DT, Kheterpal S. Anesthetic management of pheochromocytoma. World J Endocrine Surg, 2010, 2(3): 111–117.

神经母细胞瘤

Black CT. Neuroblastoma//Andrassy RJ. Pediatric Surgical Oncology. Philadelphia, PA: WB Saunders, 1998: 175–211.

Brodeur GM. Neuroblastoma: biological insights into a clinical enigma. Nat Rev Cancer, 2003, 3(3): 203–216.

Cheung NV, Dyer MA. Neuroblastoma: developmental biology, cancer genomics and immunotherapy. Nat Rev Cancer, 2013, 13(6): 397–411.

Haase GM, La Quaglia MP. Neuroblastoma//Ziegler MM, Azizkhan RG, Weber TR. Operative Pediatric Surgery. New York, NY: McGraw-Hill, 2003: 1181–1191.

Haberkern CM, Coles PG, Morray JP, et al. Intraoperative hypertension during surgical excision of neuroblastoma. Anesth Analg, 1992, 75: 854–858.

Kain ZN, Shamberger RS, Holzman RS. Anesthetic management of children with neuroblastoma. J Clin Anesth, 1993, 5: 486–491.

La Quaglia MP. Surgical management of neuroblastoma. Semin Pediatr Surg, 2001, 10: 13–139.

Lanzkowsky P. Neuroblastoma//Lanzkowsky P. Manual of Pediatric Hematology and Oncology. 3rd ed. San Diego, CA: Academic Press, 2000: 493–512.

Maris JM. Recent advances in neuroblastoma. NEJM, 2010, 362(23): 2202–2211.

Seefelder C, Sparks JW, Chirnomas D, et al. Perioperative management of a child with severe hypertension from a catecholamine secreting neuroblastoma. Paediatr Anaesth, 2005, 15: 606–610.

胃肠道肿瘤

Dillon PA. Gastrointestinal polyps//Ziegler MM, Azizkhan RG, Weber TR. Operative Pediatric Surgery. New York, NY: McGraw-Hill, 2003: 729–733.

Ford EG. Gastrointestinal tumors//Andrassy RJ. Pediatric Surgical Oncology. Philadelphia, PA: WB Saunders, 1998: 289–304.

Pappo AS, Janeway KA. Pediatric gastrointestinal stromal tumors. Hematol Oncol Clin North Am, 2008, 21(1): 15–34.

生殖细胞瘤

Dillon PW, Azizkhan RG. Neonatal tumors//Andrassy RJ. Pediatric Surgical Oncology. Philadelphia, PA: WB

Saunders, 1998: 337-348.

Helikson MA. Teratoma//Ziegler MM, Azizkhan RG, Weber TR. Operative Pediatric Surgery. New York, NY: McGraw-Hill, 2003: 1193-1201.

Lanzkowsky P. Miscellaneous tumors//Lanzkowsky P. Manual of Pediatric Hematology and Oncology. 3rd ed. San Diego, CA: Academic Press, 2000: 617-641.

Rescorla FJ. Pediatric germ-cell tumors//Andrassy RJ. Pediatric Surgical Oncology. Philadelphia, PA: WB Saunders, 1998: 239-266.

化疗的影响

Huettemann E, Junker T, Chatzinikolaou KP, et al. The influence of anthracycline therapy on cardiac function during anesthesia. Anesth Analg, 2004, 98: 941-947.

Kvolik S, Glavas-Obrovac L, Sakic K, et al. Anaesthetic implications of anticancer chemotherapy. Eur J Anaesthesiol, 2003, 20: 859-871.

Lanzkowsky P. Late effects of childhood cancer//Lanzkowsky P. Manual of Pediatric Hematology and Oncology. 3rd ed. San Diego, CA: Academic Press, 2000: 719-750.

第三部分

第二十五章 泌尿生殖系统

罗伯特·S.霍尔兹曼

要 点

1. 从概念上讲,泌尿生殖系统分为泌尿系统和生殖系统。
2. 对于肾母细胞瘤患者,需要特殊注意的麻醉关注点是全面的、连续的影像学评估,包括(对邻近器官的影响)诸如胃排空、全身系统的反应(贫血、血小板减少、高血压)及手术前化疗的影响。
3. 膀胱外翻(尿道下裂)和泄殖腔异常的患者需要许多重建程序,可能与外胚层的后肠异常有关,如完全性或不完全性脊髓脊膜膨出,包括脊髓栓系。他们可能因为基因和环境因素,容易对天然乳胶过敏。
4. 阴道成形术或者阴蒂成形术患者常常合并先天性肾上腺增生,伴有皮质醇与醛固酮功能不全、雄性激素分泌过盛,常常取代了糖皮质激素及盐皮质激素。
5. 小儿肾性尿崩症(NDI)以尿液浓缩功能紊乱为特征,由于肾小管缺乏对抗利尿激素的反应所导致。

泌尿生殖系统的发展

泌尿生殖系统中的泌尿系统

三个部分包括前肾、中肾和后肾,它们顺序地发展,最终分别发育为肾和输尿管,也就是泌尿生殖系统中的泌尿部分(图25-1)。前肾早在第4周就从宫颈区域的中胚层细胞开始发育了,在第4周结束时退化。在前肾逐渐消失的同时,中肾连同中肾管一起构成了胸部和腰部的中胚层。中肾的排泄管道逐渐形成和延长,形成伴有毛细血管的冠状循环管道,最终形成肾小球,被肾小囊均匀包绕着,然后将进入中肾管的侧面。后肾(最终的肾)在第五周开始发育。肾集合管起源于输尿管芽,是泄殖腔附近中肾尾部发育的组织,它们包裹周围的后肾组织。局部组织继续发育成为肾盂及后来的肾盏。较小肾盏的形成是由于较多的肾盏向外发育及集合管向内发育连接而成,最终形成肾椎体。后肾组织去蒂后,集合管形成肾囊泡,最后发育成为肾小球。肾小管加上肾小球形成一个肾单位,连接于集合小管远端。集合小管延长、盘成环状,形成近曲小管、亨利环及旋绕的肾小管末梢。

如果在发育过程中出现异常情况,可能会导致肿瘤的发生(肾母细胞瘤或者肾胚细胞瘤,由于基因11p13上的WT1变异所致),或者出现肿瘤相关综合征(WAGR综合征——无虹膜、偏身肥大和肾母细胞瘤;Denys-Drash综合征——肾衰竭、假两性畸形和肾母细胞瘤)。肾发育不良和多囊肾都会导致细胞不能分化为肾单位;正常发育的肾小

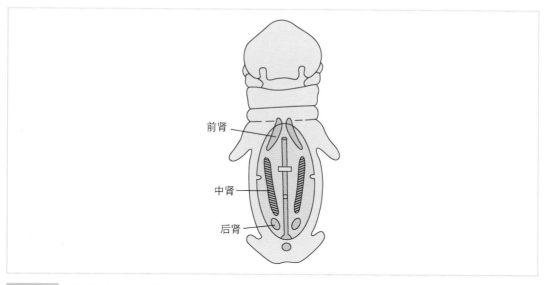

图25-1 前肾、中肾和后肾

管可能被发育异常及未分化细胞所包围。严重的结果可能是肾缺如。Potter综合征就是双侧肾缺如。

集水系统异常,如两个集水系统/重复输尿管(图25-2)是由于输尿管芽被分割而形成的;后肾组织可能发展成为两个肾盂和输尿管。输尿管将尿液排到附近的器官,如阴道或者尿道。第二个输尿管芽常常会移动到中肾输尿管的尾部,从而与相邻的更接近尾部的脏器相连接。

因为肾盂结构作为肾的开始,它的迁移倾向于生长和发育异常。一个或者两个肾可能同时存在于肾盂里,或者融合成一个马蹄肾。

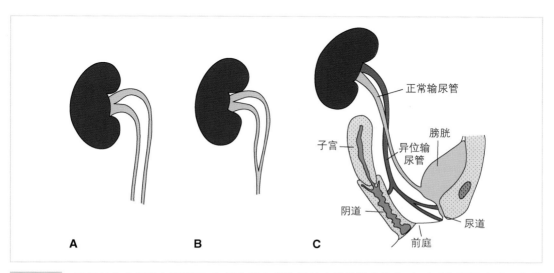

图25-2 重复的集水系统如图所示,包括各种各样输尿管末梢的排空位点。(A)重复肾盂;(B)重复输尿管;(C)输尿管开口异位

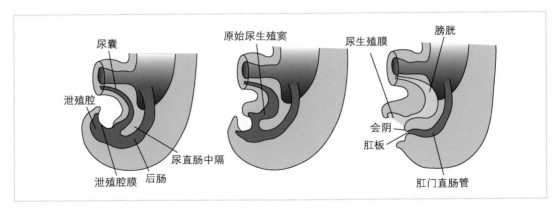

图25-3 肛门直肠管道及膀胱从尿直肠隔的分离形成

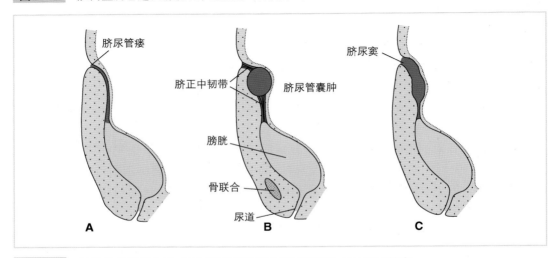

图25-4 异常的脐尿管未闭。(A)脐尿管瘘;(B)脐尿管囊肿;(C)脐尿管窦

　　泄殖腔通过尿直肠隔尾部分割为尿生殖窦和后面的肛管(图25-3)。尾部-中胚层的绝大部分-起源于尿直肠隔,最终成为身体的会阴部分。膀胱由泌尿生殖窦最接近头侧的尿囊形成;残余的尿囊最终消失,但是转化成纤维环连接膀胱头部和肚脐;这个韧带连接在胎儿期称为脐尿管,在出生后称为脐正中韧带(图25-4)。泌尿生殖窦的中间部分(男性)变成尿道前列腺部,泌尿生殖窦的尾部变成阴茎部分,到此为止还没有性别差异。

　　近尾部的中肾管将成为发展中的膀胱的侧壁。肾向颅侧上升,输尿管口同样也向颅侧上升,而中肾管管口逐渐靠近,进入前列腺尿道部,形成射精管。

　　膀胱缺陷发生的严重程度与变量。脐尿管缺陷可能导致脐尿管瘘、脐尿管囊肿,或者在腹壁任何地方及膀胱的脐尿管窦。还有更严重的类型,膀胱外翻是一种因为腹壁缺损而致的膀胱黏膜外露,合并泌尿道缺损,缺损一直延续到阴茎。尿道外翻是一种非常严重的类型,因为腹壁缺损、膀胱外翻与直肠相连而导致,属于外胚层畸形,如肛门闭锁、脑脊髓脊膜膨出、脐疝。

泌尿生殖系统的生殖部分

第7周性腺开始呈现男性和女性的外观。当最初的一对腹膜后生殖嵴出现，生殖细胞直到第6周才开始覆盖这些间质，然后迁移到尿囊附近的卵黄囊尾部。如果迁移失败将会导致性腺发育失败。即使原生殖细胞迁移成功，细胞信号传导导致下面的间质突破覆盖的上皮细胞，随后原始的性索既不是男性，也不是女性，相反，被称为中性性腺。

从男性遗传学角度来说，原生殖细胞会标识原始的生殖索，形成睾丸的髓索，最后（在第4个月）发展成为原始生殖细胞。同时，睾丸间质细胞从生殖嵴发展到间质，在第8周开始分泌睾酮，从而促进生殖道及外生殖器的性别分化。

从女性遗传学角度来说，原始的生殖索分解成群，包括存在于卵巢髓质的生殖细胞，最终退化，由卵巢髓质取代。女性性腺的表面上皮将继续生长，最终从皮质索分解为生殖细胞，然后发展成为卵原细胞及起源于上皮的卵泡细胞。

在不同阶段，两种性别都包括两对生殖道：中肾（Wolffian）管道和中肾旁（Müllerian）管道。中肾旁管道从中肾管管道旁边经过并与之交叉，与对侧的中肾旁管道融合后形成子宫腔；在正常过程中两侧隔膜逐渐退化。而且，这些是女性胚胎在雌激素的影响下发展的。中肾旁管道受此刺激而形成子宫管道、子宫、子宫颈及近端阴道。此外，大阴唇、小阴唇、阴蒂及远端阴道的发育同样受雌激素的影响。

睾丸起源于中肾附近的后腹壁；尾部的生殖器韧带、泌尿生殖器隔膜残端连着睾丸和后腹壁的中肾，与引带汇合，沿着睾丸的方向，向下延伸到阴囊。正常情况，在第12周时睾丸位于腹股沟管，第28周通过腹股沟管，第33周进入阴囊。从中肾起源的血供（腰部血管）保留着，从睾丸迁移到阴囊。一个腹膜袋、鞘状突沿着引带的发育、伴随着前腹壁肌肉和筋膜层进入阴囊。这些都属于腹股沟管。

这些成型过程中的畸形会导致持续性的鞘膜积液、先天性腹股沟疝。没有明显疝气的残余囊肿就是鞘膜积液（图25-5）。1%的男性婴儿有睾丸下降不全，发生隐睾。

子宫颈由中肾旁管道末端融合而成，阴道由泌尿生殖窦壁形成（图25-6）。阴道板是泌尿生殖窦的产物。阴道板延长，内部组织分解，阴道腔分开泌尿生殖窦的处女膜。

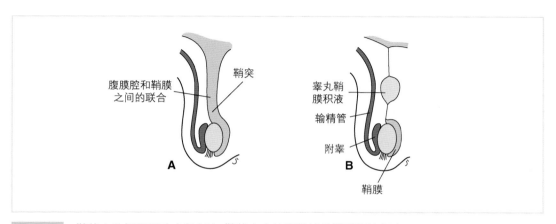

图25-5 鞘状突的问题导致疝气（A）；鞘状突内的囊肿就是鞘膜积液（B）

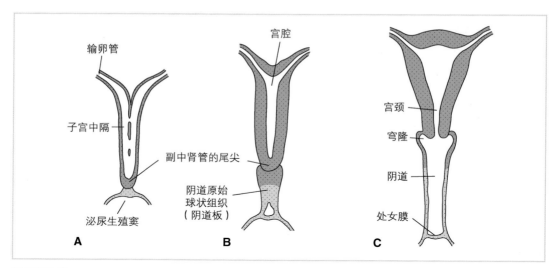

图25-6　子宫的形成从中肾旁管道的融合（A）及随后没有；（B）中间隔膜；（C）阴道是由泌尿生殖窦壁和远端阴道的处女膜构成

子宫和阴道这些成对的结构形成异常可能会导致融合失败、狭窄、双子宫、双阴道、双角子宫（正常阴道），或者正常子宫合并阴道闭锁。

男性生殖器畸形，典型情况也是成对结构的融合失败，比如尿道下裂（从尿道褶失败到顺着中线到阴茎的异常开口）。美国的发病率大概是33：10 000；孩子的父亲是尿道下裂的话，发病率为8%，兄弟是的话为14%。

障碍：肾畸形（先天性异常，从反流性肾病到肾功能障碍，多囊肾）；重复系统，异位输尿管，输尿管囊肿；上极阻塞的重复系统；肾盂输尿管连接部阻塞所致的肾盂积水；输尿管末端异常合并尿液流出受损（输尿管再植失败，对于输尿管外伤的处理，转换一个单一的排空系统优于进行改道程序）。

胚胎学/解剖学

肾是从后肾发育而来。肾集合管从中肾管末端的输尿管芽发育而来，覆盖于骨盆里的后肾中胚层。最后后肾胚芽分化成肾单位，向颅侧延伸（似乎攀升），最终迁入腰部区域，在腰部和骶部生长。胚芽的变异可能导致肾发育不良或者多囊肾，或先天性肾母细胞瘤（威尔姆氏瘤）。完全和部分输尿管重复可能发生在输尿管芽及中肾管的任何部位。输尿管芽畸形可能导致肾盂发育不良/扩张或者输尿管末端植入异常。

生理学方面的注意事项

儿童的肾和泌尿道疾病需要外科治疗，可能伴随以下情况。

1. 高血压。

2. 肾盂肾炎。

3. 肾功能不全或者肾功能衰竭（急性或慢性）。

4. 疼痛。

5. 化疗的不良反应。

6. 发育迟缓。

7. 由于慢性尿路感染和（或）重复诊断程序导致的心理问题。

8. 慢性贫血。

外科修复

根治性肾切除术/单纯的肾切除术/肾部分切除术/肾输尿管全切除术/肾盂成形术/输尿管-输尿管吻合术（TUU）。

1. 根治性肾切除术：肾母细胞瘤（肾胚细胞瘤，肾胚胎瘤）属于先天性疾病，但是一般直到3岁才会出现明显的临床表现。可以采用多学科的方法进行化疗，如长春新碱、放线菌素D、阿霉素，可以把存活率升高到90%[1]。大部分患者不是遗传畸形综合征，也没有家族史；然而，在某些家庭，家族性肾母细胞瘤的发病率高。遗传性综合征可能包括肾母细胞瘤，也包括贝克威斯韦德曼氏症（巨舌、巨人症和脐疝）、一侧肥大症、先天性无虹膜症、WAGR综合征（肾母细胞瘤、无虹膜畸形及智力障碍）、Denys-Drash综合征（肾母细胞瘤、假两性畸形及肾小球肾病）及18-三体综合征。肾母细胞瘤手术切除的主要适应证包括局限于肾的肿瘤，肿瘤延伸到肾以外但是没有超过中线，伴有或不伴有血管扩散（表25-1）。血管内扩散（下腔静脉，右心房）发生率4%～6%，常常没有症状[2]。化疗后进行肿瘤切除包括双侧肿瘤，肿瘤扩散至中线外但是已经缩小，及伴有血管扩散的肿瘤。单独手术不推荐于肾母细胞瘤患者。40%的患者肿瘤已扩散到肾血管，但是很少扩散到输尿管和膀胱。6%的患者是双侧肿瘤。5%的患者肿瘤扩散到腔静脉，40%的患者有手术并发症。在进行分期及活检后，手术前的化疗可以减小肿瘤及血栓的大小，其中25%的患者有手术并发症。

表25-1　肾母细胞瘤的分期

1. 肿瘤局限于肾，可以被完整地切除。
2. 肿瘤超过肾范围，但是被完整地切除。包括囊状扩散、肾血管包裹、肾窦包裹。进行组织活检，可能发生局部渗漏。
3. 外科手术后腹腔内还有残存肿瘤（非血源性）。淋巴结的结果是阳性，或者发现腹膜植入物。切除的组织结果是阳性，或者肿瘤扩散进入腹腔。
4. 血源性或者淋巴转移发生在腹腔或骨盆外。
5. 两侧同时发生肿瘤。每一边属于Ⅰ～Ⅲ阶段，通过活检结果进行组织学分级。

2. 单纯的肾切除术：对于先天性畸形或者慢性复发性感染伴有显著肾功能不全及其他并发症（反复发作的肾盂肾炎、高血压）的儿童，肾切除术是具有代表性的处理流程。多囊性肾病也可能与疼痛有关。

3. 肾部分切除术：通常适用于重复集水系统无功能的上极。切除集水系统的上极可能包括与下极的吻合,即肾盂输尿管吻合术。

4. 肾输尿管全切除术:通常适用于输尿管囊肿或者重复集水系统异位输尿管。如果切口允许,尽量切除远端部分,髂血管是常规切口水平。

5. 肾盂成形术:适用于肾积水,常常由于先天性原因所致的肾盂输尿管阻塞。切除肾盂输尿管连接部,重要的是将输尿管和肾盂再吻合。

6. 输尿管-输尿管吻合术:过去常常通过减压和切除梗阻输尿管、吻合对侧输尿管来处理。可能随后的再植术失败,或者神经源性膀胱需要进行改道。开放式外科手术入路一般为腹部切口(正中切口或者横切口);腹腔镜下经输尿管造口术可以使用传统方法,也可以使用机器人辅助装置。

临床小贴士 使用多学科联合的化疗方法,长春新碱、放线菌素D、多柔比星,总生存数上升到90%[1]。大多数患者都没有遗传畸形综合征和家族史;然而,遗传性肾母细胞瘤在某些家族中的发病率高。

障碍:下泌尿道/膀胱

外科修复:输尿管再植术/内镜下治疗反流/膀胱造口术/膀胱颈再造术/膀胱外翻

1. 输尿管再植术:适用于单侧或双侧膀胱输尿管反流(表25-2)。尽管在许多儿童中相对比较常见(25%～50%的儿童有泌尿道感染),外科矫治后泌尿道感染(UTIs)容易复发,进行性肾损伤,持续几年的泌尿道感染,或者严重反流。通过开腹的途径,再植术的方法可能是膀胱内的(打开膀胱)或者膀胱外的(关闭膀胱)。因为这里没有导尿管,持续的尿液流动有助于再植手术的效果,同时推荐足量的静脉输液支持。

表25-2 膀胱输尿管反流分级

分 级	说 明 书
1.	尿液只反流到输尿管,肾盂看似正常,肾盏参差不齐
2.	尿液反流到输尿管、肾盂、肾盏。肾盂看似正常,肾盏参差不齐
3.	尿液反流到输尿管、集水系统。输尿管和肾盂轻微扩张,肾盏稍微圆钝
4.	尿液反流到输尿管、集水系统。输尿管和肾盂中度扩张,肾盏中度圆钝
5.	尿液反流到输尿管、集水系统。肾盂严重扩张,输尿管迂曲,肾盏严重圆钝

2. 内镜下治疗反流:通过膀胱镜检查,把生物相容性药物输入输尿管口底部膀胱黏膜下层,使之及输尿管末端升高,改变输尿管进入膀胱的角度,防止尿液反流,但是允许顺行流动。聚糖苷/透明质酸是目前常用的药物[3]。可能需要3次这样的再处理。

3. 膀胱造口术:适用于由于输尿管远端到膀胱(尿道口瓣膜)阻塞的尿液引流、严重膀胱输尿管反流（VUR）、神经性膀胱功能障碍、先天性腹肌缺如综合征。膀胱顶部与前腹壁脐尿管处吻合。

4. 膀胱颈再造术：为了建立自制力或改善尿液引流。筋膜索可以用来连接远端输尿管和膀胱颈；利用尿道和阴道（男性：尿道和直肠）之间的空间。典型的膀胱扩大术就是做一个腹壁造口作为导尿管。一个人造的尿道括约肌是另一个排尿节制程序，可能需要或者不需要膀胱扩大术。有泵注功能的容器和括约肌管道可能因为故障而需要更换，通常括约肌的平均寿命为8年。对于青春期前的儿童，袖口必须被放置于膀胱颈部，在青春期后它才能放置于尿道球部。最后，膀胱颈通过腹部的引流口而闭合，但是经常是比较困难，因为以前多次的手术史。

5. 膀胱外翻：包括单独的膀胱外翻、泄殖腔的膀胱外翻和尿道上裂。重建的基本目标是：闭合膀胱和尿道；闭合腹壁；保护肾和性功能；改善生殖器外观；排尿控制。

> **临床小贴士**　因为没有导尿管，持续存在的尿液流动对外科再植术是有益的，推荐足量的静脉输液支持。

麻醉相关问题——泌尿生殖系统的泌尿部分

手术准备

肾母细胞瘤患者的麻醉关注点：

1. 诊断性评估：基本实验室检查；影像学包括超声、CT和MRI，尤其关注肿瘤及肾静脉或者下腔静脉；使用X线、骨扫描评估转移性癌。

2. 局部影响：对胃肠道的占位影响（胃出口梗阻），对周围血管[下腔静脉（IVC）、腹腔干、肾静脉]及结构（膈肌）的占位影响，渗透、扩散到周围血管（下腔静脉和右心房的血栓）和结构（渗透到膈肌和椎管）。肿瘤扩散到腹膜后及胸腔，在动员期间应该预知主要的切除术会引起大量失血；根据手术前或手术中的情况，考虑是否需要体外循环。

3. 全身影响：贫血、血小板减少、高血压。

4. 手术前化疗的影响：适用于手术切除前肿瘤扩散至上腔静脉、不能手术的肿瘤及双侧肾母细胞瘤。

上泌尿道功能紊乱患者的麻醉关注点：

1. 肾功能受损的程度（例如低蛋白血症、贫血、电解质紊乱、代谢性酸中毒）。

2. 高血压。

3. 手术中需要监测透析瘘管。

4. 术中的侧卧位，可能需要改变常规的呼吸模式，来适应患者的通气血流比的变化。

下泌尿道功能紊乱患者的麻醉关注点：

1. 多数儿童患者经过输尿管再植术后都恢复了健康。

2. 在新生儿期和婴儿期，需要先行膀胱造口术，以便更好地纠正尿道瓣膜。严重反流、神经性膀胱功能障碍或先天性腹肌缺如综合征，包括双侧的尿路梗阻均会导致腹部肌肉缺陷、肾发育不良、多余的腹部皮肤、隐睾、肠旋转不良、脐尿管残存及下肢畸形。肺发育不良是一个显著特征,对麻醉及围术期管理都有影响。即使患者有显著的输尿管畸形和膀胱功能障碍、尿道梗阻,肾功能也可能正常,只要膀胱排泄功能足够。因此,尿道手术后泌尿系统排泄功能改善,输尿管畸形的治疗也得到实现。

3. 膀胱外翻(尿道上裂)和泄殖腔异常的患者可能需要许多重建程序,可能与外胚层的直肠异常有关联,比如完全性或不完全性脊髓脊膜膨出,包括脊髓栓系。他们可能由于基因和环境敏感性对天然乳胶过敏[4]。

全身麻醉

体位
俯卧位、侧卧位、仰卧位或者截石位,取决于诊断和手术入路的选择。

标准手术时间
对于常规下泌尿道手术,如输尿管再植术,1.5～2.5 h;广泛肾切除术,3～6 h或者更久。会阴重建术,比如简化程序或者尿道重建术可能需要更长时间,8～12 h,取决于前次的手术、瘢痕组织,为了膀胱重建而调动邻近或更远组织(例如胃)。

诱导
对于择期手术,依据年龄和身体状况选择适当的诱导方式;对于胃出口梗阻,可以选择静脉诱导、快速顺序诱导或吸入诱导,经口气管插管一般来说是可以满足的。

设备
标准的麻醉回路;如果需要血管活性药物,准备输液泵;硬膜外麻醉包。

监护
根据美国麻醉医师协会(ASA)的标准监测,必须要求以下监测内容:

1. 动脉管路(上肢)。

2. 中心静脉。

3. 大口径静脉通路(对于病情重的患者最好选择上肢/颈部,尤其是肾母细胞瘤)。

4. 胃管。

5. 体温探头。

6. 床旁检验:依据术中和术前的状况进行相关相应检测。

维持
常规情况依据年龄采用平衡技术。对于手术中和手术后的镇痛要求,选择联合尾部、硬膜外麻醉和镇静下的气管内麻醉的复合麻醉会比较合适。对于使用复合麻醉的小年龄婴儿需要警惕低血糖。

紧急情况
正常情况,根据年龄处理。呼吸功能受损的婴儿如先天性腹肌缺如综合征,在拔管前必须仔细评估呼吸功能。

围术期
呼吸功能受损的婴儿如先天性腹肌缺如综合征,在拔管前必须仔细评估呼吸;呼吸功能不全或者手术时间较长并大量出血的患者,需要在重症监护室(ICU)渡过围术期。

围术期神经病患者在长时间手术、特殊体位后可能存在评估困难,可能他们还留置着一根特殊的引流管。

局部麻醉

单次骶管麻醉、持续骶管麻醉、腰段或低位胸段硬膜外麻醉、贯穿骶管至胸段硬膜外麻醉,所有这些麻醉都需要实施者的技术和经验,以及手术和围术期的准备。围术期只仅仅需要监测的手术(如膀胱重建术及髂骨截骨术),需要镇静 ± 机械通气或者麻醉只是提供神经阻滞等情况的手术过程时这些计划应该与外科团队进行讨论后制订。

障碍:生殖器畸形

手术修复:包皮环切术;尿道下裂修复术;尿道口前移龟头成形术(MAGPI);睾丸切除术;睾丸固定术;睾丸扭转回复术

1. 包皮环切术:是美国最常见的手术,因为各种各样的原因而做,但是从医学上来讲,是包茎或反复发作的龟头炎。

2. 尿道下裂修复术:单次或者多阶段修复取决于尿道下裂的复杂度。尿道口前移龟头成形术适用于冠状位最小的尿道下裂,而更多的尿道下裂需要更广泛的重建术。如果存在阴茎下弯,就需要额外的切开及修复。

3. 睾丸固定术/睾丸扭转/睾丸切除术:在胚胎学上讲,睾丸起源于腹膜后腔的中胚层,然后下降到阴囊内的位置。未降到阴囊内的睾丸可以位于胚胎学引带沿途的任何位置,因此可能在腹腔内或者腹腔外。外科手术应该在患者1岁以内完成,以阻止腹腔内的生殖母细胞成熟。腹膜外的睾丸可以选择腹股沟切口,而腹膜内的睾丸经常需要使用腹腔镜或者开腹手术。无论哪种情况,睾丸都要被置入阴囊,并且要缝合。睾丸扭转是一种外科急诊,需要在6 h内进行外科治疗,扭转矫正法和睾丸固定术,或者睾丸坏死行睾丸切除术。睾丸癌行腹股沟切口睾丸彻底切除术,优于行阴囊切口睾丸固定术。

麻醉问题——泌尿生殖系统的生殖部分

阴道成形术或阴蒂成形术患者可能有先天性肾上腺生殖器畸形,伴有皮质醇和醛固酮功能不全、雄激素分泌过剩,需要糖皮质激素和盐皮质激素替代治疗。在新生儿期的最初表现,还有模棱两可的生殖器,特征性的低钠血症和高钾血症,呕吐、脱水、电解质改变和心律失常。女孩的重建手术通常在1~3个月进行。

麻醉目标

1. 充分的术前评估/与外科团队讨论预期效果,手术范围和可能的最大失血量及围术期的管理计划。

2. 充分评估与原发疾病相关、合并的医学问题;例如,肾功能衰竭、其次是心肺疾病、

第
三
部
分

电解质和酸碱平衡等。

3. 手术前常用的药物管理,咨询主管患者的医护人员。

局部麻醉

患者的舒适度:这部分可能需要包括围术期广泛的镇痛选择。许多泌尿系统的手术可能需要诸如:神经浸润、神经阻滞麻醉。对于一些幼小患者(如学龄前和小年龄学龄儿童),术后必须给他们解释"腿脚麻木"等情况,否则会困扰患者(和他们的家长)。

1. 上、下泌尿系统可以选择腰段或者胸段硬膜外麻醉。然而,对一个吵闹不合作的患者单独使用硬膜外麻醉是困难的。输尿管膀胱再植术患者入住需要整晚的时间。对于肾母细胞瘤切除术或复杂的上、下泌尿道重建术患者,进行神经阻滞是非常困难的。

2. 生殖器方面:髂腹股沟神经和髂腹下神经阻滞(图25-7)可以用于睾丸手术、疝气手术和(或)鞘膜积液修补术,而围术期的阴茎手术适用于阴茎背神经阻滞(图25-8),可以避免或者不影响患者的行走能力。其他的替代方案包括局部麻醉或者阴茎皮下环形阻滞。

障碍: 泌尿系统的药物紊乱

肾小球疾病

病理生理学

肾小球损伤会导致一个有限的生理反应,几乎无论什么特殊的病因。肾小球功能障碍导致毛细血管的通透性增加,发生蛋白尿、血尿、白细胞尿及形成管型尿。最终导致少

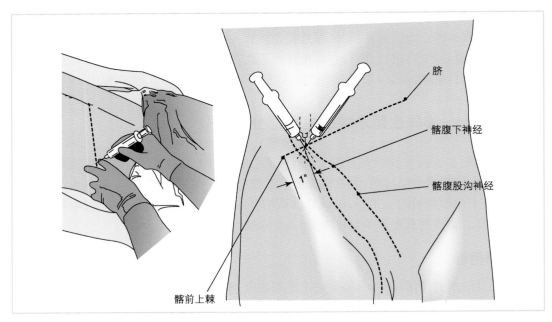

脐
髂腹下神经
髂腹股沟神经
髂前上棘

图25-7 髂腹股沟/髂腹下神经阻滞技术

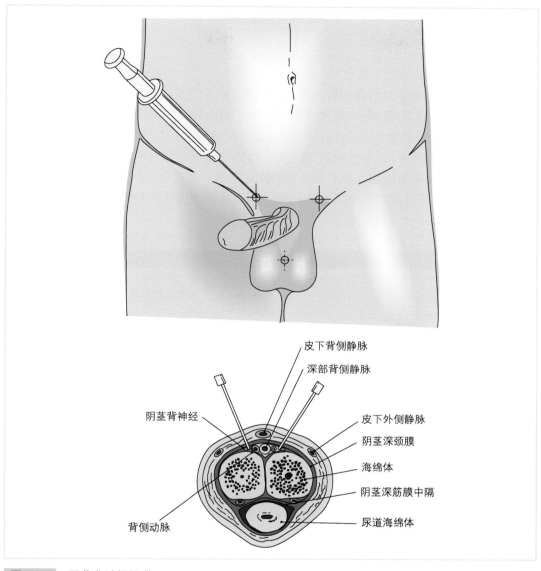

皮下背侧静脉

深部背侧静脉

阴茎背神经

皮下外侧静脉

阴茎深颈膜

海绵体

阴茎深筋膜中隔

背侧动脉

尿道海绵体

图 25-8 阴茎背神经阻滞

第 三 部 分

尿。邻近间隙发生改变会导致肾小管功能障碍,但是主要的病理学是在肾小球级别。在各种各样的肾小球疾病中,急性肾炎综合征,比如急性肾小球肾炎和感染后肾小球肾炎是儿童肾小球疾病中最常见的。血尿预示红细胞的丢失,还可能导致轻微蛋白尿、高血压、水肿及氮质血症。肾病综合征可能导致30%肾小球肾炎发生。

> **临床小贴士** 肾小球损伤导致一系列的生理反应,不管是否有特殊的病因。正常肾小球功能受损将会导致毛细血管通透性增加,蛋白尿、血尿、白细胞尿及管型尿。最终导致少尿。

肾小管间质疾病

病理生理学

尽管间质疾病可能同时伴有肾小球肾炎,当肾小管间质疾病是主要疾病的话,肾小管功能紊乱是主要的问题,肾小球肾炎不是病理学图片或活检结果的重要部分。药物的直接毒性反应(药物的性质、不良反应)或过敏反应是常见的原因,典型的表现是水肿/各种各样血液成分渗透,如淋巴细胞、浆细胞、嗜酸性粒细胞和白细胞。肾小球经常是正常的。管型功能紊乱的表现(多尿、容量耗竭、高钾血症和代谢性酸中毒)是浓缩功能受损的结果,使保钠或排钾功能缺陷,排酸功能缺陷,可能导致各种各样的肾小管性酸中毒(表25-3)。

表25-3　肾小管酸中毒

	病理生理学	损害	结局	其他生理结果	麻醉方面的药物治疗建议
远端肾小管酸中毒(Ⅰ型)	肾小管功能受损致肾小管远端和集合管氢离子浓度升高	尿液pH不低于6	代谢性酸中毒	钾丢失引起肌肉无力、反射减弱和瘫痪	给予碳酸氢盐,消除酸中毒,减少结石形成
				持续动员骨骼中的钙尿钙增高,导致佝偻病/软骨病	
				枸橼酸盐减少导致碱性尿,钙沉积和结石形成,肾钙质沉着症,肾实质损伤及肾衰竭	
近端肾小管酸中毒(Ⅱ型)	近端肾小管酸中毒(Ⅱ型)	碳酸氢盐处于正常水平时,增加其数量,使之到达近端小管,从尿液排出。碳酸氢盐处于低水平时,近端小管重吸收足够的过滤碳酸氢盐使尿液酸化	代谢性酸中毒		大剂量的碳酸氢盐;Shohl's溶液(枸橼酸和枸橼酸钠)可以替代碳酸氢盐。碱化尿液后需要补充钾

临床小贴士 药物的直接毒性反应(药物的性质、不良反应)或过敏反应是常见的原因,典型的表现是水肿/各种各样血液成分渗透,如淋巴细胞、浆细胞、嗜酸性粒细胞和白细胞。肾小球经常是正常的。管型功能紊乱的表现(多尿、容量耗竭、高钾血症和代谢性酸中毒)是浓缩功能受损的结果,使保钠或排钾功能缺陷,排酸功能缺陷,可能导致各种各样的肾小管性酸中毒。

中毒性肾损害

病理生理学

由于肾独特的表面积和每克组织血流量之间的关系,每克组织都特别暴露于毒素中。第一个毛细血管床,肾小球具有最高的静水压和最大的滤过分数;因此,肾是一个不成比例的高滤过循环的组织。而且,因为肾的部分工作是浓缩尿液,细胞的表面可能需要接受过滤后分子血药浓度的300倍,或者经过肾小管分泌后血药浓度的100倍。除此之外,根据蛋白结合率进行管道运输分离,这通常是用来保护细胞的其他器官系统。

肾感染、泌尿道和男性生殖道

病理生理学

细菌性肾盂肾炎(又名急性感染性肾小管间质性肾炎)通常是由于尿道口的上行性感染所致;尿路梗阻是常见的诱发因素,造成瘀滞和细菌增生。急性炎症会引起肾实质损害,导致髓质脓肿及乳头状坏死。手术需要解决梗阻问题,这就麻醉医师参与进来了。可能发生慢性细菌性肾盂肾炎,进展缓慢但是不可逆,导致肾瘢痕形成。再次强调,消除梗阻非常重要。虽然尿路感染很常见(女性是男性的10倍),梗阻性肾病、结构异常、神经性膀胱功能障碍都必须用于评估潜在的外科矫治问题。

与系统性和代谢性有关的肾疾病

病理生理学

肾疾病可能出现于许多系统性功能紊乱,如血管疾病、出血性疾病、浆细胞疾病、贫血、肝病,以及内分泌和代谢紊乱,如糖尿病和淀粉样变性。肾小管酸中毒可能是由于远侧肾单位功能受损致氢离子分泌或近侧肾单位重吸收碳酸氢盐离子。两者的缺陷都会导致慢性代谢性酸中毒。而且,末梢的损害可能会导致钾耗竭或软骨病(佝偻病)。

肾性尿崩症(NDI)是以缺乏浓缩尿液功能、肾小管对抗利尿激素缺乏反应为特征的疾病。它是一种伴X染色体隐性遗传疾病;男性患者对抗利尿激素缺乏反应。杂合子的女性对抗利尿激素的反应正常或者轻微受损。通常,抗利尿激素通过垂体后叶分泌,增加远端盘绕的肾小管和集合管对水的重吸收。结果是多饮、多尿、低渗尿,与垂体性尿崩症一样(DI)。这些症状在出生后不久就会出现,严重缺水、高钠血症、发热、呕吐、意识状态改变、癫痫。还有一些内科疾病与肾性尿崩症相似,如镰状细胞肾病、肾病综合征、淀粉样变性、多发性骨髓瘤。如果患者年纪足够大,经常能够控制他们的进水量;限制钠摄入、噻嗪类利尿药及吲哚美辛可能对肾性尿崩症的调节有帮助。

巴特综合征是以肾的钾和钠丢失,致低钾血症、醛固酮增多症、高肾素血症、血压正常为特征。可能是遗传性的,常染色体隐性遗传。肾小管功能紊乱导致潜在的电解质紊乱不能被完全确认。钾、钠和氯化物的丢失都会引起肾素的释放;以肾小球旁增生的细胞为特征。醛固酮水平升高；钾的丢失没有因为醛固酮增多症的纠正而消除。钠的丢失导致一个慢性的低血容量，结果是尽管肾素和血管紧张素处于较高水平，血压却是正常的。经常发生代谢性碱中毒。伴有肌肉无力、多饮、多尿和生长发育迟缓；抑制血小板聚集以及可能发生高尿酸血症和低镁血症。

麻醉关注点

可能有些人为，但是比较实用，把麻醉药物对肾系统的影响分成主要和次要方面。

主要方面包括血管内的容量状态、酸碱平衡、电解质状态。次要方面包括高血压、贫血、生长迟缓和营养不良，药物治疗的不良后果包括：诸如长期慢性高血压药物治疗所导致的血管内容量不足。营养不良可能导致糖原储备减少，手术前长时间禁食或手术时间过长时也会较早出现低血糖倾向。使用侵入性动脉监测需要权衡血管穿刺造成动静脉瘘的危险。移植患者的免疫是抑制的，因此，很容易被感染。而且，这样的患者在手术前后需要类固醇治疗。

> **临床小贴士** 使用侵入性动脉监测需要权衡血管穿刺造成动静脉瘘的危险。

（陈春燕）

参考文献

［1］ Hamilton T, Shamberger R. Wilms tumor: recent advances in clinical care and biology. *Semin Pediatr Surg*. 2012; 21: 15-20.

［2］ Shamberger R, Ritchey M, Haase G, et al. Intravascular extension of Wilms tumor. *Ann Surg*. 2001; 234: 116-121.

［3］ Diamond D, Mattoo T. Endoscopic treatment of primary vesicoureteral reflux. *N Engl J Med*. 2012; 36: 1218-1226.

［4］ Holzman R, Hamid R, Hirshman C, et al. *Natural Rubber Latex Allergy: Considerations for Anesthesiologists*. 2nd ed. Park Ridge, IL: American Society of Anesthesiologists; 2005.

第二十六章　肌肉骨骼系统和整形外科手术

玛丽埃伦·麦肯恩,罗伯特M.布鲁斯托维茨,
罗伯特·S.霍尔兹曼

要　点

1. 肌肉骨骼系统来源于胚胎体节分化第4周的近轴中胚层。
2. 许多常见儿童综合征和脊椎及长骨先天性发育异常有关联(如脊椎异常,肛门闭锁,心脏缺陷,气管食管瘘或食管闭锁,肾和肾径向异常,肢体缺陷等)。
3. 脊柱侧凸手术可能是在儿童和青少年时期。在婴儿期治疗先天性心脏病的儿童多达10%会继续发展成青少年脊柱侧凸。
4. 和非整形外科手术相比,接受整形外科手术的患者可能发生静脉空气栓塞(脊柱侧凸手术)和脂肪栓塞(长骨修复)的风险更高。
5. 术后神经与血管的检查非常重要。许多病理变化过程会导致患者由于血液循环不良、神经水肿或肌筋膜间室闭塞(筋膜间隙综合征)而产生晚期神经后遗症的风险。
6. 为避免患者发生皮肤循环障碍和术后神经损伤包括眼失明,保持合适的卧姿对患者是至关重要的。

肌肉骨骼系统的发展

肌肉、软骨和骨

　　胚胎中胚层分化成近轴胚胎层、中胚胎层和侧中胚层3个不同的区域(见第十五章)。近轴中胚层分化开始于胚胎体节发育约第4周。随后分化成生骨节和生皮肌节,之后进一步由生皮肌节分化成生肌节和生皮节。间充质干细胞内肌节之后分化成肌母细胞,令人惊奇的是,成肌细胞也由间充质干细胞的前外侧体壁和肢芽形成。胎儿肌肉形成既源于额外的成肌细胞也源于过度生长的现有成肌细胞。这些成肌细胞组织进入肌肉纤维组织并被成群的结缔组织包围,还来源于局部间质(表26-1)。

　　软骨的形成大约开始于局部间充质发育第5周。这些细胞局部扩大,形成未来软骨的雏形,变成圆形并分泌细胞间基质包裹发育中的软骨细胞。它们也被一个纤维软骨膜覆盖,在这个软骨"三明治"中增加了间隙(内部软骨)以及软骨发育(内部软骨膜,成软骨细胞)。

　　骨骼是由膜内和软骨内的成骨作用形成。膜内成骨开始于相近似并相互平行的间充质细胞,由胶原纤维形成一个相似的纤维层区。其中一些间充质细胞分化为成骨细胞,继续产生胶原纤维填充细胞间隙(类骨质),到此时,由于缺乏钙盐,因此骨骼还是膜的外

表26-1 局部肌肉的组织学发展

部 位	胚 胎 学	注 释
头	咽弓的间质	
舌	枕部肌节	舌下神经的生长促进这些肌节的成长
眼外肌	耳前肌节	由第三、第四和第六脑神经支配上肌节和腹侧肌节
颈部和躯干	部分生肌节分支进入背侧	每个节段脊髓神经分为一个后主支(支配上肌节)和一个前主支(支配下肌节),上肌节发展成脊椎伸肌,下肌节形成脊椎前屈肌。在颈部的斜角肌和椎前肌由下肌节形成。
胸部	前侧壁的胚外体壁中胚层间充质	分裂为三层结构,在胸部这种结构分别为肋间外肌,肋间肌及肋横肌
腹部	前侧壁的胚外体壁中胚层间充质肌	分裂为三层结构,在腹部这种结构分别为腹外斜肌,腹内斜肌及腹横肌
横膈膜	第三、第四和第五颈椎生肌节	这些生肌节融合并且尾部深入到胸腔横膈膜
骨盆	骶尾部中胚叶外侧板和局部间充质	提肛肌,尾骨肌和外部的肛门括约肌、尿道括约肌
肌肉的分支(附属骨骼)	中胚叶外侧板和局部体壁间充质来源于肢芽发育的区域	

观。随着碱性磷酸酶的分泌、钙盐沉积,形成了骨基质。骨基质不断形成促进了一些造骨细胞变成骨细胞,最终由中心骨化形成骨针。血管间质向内生长促使骨膜外骨的成长。骨膜内层细胞分化为成骨细胞,即平行的骨密质板(骨板)。骨骼在生长和发育中由另一类负责吸收骨质的细胞,即破骨细胞,不断重建骨质本身。破骨细胞可能形成于成骨细胞或更原始间充质细胞。因此骨形成和骨吸收的过程同时发生。

软骨内骨化在四肢长骨形成上是可靠的。最初的骨模型是间充质被透明软骨取代。成骨作用开始于透明软骨发育的第8周。钙盐再次堆积在细胞间基质中。软骨细胞随后消失,并形成空洞。同时,软骨膜生长进入骨膜,它的内层细胞分化进入成骨细胞,再次堆积在骨局部空心轴的周边,加固生长中的骨质。松质骨最终生长进入空心轴中心,结果是破骨细胞导致骨吸收,成骨细胞形成骨堆积。这样骨髓腔被骨髓占满。刚出生时,四肢有一个有2个软骨端(骨骺)的轴(骨干),出生后,成骨作用的第二中心出现在每一个骨骺上。至此,新的骨生成发生在所有3个区域。当骺软骨的软骨细胞不再分裂,纵向肢体最终停止生长,这时骨骺板将和骨体融合,大多数情况是在20岁。

头骨:详见第十四章。

附肢骨骼

肢芽出现在由局部增殖的胚体壁发育的第6周(图26-1)。上层的外胚层从两对肢干位置凸起并形成像平行船桨样的组织。这些外胚层细胞分化成信号潜在中胚层的外胚层顶脊(AER)。极化活动区(ZPA)在AER下并决定了手指的形成。发育得益于轴位方式从而手臂肢芽首先出现,从下颈椎和上胸段显露出来;腿的肢芽从低位4个腰椎和上位3个尾椎部分显露出来。这些肢芽有一个头部中轴边缘和一个尾部中轴边缘。5条低位颈

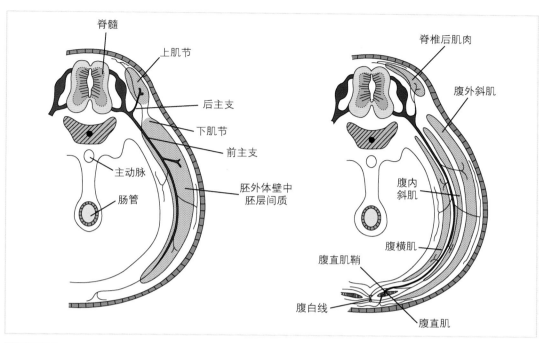

图26-1 胚体壁的发育和伸肌支配

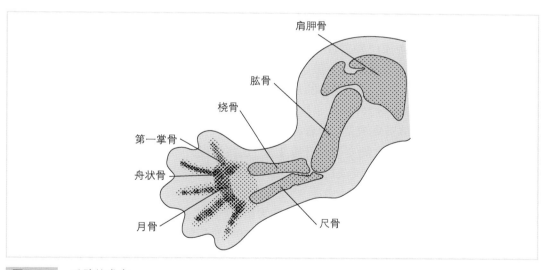

图26-2 手臂的发育

神经支配上肢芽的中轴边缘,然而中轴边缘也受 C_8 神经和 T_1 神经支配。下肢肢芽的中轴边缘受 $L_2 \sim S_1$ 神经支配,轴后边缘受 $S_1 \sim S_3$ 神经支配。此外,由于差别生长(头部的生长壁尾部快),四肢的"出现"向尾部的移动。骨骼之间的区域被称为中间区,间充质包绕骨关节面然后分化成为关节滑膜腔(图26-2)。

上肢肢芽出现几天后下肢肢芽出现。下肢肢芽产生于腰椎和骶椎的体节,由包裹在间充质核心的外胚层细胞构成。这些外胚层细胞分化为 AER 是潜在的中胚层标志。一

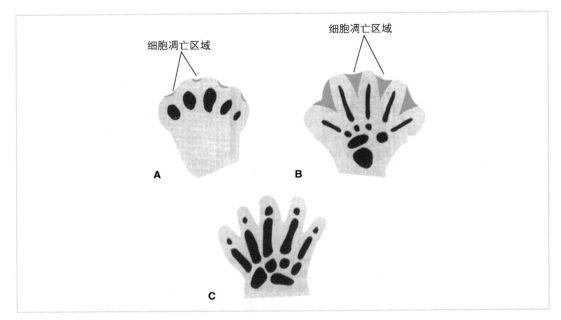

图26-3 手指分离的发育过程。(A)在顶端外胚层的脊发生细胞死亡开始明确手指雏形;(B)细胞死亡进一步形成了指状组合的间隔;(C)完成了手指的分离

个ZPA在一个AER之下并决定了手指构成的模样。如同肢芽生长一样,间充质层分化为深层、中层和浅层,其中深层发展成骨骼。骨骼之间的区域被称为中间区,间充质包绕骨关节面然后分化成为关节滑膜腔。肢盘出现在肢芽末端发展成足,5个间充质带合在一起形成足趾形状,经软骨化后变成脚的长骨。有细胞凋亡的疏松间充质在肢板翼末端呈指状分开并形成了脚趾(图26-3)。

下肢肌肉来源于体节间充质,沿着神经和血液供应进入肢芽。肌肉向屈肌和伸肌分化,由来自$L_2 \sim L_3$脊神经腹侧支神经纤维支配,这些神经纤维构成神经丛,前分支神经丛支配生长中的屈肌肌群,后分支支配生长中的伸肌肌群。真皮来源于表层间充质,表皮来源于外胚层肢芽。

肢体通过横向扩展到前面的屈肌间质和大脚趾边上,然后肢体从腰椎和骶椎侧面的位置变化为相反的接近矢状位置,肢体平均旋转90°,然后膝关节的屈肌位于后面,伸肌位于前面。

肢板在肢芽末端发育分化成手臂和足。5个间充质带合在一起形成指状,经软骨化后变成长骨。在肢盘末端的松散间质凋亡成叶状并形成手指和脚趾(图26-3)。

脊柱

每个体节分化成一个腹内侧生骨节和一个背外侧生皮肌节(图26-4)。生骨节由在胎儿期的第4周移植进中间的被连续的圆柱形间质围绕脊索的松散间质细胞组成。每个生骨节尾部的一半融合与后面生骨节头部的一半形成间充质椎体,使每个椎体一个节间结构。尽管脊索在椎体内退化,但在椎间盘内它扩大形成椎间盘的髓核。围绕纤维软骨

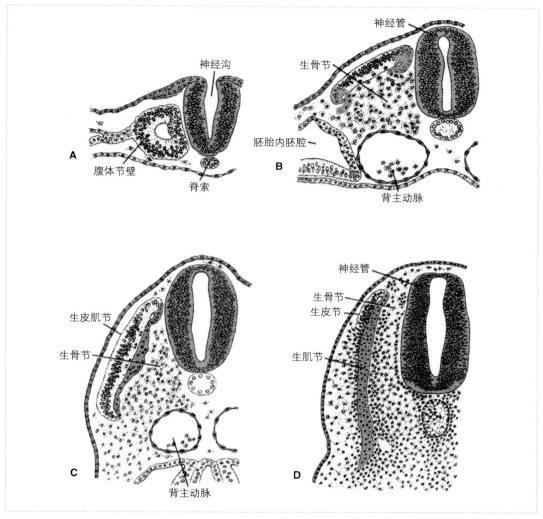

图26-4　每一个体节（Ａ）分化成腹内侧生骨节（Ｂ）背侧生皮肌节（Ｃ）然后进一步发展成肌节和生皮节（Ｄ）

的纤维环，来自其余的椎间间质（图26-5）。

　　这一间充质椎体产生背和侧面，背面围绕神经管生长并融合形成了神经弓，在侧面生长的肌节形成肋突并最终形成肋骨（表26-2）。软骨化中心出现在间充质椎体的中间，形成一个软骨椎体。软骨化中心形成每个神经弓的一半，向背侧扩展并融合在神经管后面。它们也产生向前面与椎体融合并向侧面进入肋骨形成软骨椎体的过程。肋突的命运则不同它是脊柱的一部分。

　　在发育的第9周，每两个椎体和每一个椎弓的一半出现初级骨化中心，两个椎体的中心通常迅速结合起来，但初级骨化中心的完全结合需要几年。在青春期，软骨覆盖在椎体上面和两端出现第二骨化中心，椎体的骨骺板形成。第二骨化中心也出现在每个横突和棘突尖端，在大约25岁完成余下脊椎最后的融合（图26-6）。

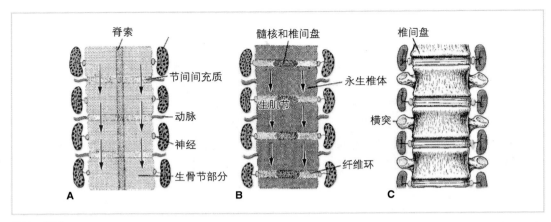

图26-5 脊椎的发育。(A) 在第4周, 生骨节从低密度节间组织中分离;(B) 尾部生骨节的一半和头部生骨节尾部的一半融合;(C) 因此每个椎体是一个节间结构

表26-2 肋骨的发育过程	
颈椎	形成很短横突的椎间孔外侧和前侧
胸椎	每个横突形成一根肋软骨
腰椎	形成部分横突
骶椎	肋横突融合成骶骨外侧板

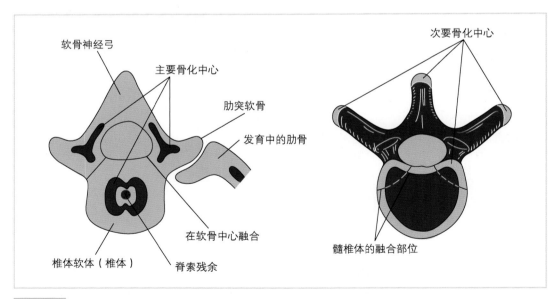

图26-6 脊椎的主要和次要骨化作用

　　出乎意料的是非常强大的脊柱实际上是一个复合的活动、软骨化和骨化作用的中心,难怪会导致生理曲线异常、滑脱、形成疝、椎间盘突出症,特别是在发育期间出现不平衡生长。

上肢异常（障碍）

上肢异常变化在形态学和严重程度上是不同的。在1976年，国际手外科学会提出一个根据发病机制的路径分类系统（表26-3）。在2002年，该系统根据实际考虑进行了修改，对胚胎学和遗传学的理解进行了改进。即使有了这些改进，但最近的一项研究还发现6.6%病例存在分类困难，7.8%的时段不可能分类[1]。让麻醉医师特别感兴趣的是有26%的个体存在先天手的伴发畸形异常变化[1,2]。

表26-3　多指畸形分类

	类　别	释　义
I	生成失败 A——横断面 B——纵断面	这一组包括径向和尺骨缺陷限制了手指，但没有前臂缺失
II	分化失败	这是个大组，属513缺陷。先天性引发的手指或拇指包含在这一组
III	多指趾畸形	拇指三指节畸形，如果认为长度是重复的通常包含在这组
IV	生长过度	
V	发育不全	
VI	羊膜带综合征	
VII	广义骨骼综合征	手指射线诱导的失败

障碍：多指畸形

> **临床小贴士**　很多患有先天性多骨畸形的儿童会伴有气道异常。因为对不合作的患者通常很难做到充分的气道评估，所以有几种可用的保护气道安全的措施非常重要。同样的，许多这样的患者需要几种治疗手段，因此认真记录这些保护他们气道安全的措施非常重要。

背景

多指（趾）畸形是出现附加的手指或脚趾。它能够从一个简单的软组织肉茎变成多趾，包含一个额外的掌骨（图26-7）。尽管通常没有与其他异常情况相关联，但多趾畸形可能是一个综合征的一部分。这些患者需要对伴发的畸形进行仔细评估（表26-4）。

胚胎学和解剖学

多趾仅由软组织组成或者有广泛的骨参与。多趾畸形可长在前或轴后位，定型在孕

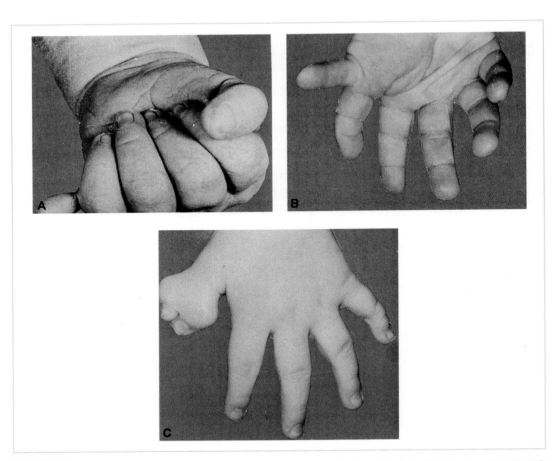

图26-7　（A）多余的手指可以通过简单的结扎治疗；（B）一个多余的拇指和掌骨；（C）一个远端裂成两半的拇指指骨

表26-4　多指畸形综合征

综合征	遗传学	非骨科特征
埃利伟症候群	隐性染色体	侏儒症,心脏畸形,牙齿发育异常,短气管,限制性肺疾病
卡朋特综合征	隐性染色体	颅缝早闭症,尖头综合征,下颌发育不全,颈短、心脏畸形,颅内压增高
13-三体综合征		多个颅面、心脏、神经和肾异常,窒息发作,颈短,小嘴巴,小颌畸形
鲁宾斯坦-泰必综合征	显性染色体	智力障碍,颅面骨畸形,鼻后孔闭锁,阻塞性睡眠呼吸暂停,反复呼吸道感染,心脏畸形
史密斯综合征	隐性染色体	7-脱氢胆固醇还原酶缺乏,小颌畸形,喂养困难,胃食管反流病,肺发育不全,单肺和心脏异常
巴德-毕德症候群	隐性染色体	精神发育迟滞,肥胖,肾功能发育不全
Jeune综合征(窒息性胸廓营养不良或胸廓-骨盆-指骨营养不良)	隐性染色体	血氧不足,肾功能衰竭,心力衰竭,肝硬化

龄第五周，在体壁到尖端的肢体起点由近端到远端周生长。肢体的前缘是轴前和轴后尾部边缘。轴前多趾症是由音猬因子（SHH）表达的结果。正常的表达明确起因于在ZPA中位于肢芽的轴后间充质。移植一个ZPA在上肢内侧边缘，远端元素发生反方向复制。

生理学注意事项

　　1. 主要身体系统在生理学上通常不受孤立的肢体畸形影响且不与某个综合征相关联。

　　2. 止血带也许可用来进行更广泛的修正。用短效药物治疗可增加血压和心率。要仔细监测止血带的持续使用时间。在综合征相关的症状缺乏，很少有明显的病理生理学特征。

手术修复

　　1. 微小的且不完整的软组织肉茎可在新生儿时期结扎。

　　2. 当外科手术切除包括整个手指或一部分手指时要基于功能和麻醉的考虑。出于这些原因，手术可能会被推迟好几年直到能做出手术的决定。

障碍：并趾畸形

> **临床小贴士**　术中止血带可以减少失血，但也能导致永久性的继发性肢体缺血损伤。限制止血带的持续时间是很重要的。

背景

　　大约每2 500人有1人发生并趾或趾带且多为男性；通常发生在中指和环指之间的间隙[3]。然而，它可以从一个简单的皮肤蹼状链接其他两个正常手指，对于多个手指的复杂融合不仅涉及皮肤，还有软组织、骨头和关节。并指可能是一个孤立的畸形或是某个综合征的一部分（图26-8和表26-5）。非综合征型并指可以与长Q波和T波（QT）综合征有关联。对这些患者需要仔细评估相关的异常情况，在首次手术前应该做心电图（ECG）检查。

胚胎学和解剖学

　　蹼状链接或手指融合是属于不完全的细胞凋亡（图26-3）。观念上，这个细胞死亡的过程是由多余的发育组织和个别手指的成型导致的。这个过程的作用机制及其失败的机制尚未明确。然而，可能与受损的溶酶体酶释放有关。这可能是为什么稳定溶酶体酶膜的类固醇，可能产生并趾。

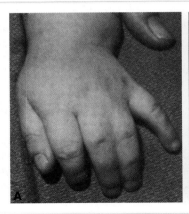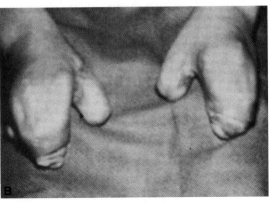

图26-8 （A）并指的范围可以有连接带与两个相邻的其他正常手指相连;（B）更多的例子在左边,所有手指广泛粘连在一起有时被称为手套手

表26-5　并趾综合征

综合征	遗传学	非骨科特征
阿佩尔综合征	显性染色体	颅缝早闭症,尖头畸形,发育不全,小鼻咽,鼻后孔狭窄或闭锁,气管狭窄伴或不伴颈椎融合。百分之十患者伴有心脏畸形。颅骨异常可能引起高颅压。可能血液流通困难。患者在纤维母细胞生长因子受体2基因上有突变（FGFR2）
胎儿乙内酰脲综合征（又名胎儿狄兰汀综合征）		小头畸形,青光眼,唇腭裂,短颈,蹼颈,中面部发育不全,先天性心脏病,幽门梗阻,十二指肠闭锁
卡彭特综合征	隐性染色体	颅缝早闭症,尖头综合征,平中脸,下颌发育不全,颈短,不规则牙齿,50%伴有先天性心脏间隔缺损,智力障碍,伴或不伴颅内压增高
法伊弗综合征	显性染色体	平头畸形包括冠状缝和矢状缝早闭,上颌发育不良,罕见后鼻孔闭锁,喉软骨软化病,气管软化,支气管软化,阻塞性睡眠呼吸暂停,先心病畸形,颈椎融合通常在上颈椎,和或可能发生增加颅内压,大多数情况下有纤维母细胞生长因子受体1和2基因（FGFR1或FGFR2）
德朗热综合征	显性染色体?	小平头畸形,偶尔有后鼻孔闭锁,腭裂,小颌畸形,短颈,胃食管反流、误吸,室间隔缺损,严重的精神/运动发育迟缓,癫痫,有时表现出孤僻自残的反社会倾向

生理学注意事项

参看前述关于多趾畸形的文章。

外科修复

通常在新生儿时期仅纠正只涉及皮肤简单的带状融合。更复杂的手术通常要到孩子

6个月至2岁的时候进行。当涉及多个手指时,为保持血管的完整性仅能一次手术分离一侧手指。

障碍: 严重的拇指发育不全/手指整形

背景

　　手指整复实际上是指将示指转移到拇指的位置的外科手术。这种类型的手术在严重的拇指发育不全的病例是必要的。拇指发育不全可能各不相同,从一个拇指略小于正常到可能完全缺失(图26-9)。据报道每10 000人出生会发生1例,会影响到单侧或双侧手,甚至会引起其他相关的前臂桡侧不发育[4]。这可能是一个孤立的异常或是综合征的一部分(参看桡侧畸形手相关列表)。这些患者需要仔细评估相关的异常。

胚胎学/解剖学

　　拇指发育不全的原因不明。

生理学注意事项

　　1. 止血带可用于更广泛的整复手术

　　a. 血压升高和心率增快可用短效药物治疗。

　　b. 止血带的使用不应超过145 min。持续时间过长时应仔细监控再灌注,除非确定血管已再通,患者的危险已解除。在使用止血带时,每充气持续30 min至少要有5 min的再

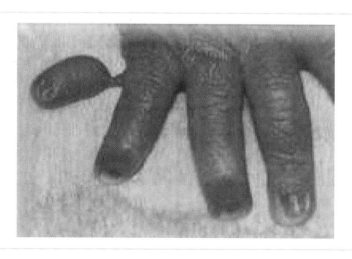

图26-9　手上一个浮动的拇指

灌注时间。

　　2. 在没有相关联的综合征时，很少有重要的病理生理学发现。

　　3. 使用血液稀释技术、输注右旋糖酐和区域麻醉来维持微循环是很重要的。

外科整复

　　1. 拇指整复需要将一个正常的示指移动到拇指位置创建一个功能性的拇指（图26-10）。

　　2. 整复手术的成功取决于那个功能正常的示指，因为整个示指包括血管和神经都要移植到新的位置（图26-11）。

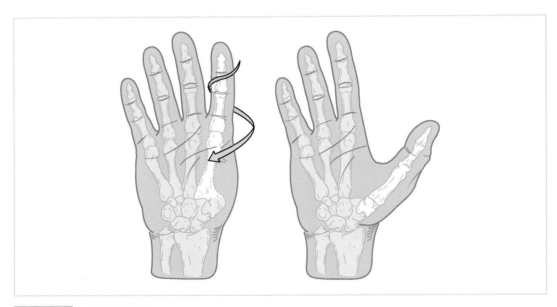

图26-10　拇指矫形过程

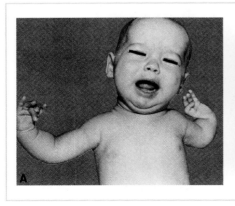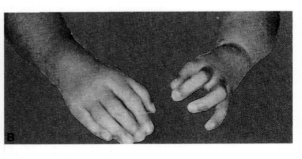

图26-11　（A）一个先天性双侧桡骨先天发育不良的女孩的照片，左手比右手严重。注意她的左手拇指的完整发育不全，她也有先天性心脏病需要的矫形；（B）她在6岁行左手示指矫形手术后的照片

畸形：上肢——桡侧畸形手

背景

桡侧畸形手为先天发生，没有已知的相关病因或基因。在出生人口中发病率在 1 : 30 000 至 1 : 100 000，它是根据严重程度分类的四种类型之一（表26-6）[5]。尽管通常不与其他畸形相关，但桡侧畸形手可能是某综合征的一部分（表26-7）。在这些患者中，遗传是和综合征相关的。这些患者需要仔细评估相关的异常。

表26-6　桡侧畸形手分类	
分　类	描　　述
1	桡骨远端生长面的缺陷的手腕轻微偏差。通常不需要手术干预，除非与拇指发育不良有关
2	桡骨在远端和近端有限的生长，手腕的偏差更加突出，与尺骨弯曲有关，拇指发育不全和骨缺乏更明显
3	在桡骨远端2/3缺失，严重的手腕偏差由于有限的手机械支撑引起，过分生长和尺骨弯曲，出现拇指和手指增多问题
4	缺乏完整的桡骨常伴有完整或近乎完整的发育不全的拇指。尺骨严重弯曲并在有限范围内活动。不幸的是，除了是最严重的类型外，也是最常见的类型

表26-7　桡侧畸形手相见综合征		
综合征	遗传特征	非骨科特征
13-三体综合征（帕韬综合征）	散发	短颈、小口、小颌畸形、常见窒息发作、严重的智力障碍、+/-癫痫、肾功能不全，超过80%患者有心脏畸形。患者可能有马赛克变量表达式的临床表现
18-三体综合征（爱德华综合征）	散发	小口、小颌畸形、新生儿窒息发作而且张力亢进、严重的智力障碍、热调节能力差、多种先天性病变。只有马赛克表达型或部分三染色体型患者能存活过新生儿期
唐氏综合征（21-三体综合征）	散发	寰椎4岁后不稳定、小于平均的气管、巨舌畸形、咽肌张力减退、先天性心脏病肺动脉高压
VATER联合征	变异	脊柱异常、肛门闭锁、气管食管闭锁、食道闭锁、桡骨和肢体异常。可能和脑积水有关（常染色体和X连锁遗传多样性）

胚胎学 / 解剖学

不同程度的发育不全，一直到上肢径向线发育不全，包括桡骨、舟状骨、大多角骨、第一掌骨以及拇指插入（图26-12）。相关的血管、肌肉和神经也受到影响。当桡骨发育时，它常在一条曲线上生长。桡侧畸形手早在孕期第28天至第56天发生。

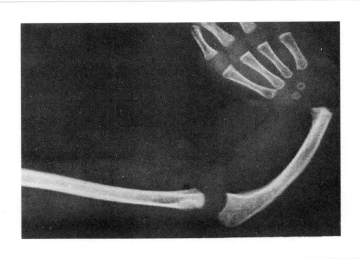

图26-12　该放射图显示了桡骨的缺失，一个发育不全的弯曲尺骨，手的径向偏差，以及拇指和第一个掌骨的缺失

生理学注意事项

止血带止血可用于更广泛的矫正畸形。血压升高和心率增快可用短效药物治疗。持续时间过长时应仔细监控。在缺乏有关联的综合征时，很少有明显的病理生理改变。

手术整复

1. 轻微的情况需要用夹板定型。

2. 修复的手腕可能涉及任何或所有下列程序。

a. 延长：这是进行手术前使手向更好的方向伸展。通常在婴儿期，但也可用于青春期复发性畸形。

b. 集中：这个过程从手腕中切除骨头使手的尺骨伸直。

c. 辐射：重新定位手进一步靠向前臂的尺侧边缘。手腕的肌肉也需要植入以保持它们的平衡。

d. 夹板疗法：在手腕和尺骨间放置针销使之呈集中和放射状稳定矫正。这个针销可能要保持3个月到1年或更久时间。

3. 用截骨术矫正弯曲的前臂骨。

4. 用拇指整复术或肌腱转移术矫正发育不全或缺失的拇指。

5. 用组织松解术改善肘部的活动范围。

6. 手畸形的初次矫形应在1岁前，前臂的矫形在6～8岁，然后进行手术矫形，如果有必要应在成长到12～14岁之后。

手外科的麻醉管理

手术准备

1. 有多处异常患者必须仔细进行术前评估和适当记录相关信息。
2. 有心脏和呼吸方面担忧的患者需进行适当的术前讨论并准备 ICU 加强监测和治疗。
3. 有必要准备专用设备用于困难气道,体外起搏等。

麻醉目标

1. 气道安全(对并发症患者拟定困难气道管理方案)。
2. 维持生命体征稳定、体温正常。
3. 控制围术期疼痛。
4. 最小化术后恶心呕吐风险。
5. 术后轻度镇静以确保下一步的神经学检查(许多复合手术修复)。

全身麻醉

体位:仰卧位

典型的手术时间:依赖于手术的不同从 1 h 到数小时不等。

诱导:短小手术在面罩或喉罩确保气道安全的情况下行面罩吸入诱导,对于长时间手术操作需使用短效或不用肌肉松弛药行气管插管。对于那些反流并发症患者采取误吸预防措施是有必要的。

设备:常规;单一静脉通路,对流氏保暖。

监测:标准监测,依外科需要行周围神经监测。

维持:吸入麻醉联合阿片类药物平衡麻醉。

麻醉恢复:手术结束拔出气管导管。手术结束告知患者将会接受手臂和手神经学方面的检查。

围术期:术后监测患者末梢毛细血管充盈试验,尤其是对圆周石膏固定的患者。

区域麻醉

1. 不常规用于这些患者,因为对于广泛切除的患者它会干扰神经学方面的评估。
2. 局部浸润麻醉可以辅助使用。
3. 指间神经阻滞可以辅助使用。

障碍:指/趾完全离断

背景

通常为儿童时期的意外事件,常发生在农村区域或周围有锋利工具的地方。

胚胎与解剖学特点

通常受伤前正常。

生理学方面的影响：

止血带的使用以限制失血同时提供清晰的手术野。

a. 提升血压及心率的治疗应使用短效药物。

b. 止血带充气时间应仔细记录，依据手术需要定时放气和再充气。

外科修复

1. 仔细研究需要修复的指/趾。

2. 再植前应将断指/趾存放在4°的环境中。

3. 神经、指/趾动脉、静脉都需要吻合，每一指/趾考虑2条动脉和2～4条静脉。

4. 所有屈、伸肌腱都需要做基本的修复。

5. 断骨需要以K线斜交叉的形式固定，从而维持连接点的完整性。

麻醉关注点

手术准备

1. 这些病例需要尽快进行，以尽量缩短缺血的时间。

2. 要迅速采取行动，不应排除对外伤患者进行全面评估的必要，因为其他系统也可能需要进行外科手术。

麻醉目标

1. 建立安全气道，避免误吸。

2. 维持生命体征平稳，体温正常。

3. 提升微循环灌注。

4. 将术中和术后血管收缩降到最低。

5. 最小化术后恶心呕吐的发生。

全麻

体位：仰卧位。

典型的手术时间：数小时不等，依赖于损伤程度。

诱导：快速序列诱导，使用短效肌肉松弛药气管插管。

设备：常规，多条静脉通路，导尿管，对流保暖装置，依据损伤的程度，开通动脉通路同样有用。

监测：标准监测，外科医师的周围神经监测。

维持：使用吸入麻醉药及阿片类药物实施平衡全身麻醉。

恢复：尽管此类手术术毕拔管是更可取的，但由于广泛的外科手术液体转移将使其变为不可能。

围术期

1. 术后监测断指/趾毛细血管持续快速充盈情况及吻合组织的存活能力。
2. 当患者充分清醒时，进行更为广泛的神经系统评估。

区域麻醉

1. 经常用于该类患者，因为长效局部麻醉药阻断交感通路减轻血管收缩。
2. 局部浸润有可能辅助使用。
3. 持续的丁哌卡因注入可以改善重建血管组织的微循环。

上肢疾患：肩部

障碍： 施普伦格畸形

背景

施普伦格畸形是肩胛带中最常见的先天畸形，男女比率约3:1。虽然它可能是一种家族常染色体主导的遗传模式，但这种情况通常是少见的。肩胛骨发育不良，位置常高于正常。在肩胛骨内侧边界与低位颈椎棘突的肩胛脊柱骨融合将使得部分活动受限。这种菱形或梯形状的骨或软骨可被发现在1/3的该类患者身上。此外，肩胛骨上部的肌肉可能会紧缩纤维化。依据畸形严重程度的不同被归类为卡文迪什分级表（表26-8）。施普伦格畸形（图26-13）通常与其他畸形有关，但不局限于，融合的肋骨，胸壁不对称，颈椎，先

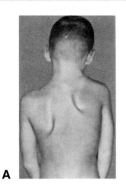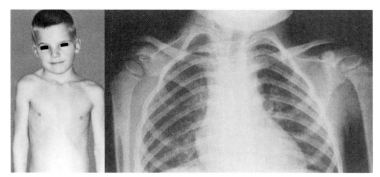

图26-13　6岁男孩先天性高位肩胛骨。(A)右肩胛骨比左肩胛骨小且高：且内收。治疗方法包括手术切除肩胛骨上段1/3,并手术切除骨;(B)演示的肩椎骨(肩胛骨和颈椎之间的连接)的小右肩胛骨的上内侧角和下颈椎棘突之间

天性脊柱侧凸和颈椎脊柱裂。它也是一系列的综合征。这类患者必须仔细评估其他异常情况。

表26-8	卡文迪什分级表	
1级	轻微	肩部几乎水平,衣服可掩盖畸形
2级	轻度	肩膀几乎水平,但高肩胛骨上内侧部分是可见的
3级	中度	肩部升高2～5 cm
4级	重度	颈蹼和短颈枕内角度以及肩胛骨角度很高

胚胎学 / 解剖学

大约妊娠5周的时候,相反于L_4、L_5、L_6椎体,肩胛骨所不同的是开始仅为颈椎的附属物。正常情况下,约90 d后它会下降到合适的位置。对这种迁移的任何阻碍将导致施普伦格畸形相关的发育不全,肩胛骨抬高。发育的第6周左右,如果锁骨下动脉,椎动脉或它们的分支发育受到干扰,将会导致锁骨下动脉供血中断综合征。克利佩尔序列、莫比乌斯序列和波兰序列都有共同的胸壁和肢体异常。克利佩尔序列是施普伦格畸形相关的常有序列,且是对麻醉管理造成最大影响的综合征(表26-9)。

表26-9	高肩胛畸形综合征	
综合征	**遗传特征**	**非骨科特征**
先天性短颈综合征	散发	小颌畸形,蹼颈,斜颈,颈椎活动受限,颈椎可能不稳定,晕厥可能与颈部突然旋转先天性心脏异常有关
眼距过远综合征	可疑	不会影响麻醉管理
联合畸形	变异	脊柱畸形,肛门闭锁,气管食管瘘,食管闭锁,桡侧肢体异常。可能与脑积水有关(常染色体和X连锁遗传多样性)
腭心面综合征	可疑	小头畸形,小下颌畸形,精神发育迟滞,先天性心脏病
浮港综合征	散发	不会影响麻醉管理的
戈尔登哈综合征	散发	颜面椎异常使气道管理困难。困难随着年龄增长。阿诺德-小脑扁桃体下疝畸形或脑积水,先天性心脏病,肾异常

生理学方面的影响

该类患者肩胛骨不仅高而且狭小,而且还向下旋转,从而使得肩部外展能力受限。其他不常见的生理影响依赖于特殊的并发症。

外科修复

1. 切除肩胛骨和肩胛脊椎骨的上1/3。

2. 手术降低肩胛骨。

障碍：肩关节脱位

> **临床小贴士** 对于同时患有多系统疾病的儿童需要进行骨科手术时通常需要多学科合作。

背景

肩关节有着最大的关节运动范围。脱位最常发生在手臂与肘伸出、肱骨头滑出关节凹时，经典的位置是足球后卫。少数会发生在肱骨头被向后拉出关节凹的情况下。这也可能发生在伸手拦球直接被球撞击到肩部摔倒时的情况下。脱位很少发生在少儿时期，但青少年时期并不少见。

生理方面的影响

没有特殊的生理影响。

外科修复

1. 肱骨头可重新回复到关节凹内。这有可能发生在自主休息，冰敷和上举之后。然而由于肌肉挛缩，肩关节复位则有必要使用镇静药进行牵引。手臂应吊起以减轻对受损关节囊的压迫。

2. 手术的重点是收紧拉伸的包膜韧带或修复受撕的盂唇。尽管开放修复是目前最受欢迎的技术，仍然有可能会使用到关节镜。由此产生的稳定性在90%～95%的时间范围内是成功的。

麻醉关注点

手术准备

1. 因为这有可能是急诊手术，麻醉前应考虑许多患者为饱胃患者。
2. 没有适当禁食的患者需要镇静药时应当谨慎。

麻醉目标

1. 肩关节复位需要良好的松弛。
2. 安全气道比轻微镇静更重要。
3. 维持生命体征平稳，体温正常。

第三部分

4. 围术期控制疼痛/痉挛。

5. 最小化术后恶心呕吐的发生。

全麻

体位：仰卧位，偶尔会采取沙滩椅坐位。由于沙滩椅坐位会伴随脑灌注不足，因此避免低血压是首要任务。

典型的手术时间：加上外科修补的时间压缩到 60～90 min。

诱导：较为年轻的患者，面罩或喉罩安全气道下静脉给予镇静药或吸入诱导。考虑为饱胃的患者气管插管给予短效的肌肉松弛药。术中依据手术需求给或不给肌肉松弛药，这需要与外科医师沟通。

设备：常规；单通道静脉置管；保暖。

监测：标准监测，外科医师需要的周围神经监测。

维持：使用吸入麻醉药和阿片类药物平衡麻醉。

恢复：病例结局拔管。

围术期：特别注意固定患者位置。

区域麻醉

1. 不常用于手法复位术。

2. 局部浸润或肌间沟神经阻滞有助于外科修复。通过近红外光谱测量，在沙滩椅体位进行手术时行区域麻醉与脑的灌注降低并无相关，即便患者是低血压。

障碍：骨折和脱位（手指，腕部，肘部，闭合vs.经皮vs.开放固定）

背景

1. 由于骨发育尚未成熟，青枝骨折和骨骺损伤为小儿专属。虽然大多数骨折可等到合适的术前禁食时间过去，但肘部骨折和其他导致周围脉搏消失的骨折应立即引起重视。

2. 那些遭受创伤的儿童需要做一个全面检查以确保所有的创伤都得到恰当的处理。

3. 还应评估患者受虐待的体征。不同治愈阶段多发骨折的X线证据，多发软组织损伤，尤其是腹部，或香烟烫伤的迹象表明，额外的社会因素评估是十分重要的。

胚胎学/解剖学

创伤前胚胎学和解剖学方面通常是正常的。

生理学方面的影响

福尔克曼缺血性挛缩，1881年首次被描述，最常与锁骨骨折有关，但也可能与肘部周围的软组织损伤有关,或前臂双骨折发生后有关。动脉阻塞常因骨折碎片、动脉痉挛或肿胀压迫肱动脉所致。这反过来会导致肌肉缺血,毛细血管通透性增加,从而导致更多的肌肉水肿,进一步增加组织压力。恶性循环继续,导致继发性纤维化和钙化的肌肉坏死。治疗需要注意立即改善血液循环。这通常包括松解过紧的绷带,骨折复位,伸展肘部。筋膜切开探查肱动脉也许是有必要的。

止血带可被用于广泛的矫形术。血压升高、心率增加应使用短效药物适当处理。仔细监测止血带充气时间。

小儿病例在清晨实施,需要提供能产生嗜睡程度的小剂量镇痛药。虽然这还未被正式列为规范,但对于住院患者它已是临床一致的意见。据推测这与小孩的昼夜自然节律有关,等同于终日多项活动后疲劳与消耗的累积。

外科修复

1. 简单的骨折仅需闭合性复位即可。有必要维持复位后的位置固定。

2. 如果骨折贯穿骺板,或有软组织被软骨碎片镶嵌,闭合性复位变为不可能,则有必要进行切开复位内固定术。其他指征包括错位的斯脱骨折,关节内骨折,复合血管损伤需要探查修补的骨折。

麻醉关注点

手术准备

1. 术前评估应仔细回顾受伤前最后进食的时间和受伤的时间,术前禁食状况应从受伤的时间起开始考虑。

2. 需要氧化亚氮镇静或皮肤表面麻醉行静脉置管。

3. 周围脉搏消失将使得外科手术变得更加紧急。

4. 尽可能检查回顾急诊室用药情况。

麻醉目标

1. 确保气道安全。在其他信息还尚未收集全时,采用快诱导方式进行麻醉诱导是安全的方法。

2. 维持生命体征稳定,体温正常。

3. 围术期控制疼痛。

4. 最小化术后恶心呕吐的风险。

a. 使用镇吐药物。

b. 经口吸引胃内减压。

全麻

体位:常仰卧位。

典型的手术时间：依损伤和手术修复需要常需 30 min 到数小时。

诱导：面罩或喉罩确保气道安全，吸入诱导用于短小或其他选择性操作。长时间或复杂的操作有可能需要使用肌肉松弛药。饱胃患者急诊手术应使用快速诱导进行插管。

设备：常规，单通道静脉置管，保暖。

监测：标准监测，依据手术需要行外周神经监测。

维持：使用吸入麻醉药和阿片类药物平衡麻醉。闭合性复位术有必要时使用短效肌肉松弛药。前臂肌肉挛缩，尤其是运动员，若无神经肌肉阻滞将使骨折复位变为不可能。

麻醉恢复

1. 这类手术术毕通常拔管。
2. 拔管前患者应能自主睁开眼睛，但呕吐风险依然存在。

围术期：术后连续监测快速毛细血管充盈情况。

区域麻醉

1. 臂丛阻滞，静脉内区域麻醉，或全身麻醉、区域阻滞麻醉联合技术。
2. 伴动脉挛缩的骨折可行交感星状神经节阻滞。
3. 辅助使用局部浸润麻醉。
4. 辅助使用指间神经阻滞。

障碍：臂丛损伤

背景

新生儿臂丛损伤的发生在 1 000 例活产儿中为 1～3 例。危险因素包括妊娠期糖尿病，产钳分娩，肩部难产。约 73% 的病例涉及 C_5 和 C_6 颈椎根部。在临床上，这一陈述被称为埃尔布麻痹。埃尔布麻痹患者抬起肩部时内收，肘部伸展内旋位，前臂内翻，由于腕伸肌及指伸肌不同程度的无力，腕部及手指弯曲（图 26-14）。约 25% 的患者有全丛损伤，特征为手臂完全麻醉、感觉障碍、肢体苍白，仅有 2% 的患者表现为分离状态，或称之为克隆普克麻痹。

胚胎学 / 解剖学

臂丛的形成始于妊娠的第 4 周。胚生骨节向轴索发育，伴随上肢芽背侧旋转神经形成。轴突从腹侧柱状移动细胞开始向生骨节细胞团发育，形成腹侧根。轴突在背侧根神经节细胞相反的方向发育，形成背侧根。这些神经根连接形成三条神经干，上干有 C_5 和 C_6 神经根组成，中干由 C_7 神经根组成，下干由 C_8 和 T_1 神经根组成。这些神经干均分为前后两段，臂丛神经的前段支配腹侧肌，后段支配背侧或伸肌。

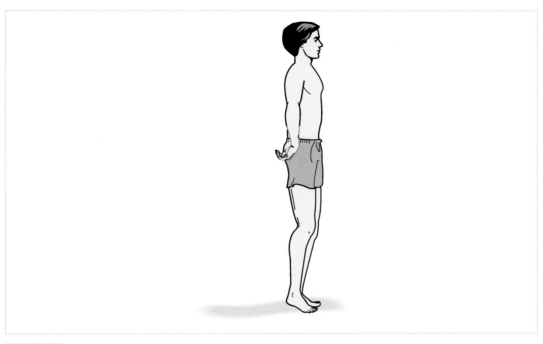

图 26-14　厄尔布瘫痪的特点"连枷臂"

生理影响学方面的影响

1. 妊娠期糖尿病母亲的新生儿容易导致低血糖和红细胞增多症。
2. 肩部难产所致臂丛神经损伤的婴儿有发生低氧血症和缺氧性损害的较高风险。
3. 臂丛神经损伤有可能伴随霍纳综合征。

外科修复

1. 臂丛神经探查在婴儿3～6个月时完成。如果运动功能无改善应考虑手术。依据损伤的不同，探查包括神经瘤切除或通过腓神经移植嫁接患者撕脱的神经使其再生。伤口用弹性绷带加压包扎，若包裹得太紧会阻碍通气。

2. 修复继发于恢复不全的畸形包括肱骨截骨术，解除肩关节周围的挛缩，肌腱转移以改善手臂功能。手术通常在约18个月当臂丛手术改善的峰时期完成。患者常固定于人字交叉模型位置。

麻醉关注

手术准备

1. 多学科讨论，如小儿神经外科、小儿矫形外科、小儿神经内科。

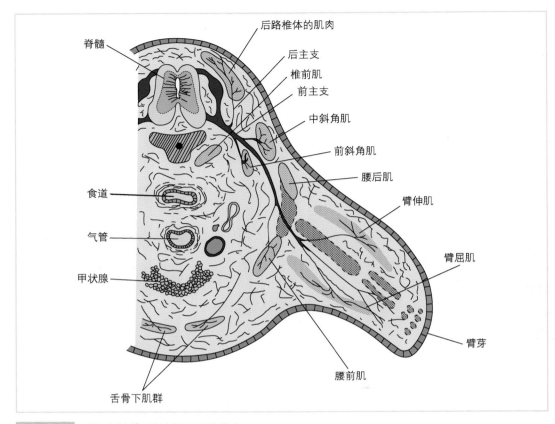

图 26-15 颈、上肢前、后神经支配的发育

2. 影像学研究评估相关性损伤,如偏侧膈肌抬高(膈神经损伤),肱骨或锁骨骨折。

3. CT 或 MRI 脊髓造影以证实有无神经撕脱。

麻醉目标

1. 保持体温。

2. 气道安全。

3. 术后疼痛控制。

4. 术后浅镇静以确保充分的神经功能检测。

全麻

体位:仰卧沙滩椅位。沙滩椅位会使脑的灌注减少,因此避免低血压的发生是首要的。

典型手术时间:神经再生或神经瘤切除约 3 ~ 5 h;肱骨切除和肌腱转移约 2 ~ 3 h。

诱导:面罩诱导,短效或无肌肉松弛药气管插管,便于神经功能监测。

设备:常规;单一静脉置管;保暖设备。

监测:标准监测,周围神经,依据手术需要行肌电图监测。

维持:吸入麻醉药和阿片类药物平衡麻醉。

麻醉恢复

1. 手术结束拔除气管导管。告知患者手术成功后还会对手臂和手进行足够合适的神经学检查。

2. 加压包扎，肩部人字固定位置时，应仔细观察患者保障通气良好。

术后：区域麻醉不应用于该类患者，因为术后手臂功能评估非常重要。

下肢疾患：髋关节和股骨

背景

髋关节生长发育不良是指髋臼，股骨，缘、囊异常发育，常见于首胎、女性和臀位分娩患者。先天性髋关节脱位或半脱位通常被儿科医师在出生时得到诊断，大多数髋关节的不稳定性检查要推迟到2个月后。有些神经肌肉综合征如脑脊膜脊髓膨出、关节弯曲，脑瘫也会与髋关节脱位相关。6个月以内婴儿的治疗用立克马甲束缚。髋关节脱位的闭合性复位应考虑在6个月以后，开放复位通常要到2岁以后。

青春前期或青春期的患者存在股骨头股骺滑脱的风险。股骨头滑出髋关节连接面。常见于男性，非洲裔美国人，肥胖患者。体重过轻的患者常伴随肾功能衰竭和内分泌疾病。股骨头滑脱可分级为稳定型（可无拐行走）和不稳定型，可通过手术治疗。髋臼发育不良是指髋臼不全发育成碟型而非杯型，有导致髋关节炎的倾向。髋臼发育不良也可以是部分性的髋部发育不全，直到青春期或成人早期才有可能被诊断出来。也可能是感染、创伤和佩特兹病所导致的结果。

生理方面的影响

1. 股骨头滑脱最常见的内分泌疾病是甲状腺功能减退。

2. 肾疾病也可与肱骨头滑脱有关。

3. 髋关节发育不良可与神经肌肉组织疾病有关。

外科修复

手术治疗的目标是稳定髋关节以最小化关节炎的发生。手术并发症包括肱骨头缺血坏死和软骨溶解。

1. 螺杆原位规定股骨头股骺。该操作失血较少。

2. 年龄在6个月到2岁髋关节发育不良的患者通过髋关节人字形固定6周闭合复位髋关节。

3. 2岁以上的患者开放性复位后人字形固定6周。

4. 其余髋关节发育不良患者终将需要行骨盆截骨术。

麻醉关注点

手术准备

1. 医学检查依赖于患者任何潜在的并发症。发育迟缓的股骨头骨骺滑脱患者需要进行内科方面的检查,以确认是否有肾病或内分泌疾病方面的证据。

2. 髋关节发育不良和半脱位患者需要神经内科会诊确认他们是否有神经肌肉方面的原因,以及呼吸内科会诊确认他们是否有继发于神经肌肉疾病所致的限制性呼吸疾病。

麻醉目标

1. 麻醉关注之前提到的有或没有特殊顾虑。

2. 术中防止贫血和血容量减少。

3. 充分的气体交换。

4. 维持体温正常。

全身麻醉

体位:多数手术取仰卧位。

典型的手术时间:股骨头骨骺滑脱和髋关节复位手术通常需要约 1 h;髋关节和其余髋关节发育不良而行股骨截骨术可能需要 4～6 h。

髋关节发育不良开放/闭合髋关节复位手术的麻醉诱导,维持和恢复

1. 面罩或静脉内常规诱导。

2. 面罩、喉罩或插管管理气道。

3. 较为年轻的患者复位后需要髋部人字形固定。这种模型始于乳头水平至异常髋关节的踝部。

4. 确保模型上的腹洞足够大以允许患者呼吸时膈肌向下自由移动。

髋关节发育不良行髋关节和股骨截骨术的麻醉诱导,维持和恢复

1. 面罩或静脉内常规诱导。

2. 常规维持麻醉,年龄大些的患者通常诱导前会放置硬膜外导管,而对于不合作的年龄较小的患者常在诱导后放置。需要使用神经刺激器适当放置腰神经丛导管,因此神经肌肉阻断药是禁忌的。麻醉维持包括浅的全麻和硬膜外镇痛。硬膜外镇痛可使用0.1%丁哌卡因联合吗啡或芬太尼,也可单独使用0.1%丁哌卡因进行腰神经丛镇痛。

3. 手术结束常规拔除气管导管。

4. 有必要是使用温毯快速进行保暖和降温。

5. 自体血回收技术节约用血。

设备:标准设备,髋关节手术床。

监测

1. 标准无创监测。

2. 较小的患者进行有创血压监测。

3. 留置尿管。

围术期

1. 目标是手术操作完成拔除气管导管。

2. 术后镇痛可采用患者自控镇痛,护士控制镇痛,硬膜外或腰神经丛镇痛等方式。

区域麻醉：有些医疗中心常以腰神经丛阻滞术中辅助镇痛和术后镇痛来替代硬膜外阻滞。腰神经丛阻滞等优点包括短期留置尿管和早期活动。

下肢疾患：股骨,胫骨和腓骨(骨折;扭转;成角畸形;腿不等长;肢体延长手术)

> **临床小贴士** 在儿童接受重大骨科手术时失血是不可预测的。最好在诱导时放置额外的静脉通路并且放置肝素锁避免输入过多液体。

背景

小儿的骨头与成人之间存在不同。表现在钙化弱于成人,骨膜血管丰富,更少附着于骨头。骨干附着较少的骨骺,周围肌肉组织结构不发达。这会导致患者不同类型的创伤性骨折和损害。患者由于骨膜较厚而矿化较少,很少发生复合性骨折,较常发生不完全性或青枝骨折。他们也容易遭受到骨骺的损伤。导致骨生长减慢或变形。周围肌肉的不发达致使较少发生原发性畸形,而骨折则更容易复位。腿不等长可能是先天性的或骨骺损伤而导致的。

胚胎学/解剖学

见前述。

生理方面的影响

1. 患者损伤时可能是饱胃状态。

2. 创伤性骨折可能伴随有中枢神经系统,腹部或胸腔的损伤。

3. 创伤性骨折也可是儿童受虐的一种表象。

4. 胫腓骨骨折也可伴随神经肌肉损伤,腘动脉损伤和腔隙综合征。

5. 腓骨骨折合并腓神经损伤,可引起足下垂。

6. 胫骨远端螺旋骨折常发生于9个月到3岁的小孩。

外科修复

1. 6岁以内稳定性股骨骨折患者以人字形石膏固定进行治疗。

2. 6～12岁稳定性股骨骨折患者的治疗先牵引数周后,再行人字形石膏固定。

3. 其他可供选择的治疗包括外固定,髓内针固定和甲板固定。

4. 青春期股骨骨折可由髓内钉固定完成。

5. 胫、腓骨骨折通常可用上至膝上的石膏固定而得到很好的处理。

6. 不稳定性胫、腓骨骨折可通过钉锁和石膏固定,外锁定,甲板锁定,锁钉进行治疗。

7. 骨骺干固定术或生长骨板毁损术可导致生长骨板的早期关闭和腿的发育减慢。这一手术对于纠正腿不等长是有效的。

8. 此外,肢体延长如手术骨植入延长术后可放置Ilizarov外锁定装置。

麻醉关注点

手术准备

1. 证实是否合并有其他创伤性损害。

2. 对于可疑损伤病史的患者,应与儿童受虐待方面的专家讨论。

3. 术前应仔细评估有无小腿损害性分离综合征。

麻醉目标

1. 充分的术前补液。

2. 预防误吸的发生。

3. 围术期疼痛控制。

全身麻醉

体位: 仰卧位。

典型的手术时间: 髋部十字交叉固定约45 min,不稳定性骨折甲板固定或Ilizarov外锁定约需2 h不等。

诱导

1. 不稳定性骨折急诊锁定手术行快速麻醉诱导。择期手术的患者行吸入诱导是可行的。

2. 这些患者可使用面罩、喉罩或气管插管进行气道管理。

3. 对于较大或青春期患者,肌肉松弛药对外科医师完成骨折复位是有帮助的。

设备: 标准呼吸回路。

监测: 单纯骨折患者行标准无创监测即可,合并其他创伤的患者有可能需要进行有创监测。

维持: 阿片类药物复合吸入麻醉药维持全麻。

麻醉恢复

1. 拮抗非去极化肌肉松弛药的作用。

2. 吸引胃内容物和口腔,麻醉恢复前拔除胃内和口腔吸引管。

围术期

1. 髋关节十字交叉固定的患者在术后麻醉恢复室必需仔细监测呼吸情况。外科医师需要在石膏固定的腹部位置切开一个足够尺寸的洞,以供患者呼吸时膈肌自由下降。洞留得太小的体征是氧饱和不足和呼吸频率增快。

2. 患者术后腹腔间隔综合征的症状和体征应仔细监测。包括:与损伤不相符疼痛,腔隙紧缩,小腿腔隙内分布的神经感觉异常。

区域麻醉:硬膜外镇痛或股神经阻滞对股骨骨折是有益的。对伴有腔隙综合征风险的患者,区域麻醉是禁忌证。

下肢疾患:膝(半月板;前交叉韧带修补;奥斯古德-施莱特病)

背景

在年长的儿童和青少年中膝痛非常常见。许多患者膝关节活动时伴随疼痛,但放射影像学是正常的;这一综合征被称为髌骨骨软化(髌骨关节软骨软化)。尤其是攀爬时膝痛加剧,特别是上、下楼梯。通过股四头肌用力练习和适度休息常可治愈。奥斯古德-施莱特病是由胫骨骨突炎所引起,通常在胫骨完全发育的过程中形成。剥脱性骨软骨炎发生在关节软骨发育时病灶坏死。这会导致膝关节内疏松物质形成,需要膝关节镜下手术治疗。髌骨脱位常见于女孩,通常需要膝部固定、加强和调节股四头肌练习而得到治疗。内侧、外侧和前交叉及后交叉韧带损伤通常是运动损伤所致,常需要手术重建。半月板损伤可发生在青少年田径运动时,有可能需要膝关节镜手术治疗。膝外翻常见于6岁以下的患者。6岁以上的膝外翻可能有必要行手术矫正。胫骨内翻(布朗特疾病;胫骨骨软骨炎)引起胫骨近端部分弯曲,继发于胫骨近端内测骨骺发育失衡。

胚胎学/解剖学

见前述。

生理方面的影响

1. 除了自身膝盖问题外,患者常健康。
2. 手术几乎为选择性的。

外科修复

1. 膝关节镜手术如韧带重建,半月板切除或修补,疏松物质清除。
2. 髌骨脱位可通过内侧收紧股内侧肌腱和松解膝关节外侧韧带进行手术治疗。
3. 膝外翻和内翻畸形可通过内、外侧骨骺固定,发育骺板引导手术治疗,若发育已完成则行胫腓骨切骨手术治疗。

麻醉关注点

手术准备

1. 膝内翻畸形可能会伴随有代谢性骨病。
2. 膝外翻畸形可能会伴随有病态肥胖。
3. 一般情况下,膝盖运动相关性损伤的患者常为健康。

麻醉目标

1. 术后充分镇痛。
2. 大多数关节镜手术适度的液体治疗和术后恶心呕吐控制以早期离开日间手术治疗单元。

全身麻醉

体位:仰卧位。

典型手术时间:单纯关节镜手术 30 min,双侧胫骨切骨术可达 3 h。

诱导:较小患者可面罩吸入诱导,较大或青少年患者可行标准静脉诱导。可由面罩,喉罩或插管管理气道。

设备:标准设备。

监测:标准无创监测。

维持:吸入复合阿片类药物维持麻醉。

麻醉恢复:若使用了肌肉松弛药可给肌松拮抗药。

围术期:阿片类药物和非甾类消炎药物行疼痛治疗。女性青少年患者术后恶心呕吐等风险较高,应使用足够的镇吐药物预防与治疗。

区域麻醉

1. 多数青少年患者膝盖手术更愿意接受全身麻醉。然而,对于可以积极配合的患者,硬膜外或腰麻下行前文提到的多数外科手术也是可能的。
2. 术后硬膜外镇痛对重建手术后需要机械被动运动的患者是有帮助的。
3. 单一股神经或 3 合 1 阻滞可提供显著的术后镇痛作用。3 合 1 阻滞包括股神经,闭孔神经和股外侧皮神经。

下肢疾患: 脚,脚踝和脚趾(马蹄内翻足;跗骨桥;踇趾外翻)

背景

1. 马蹄内翻足出生时发生率为 10∶10 000,患病率男性比女性 14/19。可有神经源性原因(关节挛缩、脊柱裂和脊髓栓系),结缔组织疾病(Larsen 综合征),物理因素(羊水过少,胎儿窘迫),也可以是一个孤立的先天性畸形[15,20]。一个马蹄内翻足的孩子,走路时他/她的脚外翻,脚踝向内转。

2. 跗骨桥通常是一种先天性畸形,是指两块或两块以上的跗骨间的不正常连接[16,21]。异常的融合可以是一条缝(骨化),软骨连接(类软骨)或一个结缔组织(纤维)的结合,它可以是部分或完全结合。最常见的是融合舟骨距跟骨。跗骨桥通常是一个常染色体显性遗传。

3. 蹈外翻(囊肿)时发生的大脚趾倾斜过度向二脚趾,在大蹈指的起始部形成隆起。蹈囊炎在儿童中几乎总是多见于扁平足(旋前,平脚)。扁平足使脚站不稳,并且脚张开,促使蹈囊炎形成。在儿童和青少年中,蹈囊炎几乎都是无痛的,手术矫正一般推迟到生长结束[17,22]。

胚胎学 / 解剖学

先天性,或后天性,两者都有似乎代表一个畸形的原始间质分化。

术前评估

1. 跗骨联合和蹈囊炎患者通常是健康的。
2. 马蹄内翻足患者可能伴有神经或结缔组织疾病。
3. 手术几乎总是择期进行。

手术相关问题

1. 跗骨联合手术包括在联合部位切除联合部、插入脂肪、肌腱或肌肉。关节融合术的患者可能出现复发、严重的粘连和显著的退行性变化。
2. 蹈外翻治疗通常是在成年期。
3. 为了植骨和保持关节的正常位置,马蹄足内翻手术涉及一些肌腱和韧带松解延长。手术一般在婴儿期进行,脚需要行石膏固定以保持正确的位置和肌腱、韧带的愈合。由于使用手术止血带,这种手术过程中失血量很小。

麻醉相关问题

手术评估

1. 马蹄足内翻畸形可能以神经肌肉疾病相关。
2. 有蹈外翻和跗骨联合的患者通常比较健康。

麻醉中的注意事项

1. 术后充分镇痛。

2. 保持控制体温正常,尤其是行足部修复的婴儿。

全身麻醉

体位:仰卧位。

手术时间:跗骨联合手术需要1.5 h;双侧足部修复术需要3 h。

诱导:吸入麻醉诱导经面罩或喉罩用于跗骨桥和蹬囊炎手术是安全的,气管插管行足部修复术也是安全的。

设备:标准呼吸回路。

监测:标准无创监测。

维持:挥发性麻醉药和麻醉性辅助药,在婴儿中,骶管阻滞麻醉镇痛可以减少麻醉药的用量。

方法:可以使用神经肌肉阻断药逆转肌肉松弛药的作用。

围术期:镇痛可选择麻醉性镇痛药和非甾体抗炎药来完成。患者行马蹄足内翻手术术后,通常需要打双下肢短腿石膏,术后肿胀可能导致神经、肌肉和皮肤损伤。这些孩子需要密切监测这种并发症。

区域麻醉

1. 跗骨联合手术一般在20岁患者出现综合征时来做,区域阻滞胫后、腓肠、浅表、腓深及隐神经和距小腿(踝)关节阻滞可提供确切的术后镇痛。

2. 骶管阻滞可在马蹄足内翻手术开始或结束时进行。丁哌卡因0.25%给药0.75～1 mL/kg混合可乐定1 μg/kg,将给予充分的疼痛缓解6～8 h。许多外科医师不鼓励使用骶管阻滞或硬膜外阻滞,因为难以评估下肢是否有血管神经损伤。

3. 可在手术开始或结束时进行腰丛神经阻滞。

障碍: 脊柱:脊柱侧凸畸形、驼背、腰椎峡部裂、脊柱滑脱

> **临床小贴士** 脊柱侧凸手术中,要特别关注术中神经监测,神经电生理监测基线测量完成前,维持麻醉平稳是很重要的。几乎所有已知的麻醉药,都会导致减少运动诱发电位(MEPs)和体感诱发电位(SSEPs)的振幅和潜伏期。总的来说,全静脉麻醉(TIVA)减少信号强度小于吸入性麻醉药,但仍有可能存在像吸入性麻醉药的再吸收作用性。

背景

脊椎和神经肌肉异常会导致脊柱弯曲异常,这可能与胸部功能不全和疼痛有关。脊柱侧弯是脊柱畸形中的一种,可为先天性或特发性脊柱侧凸。先天性脊柱侧凸通常源于正常的脊柱发育被中断,且常伴有泌尿生殖系统、心脏、脊髓的缺陷[18,23]。先天性脊柱侧

凸行矫形手术之前,应该进行全面仔细的医学评估。术前可能需要行泌尿系统或心脏畸形的外科修复手术。脊柱后凸是脊柱前、后弯的异常发育,也可为先天性或特发性。峡部裂是一种在第四或第五腰椎峡部关节的应力性骨折。发生的危险因素包括遗传性和过度的运动,如体操运动和反复过度屈伸腰椎。腰椎半脱位是由于腰椎峡部裂导致腰椎滑脱,这种情况与脊髓神经受压和椎管狭窄有关。腰椎峡部裂一般采用保守治疗,必要时腰椎滑脱行手术治疗(表26-10)。

监测脊髓和神经根的完整性

脊髓手术的患者脊髓缺血及神经根损伤,是由于压迫到脊髓的供血动脉、直接损伤神经、植入铁丝及螺丝直接损伤引起。这些因素充分证明,在仪器安装好和脊柱牵引后,立即监测脊髓完整性是合理的,发现监测期间脊髓完整性受损之后,立即拆除仪器并行脊柱牵引。监测SSEPs和实施术中唤醒试验,有助于术中及时发现这些可能的并发症[24,25]。

SSEPs电位

SSEPs主要监测背部脊髓(感觉)传导通路的完整性。这种方法提供了实时脊髓监测,在外科高风险椎管及脊髓手术操作期间,以避免脊髓损伤的风险。周围神经刺激应用于远端的胫后神经或正中神经。头部的连续神经刺激可以被沿腘窝、腰椎、颈椎和大脑皮质检测。源于内侧神经产生的一个可在电子束监测到的刺激。在脊髓和脑干手术期间使用麻醉药物,尤其挥发性吸入药物,可以抑制SSEP信号。增加静脉注射剂量或连续输注短效阿片类药物,如芬太尼,以减少氧化亚氮或异氟醚剂量。10岁以下的儿童和有脊髓发育不良、脑瘫的患者,皮质反应不可靠。因为这些患者获得的SSEP电位表现为衰减的皮质反应,相对强大的信号是从颈椎记录。因此笔者建议异氟醚和氧化亚氮浓度应分别维持在0.6%和50%,对体感诱发电位监测的主要缺点是,它不能可靠地监测运动神经通路完整性。有一种方式评估运动功能是MEP,它使用强刺激的运动皮质,刺激和检测相应的肌肉群的动作电位。挥发性麻醉药,包括氧化亚氮,有剂量依赖性抑制影响MEPs。大剂量氯胺酮、阿芬太尼、依托咪酯注射用在成人研究中似乎保护MEP,但常规MEP监测儿童的功效尚未确定。

唤醒试验

唤醒试验的目的是监测下肢随意运动功能,以判断脊髓的完整性。唤醒试验包括麻醉深度逐渐下降到患者能够回应口头命令时。在患者被证实有主动运动后,加深麻醉深度,完成手术。完成一个成功的唤醒试验的关键是:要让患者的意识水平恢复的同时保持充分镇痛。唤醒试验期间,对吸入麻醉药的浓度逐渐降低;阿片类药物维持镇痛,监测唤醒过程中麻醉深度,通过动脉血压和心电图监测密切观察血流动力学变化,来观察唤醒过程中的麻醉深度,唤醒试验的结束时间点,是在口头命令下做出主动的下肢的随意运动。唤醒测试的主要缺点是,它不能实时监测脊髓的完整性。唤醒试验之前和之后脊髓

第三部分

表26-10 脊柱弯曲异常

	病　因	发病率（活产）	性别比	相关的异常
先天性脊柱侧凸	脊柱节段形成失败，椎体分段失败或导致儿童脊柱侧弯的椎体分离失败	0.125%的人口[26]	女性：男性=5:4	与其他异常高度相关；椎管内异常35%，先天性心脏病25%，泌尿生殖（GU）异常20%，肌肉骨骼异常比如足内翻，费尔静脉畸形，髋关节发育不良，和肋骨异常也有关联
特发性脊柱侧凸	中后期的童年成长过程中，通常导致右侧弯曲和胸椎后凸畸形	1%～3%的人口[27]	青春期 女性：男性=8:1 3～10岁： 女性：男性=4:1 <3岁： 女性：男性=2:3	罕见的右边胸部弯曲（>90%弯向右胸），20%左边的胸部弯曲与脊髓异常相关，如肿瘤、脊髓空洞症、脊髓积水，以及脊髓栓系
脊柱后凸畸形	1. 胎儿发育早期由于椎体发育障碍，引起先天性脊柱后凸畸形，将伴随着孩子的成长。 2. 驼背在青春期的发展可以与脊柱软骨病和不规则的楔形椎体相关的一种表现。 3. 体位性脊柱后凸与正常解剖有关，通常为良性的。			
峡部裂	对于下腰椎椎峡部的应力骨折，最常见的为第五腰椎，第四腰椎一般不常见			
腰椎滑脱	骶骨半脱位继发腰椎弓峡部裂可导致神经系统症状及严重的疼痛	4%～8%的人口	女性：男性=2:1[28]	罕见

缺血事件发生不可以检测到。

此外,过度的唤醒试验会导致患者的气管导管意外拔出,静脉、动脉导管和尿管拔出,内固定器械的移位,并可能有进一步的损伤。

胚胎学和解剖学

1. 脊柱的形成是在妊娠的第20天和第30天之间。中胚层组织称为体节,它是在新脊髓周围成双成对的形成。这些体节都是有组织的有规律的形成椎骨,骨的轴向肌肉和脊柱的胸部肋骨。

2. 先天性脊柱畸形的分类基础是结构的缺失、分裂体的不足和两者的结合(图26-16)。结构缺失导致脊椎和半椎体错构,这种情况发生在一部分脊椎畸形,导致一个楔形椎体形成。由于缺失生长板和随后的椎体融合导致椎体的分离失败。这可以发生双边或单方面,出现单方面在右侧或左侧的脊髓,形成或分离失败,导致先天性脊柱后凸、脊柱侧凸和畸形的结果形成。

3. 特发性脊柱侧凸通常发生于儿童中晚期,女性更常见。这个脊柱侧弯的病因是未知的,但发展部分趋势取决于遗传,青春期的女性有20%的概率生长失调,如果近亲结婚有特发性脊柱侧凸增加的趋势[19,29]。多发生右胸部弯曲,合并胸椎后凸。生长弯曲,在10岁之前有95%的机会取得改进,65%的机会需要行脊柱融合手术[20,30]。脊柱融合手术应仔细考虑患者非胸部弯曲>40°。

生理因素

先天性脊柱侧凸畸形,先天性脊柱后凸畸形,先天性脊柱侧后凸畸形,无胸壁畸形继发于肋骨融合,严重时可以并发以下几种情况。

第 三 部 分

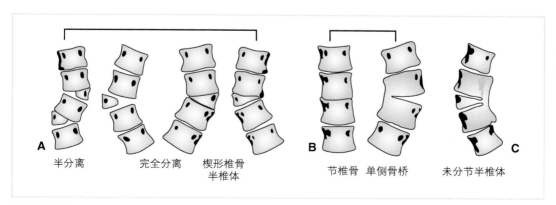

A　半分离　　完全分离　　楔形椎骨
半椎体

B　节椎骨　单侧骨桥

C　未分节半椎体

图26-16　先天性脊柱侧凸分类系统图示。(A)结构形成障碍:各类半椎体(半分离,完全分离,楔形椎);(B)分节障碍:节椎骨,单侧骨桥;(C)混合:半椎体与单侧骨桥的组合(From: Erol B, Tracy MR, Dormems JP, et al. Cougenital scoliosis and vertebral malformations: Characterization of segmental defects for genetic analysis. J Pediatr Orthop, 2004, 24(6): 674–682.)

1. 呼吸受限导致的呼吸性酸中毒。

2. 代偿性代谢性碱中毒。

3. 缺氧。

4. 红细胞增多症。

5. 低蛋白血症,血浆胶体渗透压下降,营养不良导致水肿。

手术治疗

1. 与没有接受治疗的患者相比,脊柱使用精小的钛植入物,则发现有一个更大曲线校正和愈合率。

2. 原位融合是一种对脊柱微小畸形患者的选择。为了避免曲轴畸形,需要做前路融合。

3. 凸半骨骺适合治疗半椎体患者。一般来说,这个过程几乎很少需要改进。

4. 半椎体切除术可以从前后联合入路进行,顺序前后路,后入路。

5. 使用器械行矫形手术可以纠正严重的畸形,但是损伤神经的概率很大。

6. 扩张胸廓成形术和椎体扩张假体钛肋植入(VEPTR)器件可用于先天性脊柱侧凸患者先天性肋骨融合。这些患者需要修订或"延长"每4～6个月。

7. 留着内固定物的这些患者,需要修复或"延长"4～6个月。

麻醉相关问题

手术准备

1. 手术治疗的目标是通常在5岁之前进行,脊柱显著侧凸的早期诊断并给予相应的手术治疗。

2. 医疗相关检查。

3. 肺部检查。如果孩子能很好地配合,肺功能测试应进行。

4. CT检查胸部和肋骨通常是排除胸廓畸形、胸部畸形以及明确脊柱畸形。

5. MRI(磁共振成像)有助于判断是否有脊柱裂、脊髓狭窄,或脊髓受压。

6. 营养评估是很重要的,它能确保孩子有足够的皮下脂肪覆盖脊柱。

麻醉计划

1. 选择全身麻醉,使用MEP和SSEP(稳态诱发电位)监测。

2. 对于能够配合的小儿行唤醒试验,可采用MEP或SSEP监测,观察基数变化。

3. 维持足够的血管容量和最大的携氧能力。

4. 保持足够的气体交换。

5. 维持适度的体温。

6. 维持血流动力学平稳,可能需要从血库备足红细胞,新鲜冰冻血浆和血小板。

7. 如果患者有上呼吸道感染或患者反应性呼吸道疾病治疗不当,应推迟手术。

全身麻醉

体位

后路手术选择俯卧位和前路手术选择侧卧位。

手术时间

取决于畸形的程度。一个单纯的楔形切除手术时间大约要 3 h。原位融合术，为一个复杂的前后路矫正、融合内固定、截骨和楔形切除术，需要超过 12 h 的时间。

麻醉管理（诱导）

1. 准备面罩诱导的孩子，术前口服咪达唑仑是有帮助的。

2. 如果有父母陪伴，适龄患者使用七氟醚、氧化亚氮和氧气面罩诱导通常是可能的，否则选用静脉麻醉诱导麻醉。

3. 伴有胃食管反流病（GERD）的患者，静脉诱导时可能需要预充氧后行环状软骨加压。

4. 肌肉松弛用一个中短效非去极化神经肌肉药，如罗库溴铵、维库溴铵或顺式阿曲库铵，可以方便插管。但是，在 MEP 诱发电位监测前，应该被代谢。用吸入麻醉药或丙泊酚行深部插管而不用肌肉松弛药，也可以考虑。

5. 困难气道插管的患者，可能需要使用镇静药或选用吸入麻醉药保留自主呼吸下用纤维支气管镜进行插管。

6. 选择合适的带有低容低压套囊的气管导管，经鼻或经口行气管插管。

7. 胶管气管切开插管将被取代，用低容低压套囊的气管导管，或者用带有套囊的小儿气管导管，咨询耳鼻喉科专家有助选择合适大小的小儿气管导管，许多专家建议气管导管套囊充填，应该用生理盐水而不是空气。

注意事项

1. 手术台上，麻醉医师需要在手术过程中查看孩子的脸（靠枕头，或枕头类似物）。在标准手术台上取俯卧位，很小的孩子需要用支撑物垫起来。

2. 把纱布条用胶带捆起来做成柔软的牙垫，小心地放在孩子的磨牙之间，把平均压力减至最低，以减少咬舌的机会。

术中监测

1. 标准无创监护仪。

2. 直接动脉测压。

3. 用两根大号的静脉导管（根据患者的年龄选择 20 号或更大的），来满足血液制品的快速输注。

4. 留置中心静脉可用于术后补充额外的肠外营养和全肠外营养（TPN），特别是对于静脉穿刺困难的患者。

5. 神经监测仪用于监测 MEP 和 SSEP。

6. 留置尿管。

7. 患者仰卧位诱导，然后小心仔细的改为俯卧位。

8. 术中实验室监测工作应包括血细胞比容、电解质、血糖和动脉血气，频率应根据患者状态和复杂性。

麻醉维持

1. 体位：手术时，患者的体位要小心谨慎地摆放。在俯卧位下行长时间的脊柱手术，患者有损伤眼睛的风险。这要求很仔细关注体位，以确保患者的眼睛不会被充填物压到，把风险降到最低。在整个手术期间，应维持血压正常。必须经常检查，以确保患者在手术中没有被移动。

2. 麻醉技术与神经监测是相容的。在手术开始前，由神经生理学家和麻醉学者之间互相沟通，做好麻醉计划是有必要的。在一般情况下，麻醉相关技术，用SSEP、MEP监测氧化亚氮和挥发性吸入药联合使用，与肺泡最小有效浓度（MAC）是兼容的。当神经生理学家获得基础值时，给予最大预期气体量是重要的。为了充分的控制血压，短效麻醉药如芬太尼或舒芬太尼是有益的。一般来说，芬太尼10～15 μg/kg在手术的每小时泵注，或2 μg/kg单次注入，足以保证适当的疼痛被控制。对于唤醒试验和手术结束时疼痛缓解是必须的。使用抗高血压药物比如拉贝洛尔可导致低血压，对于这些年轻的患者，一般不鼓励使用。用于麻醉维持的挥发性麻醉气体，可以用替代品包括丙泊酚或右美托咪定等输注。一些患者在手术期间为了获得准确的神经电生理监测，这些替代品的使用是必须的。这些输注的缺点是唤醒试验期间的唤醒时间较长。术中确保恰当的平均动脉血压是保证脊髓灌注的关键。

3. 许多此类手术的患者需要输血，对于大范围的外科手术，患者可能会失去超过血容量的血。在半椎体切除术期间，可能在很短的一段时间段内出现广泛的出血，因此，在实际手术切除前，应该在手术室预备血液制品。使用输血加温装置是有必要的，以便在快速输血期间，确保患者能维持正常体温。已经发现，氨甲环酸能明显减少矫形外科几种类型手术的术中出血，对于患者在降低总失血量方面可能是有帮助的。血液回收技术可用于脊柱侧弯手术。

术毕麻醉管理

拔管是目标。然而，患者有中度至重度的呼吸困难时可能无法拔管。在所有患者中，有必要进行神经系统检查，包括在手术结束时，让四肢做有目的的主动运动。因此，气管插管的患者不过度的镇静是重要的。

术后管理

1. 每小时的神经系统检查应在手术结束后的第1个24 h及时完成。在手术结束后，脊髓迟发性缺血导致神经功能衰竭是有可能的。

2. 在最初的48 h，液体的转移是不可避免的。重要的是要仔细监测生命体征，尤其低血压的迹象，在围术期，这可能会导致神经系统并发症。有足够的护理和护理设施是必不可少的，患者应该监测心率、呼吸、脉搏血氧饱和度，在此期间应行实验室检查，并确保有足够的尿量。

3. 疼痛管理往往是困难的，因为手术通常是胸部、范围广、痛苦，许多患者术前已经有呼吸困难。NCA和PCA可用于这一人群的疼痛管理。

区域麻醉

对于这些患者行区域麻醉受到限制，原因是置管困难、脊髓异常的患病率增加，以及最近所行的广泛脊柱手术,都使得硬膜外镇痛的有效性遭到限制。

病理生理

先天性脊柱侧凸、先天性脊柱后凸、先天性脊柱侧后凸畸形,胸壁畸形继发于肋骨融合。

1. 胸廓功能不全综合征是指胸腔不能支持正常呼吸和肺发育。这些患者有胸腔容积减少,胸壁僵硬,胸部肌肉异常,膈肌运动抑制。

2. 胸廓功能不全综合征导致呼吸性酸中毒。

3. 代偿性代谢性碱中毒。

4. 组织缺氧。

5. 红细胞增多症。

6. 低蛋白血症,血浆胶体渗透压降低,营养不良性水肿。

手术方式

除了上市较早的先天性脊柱侧凸的手术方式,扩大胸廓成形术和放置 VEPTR 装置,可用于先天性脊柱侧凸和先天性肋骨融合的患者[21, 22, 25, 31](图26-17)。胸廓成形术用于改善胸廓容积和正常脊柱的轮廓。VEPTR 装置放在从肋骨到肋骨、从肋骨到脊柱、从肋骨到骨盆,患者每4～6个月的重新延长膨胀装置。一般情况下,当孩子长大时,放置 VEPTR 装置,将被其他的脊柱手术或仪器、脊柱融合术代替。

麻醉相关问题

术前评估及相关检查

1. 手术治疗的目标是在明显的胸廓功能不全之前进行早期诊断和治疗,手术通常在患者5岁以前进行。

2. 相关医学检查,如心脏、泌尿生殖系统或神经功能检查是必要的。

3. 全面的肺部检查是必要的。这些孩子中的大部分,在手术前已经出现肺部功能不全,一些孩子已经发生过多次肺炎;否则在手术时需要用呼吸机辅助呼吸和供氧。如果孩子的年龄足够配合检查,应该行肺功能检查,术前应采动脉血行血气分析。

4. 可能的条件下,行超声心动图检查评估心脏状态。

5. 营养评估是很重要的,因为 VEPTR 装置对于皮下营养不良的患者,容易感染导致手术部位皮肤破裂。

6. 包括胸部和肋骨在内的计算机断层扫描,可用来描绘胸壁畸形、胸廓畸形、胸廓功能不全以及明确脊柱畸形。

7. MRI(磁共振成像)有助于判断是否有脊柱裂、椎管狭窄,或脊髓受压。

麻醉管理

1. 选择全身麻醉,监测 MEP 和 SSEP 可以减少神经系统并发症。

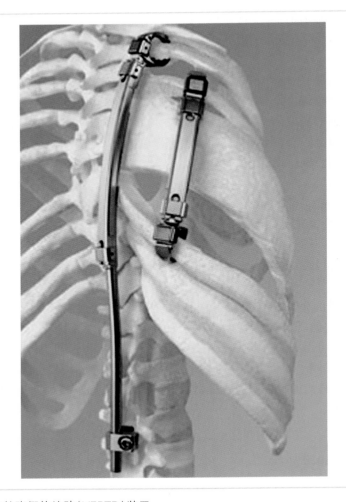

图26-17 椎体扩张假体钛肋（VEPTR）装置

2. 如果孩子大到足以配合，并且有从基线到MEP或SSEP诱发电位的变化，安排一个"唤醒实验"。

3. 维持足够的血管容量和携氧能力。

4. 维持足够的气体交换。

5. 维持体温正常。

6. 提供血液学支持，从细胞回收器或血库获得红细胞、新鲜冰冻血浆和血小板是必须的。

7. 如果患者有上呼吸道感染或反应性呼吸道疾病治疗不当，应推迟手术。

全身麻醉

体位：俯卧位。

手术时间：可根据畸形程度、胸廓成形术需要融合的肋骨数目以及放置VEPTR装置来说。一般情况下，初次手术的时间2～5 h。

总结：注意事项与前面提到的一样。

设备：注意事项与前面提到的一样。

监测：注意事项与前面提到的一样。

麻醉管理：大部分的考虑和前面提到的一样，加上：

1. 大多数患者对于这种类型的手术不需要输血。

2. 因为脊椎不影响初始胸廓成形术，与椎体切除、矫正和融合相比，导致脊髓并发症的机会较小。然而，臂丛神经麻痹的机会很大，在最近一系列的30例患者表现出这种并发症的有2例[21]。

注意事项：这些患者应该做好术后气管插管机械通气的准备。在所有患者中，有必要进行神经系统检查，包括在手术结束时让四肢做有目的主动运动。因此，手术期间气管插管的患者不过度镇静是重要的。

术毕麻醉管理：注意事项与前面提到的一样，加上以下几点。

1. 几乎所有这些患者需要带气管插管到术后至少12 h，因此需要送到ICU监护，这些患者中的大多数需要放置胸部引流管。

2. 疼痛管理往往是困难的，因为手术通常在胸部，范围广以及痛苦，许多患者术前已经有呼吸困难。NCA和PCA可用于这一人群的疼痛管理。

区域麻醉

对于这些患者行区域麻醉受到限制，原因是置管困难、脊髓异常的患病率增加、硬膜外镇痛的有效性可疑以及最近所行的广泛脊柱手术。

病理生理

特发性脊柱侧凸，特发性脊柱后凸，以及特发性脊柱侧后凸畸形。

1. 患者术前一般健康。

2. 弯曲弧度<30°，骨骼成熟度不太可能改善。然而弯曲弧度从30°～50°的改变，在一生中平均改变10°～15°。弯曲弧度>50°，以每年1°的速度稳步增长。在大多数患者中，肺功能不会出现致命的影响，直到脊柱侧凸达到100°或更大。

3. 社会心理问题，身体肖像的关注占主导地位。

4. 有些患者有疼痛。

5. 左侧弯曲弧线与神经学检查结果相关。

6. 男女比例是1∶11。

7. 当弯曲弧度>45°时，通常会做手术，一些生长的潜力仍然存在。

手术方法

1. 体位采用左侧或右侧卧位，前路融合内固定和植骨术，这个过程隔膜可能被弄破。

2. 为了在矫形的时候获得足够的空间，患者可能需要在后路融合术前，先行前路松解术。前路松解术涉及切除脊柱侧凸最受影响的椎骨的椎间盘或椎体,这可以通过一个开胸或胸腔镜的方法来完成,这个过程可能会弄破隔膜。

3. 后路融合内固定、植骨术是最常见的矫正特发性脊柱侧凸手术,当患者完成大部分的基础生长以后,可以行融合手术。节段融合往往延伸从高位胸区到下腰椎区,许多患者有一个右胸弯和代偿性左侧腰部曲线(S曲线)。

麻醉相关问题

术前准备

1. 大多数患者没有必要行彻底的肺部检查。弯曲弧度 <45° 的患者肺功能检查通常是正常的。

2. 一些患者可以提前储存自体血。如果及时给他们补充铁,大多数患者每2周储存1单位的自体血是安全的。

3. 术前常规筛查凝血功能是有必要的。

麻醉的管理

1. 选择全身麻醉,使用MEP和SSEP监测可以减少神经系统并发症。

2. 在手术过程中为患者准备"唤醒试验"。用SSEP、MEP监测,并不是常规施行唤醒试验。然而,如果有机会成为基础监测,那么许多外科医师将会在手术当中要求做唤醒试验。

3. 维持足够的血管容量和携氧能力。

4. 维持足够的平均动脉压,维持在 $65 \sim 75$ mmHg。

5. 保持足够的气体交换。

6. 用加温装置保持体温。

7. 从细胞回收器或血库获得红细胞提供血液支持。

8. 通常是择期手术。因此,如果孩子有上呼吸道感染或反应性呼吸道疾病治疗不当,应延期手术。

全身麻醉

体位
后路手术取俯卧位和前路手术取侧卧位。

手术时间
根据畸形程度和手术范围来说,一个简单的后路融合内固定术,大约需要4 h,一个复杂的前后矫正融合内固定术,需要>12 h。

麻醉诱导
1. 术前给药,通过一个小静脉导管静脉注射咪达唑仑,对于减少儿童或青少年发生术中回忆的概率是有帮助的。

2. 标准剂量的诱导药比如丙泊酚。

3. 使用中短效非去极化肌肉松弛药比如维库溴铵、罗库溴铵或顺式阿曲库铵可以方便插管，但是在神经监测开始前应该被代谢。深部插管也可以使用吸入性麻醉药或丙泊酚。

4. 青少年麻醉后，留置两根大号的静脉导管和一根动脉导管、一根导尿管和神经电生理监测。必须小心地用胶带将气管导管固定稳，并放置软牙垫在磨牙间以减少平均压力防止舌咬伤。

5. 患者必须小心摆放俯卧位，由主治医师、麻醉医师和其他助手共同来完成。头部最好是放到一个特殊的框架上，它允许脸和眼睛悬空，可以通过头下留置镜子，以便于整个手术过程中能够观察。

6. 患者的固定和填充是非常重要的，因为手术时间长，潜在的大量失血和诱导性低血压是可能存在的。由神经生理学家指出，偶尔会出现周围神经缺血。

用物准备

1. 手术台上应该使用头枕，以便在手术期间麻醉医师能够观察孩子的脸（例如，俯观或类似的装置）。

2. 用胶带缠绕纱布做成软牙垫，放置在磨牙之间，减少平均压力（MEPs）以减少舌咬伤的机会。

术中监测及麻醉管理

1. 标准无创监测仪。

2. 动脉导管。

3. 2个大号（根据患者的年龄选择20号或更大的）静脉留置针用于快速保证血液制品的输注。

4. 神经监测引导MEP和SSEP。

5. 留置尿管。

6. 患者在担架上仰卧位下行麻醉诱导插管，然后在手术台上小心的安置俯卧位。

7. 术中实验室检查项目应包括血细胞比容、电解质、血糖和动脉血气，频率由手术中的状态决定。

8. MEP、SSEP监测和通过电生理学家进行肌电电位监测。

麻醉维持

1. 体位：手术中，必须谨慎小心的固定患者体位。在俯卧位下长时间行脊柱手术，有损伤眼睛的风险。这是可以减少的，因为外在的压力会产生不利的影响，通过仔细的固定体位，确保眼睛不受填塞物压迫。整个手术期间，应该维持正常血压或轻度低血压，必须经常检查，以确保患者在手术中没有被移动。

2. 麻醉技术与神经监测是兼容的。在手术开始前，神经生理学家和麻醉医师之间进行沟通，在手术开始前做出麻醉计划是必不可少的。在一般情况下，麻醉管理，包括<1 MAC，联合应用氧化亚氮和挥发气体，可用MEPs和SSEPs监测。管理的重点是，当神经生理学家获得基础测量时确保预期的气体量最大。为了充分的控制血压，短效麻醉药如芬太尼或舒芬太尼是有帮助的。一般来说，芬太尼10～15 μg/（kg·h）在手术中泵入，另外单次注入2～3 μg/kg对于确保疼痛控制是足够的，用于唤醒实验和手术结束时缓解

疼痛也是必要的。对于挥发性气体用于维持麻醉的其他方案,包括丙泊酚或右美托咪定输注,这些替代品可能是必须的,原因是一些患者在手术期间为了获得理想的神经监测。这些输入药物的缺点包括唤醒试验期间的唤醒时间较长。

3.外科医师可能要求行控制性降压以减少潜在的失血。对于大多数血压正常的青少年,建议维持平均动脉压在65～75 mmHg。眼和脊髓并发症的风险增加与血压过低有关。许多不同的药物如硝酸甘油、硝普钠和拉贝洛尔,可以达到控制性降压。拉贝洛尔用5 mg负荷剂量滴定共30～40 mg,一般耐受性良好,与血压过低没有相关性。

4.许多患者需要输血。对于扩大矫形内固定术,患者可能失去超过血容量的血,因此准备血液制品以备随时可用是重要的。准备好一个输液加温器是重要的,以确保在快速输血期间,患者能够保持正常体温。

5.已被证明氨甲环酸、纤溶活性药,能减少神经肌肉性脊柱侧凸行脊柱融合术患者的出血[32]。

6.在脊柱内固定和矫形手术结束时,许多机构进行了唤醒试验。在整个手术期间神经电生理信号持续的缺失或减少,认为这种改变可能是因为手术。关于这个实验,患者需要接受手术前的训练。这最好是在外科医师的办公室里,麻醉医师术前访视时进行。他们需要确信,他们不会有任何痛苦,也有很小的可能性会回忆起测试。应该告诉他们,按照命令用他们的手捏考官的手指和摇动他们的足趾。

在实际的唤醒试验中,重要的是要记住,特发性脊柱侧凸患者通常年轻、健康、强壮。为此,一些麻醉医师给予小剂量的非去极化肌肉松弛药(维库溴铵1～1.5 mg)刚好在试验前,将轻度削弱患者的试验。如果给予任何肌肉松弛药,那么通知神经生理学家是重要的。等到测试前,除了麻醉医师外,最好有一个助手在床头,另外一个助理在帷幕下查看患者的脚。一般来说,挥发性麻醉药应该在测试前20 min停止,氧化亚氮在测试前1～3 min停止。如果使用丙泊酚输注,则需要停止较长的时间。一旦氧化亚氮已经停止,麻醉医师可以确定而温柔地要求患者捏他的手指和摇动自己脚趾。一旦实验完成,麻醉医师可以用小剂量的诱导药和咪达唑仑,加深患者麻醉。在给予麻醉诱导药时,要记住患者的体积状态是重要的。然后,麻醉医师必须重新评估患者的体位和固定填充物,因为一些患者移动了他们的手和脚。

术毕管理

手术结束时期望能及时拔管。偶尔会有一个严重的弯曲和相关的肺部变化的患者,术毕继续控制通气将是一个更好的选择。另外对于大量出血的患者,麻醉小组认为,患者能带气管插管和通气几小时是更好的。然而,在所有患者中,有必要做一个神经系统检查,其中包括手术结束时,四肢行有目的的主动运动。因此,手术期间患者气管插管的位置是否固定稳是很重要的。

术后围术期的管理

1.每小时的神经系统检查应在手术结束后的第1个24 h及时完成。在手术结束后,脊髓迟发性缺血导致神经功能衰竭是有可能的。

2.在最初的48 h,液体的转移是不可避免的。重要的是要仔细监测生命体征,尤其低血压的迹象。在围术期,这可能会导致神经系统并发症。有足够的护理和护理设施是必不可少的,患者应该监测心率、呼吸、脉搏、血氧饱和度至少在术后第1个24 h,并确保有足够的尿量。

3. 疼痛管理往往是困难的。因为手术通常是胸部、范围广、痛苦,许多患者术前已经有呼吸困难。NCA 和 PCA 可用于这一人群的疼痛管理。

区域麻醉

一些放置硬膜外导管的患者可做术中术后镇痛。

病理生理

神经肌肉脊柱侧弯,肌肉和神经肌肉脊柱后凸畸形。

1. 患者术前一般不健康。

2. 它往往并发各种神经肌肉疾病,如脑瘫、肌营养不良、小儿麻痹症、脊髓性肌萎缩、脊髓损伤、脊髓脊膜膨出[23,24,33,34]。

3. 经常与背部疼痛或坐在轮椅上有困难相关。

4. 患者可能因反复发作的肺炎、支气管炎或限制性肺缺陷而出现肺功能障碍。

5. 部分患者因智力障碍有特殊需要。

手术方法

1. 前路融合内固定和植骨术从左侧或右侧卧位可以更靠近手术部位,在此过程中,隔膜可能被弄破。

2. 患者在后路融合前可能需要先行前路松解术,以便在矫正手术时能获得足够的空间。手术涉及切除影响脊柱侧凸最为严重的椎间盘或椎体。这可以选择一个开胸或胸腔镜的方法来做,这个过程可能使隔膜受损。

3. 内固定后路融合手术和骨移植手术通常被用来矫正神经肌肉性脊柱侧弯。后路融合手术需在患者身高发育完全的前提下才能进行。采取手术的部位通常是从胸部上方延伸到腰部下方,需要接受这项手术的患者多半都是出现右侧胸椎弯曲和左侧代偿性腰椎弯曲症状的(呈S-型弯曲)。

麻醉相关问题

术前准备

1. 首先,对肺部进行全面的术前检查。一些儿童患者在术前就已经显现出明显的肺功能衰竭;有些儿童患者患有多重性肺炎;还有一些患者在手术进行中,需要呼吸机或辅助供氧措施的支持与配合。肺功能检测需要确定儿童患者是否达到可以配合测试的年龄才能进行;动脉血液气体分析需要在肺部检测完成后才可实施。

2. 如果患者患有和原发性心肌病有关的病症,术前心功能状态需要根据超声心动图结果来做评估。

3. 营养评估很重要,因为很多患者都会患有营养吸收障碍及营养不良症。

4. 对于那些患有癫痫的儿童,应当询问其是否接受过神经系统检查,这样才好对他们住院期间的药物治疗进行安排及管控。

5. 常规外科手术术前筛检对于每一个有自发性出血症的患者来说都是很有必要的。

麻醉目标

1. 查看是否为特发性脊柱侧弯。

2. 神经监测技术对神经肌肉型疾病患者来说是较难开展的;并且,神经系统并发症手术的危险高于神经肌肉型脊柱侧弯手术。

3. 术中麻醉唤醒技术对脑力减退的患者来说不可行,对患有原发性肌肉疾病的患者也不可用。

4. 可以考虑采用MEP和SSEP为一台常规麻醉做术前规划,这可以使神经系统并发症的发生率尽可能最小化。

全身麻醉

体位:后路手术用俯卧体位,前路手术用侧卧体位。

标准手术时间:手术时间长短一般取决于患者畸形程度的大小,但是通常给神经肌肉型脊柱侧弯的患者做手术时间要比给特发性脊柱侧弯患者做手术长。

手术监测

1. 符合标准的无创监测仪。

2. 有创动脉置管。

3. 额外可加的监测仪器还可以有:中心静脉或肺动脉导管,这要视患者的心功能情况而定。

4. 为了临床输血能够迅速实施,可采用两个大口径的静脉动脉导管(20个标准量度的或者更大的也行,这取决于患者的年龄)。

5. 神经监测仪器如果可行,可以在MEP和SSEP中运用。

6. 导尿管。

7. 让患者在仰卧位下实施麻醉诱导,然后小心将患者身体摆放成俯卧姿势。

8. 手术期间,实验室监测主要是:对血红细胞量,电解质,葡萄糖,动脉血气进行监测;依据手术进度选择项目进行检查。

麻醉诱导

1. 麻醉诱导的应用和特发性脊柱侧弯患者的应用相似。

2. 患有心肌病的患者可能需要附加监测(中心静脉压,肺动脉压,食管超声心电图)还有动态心电图监测。

3. 有些患者对琥珀胆碱(高钾血)有过敏反应,有则不予使用。

4. 患有肌肉萎缩的患者需要通过透析做麻醉诱导,清除琥珀胆碱和挥发性麻醉药。

5.患有肌肉萎缩的患者可能会因为舌部肌肉假性肥大而出现呼吸困难的症状。

麻醉维持

1.观察是否有特发性脊柱侧弯

2.凝血酶作为静脉推注药,首先,每20 min注射50～100 mg/kg,之后每小时注射10 mg/kg,可以明显减少失血[32]。

3.通常来说,神经肌肉型脊柱侧弯手术中的失血量要比特发性脊柱侧弯手术的失血量要多。

4.绝大多数神经肌肉型脊柱侧弯患者不能使用术中唤醒麻醉技术。

苏醒期

很多患者术后需要清醒。在手术结束后,确定患者的基本机体功能还存在这很重要,因为患者需要保持足够的"清醒状态",才可以配合立即开展的术后神经系统方面的检查,也才可以被送进重症监护室。

围术期

观察是否有特发性脊柱侧弯。除对脊柱侧弯患者有常规的术后护理外,此类患者还需要心、肺、神经系统等方面的护理,以便分情况等级解决患者会持续出现的术后问题。

局部麻醉

观察是否有特发性脊柱侧弯。

考虑情况

脊柱前移手术,特发性脊柱侧弯手术。

手术修复

脊柱前移的治疗需要在2～3节椎骨间进行内固定后路融合或前路融合手术,对大多数青少年患者采取保守治疗,但是他们其中已经有人出现明显的神经系统疾病征兆,或者有高位脊柱滑脱征兆(>50%的青少年患者,出现脊柱连续滑脱和反射应答缺失的,采取保守治疗),形体畸形或步伐畸形的,都是应该接受手术的对象。

麻醉相关问题

术前准备

患者通常是健康的;观察是否有特发性脊柱侧弯。

麻醉目标

1.观察是否有特发性脊柱侧弯。

2. 做好神经系统监测设备准备,术中唤醒麻醉技术通常不需要。

全身麻醉

体位:俯卧或侧卧。

标准手术时间:2～4 h。

手术监测

1. 符合标准且无创的监测仪。

2. 可选用动脉置管。

3. 为了临床输血能够迅速实施,可采用单个大口径的静脉动脉导管(20个标准量度的或者更大的也行,这取决于患者的年龄)。

4. 神经监测仪器如果可行,可以在MEP和(或)SSEP中运用。

5. 让患者身体松弛处于仰卧姿势下行麻醉诱导,然后再小心将患者身体摆放成俯卧状。

6. 监测性实验室工作在手术中通常用不上,因为此项手术的失血量极低。

麻醉诱导:类似于特发性脊柱侧弯手术的麻醉诱导。

麻醉维持:观察是否是特发性脊柱侧弯。通常来说,失血和脊柱前移有关,一般失血不能超过500 mL。

导入期:拔管和全面神经系统检查是导入期的目标。

围术期:观察是否有特发性脊柱侧凸。

局部麻醉:观察是否有特发性脊柱侧凸。

障碍:脊柱和椎间盘病

背景

下腰疼痛很可能是青少年运动员椎间盘病的一个征兆。很多这个情况的患者,在出现坐下、咳嗽,或者瓦尔萨尔瓦动作做牵拉时都会明显感到惯有的疼痛,当他们做一些髋部扭转运动或平躺的时候疼痛才会减轻[31, 32, 37, 38]。11%的青少年运动员因为下腰疼痛而患有椎间盘病,这和48%的成年运动员情况类似[33, 39]。体操、足球、举重、摔跤、高尔夫、芭蕾舞这些运动都会引起椎骨的退变性疾病,并且只需要用从儿童到少年的短短10年时间。

胚胎学/解剖学

椎体骨周围出现脊索退化,在椎间部位,脊索构成扩张,造成椎间盘髓核病变。纤维环周围的纤维软骨由其余的椎间部分组成(图26-5)。

考虑情况

1. 下腰疼痛。

2. 坐骨神经痛, 会在坐骨神经分布的臀部和(或)腿部一侧或双侧呈向下趋势的放射状疼痛。

3. 椎间盘突出和椎间盘骨裂的髓核形成疝, 在椎管中直接造成神经根压, 而且还会引发局部的发炎反应。

手术修复

手术治疗

1. 硬膜外类固醇注射。

2. 微椎间盘切除术: 微椎间盘切除术的目的在于移除椎间区域已受影响的间盘物质, 并且尽可能减少手术中对腰神经根部和周围组织的伤害。这不是椎板切除术, 也不是椎板切开术, 因为没有骨骼(最小的骨骼)会被移除。患者通常是健康的并且没有复杂的局部疾病问题, 手术切口很小, 大约只有2.54 cm。麻醉药一般都能起到想要的局部或非局部的镇静作用。手术的平均时间为1～1.5 h。

3. 内窥镜微椎间盘切除术: 正如前文所述, 只能通过经皮内固定内窥镜技术进行治疗。

4. 腰部椎板切除术: 可采用椎板局部切除术或者椎板总体切除术, 为了给已经受影响的腰椎神经减轻压力。

5. 完成颈椎间盘切除术。

6. 脊柱融合术。

麻醉相关问题

术前准备

患者体征健康。

麻醉目标

焦虑: 患者通常因为慢性或急性的疼痛而对手术感到紧张和焦虑。

全身麻醉

体位: 通常是俯卧; 有时也是侧卧。

标准手术时间: 手术时间在2～4 h波动。

麻醉诱导: 在手术室旁边的担架床上为患者进行仰卧位的麻醉诱导和插管。若患者被检查出有急性神经系统疾病, 这样的情况要考虑给患者清醒插管, 然后让患者他(她)

们自己躺上手术床,并确保他们神经系统方面没有病变。体位的放置很重要:用纱布包扎或衬垫受力点,持续给眼睛和耳朵做检查,并同样保护胸部和生殖器,确保腹部有一定的活动空间,还要将颈椎置于功能位。

手术监测:符合标准且无创的监测设备。

麻醉维持:标准,平衡。对持续低血压要保持警惕,因为腰椎板的切除术有可能会延展到腹膜后间隙,对髂骨血管造成影响。

导入期:让患者在手术结束后能够保持清醒应答,对术后神经系统检查很有帮助。

围术期:严重的神经根病疼痛会在术后减轻;会有常见的手术切口痛。

局部麻醉,脊柱麻醉,硬膜外麻醉,都是非常适合显微椎间盘切除术的;儿科患者,尤其是青少年患者,在他们的治疗中最常使用这项手术。

障碍:软组织手术(肌腱松解或转移)

背景

上肢或下肢肌腱的松解和转移可以弥补肌肉和神经的减少。肌腱松解对脑性瘫痪、手臂瘫痪、大脑和神经系统外伤患者机体功能的提高很有帮助。关节弯曲,关节处先天性或后天创伤性肌肉萎缩的患者也是肌腱松解或转移手术实施的考虑对象。肌肉转移手术应该被用于那些肌肉没有明显功能减退并且其余关节功能良好的患者,不能造成周围关节畸形,那些阶段性的肌肉被替代了(相似的承包性能)[34,40]。理论上说,患者要达到一定年龄才能做术后康复。

胚胎学/解剖学

尽管知道是先天失常,但是关节弯曲的病理还是不清楚。考虑到的因素有如下几个,包括胎儿高热、产前病毒感染、胎儿血管损伤、子宫纵隔、羊水减少、肌肉和结缔组织发育畸形,但是都没有一个因素是完全匹配的。比较明确知道的是关节弯曲和骨骼肌病变有关,现在还不明确的,就是是否关节畸形带来了肌肉的反常发育,反之亦然。研究调查显示,在患者出生之前阻止正常关节的移位会导致关节挛缩,尽管关节自身是正常的。

考虑情况

1.各种关节畸形问题:

a. 肩部(内旋转畸形)。

b. 肘部(手肘延伸或弯曲畸形)。

c. 手腕(手掌和尺骨畸形)。

d. 手掌(手指活动和拇指手掌弯曲畸形)。

e. 臀部(扭动,外跨,出现习惯性脱臼)。

f. 膝盖(弯曲畸形)。

g. 脚(畸形足)。

2. 脊柱侧凸。

3. 肺发育不全(由胸壁引起的次级限制性肺病)导致呼吸不畅。

4. 发育迟缓。

5. 面部和下颌畸形。

手术修复

1. 内收肌腱松解手术/髂腰肌松解术:此项手术被允许为有大脑性麻痹的患者做大剂量麻醉诱导,减少切除部分。

2. 内收肌腱转移手术:为了将臀部内收肌原样移至臀部伸展肌,长收肌和股薄肌要就近转移并缝合到坐骨。

麻醉相关问题

术前准备

主要找到以下病症的相关影响因素,如发育迟缓、僵直状态、癫痫、误吸、术中肺功能障碍、营养状况、GERD。

麻醉目标

规划手术中会出现的移动限制条件,相关异常现象发生的情形,医疗条件,同时也需要布置好通风装置和通风保障装置。

全身麻醉

体位:仰卧;偶尔侧卧或俯卧。

标准手术时间:取决于手术肌腱数量;通常在 1～1.5 h。

麻醉诱导:取决于患者精神状态和一些功能障碍性疾病,类似GERD和先天疾病。

麻醉维持:取决于引起病症的相关因素。

苏醒期:评估患者的精神状态,测试患者警觉度的变化,为了保护患者受损的咽反射要注意换气保护的问题。

围术期:疼痛会加急患者的痉挛情况。

局部麻醉

几乎所有患者都只需要常规麻醉来进入松弛状态,只有少部分患者需要局部阻滞,比如骶骨阻滞,硬脊膜外阻滞,外周神经阻滞。

障碍：儿童整形外科癌症

背景

在儿童、少年、青年时期，有近10%的骨肿瘤、肌肉肿瘤会转为恶性肿瘤（表26-11）。

以上三个时期的患者，被诊断出的常规恶性肿瘤有：危机到长软骨的骨肉瘤；影响全身软组织的横纹肌肉瘤；同时危害骨头或软组织的尤文肉瘤。遗传物质及染色体发生特异性病变，与尤文肉瘤和横纹肌肉瘤有关。骨肉瘤和眼癌、经确诊的遗传癌症有关，如遗传性多样化骨刺，遗传性内生软骨瘤病。骨肿瘤和肌肉肿瘤需要用辅助化学治疗法、放疗法、外科手术来医治，术后5年患者存活率达到60%～70%[35,41]。

表26-11　儿童骨科癌症			
	骨 肉 瘤	尤 文 肉 瘤	横纹肌肉瘤
儿童癌症占比	5%儿童和青少年恶性肿瘤		3.5%这种肿瘤患者在0～14岁发病；2%这种肿瘤患者在15～19岁发病[2,3]
性别比	男：女=1.1：1	男：女=1.1：1	男：女=1.3：1
原发性肿瘤患病位置	>50%的患病位置在膝盖周围的骨头；75%在股骨	末梢27%，近四肢25%，骨盆20%，胸部20%，脊椎和头盖骨（9%）[6,7]	头颈28%，末梢24%，GU轨18%，另一些明显的地方包括躯干11%，眼眶7%，腹膜后腔6%，没有骨骼。
癌细胞转移比例	20%的患者，放射，可察觉，诊断	近乎20%～30%的患者，骨骼尤文肉瘤，明显的，诊断，转移。	近乎18%患者都会患有此症。
化疗药物	大剂量甲氨蝶呤、多柔比星、环磷酰胺、顺铂、依泊苷、异环磷酰胺、卡铂	长春新碱，多柔比星，环磷酰胺，异环磷酰胺，依托泊苷	长春新碱，多柔比星，环磷酰胺，放线菌素，异环磷酰胺，依托泊苷，托普乐肯，伊立替康
局部肿瘤控制	手术	外科手术首选，有放射治疗，或单纯放射治疗。	腋窝和股骨的外科切除术 节点的采样应该对四肢的病变和放射进行治疗。

考虑情况

1. 贫血症：会因为化疗或化疗相关的治疗法导致血细胞减少，血小板减少。
2. 感染：患者会因为自身恶性肿瘤、化疗、嗜中性白细胞减少而免疫功能不全。
3. 肝肾衰竭，因为化疗疗法而受损。
4. 肺部转移肿瘤，极低概率会因为呼吸不畅而引起。
5. 心力衰竭：因化学药物而引起，如蒽环霉素类药物，多柔比星。

6. 血液蛋白不足：血液蛋白不足会降低血液渗透压，由于身体水合作用减弱导致营养不良。

手术修复

肢体癌症的手术治疗基础目标是对癌患部位进行区域大面积切除。这些骨肿瘤（骨肉瘤、尤文肉瘤）和肌肉肿瘤（横纹肌肉瘤）最开始是通过化学疗法（新辅助疗法）将造成恶性肿瘤的坏疽清除。横纹肌肉瘤经常通过放射疗法对患处进行区域病变控制。肢体肉瘤保肢术可用于治疗患有骨肉瘤的患者。选择了保肢术或截肢的患者都需要进行长期的跟踪治疗[36,42]。

1. 坏死部位活体组织切片检查。

2. 周边淋巴结活体组织切片检查，尤其是横纹肌肉瘤更需要此项检查。

3. Portacath 或 Broviac 装置用于化学疗法。

4. 恶性骨瘤转移要做胸廓单侧或双侧切开术。

5. 截肢。

6. 保肢术操作方式。

A. 自体骨头移植。

B. 同种异体移植。

C. 假肢安装。

7. 旋转形成术在腿部末梢是可以旋转180°并且重新接上到大腿最近的切除边缘的。旋转让踝关节成为具有功能性的膝关节。

麻醉相关问题

术前准备

1. 术前与肿瘤专家、牙科专家、心理医师、社会福利工作者、儿科专家会诊非常重要。

2. 可通过胸腹CT和磁共振成像技术来检查癌细胞转移情况。

3. 在进行化疗前应通过超声心电图结果知晓患者情况，如果在化疗后患者出现心脏中毒症状，则应再次对患者进行超声心电图检测。

4. 要在化疗治疗后有充分的时间对血细胞减少、感染情况、胃肠溃疡情况进行分析。

5. 患者营养情况要良好。

麻醉目标

1. 做好麻醉剂量设定，将幻肢痛降低到最小。

2. 保证血量和氧气量的充足。

3. 保证合理的气体交换。

4. 维持患者体温。

5. 血液科要保证红细胞的细胞回收器和血库有血小板、新鲜冰冻血浆供给支持。

全身麻醉

体位

仰卧。

标准手术时间

时间取决于病变区域大小和手术设置流程。骨肉瘤切除和旋转形成术要持续10 h左右。

麻醉诱导

1. 除了有原发性心肌病的患者,对大多数患者可采用标准的常规麻醉。

2. 硬脊膜外麻醉可以在患者被麻醉引导的前后使用。

手术监测

1. 标准无创的监测。

2. 动脉留置导管。

3. 为了临床输血能够迅速实施,可采用2个大口径的静脉动脉导管(20个标准度量的或者更大也行,这取决于患者的年龄)。

4. 中央静脉置入导管可用于术中附加埋管和术后吡啶核苷三磷酸的摄取。

5. 导尿管。

6. 手术检测性实验室工作包含了对血红细胞量,电解质,葡萄糖,动脉血液气体的监测;依据手术进度口述项目频数(发生率)。

麻醉维持

麻醉维持通常是局部麻醉和整体麻醉的配合。当手术医师进行神经解剖时神经肌肉是被禁锢的。

导入期

麻醉的目标是要维持到患者手术结束后拔管。有些患者由于手术失血过多会有潜在的心肌症状发生,此时需要呼吸机给患者提供呼吸支持。

围术期

1. 在截肢手术结束的24 h里,每小时就要对患者进行神经系统和血管情况的检测,这系列检测必须在重症监护室完成。

2. 第1个48 h出现必要的体液流转,需要用心的医护照料作为基础保障。至少在术后第1个24 h内,患者需要通过血氧定量法对心血管进行监测。要保证这期间患者有适量的尿排出量。

3. 如果患者的硬脊膜外麻醉镇疼效果出现衰减,此时的疼痛控制是很困难的,NCA和PCA疼痛控制法是针对这类患者的优良选择。

局部麻醉

对经历了肺部肿瘤或极端恶性肿瘤切除的患者,推荐使用硬膜外麻醉镇疼法来减轻患者的痛苦。硬膜外麻醉镇疼法也能帮助接受截肢手术的患者减轻截肢带来的疼痛。

障碍：骨骼发育不良

背景

骨骼发育不良是一种异种细胞群体失调症，它以软骨和骨骼发育畸形为特征。这种失调会导致患者身材矮小不成比例（大于3个标准差正常年龄身高），出现身体外形和骨骼尺寸的畸形，长骨、脊柱和头部的比例失调。有四成的骨骼发育不良为：致死性骨发育不全，软骨发育不全，成骨发育不全（OI），伴有致死性骨发育不全和软骨发育不全的软骨成长不全病症通常导致人们一出生或在婴儿早期就死亡。软骨发育不全的发病率比例大约是 0.25：10 000，死亡率的标准比例在总人口的各个年龄段都有2.27的增长[37,43]。尽管大多数软骨发育不全的病例都是因为基因突变，但也有因为常染色体显性遗传给下一代的原因。成骨发育不全发病率的比例大约为 0.4：10 000，婴儿可以安全出生，大多数轻度成骨发育不全的病例是由常染色体显性遗传导致，严重的成骨发育不全症是由新的基因突变造成[38,39,44,45]（表26-12）。

表26–12　成骨不全症			
类型	严重程度	骨骼损伤	特点：多数患者有：
1	轻微	骨折在儿童时期和青春期	成年期，正常身高，出现淡蓝色巩膜，多发性骨折
2	最严重	婴儿在出生时会出现多发性骨折	出现蓝色巩膜，婴儿流产或死亡。
3	严重	婴儿时期的骨折	成年期身材矮小，呼吸困难，出现继发性肋骨骨折，牙骨发育不全及听力障碍
4	轻度		轻度身材矮小，听力丧失，牙质发育不全

胚胎学/解剖学

参看前文。

考虑情况

关于软骨发育不全：

1. 脑干和脊髓的Cervicomedullary髓压缩会导致肌张力减退、呼吸机能受损、呼吸暂停、发绀、进食障碍、四肢轻瘫、猝死。

2. 出现有障碍和限制性表现的呼吸系统次级并发症，会导致呼吸反常和脊柱畸形。

3. 脑积水。

4. 肥胖。

5. 心血管并发症。

6. 椎管狭窄会导致下腰疼痛、大腿痛、触觉迟钝、感觉异常、下肢轻瘫、失禁、神经性跛行。

7. 膝外翻（O型腿）。

手术修复

1. 椎管狭窄通常用宽多层椎板切除术来修复，手术一般从胸椎扩展到骶骨。

2. 胸腰椎佝偻不建议做手术修复，除非患者 5 岁以上并且佝偻程度 >30°，推荐使用后路-前路融合术治疗[41,47]。

3. 膝外翻可以采用股骨远侧、胫骨、腓骨的骺骨干固定术，或者采用胫骨或腓骨的截骨术。

4. 枕骨大孔解压，C_1 椎板切除术，脑室膜分流术可以考虑给严重的神经疾病和脑积水患者实施。

5. 上肢或下肢的肢体增长手术能够通过一个外部接口的衍生装置来进行。这个方法目前可以将人体身高增长 30 cm，但是这项手术有 35% 的可能性导致神经疾病的发生，如足下垂。也可能导致血管受损、挛缩甚至死亡。

麻醉相关问题

术前准备

1. 仔细评估患者的气道情况，软骨发育不全与面中部发育不全有关联。

2. 当患者有明显呼吸道疾病症状时要对患者肺部的情况进行认真会诊。有呼吸道疾病症状的患者会出现阻塞性睡眠呼吸暂停，肺心病，胃食管回流，呼吸受限继发出现胸椎畸形[42,48]。

3. 如患者确诊为肺心病则需要对其心脏情况进行会诊。

4. 在儿童早期，对神经疾病的评估可通过基础核磁共振来检查，检测儿童是否有椎管狭窄和枕骨大孔狭窄的病变。

麻醉目标

1. 考虑常规小儿麻醉
2. 充足的血管内血容量和携氧能力
3. 充足的气体交换
4. 维持体温
5. 血液科备足红细胞，新鲜冷冻血浆，血小板，以备不时之需。

全身麻醉

体位

肢体嫁接、膝外翻手术用仰卧姿势，脊柱手术用俯卧姿势（参看脊柱侧弯方面的麻醉方案讨论)。

标准手术时间

肢体嫁接手术和膝外翻手术大概用时 2 ～ 3 h。

麻醉诱导,监护,器材,维持,苏醒期

1. 软骨发育不全的患者需要接受合理的小儿麻醉诱导。

2. 综合征与阻塞性睡眠呼吸暂停、面中部发育不全、扁桃体、肥大、中枢睡眠呼吸暂停、枕骨大孔狭窄和脑积水有关。

3. 麻醉的目的是确保患者在手术结束后不会昏昏沉睡。

4. 急症监护中要注意给患者以精心的照顾,以防出现呼吸困难和窒息症状。

局部麻醉

1. 软骨发育不全对于局部麻醉术来说会相对禁用些。患有严重腰椎前凸症的患者很难被开展硬脊膜外麻醉或脊髓麻醉。

2. 软骨发育不全和椎管狭窄有关,有45%的患者明显表现出反常的SSEP。

考虑情况: 成骨发育不全

1. 代谢过盛的区域会次级增加骨更新。

2. 手术期间容易出现挫伤和出血倾向。

3. 肺部问题会继发肋骨畸形和肋骨骨折。

4. 可能引起肺心病。

5. 成骨发育不全的患者会表现出明显地运动耐量和肌肉强度能力降低。

6. 患者若面部呈现三角形且额部隆起,则插管会比较困难。

7. 患者可能有营养不良,热量、钙、维生素D、磷摄入缺乏的症状。

手术修复

1. 髓内放置支架用来治疗长骨骨折患者。

2. 头盖骨底部的压痕用于治疗脑干和颈脊髓压迫。

3. 脊柱侧弯修正手术会因为患者骨中缺乏二磷酸盐的支撑而变得很难[43,49]。

麻醉相关问题

术前准备

1. 限制性肺病患者需要术前呼吸科医师会诊。

2. 牙质发育不全需要牙科专家的术前评估。

3. 尤其是成年人患者需要听听其他人的意见。

麻醉目的

1. 将新的骨折可能降低到最小。

2. 血管容量和携氧能力应保持充足。

3. 合理的呼吸交换。

4. 血液科备足红细胞,新鲜冷冻血浆,血小板,以备不时之需。

全身麻醉

体位

髓内支架植入术用仰卧姿势。

标准手术时间

1～3 h。

麻醉诱导,维持,导入期

1. 进行手术前要将患者小心放置并且身下填充好纱布。照顾患者的比如妈妈之类的陪护者,将会在患者进行麻醉诱导期间,被带入手术室,医保证患者在此期间会被得到妥善的安置。

2. 因为口腔和枕骨开口小容易导致插管困难。另外,那些头部压迫(颈椎连接异常并伴有癌旁组织内陷,通过枕骨大孔上到颅骨)是造成神经系统综合征的一个威胁,尤其容易插管时颈椎骨折。在支撑喉镜检查,脖子弯曲时容易造成颈部的骨折。

3. 成骨发育不全的患者在麻醉期间容易显现出假恶性高热综合症状,这被认为是新骨成形,代谢过盛而引起的。麻醉期间高热反应和体温及心动过速有关,但是和身体系统的酶转化无关。如果可以的话尽量避免让患者使用一些消除迷走神经的药物。

4. 急速升温或降温的方法,比如像置入"BAIR HUGGER",很有必要。

5. 置入的气管内导管很有必要。适合的气管内导管尺寸和患者的生理构造及年龄有关。

材料

标准材料。

手术监测

标准:除了无创的血压监测仪不能用,其他标准无创的监护仪器都能用。对于患者受到的严厉病魔侵扰,无创的血压监测仪可能会造成患者长骨骨折。无创血压监测仪应该推广给那些患简单病症、手术周期短的患者,否则有创性的血压监测仪会应被利用。

围术期

1. 在手术结束时拔出气管插管。

2. 患者在围术期仍有呼吸困难综合征时需要悉心照顾。

3. 教育每个接受骨折治疗还在围术期的患者要按照要求将受伤的身体部位放好,并且为他们绑上纱布(PAD)。血压监测仪不用像往常一样使用。家里的看护人更容易帮助患者的病情恢复。

局部麻醉

这些患者可以使用硬脊膜外麻醉和脊柱麻醉。患有严重成骨发育不全的患者很难将其放置上预期的手术位置。

障碍：代谢性骨病

背景

佝偻病是因为类骨质矿物质缺陷所造成的，是儿童时期导致软骨病和骨骼畸形的原因。佝偻病容易让离子钙、磷酸盐、细胞外的液体不能发育到一个良好的阶段。由皮肤产生的维生素D可空肠吸收，在肝和肾中进行羟基化到骨化三醇的转化。提高钙吸收的效率，或多或少的程度上提高磷在小肠的吸收。有很多突变，很多基因突变会造成钙缺乏，包括骨化三醇维生素D的羟基化突变，磷酸盐再吸收引起的肾小管缺陷，骨化三醇受体的遗传缺乏等。佝偻病也容易被维生素D营养缺乏造成，不给皮肤暴露以紫外线照射的机会，也容易患上佝偻病。

缺陷骨盐沉积，包括肾性骨营养不良，范可尼综合征，范可尼综合征是以近端小管导致的酸中毒造成伤害为特征的病症，高钙尿，高磷酸盐尿。胱氨酸病是通常范可尼综合征在儿童时期。肾衰竭会导致代谢性酸中毒，减少的骨化三醇构造，增强的甲状旁腺级别，增强的钙沥滤来自骨头。

碱性磷酸酶过少是被遗传缺乏造成的，那就是导致碱性磷酸酶减少等级，是造成碱性磷酸酶过少的原因，血钙过多的佝偻病。新生的血钙过多是威廉姆斯综合征的特征之一，和瓣膜上主动脉瓣膜狭窄有关系，智力缺陷也是和麻醉期间的假死亡有关系[44,50]。麦丘恩奥尔布莱德综合征被定义为多骨性纤维性结构不良三元素，café-au-lait皮肤色素沉着，自主内分泌功能增强。血磷酸盐过少，在这个疾病中，是导致磷酸盐的再吸收减少的结果，在肾小管，但是常规血清水平甲状旁腺素。可能会有关系，内分泌激素异常包括糖皮质激素超额，甲状腺功能亢进，性早熟症。有很多心脏肥大的病例和心动过速症状已经被证实[45,46,51,52]。

考虑情况：变化的骨癌

1. 高血钙。

2. 低血钙。

3. 代谢性酸中毒继发肾衰竭和肾小管酸中毒。

4. 代偿性呼吸性碱中毒。

5. 高血钙继发肾衰竭。

6. 低蛋白血症，降低血液渗透压，水合作用缺乏继发营养不良，很可能是患者缺乏维生素D造成。

手术修复：膝外翻可采用骨切开术

麻醉常见问题

术前准备

1. 治疗目标是矫正因体重过重，骨头无法承受压力而造成的膝外翻。

2. 所需要的辅助检查项目取决于骨代谢疾病的类型以及营养学家、肾病学家、心脏病学家的会诊意见。

3. 麻醉实施前要对患者存在的电解质紊乱和酸碱失衡等情况进行处理。

4. 患者除了轻微的血钙过多，没有特殊围术期问题。婴儿和儿童血钙含量大于12 mg/L 的，可以证明是血钙过多症，会有呕吐、肌张力减退、高血压或癫痫等症状。麻醉前要降低患者血清中的钙磷浓度。

麻醉目的

1. 标准的麻醉要点。

2 手术期间维持患者的酸碱平衡。

3. 手术期间维持电解质平衡。

4. 手术延时的话要注意监测手术中钙磷水平的变化。

5. 保证合理的气体换气。

6. 维持正常的体温。

全身麻醉

体位

任何体位。

标准手术时间

多变的，取决于患者畸形程度，一般在 1～3 h。

麻醉诱导，器材，手术监测，维持，苏醒期，围术期管理

没有特殊注意事项。

局部麻醉

任何解剖学上适合使用的区域阻滞都可以使用，它能对术中麻醉和围术期的镇痛都是很大的帮助，但通常最难以完成的可能是穿刺的困难，因为患者的骨质破坏或塌陷会造成体表标志的无法识别。因此区域阻滞需要借助影像（X线、荧光镜检查和超声波扫描等）来完成。

（肖俊玲　金大龙　余柳琼　张　鑫）

参考文献

［1］ De Smet L. Classification for congenital anomalies of the hand: the IFSSH classification and the JSSH modification. *Genet Couns.* 2002; 13: 331.

［ 2 ］ Ekblom AG, Laurell T, Arner M. Epidemiology of congenital upper limb anomalies in 562 children born in 1997 to 2007: a total population study from stockholm, sweden. *J Hand Surg.* 2010; 35: 1742.

［ 3 ］ Schwabe GC, Mundlos S. Genetics of congenital hand anomalies. *Handchir Mikrochir Plast Chir.* 2004; 36: 85.

［ 4 ］ Light TR, Gaffey JL. Reconstruction of the hypoplastic thumb. *J Hand Surg.* 2010; 35: 474.

［ 5 ］ Buck-Gramcko D. *Hand Surgery.* 1st ed. Philadelphia, PA: Lippincott Williams & Wilkins; 2004.

［ 6 ］ Dodds SD, Wolfe SW. Perinatal brachial plexus palsy. *Curr Opin Pediatr.* 2000; 12: 40.

［ 7 ］ Piatt JH Jr. Birth injuries of the brachial plexus. *Pediatr Clin North Am.* 2004; 51: 421.

［ 8 ］ Waters PM. Comparison of the natural history, the outcome of microsurgical repair, and the outcome of operative reconstruction in brachial plexus birth palsy. *J Bone Joint Surg Am.* 1999; 81: 649.

［ 9 ］ Chan A, McCaul KA, Cundy PJ, et al. Perinatal risk factors for developmental dysplasia of the hip. *Arch Dis Child Fetal Neonatal Ed.* 1997; 76: F94.

［ 10 ］ Akazawa H, Oda K, Mitani S, et al. Surgical management of hip dislocation in children with arthrogryposis multiplex congenita. *J Bone Joint Surg.* 1998; 80: 636.

［ 11 ］ Cooperman DR, Bartucci E, Dietrick E, et al. Hip dislocation in spastic cerebral palsy: long-term consequences. *J Pediatr Orthop.* 1987; 7: 268.

［ 12 ］ Eilert RE. Hip subluxation in cerebral palsy: what should be done for the spastic child with hip subluxation? *J Pediatr Orthop.* 1997; 17: 561.

［ 13 ］ Lehmann CL, Arons RR, Loder RT, et al. The epidemiology of slipped capital femoral epiphysis: an update. *J Pediatr Orthop.* 2006; 26: 286.

［ 14 ］ Manoff EM, Banffy MB, Winell JJ. Relationship between Body Mass Index and slipped capital femoral epiphysis. *J Pediatr Orthop.* 2005; 25: 744.

［ 15 ］ McAfee PC, Cady RB. Endocrinologic and metabolic factors in atypical presentations of slipped capital femoral epiphysis. Report of four cases and review of the literature. *Clin Orthopaed Rel Res.* 1983; (180): 188.

［ 16 ］ Loder RT, Wittenberg B, DeSilva G. Slipped capital femoral epiphysis associated with endocrine disorders. *J Pediatr Orthop.* 1995; 15: 349.

［ 17 ］ Schnitzler CM, Pettifor JM, Patel D, et al. Metabolic bone disease in black teenagers with genu valgum or varum without radiologic rickets: a bone histomorphometric study. *J Bone Min Res.* 1994; 9: 479.

［ 18 ］ de Sa Pinto AL, de Barros Holanda PM, Radu AS, et al. Musculoskeletal findings in obese children. *J Paediatr Child Health.* 2006; 42: 341.

［ 19 ］ Yamamoto H. A clinical, genetic and epidemiologic study of congenital club foot. *Jinrui idengaku zasshi.* 1979; 24: 37.

［ 20 ］ Bleck EE. Club foot. *Dev Med Child Neurol.* 1993; 35: 927.

［ 21 ］ Gessner AJ, Kumar SJ, Gross GW. Tarsal coalition in pediatric patients. *Semin Musculoskel Radiol.* 1999; 3: 239.

［ 22 ］ Manusov EG, Lillegard WA, Raspa RF, et al. Evaluation of pediatric foot problems, part II. The hindfoot and the ankle. *Am Fam Phys.* 1996; 54: 1012.

［ 23 ］ Arlet V, Odent T, Aebi M. Congenital scoliosis. *Eur Spine J.* 2003; 12: 456.

［ 24 ］ Soriano SG, McCann ME, Laussen PC. Neuroanesthesia. Innovative techniques and monitoring. *Anesthesiol Clin North Am.* 2002; 20: 137.

［ 25 ］ Hedequist D, Emans J. Congenital scoliosis. *J Am Acad Orthopaed Surg.* 2004; 12: 266.

［ 26 ］ Freeman BJ, Oullet JA, Webb JK: Excision of hemivertebrae in the management of congenital scoliosis. *J Bone Joint Surg Br.* 2002; 84: 305.

［ 27 ］ Asher M, Burton D: Adolescent idiopathic scoliosis: natural history and long term treatment effects. *Scoliosis.* 2006; 31: 2.

［ 28 ］ Beutler WJ, Fredrickson BE, Murtland A, et al. The natural history of spondylolysis and spondylolisthesis: 45-year follow-up evaluation. *Spine.* 2003; 28: 1027–1035.

［ 29 ］ Reamy BV, Slakey JB. Adolescent idiopathic scoliosis: review and current concepts. *Am Fam Phys.* 2001; 64: 111.

［30］ Robinson CM, McMaster MJ. Juvenile idiopathic scoliosis. Curve patterns and prognosis in one hundred and nine patients. *J Bone Joint Surg Am.* 1996; 78: 1140.

［31］ Hedequist D, Emans J. Congenital scoliosis: a review and update. *J Pediatr Orthop.* 2007; 27: 106.

［32］ Goobie SM, Meier PM, Pereira LM, et al. Efficacy of tranexamic acid in pediatric craniosynostosis surgery: a double-blind, placebo-controlled trial. *Anesthesiology.* 2011; 114: 862.

［33］ Madigan RR, Wallace SL. Scoliosis in the institutionalized cerebral palsy population. *Spine.* 1981; 6: 583.

［34］ Thacker M, Hui JH, Wong HK, et al. Spinal fusion and instrumentation for paediatric neuromuscular scoliosis: retrospective review. *J Orthop Surg (Hong Kong).* 2002; 10: 144.

［35］ Steiner ME, Micheli LJ. Treatment of symptomatic spondylolysis and spondylolisthesis with the modified Boston brace. *Spine.* 1985; 10: 937.

［36］ Stinson JT. Spondylolysis and spondylolisthesis in the athlete. *Clin Sports Med.* 1993; 12: 517.

［37］ D'Andrea G, Trillò G, Roperto R, et al. Intradural lumbar disc herniations: the role of MRI in preoperative diagnosis and review of the literature. *Neurosurg Rev.* 2004; 27: 75.

［38］ Salminen JJ, Erkintalo MO, Pentti J, et al. Recurrent low back pain and early disc degeneration in the young. *Spine.* 1999; 24: 1316.

［39］ Bono CM. Low-back pain in athletes. *J Bone Joint Surg Am.* 2004; 86−A: 382.

［40］ Omer GE Jr. Tendon transfers in combined nerve lesions. *Orthoped Clin North Am.* 1974; 5: 377.

［41］ Arndt CA, Crist WM. Common musculoskeletal tumors of childhood and adolescence. *N Engl J Med.* 1999; 341: 342.

［42］ Simon MA. Limb salvage for osteosarcoma. *J Bone Joint Surg Am.* 1988; 70: 307.

［43］ Hecht JT, Francomano CA, Horton WA, et al. Mortality in achondroplasia. *Am J Hum Genet.* 1987; 41: 454.

［44］ Plotkin H. Syndromes with congenital brittle bones. *BMC Pediatr.* 2004; 4: 16.

［45］ Stoll C, Dott B, Roth MP, et al. Birth prevalence rates of skeletal dysplasias. *Clin Genet.* 1989; 35: 88.

［46］ Sisk EA, Heatley DG, Borowski BJ, et al. Obstructive sleep apnea in children with achondroplasia: surgical and anesthetic considerations. *Otolaryngol Head Neck Surg.* 1999; 120: 248.

［47］ Ain MC, Browne JA. Spinal arthrodesis with instrumentation for thoracolumbar kyphosis in pediatric achondroplasia. *Spine.* 2004; 29: 2075.

［48］ Tasker RC, Dundas I, Laverty A, et al. Distinct patterns of respiratory difficulty in young children with achondroplasia: a clinical, sleep, and lung function study. *Arch Dis Child.* 1998; 79: 99.

［49］ Astrom E, Jorulf H, Soderhall S. Intravenous pamidronate treatment of infants with severe osteogenesis imperfecta. *Arch Dis Child.* 2007; 92: 332.

［50］ Medley J, Russo P, Tobias JD. Perioperative care of the patient with Williams syndrome. *Paediatr Anaesth.* 2005; 15: 243.

［51］ Langer RA, Yook I, Capan LM. Anesthetic considerations in McCune-Albright syndrome: case report with literature review. *Anesth Analg.* 1995; 80: 1236.

［52］ Zimmerman D. Fetal and neonatal hyperthyroidism. *Thyroid.* 1999; 9: 727.

第二十七章　皮肤系统

杰妮弗·泽格

> ## 要　点
>
> 1. 西方国家中的灼伤意外事件发生率处于下降趋势,但在年龄小于5岁的儿童中,该发生率高达20%,在年龄小于16岁的儿童中该发生率仍高达29%。
> 2. 用于评估体表面积灼伤程度的"九分法",主要用于成年人患者的百分比值评估,对婴儿及儿童患者实施应适当修改。
> 3. 电灼伤通常带有外部灼伤程度不明显的严重内伤。
> 4. 灼伤患者的初步治疗目标包括液体复苏、电解质管理、呼吸道控制及热调节。
> 5. 大疱性表皮松解症属于先天性皮肤炎症类型,并且需根据受影响皮肤层及结构蛋白实施分类。
> 6. 任何剪切应力或轻微创伤都可能致使受影响的患者皮肤产生水疱。

引言

麻醉医师通常利用患者皮肤作为放置监测电极及监测装置的器官,并通过皮肤放置及固定血管导管。在此条件下,皮肤可能会出现需切除的肿块,伤口被清理,或需闭合、缝合的伤口。但是,皮肤也是人体最大且最具代谢活性的器官之一,并且皮肤具有多种不同的作用。

1. 保护作用:皮肤可保护人体免受化学、热或机械损伤。其中包括保护人体免受有害环境(如太阳辐射及天气)的损伤。

2. 免疫作用:皮肤可防止微生物入侵人体,皮脂腺分泌的脂质表面膜可构成防护层。

3. 有利于体液和蛋白质平衡:减少体液和水分流失。

4. 体温调节作用:通过隔热降低人体热量损失,并通过出汗及血管舒张快速降低体温。

5. 感觉神经作用:皮肤上的神经末梢和受体可使神经系统处理及解释相应信息(疼痛、触摸、热及冷等)。

6. 代谢作用:支持人体生成维生素D。

7. 社交互动功能:有利于人体行为表达、互动及社交关系发展。

8. 储存作用:皮肤是人体中最大的铁质储存器官。

严重的皮肤损伤将会损害皮肤所有常见功能,并可能会给麻醉带来困难。表27-1已列述出各种严重的皮肤疾病,而皮肤损伤给麻醉带来的困难,可使用两个实例——灼伤患者治疗及大疱性表皮松解症(EB)治疗予以详细阐述。

表27-1　严重皮肤疾病

皮肤炎症反应	病原学	治疗
药物疹		
中毒性表皮坏死松解症(TEN)	约有1/3病例因药物引起,剩余病例的病原学原因未知	确定并终止使用致病药物(如已知);使用皮质类固醇药物及维持疗法
多形性红斑	约有半数病例因药物或X线治疗引起;其他不明原因:其他病例中年轻患者的感染	确定并终止使用致病药;确定并治疗药物感染;采用维持疗法
		对于皮质类固醇药物的使用,当前仍存在争议
斯蒂文斯-约翰逊综合征	更为严重的多形性红斑疾病,并带有更为严重的皮肤黏膜症状表现	
大疱性皮肤疾病天疱疮	存在IgG抗体与表皮结合状况的自身免疫性疾病,主要出现在中年及老年患者身上	使用全身性皮质类固醇药物;需防止出现二次皮肤感染;采用反向隔离
大疱性类天疱疮	主要特征为抗体与表皮基底膜相结合的自身免疫性疾病,主要出现在老年患者身上	使用全身性或局部性皮质类固醇药物
大疱性表皮松解症(详细信息请参阅本文内容)		

IgG,免疫球蛋白G

障碍:灼伤

临床小贴士　灼伤患者处于高代谢状态,具体表现为氧气消耗量及二氧化碳生成量增加,以及体液需求大幅增加。

　　全球范围内的儿科灼伤发病率处于未知状态。尽管在西方国家中,儿童灼伤发生率处于下降趋势,但在不发达国家中,灼伤发生率及致死率仍非常严重。非洲儿科灼伤住院率最高,并且死亡率可能为美洲的10倍。

　　受人口众多的影响,全球超过半数的灼伤儿童患者居住于亚洲区域[1,2]。根据美国灼伤委员会颁发的2014年度全国灼伤患者档案库提供的信息(该档案库已收集美国35个州及哥伦比亚特区中96家医院提供的数据),16岁以下的灼伤儿童患者比例占29%,5岁以下的灼伤儿童患者比例占19%。在所有年龄段的患者中,男性患者人数远大于女性患者。最常见的灼伤病因为火/火焰灼伤及烫伤,特别是5岁以下儿童患者中的烫伤状况最为普遍。在过去10年中,由于灼伤治疗有效性及治疗质量的大幅提高,患者致死率呈现明显下降,并且住院时间呈现明显缩短[3,4]。

分类

1. 通常情况下,灼伤根据伤害深度(表27-2)、全身受影响体表面积百分比及病因予以分类。

表27-2 烧伤的种类

种类	深度	感觉	康复
浅层(1度)	上皮层(晒伤)	疼	无瘢痕自然愈合。
局部厚度(2度)	皮肤损伤;起泡	非常疼	很少需要移植;如果一些真皮元素完好无损,就会发生再生。
局部厚度(深2度)	深层皮肤损伤	非常疼	通常需要移植;再生不太可能。
全厚(真皮深部:3度)	完全的皮肤损伤;失去正常的皮肤附属器	由于末梢神经受损,可能部分感觉缺失	需要移植;愈合瘢痕和挛缩;烧伤出现烧焦或革质,断血
筋膜(4度)	通过真皮到筋膜,肌肉,或更深	取决于潜在的结构损伤	可能难以移植;四肢可能需要截肢。

2. 灼伤严重程度可使用灼伤深度、位置、全身受影响体表面积百分比、存在或不存在吸入性伤害、相关创伤及潜在并发症予以表述。

a. 医师需特别关注患者脸部、手部、脚部或生殖器附近区域的灼伤,并应适当改变治疗方案。此外,医师还需特别留意周围性灼烧。患者胸部或腹部受影响的灼伤可能会严重限制患者换气及心输出量,并可能会引发腹腔综合征。四肢灼伤可能会导致局部的缺血。此类灼伤通常需要实施紧急性焦痂切开手术[5]。

b. 儿科灼伤图可明确反映受影响的全身表面区域(TBSA)。鉴于婴儿及儿童头部比例相对较大,因此对患者实施"九分法"时应对其进行修正[2,6,7]。

c. 脸部灼伤、危及患者呼吸道的吸入性损伤及可在灼伤后数小时内产生严重水肿的灼伤状况。医师必须在出现肿胀前,尽快为保证患者气道的通畅安全,其原因在于,可能一旦出现肿胀后将可能无法插入气管导管(同时请参阅第三十七章)。吸入性肺损伤的患者可能会出现急性呼吸衰竭症状。

3. 灼伤病原包括火/火焰、烫伤、热接触、电击、化学品及物理摩擦[3]。

a. 火焰灼伤特别是在房间等密闭空间中的持续性火焰灼伤,通常会伴随有吸入性灼伤[7]。

b. 特殊的电灼伤。通过初期外部检查通常很难确定患者体内损伤程度,特别是在高电压损伤的条件下更是如此[7-9]。

i. 即便是患者外部皮肤看似正常,仍可能存在心肌损伤、内脏破裂、骨折(因肌肉暴力收缩所致)及大面积深层组织坏死症状。

ii. 心肌坏死通常可引起严重的肌红蛋白尿症及高钾血症,并且可能导致肾小管损伤。

iii. 应尽快使用含有甘露醇的渗透利尿药和尿碱化药。

iv. 在电灼伤后的24 h内,可能需要对患者实施筋膜切开手术,以预防出现类似于周围性灼伤的四肢缺血症状,并且在早期治疗过程中,可能需要实施深层组织清创进程[10]。

患者初始管理

1. 对于急性灼伤患者,液体复苏是初期治疗的核心。液体复苏是处理患者灼伤后,补充大量体液流失症状的关键所在。

a. 患者排尿量无法准确反映液体量是否充分。无尿及肾衰竭是致命的,因此必须避免患者出现上述两种症状。

b. 通常情况下,应利用平衡性等渗盐溶液(如生理盐水或乳酸林格液),修正后的帕克兰公式,计算患者灼伤后24 h的体液状况[2,6,7,11,12]:

$$4.0 \text{ mL/kg} \times \% 灼伤 \text{ TBSA} \times 体重(\text{kg})$$

除其他正常性液体维护要求之外,应在患者灼伤后的8 h内,为患者输入上述50%的平衡等渗盐溶液,并在随后的16 h内,为患者输入剩余50%的平衡性等渗盐溶液。

c. 高渗性(3%)生理盐水被视为恢复患者液体循环量的措施之一,但当前并无证据表明该措施可有效改善治疗结果[10]。

d. 对于儿童患者来说,通常需要在首次送进手术室之前完成初始液体复苏,但在紧急状况下(如严重电灼伤等),可将严重受伤的儿童患者提前送进手术室。

i. 在此状况下,医师需密切注意因手术引起的患者血液流失,以及额外的第三间隙体液流失状况。

ii. 在计算切除及移植手术所需的手术期间液体需求量时,必须注意未实施手术灼伤区域的体液蒸发性损失及第三间隙体液损失量的增加状况。

2. 呼吸道控制是疑似吸入性损伤患者前几个小时内最关键的治疗措施。

a. 在密闭空间(如发生火灾的房间内)灼伤的任何患者,均必须警惕存在吸入性损伤。

b. 需慎重考虑任何区域火焰灼伤导致产生的吸入性损伤。

c. 在治疗延迟的情况下,患者可能会因为呼吸道内部或外部水肿导致无法插入气管导管。所有脸部灼伤或严重吸入性损伤的患者均应立即插管治疗。

> **临床小贴士** 对于疑似吸入性损伤的患者来说,早期呼吸道控制措施极为重要。此类患者应立即接受插管治疗。

3. 保证通气的重要性在于处理患者氧气消耗量及二氧化碳生成量增加。

a. 对于急性呼吸窘迫综合征(ARDS)患者来说,采用呼吸机治疗保护性通气通常可改善治疗效果——该措施有助于肺复张及维持呼气末正压（PEEP）。

b. 限制患者潮气量，以降低肺泡过度膨胀的风险。

c. 需考虑容许性高碳酸血症[13]。

d. 对于进入手术室及重症监护病房（ICU）的患者应监测上述参数。

e. 当前吸入一氧化氮已被成功用于治疗肺动脉高压型吸入性损伤，但目前缺乏相应的对照性研究结果[14]。

4. 大面积灼伤的患者体温调节功能严重受损。

a. 患者年龄越小、受 TBSA 影响越大，灼伤深度越大的患者，出现低体温风险可能性越大。此类患者所处病房的室温及湿度必须设定为令人不适的高温及高湿度状态，以防止出现患者体内热量流失。

b. 静脉注射（IV）液体必须首先加热、未经手术的四肢及头部必须处于覆盖状态，呼吸气体应通过主动或被动方式加热及加湿。

c. 在经过初始急性阶段后，高代谢状态通常会导致患者出现低度或中度发热状况。

病理学

> **临床小贴士** 对于灼伤患者来说，除吸入麻醉药之外，几乎所有其他药物的药动学特征随患者血浆蛋白水平、结合性及全身水分分布的不同而有所不同。

灼伤可对患者身体中的每个系统造成不良影响。

在患者灼伤早期，甚至在局部灼伤条件下，均可能出现全身炎症反应综合征（SIRS）。

1. 毛细血管渗透性的增加及微血管完整性的丧失，将加剧血管内液体因进入灼伤组织或外部环境而大量流失。该状况将导致患者血液浓缩以及大量白蛋白流失及螯合。我们建议，只有当患者人血白蛋白含量水平低于 1.5 mg/dL 的条件下，方可使用白蛋白置换法治疗。

2. SIRS 也包括肿瘤坏死因子-α（TNF-α）、细胞因子、血栓素、白细胞介素处于激活状态，以及其他可能导致分解代谢、血栓形成及血小板聚集的其他炎性介质处于激活状态。

灼伤的高代谢特征可能存在于整个急性损伤阶段，并可能持续到患者恢复阶段[6,7,10,12]。

1. 氧气消耗量及二氧化碳生产量增加数倍。

2. 开放性伤口的蒸发量增加，导致患者体内热量损失。将对静息时的能量消耗产生显著性影响。环境温度提高若干度，可有效降低上述灼伤反应[10,11]。

3. 因上述体液因素及组织恢复所需的热疗和代谢需求，患者的蛋白质、葡萄糖及脂肪消耗率出现显著增加。

4. 在患者灼伤后的 12 h 内，应使患者摄入充足的热量，以便于满足患者的高热量需求。

5. 在患者灼伤后的 24～48 h 内，可能会出现低白蛋白血症、低磷血症及高镁血症等液及电解质变更症状。

6. 患者可能会出现低钙血症。在输血过程中，血钙进一步降低，并可能会引发酸中毒。

7. 相应的内分泌紊乱包括患者胰岛素耐受性增加、甲状腺功能减退及甲状旁腺功能减退等。

灼伤患者心血管系统的早期及后期影响。

1. 在灼伤后的头几天内,患者的心血管功能因体液循环、心律失常因素、血容量不足、血液黏度升高及全身血管阻力增加而出现下降状况。

2. 在灼伤后的72 h内,因高胆固醇胺处于高含量水平状态及肾素生成量增加的影响,患者心输出量可能会达到正常状态下的2～3倍水平。改善了器官及组织血流量。

　　a. 在治疗过程中将始终存在高血压及心动过速状况,特别是年幼儿童患者更是如此。

　　b. 在临床治疗过程中,应密切注意低血压可能造成的血容量不足及败血症状况。

患者呼吸系统可能会承受多方面的侵害。

1. 患者上呼吸道可能会因吸入过热气体(温度可能高达537℃)遭受持续性灼伤。

2. 房屋火灾中产生的常见有毒燃烧物可能会致使患者出现肺泡损伤及肺水肿。此类物质包括醛类物质(来源于棉花、羊毛及其他纤维物质)、硝酸及硫酸(来源于二氧化氮及二氧化硫)及氰化氢(来源于聚氨酯绝缘物)。

3. 吸入烟灰及颗粒物可能会导致患者小气道出现机械性阻塞。上述吸入物质的累积效应可能会致使患者出现坏死性细支气管炎。除此之外,还会造成患者肺泡完整性丧失、出现支气管黏膜炎症及水肿,并出因Ⅱ型肺泡细胞坏死而导致肺泡表面活性物质生成减少。

4. 患者出现蛋白质渗漏及肺水肿,促使出现肺微血管充血及血小板聚集从而导致肺泡毛细血管血栓形成高血压症状。

5. 患者出现较为常见的肺顺应性下降及支气管痉挛症状,以及通气与血流灌注比值失调。

6. 造成氧气消耗量及二氧化碳生成量增加,同时也造成患者每分钟换气量增加。

　　a. 在灼伤者换气方面,必须考虑患者二氧化碳生成量及氧气消耗量增加。

　　b. 如果患者存在急性肺损伤,则呼气末二氧化碳测量值可能会比二氧化碳实际值低。

　　c. 肺保护性通气策略应与采用PEEP和小潮气量相结合。

7. 此类患者通常伴随有肺部感染症状。

8. 后期并发症包括气管狭窄及颈部挛缩等症状。此类病症可能需要手术治疗,并且可能会造成患者呼吸道管理困难[16]。

一氧化碳(CO)中毒是吸入性损伤的常见并发症。

1. 使用常规脉搏血氧仪无法检测灼伤患者的一氧化碳中毒状况。医师应使用多功能血气分析仪测量碳氧血红蛋白及高铁血红蛋白的含量水平。

2. 一氧化碳与血红蛋白的亲和力是氧气与血红蛋白亲和力的200倍,并且一氧化碳与氧的解离半衰期长达250 min。在当吸入的氧浓度在1.0 L/min时,患者的氧合会在40～60 min内降低,因此,在密闭环境下灼伤的儿童患者,应吸入高浓度氧气,直至一氧化碳浓度水平降低为止。

3. 一氧化碳不仅可以降低体内组织的氧气输送率,而且还可能会抑制细胞色素P-450的活性。因此,也可能会对氧气利用率造成干扰。

4. 未能治疗的一氧化碳中毒患者可能会出现脑部损伤。在此条件下,高压氧治疗有助于降低引发患者出现脑部损伤的可能性,但大面积灼伤儿童患者可在无须接受高压氧治疗的条件下,紧急送入手术室。

肾

1. 患者肾因灌注量不足、血红蛋白尿、肌红蛋白尿(因电灼伤或极深全层灼伤引起)而持续造成肾小管损伤。

a. 必须是患者大量排尿。

b. 利用碳酸氢钠实施碱化治疗,以及利用甘露醇实施渗透性利尿治疗,有助于限制患者肾损伤。

2. 在灼伤后的72 h内,患者将出现肾小球滤过率增加及尿量增加。造成该状况的原因是患者心输出量增加,或利尿激素及醛固酮不敏感所致。

3. 灼伤程度TBSA>40%的患者可能会出现尿毒症(无法浓缩尿液中的钠离子)。

在患者大面积灼伤后的72 h,通常会出现血液异常。

1. 在初始状态下,患者将因有效血容量减少而出现血液浓缩状况。

2. 接着因血小板积聚及消耗,而发展为血小板减少症。

3. 弥漫性血管内凝血及消耗性凝血症可能会使患者治疗过程复杂化。

4. 在急性阶段过后,患者通常出现血小板增多症,以及V、Ⅶ和Ⅷ因子含量水平升高。

5. 因体液因子对红细胞生成素的抑制作用,可能会导致患者溶血性贫血症恶化。

胃肠道

1. 急性灌注不足可能会造成胃肠道黏膜损伤。炎症介质也能会致使细菌及体内毒素更容易渗透至患者胃肠道。

2. 除非采用适当的预防措施,否则患者可能会出现应激性胃溃疡(柯林溃疡症)。

3. 在患者灼伤后的72 h内,可能会出现肠梗阻状况。

4. 患者处于高代谢状态,密切关注患者的营养需求。

a. 尽快采用胃或空肠置管术,为患者提供肠内营养。

b. 采用空肠置管术治疗的儿童患者,如果肠内营养未通过幽门回流,则应在切出或移植手术期间,继续采用空肠置管术为患者提供肠内营养[6]。

5. 患者肝同样也会因急性灌注不足而遭受损伤,进而可能会造成干细胞凋亡及天冬氨酸转氨酶(AST)、丙氨酸转氨酶(ALT)及胆红素值升高。在后期可能会造成患者出现肝肿大及肝水肿病症。

神经系统

1. 在患者灼伤后的24～72 h内,可能会出现颅内压升高(ICP)及脑水肿症状。

2. 患者灼伤性脑病的风险,并且可能会出现精神错乱、幻觉、癫痫发作及昏迷等症状。

3. 神经系统并发症的原因包括缺氧、高血压、低灌注、败血症、电解质紊乱及皮质静脉血栓形成等。

4. 电灼伤可能会导致患者脊髓损伤[6]。

外科手术

1. 在治疗期间,灼伤患者可能需频繁接受切除及移植外科手术。

2. 临床结果表明,早期实施外科手术治疗、裂层或全层皮肤移植、皮肤替代物移植(同种异体移植物或异种移植物)或人造移植物移植治疗,有助于降低全身性炎症反应,降低感染风险,并加速患者恢复过程[17-19]。

麻醉注意事项

> **临床小贴士** 即便是常规监测方法也可能会对严重灼伤患者造成不利影响。对于灼伤四肢、动脉管置入区域及缝合区域,禁止使用有创血压测量仪(NIBP)测量患者血压。此外,禁止使用黏性心电图(ECG)引线及脉搏血氧仪实施严重灼伤患者监测。使用针式心电图仪器及非黏性脉搏血氧仪监测严重灼伤患者。

对于大面积灼伤患者,可能会存在监测困难。

1. 患者灼伤的四肢可用于放置监测器,但应尽量避开需使用敷料覆盖的新移植区域。

2. 血氧测量仪可放置在患者舌头、鼻中隔、嘴唇或阴茎上。

3. 对于灼伤患者,通常需要使用有创血压监测仪,检测患者动脉的血流动力学变化。低于四肢灼伤的患者,必须对患者股动脉实施监测[20]。

4. 中心静脉压监测仪,有助于评估患者静脉内的血容量。中心及外周监测线可通过灼伤组织并缝合到位。

除挥发性麻醉药之外,几乎所有药物的药动学特性均会在患者灼伤后发生改变。此外,器官血流量、血浆蛋白水平及结合力、体内水分分布、末端器官受体数量及亲和力均可对药物药动学产生影响。

1. 肌肉松弛药

a. 琥珀胆碱

i. 禁止在患者灼伤24 h后使用。

ii. 该药物可致使钾离子从患者肌肉中流失,进而可能造成致死性高钾血症反应。

(1)整体肌肉(而不仅仅是运动末板)均可起到受体作用。

(2)在患者初始灼伤后,上述反应至少可持续1年,并且可持续更长时间。

b. 灼伤患者通常对非极化松弛药具有明显耐受性。

i. 患者通常需要注射5倍于常规剂量的非极化松弛药,方可在短时间内起到松弛作用[21,22]。

ii. 此类低敏感性与患者灼伤的TBSA相关,并且可持续1年以上。

iii. 由于乙酰胆碱受体的增加,受体亲和力发生改变并且数量也增加。

2. 阿片类药物

a. 患者呈现体内分布量及消除半衰期明显降低（通常降低至正常值的20%）。

b. 患者对此类药物的耐受性快速增加。因灼伤、经常更换敷料及外科手术产生的疼痛感，致使患者需要此类药物的注射剂量呈现快速增加。

3. 对于包括丙泊酚在内的镇静催眠药物，患者同样会出现类似的剂量需求增加及作用时间缩短[23]。

由于许多患者先前开通静脉通路，用于患者液体复苏、药物及营养剂的注射，因此通常使用静脉麻醉实施诱导。

1. 患者所需剂量通常非常高。

2. 在诱导之前，应首先纠正患者血容量使之接近正常。

3. 在开始手术之前，必须保证足量的静脉通路。因手术、蒸发及第三间隙损失，患者所需注射液体的剂量可能非常高。

4. 患者通常需要输入血液制品，因此常备适当的血液制品。

5. 注射液体应首先加热，并且提高室温及室内湿度。

6. 通常在切除供体及灼伤部位之前，可通过使用皮下注射经稀释后的肾上腺素，降低患者的输液要求。

a. 在为患者逐渐增加注射剂量至10 μg/kg的条件下，未观察到患者出现心血管不良影响的临床病例。

b. 在实施筋膜切除手术及削痂手术的条件下，预期患者失血量非常高。在实施筋膜切除手术的条件下，失血量平均值为1.5 mL/cm^2；在实施削痂手术的条件下，失血量平均值为4 mL/cm^2。

此类患者的术后镇痛管理难度极大[25,26]。

灼伤患者在未使用麻醉药的条件下，经历外科手术及频繁更换敷料的过程是非常疼痛的。因此，常需要服用强效短期阿片类药物、苯二氮䓬类药物及镇静催眠药物。

1. 由于药动学特性的改变，患者需要使用大剂量的阿片类药物。

a. 患者需要大剂量阿片类药物的条件下，可使用阿片类药物输注或患者自控型静脉镇痛（PCA）（见第十章）。

b. 灼伤患者通常会出现耐受性剂量需求增加，阿片类药物引起的痛觉过敏是比较常见的。

2. 部分灼伤患者，特别是因深层灼伤而造成神经损伤的患者，可能会出现慢性疼痛综合征。

a. 可使用神经性疼痛治疗药物（如加巴喷丁等）预防及治疗此类症状。

b. 使用加巴喷丁也可成功治疗灼伤患者常见且痛苦度较大的皮肤瘙痒症。

3. 采用多方式镇痛措施有利于减轻患者对阿片类药物的需求及副作用，并有利于改善急性疼痛控制和减轻慢性疼痛。

a. 需考虑避免使用可能促使患者对吗啡、氢吗啡酮及美沙酮上瘾的高效μ受体兴奋剂（如瑞芬太尼及芬太尼等）。

b. 应使用类似阿片类药物的替代性药物，如氯胺酮、α$_2$-兴奋药（如可乐定及右旋美沙芬等）、苯二氮䓬类药物，以及用于缓解神经性疼痛的药物（如加巴喷丁等）。

　　c. 临床结果证明，非药物性辅助治疗措施及认知措施（如催眠及分散注意力型疼痛缓解技术）有助于患者治疗[29]。

结论

　　灼伤可构成复杂的多系统疾病及弱化模式。实施早期侵入性干预措施对于降低发病率及致死率来说非常重要。在专业性灼伤治疗中心治疗，提前输入液体复苏，以及实施重症监护、伤口护理、感染治疗、吸入性损伤治疗及高代谢反映治疗可获得更好的治疗效果。未来的灼伤治疗方向包括开发新型合成膜及生物性合成膜、培养新型皮肤替代物、干细胞应用、脸部皮肤移植及用于个体化医学疗法的基因研究等[10]。

障碍：大疱性表皮松解症（EB）

　　EB属于起泡性皮肤疾病。几乎所有相关病症均为先天性疾病。EB发病率约为50：100万活产婴儿[30-32]。皮肤脆性、起泡及结瘢均为该疾病发展过程的典型特征。该疾病的严重程度范围极大，轻度EB不会对人体的日常生活产生影响，但严重EB可能会出现大面积水疱蔓延、开放型伤口及挛缩症状。EB的并发症伴随有慢性败血症、疼痛、贫血、营养不良、皮肤癌及寿命缩短型疾病。

病理学

　　EB因人体内缺乏可将相邻皮肤层结合在一起的锚原纤维而引起。对于健康人群来说，锚原纤维的皮肤层结合作用，可使得当皮下肌肉骨骼系统移动时，皮肤具有可移动性及弹性。剪切应力及轻微创伤即可使得EB患者的皮肤细胞层相互分离及脱落，进而引发出现皮肤及黏膜水疱或糜烂症状。

　　1. 当深层皮肤受疾病影响时，EB症状往往更加严重。

　　2. 水疱内可能充满体液并带来疼痛感。水疱可能会自发破裂或通过人工排放体液的方式，缓解内部压力。

　　3. 严重EB患者通常在各个不同的愈合阶段出现开放型伤口，并最终导致出现痂痕。

　　4. 无效愈合、重复性细胞应激反应及慢性炎症均可能会提高患有鳞状细胞癌的风险。

　　尽管在极少数病例中，该疾病属于具有自身免疫基础的后天患得型疾病（后天型EB），但绝大多数EB患者均具有遗传性基础[36]。随着人们逐渐了解EB的遗传性病变原理，EB改善性治疗或治愈的可能性正在逐渐变大。当前涉及EB治疗的试验包括骨髓移植、干细胞治疗、基因倒入及蛋白质治疗等试验[31,37-46]。

分类

　　EB当前已被分为四种主要亚型[47,48]：单纯性EB（EBS）、交叉性EB（JEB）、营养障碍性EB（DEB）及金德勒综合征（KS）。上述亚型分组的基础原理为蛋白质缺陷及水疱形成特定皮肤层的不同。如EBS及DEB等若干亚型具有孟德尔遗传模式，亦即常染色体隐性遗传或显性遗传模式。EB的每个亚型均可能包含多个造成不同表型特征（如水疱分布及严重程度等）的等位基因。

1. 单纯性大疱性皮肤松解症（EBS）为该疾病严重程度最轻且最常见的病症。

a. EBS通常与表皮基底角质形成细胞中的基底细胞蛋白基因突变（K5，K14）相关。

b. EBS遗传通常为常染色体显性遗传，但偶尔也存在常染色体隐性遗传状况。

c. 与EBS相关且不常见的其他疾病包括：肌肉萎缩、幽门狭窄及斑状色素沉着病[35,36]。

d. 尽管部分类型的EBS的发展过程使人体更佳虚弱，但EBS患者的生活相对正常，仅存在轻微不便及不良影响。

e. EBS水疱愈合后的痂痕极小或无痂痕。除与EBS无关的其他常规治疗程序之外，EBS患者极少需要麻醉治疗。

2. 交叉性大疱性皮肤松解症（JEB）与表皮基底层缺陷有关。该缺陷可致使患者皮肤表皮与底层真皮相互分离。

a. JEB通常为常染色体隐性遗传疾病。通常情况下，第5透明层和（或）XVII型胶原基因突变可能会致使基底膜中的透明层发生分离状况。

b. 所有的JEB病症均与牙釉质发育不全有关[32]。

c. JEB同时也与呼吸道黏膜（包括喉部及气管黏膜）病变有关[49-52]。

d. JEB病症可能会从相对轻度的"非赫利兹"病症发展成为严重性或致命性"赫利兹"病症。

i. 赫利兹型EB与上呼吸道疾病（包括喉部、气管及支气管疾病）有关。

ii. JEB病变可能会导致产生呼吸道阻塞，并且去除阻塞组织会导致进一步生成阻塞性颗粒物。

iii. JEB也可能与角膜、食管及泌尿生殖道疾病相关。

iv. 超过半数患有赫利兹型的EB婴儿患者，在该病症尚未恶化或未发展成败血症之前，于1～2岁因呼吸道阻塞而不幸去世[32]。

3. 营养障碍性大疱性皮肤松解症（DEB）是需要麻醉治疗的EB亚型。

a. 造成该疾病结构性缺陷的原因是CO 7 A1基因突变。CO 7 A1基因负责生成致密性底透明层（位于基底膜下方的真皮层区域）中的胶原蛋白7。

b. DEB的遗传性通常为隐性（RDEB），但有时也可能为显性（DDEB）。DDEB通常为和EBS相类似的轻度病症，但可能发展为食管狭窄。

c. RDEB患者通常存在广泛性水疱、痂痕及挛缩症状。

i. RDEB患者的手指及脚趾可能会融合在一起，导致出现对手指及脚趾灵活性造成限制的连指性畸形，并最终演变为身体残疾。

ii. RDEB患者的颈部、四肢及手指或脚趾屈肌表面可能会出现收缩状况。

iii. RDEB患者的弥漫性水疱愈合速度非常缓慢，通常情况下会演变成大量皮肤损伤、痂及败血症。

d. 在口腔中，除缺乏表面角蛋白之外，颊黏膜组织学与皮肤相类似。

　　i. DEB患者可能存在小口畸形症或口狭窄症。颊黏膜因咀嚼产生的轻微创伤而受损，进而造成患者口张度严重受限并伴随慢性瘢痕形成。

　　ii. DEB患者可能存在结舌症，或因瘢痕形成而致使舌头延伸度缩短。

　　iii. DEB患者存在小口畸形、舌系带过短造成口腔卫生护理及气道管理困难。

　　e. DEB患者并无原发性牙釉质缺陷，但通常存在二次龋齿及牙龈脓肿状况。受口张开度受限的影响，患者牙齿康复及拔除过程将更加困难。

　　f. DEB患者影响食管，造成食管狭窄，并发展为需要连续扩张治疗的食管狭窄。在患者出现吞咽困难的条件下，需要利用荧光成像，对患者食管实施球囊扩张术。

　　i. 过去使用胃食管切除术或结肠代食管术治疗该疾病[53]。

　　ii. 即便在采用扩张术的条件下，患者也可能无法满足自身的高营养需求。

　　iii. 在有必要的条件下，可能需要采用胃造口管喂食措施。不幸的是，该疾病会逐渐损害胃造口周围区域的愈合，并且可能需要极为细致的皮肤护理，在偶尔状况下还可能需要重新定位胃造口管。

　　4. 可对多层真皮造成影响的金德勒综合征（KS）。

　　a. KS由金德勒-1蛋白缺陷引起，并且可被归类为黏着斑。KS患者的细胞-基质相互作用调节过程中，存在异常信号。

　　b. KS婴儿患者在出生时普遍存在水疱症状。随后，此类水疱将逐步发展为带有光敏性及色素沉着性的水疱。

　　c. 与其他E亚型疾病相类似，KS患者通常存在萎缩性瘢痕。此外，KS患者还可能存在指甲营养不良、食管炎、结肠炎及尿道狭窄等疾病[32]。

麻醉注意事项

　　多种麻醉药及麻醉方法已经被用于EB患者，包括椎管内麻醉、肌内注射氯胺酮麻醉至全身气管内插管麻醉等[54-63]。我们的建议包括在文献范围内查找单一病例报告[54,58,60]，以及审查相关医疗机构收集的EB病例数据[59,62-65]。

　　1. 外科手术及治疗过程会给EB患者带应激反应。治疗过程中的痛苦和并发症，需要慎重考虑尽量改善或维护患者生命质量的措施[66]。同样，在选择麻醉计划期间，需慎重评估患者真正需要哪些监护仪及麻醉过程，而不是仅考虑患者的舒适度。

　　2. 在单一"最佳方法"建议缺乏明确科学依据的条件下，最可靠的方法是慎重评估围术期护理的每个要素。围术期护理的总体目标是尽量减少不必要的组织损伤，同时遵守患者呼吸道护理、监测、麻醉、镇痛及患者体位摆放的基本原则。

　　3. 应避免在患者皮肤上放置任何黏着性装置或胶带。如果患者皮肤完整且未涂覆任何软膏，则附着监测仪器相对容易。

　　4. 去除所有黏着性装置致会使患者出现水疱。

术前评估

　　对于每个EB患者均应实施独立的术前评估，以便于设计适当的围术期管理计划。该计划中实施的治疗程序应与患者疾病严重程度及相关疾病治疗相互匹配。

1. 需重点关注患者皮肤疾病及呼吸道疾病的严重程度（包括挛缩及口张开限制程度等）。

2. 可能造成慢性贫血症的慢性营养不良及败血症。

3. 部分RDEB患者可能会出现严重的扩张型心肌疾病。造成该状况的原因可能为肉碱和（或）硒缺失。诸如心脏毒性药物等其他因素，也可能会造成患者出现心肌疾病[67]。

4. 大多数RDEB患者存在各种不同细菌所致的慢性皮肤感染症［包括耐甲氧西林金黄葡萄球菌（MRSA）等］。对于此类患者应采取尽量降低细菌定殖的预防措施，特别是对MRSA感染患者来说更是如此。相关措施包括在不同时期及不同临床条件下，分别对MRSA感染患者及非MRSA患者实施治疗。

术前用药

1. 镇静型麻醉诱导措施应优于患者不合作型诱导措施；其原因在于，相应的限制性措施可能会损伤患者皮肤。

　　a. 儿童患者父母在场，在诱导时使患者自由服用咪达唑仑，完成术前用药通常非常有效。

　　b. 当患者患有严重性食管狭窄时，可通过胃造口管或静脉注射，让患者使用咪达唑仑。

2. 在患者从头到脚均被保护性敷料及软膏覆盖的条件下，寻找适当的静脉注射通路非常困难。

　　a. 拆开患者四肢上缠绕绷带非常耗时，并且患者涂覆的敷料需要及时更换。儿童患者父母通常是有经验的，极其熟练且积极主动的护理儿童患者。因此，他们通常可以提供最佳静脉注射位置的建议。

　　b. 保存先前患者麻醉的准确记录文件，通常有助于后期对同一患者实施麻醉。

　　c. 部分皮下脂肪含量少（因营养不良所致）的EB患者，通常更容易找到适当的静脉注射通路。在无水疱及痂痕的区域，浅静脉明显可见且用于静脉穿刺。

　　d. 对于四肢中通常用于静脉注射的部位存在严重皮肤损伤的患者，出现静脉注射困难。医师需要利用其他技术完成静脉注射，如透照法、超声波成像，或放置外周导入中心静脉置管（PICC）等。

　　e. 以前不愉快的经历可能会妨碍患者合作，因此需要尽量避免。

　　f. 对于患者及提供者来说，吸入性麻醉诱导通常较为容易。

　　g. 固定静脉注射导管可能会存在困难。

　　h. 利用特定的硅基质敷料——Mepitac制成的条带，可按照常规方法固定导管[68]。在湿润条件下，此类敷料非常容易与皮肤分离，且不会对患者皮肤造成伤害。

　　i. 也可利用传统胶带将导管及静脉注射管固定在患者四肢非黏性绷带上，固定导管及静脉注射管。

　　j. 在周围敷料不适用的条件下，有时也可利用缝合方式固定导管。

　　k. 中心静脉置管通常会引起细菌定殖，因此应尽量避免使用。

　　l. 败血症患者有时需要静脉注射抗生素。在此条件下，利用PICC管线可能比频繁寻找外周静脉注射位置更加容易。

呼吸道管理

1. 疾病对呼吸道上皮表面的影响,可能会致使呼吸道管理复杂化[69]。

2. 患者口张度严重受限,部分可能 <10 mm。在此条件下,通过口腔插管法直接实施喉镜检查非常困难或不可能完成;尝试实施口腔插管可能会进一步造成患者黏膜损伤。

3. 由呼吸道上皮构成的鼻腔组织通常不会受EB疾病影响。

4. 患者鼻孔及鼻腔因疾病而变窄,与喉部尺寸相比,通过鼻腔插入的无套囊气管内导管(ETT)尺寸可能相对较小,进而可能造成大量气体泄漏。配备有微型套囊的ETT可能更加适用。通过鼻腔插管对患者引起的创伤程度相对较低,并且通过利用套囊膨胀程度可有效控制喉部气体泄漏。

5. 吸入麻醉通常是最简单的麻醉诱导方法。利用简短程序,该方法可完成良好的导气管管理。

a. RDEB患者的舌头通常尺寸较小且带有痂痕。在麻醉状态下,通过口咽插管通常不会造成呼吸道阻塞。

b. 口咽插管通常相对坚硬,鉴于利用口咽插管可能致使患者出现水疱状况,因此应尽量避免使用口咽插管。

c. 给患者放置肩垫,有利于延长颈部插管,完成插管定位。在最低压力条件下,有助于维持导气管通畅。

d. 通过在患者脸部表面涂覆薄层润滑软膏,有助于降低患者皮肤损伤,并且可避免手指在下腭骨周围移动时,产生剪切效应。

e. 标准含水润滑剂通常容易干燥并可能"发黏"。通过混合少量石油基软膏(如Lacrilube等)可有效处理。

声门导气管

尽管利用喉罩导气管(LMAs)可能会对口腔黏膜造成影响,并且患者口张度可能会受到严格限制,但当前已成功利用LMAs治疗患者的临床报告。艾米斯(Ames)等人在其报告中,利用LMAs为57名患者实施治疗的条件下,仅有1名患者出现口内新生水疱的状况[64]。

气管内插管

1. 部分患者在初始阶段可以非常轻松地完成口腔插管,但随着疾病的恶化,口腔插管可能会愈加困难[65]。

a. 患者张口度严重受限,牙间距离减少 <1 cm。患者喉声门视野暴露受损,在向颈前部组织不施加足够应力的条件下,无法查看患者声门。这种情况下,建议使用纤维镜插管技术完成经口插管。

b. 避免使用胶带,因此固定口部插管存在困难。

c. 在短时间口部插管条件下,可利用特定硅敷料(Mepitac)代替胶带。

d. 对于长时间插管,可利用非黏性固定带(如气管造口管结)缠绕至患者头部后侧,并固定导管。

e. 用硅敷料可有效保护固定带下方的皮肤,但固定带可能会在患者身上下滑动。

2. 利用鼻腔纤维镜插管需要医师具有特殊技能,鼻腔纤维镜插管设备价格昂贵,但在患者困难插管时有许多优点。

a. 由呼吸道上皮细胞构成的鼻腔黏膜通常不会受DEB疾病影响,但患者鼻孔尺寸通常很小,因此可能会对ETT直径造成明显限制。

b. 如前所述,预留置鼻圈,使用一个小尺寸的Adair及Elwyn(RAE)有利于完成鼻腔插管。

3. 在外科手术程序中,可使用布质"头巾"缠绕患者头部的方式固定ETT,无须使用黏性胶带。

4. 对于长期插管来说,"直"ETT优于预成型ETT;其原因在于,预成型ETT可能会对抽吸导管插入造成妨碍。利用非黏性固定带缠绕至患者头部后侧,可有效固定"直"ETT插管。

局部麻醉

1. 有几个成功利用局部麻醉(实现并指分离)的报告。局部麻醉方法包括脊髓麻醉、硬膜外阻滞及臂丛神经阻滞[54-57,70]。

2. 尽管受试者人数有限,但上述报告未提及任何有关感染的问题。

3. 不幸的是,对于大多数EB患者常规治疗程序的实施区域,局部麻醉的可行度不高。此外,局部麻醉还存在有关上覆皮肤感染方面的疑虑。

监测

医师应根据监测设备与皮肤的黏结,对患者造成的潜在损伤,选择适当的监测仪。

1. 脉搏血氧仪是最具价值性的经皮监测仪,可通过使用非黏着性夹式探针或一次性探针,谨慎使用此类监测仪。

a. 在首先向患者手指或脚趾接触皮肤表面敷加透明性敷料后,或使用棉球擦拭后,在患者手指或脚趾上缠绕此类监测仪的黏着性探针。

b. 医师可利用固定带层固定探针,并避免探针与皮肤直接接触。

c. 患有严重RDEB疾病的患者,可能会因手指或脚趾相互融合而出现连指型畸形框框。

在患者手指或脚趾寻找长度足以敷加脉搏血氧仪探针的位置可能存在困难;部分情况下,可在患者耳垂等适当位置敷加探针。

2. 首先涂覆或敷加若干层敷料、棉花或绷带的条件下,患者对血压仪监测具有良好耐受性。

a. 监测时充气产生直接压力而并非剪切力。为进一步降低对患者组织的损伤风险,应考虑适当增加测量循环时间间隔。

b. 尽管仅有极少数病例可证明有创血压监测的合理性,但在复杂性病例中已通过缝合固定导管的方式,使用该监测方法。

3. 利用针式电极可实施患者的心电图监测,但在移除电极过程中,容易对医护人员造成伤害。

a. 在处于黏着性边缘后,可在患者身上放置电极,并可使用绷带或硅敷料固定在适当位置固定电极。

b. 在大多数治疗程序中,利用脉搏血氧仪及非侵入性血压测量仪即可提供充分信息,因此在合理范围内,可推迟实施心电图监测。

外科手术注意事项

麻醉医师通常为患者手术团队成员之一,并拥有丰富的 EB 患者护理经验。

1. 因此,麻醉医师在手术期间应持续观察并保持警惕,以避免在患者身上意外放置黏着性物品(包括电灼设备接地垫、电极及胶带等)。

2. 我们鼓励医师在可行的条件下,使用双极电灼器,但该装置可能会对外科手术速度及止血效果造成影响。

3. 我们已在氩激光电灼术中成功使用接地垫。此类接地垫带有凝胶表面及可移除的窄粘合带。该接地垫可基于重力作用,使用软绷带固定在适当位置。

4, 口腔内摄片,牙医会遇到相应困难。提供适当的润滑剂,可有效降低患者创伤。

疼痛管理及患者福祉

1. EB 患者需经历大量痛苦的治疗过程(包括定期更换敷料及洗浴等)。医师应根据患者需及病情阶段,为患者提供适当的镇疼药物[63,68,72-74]。利用行为变化、放松技巧及分散患者注意力等多方式策略对患者缓解疼痛大有裨益。利用神经性药物及非甾类镇痛药物有助于治疗 EB 患者的慢性疼痛。使用短效阿片类药物及苯二氮䓬类药物有助于处理患者急性疼痛(如术后疼痛)问题。

2. 需特别注意的其他问题包括患者身体形象及社会适应等。学校及疾病教育干预和药物干预(包括抗抑郁药物)咨询可向 EB 患者提供有效帮助。支持组、收容所及治疗营地可向 EB 患者及其家属提供有效帮助。

结论

EB 属于复杂且难以治愈的皮肤病。不同的医疗中心可能会推荐使用不同类型的麻醉药物,但强调如何实施麻醉比使用哪种麻醉药物更重要。麻醉的目标应为向患者提供便于实施治疗及安全的麻醉,以便于改善衰竭性疾病患者的生活质量。

(刘春华)

参考文献

[1]　Rayner R, Prentice J. Paediatric burns: a brief global review. *Wound Pract Res.* 2011; 19(1): 39–46.

［2］ Goutos I, Tyler M. Early management of paediatric burn injuries. *Paediatr Child Health.* 2013; 23(9): 391−396.

［3］ American Burn Association. 2014 National Burn Repository Report 2004−2013. http://www.ameriburn. org/2014NBRAnnualReport.pdf.

［4］ Kramer CB, Rivara FP, Klein MB. Variations in U.S. pediatric burn injury hospitalizations using the national burn repository data. *J Burn Care Res.* 2010; 31(5): 734−739.

［5］ Greenhalgh DG, Warden GD. The importance of intra-abdominal pressure measurements in burned children. *J Trauma.* 1994; 36: 685−690.

［6］ Fuzaylov G, Fidkowski CW. Anesthetic considerations for major burn injury in pediatric patients. *Paediatr Anaesth.* 2009; 19: 202−211.

［7］ Yarrow J, Moiemen N, Gulhane S. Early management of burns in children. *Paediatr Child Health.* 2009; 19(11): 509−516.

［8］ Alemayehu H, Tarkowski A, Dehmer JJ, et al. Management of electrical and chemical burns. *J Surg Res.* 2014; 190: 210−213.

［9］ Dega S, Gnaneswar SG, Rao PR, et al. Electrical burn injuries: some unusual clinical situations and management. *Burns.* 2007; 33: 653−665.

［10］ Jeschke G, Herndon DN. Burns in children: standard and new treatments. *Lancet.* 2014; 383: 1168−1178.

［11］ Latenser BA, Critical care of the burn patient: the first 48 hours. *Crit Care Med.* 2009; 37: 2819−2826.

［12］ Krishnamoorthy V, Ramaiah R, Bhananker SM. Pediatric burn injuries. *Int J Illn Inj Sci.* 2012; 2(3): 128−134.

［13］ Sheridan RL, Kacmarek RM, McEttrick MM, et al. Permissive hypercapnia as a ventilatory strategy in burned children: effect on barotrauma, pneumonia, and mortality. *J Trauma.* 1995; 39: 854−859.

［14］ Sheridan RL, Zapol WM, Ritz RH, et al. Low-dose inhaled nitric oxide in acutely burned children with profound respiratory failure. *Surgery.* 1999; 126: 856−862.

［15］ Greenhalgh DG, Housinger TA, Kagan RJ, et al. Maintenance of serum albumin levels in pediatric burn patients: a prospective, randomized trial. *J Trauma.* 1995; 39: 67−73; discussion 73−74.

［16］ Caruso TJ, Janik LS, Fuzaylov G. Airway management of recovered pediatric patients with severe head and neck burns: a review. *Paediatr Anaesth.* 2012; 22: 462−468.

［17］ Amani H, Dougherty WR, Blome-Eberwein S. Use of Transcyte and dermabrasion to treat *burns* reduces length of stay in burns of all size and etiology. *Burns.* 2006; 32: 828−832.

［18］ Boyce ST, Kagan RJ, Greenhalgh DG, et al. Cultured skin substitutes reduce requirements for harvesting of skin autograft for closure of excised, full-thickness burns. *J Trauma.* 2006; 60: 821−829.

［19］ Feng X, Shen R, Tan J, et al. The study of inhibiting systematic inflammatory response syndrome by applying xenogenic (porcine) acellular dermal matrix on second-degree burns. *Burns.* 2007; 33: 477−479.

［20］ Sheridan RL, Weber JM. Mechanical and infectious complications of central venous cannulation in children: lessons learned from a 10-year experience placing more than 1000 catheters. *J Burn Care Res.* 2006; 27: 713−718.

［21］ Mills AK, Martyn JA. Evaluation of atracurium neuromuscular blockade in paediatric patients with burn injury. *Br J Anaesth.* 1988; 60: 450−455.

［22］ Mills AK, Martyn JA. Neuromuscular blockade with vecuronium in paediatric patients with burn injury. *Br J Clin Pharmacol.* 1989; 28: 155−159.

［23］ Murat I, Billard V, Vernois J, et al. Pharmacokinetics of propofol after a single dose in children aged 1−3 years with minor burns. Comparison of three data analysis approaches. *Anesthesiology.* 1996; 84: 526−532.

［24］ Sheridan RL, Szyfelbein SK. Staged high-dose epinephrine clysis is safe and effective in extensive tangential burn excisions in children. *Burns.* 1999; 25: 745−748.

［25］ Stoddard FJ, Sheridan RL, Saxe GN, et al. Treatment of pain in acutely burned children. *J Burn Care Rehabil.* 2002; 23: 135−156.

［26］ Gallagher G, Rae CP, Kinsella J. Treatment of pain in severe burns. *Am J Clin Dermatol.* 2000; 1: 329−

335.

[27] Ratcliff SL, Brown A, Rosenberg L, et al. The effectiveness of a pain and anxiety protocol to treat the acute pediatric burn patient. *Burns*. 2006; 32: 554–562.

[28] Mendham JE. Gabapentin for the treatment of itching produced by burns and wound healing in children: a pilot study. *Burns*. 2004; 30: 851–853.

[29] Patterson DR. Non-opioid-based approaches to burn pain. *J Burn Care Rehabil*. 1995; 16: 372–376.

[30] Fine JD, Bauer EA, McGuire J, et al. *Epidermolysis Bullosa*: *Clinical, Epidemiologic, and Laboratory Advances and the Findings of the National Epidermolysis Bullosa Registry*. Baltimore, MD: The Johns Hopkins University Press; 1999.

[31] Sianez-Gonzalez C, Pezoa-Jares R, Salas-Alanis JC. Congenital epidermolysis bullosa: a review. *Actas Dermosifiliogr*. 2009; 100: 842–856.

[32] Fine J. Inherited epidermolysis bullosa. *Orphanet J Rare Dis*. 2010; 5: 12. http://www.ojrd.com/content/5/1/12.

[33] Bruckner-Tuderman L, Has C. Disorders of the cutaneous basement membrane zone—the paradigm of epidermolysis bullosa. *Matrix Biol*. 2014; 33: 29–34.

[34] Gonzalez ME. Evaluation and treatment of the newborn with epidermolysis bullosa. *Semin Perinatol*. 2013; 37: 32–29.

[35] Fine J, Mellerio JE. Extracutaneous manifestations and complications of inherited epidermolysis bullosa. *J Am Acad Dermatol*. 2009; 61(3): 367–402.

[36] Solovan C, Ciolan M, Olariu L. The biomolecular and ultrastructural basis of epidermolysis bullosa. *Acta Dermatovenerol Alp Panonica Adriat*. 2005; 14: 127–135.

[37] Wagner JE, Ishida-Yamamoto A, McGrath JA, et al. Bone marrow transplantation for recessive dystrophic epidermolysis bullosa. *N Eng J Med*. 2010; 363(7): 629–639.

[38] Vanden Oever MJ, Tolar J. Advances in understanding and treating dystrophic epidermolysis bullosa. *F1000Prime Rep*. 2014; 6: 35. doi: 10.12703/P6–35.

[39] Gostynski A, Pasmooij AM, Jonkman MF. Successful therapeutic transplantation of revertant skin in epidermolysis bullosa. *J Am Acad Dermatol*. 2014; 70: 98–101.

[40] Tolar J, Wagner JE. Allogeneic blood and bone marrow cells for the treatment of severe epidermolysis bullosa: repair of the extracellular matrix. *Lancet*. 2013; 382: 1214–1223.

[41] Tolar J, Blazar BR, Wagner JE. Concise review: transplantation of human hematopoietic cells for extracellular matrix protein deficiency in epidermolysis bullosa. *Stem Cells*. 2011; 29: 900–906.

[42] Abdul-Wahab A, Petrof G, McGrath JA. Bone marrow transplantation in epidermolysis bullosa. *Immunotherapy*. 2012; 4(12): 1859–1867.

[43] Fine J. Inherited epidermolysis bullosa: past, present, and future. *Ann NY Acad Sci*. 2010; 1194: 213–222.

[44] Stanford EB. Research Update: May 2007. Stanford School of Medicine Dermatology. http://dermatology.stanford.edu/research/research.html.

[45] Ferrari S, Pellegrini G, Mavilio F, et al. Gene therapy approaches for epidermolysis bullosa. *Clin Dermatol*. 2005; 23: 430–436.

[46] Hengge UR. Progress and prospects of skin gene therapy: a ten year history. *Clin Dermatol*. 2005; 23: 107–114.

[47] Fine J, Eady RA, Bauer EA, et al. The classification of inherited epidermolysis bullosa (EB): Report of the Third International Consensus Meeting on Diagnosis and Classification of EB. *J Am Acad Dermatol*. 2008; 58(6): 931–950.

[48] Intong LRA, Murrell DF. Inherited epidermolysis bullosa: new diagnostic criteria and classification. *Clin Dermatol*. 2012; 30: 70–77.

[49] Holzman RS, Worthen HM, Johnson KL. Anaesthesia for children with junctional epidermolysis bullosa (letalis). *Can J Anaesth*. 1987; 34: 395–399.

[50] Kenna MA, Stool SE, Mallory SB. Junctional epidermolysis bullosa of the larynx. *Pediatrics*. 1986; 78: 172–174.

[51] Lyos AT, Levy ML, Malpica A, et al. Laryngeal involvement in epidermolysis bullosa. *Ann Otol Rhinol*

Laryngol. 1994; 103: 542–546.

［52］ Ida JB, Livshitz I, Azizkhan RG, et al. Upper airway complications of junctional epidermolysis bullosa. *J Pediatr.* 2012; 160: 657–661.

［53］ Azizkhan RG, Stehr W, Cohen AP, et al. Esophageal strictures in children with recessive dystrophic epidermolysis bullosa: an 11-year experience with fluoroscopically guided balloon dilatation. *J Pediatr Surg.* 2006; 41: 55–60; discussion 55–60.

［54］ Farber NE, Troshynski TJ, Turco G. Spinal anesthesia in an infant with epidermolysis bullosa. *Anesthesiology.* 1995; 83: 1364–1367.

［55］ Kaplan R, Strauch B. Regional anesthesia in a child with epidermolysis bullosa. *Anesthesiology.* 1987; 67: 262–264.

［56］ Kelly RE. Regional anesthesia in children with epidermolysis bullosa dystrophica. *Anesthesiology.* 1988; 68: 469.

［57］ Kelly RE, Koff HD, Rothaus KO, et al. Brachial plexus anesthesia in eight patients with recessive dystrophic epidermolysis bullosa. *Anesth Analg.* 1987; 66: 1318–1320.

［58］ Hamann RA, Cohen PJ. Anesthetic management of a patient with epidermolysis bullosa dystrophica. *Anesthesiology.* 1971; 34: 389–391.

［59］ James I, Wark H. Airway management during anesthesia in patients with epidermolysis bullosa dystrophica. *Anesthesiology.* 1982; 56: 323–326.

［60］ Karabiyik L, Gungor G. Anesthetic management of epidermolysis bullosa: a review and report of two cases. *Acta Anaesthesiol Belg.* 2009; 60: 51–54.

［61］ Nandi R, Howard R. Anesthesia and epidermolysis bullosa. *Dermatol Clin.* 2010; 28: 319–324.

［62］ Goldschneider K, Lucky AW, Mellerio JE, et al. Perioperative care of patients with epidermolysis bullosa: proceedings of the 5th international symposium on epidermolysis bullosa, Santiago Chile, December 4–6, 2008. *Pediatr Anesth.* 2010; 20: 797–804.

［63］ Herod J, Denyer J, Goldman A, et al. Epidermolysis bullosa in children: pathophysiology, anesthesia and pain management. *Paediatr Anaesth.* 2002; 12: 388–397.

［64］ Ames WA, Mayou BJ, Williams KN. Anaesthetic management of epidermolysis bullosa. *Br J Anaesth.* 1999; 82: 746–751.

［65］ Griffin RP, Mayou BJ. The anaesthetic management of patients with dystrophic epidermolysis bullosa. A review of 44 patients over a 10 year period. *Anaesthesia.* 1993; 48: 810–815.

［66］ Horn HM, Tidman MJ. Quality of life in epidermolysis bullosa. *Clin Exp Dermatol.* 2002; 27: 707–710.

［67］ Taibjee SM, Ramani P, Brown R, et al. Lethal cardiomyopathy in epidermolysis bullosa associated with amitriptyline. *Arch Dis Child.* 2005; 90: 871–872.

［68］ El Hachem M, Zambruno G, Bourdon-Lanoy E, et al. Multicentre consensus recommendations for skin care in inherited epidermolysis bullosa. *Orphanet J Rare Dis.* 2014; 9: 76. doi: 10.1186/1750-1172-9-76.

［69］ Haruyama T, Furukawa M, Matsumoto F, et al. Laryngeal stenosis in epidermolysis bullosa dystrophica. *Auris Nasus Larynx.* 2009; 36: 106–109.

［70］ Spielman FJ, Mann ES. Subarachnoid and epidural anaesthesia for patients with epidermolysis bullosa. *Can Anaesth Soc J.* 1984; 31: 549–551.

［71］ Milne B, Rosales JK. Anaesthesia for correction of oesophageal stricture in a patient with recessive epidermolysis bullosa dystrophica: case report. *Can Anaesth Soc J.* 1980; 27: 169–171.

［72］ Lin YC, Golianu B. Anesthesia and pain management for pediatric patients with dystrophic epidermolysis bullosa. *J Clin Anesth.* 2006; 18: 268–271.

［73］ Wu J. Deep sedation with intravenous infusion of combined propofol and ketamine during dressing changes and whirlpool bath in patients with severe epidermolysis bullosa. *Paediatr Anaesth.* 2007; 17: 592–596.

［74］ Bello YM, Falabella AF, Schachner LA. Management of epidermolysis bullosa in infants and children. *Clin Dermatol.* 2003; 21: 278–282.

第二十八章 造血系统

埃伦·Y.乔伊,托马斯·J.曼库索

要　点

1. 在胎儿的整个发育期间,随着妊娠期细胞发育的进度,造血发生在多个不同的区域。
2. 贫血发生的主要原因是血液携带氧气的能力下降,从而导致人体供氧不足。
3. 贫血是(发生)其他许多疾病的根源;因此,在没有原发性血液病的情况下,应寻找不明原因贫血的根本原因。
4. 镰状细胞贫血患者应加强围术期的管理,以预防血管闭塞性危象、急性胸部综合征和卒中等并发症的发生。
5. 血友病和血管性血友病患者需要在围术期使用去氨加压素或因子浓缩物进行治疗,以减少出血并发症。

　　出生就伴有一些先天性红细胞疾病的儿童,如遗传性球形红细胞增多症、镰状细胞贫血或地中海贫血等,可能有必要提出进行手术或进行影像学诊断。一些手术如脾切除术或胆囊切除术与一种潜在的红细胞(RBC)缺陷有关。免疫系统的发展和完善依赖于白细胞和淋巴细胞系的细胞和分子成分,以及各种免疫球蛋白、血浆蛋白、细胞因子和趋化因子间精细的相互作用,这些将在第三十二章中讨论。白血病通常是外科手术的原因,例如中心静脉置管、骨髓穿刺活检、肺活检和剖腹探查手术。血小板疾病可能与某些后天获得或先天性的综合征有关。凝血系统的遗传性疾病如经典血友病和其他血友病中非常常见的血管性血友病(vWD)也影响儿童的围术期护理。

I. 造血胚胎学

　　A. 在胎儿发育期间,造血发生在几个不同的位置。这些位置所包含的细胞类型在整个妊娠期间有所不同。卵黄囊是造血的第一个位置,开始于妊娠第2周至妊娠第6～8周。在这段时间内,造血开始从肝发生,并持续整个妊娠期间。作为骨髓产生的血液成分从妊娠中期开始,肝造血作用减弱[1-3]。

　　B. 除了血液生成的位置不同之外,妊娠期间产生血液细胞的时间顺序也不同。例如,在所有造血位点,巨噬细胞都是在粒细胞出现之前产生的。随着妊娠进展,巨噬细胞的比例降低,粒细胞的比例增加。红细胞的产生,首先在卵黄囊,然后是肝,最后在骨髓中,在妊娠期逐渐增加。血红蛋白(Hb)浓度在妊娠20周时从约120 g/L增加至160～170 g/L。图28-1显示了胚胎和胎儿发育过程中血细胞生成的位置。

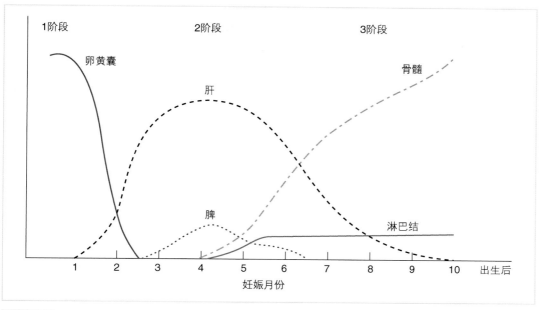

图28-1 造血发育部位

II. 红细胞异常

A. 背景： 贫血的定义随孩子的年龄而变化。当人的血红蛋白浓度低于表28-1所列范围最低限时可被认为是贫血。贫血的发生的原因通常可分为红细胞的生成减少或红细胞的损毁增多。表28-1显示儿童期Hb浓度正常值的范围。表28-2列出了婴幼儿期贫血的常见原因[4]。

贫血的主要原因是血液的携氧能力受损，导致输送到全身的氧气不足。人体对携氧能力降低的生理反应包括心输出量增加（主要是心率增快），增加氧气的摄取，增加红细胞2，3-二磷酸甘油酸（2，3-DPG）和生成更多的促红细胞生成素（EPO）。当贫血的持续严重的程度远远超过机体代偿能力时，患者会出现易疲劳、气短，甚至发生充血性心力衰竭。

贫血可能是许多其他疾病的诱因；因此，在没有原发性血液疾病的情况下，应寻求导致不明原因贫血的根本原因。

表28-1　儿童期的正常Hb和Hct值的范围

年　　龄	Hb（g/L）	Hb 范围	Hct（%）	Hct范围（%）
2周	165	140～200	55	45～65
3个月	120	95～145	36	31～41
6个月～6岁	120	105～140	37	33～42
7～12岁	130	110～160	38	34～40
成年男性	160	140～180	47	42～52
成年女性	140	120～160	42	37～47

Hb：血红蛋白；Hct：血细胞比容

表28-2　婴幼儿贫血的常见原因
红细胞生成减少导致贫血的原因
儿童暂时性成红细胞减少
先天性再生障碍性贫血
婴幼儿生理性贫血
缺铁性贫血
溶血性贫血的原因
RBC膜缺陷：遗传性球形红细胞增多症，遗传性椭圆形红细胞增多症，阵发性夜间血红蛋白尿
RBC酶缺乏：G6Pd缺乏，丙酮酸激酶缺乏
血红蛋白病：地中海贫血，镰状细胞贫血
免疫性疾病：自身免疫性溶血性贫血（AIHA），溶血性尿毒综合征（HUS），血栓性血小板减少性紫癜，新生儿溶血性疾病
脾功能异常
外在损伤：DIC，假体心脏瓣膜，ECMO，体外循环

RBC：红细胞；Hb：血红蛋白；DIC：弥散性血管内凝血；ECMO：体外膜肺氧合

B. 胚胎学

1. 红细胞的产生仅受胎儿生长因子的调控。

2. 母体的促红细胞生成素不能通过胎盘传递给胎儿。在妊娠最初的24周内胎儿的肝生成促红细胞生成素。在妊娠最后3个月和出生后都由肾生成促红细胞生成素。

3. 在胎儿期和出生后，血红蛋白包含几种不同类型的球蛋白。

a. 在胚胎发育的前10周，存在胚胎血红蛋白。

b. 也存在少量胎儿和成人血红蛋白。

c. 胎儿血红蛋白（α_2-γ_2）的百分比从胚胎发育最初几周的20%增加到10～12周时的80%的峰值。

d. 成人血红蛋白（α_2-β_2）占早期胚胎期总血红蛋白的10%，妊娠20周时逐渐增加到20%。

e. 胎儿血红蛋白百分比从出生后的80%到6个月时降至约0%，在胚胎和胎儿发育过程中成年（α_2-β_2）血红蛋白相应增加[1-3]。

C. 病理生理学

1. 婴幼儿贫血一般都是红细胞生成减少造成。

a. 发生在婴幼儿中的儿童期短暂幼红细胞减少症（TEC）。

（1）发病时间通常在6个月至3岁，经常发生在病毒性疾病后。

（2）发病原因从免疫学机制上讲是骨髓抑制。

（3）外周血涂片显示网织红细胞很少甚至没有，骨髓红细胞前体缺乏。

（4）大多数患病儿童白细胞（WBC）计数正常，血小板计数升高。通常不需要做骨髓检查来确定诊断，但在个别患者也许需要进行骨髓检查[5]。

b. 不常见但较严重的是先天性发育不良性贫血，也称为先天性再生障碍性贫血（DBA）。

（1）大多数病例在出生后第1年内被确诊。

（2）遗传缺陷涉及各种核糖体蛋白的突变，以及处理核糖体RNA的蛋白质的突变。

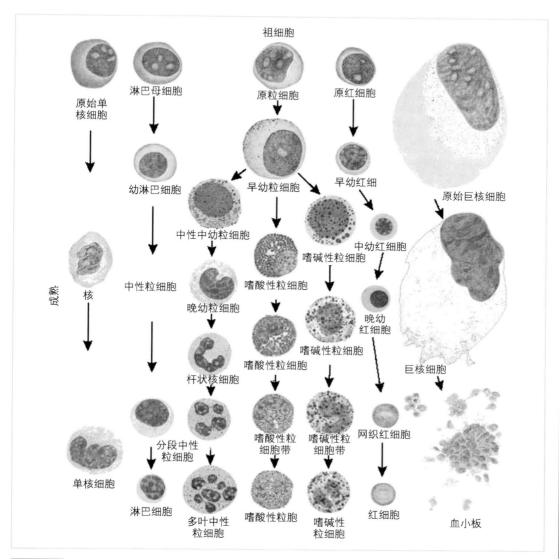

祖细胞

淋巴母细胞

原始单
核细胞

原粒细胞

原红细胞

原始巨核细胞

幼淋巴细胞

早幼粒细胞

早幼红细

中性中幼粒细胞

中幼红细胞

嗜碱性粒细胞

成熟

核

中性粒细胞

嗜酸性粒细胞

晚幼粒细胞

晚幼
红细胞

巨核细胞

杆状核细胞

嗜碱性粒细胞

嗜酸性粒细胞

单核细胞

分段中性
粒细胞

嗜酸性粒
细胞带

嗜碱性粒
细胞带

网织红细胞

血小板

淋巴细胞

多叶中性
粒细胞

嗜酸性粒细胞

嗜碱性
粒细胞

红细胞

图 28-2　祖细胞成熟

（3）在这些儿童的外周血中几乎没有网织红细胞，骨髓红细胞前体也不足。

（4）大多数患病的儿童在胎儿期造血功能正常。许多婴儿出生后 6 个月内有严重贫血的临床表现[6]。

（5）许多患有先天性再生障碍性贫血的儿童伴有骨骼、肾、眼睛或颅面畸形，这可能对麻醉医师造成影响。

（6）治疗包括皮质激素、输血、补充铁剂、生长因子和干细胞移植。一些儿童可发展为脾功能亢进。

（7）由于治疗的不良反应和血液恶性肿瘤风险，患者的预期寿命缩短[7]。

c. 婴儿的生理性贫血是指正常新生儿血红蛋白浓度预期下降的一个术语。

（1）在此时期,血红蛋白浓度范围在140～200 g/L。

（2）出生后不久,血红蛋白浓度开始下降。

（3）这一过程持续约2个月,结果3个月时血红蛋白浓度达到100～140 g/L。

（4）在此期间,具有较高氧亲和力的胎儿血红蛋白向氧亲和力较低的成人血红蛋白转换。

（5）在早产儿中,出生时的血红蛋白浓度较低,生理性贫血的下限也较低。

d. 缺铁性贫血对于牛奶喂养不能接受铁剂补充的婴儿可能是一个问题[8]。

青少年女性是铁缺乏性贫血的另一个高危人群。

e. 慢性疾病的贫血是一种以异常铁止血和红细胞生成障碍为特征的获得性疾病[9]。

2. 红细胞过度破坏引起的贫血与生产减少相反,表现为溶血性贫血,可在任何年龄见到。

a. 红细胞的寿命通常为110～120 d,但会因溶血的发生而缩短。

（1）骨髓通过增加血细胞的产生来应对红细胞破坏的增加,表现在外周血涂片中可观察到网织细胞数量增加。

（2）由于过度的溶血导致血红蛋白代谢产物含量增加。

（3）血清中间接胆红素浓度升高,可能形成胆红素钙结石。

（4）如果脾肿大发生在上下文中所指的溶血性贫血时,可能需要行脾切除术。

（5）根据贫血的类型和严重程度,治疗方法各不相同,从补充叶酸制剂到输血,直至脾切除术。

b. 遗传性膜缺陷(遗传性球形红细胞增多症和椭圆形红细胞增多症)可以根据外周血涂片上观察到的红细胞形态进行诊断。红细胞膜的异常导致表面积减少,变形能力下降,脆性增加,导致红细胞在脾的潴留和破坏[10]。

c. 如果红细胞没有暴露于氧化应激因素(如感染、药物),则G6PD缺乏相关的溶血可以最小化。

d. 新生儿的溶血性疾病是由于通过胎盘循环的母体抗体与红细胞抗原发生的同种免疫反应。疾病的严重程度不一致,从轻度黄疸到胎儿水肿,治疗从光疗到交换输血。

e. 自身免疫性溶血性贫血(AIHA)是一种罕见的由自身抗体(如温抗体、冷凝集素)与红细胞抗原共同引起的疾病。诊断用直接抗球蛋白或库姆斯氏试验。治疗包括免疫抑制药和(或)血浆置换术[11]。

f. 地中海贫血的缺陷包括组成血红蛋白的球蛋白链失衡。在β地中海贫血中,存在α球蛋白链过多,而γ和δ链数量正常。这导致了4个α链或2个α链和2个γ链组成四聚体(表28-3)。在α地中海贫血中,存在β珠蛋白链过多。过量的珠蛋白链与红细胞膜相互作用,引起氧化损伤和红细胞的过早凋亡。

g. 在镰状细胞性贫血中,脱氧的血红蛋白分子由于沿着细胞纵轴聚集而扭曲细胞膜,从而变成镰刀形状。这些脱水和僵硬的镰状细胞通过阻碍血液流动把氧气输送到组织从而造成组织梗死。杂合了HbS和另一种异常血红蛋白如HbC(地中海贫血血红蛋白)的患者也可能出现终末器官衰竭的症状和体征。这些患者的风险与镰状细胞贫血(HbSS)患者相似。

> **临床小贴士**　患有镰状细胞贫血和其他镰状血红蛋白病如地中海贫血病或镰状地中海贫血症的儿童,在手术后一段时间,包括胆囊切除术或脾切除术后,存在发生急性胸部综合征的风险。

表28-3　地中海贫血

		描　述	结　果
β型	纯合体β地中海贫血(Cooley's地中海贫血;重型地中海贫血)	出生后2～6个月期间,严重的进行性溶血性贫血	长期输血需求:骨髓造血组织过度增生;苍白;含铁血黄素沉着症;黄疸;脾功能亢进;肝肿大;发育迟缓;生长不足;糖尿病;心力衰竭
	β纯合子地中海贫血(地中海贫血)	症状轻微,也称为Cooley's贫血综合征	
α型	α隐性携带者——1/4α珠蛋白基因缺失	在美国25%的黑人中出现轻微的小红细胞增多症;	无任何症状
	α显性特征——2/4α珠蛋白基因缺失	轻微的小红细胞性贫血	
	HbH疾病——3/4α珠蛋白基因缺失	地中海贫血症候群;贫血和RBC形态异常	在代谢或氧化应激源的环境中进行输血支持
	α胎儿水肿——4/4α珠蛋白基因缺失	完全不存在α-链合成;由于存在高氧亲和力的血红蛋白物质(巴氏血红蛋白;无血红蛋白A或血红蛋白F)导致婴儿严重缺氧	通常死胎或新生儿死亡

Hb,血红蛋白;RBC,红细胞

Ⅲ.特殊类型贫血的生理改变

　　A. 婴儿期暂时性生成红细胞减少症:考虑使用类固醇治疗此类患者[4,5]。

　　B. 遗传性球形红细胞增多症/椭圆形红细胞增多症:红细胞的脆性和破坏增加。包括无症状的携带者到症状严重者,依赖于长期输血。脾瘀血肿大,胆囊疾病,与急性病毒性疾病有关的溶血性危机[10]。

　　C. 6-磷酸葡萄糖脱氢酶缺乏症:导致溶血的药物包括磺胺类药物、奎尼丁、丙胺卡因、利多卡因、抗疟药、解热药、非麻醉性镇痛药、维生素K制剂和(或许还包含)硝普钠。

　　D. 地中海贫血:感染、急性胸部综合征、卒中、脾肿大、肾功能不全、胆囊疾病、内分泌疾病、皮肤溃疡、骨髓外造血导致病理性骨折、偶有颜面部畸形造成困难气道的报道[12,13]。

　　E. 镰状细胞病:疼痛、感染、急性胸部综合征、卒中、脾肿大、肾功能不全、胆囊疾病、内分泌疾病和皮肤溃疡。镰状细胞贫血状态下的终末器官损伤有如下表现[14]。

　　1.镰状细胞贫血造成血管梗死导致局部缺血引起继发的阻止破坏。

　　2.溶血继发的溶血危象。

　　3.骨髓衰竭引起的再生障碍危象(细小病毒B19)。

Ⅳ. 特定贫血麻醉的注意事项

A. 遗传性红细胞膜缺陷

1. 渗透压或温度变化可能引起溶血。

2. 长期输血和铁超负荷的影响,如心肌病,肝纤维化,胰腺β细胞纤维化伴糖尿病的发展,以及铁螯合剂去铁胺的不良反应,失聪。

3. 脾切除术后由于免疫功能低下增加了发生败血症的风险。

B. 红细胞酶缺陷

1. 避免G6PD缺乏症患者使用某些药物。

2. 丙酮酸激酶缺乏症患者无特殊考虑。

C. 异常血红蛋白

1. 溶血,长期输血和铁超负荷的影响,如心肌病,肝纤维化,胰腺β-细胞纤维化伴糖尿病的发展,以及铁螯合剂去铁胺的不良反应,如听力损失,镰状细胞贫血造血干细胞移植的影响(HCST)。

2. 脾切除术后由于免疫功能低下增加了败血症的风险。

3. 地中海贫血:仔细评估病情严重程度与终末器官受累程度。

4. 镰状细胞贫血[15-24]

a. 术前评估:8%～10%的美国黑人有镰状细胞贫血(HbAS);0.2%是纯合子(HbSS)(表28-4)。HbAS不是临床麻醉的显著障碍,因为这些细胞只有在氧饱和度低于20%才发生镰刀形改变。

表28-4 镰状细胞综合征的常见并发症
肺功能障碍与分流增加
肾功能不全
胆结石
心肌梗死
阴茎异常勃起
卒中
骨和关节的无菌性坏死
缺血性溃疡
新血管形成导致视网膜脱落
重复输血并发症

(1)既往有血管闭塞性危象史。

(2)神经损伤史或卒中史。

(3)急性胸痛综合征发作前。

(4)心力衰竭史,心肌梗死史。

(5)肾功能障碍史。

(6)术前镇痛药,非甾体抗炎药(NSAID)和(或)阿片类药物的使用。

b. 术前输血:具体考虑患者的一般情况,起始血红蛋白,HbS的百分比以及外科手术的性质。红细胞换血疗法的适应证包括急性胸部综合征和卒中。因为如下原因换血疗法（目标——将 HbA 升至 40%，Hct 至 35%）可能是有益的：

（1）改善临床症状。

（2）改善血液氧合。

（3）降低血清胆红素水平。

（4）改善肺炎球菌脑膜炎。

（5）降低铁载荷。

（6）中止肾乳头坏死引起的血尿。

然而，输血的风险可能会超过收益。

（1）暴露于更多的血液单位。

（2）增加静脉通路的需求。

最近的研究表明，单次术前输血使血红蛋白浓度达到 100 g/L 与降低 HbS 至 30% 或以下是防止术后并发症一样积极有效的方案[17]。

c. 术中管理

（1）精细的氧供管理，液体管理，保温，并注意体位摆放以避免受压和静脉瘀血。

（2）监测多个部位的脉搏血氧饱和度，特别是肢体末端（如耳朵、脚趾）可能会有帮助。

（3）经常监测 pH，电解质和动脉血气。

d. 手术后护理

（1）多数患者考虑接受重症护理。

（2）区域镇痛作为静脉使用阿片类药物的辅助手段。

（3）使用阿片类药物之前给予 μ 受体激动药。过度镇痛可引起肺通气不足导致肺不张和酸中毒。

（4）警惕急性胸部综合征。

（5）维持正常体温和容量平衡。

Ⅴ. 具体手术的麻醉考虑

A. 肝活检用于评估含铁血黄素沉着症。

1. 美国麻醉医师协会（ASA）择期手术的常规检测项目。

2. 根据肝功能障碍的程度、出血可能性、药物剂量的变化，进行特殊的准备。

3. 仅有中等程度的术后疼痛。

B. 开腹胆囊切除术用于胆色素结石

1. 择期手术。患者可能需要进行有创监测[9]。

2. 镰状细胞贫血患者考虑术前输血或交换输血。

3. 上腹部切口，术后重大并发症发生率高。

4. 区域镇痛对减少夹板疗法使用和肺部并发症非常有帮助。

C. 腹腔镜胆囊切除术用于胆色素结石

1. 择期手术。患者可能需要进行有创监测。

2. 镰状细胞贫血患者考虑术前输血或交换输血。

3. 使用喉罩（LMA）通气。气管内插管将获得更好的氧供风。

4. 腹腔镜的生理变化与体位有关。

5. 在镰状细胞贫血患者中，术后急性胸部综合征发生率高达20%。

6. 用静脉、口服镇痛药镇痛，局部镇痛没有必要。

D. 脾切除术

1. 择期手术，患者可能需要进行有创监测。

2. 镰状细胞贫血患者考虑术前输血或交换输血。

3. 首选气管内插管用于气道管理和保证充足的通气。

4. 侧切口可能导致严重的夹板疗法和术后肺部并发症。

5. 严重出血的可能性小但确实存在。

6. 区域镇痛缓解术后疼痛，最大程度减少夹板疗法的使用。

7. 增加脾切除术后由包膜微生物引起的感染和败血症的风险。

E. 包皮环切术

1. 镰状细胞贫血存在阴茎异常勃起的患者需行此手术。

2. 急诊手术。

3. 静脉诱导。

4. 考虑围术期输血。

5. 局部镇痛对术后有益。

6. 在手术过程中外科医师可能不喜欢使用酮咯酸。

Ⅵ. 粒细胞异常（WBCs）

A. 背景： 中性粒（PMN）细胞，因为是存在于细胞质内的颗粒，因此也称为粒细胞，包括嗜中性粒细胞，嗜酸性粒细胞，嗜碱性粒细胞和肥大细胞。除了具有组织特异性的肥大细胞外，其他细胞都有多叶核，在功能上类似于循环嗜碱性粒细胞。

1. 嗜中性粒细胞占总白细胞的40%～70%，是抗感染的第一道防线。成熟的嗜中性粒细胞的半衰期为2～3 d。在急性炎症反应（例如感染）期间，通过趋化因子吸收的嗜中性粒细胞离开循环并进入组织。它们的目的是吞噬和消化病原体。当吞噬作用产生裂解酶和活性氧化合物或者触发颗粒物质的释放，通过捕获细菌和主要酶活性来杀死微生物。

2. 嗜酸性粒细胞占白细胞总数的5%。它们作用的靶向组织较大，不能通过分泌有毒物质（类似于嗜中性粒细胞产生的活性氧化合物）、主要碱性蛋白（对寄生虫有毒性）、嗜酸性粒细胞阳离子蛋白和几种酶来吞噬和杀死目标生物体。嗜酸性粒细胞也是炎症介质（例如前列腺素，白细胞三烯，血小板活化因子以及许多细胞因子）的主要来源。

3. 嗜碱性粒细胞占白细胞总数的5%，与肥大细胞具有几个共同特征，尽管这两种细胞类型是不同的谱系。两者均具有高亲和力受体免疫球蛋白E（IgE）称为Fc和IR。当这些细胞遇到某些Ag时，与受体结合的二价IgE分子交叉连接，触发细胞脱颗粒释放预先形成的炎症介质（例如组胺，血小板激活因子）和新合成的介质（例如白三烯，前列腺素，血栓素）。黏膜肥大细胞颗粒含有类胰蛋白酶和硫酸软骨素；结缔组织肥大细胞颗粒含有类胰蛋白酶,糜蛋白酶和肝素。通过释放这些介质,肥大细胞在产生保护性的急性炎症反应中发挥关键作用;嗜碱性粒细胞和肥大细胞是Ⅰ型超敏反应的来源,与特应性变态反应有关(见第32章)。脱颗粒也可以由过敏毒素补体片段触发C3α和C5α。脱颗粒也可以由过敏毒素补体片段C3α和C5α触发。

B. 胚胎学: 嗜中性粒细胞不是由卵黄囊产生,只在肝中有少量产生(图28-2)。在胎儿的整个发育过程中,血液中白细胞总量和校正白细胞计数都增加了。在20周时,校正的白细胞计数约为 $2.5 \times 10^9/L$,而白细胞总数约为 $18 \times 10^9/L$ [1]。许多生长因子(细胞因子)已经被识别出来,其通过与细胞表面受体的相互作用促进各种粒细胞的发育。

C. 生理学考虑: 由于生产受损或抗肿瘤药物治疗而导致的粒细胞减少会导致对感染的易感性增加[25]。感染风险与绝对嗜中性粒细胞计数(ANC),白细胞总数和粒细胞百分比有关。中性粒细胞减少定义为轻度(ANC=1 000~1 500个细胞/mm³),中度(ANC=500~1 000个细胞/mm³)或严重(ANC<500个细胞/mm³)。粒细胞输注和使用粒细胞-巨噬细胞集落刺激因子(GM-CSF)如菲格伐他汀,或许有助于通过增加这些粒细胞的骨髓产生成熟和循环来增加循环中性粒细胞的数量。干扰素γ(IFN-γ)和GM-CSF起到巨噬细胞活化因子的作用。活化的巨噬细胞杀死细胞内生物并分泌白细胞介素1(IL-1)和肿瘤坏死因子-α(TNF-α)。这些细胞因子增强IFN-γ和GM-CSF的分泌并增加内皮细胞上黏附分子的表达,从而促进白细胞的大量进入和病原体的破坏。

D. 手术考虑: 外科手术主要与诊断评估或治疗支持相关,如线放置,骨髓活检等。

E. 麻醉考虑

1. 中性粒细胞减少的儿童进入手术室行手术需要特别注意。

2. 粒细胞减少儿童的中性粒细胞计数越少,感染的风险就越大。

3. 皮肤或黏膜屏障的任何破损都可导致全身感染。

4. 在气管插管和放置口咽通气道、食管听诊器或体温探头时应特别注意气道保护。

5. 中性粒细胞减少患者不宜放置直肠温度探头或进行直肠给药。

> **临床小贴士**　血小板输注计划对于溶血性尿毒综合征(HUS)或特发性血小板减少性紫癜(ITP)以及血小板减少的患者接受血液透析置管、骨髓活检等操作时,必须谨慎地安排输注时间以便有足够的循环血小板进行手术操作。

VII. 血小板疾病

A. 背景: 血小板功能障碍可能是先天性(较罕见)或获得性(常见)。然而,儿科麻醉学家比他从事非小儿麻醉的同事更常遇到先天性血小板疾病,因此必须熟悉典型的综合征表现。严重的遗传形式包括非常罕见的伯纳德-苏利尔综合征和格兰茨曼血栓形成。较轻微的先天性血小板功能障碍可能难以诊断,但既往可能存在鼻出血,瘀伤和月经过多的历史[26]。功能性血小板疾病,如与阿司匹林相关的,其不可逆转地影响血小板环氧化酶,或其他药物如维生素E,非甾体类抗炎药,三环抗抑郁药,吩噻嗪及其他影响血小板功能 24—48 小时的药物更为常见。

B. 胚胎学:来自巨核细胞的血小板生成机制尚不清楚,生成部位可能是肺或骨髓。胎儿的血小板计数超过 200×10^9/L,在怀孕期间变化不大。出生时血小板计数约为 290×10^9/L。尽管血小板数目在出生时已处于正常范围内,但新生儿血小板不会像大龄儿童的血小板一样有效地响应刺激而聚集。伴有罕见的先天性无巨核细胞性血小板减少的新生儿早期出现瘀点和紫癜,这些孩子往往发展到骨髓衰竭。

血小板减少伴桡骨缺如(TAR)综合征呈现出桡骨畸形,腿部的其他骨骼异常和低血小板计数。当来自母亲的抗体与遗传自父亲的胎儿血小板抗原相对抗时,新生儿自身免疫性血小板减少就会发生。这种疾病在新生儿期间会出现瘀斑和紫癜,并且有脑室内出血(IVH)的风险[27]。

C. 生理考虑

1. 血小板计数的正常下限随不同实验室的测量而不同。但是,计数在 150×10^9/L 以下的都应视为异常,应进一步检查。

2. 获得性血小板减少比先天性的多见。

3. 已知能够减少血小板计数的药物包括磺胺类抗生素、苯妥英钠和肝素。

4. 特发性血小板减少性紫癜是急性血小板计数降低最常见的原因。

a. 经典表现为幼儿在单纯的病毒性疾病或疫苗接种后 3～5 周突然发生紫癜、瘀点和牙龈出血。血小板计数在 6 个月内恢复正常。

b. 所用的治疗包括免疫抑制药如静脉注射免疫球蛋白、泼尼松和利妥昔单抗。脾切除术用于难治性病例。

5. 溶血性尿毒症综合征是婴幼儿血小板减少症的原因之一。

a. 经典表现是一次肠胃炎后,婴幼儿出现血小板减少,微血管病溶血性贫血和急性肾功能衰竭的三联征。

b. 主要是支持治疗,还包括透析和(或)血浆置换。厄库珠单抗,一种单克隆抗体补体 5a 最近被批准用于溶血性尿毒症综合征。

c. 其他原因包括家族性溶血性尿毒症综合征、系统性红斑狼疮、药物治疗、感染(例如链球菌引起的肺炎)和恶性肿瘤(例如急性淋巴细胞性白血病)。

6. 血栓性血小板减少性紫癜(TTP)的特征在于血小板减少、微血管病变溶血性贫血、急性肾衰竭、发热和神经症状。

支持治疗,包括透析和(或)血浆置换,以及使用皮质类固醇和免疫抑制药[28]。

D. 手术考虑:外科手术主要与用于诊断性评估和治疗支持如导管放置,骨髓活检等相关。对于溶血性尿毒症综合征儿童,经常插入透析和(或)血浆置换导管。

E. 麻醉考虑:在血小板计数低的患者进行外科手术时,必须注意不要引起进一步的出血。

1. 定位、气道操作和血管放置导管容易导致出血,而在这些患有血小板减少的患者中,出血难以止住。

2. 尽管在血小板数量上没有达成一致,以确保足够的手术止血,但已经出版了手术过程中血小板治疗的指南。

a. ASA指南建议血小板计数<50×10⁹/L的手术患者需要输注血小板,血小板计数50 000～100 000/mm³的患者可考虑输注[29]。

b. 根据经验,可以预测每千克体重输入0.1单位血小板可将血小板计数提高(25～50)×10⁹/L。

c. 处理血小板时,请务必注意无菌技术。因为血小板不能像包装的红细胞那样保持冷藏,而是储存在室温下,血小板输血相关感染的风险更大[30,31]。

Ⅷ. 凝血障碍

A. 血友病

1. 背景:止血通常是在血管损伤后形成血小板栓(原发性止血)和纤维蛋白凝块(继发性止血)来实现的。在血友病A(因子Ⅷ缺乏症)和B(因子Ⅸ缺乏症)中,纤维蛋白凝块的形成较慢,活力较弱。

a. 出血可能持续有增无减,除非对血管损伤区域持续施加一定的压力,否则出血可能会继续下去。

b. 由于凝血因子不能透过胎盘屏障,受影响的新生儿可能在出生(脐带残端)、脚跟和(或)包皮环切时早期就会出现出血。颅内出血仍然是在产后和终生最严重的出血并发症。

c. 相反地,在婴儿变得更加灵活之前,这种疾病可能在临床上并不明显。严重血友病的标志是关节积血或关节间隙出血。不幸的是,随着反复发生的关节积血,关节间隙本身受损,常常导致更多的出血和血友病性关节病。容易受累的关节是膝盖、肘部和脚踝。

d. 肌肉出血也是血友病患者的常见表现。在大量肌肉出血的情况下,很难估计失血量[32]。有发生骨筋膜间隔综合征的风险。

e. 其他出血部位包括鼻腔和口腔黏膜以及胃肠道和泌尿生殖道。

f. 血友病在新生儿期可能难以诊断,6个月后可能需要复检。

2. 胚胎学:凝血和纤维蛋白溶解蛋白不会通过胎盘,导致新生儿体内这些蛋白质水平的变化很大。新生儿最有可能缺乏的凝血因子是维生素K依赖因子。这些因子(Ⅱ,Ⅶ,Ⅸ,Ⅹ)在出生时不到成人水平的50%,但在6至9个月龄时几乎可以增加到成年人的水平。和成年人一样,新生儿和小婴儿不会生成凝血酶,通常不具有重要的临床意义[33,34]。筛选凝血试验,活化部分凝血活酶时间(aPTT)和凝血酶原时间(PT)与成年人相比延长。健康的正常新生儿不容易出现瘀伤或手术过度出血。

3. 麻醉考虑

a. 血友病治疗:在关节血肿发作期,因子水平应升高至正常水平的30%～40%。严重出血或大手术前,因子Ⅷ水平应提高到正常水平的100%[32]。

(1)血友病A重组因子Ⅷ的补充按以下方法计算:对于血友病A,重组因子Ⅷ的替换计算为如下:单位Ⅷ=(%)所需的增加量(U/dL)×体重(kg)×0.5。因子Ⅷ的半衰期为6～10 h。

(2)对于血友病B,重组因子Ⅸ的替换计算如下:单位Ⅸ=%所需的增加量(U/dL)×体重(kg)×1.4。因子Ⅸ的半衰期为8～16 h。

b. 去氨加压素(1-脱氨基-8-d-精氨酸加压素；DDAVP)是模拟抗利尿激素的合成物,可增加因子Ⅷ的循环水平。去氨加压素在治疗血友病B方面无效。

c. 抗纤溶药物如氨甲环酸可用于减少出血。

d. 因子预防替代治疗不可避免频繁输液,需要放置中心静脉导管。因子抑制药的开发可能发生,并且是一个潜在的严重并发症[35]。

e. 治疗过度出血：在出血严重的血友病患者中,应给予足量的重组因子,以提高其水平达到正常值的100%。

> **临床小贴士** 迄今为止,Ⅰ型是最常见的血管性血友病(vWD)型,围术期治疗包括给予去氨加压素(1-脱氨基-8-d-精氨酸加压素)0.3 μg/kg约30 min静脉输注。

B. 血管性血友病：血管性血友病存在于1%～2%的一般人口中,是最常见的遗传性出血性疾病。

1. Ⅰ型血管性血友病占该病80%～85%以上。

a. 血管性血友病因子(vWF)是减少而不是完全缺失,而且其功能是正常的。

b. Ⅰ型血管性血友病患者的血管性血友病抗原(vWF：Ag)量减少,降低了血管性血友病因子-瑞斯托菌素辅因子活性(vWF：RCo),因子Ⅷ正常或减少。

c. Ⅰ型血管性血友病患者的血小板计数正常,出血时间往往延长。在许多病例中,血管性血友病患者具有正常的PTT。

d. Ⅰ型血管性血友病患者的治疗可以通过给予去氨加压素(1-脱氨基-8-d-精氨酸加压素[DDAVP])诱导血管性血友病因子的释放(表28-5)。

表28-5　去氨加压素治疗血管性血友病
Ⅰ型血管性血友病进行择期手术的患者应预先的使用去氨加压素处理。 ᵃ去氨加压素的剂量为0.3 μg/kg静脉注射,约在手术开始前30 min给予。 可以预期的是,尿量会在使用该剂量后长达23 h减少或停止,使液体的管理大大复杂化。 对于Ⅰ型血管性血友病的手术患者来说,他们的手术预计将是广泛的,长时间的或与大量的失血相关,静脉输注加压素使液体管理和尿量监测方面更具灵活性。

ᵃ 用于治疗术后尿崩症(DI)的剂量为静脉注射1～4 μg

Montgomery RR, Scott JP. 遗传性凝血因子缺陷。Behrman RE, Kliegman R, Jenson HB. Nelson Textbook of Pediatrics. 17th ed. Philadelphia, PA: WB Saunders, 2004: 1657-1665.

e. 如果诊断有疑问,则会进行更复杂的测试,如血管性血友病抗原或血管性血友病因子-瑞斯托菌素辅因子活性(vWF：RCo)。

2. Ⅱ型血管性血友病有四种：ⅡA,ⅡB,ⅡN和ⅡM,它们均具有异常的血管性血友病因子。

3. 在非常罕见和严重的Ⅲ型血管性血友病中,血管性血友病因子完全不存在。

Ⅱ型或Ⅲ型血管性血友病患者最好用血管性血友病因子或因子Ⅷ浓缩物治疗[32,35]。

(刘　琨)

参考文献

［1］ Ohls RK, Christensen RD. Development of the hematopoietic system. In: Behrman RE, Kliegman R, Jenson HB, eds. Nelson Textbook of Pediatrics. 17th ed. Philadelphia, PA: WB Saunders; 2004: 1599–1602.

［2］ Bondurant MC, Koury MJ. Origin and development of blood cells. In: Greer JP, Foerster J, lukens JN, et al. eds. Wintrobes Clinical Hematology. 11th ed. Philadelphia, PA: Lippincott Williams & Wilkins; 2003: 169–172.

［3］ Fernández KS, de Alarcón PA. Development of the hematopoietic system and disorders of hematopoiesis that present during infancy and early childhood. Pediatr Clin North Am. 2013; 60(6): 1273–1289.

［4］ Glader B. The anemias. In: Behrman RE, Kliegman R, eds. Nelson Textbook of Pediatrics. 17th ed. Philadelphia, PA: WB Saunders; 2004: 1604–1606.

［5］ Cherrick I, Karayalcin G, Lanzkowsky P. Transient erythroblastopenia of childhood. Prospective study of fifty patients. Am J Pediatr Hematol Oncol. 1994; 16: 320–324.

［6］ Da Costa L, Willig TN, Fixler J, et al. Diamond-Blackfan anemia. Curr Opin Pediatr. 2001; 13: 10–15.

［7］ Chirnomas SD, Kupfer GM. The inherited bone marrow failure syndromes. Pediatr Clin North Am. 2013; 60(6): 1291–1310.

［8］ Booth IW, Aukett MA. Iron deficiency anaemia in infancy and early childhood. Arch Dis Child. 1997; 76: 549–553; discussion 53–54.

［9］ Witmer CM. Hematologic manifestations of systemic disease (including iron deficiency, anemia of inflammation and DIC). Pediatr Clin North Am. 2013; 60(6): 1337–1348.

［10］ Gallagher PG. Abnormalities of the erythrocyte membrane. Pediatr Clin North Am. 2013; 60(6): 1349–1362.

［11］ Teachey DT, Lambert MP. Diagnosis and management of autoimmune cytopenias in childhood. Pediatr Clin North Am. 2013; 60(6): 1489–1511.

［12］ Weatheral D, Clegg JB. The Thallasemia Syndromes. Oxford, UK: Blackwell Science; 2001.

［13］ Martin A, Thompson AA. Thalassemias. Pediatr Clin North Am. 2013; 60(6): 1383–1391.

［14］ Bunn HF. Pathogenesis and treatment of sickle cell disease. N Engl J Med. 1997; 337: 762–769.

［15］ Haberkern CM, Neumayr LD, Orringer EP, et al. Cholecystectomy in sickle cell anemia patients: perioperative outcome of 364 cases from the National Preoperative Transfusion Study. Preoperative Transfusion in Sickle Cell Disease Study Group. Blood. 1997; 89: 1533–1542.

［16］ Vichinsky EP, Haberkern CM, Neumayr L, et al. A comparison of conservative and aggressive transfusion regimens in the perioperative management of sickle cell disease. The Preoperative Transfusion in Sickle Cell Disease Study Group. N Engl J Med. 1995; 333: 206–213.

［17］ Howard J, Malfroy M, Llewelyn C, et al. The Transfusion Alternatives Preoperatively in Sickle Cell Disease (TAPS) study: a randomised, controlled, multicentre clinical trial. Lancet. 2013; 381(9870): 930–938.

［18］ Adams RJ, McKie VC, Hsu L, et al. Prevention of a first stroke by transfusions in children with sickle cell anemia and abnormal results on transcranial Doppler ultrasonography. N Engl J Med. 1998; 339(1): 5–11.

［19］ Adams RJ, Brambilla D, Optimizing Primary Stroke Prevention in Sickle Cell Anemia (STOP 2) Trial Investigators. Discontinuing prophylactic transfusions used to prevent stroke in sickle cell disease. N Engl J Med. 2005; 353(26): 2769–2778.

［20］ Koshy M, Weiner SJ, Miller ST, et al. Surgery and anesthesia in sickle cell disease. Cooperative Study of Sickle Cell Diseases. Blood. 1995; 86: 3676–3684.

［21］ Holzmann L, Finn H, Lichtman HC, et al. Anesthesia in patients with sickle cell disease: a review of 112 cases. Anesth Analg. 1969; 48: 566–572.

［22］ Maxwell L, Goodwin S, Mancuso TJ, et al. Systemic disorders in infants and children. In: Motoyama E, Davis PJ, eds. Smiths' Anesthesia for Infants and Children. 7th ed. Philadelphia, PA: Mosby, Elsevier Science; 2006: 1060–1064.

第
三
部
分

［23］ Vichinsky EP, Styles LA, Colangelo LH, et al. Acute chest syndrome in sickle cell disease: clinical presentation and course. Cooperative Study of Sickle Cell Disease. Blood. 1997; 89: 1787−1792.

［24］ Quinn CT. Sickle cell disease in childhood: from newborn screening through transition to adult medical care. Pediatr Clin North Am. 2013; 60(6): 1363−1381.

［25］ Newburger PE, Dale DC. Evaluation and management of patients with isolated neutropenia. Semin Hematol. 2013; 50(3): 198−206.

［26］ Matthews DC. Inherited disorders of platelet function. Pediatr Clin North Am. 2013; 60(6): 1475−1488.

［27］ Montgomery RR, Scott JP. Platelet and blood vessel disorders. In: Behrman RE, Kliegman R, Jenson HB, eds. Nelson Textbook of Pediatrics. Philadelphia, PA: WB Saunders; 2004: 1670.

［28］ Trachtman H. HUS and TTP in children. Pediatr Clin North Am. 2013; 60(6): 1513−1526.

［29］ ASA Practice Guidelines for Perioperative Blood Transfusion and Adjuvant Therapies. Practice guidelines for perioperative blood transfusion and adjuvant therapies: an updated report by the American Society of Anesthesiologists Task Force on Perioperative Blood Transfusion and Adjuvant Therapies. Anesthesiology. 2006; 105: 198−208.

［30］ Snyder EL, Rinder HM. Platelet storage-time to come in from the cold? N Engl J Med. 2003; 348: 2032−2033.

［31］ Bolton-Maggs PHB. Transfusion and hemovigilance in pediatrics. Pediatr Clin North Am. 2013; 60(6): 1527−1540.

［32］ Montgomery RR, Scott JP. Hereditary clotting factor deficiencies. In: Behrman RE, Kliegman R, Jenson HB, eds. Nelson Textbook of Pediatrics. 17th ed. Philadelphia, PA: WB Saunders; 2004: 1657−1665.

［33］ Montgomery RR, Scott JP. Hemostasis. In: Behrman RE, Kliegman R, Jenson HB, eds. Nelson Textbook of Pediatrics. 17th ed. Philadelphia, PA: WB Saunders; 2004: 1656.

［34］ Jaffray J, Young G. Developmental hemostasis: clinical implications from the fetus to the adolescent. Pediatr Clin North Am. 2013; 60(6): 1407−1417.

［35］ Kumar R, Carcao M. Inherited abnormalities of coagulation: hemophilia, von Willebrand disease, and beyond. Pediatr Clin North Am. 2013; 60(6): 1419−1441.

第二十九章　内分泌疾病

梅甘·布罗克尔,大卫·M.博尔纳

要　点

1. 糖尿病儿童在手术前应进行详细的评估,制订围术期的治疗计划,以优化患者术前条件和减小对葡萄糖稳态的干扰,而手术和麻醉引起的应激反应是导致葡萄糖稳态波动的重要因素。对急诊手术,应尽可能对术前存在的紊乱进行矫正。

2. 手术当天最好尽早安排糖尿病儿童的手术,要充分认识到即使空腹的糖尿病患者也常常需要胰岛素。围术期内要经常监测血糖水平,并且及时处理高血糖或低血糖症状,以减少由此导致的机体损害。

3. 先天性高胰岛素血症是导致婴幼儿严重的持续性低血糖的最主要原因,会表现为面色苍白、晕厥、心动过速、出汗、癫痫发作等症状。对这类患者要及时给予补充葡萄糖的紧急治疗,并后续对症进行药物和手术治疗。

4. 如有可能,应该花时间去帮助甲状腺功能减退症或甲状腺功能亢进症的患者在术前恢复到甲状腺功能正常的状态,因为这两种患者的血流动力学在麻醉状态下都很不稳定。甲状腺功能减退的患者对镇静药物的作用极为敏感,对药物的代谢能力减弱,对药物的反应延迟;而甲状腺功能亢进症患者对药物的代谢加快,因此对麻醉药物的需求量增大。

5. 甲状旁腺激素对调节细胞外钙离子平衡至关重要。低钙血症比血钙过高对麻醉的影响更大,往往表现为低血压、心电图 QT 期延长等改变。

6. 垂体后叶分泌的后叶加压素(也称为抗利尿激素,ADH)的功能是维持体液的平衡。缺少抗利尿激素大量排出稀释尿液、血容量降低和高钠血症(糖尿病性尿崩症,DI);相反,利尿激素分泌过多会导致尿潴留、血容量增加和低钠血症(抗利尿激素分泌异常综合征,SIDAH)。

7. 长期服用外源性肾上腺糖皮质激素可导致肾上腺功能不全并抑制机体在应激反应时产生肾上腺糖皮质激素的能力。这些患者在患病或者手术期间需要根据量效关系补充类固醇类药物,血流动力学的不稳定是替代治疗不充分的信号。

8. 嗜铬细胞瘤患者术前需要细致的准备,包括 α 受体阻滞、恢复血容量。当适量的 α 受体阻滞后再使用 β 受体阻滞药将有利于调控心率。

9. 多发性内分泌瘤(MEN)综合征,是家族性内分泌病患者的合集,他们的特征是会有不同内分泌腺体的腺瘤样增生或恶性肿瘤。这类恶性肿瘤有一个很重要的特点就是多种病理学改变同时存在。

10. 类癌综合征是指可产生血管活性胺和多肽的类癌肿瘤。其症状与体征包括有心血管功能紊乱、心脏瓣膜疾病、潮红、支气管痉挛和腹泻等。应激和手术均可导致类癌综合征危象发生,手术中出现这类症状时应立即给予药物治疗。

值得注意的是,内分泌和代谢系统能够在儿童生长的各个阶段满足不同身体状况的需求,这是通过可预测和可靠的调控。然而,人体内所有的系统,包括结构与功能上都可能并确实会发生异常。这些异常会影响多个器官组织,这些对麻醉医师是至关重要的。

I. 1型糖尿病

A. 小儿糖尿病最为常见的是1型糖尿病(胰岛素依赖型),其主要的原因是免疫调节性胰岛β细胞损害。此类患者机体不能产生胰岛素,而必需依赖外源性胰岛素维持。

1. 小儿糖尿病可以发生于任何年龄,诊断的主要依据是近期发生糖尿病性酮症酸中毒(DKA)。

2. 在美国,小儿糖尿病呈流行趋势,有数据表明:0～19岁的年轻人中发病率上升在2001年仅为1.48人/1 000人,到2009年上升为1.93人/1 000人[1]。

3. 普通型糖尿病的病因中另外少见的原因是胰岛细胞的破坏与抗胰岛素性(表29-1)。

表29-1 胰岛细胞衰竭或胰岛素抵抗的其他原因

β细胞功能的遗传缺陷	原发性外分泌胰腺疾病	药物性糖尿病	遗传综合征	内分泌疾病
青年型糖尿病多内分泌综合征	囊性纤维	类固醇	普拉德·威利综合征	自身免疫性
线粒体疾病	—	化学治疗药物	唐氏综合征 沃尔夫兰综合征	库欣综合征 —

摘自:Rhodes ET, Ferrari LR, Wolfsdorf JI. Perioperative management of pediatric surgical patients with diabetes mellitus. Anesth Analg, 2005, 101: 986-999.

表29-2 常用重组人胰岛素

胰 岛 素	起效时间	达到峰时间	持续时间
赖脯人胰岛素	0.25	0.5～1.5	3～5
门冬胰岛素	0.25	1～3	3～5
常规胰岛素	0.5～1	2～3	5～8
中性鱼精蛋白球蛋			
白胰岛素	1～3	4～10	12～20
甘精胰岛素	2～4	无峰值	>30

所有时间为小时,指皮下给药。只有常规的胰岛素可以在静脉内给药,这种给药途径具有快速起效和半衰期约为6 min。NPH:中性鱼精蛋白锌胰岛素

4. 新的胰岛素制剂和新的给药技术的广泛应用,目前对儿童1型糖尿病的控制有了重要的改变。

5. 把维持血糖值正常和避免糖尿病长期并发症作为主要目标,在儿童阶段受到几个因素影响。

a. 连续不断增加对胰岛素需求量的修改。夸大了青春期快速生长与成长的需求量。

b. 行为因素与严格的饮食要求,生活规则紧密相连,并构成挑战。

c. 在儿童期常见的疾病,如上呼吸道感染,都对维持血糖的动态平衡构成不良影响。小儿糖尿病学家或小儿科医师经过长期照料糖尿病小儿的基础上都有类似的经验,并且他们的助手与协作者将寻找围术期管理的方案。

6. 对小儿1型糖尿病的维持治疗基于基础胰岛素需求量与间断补充胰岛素剂量以满足实际进餐,活动的代谢需要。

a. 以往经常在进餐时使用中长效胰岛素制剂中性鱼精蛋白锌胰岛素(NPH)或缓释剂型与常规剂型胰岛素共同使用,这两种新的维持生活规则已经成为标准。

b. 甘精胰岛素是长效胰岛素剂型,能够产生24 h的基础水平的降血糖的效果,无峰值效应,但与速效/短效的胰岛素剂型在进餐时共同使用,能对大多数的患者提供有效的血糖控制。

c. 一种以替代胰岛素并完全减少长效与中长效胰岛素使用量,替代使用患者携带微量泵连续皮下输注短效胰岛素。有微量泵维持注入微量胰岛素以满足进餐的需要。

7. 这些技术要求对血糖水平进行密切监控,通过频繁抽取手指血液样本,在便携式血糖检测仪监测下保持目标血糖值在5.6～9.8 mmol/L的水平。

a. 新型的胰岛素制剂的到来,具有迅速起效和持续时间短的胰岛素制剂,赖脯胰岛素和门冬胰岛素,使这项技术更有效和实用。

b. 将有利于经常调整胰岛素用量以维持血糖平稳的"脆"患者。

B. 2型糖尿病

1. 虽然近几十年内少见儿童2型糖尿病病例报道,但在美国儿童肥胖患者中此病的发病率呈上升趋势[3]。

2. 流行病学调查发现,在美国2001年0～19岁儿童中患病率为0.34/1 000人,到2009年上升为0.46/1 000人[1]。在美国的种族和族裔群体中患病率差异很大。

3. 2型糖尿病的病理特点为胰岛素抵抗与胰岛素缺陷,而不是胰腺β细胞的衰竭。

a. 虽然经过锻炼和饮食管理,有些患者仍需要胰岛素治疗和(或)口服降低血糖的药物。

b. 此时,仅有二甲双胍可以用于小儿和青春期患者。

C. 糖尿病患者在外科手术与麻醉下的生理反应:手术与麻醉产生的应激反应可导致糖尿病患者失代偿。

1. 包括皮质醇、儿茶酚胺和胰高血糖素在内的应激激素分泌抑制胰岛素的调节作用,促进分解代谢。

2. 胰岛素抵抗和脂肪分解,与酮的生成、发展的作用类似于糖尿病酮症酸中毒[4]。

3. 组织损伤引起的神经内分泌反应,包括促肾上腺皮质激素(ACTH)和生长激素(GH)分泌和去甲肾上腺素和肾上腺素剧增,进一步导致糖尿病儿童血糖的失衡。

4. 虽然术前禁食可能会降低血清葡萄糖的升高,但因禁食随之而来的连续不断分解代谢,产生的后果及其对血清葡萄糖影响有增无减。

5. 这是一个错误的观念,即禁食的小儿无须胰岛素治疗,使用胰岛素后可导致代谢负面的作用。虽然阿片类药物与区域阻滞麻醉可以减少应激反应作用,但不能完全消除。吸入麻醉药却能促进一些的内分泌不良反应。

6. 面临急诊手术的糖尿病患者将承受成倍的由手术与麻醉引起的不良反应。脓毒血症，电解质紊乱，长时间饥饿，代谢紊乱都增加酮症酸中毒与血清葡萄糖失衡的状态。不注重手术中管理将导致术后水、电解质的紊乱。高血糖与代谢分解状态将破坏糖尿病患者的伤口的愈合机制，伤口感染的另一原因为中性粒细胞作用导致的损害。因此，这些都依赖于麻醉医师提供的积极的术前管理的效果。

D. 术前管理： 正如任何慢性病患者一样，我们的目标是优化糖尿病患者在择期手术前的状况。罗德等发表优秀推算法来规范对这些患者围术期照顾[5]。

1. 糖化血红蛋白（糖化血红蛋白）水平提供洞察长期血糖控制，与年龄相关的正常血糖值应降低的比率（5岁以上的患者应降低6%～8%；5岁以下的患者应降低7%～9%）。

2. 近期内有尿酮体的患者确实存在担忧的因素。如果在择期手术前存在代谢控制不当，或血糖控制欠佳，血糖值超出正常范围，理想的方法是延迟手术至控制最佳状态。

3. 急诊手术患者常伴有血糖控制不佳的状态，但常常要求术后加强治疗。

4. 治疗中的酮症酸中毒患者，补充水分极为重要，如有可能应优先于麻醉诱导，至少应进行初步的代谢紊乱矫正。这些患者也许存在钾离子与磷酸盐的消耗，都可能引起术中血流动力学的波动，这些需要慢慢矫正至正常。

5. 麻醉前一天停用二甲双胍，它可导致酸中毒和升高乳汁分泌，患者可出现脱水、低血压与低氧血症。

临床小贴士 糖尿病患者急诊手术时，尽可能在麻醉诱导前紧急进行评估和纠正代谢紊乱。早期的糖尿病酮症酸中毒患者情况更糟，并且术中纠正更为困难。

E. 虽然手术当日的管理依赖于患者日常使用胰岛素的规律，有一些固定的规则适用于所有的病例[6]。

1. 典型的最好的方法是安排糖尿病患者的手术时间表，安排于第一台手术以缩短禁食时间，若不能安排第一台手术，尽早放置静脉导管，便于患者等待手术期间对水，血糖值，胰岛素的管理。

2. 必须监测血糖值，并纠正异常情况。

3. 使用2只分离的静脉通路（单一的通路导致相互影响），一路有葡萄糖溶液，另一路无葡萄糖溶液，以促进容量及底物的补充。

4. 所有糖尿病患者在麻醉诱导前必须进行血糖值的测量，手术中定期监测，特别是在改变胰岛素或葡萄糖输注速度时，在这样的临床的背景下术中低血糖症较不容易被发现，可导致严重的不良后果。

5. 接受甘精胰岛素控制基础血糖的患者，在手术当天或手术前夜使用常规剂量的甘精胰岛素。

6. 使用胰岛素泵的患者维持基础的注入速度不变。使用分次剂量胰岛素的患者（如规律使用和NPH每日2次）应仅仅在早晨控制使用半量的中效、长效胰岛素，而不使用短效胰岛素。如果早晨患者的血糖水平较低或未建立静脉通路，可提供溶有葡萄糖的清水，对年龄较大的患者,可提供含糖的含片。

7. 如果血糖水平>14 mmol/L,应于术前阶段进行处理。

8. 如果手术时间较短,预期术后患者既能进食,应限制起效快的胰岛素的使用,如赖脯人胰岛素。罗德等建议修正赖脯人胰岛素的剂量,以每降低血糖水平1.7 mmol/L为1 500单位,除以该患者当天胰岛素总的需求量(单位)。

9. 或者,胰岛素持续输注从0.02～0.05 μ/(kg·h)开始,维持血糖水平在8.4 mmol/L。此项技术更适用于预期手术时间长于2 h,或手术后患者不能及时进食。密切监测血糖水平,可以了解血糖水平调节的效果,了解输注葡萄糖治疗低血糖症和血糖过低的疗效。

> **临床小贴士**　对这些患者至少于术前一天进行麻醉评估(即使是使用电话),与患者的家属讨论并执行术前管理计划。

F. 术中管理要求时常监测血糖水平。必须避免低血糖症,血糖目标靶值域为5.6～8.4 mmol/L。

1. 如果已经使用胰岛素输注,必须另外准备葡萄糖的输注。葡萄糖输注速率与胰岛素输注速率在0.02～0.05 μ/(kg·h),维持血糖水平在目标靶域内。

2. 在围术期输注胰岛素的效果优于皮下胰岛素输注,并且适用于中、长效手术[7]。

3. 胰岛素泵既可以持续使用至手术中(假设麻醉医师知道如何使用该泵),也可以更改为在麻醉期内输注胰岛素。

4. 对手术流程极短,麻醉苏醒后快速恢复常规胰岛素使用并能进食的小儿,如鼓膜切开与置管术,无须胰岛素输注。

> **临床小贴士**　对无须进行动脉监测的手术,可以通过取手指血在血糖检测仪上监测血糖值,或通过一个有肝素锁定搁置的静脉通道取血。

G. 糖尿病患者需要进行急诊手术时并存糖尿病酮症酸中毒将是复杂的情况。酮症酸中毒极大的升高患者的死亡率与发病率,任何可以在麻醉诱导前开始的治疗都将是有益的。

1. 这些患者常存在严重的液体消耗,常常需要在补充手术中液体丢失量,进行液体复苏。如有可能,液体复苏的最初阶段在麻醉诱导前开始。

2. 酮症酸中毒儿童发生亚临床型脑水肿是常见并发症,输液必须仔细计算和测定以避免加重脑水肿和诱发脑干疝[8]。

a. 对于脱水超过体重10%的患者,建议在液体复苏最早的24 h内补充超过4 L/m² 等渗液体。

b. 液体复苏可导致血糖水平降低,但应避免血糖水平降低过快,故在血糖水平未降至400以下时,不使用胰岛素。

c. 血糖水平降低的速率不超过5.6 mmol/(L·h)。

　　d. 随着尿液流出，在液体复苏的过程中应补充消耗的氯化钾和磷酸盐。酮症酸中毒患者机体内钾离子总量相对正常，但血清中钾离子移入细胞内。

　　e. 成年糖尿病患者存在对高碳酸血症引起的脑血管舒张反应的破坏，在围术期内极为有害。故应该严密监测肺泡通气量[10]。

　　3. 即使麻醉医师拥有丰富的小儿糖尿病酮症酸中毒管理经验，他都必须寻求儿科内分泌专家和重症监护的帮助。

II. 胰岛功能亢进（胰岛素过多症）

　　A. 胰岛素过多症，虽然罕见，却是婴幼儿期严重顽固低血糖的最常见的因素[11]。是由一组遗传性疾病组成，胰岛素过多症常见的低血糖症是由胰腺的β细胞无节制过多的分泌胰岛素所致[12]。

　　1. 因低血糖症严重程度不同与个体年龄的不同故表现症状有差异。新生儿常出现低血糖发作，在婴儿和儿童可能出现低血糖症状更为常见：面色苍白、晕厥、心动过速、出汗以及癫痫发作。周期性出现严重的低血糖症可导致神经病理学的不可逆损害。

> **临床小贴士**　新生儿、婴儿和儿童癫痫发作的评估必须考虑低血糖。诊断失败和纠正严重低血糖失误可导致永久性后遗症。

　　2. 立即治疗低血糖症，快速建立肠道内与肠道外的葡萄糖负荷。随后的治疗管理中应避免低血糖的反复出现，使用由胰高血糖素，氯甲苯噻嗪，奥曲肽组成的配方。另外依据胰岛功能亢进的类型，可以选择外科手术治疗方式。

　　B. 胰岛素过多症存在两种形式：焦点型与放射型。

　　1. 焦点型胰岛素过多症，是在11号染色体的短臂上多增加肿瘤抑制基因，导致在胰岛组织内弥散的瘤样增生。焦点型胰岛素过多症适于采用手术切除病灶方式进行治疗。

　　2. 放射型胰岛素过多症的组织更为严重，病因为基因突变导致β细胞膜上的ATP依赖性钾离子通道缺陷。在药物治疗失败以后，选择胰腺大部切除术或全部胰腺切除术是必须的。手术后需要依赖于外源性胰岛素维持。

　　C. 这两种形式之间的临床差异是微小的，但在治疗管理上必须区分它们。遗传学上，选用钙离子刺激胰腺动脉，肝素化静脉血取样（ASVS）和正离子发射断层扫描（PET）辅助诊断。ASVS和PET也可以用于焦点型胰岛素过多症的损害部位的定位。

　　1. 利用ASVS辅助诊断和损害部位的定位需要有内分泌专家，放射科医师，外科医师和麻醉医师共同组成的多学科团队。在介入放射室内选用全身麻醉是必须的，而维持稳定的血糖水平是最主要的挑战。采用瑞芬太尼的深阿片类药物麻醉合并或不合并硬膜外镇痛均能钝化高血糖反应。

　　a. 通过选择插入不同区域的胰腺动脉导管，监测静脉血中的胰岛素水平。

　　b. 当使用钙刺激定位异常胰腺组织时，血浆胰岛素值将增加一倍或更高。

　　c. 这种技术需要血浆葡萄糖水平稳定在60～90 mg/dL，较大的波动可以产生假阳性结果。

d. 刺激所有胰腺部位都导致胰岛素水平升高,预示为弥漫性疾病[13]。

2. PET 为新的诊断技术,使用的 18F-氟代-左旋多巴(18F-DOPA)具有对诊断胰腺内放射型和焦点型的胰岛素过多症损害拥有较高的特异性与敏感性[14]。这个过程需要在计算机断层扫描(CT)套件下完全静止不动的 2 h,对麻醉也有同样的要求,类似于其他影像学研究中所需的(见第三十六章)。这种非侵入性的诊断方式的准确性与 ASVS 一样。

3. 患者经过药物治疗失败,行胰腺大部切除是不可避免的。

a. 经静脉诱导全身麻醉可选用丙泊酚或硫喷妥钠和非去极化肌肉松弛药。

b. 留置动脉导管,便于频繁取血。

c. 麻醉维持可以选用吸入麻醉药与瑞芬太尼或芬太尼复合使用。

d. 如前所述,选用硬膜外麻醉的指针是维持术中的稳定和术后的镇痛。

e. 术中麻醉管理较为复杂是由于胰腺组织切除后血糖的不断变化。至少每 30 min 测量血糖值 1 次,以便以此为依据确定并校准葡萄糖输注剂量。如果胰腺组织切除较多,内源性胰岛素产生下降,如不及时降低葡萄糖的输注速率可导致血糖水平升高。

f. 研究中发现放射型与焦点型胰岛素过多症在术中葡萄糖的输注速率无统计学差异[13]。所以,胰岛素过多症的类型不能由对葡萄糖需求量的增减来界定。

g. 如果没有并发症与夹杂症存在,可以在手术结束是拔管。

h. 常常因为血糖水平不稳定,而需要频繁血糖监测的风险和及时调定葡萄糖输注速率,故常需要术后加强治疗。当必须全胰腺切除时,婴幼儿必须仔细调节胰岛素的用量,通常最初用胰岛素使用输注方式而不是间歇性皮下给药[15]。

Ⅲ. 甲状腺疾病

甲状腺激素在人体的正常的生长发育,新陈代谢,神经系统发育,器官功能方面扮演着重要角色[16]。甲状腺功能紊乱可导致永久性神经损伤,尤其是在婴儿甲状腺系统不成熟时期。

1. 甲状腺是最早发育的腺体,在怀孕 15 ～ 16 d 就能辨认出,即便如此,至少怀孕到 20 ～ 26 周才产生激素。所以,过早出生的早产儿因下丘脑-垂体-甲状腺轴发育不成熟,导致低水平的 T4 和促甲状腺刺激激素。

a. 这通常是短暂的,在出生后 6 ～ 10 周内自发解决。

b. 甲状腺素结合球蛋白(TBG)和 T3 水平降低,导致产热的棕色脂肪组织的不成熟。

c. 甲状腺素有治疗重症早产儿体重是成功的案例。

2. 除非是需要行急诊手术,都必须在术前矫正甲状腺疾病到甲状腺机能达正常水平,否则,未矫正的甲状腺功能减退症或亢进症的患者在麻醉下都存在潜在的生命威胁。

a. 先天性甲状腺功能减退症的主要特点是大囟门和颅缝分离。常常出现脐疝,舌大是潜在导致上气道阻塞原因。这些婴儿嗜睡,常发育迟缓。他们倾向于心动过缓,低血压(窄脉冲压力)和低温。在严重的情况下,心力衰竭可能存在由于在心腔内黏液瘤样变化。也能看到患者血管容积减小,外周阻力增加,压力感受器迟钝。

b. 在唐氏综合征患者中并发甲状腺功能减退比率增加。它可以是临床或亚临床(血浆 TSH 升高与正常甲状腺激素水平）[17]。儿童早期患有甲状腺功能减退症的患病率估计为 15%，在唐氏综合征患者中并发甲状腺功能减退症的患病率从 13%～63% 不等。其他症候群及出生状况可导致甲状腺功能减退症包括有贝-威德曼综合征，班福思-拉萨路综合征，Pendred 综合征和多胞胎。

c. 儿童获得性甲状腺功能减退症可以发生于骨髓移植，放射治疗、体外循环后，或在危重病期间[18,19]。恶性肿瘤是罕见的，但有可能发生，尤其是患有多内分泌腺瘤病Ⅱ型[20,21]。

d. 甲状腺功能减退症患者对外科手术刺激极为敏感，常表现为麻醉期血流动力学的不稳定。不全的药物代谢常导致器官中毒。虽然最低肺泡浓度（MAC）并没有改变，但患者对镇静药物出现夸张的敏感反应和对麻醉的延迟反应。

e. 甲状腺功能亢进在婴儿期罕见，在青少年 Graves 病中最常见[22]。

（1）这些孩子表现出与成年患者相同的症状和体征。如震颤、烦躁、心动过速、高血压、心脏扩大、眼球突出。

（2）甲状腺肿大是可以触及的；如果足够大，它可能会直接压迫气管，损害气道。如果甲状腺肿大长期存在可导致气管软化。

（3）"甲状腺危象"为急性失代偿症状，可能发生术中、与恶性高热的许多体征和症状相同，包括发热、心动过速和高代谢症候群。甲状腺危象发生时，必须立即处理血流动力学管理面临的问题（β 受体阻滞药爱斯洛尔）和甲状腺激素抑制药，需要内分泌专家的协助。

> **临床小贴士**　甲状腺危象与恶性高热都能迅速进展导致紊乱。尽管都表现出严重的临床情况，恶性高热则以代谢性酸中毒，严重的高碳酸血症，肌肉强直和升高的肌酐磷酸激酶，而甲状腺危象则没有。适当的区分两者不同，采取不同的治疗方法处理不同的紊乱。

（4）甲状腺功能亢进对麻醉的要求并没增加，但体温升高后加大对麻醉药物的需求量，加快麻醉药的代谢。

（5）心输出量增加减缓全身麻醉吸入诱导的时间。此外，导致心率加快和拟交感神经作用的药物应避免使用（另外，见甲状腺手术的麻醉[23,24]和第十四章）。

Ⅳ. 甲状旁腺疾病

A. 四个甲状旁腺腺体通常嵌入甲状腺组织内。甲状旁腺激素调节维生素 D 和钙离子代谢，是维持细胞外钙离子稳定抵抗高钙血症的主要因素。

1. 甲状旁腺激素动员骨骼内钙离子，促进排泄磷酸盐。

2. 甲状旁腺激素通过负反馈机制调节血浆电离钙，并且通过增加细胞外镁离子浓度降低甲状旁腺激素分泌。

3. 在新生儿和儿童期罕见甲状旁腺功能亢进症，新生儿型甲状旁腺功能亢进症较大龄儿童甲状旁腺功能亢进症严重[25]。

　　4. 多腺疾病比成人更常见，通常是进行移植保护甲状旁腺功能[26]。

　　B. 高钙血症较低钙血症对麻醉影响较小。

　　小儿高钙血症的最常见原因为原发性甲状旁腺功能亢进症，维生素 D 中毒，结节病和乳碱综合征。这类患者面临的风险是肾钙质沉着症。

　　a. 围术期处理包括水合和维持高的尿量。

　　b. 避免使用具有肾毒性的药物。

　　c. 高钙水平使心电图 QT 间期缩短，可能导致心律失常。

　　d. 继发性甲状旁腺功能亢进症发生于透析中不充分的磷酸盐置换的患者[27]。

　　C. 血浆白蛋白浓度低、甲状旁腺功能减退症（原发性、特发性或假性甲状旁腺功能减退症）、急性胰腺炎、维生素 D 缺乏、镁缺乏、高磷血症、肾衰竭等可引起甲状旁腺功能减退症。

　　1. 限制使用枸橼酸血液制品，特别是新鲜冷冻血浆，因柠檬酸结合离子钙使血浆中钙离子浓度迅速降低，导致心搏骤停。输血量相对于患者的血容量大，输血率越快，风险越大[28]。

　　临床小贴士　在透析过程中出现低血压时应警惕甲状旁腺功能亢进症，患者处于风险中，应进行动脉血气分析，血浆白蛋白和钙离子浓度监测。

---

　　2. 肾排泄系统不成熟的早产婴幼儿可能存在对磷酸盐排泄的障碍，导致高磷酸盐血症而抑制钙的吸收。

　　3. 糖尿病母亲的婴幼儿和窒息的新生儿都应高度怀疑出现新生儿低钙血症。

　　4. 因钙离子是心血管肌肉收缩的关键因子，低的钙离子浓度将降低心肌收缩力度和血管张力。

　　5. 低钙血症的治疗开始于怀疑的指数，即认识到延长的 QT 间期，ECG 改变和麻醉诱导期内严重的低血压反应。

　　6. 使用非去极化肌肉松弛药后增强的肌肉松弛效果，导致呼吸功能和其他骨骼肌功能降低。

　　7. 另一方面应避免过度通气和呼吸性碱中毒，这样反过来又增加钙结合到血浆蛋白，从而更加重低钙血症。

　　8. 虽然甲状旁腺切除极少发生于小儿，但在甲状腺切除术中意外切除甲状旁腺时也有发生。

V. 垂体疾病

垂体分为前叶（腺垂体）和后叶（神经垂体）（见第十二章）

　　1. 垂体前叶激素包括促肾上腺皮质激素、促卵泡激素（FSH）、黄体生成素（LH）、泌乳素（PRL）、生长激素（GH）、甲状腺刺激激素（TSH）。

2. 垂体后叶激素包括精氨酸加压素和催产素。

a. 垂体后叶素和抗利尿激素是垂体后叶分泌的,对维持体液平衡至关重要。

b. 加压素作用于远端肾单位,抑制游离水的排泄。

c. 因脑肿瘤(尤其是颅咽管瘤)、脑损伤、脑死亡,或神经性休克导致下丘脑–垂体功能障碍,缺乏分泌抗利尿激素,导致中枢性尿崩症,机体排出大量稀释尿液,而与血清渗透压或血管内容量变化无关。中枢性尿崩症导致电解质紊乱,脱水和溶质的溶质浓缩(高钠血症)。精细的体液流量与电解质的管理是术中,术后管理的关键点,密切监测尿量并补充相应剂量。

d. 后叶血管加压素和去胺加压素的输注可以补充内源性后叶血管加压素分泌不足。

e. 去氨加压素效果较弱,不会导致血管加压素产生的严重的血管收缩的效果。

f. 抗利尿激素分泌过剩,或抗利尿激素分泌异常综合征(SIADH),会引起相反的体液和电解质紊乱,水滞留、低钠血症、高血容量[31]。这也可能与颅外科手术、脑肿瘤、颅脑外伤、脑死亡相联系。

g. 限制自由水和缓慢纠正低钠血症是避免中枢脑桥髓鞘溶解症的重要措施。过快矫正低钠血症对中枢神经系统白质是一场毁灭性的损害。

h. 区别于抗利尿激素分泌异常综合征(SIADH),中枢性的盐耗是因为高尿钠水平和血清钠降低,增加的尿量,降低的血容量[32,33]。需要补充钠离子,使用氢化可的松以缓解尿钠的过度排泄。

3. 生长激素–胰岛素–生长因子轴的缺陷对生长产生干扰。此缺陷源于两种因素:激素本身的缺陷与受体的缺陷。

a. 在严重的生长激素缺乏症(IGHD)的小儿中很大比率的小儿实际上是生长激素释放激素(TRH)受体基因发育不正常。

b. 他们通常身材矮小,但对外源性生长激素(hGH)有良好的反应。

c. 由于骨骼生长减少或缺乏,在一些患者施行椎管内阻滞麻醉可能存在困难甚至禁忌。

d. 1A 型生长激素缺乏症(IGHD)是最严重的一型,婴儿天生短和肥胖。

(1)这些患者存在严重的低血糖血症和发育迟缓,如因某种原因需行手术治疗,这些均成为影响麻醉得到关键因素。

(2)另外,这些患者的骨骼,颜面骨极易受到感染,导致形成困难气道的风险增加。

(3)开通静脉通路存在困难,可能术前或术中要求放置中心静脉导管。

Ⅵ. 类固醇

A. 糖皮质激素　在 ACTH 刺激下由肾上腺皮质分泌,抑制促肾上腺皮质激素释放激素(CRH)、促肾上腺皮质激素和血管加压素的分泌和合成。

1. 应激反应时,糖皮质激素增加,糖异生和脂肪的分解,以满足不断增长的能源需求。

2. 在此期间免疫功能下降。

3. 过量的糖皮质激素,无论是内源性的,如促肾上腺皮质激素分泌的肿瘤,或外源性,从类固醇的免疫抑制,治疗恶性肿瘤或免疫疾病,都可导致库欣综合征发生。

a. 库欣综合征的儿童表现出经典的"满月脸",它可以使气道管理复杂化,使面罩难以适合。

b. 高血压普遍存在。

c. 向心性肥胖可能使气管插管的定位产生诸多问题。

d. 外周血管脆性较高,常难以建立静脉通路,可能很难插入导管。

e. 伤口愈合功能受损,加之糖皮质激素的免疫抑制性能,使切口感染的风险增加。

f. 库欣综合征患者,或者那些已经每日服用外源性类固醇激素超过6周的患者,因为抑制其内源性肾上腺皮质反应,故需要"应激剂量的类固醇"作为补充。

（1）应在手术当天每6 h给氢化可的松（2 mg/kg）。

（2）在大手术之后要持续用药3 d,小手术后仅需在手术当天用药。

（3）单独的一次剂量可以满足一微小的操作,如内窥镜检查。

g. 类固醇抑制生长激素和胰岛素样生长因子。

h. 过量的糖皮质激素对其他激素,包括LH、FSH、促性腺激素释放激素（GnRH）、雌激素和孕激素,以及对各自的靶组织的反应都发挥集中影响作用。

> **临床小贴士**　围术期血流动力学不稳定可能是肾上腺皮质功能不全患者激素替代不足的迹象。除了口服糖皮质激素的患者外,使用局部和吸入类固醇的患者都处于糖皮质激素不足的危险之中。在停用类固醇药物后内源性应激反应可能需要1年才能完全恢复。所以,停用类固醇药物未满1年的患者也有糖皮质激素不足的危险。

B. 肾上腺功能不全在儿童中是不常见的,但可能因自身免疫性损害或感染破坏肾上腺本身（原发性肾上腺功能不全）或中枢神经系统肿瘤,损伤或感染因素损害促肾上腺皮质激素（ACTH）生成（继发性肾上腺功能不全）导致肾上腺功能不全。

1. 这些患者需要糖皮质激素替代治疗。

2. 给予糖皮质激素的应激剂量如先前所述。

3. 原发性肾上腺功能不全的患者往往需要盐皮质激素（除糖皮质激素）替代治疗,维持电解质平衡（保留钠、钾）。

VII. 肾上腺肿瘤/嗜铬细胞瘤/神经内分泌肿瘤

A. 嗜铬细胞瘤是一种由嗜铬细胞组成产生和分泌去甲肾上腺素和肾上腺素等血管活性物质的肿瘤（见第二十一章）。

约90%肾上腺髓质可成为嗜铬细胞瘤起源部位。

a. 它可以出现在沿交感神经链的任何部位,如祖克坎德尔腺组织（在髂动脉分叉水平）,膀胱壁,输尿管周围。在肾上腺髓质外出现的嗜铬细胞瘤称为旁腺瘤。

b. 慢性刺激α_1-受体增加外周血管阻力和升高血压[35]。

（1）这种高血压产生血管内容量耗尽,如果不加以控制,最终会导致肾功能衰竭和脑出血。虽然经常突然出现高血压和心动过速发作,这些症状可能在很多孩子身上缺失,并不表现出现持续高血压。

（2）心脏做功显著增加,这可能会导致心肌缺血和心力衰竭,虽然儿童较少出现儿茶酚胺诱导的心肌病,对儿童的心脏进行评估是必要的。

　　c. 这些孩子往往是因为高儿茶酚胺循环水平,抑制胰岛素的分泌,增加糖原分解,糖异生,增强脂质分解,从而表现出高血糖症。

　　d. 血清和尿中肾上腺素和儿茶酚胺升高就可以确诊。嗜铬细胞瘤(或肿瘤群)可用磁共振成像(MRI)、CT定位,或间碘苄胍(MIBG)显像的放射性核素显像进行定位。虽然嗜铬细胞瘤有可能是孤立的,也与一些综合征,包括神经纤维瘤病,多发性内分泌腺瘤2型(MEN type 2),希佩尔·林道综合征(Von Hippel-Lindau disease, VHL),结节性脑硬化等相关联[36-41]。

　　e. 术前准备包括α肾上腺素能受体阻滞,必要时的β肾上腺素能受体阻断,以及血管内容积的恢复[42]。

> **临床小贴士** α肾上腺素能受体阻滞是管理的基石。在不完全的α肾上腺素能受体阻断的基础上启用阻断β肾上腺素能受体阻断可能导致充血性心力衰竭,只有在适当的α肾上腺素能受体阻断作用后才可完成。

　　f. 术中监测重点是在进行肿瘤操作时儿茶酚胺过量释放的处理和肿瘤切除后儿茶酚胺缺乏症的管理。有创监测是必要的,并应准备对突然出现的高血压和低血压的处理。阻滞平面较高的胸段硬膜外阻滞麻醉可能有助于交感神经反应变迟缓。

　　B. 神经细胞瘤(见第二十一章)是儿童期最常见的,来源于肾上腺或交感神经系统的节后肾上腺素能细胞,非中枢神经系统肿瘤。

　　1. 这些肿瘤患者中不到1/3的患者,如嗜铬细胞瘤分泌儿茶酚胺,血流动力学表现并不严重。

　　a. 术前很少需要α及β肾上腺素能受体阻滞。

　　b. 尿和血清肾上腺素升高。

　　2. 许多患者在明确手术前,最初的手术可能是活检,根据病理学检查分期,进行化疗和(或)放射治疗。

　　3. 术中管理,当存在严重的血流动力学波动时,按照嗜铬细胞瘤处理的方法处理。

　　C. 其他神经内分泌肿瘤或胰岛细胞瘤,可能来自胰腺。他们包括胰岛素瘤(最常见)、胃泌素瘤、血管活性肠肽瘤(VIPoma)、胰高血糖素瘤和生长抑素瘤。

　　1. 大多数肿瘤出现在胰头及钩突。

　　2. 这些肿瘤罕见于童年,管理主要依赖于认识肿瘤分泌激素类型和分泌方式。

Ⅷ. 多发性内分泌腺瘤综合征

　　这些不基因家族性内分泌疾病在不同的内分泌腺表现出的典型腺瘤样增生和恶性肿瘤的形成[43]。

A. 多发性内分泌肿瘤Ⅰ型(MEN ⅠA 沃综合征)

以甲状旁腺瘤、胰岛瘤和垂体瘤为特征。

1. 多发性内分泌肿瘤 Ⅰ 型是一个在染色体11q13基因组中生产可以调节细胞生长和维持基因组的完整性的核蛋白menin,引起基因突变,导致常染色体显性遗传的综合征。

肿瘤是通过"两次打击"机制出现,其中第一个"打击"是基因拷贝数的种系突变(建立易感肿瘤的易感性)和第二个是在后代正常的等位基因片段丢失。

2. 甲状旁腺功能亢进约90%的多发性内分泌肿瘤患者发生,几乎都有无症状的高钙血症。而肾结石或肾钙质沉着是较为典型的表现。

3. 胰腺胰岛细胞瘤约有80%的多发性内分泌肿瘤患者发生。

a. 约40%源于β细胞和分泌胰岛素,空腹低血糖是最常见的表现。

b. 非β细胞起源的胰岛细胞瘤(～60%)分泌胃泌素并导致消化性溃疡(溃疡-Ellison综合征)。

c. 另一个非β细胞起源的胰岛细胞瘤是"胰性霍乱"［水样泻、低钾血症、胃酸缺乏(WDHA)综合征、血管活性肠肽瘤］。

大约30%的胰岛细胞瘤是恶性的,有局部或远处转移。

4. 垂体肿瘤　约65%的多发性内分泌肿瘤患者发生;约25%的患者为肢端肥大症和其他有症状或无症状,可分泌催乳素的嫌色细胞腺瘤。

B. 多内分泌腺瘤病 Ⅱ A型(MEN Ⅱ A;甲状腺髓样癌-嗜铬细胞瘤综合征)

以甲状腺髓样癌、嗜铬细胞瘤和甲状旁腺功能亢进为特征。

1. MEN Ⅱ A是由在10号染色体上编码酪氨酸激酶受体的RET原癌基因突变引起的。

a. 发生于产生降钙素的甲状腺滤泡旁细胞C(C)的甲状腺髓样癌患者几乎100%是多内分泌腺瘤病 Ⅱ A型患者。

(1)分泌大量的降钙素。

(2)肿瘤几乎都是多发源点的和双边的。

(3)小儿患者的诊断通常是在肿瘤明显发展之前,在亲属筛查的基础上进行的。

(4)甲状腺全切除术可以预防已知的易感儿童发生这些肿瘤,这些肿瘤实际上几乎普遍发生。

b. 嗜铬细胞瘤　约50%的患者为多内分泌腺瘤病 Ⅱ 型。

(1)约50%患者是多发源点的和双向的。与孤立的嗜铬细胞瘤形成对照。

(2)这些典型的高肾上腺素分泌的肿瘤症状的表现常常是多发内分泌腺瘤病 Ⅱ A型综合征的一部分。

c. 甲状旁腺功能亢进症　约25%的多内分泌腺瘤病 Ⅱ A型综合征患者出现甲状旁腺功能亢进症症状。另25%的患者,在甲状腺切除术后被标记为甲状旁腺腺瘤样增生。

2. 然而手术治疗各个局部肿瘤的方法,手术切除嗜铬细胞瘤通常是序列肿瘤切除的第一,以降低围术期风险,然后以甲状腺全切术的方式切除甲状腺髓样癌。

C. 多发性内分泌肿瘤 Ⅱ B型(MEN Ⅱ B;黏膜神经瘤综合征)

以多发性黏膜神经瘤,甲状腺髓样癌和嗜铬细胞瘤为特征;常与马方综合征体质相关。因为甲状旁腺功能亢进症不成为特征,这区别于多发性内分泌腺瘤病 Ⅱ A型综合征,虽然许多多发性内分泌肿瘤 Ⅱ B患者拥有与MEN Ⅱ A患者相同的染色体突变。

1. 黏膜神经瘤几乎涉及所有多发性内分泌肿瘤 Ⅱ B型患者,表现为小疙瘩分布在唇、舌、颊黏膜。这些闪光的小疙瘩也常发生在眼睑、结膜和角膜周围。

能较早发现具有特异性的面部特征,而甲状腺髓样癌和嗜铬细胞瘤症状则出现较晚。

2. 患者不仅有马方综合征体质,而且也有很多病理生理的改变,包括渐进的脊柱侧弯、驼背、脊柱侧凸和漏斗胸。

3. 约50%的多发性内分泌肿瘤ⅡB型患者有完整的综合征,小儿甲状腺髓样癌的发生往往是特别积极的。

4. 手术方式与多发性内分泌肿瘤ⅡA型相同。首先行嗜铬细胞瘤切除,继之行甲状腺全切除术以切除甲状腺髓样癌。

Ⅸ. 类癌综合征

A. 类癌综合征是指起源于神经嵴的肠嗜铬细胞的恶性肿瘤。类癌通常发生在回肠,但也可能发生在胃肠道区域、胰腺、生殖腺或支气管等部位[45]。

B. 肿瘤分泌的各种血管活性胺和多肽(5-羟色胺、缓激肽、前列腺素、组胺和P物质)产生符合类癌综合征的标志,维持与其药理特性符合的症状。

1. 约5%的良性类癌患者发生恶性类癌综合征。

2. 起源于中肠肿瘤负责75%～85%类癌综合征引起类癌。

3. 类癌综合征标志和症状由皮肤潮红、腹泻、支气管痉挛、心脏瓣膜病等构成。

4. 转移到肝的类癌瘤损害肝对血管活性介质的清除,导致血管活性介质逐渐呈高水平。

5. 升高的5-羟色胺水平可以明确诊断。

C. 外科手术往往是必要的,由于肿瘤的病理生理学结果包括程序性肠套叠、肠梗阻、肿瘤切除术、心脏三尖瓣手术和(或)肺动脉瓣置换术等。

1. 对于症状的治疗包括支气管扩张药、止泻药(洛哌丁胺)、地高辛、利尿药和其他针对右心疾病的心血管药物(表29-3)。

表29-3　类癌综合治疗

抑制:	药　　物
5-羟色胺的合成	对氯苯丙氨酸 α甲基多巴
5-羟色胺受体拮抗药	1-甲基-甲基麦角新碱 二苯环庚啶 氟哌喹酮
组胺	H_1 和 H_2 受体阻滞药
激肽释放酶(血管舒缓激肽)	抑肽酶
大多数的血管活性物质	生长抑素——需要持续输注 奥曲肽——长效生长抑素类似物

2. 类癌危象可能由应激、手术或化疗引起。

3. 剧烈的心血管功能紊乱——既有心血管性虚脱/低血压和心动过速、高血压都有可能发生。施行有创监测是必要的。

4. 手术中应立即使用能获得的药物。奥曲肽可用于术前预防性类癌危机发生并连续在围术期使用。

（范智东）

参考文献

［1］ Dabelea D, Mayer-Davis EJ, Saydah S, et al. Prevalence of type 1 and type 2 diabetes among children and adolescents from 2001 to 2009. *JAMA*. 2014; 311(17): 1778-1786.

［2］ Kaufman FR. Intensive management of type 1 diabetes in young children. *Lancet*. 2005; 365: 737-738.

［3］ Kaufman FR. Type 2 diabetes mellitus in children and youth: a new epidemic. *J Pediatr Endocrinol Metab*. 2002; 15 (suppl 2): 737-744.

［4］ Chadwick V, Wilkinson KA. Diabetes mellitus and the pediatric anesthetist. *Paediatr Anaesth*. 2004; 14: 716-723.

［5］ Rhodes ET, Ferrari LR, Wolfsdorf JI. Perioperative management of pediatric surgical patients with diabetes mellitus. *Anesth Analg*. 2005; 101: 986-999.

［6］ Betts P, Brink SJ, Swift PG, et al. Management of children with diabetes requiring surgery. *Pediatr Diabetes*. 2007; 8: 242-247.

［7］ Kaufman FR, Devgan S, Roe TF, et al. Perioperative management with prolonged intravenous insulin infusion versus subcutaneous insulin in children with type I diabetes mellitus. *J Diabetes Complications*. 1996; 10: 6-11.

［8］ Krane EJ, Rockoff MA, Wallman JK, et al. Subclinical brain swelling in children during treatment of diabetic ketoacidosis. *N Engl J Med*. 1985; 312: 1147-1151.

［9］ Carlotti AP, Bohn D, Halperin ML. Importance of timing of risk factors for cerebral oedema during therapy for diabetic ketoacidosis. *Arch Dis Child*. 2003; 88: 170-173.

［10］ Kadoi Y, Hinohara H, Kunimoto F, et al. Diabetic patients have an impaired cerebral vasodilatory response to hypercapnia under propofol anesthesia. *Stroke*. 2003; 34: 2399-2403.

［11］ Yorifuji T. Congenital hyperinsulinism: current status and future perspectives. *Ann Pediatr Endocrinol Metab*. 2014; 19: 57-68.

［12］ Hardy OT, Litman RS. Congenital hyperinsulinism—a review of the disorder and a discussion of the anesthesia management. *Paediatr Anaesth*. 2007; 17: 616-621.

［13］ Cucchiaro G, Markowitz SD, Kaye R, et al. Blood glucose control during selective arterial stimulation and venous sampling for localization of focal hyperinsulinism lesions in anesthetized children. *Anesth Analg*. 2004; 99: 1044-1048.

［14］ Yang J, Hao R, Zhu X. Diagnostic role of 18F-dihydroxyphenylalanine positron emission tomography in patients with congenital hyperinsulinism: a meta-analysis. *Nucl Med Commun*. 2013; 34: 347-353.

［15］ Yamashita M, Tsuneto S. Anesthesia for an infant with severe hyperinsulinism treated by pancreatectomy. *Anesthesiology*. 1987; 67: 985-986.

［16］ Bettendorf M. Thyroid disorders in children from birth to adolescence. *Eur J Nucl Med Mol Imaging*. 2002; 29(suppl 2): S439-S446.

［17］ Purdy IB, Singh N, Brown WL, et al. Revisiting early hypothyroidism screening in infants with Down syndrome. *J Perinatol*. 2014; 34(12): 1-5.

［18］ Dimmick S, Badawi N, Randell T. Thyroid hormone supplementation for the prevention of morbidity and mortality in infants undergoing cardiac surgery. *Cochrane Database Syst Rev*. 2004; (3): CD004220.

［19］ Matsumoto M, Ishiguro H, Tomita Y, et al. Changes in thyroid function after bone marrow transplant in young patients. *Pediatr Int*. 2004; 46: 291-295.

［20］ Hameed R, Zacharin MR. Changing face of paediatric and adolescent thyroid cancer. *J Paediatr Child Health*. 2005; 41: 572-574.

［21］ Szinnai G, Meier C, Komminoth P, et al. Review of multiple endocrine neoplasia type 2A in children:

therapeutic results of early thyroidectomy and prognostic value of codon analysis. *Pediatrics*. 2003; 111: E132-E139.

[22] Hung W, Sarlis NJ. Autoimmune and non-autoimmune hyperthyroidism in pediatric patients: a review and personal commentary on management. *Pediatr Endocrinol Rev*. 2004; 2: 21-38.

[23] Bottcher-Haberzeth S, Dullenkopf A, Gitzelmann CA, et al. Tracheal tube tip displacement during laparoscopy in children*. *Anaesthesia*. 2007; 62: 131-134.

[24] Chen HC, Jen YM, Wang CH, et al. Etiology of vocal cord paralysis. *ORL J Otorhinolaryngol Relat Spec*. 2007; 69: 167-171.

[25] Girard RM, Belanger A, Hazel B. Primary hyperparathyroidism in children. *Can J Surg*. 1982; 25: 11-13, 32.

[26] Ross AJ III. Parathyroid surgery in children. *Prog Pediatr Surg*. 1991; 26: 48-59.

[27] Jorna FH, Tobe TJ, Huisman RM, et al. Early identification of risk factors for refractory secondary hyperparathyroidism in patients with long-term renal replacement therapy. *Nephrol Dial Transplant*. 2004; 19: 1168-1173.

[28] Cote CJ, Drop LJ, Hoaglin DC, et al. Ionized hypocalcemia after fresh frozen plasma administration to thermally injured children: effects of infusion rate, duration, and treatment with calcium chloride. *Anesth Analg*. 1988; 67: 152

[29] Lehrnbecher T, Muller-Scholden J, Danhauser-Leistner I, et al. Perioperative fluid and electrolyte management in children undergoing surgery for craniopharyngioma. A 10-year experience in a single institution. *Childs Nerv Syst*. 1998; 14: 276-279.

[30] Daaboul J, Steinbok P. Abnormalities of water metabolism after surgery for optic/chiasmatic astrocytomas in children. *Pediatr Neurosurg*. 1998; 28: 181-185.

[31] Padilla G, Leake JA, Castro R, et al. Vasopressin levels and pediatric head trauma. *Pediatrics*. 1989; 83: 700-705.

[32] Jimenez R, Casado-Flores J, Nieto M, et al. Cerebral salt wasting syndrome in children with acute central nervous system injury. *Pediatr Neurol*. 2006; 35: 261-263.

[33] Byeon JH, Yoo G. Cerebral salt wasting syndrome after calvarial remodeling in craniosynostosis. *J Korean Med Sci*. 2005; 20: 866-869.

[34] Moro N, Katayama Y, Igarashi T, et al. Hyponatremia in patients with traumatic brain injury: incidence, mechanism, and response to sodium supplementation or retention therapy with hydrocortisone. *Surg Neurol*. 2007; 68: 387-393.

[35] Newman KD, Ponsky T. The diagnosis and management of endocrine tumors causing hypertension in children. *Ann N Y Acad Sci*. 2002; 970: 155-158.

[36] Widimsky J Jr. Recent advances in the diagnosis and treatment of pheochromocytoma. *Kidney Blood Press Res*. 2006; 29: 321-326.

[37] Hack HA. The perioperative management of children with phaeochromocytoma. *Paediatr Anaesth*. 2000; 10: 463-476.

[38] Bakan M, Kaya G, Cakmakkaya S, et al. Anesthesia management with short acting agents for bilateral pheochromocytoma removal in a 12-year-old boy. *Paediatr Anaesth*. 2006; 16: 1184-1188.

[39] Pretorius M, Rasmussen GE, Holcomb GW. Hemodynamic and catecholamine responses to a laparoscopic adrenalectomy for pheochromocytoma in a pediatric patient. *Anesth Analg*. 1998; 87: 1268-1270.

[40] Sood J, Jayaraman L, Kumra VP, et al. Laparoscopic approach to pheochromocytoma: is a lower intraabdominal pressure helpful? *Anesth Analg*. 2006; 102: 637-641.

[41] Jaroszewski DE, Tessier DJ, Schlinkert RT, et al. Laparoscopic adrenalectomy for pheochromocytoma. *Mayo Clin Proc*. 2003; 78: 1501-1504.

[42] Lord MS, Augoustides JG. Perioperative management of pheochromocytoma: focus on magnesium, clevidipine, and vasopres-sin. *J Cardiothorac Vasc Anesth*. 2012; 26(3): 526-531.

[43] Grant F. Anesthetic considerations in the multiple endocrine neoplasia syndromes. *Curr Opin Anesthesiol*. 2005; 18: 345.

[44] Thakker RV, Newey PJ, Walls GV, et al. Clinical practice guidelines for multiple endocrine neoplasia type 1 (MEN1). *J Clin Endocrinol Metab*. 2013; 97: 2990-3011.

[45] Holdcroft A. Hormones and the gut. *Br J Anaesth*. 2000; 85: 58-68.

第三十章　神经肌肉障碍

要　点

1. 组成运动单位的四个部分包括运动神经元、运动神经元的轴突、神经肌肉接头和由运动神经元的树突支配的肌肉纤维。
2. 肌营养不良是逐渐进展的遗传性疾病,具有不同的临床表现。患者有发生心肌病、心律失常和传导异常的风险。因此,在术前进行心脏功能评估是必要的。
3. 在神经肌肉疾病患者的围术期,要考虑神经肌肉无力的程度,尤其注意患者保持气道通畅并维持足够的肺泡通气的能力。
4. 某些肌病如中央核肌病与恶性高热的易感性相关。对 Duchenne 肌营养不良患者使用琥珀胆碱或强效吸入麻醉药可能导致患者出现横纹肌溶解。
5. 恶性高热是细胞内钙转运紊乱导致高代谢的一种主要肌肉疾病。需要立即紧急治疗处理(丹曲林静脉给药,停用触发剂,降温,稳定血流动力学)。

运动单位

运动单位包括四个部分:运动神经元,运动神经元的轴突,神经肌肉接头和由该运动神经元的树突支配的肌肉纤维。

1. 肌细胞发育:肌细胞发育经历了几个阶段:先是成肌细胞,然后是肌管,其次是肌细胞,最后是成熟的肌纤维。虽然最初可识别的肌肉纤维是从原始成肌细胞发育而来并独立于与神经元的连接,但肌细胞的完全成熟取决于神经肌肉单位的形成和支配。一旦这种神经支配发生了,肌细胞发育就逐渐进展。从妊娠期的第三阶段开始,就可识别肌纤维亚型[1]。

2. 运动神经元轴突发育:当成肌细胞融合的时候,轴突终端刚刚到达这些原始肌细胞。一旦生长的轴突到达肌管膜,则形成了功能性的突触[2]。在成熟的肌肉中,运动终板在不同的带中被看到。后来到达的轴突仅限于在形成初始结的位置附近建立联系。乙酰胆碱酯酶在形成第一个突触后的几天内即可测量到。运动神经元的程序性死亡发生在与发育中的肌肉细胞形成第一突触后不久。似乎肌肉活动在确定哪些运动神经元经历凋亡中起作用。形成成熟运动单位的最后一次细胞事件是仅保留一个轴突支配一个肌细胞而消除其他所有的轴突[3]。

障碍：肌营养不良症

背景

所有的肌营养不良有一些共同的特征。

1. 都是遗传的渐进的疾病，主要涉及肌肉的病理学。

2. 最终发生肌细胞的退化和死亡。

3. 尽管肌营养不良症具有这些特征，但它们具有不同的遗传原因，在临床严重程度和表现方面也差异很大。

Duchenne 肌营养不良（DMD）是营养不良中最常见的类型。

> **临床小贴士** 患有 DMD 的患者心肌受累可能比骨骼肌受累更严重。在插管和接受正压通气的时候可能会更加的明显。

1. DMD 为 X 连锁隐性遗传，男性婴儿中发病率为 2.9/10 000。

2. 受影响男婴在出生时肌张力通常正常，在婴儿期运动发育正常。

3. 这些儿童一般在 12 个月大的时候起病。经典 Gower 征在 3 岁的时候出现，在 4 岁或 5 岁时则更明显。

4. 尽管不同患者的进展速度不同，但肌无力持续进展。一些儿童保持步行能力到 10 岁或 12 岁。为了提高其独立生存能力，这些儿童接受各种矫形干预措施。

5. 由于肌肉无力，其常规特征是脊柱侧凸。

6. 即使有严重的肌肉无力，眼球运动、尿肛门括约肌的功能也不会受影响。尽管在 DMD 中存在骨骼肌的退化，但受影响的患者无疼痛主诉。

7. 所有的 DMD 患者都有心肌病。

心肌的损害可能比骨骼肌无力严重或轻。

8. DMD 患者可能有认知功能受损，但大多数患者的智力测量商（IQ）超过 70。

9. 当呼吸肌合并咽喉肌肌肉无力加重，患者容易患肺炎[4]。

除非有呼吸和气道支持，否则受影响的患者存活很少超过 18 岁。通过细致的护理，气管切开机械通气，放置胃管营养支持，存活时间可以更长[5]。

10. 血清肌酸激酶（CK）升高是 DMD 的常见特征之一。

a. CK 在疾病早期临床症状不明显时就能检测到升高。

b. 在疾病的晚期阶段，当患者肌肉明显减少时，CK 水平可能会下降。

c. 升高的 CK 不能作为 DMD 确诊的依据。

11. 肌肉活检和（或）遗传分析可以确诊。对于 DMD 没有特异性的治疗，仅有支持治疗。

12. 治疗包括：心脏功能失代偿治疗、肺部感染治疗、物理治疗，以及对挛缩和脊柱侧凸进行手术矫正[6]。

Becker 型肌营养不良是 DMD 的轻度类型。

1. 遗传缺陷和 DMD 一样，但 Becker 型肌营养不良患者的肌无力进展缓慢。肌肉无力的发生一般在儿童期后期,一般20岁出头才需要依靠轮椅。

2. 心脏受累较DMD轻。

强直性肌营养不良总发生率为0.3∶10 000,累及骨骼肌、心肌和平滑肌。

1. 大多数婴儿并不表现出肌无力。当表现出肌无力时,在早期也不严重。

a. 最先发生远端肌肉萎缩,其次是近端肌肉。

b. 除广泛的肌肉受累外,受影响的儿童往往也表现出智力减退、白内障和畸形。

c. 虽然患者最终会发展为Gower征,但大多数人都保留步行能力。

d. 特征性肌强直症在发病最初并不明显,但约5岁左右会明显。

2. 延迟肌肉松弛期间患者没有疼痛。

3. 吞咽困难导致吸入性肺炎。

4. 便秘也是较常见的症状,是胃肠道(GI)平滑肌肠蠕动减少所致。

5. 心脏收缩功能不会严重下降,但会发生心脏传导阻滞。

6. 除了各种肌肉功能障碍以外,其他常见问题包括白内障、内分泌功能障碍和免疫球蛋白G(IgG)降低。

7. 血清CK升高,但没有DMD患者血清CK水平升高明显。

8. 诊断可以通过肌肉活检和遗传分析来证实。

9. 虽然没有具体的治疗方法,但所提到的各种异常都适合治疗。

10. 提高肌肉细胞去极化阈值的药物,如苯妥英或卡马西平可以减轻肌强直程度。

肢带型肌营养不良是指影响肩部和臀部肌肉的一组病症。

1. 这些疾病往往在临床上不明显,直到儿童时期晚期甚至成年早期。可见常染色体隐性遗传和常染色体显性遗传的遗传模式。

2. 这种疾病通常与其他综合征无关。

3. 心脏功能一般正常。

4. 与其他类型的肌营养不良一样,没有具体的治疗方法。

Emery-Dreifuss肌营养不良是一种罕见的疾病。

1. 该病为X-连锁遗传,估计发病率为0.1∶10 000。

2. 临床上,受影响的患者在童年时期出现肩胛肌肉和肱骨肌肉无力,但是面部肌肉不会受累。

3. 没有DMD患者中常见的假性肥大。

4. 这些患者心脏受累严重,往往是死亡的原因。

5. 智力发展正常。

6. 以支持性治疗为主,尤其应经常评估心脏功能。

障碍:先天性肌病

背景

虽然这些疾病大多是遗传疾病,有着不同的遗传模式,但一些患者是自发性的。总的发病率约为1:50 000。大多数受影响的婴儿中,临床症状基本一致,但在某些情况下,患者缓慢地丧失功能。异常特征是常见的,特别是继发于肌肉无力伴有的低血压、腱反射减退和及萎缩。确诊需要通过肌肉活检和(或)基因检测。在许多先天性肌病和其他的运动单元疾病中,已经发现具体的遗传模式和染色体位点[7]。

1. 由于肌肉细胞超微的结构外观,肌管(中心核)肌病因此而得名。

a. 受累的婴儿的肌肉细胞看起来与大约10周的胎儿的肌肉细胞(肌管阶段)相似。

b. 肌纤维中高水平的胎儿蛋白质支持了这个推断,肌肉细胞发育停滞于胎儿的第10周至第15周从而导致了疾病的产生。

c. 临床上,受影响的新生儿有严重的低血压和广泛的肌肉无力。这些婴儿通常需要气管插管和机械通气。

d. 心脏功能正常。

e. 由于这是一个肌肉疾病,肌电图(EMG)和神经传导速度一般在正常范围内。

f. 诊断通过肌肉活检。

g. 肌细胞结构正常。

h. 肌细胞小,细胞核居中。

i. 由于遗传通常是X连锁的隐性遗传,受影响的新生儿的母亲没有出现任何临床症状。然而,母亲的肌肉活组织检查可显示轻微的异常。

j. 没有具体的治疗方法,以支持治疗为主。

k. 虽然婴儿期的死亡率很高,但存活的患者没表现出疾病进展[8]。

2. 杆状肌病有两种临床亚型,更严重的婴儿型和较不严重的青少年型[9]。

a. 因为通过特殊染色能在肌肉细胞中发现棒状结构因此而得名。这些由肌细胞蛋白组成的棒状结构在其他任何疾病中都很少见。

b. 可以通过常染色体显性和常染色体隐性遗传方式遗传。

c. 受影响的婴儿在出生时非常虚弱,许多婴儿在新生儿期即死亡;那些生存下来的也很弱。

d. 青少年形式严重程度低的儿童患有肌张力减退,但是这些孩子有足够的力量走路和照顾自己。

e. 患者的一个特征症状是张口,原因是咬肌无力,不能保持上下颌闭合。

f. 肌无力不是进展的[10]。

3. 中心核肌病是因为细胞质中缺少肌原纤维和细胞器,仅剩下中央的细胞质而得名[11]。

a. 受影响的婴儿有近端肌肉无力和肌肉萎缩,但无力不随着时间的推移而恶化。

b. 肌无力不像其他一些先天性肌病那么严重,通常能够行动。

c. 心肌病很少见。

d. 血清CK通常在正常范围内。

4. 良性先天性肌张力减退是排除性诊断。

a. 对于那些没有发现病因的非进展性轻度肌张力减退的婴儿和儿童可做出该诊断。

b. 肌肉力量发展正常。

c. 无须特殊治疗,受影响的儿童不发生挛缩。一些孩子在这种情况下,由于肌张力低,可出现关节的复发性脱位。

障碍: 脊肌萎缩症(SMA)

> **临床小贴士** 所有形式的脊髓性肌萎缩都是呈进行性发展的,患者需要呼吸支持、夹板和物理治疗。

背景

这种疾病的特征是脊髓下运动神经元的进行性退变。总体发病率为 $1 \sim 1.6:10\ 000$,为常染色体隐性遗传。随着脊髓前角运动神经元退变,迟缓性麻痹和肌肉萎缩变得越来越严重。SMA 的不同类型仅由发病年龄和无力的严重程度来区分。然而,在所有类型中,疾病均是进行性发展的[12]。所有类型的 SMA 患者的肌肉活检显示出相同的病理学表现。患 SMA 的患者一般智力正常。这些儿童的神经传导速度正常,但 EMG 显示出肌肉去神经支配的特征。肌肉活检和基因检测都可以证实诊断。目前对于 SMA 没有特异性的治疗。支持治疗包括夹板、物理治疗、机械通气、运动辅助以及外科手术纠正挛缩和(或)脊柱侧凸[13,14]。

SMA 型 I 型(Werdnig-Hoffmann 病)是该病最严重的亚型。

1. 婴幼儿早期临床症状明显,进展相对较快。这些婴儿肌肉萎缩、严重肌无力、肌腱反射消失。

2. 眼外肌不受累。

3. 这些婴儿具有明亮的眼睛外观,肢体明显缺乏运动。

4. SMA 型 I 型婴儿早期出现呼吸窘迫并伴随着喂养困难[15]。

5. 他们也因为肋间肌无力和膈肌功能保留而表现出反常呼吸。

6. 未经治疗,这些婴儿在婴幼儿早期一般不能生存[16,17]。

SMA 型 II 型(中型)类似于 I 型,因为病情出现在婴儿期。然而,发病较晚,通常在约 $7 \sim 18$ 月龄,进展较慢。

1. 在婴儿期,患有这种病症的儿童通常能够吸吮、吞咽、呼吸。

2. 相比 SMA 型 I 型患者,此型患者肌肉无力、衰弱进展缓慢。这些婴儿通常可以存活进入童年期,可以坐下和站立,但通常无法行走。

3. 由于肌肉无力,患者可能会出现关节挛缩、脊柱后侧凸。

4. 通过适当的支持措施,这些患者可以生存至童年晚期。

SMA III 型(Kugelberg-Welander 病)是 SMA 最不严重的亚型[18]。

1. 患者在婴儿期可能没有症状,并且在 12 月龄左右的时候能走路。

2. 在 SMA III 型中,患者上肢和肩胛带肌肉的无力更为显著。

3. 少数 SMA 型 III 型儿童表现出肌肉肥大,无萎缩。

4. 患者可以生存到成年期。

麻醉注意事项

对于肌病、肌营养不良和脊髓性肌肉萎缩的患者：

1. 对于所有的肌病患者，最主要的是考虑肌无力的程度。儿科麻醉医师应特别关心患者保持气道通畅和维持足够肺泡通气的能力。一些患者肌无力比较严重，因此在麻醉诱导之前达不到拔管标准[19-22]。

2. 虽然区域麻醉在这些患者中具有避免气道操作的优点，但是许多麻醉医师在给这些患者进行神经阻滞时是很谨慎的[23]。

3. 可能的恶性高热（MH）易感性：中央核肌病的患者易患MH。尽管DMD与真正的MH不相关，但这些患者可能会触发MH样反应[24]。MH的处理将在后续的内容中详述。

4. 对于DMD患者应仔细评估心脏受累的程度。

5. 这些患者总是有一定程度的心肌病。由于其活动受骨骼肌无力的限制，容易低估心脏功能障碍的严重程度[25,26]。

6. 由于传导系统的纤维化，可能会产生心脏传导阻滞和心律失常。

7. 对DMD患者使用琥珀胆碱或强效吸入麻醉药后可能出现横纹肌溶解[27,28]。

8. 这些患者对非去极化肌肉松弛药的反应不一致，根据报道可能相较没有DMD的患者相似或者轻度延迟[29]。

障碍：线粒体肌病

> **临床小贴士**　术语"线粒体肌病"用于描述各种病症，均具有线粒体呼吸异常、肌无力和发育迟缓。不同的诊断将引起特定的麻醉相关问题。

背景

与线粒体功能障碍相关的肌病是一组包含多种不同表现的疾病群[30]。估计发病率为 $1.3:10\ 000$。

1. 在许多情况下，遗传方式是未知的，并且由于具体缺陷没有被充分认识到，预后差。

2. 机体能量生产中涉及许多酶和蛋白质，任何蛋白质的异常都会导线粒体致功能受损。

3. 除了肌肉功能障碍外，其他器官和组织也不同程度受到影响。

4. 许多线粒体肌病也累及中枢神经系统（CNS）。

5. 这些患者有慢性酸中毒和肌张力减退。他们往往具有发育迟缓，不能茁壮成长，有脑炎的症状。

6. 这些线粒体肌病患者的CNS异常是进行性的，导致发育标志的缺失。

线粒体肌病、脑病、乳酸性酸中毒和中风样发作（MELAS）是一种退行性疾病。

1. 除上述问题外，患者会出现呕吐、癫痫发作。

2. 中风样发作可能导致偏瘫、失明甚至痴呆。

3. 躯干和四肢的肌肉不受累[31]。

Leigh 亚急性坏死性脑病是包括线粒体功能障碍在内的退行性 CNS 疾病。

1. 这些患者的几种线粒体酶有异常，导致 CNS 退化以及肌肉功能障碍。

2. 大脑受累区域包括基底节、脑干和小脑。

Kearns-Sayre 综合征在儿童期或十几岁时症状表现明显，包括视网膜变性和进行眼外肌麻痹。

麻醉注意事项

1. 需要重点注意的是：线粒体肌病包括各种各样症状，特定的麻醉技术可能适用于部分患者，而不适用于其他患者。

2. 应避免长时间禁食导致的血容量不足。在这些通常具有高于正常乳酸水平的患者中，血容量不足会更容易导致酸血症。应输注葡萄糖溶液。

3. 尽管大多数麻醉药物，特是七氟醚和丙泊酚，会抑制线粒体功能，但都已成功地应用于线粒体功能障碍患者。

4. 在过去的报道中一些线粒体疾病患者肌肉挛缩实验阳性（MH 易感性的诊断实验），但更多的线粒体病患者已经安全地接受吸入麻醉药进行全身麻醉[32-34]。

5. 线粒体肌病患者对非去极化肌肉松弛药反应正常，但当给予琥珀胆碱时，可能出现高血钾反应。

障碍：恶性高热

> **临床小贴士**　诱发剂（所有的吸入麻醉药和琥珀胆碱）在被认为有恶性高热危险患者的麻醉必须避免使用。
>
> 通常，在全身麻醉下，患者发生 MH 的第一个征象就是不断增加的呼气末二氧化碳（$ETCO_2$）。

背景

MH 是属于肌肉疾病，在神经肌肉接头处的传递不受影响，神经传导在正常范围内。在 MH 患者中，肌细胞不能维持正常的细胞内钙浓度，MH 发作的临床表现主要是由于过量的细胞内游离钙导致的。在 MH 发作期间，肌肉的代谢大大增加导致肌肉僵硬、二氧化碳（CO_2）产生增加、高钾血症、肌肉分解或横纹肌溶解以及合并的酸中毒。有许多机制可以导致细胞内游离钙的增加。

1. MH 的确切发病率还不确定。

2. 在丹麦进行的一项大型调查和英国的一份报告中报告的发病率为 0.04～0.05∶10 000[35]。

a. 在丹麦的报告中，MH 被怀疑为 0.625/10 000 全身麻醉患者，而在使用吸入麻醉和琥珀胆碱的患者发病率为 2.4∶10 000。

b. MH 易感性通常为常染色体显性遗传。

3. 超过 50% 的 MH 病例与位于人类染色体 19q13.1 上的基因 RYR1 相关。目前已经报道了很多这个基因的突变[36]。

a. 由该基因编码的蛋白质称为骨骼肌兰尼碱受体或兰尼碱受体 1[37]。

b. 该受体位于肌浆网中并调节钙释放。

4. 咖啡因-氟烷挛缩试验（CHCT）是评估个体 MH 易感性的金标准[37,38]。

a. CHCT 需要新鲜的肌肉标本，并且只能在美国的几个中心完成。

b. 在大多数情况下，需要全身麻醉以提供肌肉样本。另外，儿童可能因为体重不够而不能提供足够的组织。

5. 也可采用 MH 的基因检测。但是，挛缩试验的结果与基因检测结果有差异[38]。

6. MH 易感性疾病包括：中央核肌病、多微小轴空病、King-Denborough 综合征、Brody 肌病和低钾和高钾性周期性麻痹[33,39]。在肉碱棕榈酰转移酶缺乏症的患者中也可发生 MH。

7. 根据患者的年龄的不同，急性 MH 危象的临床特征可能有差异[40]。

麻醉注意事项

在手术室治疗急性恶性高热

1. MH 的发作可以被解释为骨骼肌的过度代谢活动[41]，是医疗急症。

a. 患者有疾病触发因素之一：吸入麻醉药和（或）琥珀胆碱。

b. 在全身麻醉期间，出现心动过速和持续 $ETCO_2$ 增加。

c. 增加每分钟通气量，$ETCO_2$ 仍不断地升高，则应该警惕 MH 的发生。

d. 如果没有给予非去极化肌肉松弛药，骨骼肌可能出现强直。横纹肌溶解是急性 MH 发作的常见特征。

e. 正如 MH 的名字所示，发热是临床表现的一部分，并且是迟发的一个征象。

2. 实验室异常包括混合性的酸中毒、高钾血症和肌红蛋白血和肌红蛋白尿。

静脉和动脉血液 pH 和 PCO_2 与正常的比较显示出较低的 pH 和较高的 PCO_2，反映了骨骼肌的异常高代谢。

3. MH 发作的诊断和主要治疗应同时开始，如下：

a. 停止使用所有诱导药。

b. 使用与麻醉机分离的呼吸回路，100% 的吸入氧浓度（FiO_2），增加每分钟通气量。

c. 降温。

d. 请求紧急支援。

e. 给予静脉内推注（IV）丹曲林。

4. 丹曲林作用于兰尼碱受体并影响钙从肌质网释放。

a. 它可能引起临床上可检测到的肌无力[42]。

b. 丹曲林的起始剂量为 2.5 mg/kg 静脉注射，最大剂量为 10 mg/kg。

c. 根据患者的反应给予额外剂量。

d. 丹曲林粉剂，必须用无菌水稀释。它不溶于盐水或葡萄糖溶液。

e. 粉状丹曲林含有 150 mg 甘露醇/1 mg 丹曲林。使用 2.5 mg/kg 丹曲林也将给予患者 375 mg/kg 甘露醇。

5. 外科手术必须尽快尽可能安全地完成。

6. 降温可以通过以下方式实现：

a. 手术完成后立即移去患者身上的覆盖物。

b. 降低手术室（OR）的温度。

c. 静脉注射预冷的液体。

7. 有创监测［动态血压、中心静脉压（CVP）监测和放置 Foley 尿管］。将患者安排在重症监护病房（ICU）治疗。

8. 纠正代谢和电解质异常。

a. 高血钾在 MH 发作中非常常见，应采取常规措施。

b. 心律失常通常是由酸中毒和高钾血症引起的，一旦开始丹曲林给药，通常会好转。如需要进一步治疗，首选利多卡因。

c. ETCO$_2$、电解质、血气、CK、血清肌红蛋白和凝血曲线的连续测量应按照指示进行跟踪和更正。

9. 补液、利尿药使尿液保持在 2 mL/（kg·h），以防止肾小管中肌红蛋白沉淀，导致急性肾衰竭。同时应考虑碱化尿液治疗。

10. 初始治疗是以 CVP 作为指导的生理盐水复苏，但也可能需要额外的甘露醇。

11. 一旦手术完成并且患者的情况相对稳定，应该被转移到 ICU 继续治疗。

12. 有治 MH 疗急性发作后数小时内复发的病例报道。

13. 丹曲林应该持续给药，直到代谢性酸中毒已经消退，血清肌红蛋白水平开始下降。

14. 急性 MH 发作并发症包括弥漫性血管内凝血、肾衰竭、肺水肿和肌无力。

a. 当 MH 的发作已成功控制并计划拔管时，重要的是要确保患者有足够的力量维持呼吸。

b. 丹曲林是一种肌肉松弛药，治疗 MH 发作导时可能致肌无力[42]。

恶性高热高风险患者的管理

1. 通过各种方式判断接受手术和麻醉的患者是否有 MH 的发作史。

a. 实际上一些患者曾有 MH 发作、接受过肌肉活检并且 CHCT 阳性。

b. 其他一些患者在麻醉中出现发热但没有接受特异的治疗，并且是 MH 患者一级亲属。该组中包括 CHCT 不确定的患者。

c. 诊断为具有 MH 易感性的患者，强烈推荐局部麻醉。

2. 如果全身麻醉是完成手术的唯一选择,则应当选用"非触发麻醉药"。

3. 目前的建议不支持常规的丹曲林预处理[33]。

4. 除了避免使用吸入麻醉药和琥珀胆碱外,其他的麻醉药物也不应该引起患者的焦虑[43]。在许多儿科患者中,这可能是困难的。

5. 吸入诱导药是诱发因素,术前应放置外周静脉注射导管。

a. 大剂量口服镇静药,使用局部麻醉霜,由最有经验和技术熟练的儿科麻醉医师进行 IV 导管的放置,以降低操作对孩子造成的紧张。

b. 一旦静脉注射置管成功,按计划实施麻醉。可以使用除了之前提到的触发剂之外的任何药物。

6. 虽然氯胺酮不是 MH 的引发因素,但是因为能导致心动过速,有些麻醉医师避免在这些患者身上使用。

恶性高热患者易感患者的麻醉后管理

1. 被认为有 MH 风险的患者可以接受门诊手术和麻醉。当然,必须符合通常的出院标准。

2. 如果进行了区域麻醉或应用"非触发性麻醉药"进行麻醉,并且在观察 4 h 后,该儿童没有出现肌肉新陈代谢增加的迹象,则能安全出院[44]。

3. 有些机构使用血试纸检查尿液中的肌红蛋白。肌红蛋白与用于检测游离血红蛋白的试剂反应。如果测试在 MH 易感患者中是阳性的,则应被认为是横纹肌溶解的征兆。

4. 由于一些患者在麻醉后数小时出现 MH,如果计划进行门诊手术的儿童出现任何高代谢的迹象,最安全的处理是收住 ICU 进行仔细观察。

在这种情况下,就急性发作而言,必须根据可用的临床和实验室证据,决定开始用丹曲林治疗。

障碍:重症肌无力

> **临床小贴士**　对重症肌无力患者最重要的评估是该患者保持气道通畅和维持足够的肺泡通气的能力。

背景

MG 是由于循环抗体对突触后运动终板乙酰胆碱受体的竞争性结合而引起的。患者乙酰胆碱的释放和突触间隙都是正常的。这是一种非遗传性的自身免疫性疾病。骨骼肌的无力、易疲劳是常见的临床表现。无力表现为晨轻暮重。上睑下垂往往是首发的临床表现。心肌一般不受累。随着病情的发展可能会出现吞咽困难。随着病情恶化,呼吸肌受累导致患者病情加重。可通过 EMG 特征性快速下降的肌肉电位提示 MG 诊断。然而，神经传导在正常范围内，不是在所有患者都能发现乙酰胆碱受体抗体，肌酸磷酸激酶（CPK）水平一般正常。

1. 依酚氯铵实验可用于确认诊断[45]。

a. 静脉注射阿托品可用于抵消依酚氯铵的毒蕈碱不良反应，如腹部痉挛和腹泻。

b. 给依酚氯铵的 $10 \sim 20$ s 内应观察到肌无力的改善。而这种改善仅持续 $2 \sim 3$ min。

2. 一旦 MG 的诊断得到确认，治疗的目的就是通过应用吡斯的明或新斯的明增加神经肌肉接头处的乙酰胆碱浓度。

3. 皮质类固醇也用于治疗 MG。

4. 对于具有较高水平的抗乙酰胆碱抗体的患者，血浆置换术和静脉注射免疫球蛋白（IVIG）治疗是有短暂效果的。

5. 具有高水平的抗乙酰胆碱抗体的患者，疾病早期进行胸腺切除术最有效。

6. 新生儿短暂性重症肌无力——12% ～ 20% 的重症肌无力母亲分娩出的新生儿由于血清中存在母体的抗乙酰胆碱受体抗体而可能出现明显的肌无力症状。

a. 这些婴儿持续存在肌无力时可能需要通气支持和管饲。

b. 几周后，一旦抗体从血清中消除，婴儿的正常力量会恢复，也不会增加其患重症肌无力的风险。

7. 先天性肌无力综合征是一种非常罕见的遗传性疾病，临床表现和重症肌无力或类似先天性肌病[46]。

a. 许多基因和亚型已经被发现，并且临床表型变异很大。

b. 常染色体隐性遗传和常染色体显性遗传均可见。

c. 症状通常在出生时或婴儿初期出现。

d. 患者的面部、肢体和躯干的骨骼肌无力。可能出现呼吸困难和进食困难[47]。

e. 没有特异性的治疗，仅能进行支持治疗。与重症肌无力（自身免疫性疾病）不同，免疫抑制药不但不能缓解症状，甚至可能使临床症状恶化。

麻醉主要事项

1. 对于所有重症肌无力患者，主要考虑的是无力程度。儿科麻醉医师应特别关心患者保持气道通畅和维持足够的肺泡通气的能力[48]。

2. 其中一些患者可能无力很严重，导致术后达不到拔管的标准。

3. 麻醉前评估中，肺功能检查很重要。

4. 回顾有关病情进展、治疗方案和以前因呼吸问题住院的病史，将会给儿科麻醉医师对患者的病情有一个明确的认识。

5. 谨慎使用非去极化肌肉松弛药。

a. 在给予任何松弛药之前，肌松监测仪显示 MG 患者的 4 个成串刺激异常[49]。

b. 剂量应从正常患者使用剂量的 $0.05 \sim 0.1$ 开始，并在肌松监测仪的指导下调节剂量。

c. MG 患者可能出现抵抗琥珀胆碱的作用，也可能反应正常[50]。

6. 即使麻醉和手术进行顺利,拔管也可能会有问题。因为MG患者的肺活量、最大吸气流量和维持气道通畅的能力都显著的下降。

7. 最后,可能会发生阿片类药物引起呼吸抑制。对于那些进行胸腺切除术的患者,由于固定导致的疼痛是一个问题,硬膜外持续镇痛能达到较好效果。

障碍:吉兰巴利综合征(GBS)

> **临床小贴士** 如果给予GBS患者应用琥珀胆碱,可能会出现高钾血症,而局部麻醉与患者无力恶化相关。

背景

GBS是一种急性、自身免疫性、多发周围性神经病[51]。在美国每年有3 000～6 000例GBS发生。患者的临床表现可能相当严重。GBS可能由前驱的急性病毒或细菌感染引发,但偶尔可由接种疫苗导致。最常见的亚型是急性炎症性脱髓鞘性多发性神经病。临床上,GBS通常被认为是上升性麻痹。瘫痪的进展在不同患者中不一致,在发病后几天或几周之内迅速进展。无力最初由腿部开始逐渐发展到上肢和脸部。GBS以对称方式影响周围神经。随着瘫痪的上升,腱反射迅速降低。除了四肢之外,面部、咽部肌肉以及呼吸肌肉也可能累及。一些患者由于呼吸功能不全而需要机械通气支持。除了肌肉无力外,GBS患者可能合并自主神经功能障碍。在这些情况下,可能会因刺激而出现心动过速和高血压。GBS实验室诊断的标记是脑脊液(CSF)中蛋白明显升高,往往是正常上限的数倍。神经传导也明显减弱。

1. 随着及时的血浆置换,随后的免疫球蛋白和支持治疗,大多数患者将基本恢复正常[52]。然而,如果合并严重的肺并发症和自主神经病变,则可能会导致患者死亡。

2. 因为疾病的进展在不同患者是不一致的,对于这些患者适当的支持治疗对是治疗中非常重要的一部分。应该仔细观察那些症状相对较轻的患者病情的变化。因为疾病的进展可能很快,并且可能会累及呼吸肌。

3. 如果无力迅速加重,治疗方案包括IVIG、类固醇、干扰素和其他免疫抑制药物。

4. 血浆置换术也用于严重病例的治疗[53,54]。

5. 严重受影响的患者通常需要呼吸和营养支持以及细致的护理,以尽量减少患者不能活动而导致的压疮。

6. 患者恢复通常需要几周时间,但只要有良好的支持治疗和及时启动上述治疗,患者康复的概率是很大的。

7. 恢复通常以麻痹发生的相反顺序进行,呼吸和咽肌的肌肉首先恢复,然后是上肢的正常化,接着是下肢。

8. 患有非常严重GBS的儿童出现神经肌肉功能不完全恢复的风险最大。

麻醉注意事项

1. 对于所有患有 GBS 的患者,重要的考虑因素是无力程度,特别是患者保持气道通畅和维持足够的肺泡通气的能力。

2. 其中一些患者肌无力严重,在麻醉诱导之前就能预计到可能达不到拔管的标准。

3. 自主神经功能障碍可能会影响严重患者对麻醉药物的耐受力。

4. 相反,在对患者进行经喉镜插管、手术时可能出现明显的心血管反应。

5. 在 GBS 患者中使用肌肉松弛药是复杂的。在 GBS 的不同时期可能表现为对非极化松弛药的反应出现从敏感变为抵抗的变化。

6. 如果向 GBS 患者予琥珀胆碱,则存在高钾血症的危险。

7. 局部麻醉和(或)镇痛的使用与 GBS 的恶化有关[23]。

障碍: 家族性自主神经功能障碍(Riley-Day 综合征)

背景

Riley-Day 综合征是一种常染色体隐性遗传病,由 9 号染色体上的 IKBKAP 基因突变导致。在 Ashkenazi 犹太人中的发病率为 1～2∶10 000,而在其他种族中则非常罕见。Riley-Day 综合征患者介导自主功能的周围神经的数量明显地减少。由于这种缺陷,Riley-Day 综合征患者疼痛和温度感觉减退。这种情况下出生的婴儿会出现喂养困难,并易发生吸入性肺炎。由于喂养困难,这些婴儿经常表现生长、发育不良。他们也可能合并体温不稳定、出汗异常、呕吐和癫痫发作。在很多情况下,呕吐可能相当严重,可持续超过 24 h。Riley-Day 综合征患者除了缺乏自主神经,携带肌肉主轴本身感觉冲动的传入神经也是不足的。与这种病理相关的临床症状是行走延迟和共济失调。在年龄较大的儿童中,对疼痛的不敏感会导致严重的问题。约一半的 Riley-Day 综合征患者出现自主神经危机,包括血压升高、心动过速、恶心、呕吐、头部和躯干过度出汗、颜面部、手脚、躯干斑点、烦躁不安和失眠。Riley-Day 综合征患者不累及中枢神经系统。Riley-Day 综合征的患者智力正常。通过检测 IKBKAP 基因可确诊。

治疗包括针对固有的或由 Riley-Day 综合征引起的并发症。快速识别和治疗吸入性肺炎是重要的,及时抗惊厥治疗。保护患者免受创伤和人工泪液的使用能最大限度降低患者的损伤。对于周期性呕吐可以使用镇吐药。体位性低血压的治疗可以采用弹性丝袜改善静脉回流、增加钠和液体摄入量。Riley-Day 综合征患者的生存期缩短,许多患者在 30 岁前死亡。死因多为反复的肺炎发作。

麻醉注意事项

1. 由于各种原因,Riley-Day 综合征患者在围术期出现呼吸系统疾病的风险增加。

第三部分

2. 口腔分泌物过多,吞咽困难,易引起吸入性肺炎。

3. 此外,Riley-Day综合征患者对缺氧和高碳酸血症的反应降低[55]。

4. 这些患者合并心血管系统功能障碍。

5. 直立性低血压常见,这些患者可能对外源性儿茶酚胺敏感性增加。

6. 由于Riley-Day综合征患者对疼痛不敏感,阿片类药物给药可能导致严重的呼吸抑制。

障碍：Charcot-Marie-Tooth 疾病（CMT）

背景

这种疾病是最常见的遗传性运动和感觉神经病之一,发病率为1∶2 500。具有多种临床表型。可表现为常染色体隐性、常染色体显性遗传和X连锁遗传。

1. 发病可以在任何年龄,通常在童年晚期、成年早期,病情逐渐进展和严重程度不一致。

2. 通常,这些患者具有远端肌肉无力和萎缩,影响步态和平衡。"鹤腿"是特征性的表现。足部畸形如弓形足是常见的,许多患者需要骨科治疗。

3. 在更严重的情况下,可出现呼吸肌无力和吞咽困难。

4. 治疗为支持治疗,大多数患者寿命正常。

麻醉注意事项

1. 这些患者对非去极化肌肉松弛药的反应是不一致的,并且已经报道了对肌肉松弛药正常、降低或延迟反应的病例[56,57]。

2. 尽管没有报道与琥珀胆碱有不良反应,因为广泛去神经支配可能存在高血钾的风险,因此一些麻醉医师避免使用。

3. 局部麻醉可能导致脱髓鞘神经局部麻醉药毒性；然而,也有在这些患者中成功进行外周神经阻滞的报道[58]。

4. 自主神经病变并不是CMT主要的临床特征。

（杨　峰）

参考文献

［1］ Proske U. Development of skeletal muscle and its innervation. In: Thorburn GHR, ed. *Textbook of Fetal Physiology*. Oxford, UK: Oxford University Press; 1994: 310-321.

［2］ O'Brien RA, Ostberg AJ, Vrbova G. Observations on the elimination of polyneuronal innervation in developing mammalian skeletal muscle. *J Physiol*. 1978; 282: 571-582.

［3］ Sanes JR, Lichtman JW. Development of the vertebrate neuromuscular junction. *Annu Rev Neurosci*. 1999; 22: 389-442.

［4］ Gozal D. Pulmonary manifestations of neuromuscular disease with special reference to Duchenne muscular dystrophy and spinal muscular atrophy. *Pediatr Pulmonol*. 2000; 29(2): 141-150.

［5］ Benditt JO. Initiating noninvasive management of respiratory insufficiency in neuromuscular disease. *Pediatrics*. 2009; 123(suppl): S236-S238.

［ 6 ］ Sarnat H. Muscular dystrophies. In: Kliegman R, Stanton B, St Geme J, et al, eds. *Nelson Textbook of Pediatrics*. 19th ed. Philadelphia, PA: Elsevier Saunders; 2011: 2119−2128.

［ 7 ］ Maggi L, Scoto M, Cirak S, et al. Congenital myopathies—Clinical features and frequency of individual subtypes diagnosed over a 5-year period in the United Kingdom. *Neuromuscul Disord*. 2013; 23(3): 195−205.

［ 8 ］ Barth PG, Dubowitz V. X-linked myotubular myopathy—a long-term follow-up study. *Eur J Paediatr Neurol*. 1998; 2: 49−56.

［ 9 ］ Shimomura C, Nonaka I. Nemaline myopathy: comparative muscle histochemistry in the severe neonatal, moderate congenital, and adult-onset forms. *Pediatr Neurol*. 1989; 5: 25−31.

［ 10 ］ Martinez BA, Lake BD. Childhood nemaline myopathy: a review of clinical presentation in relation to prognosis. *Dev Med Child Neurol*. 1987; 29: 815−820.

［ 11 ］ Jungbluth H. Central core disease. *Orphanet J Rare Dis*. 2007; 2(1): 25.

［ 12 ］ D'Amico A, Mercuri E, Tiziano FD, et al. Spinal muscular atrophy. *Orphanet J Rare Dis*. 2011; 6: 71.

［ 13 ］ Hardart MK, Burns JP, Truog RD. Respiratory support in spinal muscular atrophy type I: a survey of physician practices and attitudes. *Pediatrics*. 2002; 110: e24.

［ 14 ］ Chung BH, Wong VC, Ip P. Spinal muscular atrophy: survival pattern and functional status. *Pediatrics*. 2004; 114: e548−e553.

［ 15 ］ Schroth MK. Special considerations in the respiratory management of spinal muscular atrophy. *Pediatrics*. 2009; 123(suppl): S245− S249.

［ 16 ］ Mercuri E, Bertini E, Iannaccone ST. Childhood spinal muscular atrophy: controversies and challenges. *Lancet Neurol*. 2012; 11(5): 443−452.

［ 17 ］ Hardart MKM, Truog RD. Spinal muscular atrophy—type I. *Arch Dis Child*. 2003; 88(10): 848−850.

［ 18 ］ Lunn MR, Wang CH. Spinal muscular atrophy. *Lancet*. 2008; 371(9630): 2120−2133.

［ 19 ］ Birnkrant DJ. The American College of Chest Physicians consensus statement on the respiratory and related management of patients with Duchenne muscular dystrophy undergoing anesthesia or sedation. *Pediatrics*. 2009; 123(suppl): S242−S244.

［ 20 ］ Blatter JA, Finder JD. Perioperative respiratory management of pediatric patients with neuromuscular disease. *Paediatr Anaesth*. 2013; 23(9): 770−776.

［ 21 ］ Segura LG, Lorenz JD, Weingarten TN, et al. Anesthesia and Duchenne or Becker muscular dystrophy: review of 117 anesthetic exposures. *Paediatr Anaesth*. 2013; 23(9): 855−864.

［ 22 ］ Islander G. Anesthesia and spinal muscle atrophy. *Paediatr Anaesth*. 2013; 23(9): 804−816.

［ 23 ］ Wiertlewski S, Magot A, Drapier S, et al. Worsening of neurologic symptoms after epidural anesthesia for labor in a Guillain-Barre patient. *Anesth Analg*. 2004; 98: 825−827.

［ 24 ］ Gurnaney HM, Brown A, Litman RSD. Malignant hyperthermia and muscular dystrophies. *Anesth Analg*. 2009; 109(4): 1043−1048.

［ 25 ］ Schmidt GN, Burmeister MA, Lilje C, et al. Acute heart failure during spinal surgery in a boy with Duchenne muscular dystrophy. *Br J Anaesth*. 2003; 90: 800−804.

［ 26 ］ Cripe LH, Tobias JD. Cardiac considerations in the operative management of the patient with Duchenne or Becker muscular dystrophy. *Pediatr Anesth*. 2013; 23(9): 777−784.

［ 27 ］ Hayes J, Veyckemans F, Bissonnette B. Duchenne muscular dystrophy: an old anesthesia problem revisited. *Paediatr Anaesth*. 2008; 18(2): 100−106.

［ 28 ］ Yemen TA, McClain C. Muscular dystrophy, anesthesia and the safety of inhalational agents revisited; again. *Paediatr Anaesth*. 2006; 16: 105−108.

［ 29 ］ O'Flaherty Ba. *Anesthesia For Genetic, Metabolic and Dysmorphic Syndromes of Childhood*. 2nd ed. Philadelphia, PA: Lippincott Williams & Wilkins; 2007.

［ 30 ］ Keyes MA, Van de Wiele BV, Stead SW. Mitochondrial myopathies: an unusual cause of hypotonia in infants and children. *Paediatr Anaesth*. 1996; 6: 329−335.

［ 31 ］ Sarnat H. Metabolic myopathies. In: Kliegman R, Stanton B, St Geme J, et al, eds. *Nelson Textbook of Pediatrics*. 19th ed. Philadelphia, PA: Elsevier Saunders; 2011: 2131−2132.

［ 32 ］ Fricker RM, Raffelsberger T, Rauch-Shorny S, et al. Positive malignant hyperthermia susceptibility in vitro test in a patient with mitochondrial myopathy and myoadenylate deaminase deficiency.

Anesthesiology. 2002; 97: 1635–1637.

［33］ Malignant Hyperthermia Association of the United States (MHAUS). Healthcare Professionals-Malignant Hyperthermia Association of the United States［webpage］; 2014. http://www.mhaus.org/healthcare-professionals.

［34］ Litman RS, Rosenberg H. Malignant hyperthermia-associated diseases: state of the art uncertainty. *Anesth Analg*. 2009; 109(4): 1004–1005.

［35］ Ording H. Incidence of malignant hyperthermia in Denmark. *Anesth Analg*. 1985; 64: 700–704.

［36］ Franzini-Armstrong C, Protasi F. Ryanodine receptors of striated muscles: a complex channel capable of multiple interactions. *Physiol Rev*. 1997; 77: 699–729.

［37］ Sei Y, Sambuughin N, Muldoon S. Malignant hyperthermia genetic testing in North America working group meeting. Bethesda, MD. September 4–5, 2002. *Anesthesiology*, 2004; 100: 464–465.

［38］ Girard T, Treves S, Voronkov E, et al. Molecular genetic testing for malignant hyperthermia susceptibility. *Anesthesiology*. 2004; 100: 1076–1080.

［39］ Jungbluth H. Multi-minicore disease. *Orphanet J Rare Dis*. 2007; 2(1): 31.

［40］ Nelson P, Litman RS. Malignant hyperthermia in children: an analysis of the North American malignant hyperthermia registry. *Anesth Analg*. 2014; 118(2): 369–374.

［41］ Dierdorf S, Walton JS, Stasic A. Rare coexisting diseases. In: Barash PG, Cullen BF, Stoelting RK, et al, eds. *Clinical Anesthesia*. 7th ed. Philadelphia, PA: Lippincott Williams & Wilkins; 2013: 622–624.

［42］ Gronert GA, Thompson RL, Onofrio BM. Human malignant hyperthermia: awake episodes and correction by dantrolene. *Anesth Analg*. 1980; 59: 377–378.

［43］ Brandom BW, Muldoon SM. Unexpected MH deaths without exposure to inhalation anesthetics in pediatric patients. *Paediatr Anaesth*. 2013; 23(9): 851–854.

［44］ Pollock N, Langtont E, Stowell K, et al. Safe duration of postoperative monitoring for malignant hyperthermia susceptible patients. *Anaesth Intensive Care*. 2004; 32: 502–509.

［45］ Afifi AK, Bell WE. Tests for juvenile myasthenia gravis: comparative diagnostic yield and prediction of outcome. *J Child Neurol*. 1993; 8: 403–411.

［46］ Finlayson S, Beeson D, Palace J. Congenital myasthenic syndromes: an update. *Pract Neurol*. 2013; 13(2): 80–91.

［47］ Abel M, Eisenkraft JB. Anesthetic implications of myasthenia gravis. *Mt Sinai J Med*. 2002; 69: 31–37.

［48］ Kinali M, Beeson D, Pitt MC, et al. Congenital myasthenic syndromes in childhood: diagnostic and management challenges. *J Neuroimmunol*. 2008; 201–202: 6–12.

［49］ Mann R, Blobner M, Jelen-Esselborn S, et al. Preanesthetic train-of-four fade predicts the atracurium requirement of myasthenia gravis patients. *Anesthesiology*. 2000; 93: 346–350.

［50］ Eisenkraft JB, Book WJ, Mann SM, et al. Resistance to succinylcholine in myasthenia gravis: a dose-response study. *Anesthesiology*. 1988; 69: 760–763.

［51］ Ryan M. Pediatric Guillain-Barre syndrome. *Curr Opin Pediatr*. 2013; 25(6): 689–693.

［52］ Ammache Z, Afifi AK, Brown CK, et al. Childhood Guillain-Barre syndrome: clinical and electrophysiologic features predictive of outcome. *J Child Neurol*. 2001; 16: 477–483.

［53］ Diener HC, Haupt WF, Kloss TM, et al. A preliminary, randomized, multicenter study comparing intravenous immunoglobulin, plasma exchange, and immune adsorption in Guillain-Barre syndrome. *Eur Neurol*. 2001; 46: 107–109.

［54］ Schaller B, Radziwill AJ, Steck AJ. Successful treatment of Guillain-Barre syndrome with combined administration of inter-feron-beta-1a and intravenous immunoglobulin. *Eur Neurol*. 2001; 46: 167–168.

［55］ Axelrod FB, Donenfeld RF, Danziger F, et al. Anesthesia in familial dysautonomia. *Anesthesiology*. 1988; 68: 631–635.

［56］ Fiacchino F, Grandi L, Ciano C, et al. Unrecognized Charcot-Marie-Tooth disease: diagnostic difficulties in the assessment of recovery from paralysis. *Anesth Analg*. 1995; 81(1): 199–201.

［57］ Pogson D, Telfer J, Wimbush S. Prolonged vecuronium neuromuscular blockade associated with Charcot Marie Tooth neuropathy. *Br J Anaesth*. 2000; 85(6): 914–917.

［58］ Bui AH, Marco AP. Peripheral nerve blockade in a patient with Charcot-Marie-Tooth disease. *Can J Anaesth*. 2008; 55(10): 718–719.

第三十一章　代谢疾病与先天性代谢障碍

克里斯托弗·L.恰拉洛

要　点

1. 低血糖为一种常见疾病。需尽量减少术前禁食时间,且围术期应进行静脉输入葡萄糖以补充营养。
2. 患有酸中毒或乳酸代谢疾病的患者有乳酸堆积风险的,不能应用乳酸林格液,因为可导致乳酸酸中毒的风险。
3. 应对患有动脉管路血运障碍的患者进行经常性的电解质与酸碱状态监测。
4. 这些患者感染吸入性肺炎的风险高于普通患者。
5. 肝肿大(有肝功能缺陷)和脾功能亢进的患者有可能因为血小板减少引起凝血功能障碍,凝血因子合成减少,或者是纤维蛋白原增加。肝移植对一些机体酸血症和尿素循环障碍的患者有治疗效果。
6. 先天异常代谢的患者常伴发惊厥,在手术前后应持续使用抗惊厥药,麻醉药及肌肉松弛药有可能受到慢性抗惊厥药的影响。
7. 七氟醚在麻醉诱导期间会诱发癫痫样活动。对患有发作性疾病的患者进行七氟醚吸入性麻醉诱导的安全性尚未可知,然而大多数儿科麻醉医师在这些患者中使用七氟醚并没有出现意外。

对患有代谢性疾病与先天性代谢障碍的患者制订麻醉管理方案时,必须考虑到每种障碍的特殊病理生理学,但具有讽刺意味的是,许多针对这些障碍的麻醉效果却会相互重合。

一位临床医师在其职业生涯中将不会接触到多少这些代谢障碍。相应的,有众多论文或网上参考信息可供麻醉科医师获取更多的具体信息。由鲍姆(Baum)和欧·弗莱厄蒂(O'Flaherty)编著的《Anesthesia for Genetic, Metabolic, and Dysmorphic Syndromes of Childhood》以及由比索内特(Bissonnette)等编撰的《Syndromes: Rapid Recognition and Perioperative Implications》对于执业医师处理不太熟悉的代谢紊乱时都是优秀的参考资源[1,2]。在线数据库 Online Mendelian Inheritance in Man (OMIM),由国立卫生研究院的国家医学图书馆进行服务器托管,提供在 http://www.ncbi.nlm.nih.gov/omim 里,找到全部的关于遗传紊乱在基因方面、诊断方面及临床表现方面的综述。最后,在网上专家授权的教科书 GeneReviews® 提供易于获取的和全面的关于遗传条件的特点、诊断和管理的综述。

这一章不打算全面地讲解常遇到的代谢疾病和先天代谢异常对临床中实施麻醉时的

影响,而在于综述性的讲解。这些复杂的和不普通的患者的照护应该与代谢疾病的专科医师合作,一个全面的术中、术前、术后的计划应该有一个团队来制订。

障碍：氨基酸代谢

无支链

1. 胱胺酸症是一种胱氨酸细胞内蓄积障碍,通常将导致全身性高血压,肾小球范可尼综合征以及慢性肾功能不全。采用巯乙胺疗法可延缓或减轻全身并发症[3]。

　　a. 肝肿大是常见疾病,但由肝内部的沉积而引起肝硬化与门静脉高压的现象十分罕见[4]。此外甲状腺功能减退症与糖尿病也属于常见病种。

　　b. 围术期电解质水平(包括钾、碳酸氢盐、钙以及葡萄糖水平)必须受到密切监测。

　　c. 等渗尿与多尿症可能会影响对血管内容积的评测,因此在有大量液体转移的情况下建议监测中央静脉压。

　　d. 巯乙胺疗法常见的并发症为胃酸分泌过多,而由此将会增加患上吸入性肺炎的风险。

　　e. 去极化肌肉松弛药不得用来帮助患有张力减退与肌病的患者预防由琥珀胆碱引起的高钾血症。

　　f. 某些患者存在畏光,因此建议在麻醉诱导前将手术室内的灯光调暗[2]。

2. 胱氨酸尿或者称为二氨基戊糖尿症,是一种常见的障碍,通常是由氨基酸(包括半胱氨酸)肾清除率的增强而引起。

　　a. 肾结石与慢性肾功能不全与该疾病有关。

　　b. 围术期应对血清钾,碳酸氢盐以及容量状态进行监测[5]。

　　c. 围术期利尿与长期尿碱化工作需持续进行[6]。

3. 高胱胺酸尿症是一种疾病三联征,涉及导致胶原蛋白生产紊乱与高凝状态的蛋氨酸代谢。

　　a. 此疾病通常症状包括精神发育迟滞,马方综合征体质,高腭穹,晶状体异位以及漏斗胸。

　　b. 自发性血栓栓塞可能出现于静脉或动脉,通常会对心脏、大脑、肾、肠系膜以及肺部血管造成不良影响[6]。

　　c. 长时间禁食将会加重高凝状态与高胰岛素血症引发的低血糖,因此于围术期应向患者体内注入含有葡萄糖的静脉注射液,且维持剂量保持在平时的约1.5倍[3]。

　　d. 围术期深静脉血栓风险上升,而肝素似乎对其不起作用。吡哆醇与双嘧达莫也许是更为有效的药物预防措施[1]。

　　e. 氧化亚氮的使用相对较为禁忌,甲硫氨酸合成酶所起到的抑制作用将提高同型半胱氨酸水平,从而诱发脑萎缩,中枢神经系统脱髓鞘以及动脉血栓形成[7-9]。

　　f. 21%的发作性疾病受此疾病影响而存在病症。通常导致精神疾病,因而于围术期应继续使用抗癫痫药物[3]。

临床小贴士　长时间禁食将会加重高凝状态与高胰岛素血症引发的低血糖,因此于手术前后应向患者体内注入含有葡萄糖的静脉注射液,且维持剂量保持在平时的约1.5倍。

　　4. 苯丙酮尿症是一种苯丙烷代谢障碍。

　　a. 未经治疗前常伴有发作性疾病与精神运动性障碍。

　　b. 围术期应持续服用抗癫痫药物。

　　c. 从婴儿时期开始直至少到进入成年初期严禁用苯丙氨酸,可能会起到缓解作用[1]。

　　d. 限制蛋白质的摄入可能会导致维生素B的缺乏,且应避免使用氧化亚氮以防止患者出现脊髓神经病。维生素B_{12}血清测量效果不佳,因而需对血红蛋白,甲基苯二酸和高半胱氨酸进行监测[10,11]。

　　e. 应尽量减少禁食与减轻应激反应以防止扁形肌肉分解代谢与苯丙氨酸的释放[1]。

　　5. 酪氨酸血症Ⅰ型的病症为酪氨酸代谢异常,肾小管功能障碍与肝功能衰竭或肝硬化。

　　a. 药物管理措施包括酶抑制药尼替西农,该药物可为酪氨酸代谢提供代替途径,但尼替西农存在不良反应,包括血小板减少与白细胞减少,建议于围术期检测血液细胞计数[12]。

　　b. 空腹低血糖需引起关注,应向患者注入含有葡萄糖的静脉注射液。胰高血糖素可能对低血糖无法产生作用[1]。

　　c. 肾小管功能衰竭需进行谨慎的输液治疗,且在围术期应对血红蛋白,碳酸氢盐与钾水平进行测评。

　　d. 凝血病也许已根深蒂固,维生素K对其可能不起作用。

　　e. 多神经病与肌张力亢进较为常见,可能导致患者永久性神经肌肉虚弱而需对患者进行机械通气。

　　f. 肥厚型心肌病与全身性高血压已于上文进行描述。

　　g. 症状性卟淋症危象与胆色素原合成中抑制有毒代谢物,将会出现与卟啉症相似的病症,应对此引起关注[1]。

　　6. 尿黑酸尿症是一种酪氨酸与苯丙氨酸代谢障碍,会于结缔组织内导致蓝黑色色素沉着(褐黄病)。

　　a. 可能导致主动脉瓣钙化,二尖瓣钙化与狭窄。应对早期冠状动脉钙化症状有所警觉[3]。

　　b. 脊椎炎症与大关节关节炎的患病群体正逐步年轻化[1]。

　　c. 尿液代谢物的氧化经碱化或于停滞时将出现黑化。

　　d. 接近50%的患者患有肾结石[3]。

　　7. 高草酸盐尿,或者草酸过多症是一种草酸盐结晶生产与组织沉着障碍,其与过氧物酶体乙醛酸转化成甘氨酸失常有关。

　　a. 血管内出现的堆积现象会导致冠状动脉缺血与外周局部缺血,而心脏内部出现的堆积将导致心肌梗死与心脏传导阻滞。

b. 建议于围术期做心电图。

c. 通常会引起肾结石,会经常出现骨痛与骨折,且全身性高血压比较常见[3]。

d. 出现本障碍后肾小管性酸中毒与肾衰竭会比较常见,需进行谨慎的输液与电解质治疗。透析对消除草酸盐并无效果[1]。

e. 及时补水,尿液碱化与利尿药极为关键(除非患者患有晚期肾疾病)。

f. 围术期应对血清、碳酸氢盐、钙以及钾的水平进行监测。

g. 动脉通道有利于血液动力学和电解质监测,但在外周血管病变的存在下增加了缺血的风险。

h. 吡哆醇对于30%的患者可起到治疗作用。

8. 支链有机酸尿(血)症

作为一个整体,支链有机酸尿(血)症有着许多相同的围术期并发症[1]。

a. 所有的障碍于围术期都将伴有极高的代谢性酸中毒危险。患者在此期间最好限制蛋白质的摄入,而且建议长期口服柠檬酸盐片与碳酸氢盐片。

b. 应避免长时间的禁食,应向患者体内输入含有葡萄糖以及碳酸氢盐的静脉注射液,以尽量减少蛋白质的分解代谢与替代每日的治疗剂量。

c. 乳酸静脉注射治疗将加重代谢性酸中毒,因而不得采用。

d. 向静脉注射液中添加左旋肉碱可进一步减少蛋白质分解代谢,同时还可通过接合加快代谢物的排泄。

e. 建议对动脉血管进行更长时间的监控以实时监测酸碱、乳酸与葡萄糖水平。

f. 口咽与鼻咽(吞咽血液的部位)手术期间,咽部填塞物与口胃抽吸,尽量减少胃肠道对血液的吸收,有着十分重要的作用,这可减少蛋白质负荷。

g. 有机酸尿症患者有较高的胰腺炎风险[1]。

h. 异戊酸血症是由亮氨酸代谢异常而引起,而上升的异戊酸水平则会产生一种与"汗脚"臭味相似的特殊气味[3]。

(1)常见的并发症包括精神发育迟滞与低钙血症。

(2)于围术期对血清钙的监测十分关键,特别是在酸血症治愈后。

(3)可能或引起全血细胞减少与血小板减少,建议于围术期使用血液细胞计数[1]。

(4)阿司匹林可能会导致此障碍恶化,因而禁止使用。

(5)患者可能会患上由此障碍引发的肉碱缺乏症,这将增加由丁哌卡因引起的心脏中毒的风险。可以考虑使用卡尼汀作为补充[14]。

i. 枫糖尿症是一种支链氨基酸代谢障碍,会导致严重的代谢性酸中毒以及低血糖。

(1)引发脑水肿,且由于过度的水合作用存在恶化的可能。

(2)在长期禁食期间可以考虑向体内注入脂类以保证热量的摄入[15]。

(3)压力可突然造成神经功能减退[16]。

j. 丙酸血症是一种氨基酸与脂肪酸代谢障碍,发病原因是线粒体丙酰CoA酶羧化酶缺乏症,丙酸血症会导致高氨血症,代谢性酸中毒,发展迟缓以及张力减退。

(1)丙酸血症与心肌病和心律失常(包括长期的QTc)可能存在关联[3]。

(2)存在胃食管反流,呕吐与咽反射受损现象的患者易患上吸入性肺炎,需进行长期的机械通气。

（3）发作性疾病属于常见病症,需持续服用抗癫痫药物。

（4）由酯水解代谢的肌肉松弛药会引发突然性酮酸中毒,因而不得使用[17]。

（5）暂时还未取得关于瑞芬太尼的数据,该药物由非特异性酯酶代谢。已有的病例报告显示出此药物可安全使用[18]。

（6）建议避免使用丙泊酚,因为其内含大量多元不饱和脂肪,而部分多元不饱和脂肪会被代谢为丙酸[19]。

（7）应避免使用酮咯酸、布洛芬、萘普生以及酮洛芬等丙酸衍生物[18]。

（8）中性粒细胞减少属于常见症状,应随时对其进行评测[3]。

（9）应使用口服抗生素以减少由肠道细菌产生的丙酸盐[3]。

k. 甲基丙二酸血症是一种代谢性酶病,从功能层面看处于丙酸血症下游,同样可能导致严重的代谢性酸中毒,张力减退以及骨质疏松症。临床表现包括相对健康期出现偶尔代偿失调的症状,身体不适或应激反应[3]。

（1）在50%的患者当中会出现相关的异常现象,其中包括病理性骨折与全血细胞减少。因而仔细监测患者状况十分必要,应于围术期对血细胞计数进行监测。

（2）同丙酸血症相似,不得使用由酯水解代谢的丙泊酚和药物。此外,可使用口服抗生素以减少由肠道细菌产生的丙酸盐[2]。

（3）避免使用维生素B_{12}反应型与氧化亚氮[3]。

（4）患者出现慢性肾功能不全的风险会增加。

（5）甚至在肾功能正常的情况下,急性代谢异常也将引发高钾血症[20]。

（6）于围术期进行血液透析对彻底治愈高血氨症或酸中毒可能起着关键作用[21]。

（7）心肌病,肝肿大及生长迟缓都与甲基丙二酸血症有关[1]。

l. α-酮戊二酸脱氢酶缺乏症是一种以张力减退与代谢性酸中毒为特点的障碍。

（1）应于围术期对患者体内血清碳酸氢盐、钾、葡萄糖与钙的水平进行监测。

（2）利用静脉注射补充体液十分重要,但不可注射乳酸溶液。

（3）采用非去极化肌肉松弛药可能会引起神经肌肉阻滞,避免使用琥珀胆碱[2]。

m. 戊二酸血症Ⅰ型是一种有机酸排泄障碍,会引发慢性神经功能恶化。

（1）症状包括肌张力障碍,巨头/脑积水以及癫痫。

（2）延髓症状包括吞咽功能障碍,口腔分泌物管理失效以及咽反射受损,这些症状会增加患上吸入性肺炎的风险。

（3）应避免使用甲氧氯普胺与其他抗多巴胺能药物,因为这类药物会加重先存性活动障碍。

（4）围术期患者需保持饮水充分与足量的葡萄糖补充。

（5）应采取静脉注射葡萄糖与脂类,以及碳酸氢钠水化疗法治疗代谢性酸中毒。

（6）肉碱缺乏症是常见症状,手术前应对患者持续进行左旋肉碱静脉注射作为补充,剂量加倍[22]。

n. β酮硫解酶缺乏症是一种异亮氨酸代谢障碍,常见病症为间歇性呕吐与酸中毒。

（1）头痛与肌肉协调性缺失是常见症状。

（2）感染与蛋白质的摄入会引发突发性的急性酸中毒。至于外科手术是否也是该病的发病原因尚无定论[1]。

（3）血清中的水杨酸浓度会由于药剂的交叉反应性出现升高的假象[1]。

障碍：尿素循环（图31-1）

1. 尿素循环代谢障碍的典型病症是高血氨症，呼吸性碱中毒以及包括脑病与癫痫在内的神经学症状[1]。

a. 与脑水肿相关的肌无力，呕吐与头痛是突出症状。

b. 麻醉药可能会引起突发性急性代谢性脑病变或共济失调[1]。

c. 应于术前术后对患者体内的酸碱状态与氨水平进行监测。

d. 应尽量缩短禁食时间，并向患者注射含有葡萄糖的静脉输液以避免出现低血糖与

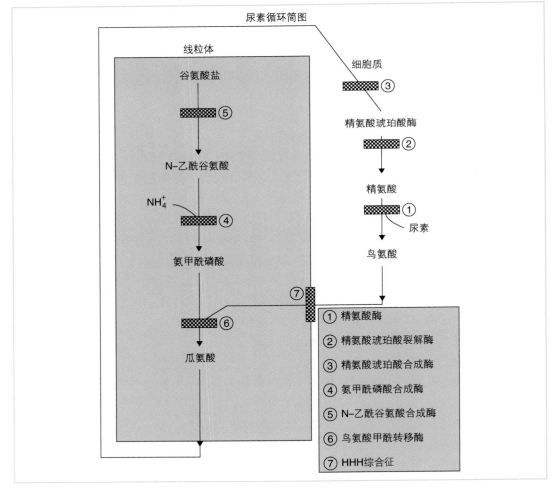

图31-1 尿素循环简图（Reproduced with permission from: Baum VC, O'Flaherty JE, Anesthesia for Genetic, Metabolic, and Dysmorphic Syndromes of Childhood. 2nd ed. Philadelphia, PA: Lippincott Williams & Wilkins, 2007.）

预防分解代谢。

　　e. 胃肠道对血液的吸收可引起急性代偿失调,因而必须尽量减少胃肠道的血液吸收。

　　f. 脑病应采取保守性的体液,脂类与糖类静脉输液进行控制,但过度输液会加重脑水肿病情。

　　g. 癫痫是常见症状,但采用苯巴比妥或卡马西平可轻松控制病情。应避免使用丙戊酸,其会加重高血氨症[3]。

　　h. 高血氨症应采用静脉注射氮清除药,苯甲酸钠或苯乙酸钠进行治疗。同时精氨酸静脉注射也成功地用于治疗。血液透析也许对治疗患有严重高血氨症的患者十分必要。

　　i. 需为患者补充左旋肉碱。

　　j. 经临床使用,白蛋白与血制品可安全输入人体,但存在氮负荷增加与引发突发性症状的可能性[23]。

　　k. 不可静脉注射类固醇,其会促进体内的分解代谢[23]。

　　2. 氨甲酰磷酸合成酶I缺乏症,瓜氨酸血症,精氨酸酶缺乏症(ASLD)以及鸟氨酸转氨甲酰酶(OTC)缺乏症有着相似的临床症状。

临床小贴士 尿素循环代谢障碍的典型病症是高血氨症,呼吸性碱中毒以及包括脑病与癫痫在内的神经学症状[1]。

---

　　a. OTC缺乏症情况下会出现肝功能衰竭,这是尿素循环缺陷最为常见的症状。

　　b. 在OTC缺乏症情况下可安全使用挥发性麻醉药,丙泊酚,类鸦片药物以及四氢异喹啉类肌肉松弛药[23,24]。

　　c. 患有ASLD的患者出现肝功能衰竭与全身性高血压的概率更高[25]。

　　3. 精氨酸酶缺乏症是一种尿素循环缺陷病症,在患病1~3年间会出现初期神经性疾病表现[1]。

　　a. 若不加治疗,会导致痉挛性四肢瘫与严重智能障碍。

　　b. 精氨酸可刺激氧化亚氮的产生,采取静脉诱导以及吸入性麻醉药后,患者出现血管舒张与高血压的概率更高[26]。

　　c. 病例报告显示患者对麻醉药的敏感度更高[26]。

　　4. 高鸟氨酸血症-高氨血症-同型瓜氨酸尿(HHH)综合征是一种鸟氨酸转移障碍,有着与尿素循环缺陷相似的病症。

　　a. 可能出现精神错乱,共济失调与舞蹈手足徐动症。

　　b. 发作性疾病与痉挛性四肢瘫已在上文进行描述。

　　c. 可能引发慢性肝功能不全与轻微凝血病[3]。

　　d. 应避免使用丙泊酚,因为丙泊酚会促进脂蛋白合成与蛋白质代谢[27]。

障碍: 糖类代谢障碍

　　1. 果糖-1,6-二磷酸酶缺乏症是一种糖异生障碍,将导致代谢性酸中毒。

　　a. 癫痫会使低血糖进一步恶化,可能出现张力减退的症状。

　　b. 围术期应向患者静脉注射还有葡萄糖的输液,酮酸中毒会导致患者出现感染与应激反应,需长期禁食。

　　c. 避免使用含有果糖,蔗糖或山梨醇的口服药物[1]。

　　2. 半乳糖血症是一种半乳糖代谢障碍,常见病症有癫痫、白内障与肝功能衰竭。

　　a. 肝肿大,新生儿肝衰竭与肝硬化是常见的全身并发症[1]。

　　b. 围术期应对患者的葡萄糖,电解质与肝酶水平进行监测跟踪。

　　c. 10%的患者会出现凝血异常[3]。

　　d. 不可使用癫痫镇静药与麻醉药物。

　　e. 应避免服用牛奶与含有乳清,乳糖或半乳糖的药物[3]。

　　3. 葡萄糖-6-磷酸脱氢酶(G6PD)缺乏症是一种溶血症,发病原因为红细胞还原剂的不足。

　　a. 使用磺胺类药物,肼屈嗪、硝酸盐与亚甲蓝会引发急性溶血现象。

　　b. 建议于围术期进行血细胞计数并监测血清胆红素水平。

　　c. 溶血现象通常于激怒物进入体内后的24～72 h内发生[28]。

　　d. 局部麻醉药共溶性合剂是潜在的诱发因素,应避免采用(虽然目前还未出现该药引发并发症的案例)。

　　e. 胆石症与可逆性肾功能不全是常见症状[1]。

　　f. 通常而言,在G6PD缺乏症的情况下,可安全使用所有麻醉药(部分局部麻醉药除外)[29](图31-2)。

　　临床小贴士　葡萄糖-6-磷酸脱氢酶(G6PD)缺乏症是一种溶血症,发病原因为红血球还原剂的不足。使用磺胺类药物,肼屈嗪、硝酸盐与亚甲蓝会引发急性溶血现象。

---

　　4. 糖原贮积症的发病原因是至少九类的酶肝糖合成反应、酶代谢或酶活动障碍。

　　a. 糖原贮积症涉及各个器官系统,包括肌肉、大脑、心脏与肝。

　　b. 对所有患有亚型糖原贮积症的患者应进行糖静脉注射,围术期内应监测血糖水平[1]。

　　c. 可考虑进行桡动脉穿刺以便在大型手术期间对酸碱与葡糖糖水平进行监控。

　　5. 糖原贮积症0型是由于糖原贮积减少而引发的疾病,代表性病症为低血糖与癫痫。

　　a. 病例报告中指出,糖原贮积症过程中可能导致肥厚型心肌病与突然死亡[30]。

　　b. 建议于围术期对患者进行心电图或超声心动图检测。

　　6. 糖原贮积症Ⅰ型(综合征疾病)的代表性病症为低血糖、高脂血症、高尿酸血症与中性粒细胞减少[3]。

　　a. 相关常见异常现象包括大规模肝肿大,成人全身性高血压以及血小板功能异常[1]。

　　b. 采用去氨加压素(DDAVP)可提高血小板功能[1]。

　　c. 围术期内应评测肾功能。

　　d. 不建议长期使用丙泊酚,因为其会增加胰腺炎与高尿酸血症的风险[31]。

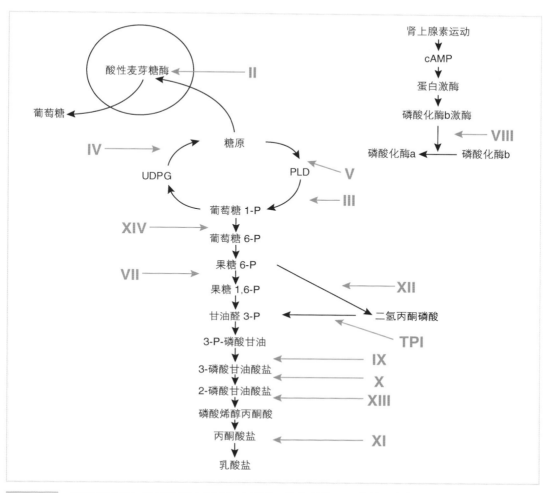

图31-2 糖酵解途径与糖原贮积症（GSDs）以罗马数字替代。图中并不包括GSD Ⅰ与Ⅵ型，因为其并不会引发肌肉疾病。图中罗马数字分别代表以下酶类：Ⅱ：酸性麦芽糖酶；Ⅲ：脱支酶；Ⅳ：葡聚糖分支酶；Ⅴ：肌肉磷酸化酶；Ⅶ：磷酸化酶b激酶；Ⅸ：磷酸甘油酸激酶；Ⅹ：磷酸甘油酸变位酶；Ⅺ：乳酸脱氢酶；Ⅻ：醛缩酶A；ⅩⅢ：β-烯醇酶；ⅩⅣ：葡糖磷酸变位酶。cAMP：环磷酸腺苷；UDPG：尿苷二磷酸葡萄；PLD：磷酸化酶极限糊精；TPI：磷酸丙糖异构酶（Reproduced with permission from: Tobon A. Metabolic myopathies. Continuum, 2013, 19: 1571.）

> **临床小贴士** 不建议长期使用丙泊酚，因为其会增加胰腺炎与高尿酸血症的风险[31]。

7. 糖原贮积症Ⅱ型（庞贝症）代表性病症为巨舌以及心肌病。

a. 于婴幼儿时期其采取酶疗法（阿糖脑苷酶α）可减少发死亡率与减轻病情（包括依赖呼吸机呼吸与心肌肿块）[3]。

b. 围术期进行气道检查对患者气道的管理十分关键。患者父母应咨询有关打鼾与睡眠呼吸暂停的信息。大部分患者会出现呼吸功能不全[3]。

c. 于围术期对患者进行心电图或超声心动图检测，对于评估患者心室功能以及左心室流出道阻塞程度至关重要。

d. 患者由于左心室充盈压力升高,对心肺抑制药物与血容量减少的忍耐度极低。

e. 正性肌力药物与后负荷还原药可能导致左心室流出道阻塞加重。

f. 张力减退与吞咽困难是常见症状,会增加感染吸入性肺炎的风险。

g. 不建议采用琥珀胆碱,因其可能导致高钾血症的恶化[1]。

h. 低血糖不属于糖原贮积症Ⅱ型典型病症。

i. 应对患者进行术后特别护理,以监测呼吸与血液动力。

> **临床小贴士** 于围术期对患者进行心电图或超声心动图检测,对于评估患者心室功能以及左心室流出道阻塞程度至关重要。

8. 糖原贮积症Ⅲ型(科里病)的典型病症为酮性低血糖症,肝肿大以及心肌病。

a. 大规模肝肿大与巨舌是常见症状。

b. 在多数Ⅲa亚型患者中普遍存在肥厚型心肌病,建议于围术期对患者进行心电图或超声心动图检测[3]。

c. 肌病与骨质疏松症恶化速度缓慢。

d. 凝血病病情程度与肝功能不全程度成正比。

e. 不建议静脉注射类固醇。

f. 建议于围术期住院治疗,采用夜间向肠内输入玉米淀粉以及静脉注射含葡萄糖液体[3]。

9. 糖原贮积症Ⅳ型(分支酶缺乏症)并不常见,典型病症为早期肝硬化现象。

a. 可能导致门静脉高压,凝血病以及血白蛋白减少。

b. 围术期内应对电解质,PT/PTT与血细胞计数进行监测。

c. 扩张型心肌病已于上文进行描述,应考虑在围术期内对患者进行心电图或超声心动图检测。

d. 不应使用琥珀胆碱,会导致张力减退。

10. 糖原贮积症Ⅴ型(麦卡德耳综合征)一般来说是一种不会引发低血糖与肝肿大的肌病。

a. 补充葡萄糖可减少脂肪酸的代谢同时可减轻病情,但并非主要疗法。

b. 不建议使用琥珀胆碱,并且由于糖原贮积症Ⅴ型是一种肌病,应避免对患者长期使用止血带与静脉注射、局部麻醉,防止颤抖很必要。

c. 极少出现阻塞性心肌病与传导阻滞,但有相关的病例报告[3]。

d. 至于糖原贮积症Ⅴ型是否会引发恶性高热尚无定论,但吸入麻醉药可导致横纹肌溶解症,因此业内高度推荐使用无刺激性麻醉药[32]。

e. 虽然50%的患者会出现复发性肌红蛋白尿,但肾衰竭的复发概率极低[3]。

f. 不得经常进行类固醇静脉注射。

> **临床小贴士** 至于糖原贮积症Ⅴ型是否会引发恶性高热尚无定论,但吸入麻醉药可导致横纹肌溶解症,因此业内高度推荐使用无刺激性麻醉药[32]。

11.糖原贮积症Ⅵ型(赫斯病)较为温和,会由低血糖与肝肿大导致恶化。

a. 可能出现张力减退,因而不得使用琥珀胆碱。

b. 肝硬化恶化速度较慢[1]。

c. 不可使用胰高血糖素治疗低血糖[3]。

12.糖原贮积症Ⅶ型(Tarui病)表现为肌无力与溶血性贫血。

a. 围术期内应对贫血状况进行监测。

b. 可能出现关节弯曲,因而定位与静脉注射比较困难[1]。

c. 会出现心肌病初期症状。

d. 不会引起低血糖,静脉注射葡萄糖可能会加重病情。

e. 不得使用止血带,因其会加重肌痛与痉挛。

f. 不建议使用琥珀胆碱。

g. 会出现包括癫痫等的神经病学表现。

13.糖原贮积症Ⅷ型(磷酸化酶激酶缺乏症)可能引发肝肿大,而肝肿大严重程度足以影响功能残气量。

a. 可能引发高脂血症与低血糖。

b. 患者可能出现张力减退,但不会患有相关的肌病[1]。

14.丙酮酸脱氢酶复合物缺乏症是一种线粒体缺陷,会引发代谢性酸中毒与共济失调。

a. 极不建议禁食,因为其会引起突发性神经学症状,如昏迷。

b. 小头畸形与腭裂与该缺乏症有关。

c. 喉喘鸣已通过一例亚型病例做过介绍[1]。

d. 低体温症可能引发突发性乳酸酸中毒。

e. 乳酸林格液会加重患者的乳酸负担。

f. 呼吸抑制较为常见,术后应对患者进行监测[1]。

15.丙酮酸羧化酶缺乏症也是一种线粒体缺陷,典型病症为发展迟缓的癫痫与代谢性酸中毒[3]。

a. 应向处于禁食期间的患者进行静脉注射无乳酸但含葡萄糖的溶液。

b. 大多数情况下会出现神经系统并发症,对婴儿具有致命性。

c. 补充柠檬酸盐与天冬氨酸可提供替代能量基质[3]。

d. 患者存在出现中枢性呼吸抑制与术后窒息的风险。

e. 对于琥珀胆碱的使用依旧存在争议。至今还未在该缺乏症的病例报告中出现使用琥珀胆碱的例子。

障碍:脂肪酸代谢

1.无脂蛋白血症是一种罕见的脂蛋白代谢障碍,可导致骨骼肌病变,周围神经病变与共济失调。

a. 凝血病可能由维生素K吸收不良所致[1]。贫血已于上文进行描述。

b. 脊髓小脑变性可导致张力减退,因而不得使用琥珀胆碱。

c. 区域麻醉效力的减退会引起局部麻醉效果减退[1]。

d. 心肌病已于病例报告中进行描述。

2. 戊二酸尿症Ⅱ型［多种酰基辅酶A（CoA）脱氢酶缺乏症］是一种脂肪酸氧化障碍，会引发有机酸尿症与非酮性酸中毒。

a. 呼吸窘迫与肺发育不良已于上文进行介绍。

b. 张力减退与经常性呕吐会增加吸入性肺炎的风险。

c. 患有此缺乏症的患者存在出现肺动脉高压与肥厚型心肌病的风险，因而建议与围术期内对患者进行超声心动图检测[1]。

d. 需于围术期内进行肝肿大与肾发育不良的实验室评估。

e. 需尽量减短禁食，于围术期内向患者静脉注射无乳酸且含葡萄糖的输液。

f. 应谨慎使用硝普钠，因其会抑制电子转移[1]。

g. 最好避免使用丙泊酚，尤其是丙泊酚输液。

3. 短链酰基辅酶A脱氢酶缺乏症（SCAD）与其他脂肪酸氧化障碍不同，因而极少会导致严重的低血糖。

a. 患有SCAD的婴儿可能会出现癫痫、张力减退与发育迟缓的病症[3]。

b. 许多SCAD患者并未出现任何病症[3]。

c. 只有在感染与禁食的条件下才会出现低血糖与代谢性酸中毒。

d. 若禁食时间超过12 h，则应向患者以6～10 mg葡萄糖/（kg·min）的速度进行葡萄糖静脉输液。

e. SCAD情况下可采用乳酸林格液。

f. 患有与SCAD相关肌病的患者不得使用琥珀胆碱。

g. 丙泊酚主要成分为长链脂肪酸，可在SCAD情况下被正常代谢。

4. 中链酰基辅酶A脱氢酶缺乏症（MCAD）是最为常见的脂肪酸氧化障碍。

a. 患者可能出现间歇性低血糖，高血氨症与代谢性酸中毒[1]。

b. 癫痫，昏迷与突然死亡与急性疾病有关[3]。

c. 继发性肉碱缺乏症有害无益[3]。

d. 围术期内葡萄糖的补充十分必要［10～12 mg葡萄糖/（kg·min）］。

e. 6～12个月的婴儿禁食时间应控制在8 h，12～24个月的婴儿控制在10 h，而超过24个月的婴儿控制在12 h。

f. 可能出现肝肿大与急性肝功能不全。

g. 推荐出现症状的患者于围术期内进行动脉血气检测，血细胞计数，肝功能监测，并对电解质，氨与血清乳酸水平进行监测。

h. 虽然患者可承受单剂诱导剂量，但仍建议避免使用丙泊酚输液。

> **临床小贴士**　中链酰基辅酶A脱氢酶缺乏症（MCAD）是最为常见的脂肪酸氧化障碍。患者可能出现间歇性低血糖，高血氨症与代谢性酸中毒。

5. 长链酰基辅酶A脱氢酶缺乏症（LCAD）是一种脂肪酸代谢障碍，表现为低酮血症性低血糖与心肌病。

a. 建议与围术期内进行心电图与超声心动图检测[1]。

b. 禁食期间必须补充葡萄糖。

c. 张力减退与肌肉抽搐（伴有肌酸激酶升高），以及周围神经病变已于上文进行介绍。

d. 丙泊酚与依托咪酯主要成分为长链脂肪酸，因而剂量不可过大[1]。

6. 极长链酰基辅酶A脱氢酶缺乏症（LCAD）是一种长链脂肪酸氧化障碍的初期病症。

a. 可逆性心肌病（包括肥厚型心肌病）与心包积液是常见症状，应在围术期内进行监测[1]。

b. 心律失常已于上文进行介绍，在围术期应对患者心律进行监测。心脏导管插入术会增加心律失常的风险[3]。

c. 运动性横纹肌溶解症在该缺乏症迟发性亚型情况下比较常见，应及时补水，利尿与碱化进行管控[3]。

d. 围术期内葡萄糖的补充尤其重要［8～15 mg/（kg/min）］[3]，并紧密监测血糖与肌酸激酶水平[33]。

e. 乳酸林格液在代谢异常情况下不得使用。

f. 虽然其他病例报道中显示挥发性麻醉药可安全使用[33]，但其可能引发横纹肌溶解症，且相关医学文章并不推荐使用[34]。

g. 丙泊酚与依托咪酯主要成分为长链脂肪酸，因而剂量不可过大（图31-3）。

7. 原发性肉碱缺乏症是一种受损的赖氨酸合成障碍，或由肉碱膳食摄入不足导致。该缺乏症会伴有其他线粒体异常。脂肪酸氧化失效会导致心肌病与突然死亡[3]。

a. 建议于围术期内进行心电图与超声心动图检测。

b. 幼年患者会出现低血糖，代谢性酸中毒与脑病。

c. 应向患者静脉注射含有葡萄糖的输液。

d. 肌病情况下不得使用去极化肌肉松弛药。

e. 患有该缺乏症的患者必须于手术前保持日常肉碱的剂量[3]。

f. 出现应激反应或发病期间应对肌酸激酶与转氨酶水平进行评测。

g. 凝血功能障碍，特别是低凝血酶原情况下，建议于围术期内进行凝血功能研究[2]。

8. 卡尼汀棕榈酰基转移酶缺乏症是一种脂肪酸向线粒体转移的缺陷，会导致低血糖与癫痫。该缺乏症存在两种形式，且横纹肌溶解症是两者的常见症状。

a. 有病例显示，麻醉后患者会出现横肌纹溶解与肝性昏迷，这可能与围术期内患者出现的应激反应且体内缺乏肉碱与葡萄糖有关[35,36]。

b. 若出现骨骼肌病，不得使用去极化肌肉松弛药。

c. 该缺乏症也可引起心肌病，肝肿大与胰腺炎。

d. 中链脂肪酸甘油三酯不需肉碱进行转移，因而应被作为热量的来源[3]。

e. 凝血病（包括凝血酶原时间与部分凝血活酶时间的延长）已于上文进行介绍，于围术期内应对其进行监测。

f. 丙戊酸与水杨酸盐类可能对干细胞造成毒害作用，因而不建议使用[3]。

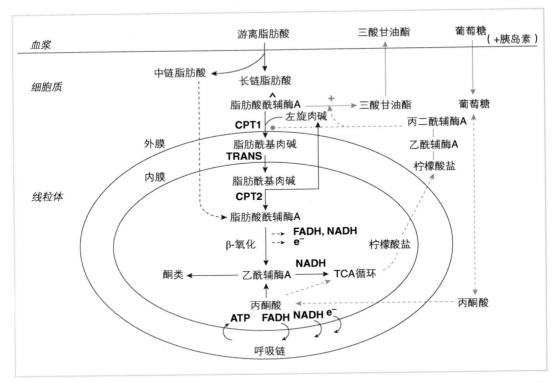

图31-3　生理性肉碱环（卡尼汀棕榈酰转移酶-1/2）。(Reproduced with permission from: Bonafé L. Carnitine deficiency in chronic critical illness. Curr Opin Clin Nutr Metab Care, 2014; 17: 200.)

　　9. 高甘油血症（甘油激酶缺乏症）是一种甘油代谢障碍，与杜兴氏肌肉营养不良症存在关联。

　　a. 建议于围术期内进行心电图与超声心动图检测。

　　b. 采用去极化肌肉松弛药将增加高血钾症的风险。

　　c. 患有高甘油血症的患者存在较高的肾上腺功能不全风险，因而建议于围术期内对皮质醇功能进行检测，并对血清钠与钾进行监测。

　　d. 建议围术期内接受类固醇替补疗法的患者进行类固醇补充（皮质类固醇与盐皮质激素）。

　　e. 不可使用由甘油（或丙三醇）制成的药物[1]。丙泊酚含有少量的甘油。

　　f. 骨质疏松症与病理性骨折的患者需严密监护。

　　10. 家族性脂蛋白脂酶缺乏症（高脂蛋白血症Ⅰ型）是一种严重的高甘油三酯血症障碍性疾病，典型病症为复发型胰腺炎与肝脾肿大。

　　a. 应避免使用导致甘油三酸酯水平升高的药物（如乙醇、糖皮质激素、利尿药、舍曲林、β-肾上腺素能拮抗药以及雌激素）[3]。

　　b. 间歇性腹痛与急腹症症状相似。

　　c. 针对早熟性动脉粥样硬化与冠状动脉性心脏病建议于围术期内进行心功能检测，应对患有该缺乏症的患者采取同冠状动脉性心脏与脑血管病相同的管理手段。

d. 应避免长期采用丙泊酚输入,因其会引发胰腺炎[37,38]。

11. 丹吉尔病是一种高密度脂蛋白缺乏症,将导致早发冠状动脉疾病,神经退行性疾病与脾功能亢进。

　　a. 应在围术期内进行血细胞计数,因为在围术期内患者易发溶血性贫血与血小板减少。

　　b. 应避免使用去极化肌肉松弛药,因为该缺乏症下容易出现脱髓鞘与单神经病。

　　c. 脂肪沉积易发于二尖瓣和三尖瓣以及肺主动脉[1]。建议围术期内进行超声心动图检测。

　　d. 由于眼睑闭合不全是常见症状,因而需重视眼部保护。

　　e. 肝肿大情况下会抑制肝功能作用[1]。

　　f. 橙扁桃体肥大引起的气道阻塞对患者危害较大[1,2]。

障碍: 嘌呤与嘧啶代谢障碍

1. 二氢吡啶缺乏症是一种嘧啶代谢障碍,会引起癫痫与面部畸形。

　　a. 对这些患者进行气道管理较为困难。

　　b. 避免使用致癫痫的激怒物。

　　c. 可能出现锥体外系症状,避免使用抗多巴胺能的药物。

2. 莱希-尼亨综合征是一种嘌呤代谢障碍,会因口咽运动异常导致自残行为与反复抽吸。

　　a. 精神发育迟滞与痉挛状态为典型病症。

　　b. 应于围术期内对患者注射镇静药以提高患者配合度,因为患有该综合征的患者有较强的侵略性。

　　c. 长期输入丙泊酚可能会加重已患有的高尿酸血症的病情,但病例报道显示长期输入丙泊酚可安全进行[1]。

　　d. 由于患者处于痉挛状态,因而静脉注射与监护监控比较困难。

　　e. 应在围术期内对肺功能进行检测。

　　f. 患者可能因单胺氧化酶活动的降低而对外源性儿茶酚胺呈现过度反应。

　　g. 缺水会导致患者出现肾结石[3]。

3. 乳清酸尿症是一种嘧啶代谢障碍,会引起巨幼红细胞性贫血与肾结石。

　　a. 围术期内应进行血细胞计数,并及时补水。

　　b. 先天性心脏病为常见症状,建议围术期内进行超声心动图检测[1]。

4. 黄嘌呤尿是一种嘌呤代谢障碍,会引发肾结石与肾功能衰竭。

　　a. 患者需及时补水,围术期内需对血清碳酸氢盐、钾与钠的水平进行监测。

　　b. 病例报道显示患者会出现肌病,因而需避免使用琥珀胆碱。

　　c. 甲基黄嘌呤如茶碱与咖啡因可安全使用[1]。

5. 嘌呤核苷酸磷酸缺乏症是一种嘌呤代谢障碍,会出现T细胞免疫缺陷[1]。

　　a. 上呼吸道感染是常见症状。

　　b. 神经病学表现包括精神发育迟滞,痉挛性双瘫以及四肢软弱[1]。

　　c. 必须对血制品进行辐射消毒以预防移植物抗宿主病。

d. 围术期内,类固醇补充对于正接受长期类固醇疗法的患者或许很重要[1]。

6. 腺苷脱氨酶缺乏症是一种嘌呤代谢障碍,病症为复合性免疫缺陷症。

a. 生长不良与感染(如鼻窦炎、肺炎、上呼吸道感染以及复发性耳炎)是常见症状[1]。

b. 可能出现中性粒细胞减少与低增生骨髓[3]。

c. 自身免疫性溶血性贫血已于上文进行介绍。必须对血制品进行辐射消毒以预防移植物抗宿主病[1]。

障碍:胆红素代谢障碍

> **临床小贴士**　在所用类型的高胆红素血症障碍内,应避免使用任何可将白蛋白置换为胆红素的药物(如头孢菌素,磺胺类药与静脉注射造影剂)。

● 在所用类型的高胆红素血症障碍内,应避免使用任何可将白蛋白置换为胆红素的药物(如头孢菌素,磺胺类药与静脉注射造影剂)。

● 应激反应可加重高胆红素血症,因而围术期内的禁食时间应尽量缩短。建议对所有患者使用术前镇静用药。

1. 克果纳杰症是一种高未结合胆红素血症的障碍性疾病,光线疗法可对其起到治疗作用。

a. 围术期内应持续进行光线疗法,而手术后应立即重启此疗法。

b. 癫痫为常见症状,因而致癫痫药物不得使用。

c. 没有任何麻醉药会因大量置换胆红素而需避免使用。麻醉药不会对吗啡代谢造成影响,可安全使用[1]。

2. 吉尔伯特综合征与转子综合征为温性的高未结合胆红素血症障碍性疾病。

a. 可能出现肝肿大,除肺功能残气量外,临床意义极小。

b. 手术应激或感染会导致高胆红素血症恶化。

c. 没有哪种麻醉药能很好地使用。吗啡代谢不受影响,可安全使用。

3. 迪恩-约翰逊综合征和转子综合征是共轭高胆红素血症的良性疾病。

a. 可能出现肝肿大,除肺功能残气量外,临床意义极小。

b. 手术应激或感染会导致高胆红素血症恶化。

障碍:卟啉合成X

卟啉病是带有较大临床异质性的血红素合成障碍。

1. 红细胞生成性卟啉病包括先天性红细胞缺紫质症(CEP),肝红细胞生成性卟啉病(HEP)以及红细胞生成性原卟啉病(EPP)。

a. 带瘢痕光敏性皮肤疾病是常见症状,应调暗灯光,并对患者进行密切监控。

b. 急性发作与药物引发的病情危转与红细胞生成性卟啉病(或肝性迟发性皮肤卟啉病)无关[1]。

2. 肝性卟啉病包括急性间歇性卟啉病（AIP）、迟发性皮肤卟啉病（PCT）、遗传性紫质症（HC）、氨基酮戊酸脱水酶缺乏症（PP）以及混合型卟啉病（VP）。

a. 可引发细胞色素 P-450 产生的麻醉药将引起突发性的 AIP、HC、PP 与 VP 病情危转，死亡率高达 10%[16]（表 31-1）。

表31-1 促使卟啉病发作的药物

乙醇	肼苯哒嗪
α-甲基多巴	氯胺酮
巴比妥类药物	美索比妥
卡马西平	甲氧氯普胺
氯氮卓	硝苯地平
西咪替丁	昂丹司琼
安氟醚	苯妥英
麦角生物碱	磺胺类药
红霉素	曲马多
依托咪酯	

b. 丙泊酚对肝性卟啉病患者无害[1]。

c. 在挥发性麻醉药中，异氟醚与地氟醚可安全使用，而七氟醚可能含有卟啉原[39]。同时氧化亚氮可能也可安全使用。

d. 地塞米松与麻黄碱可能含有卟啉原[39]。

e. 在病情危转时患者可能出现血容量减少与自律神经失调。

f. 低钠血症在病情危转时较为常见，应向患者注射生理盐水，无液量限制[3]。

g. 应尽量减轻低体温与应激反应。

h. 病情危转时应大量注射葡萄糖进行控制。若病情长时间得不到好转，则应立即静脉注射高铁血红素（卟啉合成抑制药）[3]。

i. 在无显著运动性神经病的条件下，可对患者采取区域麻醉[40]。当前的局部麻醉药中并不包含卟啉原。

障碍：类固醇生物合成

> **临床小贴士** 肝性卟啉病包括急性间歇性卟啉病（AIP），迟发性皮肤卟啉症（PCT），遗传性紫质症（HC），氨基酮戊酸脱水酶缺乏症（PP）以及混合型卟啉病（VP）。可引发细胞色素 P-450 产生的麻醉药将引起突发性的 AIP、HC、PP 与 VP 病情危转，死亡率高达 10%[16]。（见表 31-1）

1. 类固醇生物合成障碍通常表现为由糖皮质激素与盐皮质激素发生改变引起的电解质异常。

a. 围术期内必须对钠、钾与葡萄糖水平进行监测，以上三种物质达到正常水平后才可进行选择性手术。

b. 围术期内的类固醇补充尤为关键,在缺盐的情况下可选择氢化可的松与氟氢可的松。

c. 由于电解质异常,患者容易出现呕吐与吸入性肺炎。

d. 若发生醛固酮不足,则应避免使用琥珀胆碱以防止高钾血症恶化。

e. 可能出现高血压,而药物治疗的作用或许不大。

2. 先天性肾上腺皮质增生症 21 羟化酶缺乏型是一种皮质醇合成障碍,病症为女子男性化以及肾上腺功能不全。

a. 患者外部生殖器不明确,且可能出现性早熟。

b. 所有患者均会出现皮质醇不足,而75%的患者还会出现因缺乏醛固酮而引起的缺盐[3]。

3. 史-李-欧综合征是一种胆固醇代谢疾病,病症包括精神发育迟缓,肾上腺功能不全以及性器官不明确。

a. 小头畸形,高腭弓唇裂以及小颌畸形通常是喉镜检查与气管插管困难的成因[1]。

b. 50%的患者患有先天性心脏病(包括房室管畸形与心室中膈缺损),因而在围术期需进行超声心动图检测[41]。

c. 呕吐与胃食管反流的出现意味着患者存在患有吸入性肺炎的风险。慢性肺病(包括肺发育不良)是常见症状。

d. 应注意肾上腺功能不全,但不需进行补充[41]。

e. 精神疾病与行为异常是常见症状,其中包括具有侵略性。

f. 几乎所有婴幼儿患者会出现严重的张力减退,不得使用琥珀胆碱[41]。

g. 避免使用氟哌啶醇与曲唑酮,因为其会影响胆固醇代谢[3]。

障碍:溶酶体贮积病

> **临床小贴士** 黏多醣贮积症(MPS)是酶缺乏症的一种症群,会导致心脏、大脑、肝与气道组织内产生缔结组织底物的损伤性积累。重组酶疗法或骨髓移植或许可改善病情,但两者却无法达到治愈的效果。

1. 黏多糖贮积症(MPS)是酶缺乏症的一种症群,会导致心脏、大脑、肝与气道组织内产生缔结组织底物的损伤性积累。重组酶疗法或骨髓移植或许可改善病情,但两者却无法达到治愈的效果。

a. 总的来说,他们典型存在的是巨头畸形和巨舌症。鼻腔通常是狭窄的。

b. 骨髓颈椎常常不稳定,导致脊髓压迫和神经系统症状[42]。应考虑术前颈椎屈曲伸展X线片或磁共振成像,特别适用于 Morquio 综合征[43,44]。

c. 应该预料到是一个困难的气道,且这个困难随着年龄增长而增加[45]。

i. 保留自主通气对于这些患者的气道管理至关重要,可以根据经验使用光纤插管。

ii. 回顾性审核显示,面罩通气难度为14%,喉镜检查为25%,插管率为1.6%[46]。

iii. 喉罩控制气道的方法已经在这个患者群中成功使用,但也可能难以放置[47]。

iv. 这些患者的拔管也如同插管一样危险[48]。

d. 其他相关的异常包括精神发育迟滞,阻塞性睡眠呼吸暂停,有或没有肺动脉高压症,瓣膜性心脏病和早期冠状动脉疾病的证据[49,50]。

> **临床小贴士**　操作前应该预料到是一个困难的气道,且这个困难随着年龄增长而增加[45]。

2. MPS Ⅰ(Hurler综合征,Hurler-Scheie综合征,Scheie综合征)实际上是由糖胺聚糖积累引起的病症谱。

a. 气道管理非常困难[1]。

i. 54%的患者出现呼吸道管理困难(插管失败率为8%)。早期骨髓移植将总体率降至31%(0%失败),但接受酶替代治疗的Hurler-Scheie患者仍然存在57%的气道困难(3.5%失败)[51]。

ii. 舌头肥大,扁桃体和腺体阻塞鼻咽和口咽。睡眠呼吸暂停是常见的。

iii. 杓状会厌襞和会厌受到浸润从而近端或远端气管变窄。

iv. 总之,不能活动的脖子和有限的颞下颌关节功能妨碍了喉镜检查。

v. 面罩通气最好选择使用可以旋转180°的面罩。

vi. 口咽通气道和喉罩会折叠会厌并完全阻塞通气。

vii. 保留自主呼吸的情况下行光纤支气管镜检查。

b. 智力缺陷是典型的,脑积水可能存在。

c. 骨骼发育不良是常见的,寰枢椎不稳定已经有过报道[3]。

d. 心脏瓣膜反流和狭窄是普遍的,最终的心肌病、早发性冠心病、心律失常是常见的。推荐行细菌性心内膜炎预防[3]。

e. 肝脾肿大限制功能残留能力并妨碍了通气。

f. 应预防术后呼吸道并发症。

3. MPS Ⅱ(Hunter综合征)是由于皮肤素和硫酸类肝素的积累而产生的。

a. 气道管理非常困难[1]。

i. 巨舌症和肥大的腭扁桃体、腺样体是常见的特征。

ii. 不能活动的脖子和颞下颌关节活动受限。喉头被描述为"头侧的前位"[1]。

iii. 口咽通气道和喉罩会折叠会厌并完全阻塞通气。

iv. 气道分泌物可能会很多且使通气产生困难。

v. 睡眠呼吸暂停是常见的。大多数患者接受气管切开术[3]。

vi. 肝脾肿大限制(功能残气量)并妨碍了通气。

vii. 保留自主呼吸的情况下行光纤支气管镜检查。

b. 脊柱狭窄(包括颈椎)。

c. 约50%的患者有心脏瓣膜疾病,推荐预防细菌性心内膜炎的发生。心肌病、冠状动

第三部分

脉期前收缩、心律失常均发生在10%的患者中[3]。

　　d. 发育退化通常发生在儿童期,脑积水可能存在。

　　4. MPS Ⅲ(Sanfilippo综合征)为最终共同端点的四种酶的缺乏引起硫酸(类)肝素(HS)在体内的蓄积而产生的。

　　a. 神经症状(包括严重的精神发育迟滞、多动症和侵略行为)比其他MPS症状更为突出[1]。

　　b. 僵硬的关节可能导致患者定位困难。

　　c. 患者可能服用针对其相关性癫痫发作的抗惊厥药物。

　　d. 困难的气道管理与其他MPS综合征相比不常见[1]。

　　5. MPS Ⅳ(Morquio综合征)是硫酸角质素和硫酸软骨素-6-硫酸盐储存的障碍,具有显著的骨和关节受累。

　　a. 颈椎不稳定性(包括牙质增生和寰枢轴半脱位)与其产生的脊髓压迫和神经系统并发症是常见的[1]。

　　b. 患者的头部应位于身体后方并抬头,以方便呼吸道畅通无阻呼吸[44]。

　　c. 脊髓压迫可能发生在上颈部,颈部胸廓和胸腰部区域。磁共振成像是MPS Ⅳ[52]中选择的成像方法。脊髓缺血事件已在Morquio综合征患者中报道,上肢胸椎水平远离解剖位置的脊髓压迫[53]。这些事件需要48 h才能发现。

　　d. 怀疑脊髓压迫患者应考虑诱发电位监测[44]。

　　e. 胸腰椎脊柱侧弯,限制性肺部疾病和阻塞性睡眠呼吸暂停通常导致呼吸功能不全[1]。

　　f. 视频喉镜插管与舌的手动向前移位(例如,纱布或舌缝合)将优化喉镜[44]。

　　g. 心室肥厚和严重心脏瓣膜反流(三尖瓣>二尖瓣>主动脉)不是罕见的并发症,推荐亚急性细菌性心内膜炎(SBE)预防[3]。

　　h. 推荐术前心脏病学(心电图和超声心动图),肺部(胸部计算机断层扫描,流量循环和多导睡眠图)和耳鼻喉科(颈部屈伸延伸膜和柔性支气管镜检查)咨询[44]。

　　6. MPS Ⅵ(Maroteaux-Lamy综合征)是一种可能呈现腰椎和骨盆异常以及气道并发症的硫酸皮肤素积聚障碍。

　　a. 应当提前预料到患者腺样体肥大,巨舌症,气管软化。

　　b. 应该预期气道管理困难(包括光纤支气管镜检查)。口咽通气道可能会通过向下折叠细长的软性会厌[1]来加重梗阻。

　　c. 阻塞性睡眠呼吸暂停和复发性上呼吸道感染是常见的[1]。

　　d. 心力衰竭是死亡的最常见原因[1]。

　　e. 可能由于脾功能亢进而出现贫血和血小板减少[1]。

　　f. 已经证明了存在脊髓压迫(包括颈椎)的情况。

　　7. MPS Ⅶ(Sly综合征)是一种包含硫酸乙酰肝素,硫酸角质素,硫酸软骨素-4-硫酸盐和硫酸软骨素-6-硫酸盐的记忆障碍,其临床表现与霍尔综合征相似[1]。

　　a. 可能存在二尖瓣和主动脉瓣增厚和不全,应考虑细菌性心内膜炎预防。

　　b. 现已被描述为主动脉夹层,冠状动脉狭窄和完全性心脏阻滞[1]。

　　c. 术前评估应该考虑颈椎的不稳定性。

d. 阻塞性睡眠呼吸暂停和呼吸道感染是常见的。

8. 鞘脂类代谢障碍是一组在内脏和骨髓中具有特征性脂质积聚的神经变性疾病。进行性神经系统异常,在围术期应继续使用抗惊厥药物,其中常见的包括反射亢进、共济失调和癫痫发作。

9. Niemann-Pick病的特征是限制性肺部疾病和肝脾肿大。

a. 患者存在困难气道的可能性[54]。

b. 肺部浸润和限制性肺部疾病是呼吸功能不全的常见原因[1]。

c. 呕吐和吞咽困难增加了这些患者肺部误吸的风险[3]。

d. 肝脾肿大可能存在慢性转氨酶升高和腹水[55]。

e. 最常见的是肌张力障碍、共济失调和癫痫发作[3]。

f. 现已被描述了脾功能亢进和全血细胞减少症。

10. GM1神经节苷脂沉积症是由于β-半乳糖苷酶不足,可能伴有瓣膜性心脏病(尤其是主动脉瓣关闭不全)和室上性心律失常。

a. 巨舌症,粗糙的面容(面部畸形)和肌肉张力减退均可能增加面罩通气和喉镜检查的困难。

b. 常常发生复发性吸入性肺炎和阻塞性睡眠呼吸暂停[1]。

c. 典型的神经学表现有癫痫发作,共济失调和终末脱臼僵硬[1]。

d. 考虑到易发生相关的肌肉强直和肌肉无力,琥珀胆碱为禁忌药物。

11. GM 2神经节苷脂沉积症引起张力减退,四肢麻痹和吸入性肺炎的风险增加。

a. Tay-Sachs病的特征在于巨头畸形和严重的神经系统疾病,包括失明。

i. 反复抽吸导致共济失调性(不对称性)吞咽困难[1]。

ii. 癫痫发作和肌肉张力低是显而易见的。

iii. 降低运动神经元的参与是使用琥珀胆碱的禁忌证。

b. Sandhoff疾病呈现肝脾肿大和进行性肌肉无力。

i. 心脏扩大和自主神经功能障碍可引起直立性低血压。必须维持血管内容积[1]。

ii. 巨舌症可能使直接喉镜检查和插管复杂化[1]。

12. Gaucher病是最常见的溶酶体贮积病。介绍包括肝脾肿大和相关性血小板减少。

a. 这些患者往往需要比预期的气管内管小[56]。

b. 呼吸功能不全和气道阻塞导致肺动脉高压的发生率增加[57]。

c. 操作时患者定位必须小心,以避免椎体骨折和脊髓压迫的可能性。

d. 淋巴样增生和牙关紧闭可能使气道管理复杂化[1]。

e. 吞咽困难增加了吸入性肺炎的风险。

13. Krabbe病是一种脑白质营养不良,表现为病情发展迅速,很快即出现进行性肌张力降低、肌阵挛和呼吸衰竭。

a. 大量分泌物,胃食管反流和呼吸困难易罹患吸入性肺炎(误吸)[1]。

b. 运动障碍是常见的,应避免使用抗代谢药物[1]。

14. 异染性脑白质病变(芳基硫酸酯酶A缺乏症)肌张力低下和反复的吸入性肺炎(误吸)最终导致呼吸衰竭[57]。

a. 抗唾液酸是（应对）口腔分泌物充足的必需品。

b. 运动障碍可能被抗癌药物加剧。

c. 癫痫发作是常见的,抗惊厥药需要继续使用[3]。

d. 在这些患者中优选局部镇痛[58]。

15. Canavan病(天冬氨酸酰酶缺乏)是以严重的巨头畸形、失明和耳聋为特征的脑白质营养不良疾病。

a. 常见的表现为吸入性肺炎和呼吸衰竭[1]。

b. 应该继续使用抗惊厥药物,并避免使用抗多巴胺药物(由于伴随运动障碍)。

c. 应该考虑使用抗唾液酸药物。

d. 乙酰唑胺可用于降低颅内压[3]。

16. 黏脂贮积症具有黏多糖贮积症和鞘脂类代谢障碍(神经鞘脂病)的特征。

a. 巨舌症和分泌物贮藏在喉部与气道导致了慢性气道阻塞[59]。

b. 气道管理预计会很困难,建议在自主呼吸下使用光纤进行气管插管。

c. 多准备一个比预期的气管内径小的气管导管可能是很有必要的。

d. 常见的有慢性误吸(慢性呼吸道疾病)和呼吸道感染。

17. 黏液多糖症Ⅰ(唾液酸贮积症)是一种具有黏多糖贮积症表型特征的神经退行性疾病[1]。

a. 抗惊厥药物需要继续使用。

b. 很可能是一个困难气道[60]。巨舌症和短颈,固定颈部做喉镜检查都很困难。使用麻醉面罩时应"上下颠倒"[1]。

c. 常见的是肝肿大,肝合成功能受损,可导致凝血障碍。

d. 术后肺功能不全可能需要重症监护。

18. 黏液性脂质病Ⅱ(Ⅰ型细胞病)可能伴有关节僵硬和主动脉瓣关闭不全。

a. 舌、会厌、喉、气管壁可能会增厚[1]。随着年龄的增长恶化,直接喉镜检查可能是困难的。

b. 这种疾病描述了寰枢椎脱位[61]。

c. 气管导管的选择可能需要小于按实际年龄预测的。

d. 应考虑细菌性心内膜炎的预防。

e. 最常见的死亡原因是呼吸功能不全[3]。

f. 阻塞性睡眠呼吸暂停和肺动脉高压的研究结果是一致的[3]。

19. 黏液性脂肪变性Ⅲ(Pseudo-Hurler多发性营养不良)是慢性进行性综合征,具有许多Hurler综合征的特征。

a. 会厌、扁桃体、喉和气管中的黏液脂存储可能使气道管理复杂化[1]。可能需要较小的气管导管。

b. 齿状突增生可能导致颈椎不稳[1]。

c. 二尖瓣、主动脉瓣增厚和功能不全是可能的,应考虑细菌性心内膜炎的预防[3]。

20. Fabry病是一种以神经病,卒中和心肌梗死为特征的记忆障碍。

a. 主要影响血管内皮和神经系统。

b. 室上性心律失常和瓣膜功能不全需要术前心电图和超声心动图。已经描述了左心室肥厚和肥厚梗阻性心肌病[1]。

c. 贲门失弛缓症使患者有肺误吸（吸入性肺炎）的风险。

d. 颞下颌关节功能障碍可能会影响喉镜检查。

e. 术前应评估肾功能，因为进行性肾功能不全与蛋白尿和低渗尿常见[1]。

21. Farber病是一种神经酰胺的积累导致记忆障碍的疾病，并且可能伴有相关的气管肉芽肿，导致喉镜检查和插管困难[1]。

a. 其他相关异常包括阻塞性肺疾病和周围神经病变。

b. 这些患有去神经支配肌疾病的患者应尽量避免使用琥珀胆碱。

c. 在这些典型的体弱患者中，预防低体温和体位是非常重要的。

22. 墨角藻糖苷酶缺乏病是一种贮存糖鞘脂类障碍的疾病，可能出现肝脾肿大、心脏扩大和癫痫发作。

a. 这些患者的颈椎应视为不稳定，牙龈增生使喉镜检查比预测更困难[2]。

b. 肾上腺可能会萎缩，应考虑补充类固醇。

c. 血清钠、钾、葡萄糖水平应在术前评估肾上腺功能减退的存在。

d. 骨骼发育不良使椎管内区域阻滞技术更加困难。

23. 半乳糖唾液酸沉积症是一种神经退行性溶酶体贮积症，常常伴有肝脾肿大、二尖瓣和主动脉瓣关闭不全以及寰枢椎不稳[1]。

a. 因为癫痫发作较为常见，应避免使用引起癫痫的药物。

b. 巨舌症，张口度受限与颈椎不稳可能会导致气道管理困难。

24. 甘露糖苷过多症是一种隐匿性溶酶体贮积病，与细胞免疫缺陷和复发性呼吸道感染有关。

a. 尽管担心与Hurler综合征和潜在的困难气道的表型相似，面罩通气和直接喉镜检查尚未被证明是具有挑战性的[62]。

b. 可能存在肝脾肿大和进行性肌病[3]。

c. 围术期间应继续使用抗惊厥药物。

d. 术前心电图应考虑，因为已注意到短PR间隔[2]。

25. Schindler病是一种以脱髓鞘作用和高渗为特征的神经退行性溶酶体贮积病。

a. 琥珀胆碱在这些患者中是禁忌的。

b. 患者的痉挛状态使定位困难，肺部并发症是常见的。

c. 由于与自主神经功能障碍相关的胃轻瘫，患者应接受"饱胃"预防措施治疗[1]。

26. Wolman病是一种可能存在肝硬化和食管静脉曲张破裂出血的胆固醇酯储存疾病。

a. 可以预期大范围的肝脾肿大和发育问题。

b. 应评估肺动脉高压[1]。

c. 持续性贫血应获得术前血细胞比容评估[1]。

障碍：维生素和矿物质代谢紊乱

1. 5,10-亚甲基四氢叶酸还原酶缺乏症是一种蛋氨酸合成紊乱的疾病，导致同型半胱氨酸血清水平升高。

  a. 描述了早发性冠状动脉疾病和动脉和静脉血栓形成[1]。

  b. 中枢神经系统脱髓鞘和神经退行性疾病是常见的。

  c. 这些患者禁用氧化亚氮,因为它会抑制参与甲硫氨酸合成的另一种酶(甲硫氨酸合成酶)。

  d. 一则病例报告中指出氧化亚氮用于麻醉治疗亚甲基四氢叶酸还原酶缺乏症的儿童的病例导致神经系统恶化和死亡[7]。

  2. 生物素缺乏症是一种生物素不足的功能紊乱,导致酮症酸中毒、肌张力减退、癫痫发作。

  a. 细胞免疫常常受到损害,强调严格无菌技术的重要性[2]。

  b. 围术期间应继续使用抗惊厥药物。

  c. 继发于张力减退的喉喘鸣可以是这种疾病的表现[63]。

  d. 生物素治疗可能纠正所有可逆性病理,并应继续静脉输液治疗。

  3. 血色素沉着症是一种导致肝,胰腺和心脏功能不全的膳食铁积聚障碍[2]。

  a. 由成年早期发展,以及凝血功能障碍的肝硬化使用局部麻醉相对禁忌。

  b. 糖尿病是常见的,强调围术期间血糖控制的重要性。

  c. 术前心脏评估,包括心电图和可能的超声心动图是重要的,因为心肌铁浸润已被描述。

  d. 这些患者也有免疫力受损的风险,因此,严格的无菌预防措施必须遵循。

  e. 肾上腺皮质功能减退症和甲状腺功能减退症是罕见的[3]。

  4. Menkes综合征(卷发综合征)是一种铜运输导致血清铜水平低的神经退行性疾病。

  a. 麻醉的影响包括肌张力减退和上气道梗阻。

  b. 病例报道表明,这些患者气道管理困难,术后气道阻塞,并且最终需要行气管切开术[64,65]。

  c. 癫痫发作和低体温是常见的,同时围术期间应该继续使用抗癫痫药物。

  d. 胃食管反流和慢性误吸(慢性吸入性肺炎)是常见的,需要仔细评估术前肺功能。

  e. 脆性毛细血管和出血风险增加是椎管内麻醉的相对禁忌证[1]。

  f. 婴儿期骨质疏松增加了定位损伤的风险。

  5. 钼辅因子缺乏症是一种以多种酶缺乏和中枢神经系统毒性代谢物蓄积为特征的神经退行性疾病。

  a. 精神发育迟滞和癫痫发作是常见的,抗癫痫药物应在围术期间继续进行[1]。

  b. 痉挛性四肢麻痹是常见的,应该避免去极化的肌肉松弛药。

  c. 患者有呕吐和误吸的风险。

  d. 尿黄嘌呤结石可能存在,应维持利尿[1]。

  e. 茶碱和咖啡因都无禁忌[1]。

  6. 抗维生素D佝偻病是一种肾磷酸盐重吸收障碍,导致骨软化和骨质钙化。

  a. 脊髓狭窄和黄韧带骨化使椎管内麻醉在技术上更具有挑战性。

  b. 骨软化症使患者定位更难。

c. 在成年人中已经发现高血压,左心室肥厚,心内膜钙化[1]。

7. Wilson病是铜代谢的缺陷,导致肝、眼和脑细胞内的铜离子浓度增加。

a. 凝血功能障碍、低蛋白血症、门脉高压可能与肝衰竭有关。

b. 基底神经节受累使锥体外系的作用普遍,并且不鼓励使用抗代谢药物(抗多巴胺药物)。

c. 心肌病是罕见的,但已被报道。

d. 肾功能可能因肝肾综合征或直接铜沉积而受损,术前应予以评估。

e. 用螯合药青霉胺治疗可能会导致白细胞减少、再生障碍性贫血,或重症肌无力综合征[3]。

障碍: 过氧化物酶体功能

1. 新生儿肾上腺脑白质营养不良是导致严重智力障碍,癫痫发作和神经退行性过氧化物酶体功能的缺陷。

a. 胃食管反流和肌张力减退,增加了误吸的风险[66]。

b. 气道阻塞是残余肌肉松弛药或麻醉药的风险,需要术后严密观察。

c. 肾上腺功能不全是不常见的,但在围术期间的情况下应考虑相对不足[1]。

d. 运动障碍可以通过抗多巴胺药物加剧[1]。

e. 用洛伦佐油治疗可导致40%的血小板减少症。

f. 凝血研究可能是异常的,应在术前进行评估[3]。

2. Zellweger综合征由于先天性缺乏过氧化物酶体功能,导致先天性心脏病,肌张力减退和癫痫发作[67]。

a. 对于继发性小颌畸形使用直接喉镜检查可能有困难。

b. 心脏间隔缺损和动脉导管未闭是常见的[3]。

c. 呼吸功能不全,肺误吸风险和呼吸暂停使术后拔管复杂化。

d. 肝肿大可能导致呼吸功能不全,肝功能异常频发。肾上腺萎缩可能需要围术期间应激剂量类固醇补充[1]。

e. 挛缩可能导致定位困难。

障碍: 其他线粒体疾病

1. 中央核疾病是一种称之为ryanodine的受体缺陷从而导致肌细胞钙浓度升高。

a. 恶性高热明显与这种疾病有关,触发麻醉药(包括琥珀胆碱)绝对禁忌。

b. 下颌发育不全和短颈使气管插管困难[1]。

c. 屈曲挛缩可能使患者定位复杂化。

d. 应预期出现肌无力和呼吸功能不全[3]。

临床小贴士　中央核疾病是一种称之为ryanodine的受体缺陷从而导致肌细胞钙浓度升高。恶性高热明显与这种疾病有关,触发麻醉药(包括琥珀胆碱)绝对禁忌。

第三部分

2. 复杂的 I-V 缺陷是具有类似麻醉考虑的线粒体电子传递链障碍[68-70]。

a. 这些患者都患有肥厚型心肌病的风险,应进行心脏超声心动图术前的心脏评估。

b. 癫痫发作和肌病是常见的,应避免去极化肌肉松弛药的使用。

c. 肝功能损害导致肝硬化,术前应该行电解质和凝血功能检查。

d. 考虑到使用乳酸钠溶液静脉使用易发生乳酸性酸中毒,对于延长禁食的患者可以给予含葡萄糖的溶液。

e. 还应避免抑制线粒体电子传递的药物,如丙泊酚或硝普钠。然而,丙泊酚,巴比妥类和挥发性麻醉药都已被安全地用于病例报道[1]。最近提出的丙泊酚及其代谢物对不同电子传递链复合物的直接作用的研究表明,怀疑其对这些患者的判断力有一定影响[69,71]。

3. 线粒体性脑病,乳酸性酸中毒和卒中样发作(MELAS综合征)是一种氧化磷酸化障碍,导致癫痫发作,肌病和包括卒中和失明在内的神经功能损害[1]。

a. 术前应检查心电图评估心脏传导是否异常。心肌病、预激综合征和不完全性心脏传导阻滞都被描述[3]。

b. 呼吸衰竭常见,术后应选择合适的监测技术和镇静药物。

c. 患者因禁食耐受性差,应适当提供葡萄糖,补充能量。

d. 虽然在一个应用乳酸林格液的13例患者的回顾性系列报道中,报道其导致的代谢性失代偿,但是乳酸林格液可以更好地替代其他平衡盐溶液,从而方便地使用[72]。

e. 尽管在4例患者中已经安全使用(诊断前),但由于高钾血症的风险,线粒体肌病应该避免使用琥珀胆碱[72]。

f. 对非极化肌肉松弛药的反应可能被夸张[1]或正常[72],并应用神经监测仪进行评估。

g. 围术期间应监测患者血液酸碱度和水、电解质水平,注意相关疾病如:代谢性酸中毒,高乳酸症,明显的低钠血症和高钾血症[72]。

h. 糖尿病与综合征(5%的患者)的血糖和糖化血红蛋白(HbA1c)应进行评估[3]。

i. 术前应评估肝功能异常及相关的凝血功能问题[72]。

(窦红昆 赵 睿)

参考文献

[1] Baum VC, O'Flaherty JE. *Anesthesia for Genetic, Metabolic, and Dysmorphic Syndromes of Childhood.* 2nd ed. Philadelphia, PA: Lippincott Williams & Wilkins; 2007.

[2] Bissonnette B, Luginbuehl I, Marciniak B, et al. *Syndromes: Rapid Recognition and Perioperative Management.* 1st ed. New York, NY: McGraw Hill; 2006.

[3] Pagon RA, Adam MP, Ardinger HH et al, eds. *GeneReviews®* [Internet]. Seattle, WA: University of Washington; 1993−2014.

[4] Ray TL, Tobias JD. Perioperative care of the patient with nephropathic cystinosis. *Paediatr Anaesth.* 2004; 14: 878−885.

[5] Edvardsson VO, Goldfarb DS, Lieske JC, et al. Hereditary causes of kidney stones and chronic kidney disease. *Pediatr Nephrol.* 2013; 28: 1923−1942.

[6] Lowe S, Johnson DA, Tobias JD. Anesthetic implications of the child with homocystinuria. *J Clin Anesth.* 1994; 6: 142−144.

[7] Selzer RR, Rosenblatt DS, Laxova R, et al. Adverse effect of nitrous oxide in a child with

5,10-methylene-tetrahydrofolate reductase deficiency. *N Engl J Med.* 2003; 349: 45–50.

[8] Badner NH, Beattie WS, Freeman D, et al. Nitrous oxide-induced increased homocysteine concentrations are associated with increased postoperative myocardial ischemia in patients undergoing carotid endarterectomy. *Anesth Analg.* 2000; 91: 1073–1079.

[9] Badner NH, Drader K, Freeman D, et al. The use of intraoperative nitrous oxide leads to postoperative increases in plasma homocysteine. *Anesth Analg.* 1998; 87: 711–713.

[10] Walter JH. Vitamin B12 deficiency and phenylketonuria. *Mol Genet Metab.* 2011; 104: S52–S54.

[11] Dal D, Celiker V. Anesthetic management of a strabismus patient with phenylketonuria. *Paediatr Anaesth.* 2004; 14: 697–702.

[12] de Laet C, Dionisi-Vici C, Leonard JV, et al. Recommendations for the management of tyrosinaemia type 1. *Orphanet J Rare Dis.* 2013; 8: 8.

[13] Hoppe B. An update on primary hyperoxaluria. *Nat Rev Nephrol.* 2012; 8: 467–475.

[14] Weinberg GL, Laurito CE, Geldner P, et al. Malignant ventricular dysrhythmias in a patient with isovaleric acidemia receiving general and local anesthesia for suction lipectomy. *J Clin Anesth.* 1997; 9: 668–670.

[15] Kahraman S, Ercan M, Akkus O, et al. Anaesthetic management in maple syrup urine disease. *Anaesthesia.* 1996; 51: 575–578.

[16] Fuentes-Garcia D, Falcon-Arana L. Perioperative management of a patient with maple syrup urine disease. *Br J Anaesth.* 2009; 102: 144–145.

[17] Sanchez-Rodenas L, Hernandez-Palazon J, Burguillos-Lopez S, et al. Infant boy with propionic acidemia: anesthetic implications. *Rev Esp Anestesiol Reanim.* 2005; 52: 429–432.

[18] Arcas-Bellas JJ, Arévalo-Ludeñ J, Oñte ML, et al. General anesthesia in an adult female with propionic acidemia: anesthetic considerations. *Minerva Anestesiol.* 2013; 79: 313–315.

[19] Karagoz AH, Uzümcügil F, Celebi N, et al. Anesthetic management of a 2-year-old male with propionic acidemia. *Paediatr Anaesth.* 2006; 16: 1290–1291.

[20] Chao P, Chang W, Lai I, et al. Acute life-threatening arrhythmias caused by severe hyperkalemia after induction of anesthesia in an infant with methylmalonic acidemia. *J Chin Med Assoc.* 2012; 75: 243–245.

[21] Ho D, Harrison V, Street N. Anaesthesia for liver transplantation in a patient with methylmalonic acidaemia. *Paediatr Anaesth.* 2000; 10: 215–218.

[22] Köker S, Christensen E, Leonard JV, et al. Diagnosis and management of glutaric aciduria type I-revised recommendations. *J Inherit Metab Dis.* 2011; 34: 677–694.

[23] Dutoit AP, Flick RR, Sprung J, et al. Anesthetic implications of ornithine transcarbamylase deficiency. *Paediatr Anaesth.* 2010; 20: 666–673.

[24] Schmidt J, Kroeber S, Irouschek A, et al. Anesthetic management of patients with ornithine transcarbamylase deficiency. *Paediatr Anaesth.* 2006; 16: 333–337.

[25] Nagamani SC, Erez A, Lee B. Argininosuccinate lyase deficiency. *Genet Med.* 2012; 14: 501–507.

[26] Kaul N, Khan RM, Sharma PK, et al. Anesthesia in a patient with arginase deficiency: implications and management. *Paediatr Anaesth.* 2008; 18: 1139–1140.

[27] Mühling J, Dehne MG, Fuchs M, et al. Conscientious metabolic monitoring on a patient with hyperornithiniemia-hyperammonemia-homocitrulliniuria (HHH) syndrome undergoing anesthesia. *Amino Acids.* 2001; 21: 303–318.

[28] Elyassi AR, Rowshan HH. Perioperative management of the glucose-6-phosphate dehydrogenase deficient patient: a review of the literature. *Anesth Prog.* 2009; 56: 86–91.

[29] Valiaveedan S, Mahajan C, Rath GP, et al. Anaesthetic management in patients with glucose-6-phosphate dehydrogenase deficiency undergoing neurosurgical procedures. *Indian J Anaesth.* 2011; 55: 68–70.

[30] Kollberg G, Tulinius M, Gilljam T, et al. Cardiomyopathy and exercise intolerance in muscle glycogen storage disease 0. *N Engl J Med.* 2007; 357: 1507–1514.

[31] Bustamante SE, Appachi E. Acute pancreatitis after anesthesia with propofol in a child with glycogen storage disease type IA. *Paediatr Anaesth.* 2006; 16: 680–683.

[32] Bollig G. McArdle's disease (glycogen storage disease type V) and anesthesia—a case report and review of the literature. *Paediatr Anaesth.* 2013; 23: 817–823.

[33] Iwata K, Tanabe K, Sugiyama Y, et al. Anesthetic management for a patient with very-long-chain acyl-coenzyme A dehydrogenase deficiency. *J Anesth.* 2012; 26: 957–958.

[34] Vellekoop P, Diekman EF, van Tuijl I, et al. Perioperative measures in very long chain acyl-CoA dehydrogenase deficiency. *Mol Gen Metab.* 2011; 103: 96–97.

[35] Katsuya H, Misumi M, Ohtani Y, et al. Postanesthetic acute renal failure due to carnitine palmityl transferase deficiency. *Anesthesiology.* 1988; 68: 945–948

[36] Neuvonen PT, van den Berg AA. Postoperative coma in a child with carnitine palmitoyl transferase I deficiency. *Anesth Analg.* 2001; 92: 646–647.

[37] Kumar AN, Schwartz DE, Lim KG. Propofol-induced pancreatitis: recurrence of pancreatitis after rechallenge. *Chest.* 1999; 115: 1198–1199.

[38] Leisure GS, O'Flaherty J, Green L, et al. Propofol and postoperative pancreatitis. *Anesthesiology.* 1996; 84: 224–227.

[39] Harris C, Hartsilver E. Anaesthetic management of an obstetric patient with variegate porphyria. *Int J Obstet Anesth.* 2013; 22: 156–160.

[40] James MF, Hift RJ. Porphyrias. *Br J Anaesth.* 2000; 85: 143–153.

[41] Kelley RI, Hennekam RC. The Smith-Lemli-Opitz syndrome. *J Med Genet.* 2000; 37: 321–335.

[42] Nargozian C. The airway in patients with craniofacial abnormalities. *Paediatr Anaesth.* 2004; 14: 53–59.

[43] Morgan KA, Rehman MA, Schwartz RE. Morquio's syndrome and its anaesthetic considerations. *Paediatr Anaesth.* 2002; 12: 641–644.

[44] Theroux MC, Nerker T, Ditro C, et al. Anesthetic care and perioperative complications of children with Morquio syndrome. *Paediatr Anaesth.* 2012; 22: 901–907.

[45] Frawley G, Fuenzalida D, Donath S, et al. A retrospective audit of anesthetic techniques and complications in children with mucopolysaccharidoses. *Paediatr Anaesth.* 2012; 22: 737–744.

[46] Busoni P, Fognani G. Failure of the laryngeal mask to secure the airway in a patient with Hunter's syndrome (mucopolysaccharidosis type II). *Paediatr Anaesth.* 1999; 9: 153–155.

[47] Walker R, Belani KG, Braunlin EA, et al. Anaesthesia and airway management in mucopolysaccharidosis. *J Inherit Metab Dis.* 2013; 36: 211–219.

[48] Dearlove OR. Anaesthesia for Hurler's syndrome. *Hosp Med.* 1999; 60: 71.

[49] Man TT, Tsai PS, Rau RH, et al. Children with mucopolysaccharidoses—three cases report. *Acta Anaesthesiol Sin.* 1999; 37: 93–96.

[50] Walker RW, Colovic V, Robinson DN, et al. Postobstructive pulmonary oedema during anaesthesia in children with mucopolysaccharidoses. *Paediatr Anaesth.* 2003; 13: 441–447.

[51] Kirkpatrick K, Ellwood J, Walker RW. Mucopolysaccharidosis type I (Hurler syndrome) and anesthesia: the impact of bone marrow transplantation, enzyme replacement therapy, and fiberoptic intubation on airway management. *Paediatr Anaesth.* 2012; 22: 145–151.

[52] Solanki GA, Martin KW, Theroux MC, et al. Spinal involvement in mucopolysaccharidosis IVA (Morquio-Brailsford or Morquio A syndrome): presentation, diagnosis and management. *J Inherit Metab Dis.* 2013; 36: 339–355.

[53] Tong CKW, Chen JCH, Cochrane DD. Spinal cord infarction remote from maximal compression in a patient with Morquio syndrome. *J Neurosurg Pediatr.* 2012; 9(6): 608–612.

[54] Bujok LS, Bujok G, Knapik P. Niemann-Pick disease: a rare problem in anaesthesiological practice. *Paediatr Anaesth.* 2002; 12: 806–808.

[55] Miao N, Lu X, O'Grady NP, et al. Niemann-Pick disease type C: implications for sedation and anesthesia for diagnostic procedures. *J Child Neurol.* 2012; 27: 1541–1546.

[56] Kita T, Kitamura S, Takeda K, et al. Anesthetic management involving difficult intubation in a child with Gaucher disease. *Masui.* 1998; 47: 69–73.

[57] Dell'Oste C, Vincenti F. Anaesthetic management of children with type II and III Gaucher disease. *Minerva Pediatr.* 1997; 49: 495–498.

［58］ Hernandez-Palazon J. Anaesthetic management in children with metachromatic leukodystrophy. *Paediatr Anaesth.* 2003; 13: 733−734.

［59］ Semenza GL, Pyeritz RE. Respiratory complications of mucopolysaccharide storage disorders. *Medicine (Baltimore).* 1988; 67: 209−219.

［60］ Tran QH, Kaufman I, Schricker T. Spinal anesthesia for a patient with type I sialidosis undergoing abdominal surgery. *Acta Anaesthesiol Scand.* 2001; 45: 919−921.

［61］ Kader A, Mahfouz M, George G, et al. Difficult intubation management in a child with I-cell disease. *Saudi J Anaesth.* 2010; 4: 105−107.

［62］ Hallas P, Borgwardt LG, Roed J, et al. Anesthesia for patients with alpha-mannosidosis — a case series of 10 patients. *Paediatr Anaesth.* 2011; 21: 1269−1270.

［63］ Dionisi-Vici C, Bachmann C, Graziani MC, et al. Laryngeal stridor as a leading symptom in a biotinidase-deficient patient. *J Inherit Metab Dis.* 1988; 11: 312−313.

［64］ Kazim R, Weisberg R, Sun LS. Upper airway obstruction and Menkes syndrome. *Anesth Analg.* 1993; 77: 856−857.

［65］ Tobias JD. Anaesthetic considerations in the child with Menkes' syndrome. *Can J Anaesth.* 1992; 39: 712−715.

［66］ Tobias JD. Anaesthetic considerations for the child with leukodystrophy. *Can J Anaesth.* 1992; 39: 394−397.

［67］ Platis CM, Kachko L, Peled E, et al. Anesthesia for the child with Zellweger syndrome: a case report. *Paediatr Anaesth.* 2006; 16: 361−362.

［68］ Niezgoda J, Morgan PG. Anesthetic considerations in patients with mitochondrial defects. *Paediatr Anaesth.* 2013; 23: 785−793.

［69］ Vanlander AV, Jorens PG, Smet J, et al. Inborn oxidative phosphorylation defect as risk factor for propofol infusion syndrome. *Acta Anaesthesiol Scand.* 2012; 56: 520−525.

［70］ Gurrieri C, Kivela JE, Bojanić K, et al. Anesthetic considerations in mitochondrial enceophalomyopathy, lactic acidosis, and stroke-like episodes syndrome: a case series. *Can J Anesth.* 2011; 58: 751−763.

［71］ Vanlander AV, Okun JG, de Jaeger A, et al. Possible pathogenic mechanism of propofol infusion syndrome involves coenzyme Q. *Anesthesiology.* 2015; 122(2): 343−352.

［72］ Cheam EW, Critchley LA. Anesthesia for a child with complex I respiratory chain enzyme deficiency. *J Clin Anesth.* 1998; 10: 524−527.

第
三
部
分

第三十二章 异常的免疫和感染

托马斯·J.曼库索

要 点

1. 虽然麻醉药物对于许多患有哮喘的患者来说是相对安全的,但所有罹患该病的儿童在诱导前应进行仔细和彻底的评估,并做好术中发生支气管痉挛的治疗方案。
2. 用于治疗青少年特发性关节炎患者的各种药物中,许多药物具有麻醉作用。使用的药物类别包括(非甾体类抗炎药)NSAIDs,疾病调节药如甲氨蝶呤或来氟米特,抗TNF药物如依那西普,抗-CD20药物如利妥昔单抗等。
3. 患有艾滋病的儿童可能具有明显的心肌功能障碍,如果疾病导致儿童身体活动较少,则心肌功能障碍的临床表现并不明显。

免疫系统是一个复杂的器官,它是血管、体液和细胞组成的复合物,其功能是保护身体免受感染。该系统的功能障碍会导致自身免疫性疾病、过敏性疾病、免疫缺陷综合征和恶性肿瘤。患有免疫系统疾病的儿童常常由于其慢性疾病从而经历了多种诊断和治疗方法。

胚胎学 / 解剖学

1. 早在妊娠3周时,造血细胞就在原始卵黄囊中首次出现(见图28-1)。多能干细胞首先移动到肝,然后到达骨髓中的最终位置。多能干细胞产生淋巴细胞,然后进一步分化成B细胞,T细胞或自然杀伤(NK)细胞。前3个月胸腺和骨髓形成,其次是脾、淋巴结和关节淋巴结[1]。

2. B细胞发育早于妊娠第7周,与抗原无关的发育开始,加入各种细胞表面受体。该阶段在妊娠第14周完成,随后是抗原依赖性发育。抗原依赖性发育是针对外部抗原而发生的,并导致记忆B细胞和浆细胞的产生。母体免疫球蛋白,主要是IgG,从第12周开始跨越胎盘屏障,表明新生儿中出现的一些过敏反应可能是由于胎儿暴露于母体抗原。

3. T细胞的发育开始于妊娠第8周左右。最初的T细胞发育部位的初步胸腺由第三鳃裂和小袋形成。基于受体亚型表达的T细胞亚型,如分化簇(CD)-4,在前3个月见到。许多受体亚型的分化通过细胞增殖和分化过程以及明显的细胞凋亡继续进行。超过90%的胎儿胸腺细胞死亡。一旦这些细胞离开胸腺并迁移到淋巴结、脾和阑尾,就会发生终末T细胞发育。

4. 大约在妊娠第10周至第12周, 胎儿肝开始NK细胞发育。NK前体也存在于胎儿骨髓中。这些淋巴细胞在胸腺中不经历任何处理, T细胞也是如此。NK细胞介导不由主要组织相容性复合物介导的细胞毒性。在胎儿发育过程中NK细胞不改变其表面受体, B细胞和T细胞前体也不会改变。大多数NK细胞迁移到脾。总体而言, NK细胞占淋巴细胞总数的一小部分。

障碍: 免疫缺陷障碍

背景

1. B细胞疾病: 抗体的缺乏是最常见的分泌型IgA不足的遗传性免疫缺陷中更常见的。这种情况在人群中有高达0.3%的发生率。

a. 临床上, 分泌性IgA缺乏症患者可能会感染呼吸道, 胃肠道(GI)或泌尿生殖道(GU)区域。

b. 许多受影响的个体具有针对分泌型IgA的可检测的抗体, 并且这些抗体可以是IgE亚型[2]。

c. 含有IgA的血液制品的给药可能导致IgA和抗IgA IgE复合物的过敏反应。

d. 普通可变免疫缺陷(CVID)和X连锁的丙种球蛋白血症(XLA)的特征是抗体不足。

(1) 这些患者患有化脓性病原体感染。

(2) 在CVID中, 存在正常出现的B细胞[3]。

(3) XLA患者缺乏循环性B细胞, 无明显淋巴结, 小或不存在扁桃体[4]。

(4) 除了可以用骨髓移植治疗的XLA以外, 抗体缺陷的管理涉及定期施用抗体, 以及仔细监测和治疗感染。

2. 细胞介导的免疫缺陷比抗体生产中的缺陷更严重。

a. DiGeorge综合征来自第三和第四咽囊异常发育。

(1) 当这种胎儿发育异常时, 胸腺, 甲状腺和甲状旁腺是发育不全或完全不存在的。

(2) 在这些个体中发现的相关缺陷包括大血管的异常, 先天性心脏病, 食管闭锁和下颌发育不全。

(3) 受影响的新生儿经常出现严重的低钙血症。

(4) 免疫缺陷已经通过移植匹配的骨髓进行治疗[5]。

b. T细胞中其他更罕见的病症包括缺陷CD3受体复合物, 以及T细胞或细胞因子产生的活化受损。

3. 体液和细胞介导的免疫中的综合缺陷在婴儿期或儿童早期通常是致命的。骨髓移植是受影响个体接受的治疗。

a. 已经描述了严重的联合免疫缺陷(SCID)和联合免疫缺陷(CID)。

(1) 罹患SCID的患者通常在生命的前几个月表现出呼吸道和皮肤的细菌感染症状, 以及如腹泻这样的GI症状。除了细菌感染之外, 这些婴儿也受到念珠菌属和感染病毒的折磨。

（2）由于这些婴儿缺乏免疫能力，输注非照射血液制品后可能发生移植物抗宿主（GVH）疾病。

（3）患有CID的儿童不完全缺乏T细胞功能，但仍受到机会性生物体感染的影响，如果未经治疗，寿命会大大缩短。体液免疫力受损和T细胞数量减少和活动特征是Wiskott-Aldrich综合征，X联合障碍。临床上，这些个体也有特应性皮炎和血小板减少性紫癜。

b. 共济失调毛细血管扩张是一种复杂的综合征，除了共济失调，皮肤和眼毛细血管扩张，慢性呼吸道感染和淋巴组织的癌症外，细胞和体液免疫缺陷程度可变[6,7]。

4. 吞噬功能紊乱相对不常见。该组的具体诊断包括Chediak-Higashi综合征，脱颗粒缺陷，慢性肉芽肿病，无法杀死过氧化氢酶阳性生物体，以及更常见但临床表现不显著的髓过氧化物酶缺乏症。

5. 获得性免疫缺陷综合征

艾滋病流行主要影响到成年人，但儿童当然没有幸免。

a. 1997年，世界卫生组织（WHO）估计15岁以下艾滋病感染者达110万人以上。

（1）美国CDC国家艾滋病毒/艾滋病监测系统报告指出，儿科艾滋病病例分布为：非裔美国人58%，西班牙裔美国人23%，白种人18%。大多数病例在美国东北部及南部被报道。

（2）大多数13岁以下儿童艾滋病是围生期传播的结果[8]。在美国，每年有6 000～7 000名婴儿出生于艾滋病毒阳性的母亲。传播最有可能在分娩过程中，传播的机会在早产和孕妇CD4计数较少的情况下都会增加。如果分娩通过或是在阴道分娩时母亲[8]使用齐多夫定（AZT）治疗，则可降低传播。

（3）直接接触艾滋病的青少年人数正在增加。患有艾滋病的儿童随着机会性感染的发展逐渐消耗CD4淋巴细胞计数。

b. 罹患艾滋病的患者所有重要的器官系统均受到影响。

（1）80%以上的患者均患有脂质性间质性肺炎和以前的肺部感染。

（2）高达20%的艾滋病儿童患有重大的心脏病。在这些儿童中观察到心动过速，左心室收缩和舒张功能以及窦性心律失常。

（3）贫血在这些孩子中是常见的。

（4）肾功能不全，各种皮疹，他们的营养状况不良导致艾滋病儿童的整体营养不足。

障碍：过敏；过敏症状

背景

能够刺激IgE抗体产生的抗原分子（通常为蛋白质）可能在初始致敏后再次暴露时引起IgE介导的过敏反应。一旦产生，对这些抗原的IgE抗体变得固定在组织肥大细胞和（或）循环嗜碱性粒细胞上，两者都含有高亲和力的IgE受体。抗原或半抗原与细胞表面IgE抗体的随后交联引起膜相关酶的激活，引起复杂的生物化学级联，导致细胞外钙的流入和细胞内钙的动员,随后释放预先形成的颗粒——相关的介质和来自细胞膜磷脂的新介质的产生。特应性疾病(过敏性或外在性哮喘,花粉症,特应性皮炎)和寄生虫感染的IgE水平升高。

肥大细胞表面上的IgE复合物,IgE和IgE的高亲和力复合物触发预先形成的颗粒相关组胺和类胰蛋白酶和膜衍生的脂质介质白三烯,前列腺素及其衍生物的非细胞毒性,能量依赖性释放血小板激活因子。释放的中介者包括预先形成并存储在颗粒中的那些,以及在适当刺激下新生成的那些。这些介质的释放可能导致急性或慢性反应的各种病理生理反应。肥大细胞产生三种半胱氨酰白三烯C4、D4和E4,其导致平滑肌收缩,血管扩张,血管通透性增加和黏液过度活动。半胱氨酰白三烯的辅助来源是嗜酸性粒细胞,巨噬细胞和单核细胞。肥大细胞类胰蛋白酶激活内皮和上皮细胞上的受体,导致选择性吸引嗜酸性粒细胞和嗜碱性粒细胞的黏附分子上调。

具体医疗条件

临床小贴士 过敏性鼻炎可能难以与病毒性上呼吸道感染相关的鼻炎区分开来。对于具有过敏性鼻炎的儿童而言,与病毒URI相比,麻醉药的影响尚不清楚。

1. 过敏性鼻炎很常见,约25%的儿童受到影响。有些孩子只在某些季节受到影响,而其他孩子全年都有症状。通常,在6岁确诊,但可以提早。皮肤测试是确诊的确定方法。这些儿童的临床表现包括间歇性鼻充血、流清鼻涕、打喷嚏和结膜刺激。晚上鼻塞会恶化,导致打鼾和张口呼吸。治疗的主体是避免诱发媒介的接触。由于这通常是困难或不可能的,用于改善症状的药物包括口服抗组胺药或吸入类固醇。

2. 哮喘是肺部的慢性炎症,其特征在于对环境和内部各种刺激物的气道反应性增加(表32-1)。

表32-1 哮喘恶化的原因

动物皮屑
蟑螂
霉菌
季节性植物过敏原
烟草烟雾
家用清洁剂
香水
情绪不安
病毒或细菌性呼吸道感染
麻醉相关原因
寒冷和(或)干燥的空气
气管插管
交感刺激
β受体阻滞药

a. 气道增强的反应性通过支气管平滑肌的增加的音调,增加的分泌物,增加的黏液和产生炎性细胞的气道渗透来表现。哮喘的发病率和严重程度似乎都在增加。儿童患病率高于成年人[8,9]。

b. 治疗哮喘的急性加重涉及通常通过吸入使用雾化的短效β激动药和(或)抗胆碱能药物。此外,短期(一般<1周)全身性糖皮质激素给药现在是急性哮喘加重治疗的常规部分。

c. 哮喘的长期治疗包括避免沉淀因素和使用抗炎药如色甘酸,吸入性糖皮质激素,长效β激动药和白三烯修饰药[10]。

> **临床小贴士** 许多手术室都是无乳胶的,但并非全部。如果患者在麻醉期间出现荨麻疹,支气管痉挛和低血压,则会考虑对胶乳的反应。

3. 乳胶过敏,首次报道在20世纪30年代,对于过去20年的患者和特定职业群体(包括医疗服务提供者)而言是一个重大问题[11]。

a. 许多经历过对乳胶过敏反应的孩子有骨髓瘤/脊柱裂或尿道异常需要频繁的膀胱导尿[12,13]。

b. 在医疗环境中重复暴露于胶乳对于发生严重的乳胶反应是不必要的。

c. 目前,儿科医院的许多手术室(OR)现在无乳胶。对乳胶的反应已分为三种类型:刺激性接触性皮炎,Ⅳ型超敏反应(类似于皮肤对毒藤的反应)和Ⅰ型(IgE介导的)超敏反应。Ⅰ型反应是最严重的。乳胶Ⅰ型超敏反应的儿童表现为荨麻疹、支气管痉挛、心动过速、低血压、焦虑和头痛。

d. 治疗由于乳胶暴露导致的过敏反应发作首先和最重要的是阻止患者持续暴露于乳胶。应根据需要用补充氧气,静脉内(IV)液体给药和IV肾上腺素治疗患者。可能需要保护气道并提供正压通气,直到支气管痉挛和低氧血症解除[14,15]。

障碍:自身免疫性疾病

背景

辅助T(TH)细胞通常为CD4,但可能是CD8细胞。它们与胸腺的TH0细胞分化成TH1细胞(在IFN-γ和IL-12的影响下)或TH2细胞(在IL-4和IL-10的影响下)。通常,TH1细胞通过细胞毒性T细胞和巨噬细胞促进细胞介导的免疫,并分泌IFN-γ,IL-2和淋巴毒素(TNF-β)。TH2细胞通过B细胞(体液免疫)促进抗体(Ab)产生并分泌IL-4,IL-5,IL-6,IL-10和IL-13。两种细胞类型分泌几种其他细胞因子。

TH1和TH2细胞之间的区别在临床上是相关的。TH1反应是某些自身免疫性疾病(例如RA,多发性硬化症)的特征,并且TH2应答促进IgE产生和过敏性疾病的发展。

具体的医疗条件

1. 少年特发性关节炎（JIA），以前称为少年类风湿关节炎，是儿童残疾的重要原因。这种免疫条件的原因是未知的。

a. 根据有关关节的数量和位置以及是否存在全身症状，有不同的疾病分类。

b. 涉及<5关节的关节炎（低关节炎）是最常见的，其次是多关节；涉及>5个关节，最常见于全身发作，最不常见的是少年特发性关节炎。在多发性关节疾病中，女孩受到的影响明显高于男孩。系统发病具有相同的性别分布。

c. 临床上，受影响的儿童患有关节炎，关节肿胀，温暖和疼痛，但发红少。

d. 在全身发病的少年特发性关节炎中，儿童呈现浆膜炎，肝脾肿大，特征性日常发热，日常温度至少为39℃，伴有特发性皮疹。

e. 实验结果是炎症的非特异性指征，包括红细胞沉降率（ESR）和C-反应蛋白（CRP）升高。

f. 慢性病的贫血通常也被看到。

g. 少年特发性关节炎的治疗以非甾体抗炎药（NSAID）作为一线药物。

h. 根据需要添加其他药物。这些包括羟氯喹、柳氮磺吡啶、甲氨蝶呤、硫唑嘌呤和环磷酰胺。

i. 糖皮质激素作为临时措施用于急性加重期的治疗，而一些前述药物的使用则逐渐增加[16]。

2. 系统性红斑狼疮（SLE）是一种没有已知病因的免疫疾病。

a. 该疾病的表现是针对患者自身抗原的抗体引起的炎症的结果。抗体针对肾中的DNA和其他核抗原，中枢神经系统（CNS）和造血细胞。

b. 不仅原因不明，而且自然历史也不可预知。一些患者有延长的缓解期，而其他患者有严重的威胁生命的恶化。系统性红斑狼疮的初期临床表现多样，患者主诉为多种皮疹，不仅是特征性的蝴蝶疹，还有几个关节的关节炎、头痛、腹痛和间歇性发热。

c. 完整的医学评估可能会发现其他严重问题，如高血压、肾病、冠状动脉血管炎、心包积液、心脏传导异常、肺纤维化和（或）浸润。

d. 外周神经系统和中枢神经系统均发现神经系统异常，包括癫痫发作、假性脑肿瘤、广泛认知缺陷和周围神经炎。

e. 系统性红斑狼疮患者的实验室异常包括升高的抗核抗体（ANA）滴度，狼疮抗凝血药，抗磷脂抗体和抗甲状腺抗体。系统性红斑狼疮患者的治疗取决于所涉及的器官系统和参与程度。

f. 皮质类固醇有效控制症状和降低自身抗体产生，但长时间服用高剂量皮质激素而产生的如胃炎，白内障，骨质减少和高血压的并发症限制了他们的持续使用。

g. 人体存在狼疮抗凝药或抗磷脂抗体的患者使用抗凝血药治疗，如低分子肝素和华法林。

h. 用于治疗受影响个体的其他药物包括甲氨蝶呤、环孢素和霉酚酸酯。

i. 虽然系统性红斑狼疮的生存状况有所改善，但依然存在明显的发病率和死亡率。

这些患者的主要死亡原因是感染、肾衰竭、心肌梗死和CNS疾病[17]。

3. 过敏性紫癜（HSP）是一种主要来自未知病因的儿童血管炎。这种疾病常常伴随着非复杂性的上皮性感染。

a. 临床上，受影响的儿童可能会出现典型的皮疹、发热、疲劳、关节炎和腹痛的急性表现。

b. 很少受过敏性紫癜影响的儿童可以发现癫痫发作，肾受累或肝或脾脏扩大。

c. 典型的皮疹开始为烫伤样斑点，并进行到紫红色病变。皮疹发展成波浪状，每次持续约10～14 d，然后褪色。怀疑过敏性紫癜的儿童的实验室评估不能确认诊断，但会显示红细胞沉降率升高的炎症证据。

d. 治疗主要表现为静脉补液，镇痛和提升血糖，休息。

e. 如果孩子患肾受累，治疗可能包括类固醇，细胞毒性药和（或）抗凝，尽管这些方式实际上改善长期结果的明确证据是缺乏的。

f. 有过敏性紫癜肾炎的儿童患慢性肾功能不全发生的风险为5%～10%[18,19]。

麻醉考虑

1. 应更加谨慎地保护免疫功能低下的患者免受传染病。在手术室之前的所有保护措施应在手术室中完全遵循。

2. 艾滋病患者多器官系统参与，并且正在接受一套复杂的药物治疗。患有艾滋病或受艾滋病病毒感染的患者经历各种侵入性诊断和治疗程序，如中心静脉线（CVL）放置，骨髓抽吸物和活组织检查，支气管肺泡灌洗（BAL），上下内窥镜和胃造口管放置。

a. 中枢神经系统的参与可能导致普通药量的阿片样物质和镇静药的过度和不必要的影响。这些患者看起来手术似乎是次要的，但有临床恶化的可能。

b. 术后护理计划必须包括通气和其他支持的可能性。患有晚期疾病的儿童可能会有不复苏（DNR）或其他高级指令。在这种情况下，与监护人/照护者以及适当情况下小孩的仔细讨论和规划必须在麻醉和手术前进行。

3. 具有过敏性鼻炎的儿童必须与活动性病毒性上呼吸道感染的儿童区分开来。

4. 患有哮喘的患者进入手术室需要仔细的麻醉前评估，以包括他们目前的管理以及最近的疾病过程。重要的是确定儿童的哮喘症状与他/她的健康状况如何。

a. 全身麻醉（GA）的诱导应该进行，以减少气道刺激和通气，以调节气道阻力。

b. 出现紧急情况的计划必须考虑到气道刺激性增加。

5. 到目前为止，乳胶过敏患者或乳胶过敏风险的最佳治疗方法是避免暴露于乳胶。

a. 如果在手术室中发生乳胶过敏反应，则去除过敏原是必需的，否则Ⅰ型超敏反应将继续。即使在去除胶乳之后，也表明了支气管痉挛，应进行低氧血症和低血压的积极治疗。

b. 静脉补液，静脉推注肾上腺素和雾化支气管扩张药是治疗的支柱。

6. 少年特发性关节炎患者应进行特别仔细的麻醉前气道评估。这些孩子的颈椎和颞下颌关节的移动性可能会降低。

a. 此外,它们可能具有复合性关节炎。

b. 定位必须考虑到其关节及其承重关节。

c. 用于治疗的药物可能对麻醉管理计划具有特定的影响。

7. 患有系统性红斑狼疮的患者几乎所有重要的器官系统都可能受到了影响,这些因素也都可能对麻醉产生影响。

系统性红斑狼疮的药物治疗可以对麻醉管理计划具有特定的意义。以常规剂量的NSAIDs治疗系统性红斑狼疮患者时可能产生肝毒性。此外,在进入手术室之前必须考虑用抗凝药治疗。在对这些患者实施诱导麻醉之前,对心脏、肺和肾受累程度的彻底了解至关重要。

8. 患有过敏性紫癜的儿童或有过敏性紫癜发作史的儿童进入手术室进行麻醉或手术时,应评估肾功能不全。如果患者在活跃的过敏性紫癜期间来到手术室,他/她可能没有凝血病,但可能严重贫血。

(赵 睿)

参考文献

［1］ Buckley R. T lymphocytes B lymphocytes and natural killer cells. In: Behreman RE, Kliegman RM, Jenson HB, eds. *Nelson Textbook of Pediatrics*. 19th ed. Philadelphia, PA: Saunders; 2011: chap 117.

［2］ Mestecky J, Murphy BR, Kiyono H, et al. The mucosal immune system. In: Paul W, ed. *Fundamental Immunology*. 7th ed. Philadelphia, PA: Lippincott Williams and Wilkins; 2013: 1002−1006.

［3］ Cunningham-Rundles C, Bodian C. Common variable immunodeficiency: clinical and immunological features of 248 patients. *Clin Immunol*. 1999; 92: 34−48.

［4］ Conley ME, Rohrer J, Minegishi Y. X-linked agammaglobulinemia. *Clin Rev Allergy Immunol*. 2000; 19: 183−204.

［5］ Buckley R. Primary immunodeficiency diseases. In: Paul E, ed. *Fundamental Immonology*. 7th ed. Philadelphia, PA: Lippincott Williams and Wilkins; 2013: 1602−1603.

［6］ Buckley R. Primary combined antibody and cellular immunodeficiencies. In: Behreman RE, Kliegman RM, Jenson HB, eds. *Nelson Textbook of Pediatrics*. 19th ed. Philadelphia, PA: Saunders; 2011: chap 120.

［7］ Buckley RH. Advances in the understanding and treatment of human severe combined immunodeficiency. *Immunol Res*. 2000; 22: 237−251.

［8］ Centers for Disease Control and Prevention (CDC). Update: perinatally acquired HIV/AIDS—United States, 1997. *MMWR Morb Mortal Wkly Rep*. 1997; 46: 1086−1092.

［9］ Centers for Disease Control and Prevention (CDC). Measuring childhood asthma prevalence before and after the 1997 redesign of the National Health Interview Survey—United States. *MMWR Morb Mortal Wkly Rep*. 2000; 49: 908−911.

［10］ Maxwell L, Goodwin S, Mancuso T, et al. Systemic disorders in infants and children. In: Motoyama E, Davis PJ, eds. *Smiths Anesthesia for Infants and Children*. 7th ed. Philadelphia, PA: Lippincott Williams and Wilkins; 2004: 1048−1051.

［11］ Downing J. Dermatitis from rubber gloves. *N Engl J Med*. 1933; 208: 196.

［12］ Hochleitner BW, Menardi G, Haussler B, et al. Spina bifida as an independent risk factor for sensitization to latex. *J Urol*. 2001; 166: 2370−2373; discussion 3−4.

［13］ Hourihane JO, Allard JM, Wade AM, et al. Impact of repeated surgical procedures on the incidence and prevalence of latex allergy: a prospective study of 1263 children. *J Pediatr*. 2002; 140: 479−482.

［14］ Holzman RS. Latex allergy: an emerging operating room problem. *Anesth Analg*. 1993; 76: 635−641.

［15］ Holzman RS. Clinical management of latex-allergic children. *Anesth Analg*. 1997; 85: 529−533.

［16］ Wu EY. Juvenile rheumatoid arthritis. In: Behreman RE, Kliegman RM, Jenson HB, eds. *Nelson Textbook of Pediatrics*. 19th ed. Philadelphia, PA: Saunders; 2011: chap 123.

［17］ Klein-Gitelman MS, Miller M. Systemic lupus erythematosus. In: Behreman RE, Kliegman RM, Jenson HB, eds. *Nelson Textbook of Pediatrics*. 17th ed. Philadelphia, PA: Saunders; 2004: 809–813.

［18］ Rostoker G. Schonlein-Henoch purpura in children and adults: diagnosis, pathophysiology and management. *BioDrugs*. 2001; 15: 99–138.

［19］ Scharer K, Krmar R, Querfeld U, et al. Clinical outcome of Schonlein-Henoch purpura nephritis in children. *Pediatr Nephrol*. 1999; 13: 816–823.

第三十三章　　有关胎儿手术的医学和麻醉

德巴斯·查特吉,杰弗里·L.加林金

要　点

1. 胎儿手术是妊娠期间不同阶段对胎儿进行干预的快速发展的专业学科。
2. 妊娠引起的各种解剖和生理的变化将影响麻醉管理。
3. 母体安全至关重要,风险应降至最低。
4. 有效团队合作及沟通的多学科合作尤为重要。
5. 子宫胎盘血流维持在胎儿干预过程中非常关键。
6. 外科微创手术技术和器械的发展使麻醉管理发生了改变。
7. 退出程序允许胎儿成功过渡到宫外生活,其适应证还在不断发生变化。
8. 开放式胎儿手术具有一定的适应证,管理早产儿仍然是一个棘手问题。

Ⅰ.介绍

　　胎儿手术是一个迅速发展的专业学科。产前成像领域的进展包括3D超声和胎儿磁共振成像(MRI),允许我们更好地了解胎儿畸形的自然病史和病理生理学。此外,微创手术技术和器械的进步也使得我们对胎儿干预措施有了不断改进。为了拯救胎儿的生命或者是防止永久性的器官损伤,广泛的胎儿干预正在施行,母体被描述为一个没有任何直接利益的无辜旁观者[1,2],必须平衡好母体和胎儿的风险,反对所有只为了胎儿的利益。胎儿干预给麻醉带来了很多挑战,对怀孕期间母体生理变化有了全新彻底的认知,其中胎儿生理学、胎儿畸形的病理生理学至关重要。

Ⅱ.孕妇方面的考虑

　　A. 妊娠的生理变化。妊娠导致的各种解剖和生理变化将影响麻醉管理。

　　1. 气道/呼吸道

　　a. 妊娠期间由于呼吸道黏膜的毛细血管充血,进行气道操作时会有上气道损伤和出血的倾向[3,4]。尤其进行鼻插管将有可能会引起鼻腔出血,所以并不鼓励鼻腔插管。同时,继发性水肿和上呼吸道黏膜脆性的增加使得孕妇插管更加困难[5,6]。应该使用更小管径的气管导管(6.0～6.5 mm)。

　　b. 为满足扩大的子宫、胎儿以及胎盘的要求,妊娠时氧耗会增加,静息时分钟通气量在怀孕期间也会上升,主要是随着潮气量的增加而增加,而呼吸频率和模式不变[7]。增加的分钟通气量将引起二氧化碳排出增加和孕激素诱导的化学敏感性增加。

　　c. 妊娠子宫将隔膜向上移动,使孕妇的功能残气量(FRC)减少可达20%[3,4,7],但闭合容积(CC)不变。FRC/CC比率的降低导致更小的气道闭合、V/Q不匹配和低氧血症,尤其是在仰卧位。孕妇与非妊娠妇女相比[8],去饱和速度更快,所以推荐使用100%氧预充3～5 min诱导全身麻醉。

> **临床小贴士**　孕妇因为功能残气量减少和氧耗增加,在呼吸暂停的过程中更容易缺氧。

　　2. 循环

　　a. 妊娠是高心输出量状态。较未怀孕的妇女而言,在妊娠前期心输出量增加了35%～40%,平稳期心输出量增加可达50%[3,4]。心输出量在活动和产后立即增加。心输出量的增加是继发于每搏量(25%)和心率(15%～25%)的增加[9,10]。全身血管阻力下降20%,继发于胎盘循环的低阻力和前列环素雌激素和黄体酮的血管扩张作用,导致孕妇血压轻微下降[3,4]。

　　b. 当孕妇仰卧时,由于妊娠子宫压迫下腔静脉和主动脉可导致心输出量和子宫胎盘灌注显著降低[11]。早在妊娠20周就会发生主动脉压缩。仰卧位低血压综合征的特点是严重的低血压和心动过缓,继发于仰卧位静脉回流减少[12]。仰卧时应使用小枕头或楔形物(放于同侧)使子宫左移或右移(15°～20°)。

　　c. 孕妇更容易发生肺水肿,继发于怀孕期间和产后立即出现的胶体渗透压降低[9]。在胎儿手术期间使用的液体进一步使其易发生肺水肿。

　　3. 神经系统

　　a. 吸入性麻醉药最低肺泡有效浓度(MAC)在分娩时下降约30%,因继发于黄体酮和血浆内啡肽水平升高[13]。

　　b. 怀孕妇女因为激素水平变化、脑脊液(CSF)容量减少、脑脊液pH变化等因素共同作用对局部麻醉药更为敏感[14-16]。硬膜外使用局部麻醉药扩散速度增加的情况也常见。

　　4. 胃肠道

　　怀孕妇女由于黄体酮降低了食管括约肌的功能、胃部位置改变以及胃液pH降低等作用吸入胃内容物的风险较高[17,18];除分娩和使用阿片类药物治疗,怀孕期间胃排空延迟[19]。所有孕妇应在全身麻醉诱导前进行误吸预防,包括H_2受体拮抗药、促进胃排空药物以及抑酸药物,气管插管前必须进行快速序列诱导。

> **临床小贴士**　孕妇具有胃内容物误吸的高风险,全麻快速序列诱导前应给予误吸预防药物。

5. 肾脏

a. 怀孕期间肾血流量增加 75%，肾小球滤过率（GFR）增加 50%，导致血尿素氮（BUN）和肌酐水平降低 50%[20, 21]。因此孕妇正常或稍微增加的 BUN 和肌酐水平显示肾功能不佳，尿素、肌酐和尿酸清除率均在怀孕期间增加。

b. 继发于近端小管的吸收能力的变化，尿中总蛋白和葡萄糖排泄量在怀孕期间增加了数倍[21]。

6. 血液系统

a. 继发于雌激素、黄体酮和胎盘乳糖对肾素-血管紧张素-醛固酮系统的影响，怀孕期间产妇血浆体积增加 55%。由于红细胞生成素增加，红细胞容量在怀孕期间增加 30%，血浆容量膨胀超过红细胞体积增加，导致所谓的"生理性贫血"，孕妇血细胞比容在海平面上变化范围 30%～35%。妊娠的生理性高血容量允许产妇在分娩期间耐受血液丢失而保证血流动力学不出现明显变化。

b. 孕妇通过补偿血管内凝血处于高凝状态，依据是加强血小板活化和消耗，增加凝血因子（Ⅰ、Ⅶ、Ⅷ、Ⅸ、Ⅹ、Ⅻ）和增加纤维蛋白溶解活性。

> **临床小贴士** 妊娠通过各种解剖和生理变化影响全身各个器官。在妊娠早期和妊娠中期进行的胎儿干预与相同妊娠程度变化（第三产程或临产）的手术不完全相同。

B. 子宫胎盘血流

1. 妊娠期子宫血流量明显增加，从妊娠前每分钟从 50～100 mL 增加到每分钟约为 700～900 mL，占母体心输出量的约 12%[25]。子宫胎盘循环是低阻力血管床，自动调节能力有限。子宫血流量与子宫灌注压（子宫动脉压与子宫静脉压差）成正比，与子宫血管阻力成反比。因此，足够的子宫胎盘血流量取决于母体血压和正常子宫灌注压力的维持（表 33-1）。

表 33-1　减少子宫血流的病因

降低子宫动脉压
- 主动脉缩窄
- 出血/低血容量性休克
- 轴索麻醉所致的交感阻滞
- 全身麻醉过深所致的低血压

升高子宫静脉压
- 腔静脉受压
- 子宫收缩
- 子宫收缩药

增加子宫血管阻力
- 内源性儿茶酚胺（疼痛、焦虑、压力）
- 血管加压药（去氧肾上腺素 > 麻黄碱）

Adapted from: Ngan Kee WD. Uteroplacental blood flow//Chestnut DH, Wong CA, Tsen LC, et al. Obstetric Anesthesia: Principles and Practice. 5th ed. Philadelphia, PA: Elsevier-Mosby, 2009: 41.

第四部分

临床小贴士 产妇在左位或右位子宫移动时,应避免仰卧位导致的主动脉压迫。

2. 神经轴麻醉对子宫血流量的影响取决于多种因素。虽然有效的疼痛缓解和减轻压力可以增加子宫血流量,但如果本身存在低血压,则会降低子宫血流量。

3. 麻黄碱和去氧肾上腺素在临床上都用来治疗低血压,麻黄碱比去氧肾上腺素穿过胎盘的程度更大,并刺激胎儿的代谢过程,导致胎儿的pH下降和碱过剩的作用强于去氧肾上腺素。比较两种药物在人类中的研究,并未表明新生儿结局有任何临床差异。

4. 静脉诱导药如丙泊酚和硫喷妥钠对子宫血流量影响最小,除非患者患有低血压[30]。怀孕绵羊的动物研究表明:尽管母体低血压和子宫血流量减少与使用较高浓度有关,但临床上吸入性麻醉药常用剂量对于子宫血流量影响最小[31,32]。

C. 胎盘运输

1. 胎盘是一种动态的器官,通过胎盘循环使母体和胎儿密切相关,进行气体、营养物及废物交换。影响药物在胎盘中转运的因素包括脂溶性、分子量、蛋白结合、pKa、胎儿血液pH和子宫血流量[33]。高脂溶性和分子<500道尔顿的药物可以快速穿过胎盘。高度蛋白质结合药物也受母体和胎儿蛋白质浓度的影响,只有未结合、游离状态的药物可以转移到胎盘。如果胎儿pH较低(即胎儿酸血症),碱性药物如局部麻醉药和阿片类药物,当它们到达胎儿循环时更易解离。由于解离药物不容易穿过胎盘,它们被困在胎儿循环中(即"离子捕获")[33]。

2. 高脂溶性和低分子量的吸入麻醉药可以快速运输穿过胎盘。胎儿羔羊的研究表明异氟醚和氟烷的胎儿水平明显落后于母体水平[34,35];开放式胎儿外科手术需要肌注肌肉松弛药和镇静药进行麻醉;氧化亚氮也很容易穿过胎盘[36]。

临床小贴士 尽管吸入麻醉药在开放式手术期间能够通过胎盘进入胎儿,延迟平衡需要向胎儿肌内注射麻醉和肌肉松弛药。

3. 静脉诱导药也容易穿过胎盘。尽管硫喷妥钠快速运输穿过胎盘,但在给药过程中,硫喷妥钠的脐带血浓度存在较大的主体间变异性,继发于孕妇硫喷妥钠的分容积和血浆清除率的巨大差异[37]。丙泊酚也容易穿过胎盘,并可能对新生儿有镇静作用。在选择性剖宫产分娩期间,丙泊酚诱导的全身麻醉,与硫喷妥钠相比,具有较低的1 min和5 min APGAR评分。对新生儿的影响取决于诱导剂量和诱导时间以及分娩胎儿之间的时间[38]。

4. 非去极化肌肉松弛药和抗胆碱酯酶药都是大分子并高度解离的药物,并不容易穿过胎盘。在给予母体标准剂量插管后,无效量的琥珀胆碱可以穿过胎盘。在较高剂量(>300 mg)的情况下,脐带血中可检测到的琥珀胆碱,但并没有临床意义。即使血浆胆碱酯酶的血清浓度在妊娠期减少,由于药物分布增加,琥珀胆碱的作用持续时间也不受影响。

5. 阿片类物质容易穿过胎盘。已经显示孕产期使用吗啡可导致胎儿生物物理学特征的减少，胎儿呼吸运动减弱和非应激测试没有反应。硬膜外给予芬太尼和舒芬太尼用于分娩镇痛时可导致这些亲脂性阿片类药物明显的转运入胎盘。

Ⅲ. 胎儿因素

A. 胎儿没有有效的氧气储存器，主要来源于母体循环中持续经胎盘扩散的氧气。在基线时，胎儿PO_2远低于出生后脐静脉PO_2达到最大$50 \sim 60$ mmHg。然而，由于胎儿血红蛋白浓度（约180 g/L）和胎儿型血红蛋白浓度相对较高（血红蛋白总量的75%～85%），胎儿组织并不缺血。胎儿型血红蛋白比母体血液对氧气具有更高的亲和力，从而增加了氧气从母亲转移到胎儿。胎儿血液中的P_{50}（血红蛋白50%饱和的PO_2）与成人血液中的27 mmHg相比约为20 mmHg。

B. 胎儿血管内血容量为每千克$100 \sim 110$ mL，其中1/3在胎儿体外的脐带和胎盘中。胎儿血管内血容量是通过毛细血管的运输来确定的，主要由毛细管静水压力的变化来调节。

C. 胎儿循环模式与成人循环显著不同，右心室和左心室在并行系统中起作用[44]。来自胎盘的氧合血液通过脐静脉进入胎儿。其中一些通过导管静脉绕过肝进入下腔静脉。在右心房，大多数氧合血液优先通过卵圆孔，进入左心房。然后，它流入左心室，从其分布到脑和促进循环，促进富含氧合血液输送到具有最高氧需求的器官，即脑和心脏。来自下肢和上腔静脉的脱氧血液优先导入右心室和肺动脉。大多数这种血液绕过高阻力肺血管，并通过动脉导管进入降主动脉供应下肢。血液通过脐动脉返回胎盘用于营养和吸收气体。

D. 由于胎儿循环系统的平行流动，测量出来的胎儿心输出量为左心室输出与右心室输出的总和（CCO）。多普勒超声心动图估计CCO范围在425 mL/（kg·min）和55 mL/（kg·min），右心室占60%～70%的CCO[45]。

E. 胎儿心肌具有较大比例的非收缩性蛋白质，导致心肌收缩和舒张受限[46]。它的功能接近于Frank-Starling曲线的上限，前负荷增加导致每搏量增加。胎儿心输出量对心率变化较为敏感，心动过缓导致心室输出下降。此外，心包和胸壁–肺联合约束是限制左心室的主要因素[47]。在出生时肺通气和清除肺液可以缓解这种限制因素，改善左心室前负荷和每搏量。

F. 胎儿缺氧刺激主动脉化学感受器，导致心动过缓和心输出量降低。在胎儿存在酸血症时，心输出量的下降更剧，并使脐带收缩增加后负荷[48]。同时，胎儿缺氧时将外周循环的血流重新分配到脑、心脏和胎盘（"中心保护作用"）。在胎儿干预中通常使用多普勒超声进行胎儿心率（FHR）监测。在排外脐带受压后，胎儿心动过缓是胎儿窘迫的可靠指标。

> **临床小贴士**　胎儿心输出量对心率变化更为敏感，心动过缓是胎儿窘迫的征兆。

G. 胎儿止血机制不成熟，并在整个孕期逐渐发展。胎儿与母体独立产生凝血因子。

胎儿在不同妊娠时的直接脐静脉取样已经表明,尽管胎龄在30～38周的胎儿与年轻胎儿相比具有较高水平的凝血活化剂和抑制剂,但其水平显著低于新生儿[49]。

H. 胎儿能够对刺激感到疼痛是一个很有争议的话题。胎儿宫内输血过程中进行穿刺肝内血液已显示与胎儿血浆皮质醇和β-内啡肽水平的增加以及中脑动脉(MCA)搏动指数的降低相关[50]。给予芬太尼显示能减弱这种应激反应[51]。然而,规避反射、胎儿MCA搏动指数下降和神经内分泌应激激素水平升高并不构成胎儿疼痛的证据,因为它们可以被非伤害性刺激引起,并且可以在没有意识的情况下发生。对有害刺激的胎儿意识需要功能性的皮质层间连接,开始出现在23～30周龄[52]。代表觉醒的脑电图模式出现在大约30周的孕龄。

I. 胎儿对吸入麻醉药更敏感,动物研究显示与怀孕的母羊相比,胎儿羔羊中的氟烷和异氟醚的MAC值降低[53,54]。

J. 胎肺积极分泌肺液,肺液使肺泡扩张和发育。过多的肺液通过气管排出并进入口咽,然后吞咽或进入羊膜腔。肺液体过多连续引流导致肺泡不足的小型发育不良肺。与此相反,气管连接导致大量肺部增生[55]。

K. 胎儿温度与母亲温度密切相关。其次氧耗和代谢增加,使胎儿产生更多的热量,通过胎盘消耗给母亲,直到建立了相对恒定的温度梯度为0.5℃(母体与胎儿)[44]。出生后,这种热量的损失和新的蒸发损失要求新生儿通过肌肉颤动和非战栗性发热来增加热量生成。在开放性胎儿手术期间暴露的胎儿不能增加热量产生,并且容易发生低体温。

IV. 胎儿干预治疗胎儿畸形

因为通过胎儿干预治疗胎儿畸形产前成像和外科技术的发展使得针对胎儿畸形的各种各样的胎儿干预正在被广泛地实行(表33-2)。

A. 胎儿水肿

1. 胎儿水肿是一种严重状况,其特征在于在至少两个不同的胎儿空间异常收集液体,包括心包积液、胸腔积液、腹水、皮下水肿、羊水过多和胎盘肿大。根据胎儿是否存在红细胞抗原的母体抗体,胎儿水肿分为:免疫型和非免疫型。

2. 免疫型水肿通常是Rh免疫的结果,其中针对胎儿红细胞抗原的母体IgG抗体穿过胎盘,引起胎儿红细胞溶血和胎儿贫血。在广泛使用Rh免疫球蛋白后,继发于Rh免疫的免疫水肿发病率大大降低,由于继发于输血的非Rh和非ABO不相容引起的异种免疫很少发生。

3. 免疫型水肿的胎儿干预包括经皮脐血采样(PUBS)和子宫内胎儿输血[56]。通常,使用20号脊髓针在超声引导下直接脐静脉穿刺,并获得胎儿血液样品。将新鲜洗涤、照射的高血细胞比容(约80%)、O组填充的红细胞输入胎儿以达到目标血细胞比容,其不应>25%或大于初始血细胞比容的4倍,以避免胎儿液体超载[56]。

4. 非免疫性水肿胎儿(NIHF)是由各种潜在病理过程引起的异质性疾病,包括心血管疾病,染色体异常和血液病症(表33-3)[57-59]。心血管疾病和心律失常经常引起水肿,主要继发充血性心力衰竭,并且与预后不良相关。在血液疾病,严重胎儿贫血导致高心输出量心力衰竭的发生。先天性肺气道畸形和支气管肺隔离时的胸腔积液是通过增加胸腔内压力和减少静脉回流而引起的水肿。

表33-2　胎儿干预措施治疗胎儿畸形

胎儿畸形	胎儿的表现	胎儿/新生儿结局	胎儿干预措施
双胞胎输血综合征	受体羊水过多 供体羊水过少	双重受体心肌病 胎儿宫内死亡	持续羊水减少 选择性经胎儿镜激光光凝术
双胞胎反转顺序动脉灌注	羊水过多的双胞胎 无心畸形	双胞胎充血性心力衰竭	超声引导射频消融经胎儿镜脐带结扎
后尿道瓣膜/膀胱出口堵塞	肾盂积水 羊水过少	肾发育障碍和肾功不全 肺发育不全和呼吸功能不全	分流
羊膜带综合征	束带 主动脉缩窄进行性 左室功能不全	肢体截肢 出生时HLHS	HLHS胎儿镜下激光松解主动脉缩窄 主动脉瓣球囊扩张
胎儿胸腔积液	纵隔摆动	肺发育不全	分流
囊性肺腺瘤样畸形	纵隔摆动	肺发育不全	分流、开放式胎儿肺叶切除
先天性膈疝	腹部脏器疝入胸部	肺发育不全和呼吸功能不全	胎儿镜下封堵术 EXIT-to-ECMO
骶尾部畸胎瘤	高排性心衰,积液	IUFD,早产,出血	EXIT-to-切除术
水囊状淋巴管瘤	羊水过多	出生时气道堵塞	EXIT-to-气道
颈部畸胎瘤	羊水过多	出生时气道堵塞	EXIT-to-气道
杂乱的团块	羊水过多	出生时气道堵塞	EXIT-to-气道
骨髓瘤	母体血清AFP水平升高	截瘫,Chiari Ⅱ畸形,脑水肿	取出胎儿时修复

EXIT:子宫内出生时处理;ECMO:体外膜肺氧合;HLHS:左心发育不全综合征

表33-3　胎儿非免疫性水肿的常见原因

心脏畸形	房室管缺陷、右心室发育不良、房间隔缺损、室间隔缺损、法洛四联症、Ebstein异常、动脉夹层、大血管转位、主动脉瓣狭窄、肺动脉狭窄、早产、动脉导管未闭、卵圆孔未闭
心律失常	室上性心动过速、心房扑动、心脏传导阻滞、Wolff-Parkinson-White综合征
染色体异常	21三体综合征、特纳综合征、三倍体
胸部异常	先天性肺气道畸形、支气管肺隔离、膈疝、支气管肺囊肿
血液异常	α-地中海贫血、细小病毒B19感染、双胎输血综合征、G6PD缺乏症
遗传性疾病	关节挛缩、Noonan综合征、结节性硬化症
感染性疾病	巨细胞病毒、细小病毒B19、梅毒、弓形虫病、单纯疱疹、水痘
血管畸形	动静脉畸形、骶尾畸胎瘤、胎盘绒毛膜瘤、血管畸形
骨骼发育畸形	先天性软骨发育不全,软骨生成不全,成骨不全

Adapted from: Bianchi DW, Crombleholme TM, D'Alton ME, et al. Nonimmune hydrops. In: Fetology: Diagnosis and Management of the Fetal Patient. 2nd ed. New York, NY: The McGraw-Hill, 2010: 895.

5. 在诊断水肿后,母体血液检查应包括间接库姆斯抗体筛选、母亲血型、完全血细胞计数、血红蛋白电泳,以及感染性疾病如梅毒、细小病毒B19、弓形体病、巨细胞病毒和单纯疱疹病毒的评估[57]。此外,必须进行详细的胎儿超声和超声心动图以排除结构异常。

6. 镜症综合征,也称为巴利坦综合征或假性血液病,指的是普遍的母体水肿状态,它是嗜酸性胎儿,且仅在存在胎盘肿大的情况下发生。临床特征包括母体体重增加、广泛性水肿、高血压、贫血、血液稀释和肺水肿。治疗水肿的病因,可以逆转,产妇分娩48~72 h内症状通常会消失。

B. 双胎输血综合征(TTTS)

1. TTTS是孪生妊娠中(5%~15%)的严重并发症,如果不治疗,则预后不良(双胎的围生期死亡率为60%~100%)[61,62]。TTTS是一种进行性疾病,其特征在于胎盘intertwin血管吻合和不平等的胎盘共享,导致"受体"双胞胎肌张力增强和血容量增加,而"供体"双胞胎则肌张力减弱和血容量不足(图33-1)。随着疾病的进展,"供体"双胞胎发生少尿、羊水过少和生长受限,而"受体"双胞胎发展成为单侧或双侧心室肥大的高血压心肌病,室性扩张,增加心胸比和房室瓣膜反流[61,62]。有越来越多的证据表明,TTTS的病理生理学比单纯的容积变化更为复杂,其特征在于血管活性介质如肾素和内皮素-1的转运,导致受体双胞胎中的高血压性心肌病。

2. TTTS的诊断主要是依据单绒毛膜同性双胞胎的超声检查中羊水过多或羊水过少的差异以及脐静脉、脐动脉缺乏多普勒波形的心脏功能障碍,静脉导管或大脑中动脉显著增长(>20%)[61]。根据胎儿超声心动图变化几种分期系统已经被描述出来。

3. TTTS的治疗包括连续性腹膜扩张:羊膜微造口术、选择性镜检激光凝固术(SFLP),以及通过射频消融或术后视网膜凝固进行选择性还原。来自羊膜囊过多的羊水可改善子宫胎盘血流,并且通常用作尚未发展为TTTS心肌病的早期疾病患者的初始治疗,并且已经在26周的妊娠患者中使用,有利于患者预后。经过腹膜透析后,超声检查出患者复发性羊水过多或超声心动图改变,表明缺乏羊膜下的反应以及需要考虑更多侵入性治疗方案。SFLP涉及直接动脉到动脉,静脉到静脉和非配对动脉到静脉吻合的选择性激光凝固,并且用于具有更晚期疾病阶段的患者,特别是具有中度或重度心肌病超声心动图证据的患者。TTTS中的射频消融和术后视网膜凝血通常是给即将发生死亡的双胞胎,通常是受体双胞胎。

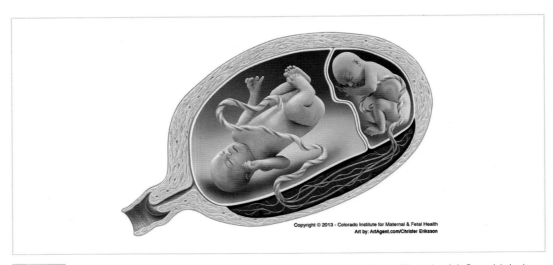

Copyright © 2013 - Colorado Institute for Maternal & Fetal Health
Art by: ArtAgent.com/Christer Eriksson

图33-1 双胎到双胎输血综合征。(Reprinted with permission from: Timothy M Crombleholme, MD, Colorado Institute for Maternal & Fetal Health, Aurora, CO.)

4. Eurofetus试验是一项随机研究比较SFLP对严重TTTS的放射治疗的安全性和疗效，研究表明至少有一对孪生至28 d（76% vs. 56%）和6个月龄（76% vs. 51%）与激光组相比，激光组中的婴儿的神经并发症发生率也较低[63]。NIH赞助的TTTS试验将严重TTTS的高度选择性病例中的SFLP与羊水转移相比，在30 d内生存率没有统计学差异，结论是，TTTS的晚期病例的死亡率与不同时期的治疗导致的胎儿损伤有关[64]。SFLP治疗的受体双胞胎损伤通常发生在手术的24 h内，而通过羊膜转移治疗的受体双胞胎死于进行性TTTS心肌病。

C. 双反向动脉灌注

1. 双反向动脉灌注（TRAP）是双胞胎中罕见的异常现象，表现为其中一个双胞胎缺乏基本的或无功能的心脏（无心畸形双胞胎），而另一个双胞胎（泵双胞胎）是正常的[65,66]。胚胎发生早期双胎脐动脉之间的动脉血管吻合的发展导致泵双重灌注脱氧血液到无心畸形的双胞胎体内，血液逆行流经脐动脉和腹主动脉。实际上，泵双胞胎为自身以及无心畸形的双胞胎提供血液循环，导致充血性心力衰竭，羊水过多和早产。在无心畸形双胞胎中常见异常症状包括部分或完全不存在颅骨、脑畸形、缺乏基本面部特、上下肢、肺、心脏、肝、胰腺、脾和肾、脐膨出以及腹裂[66,67]。

2. TRAP序列中产前管理的目标是保护结构正常的泵双胞胎。预后不良指标包括体重比率>0.7、心室排血量升高、心胸比例增大、充血性心力衰竭和羊水过多[67]。在存在预后不良指标的情况下，几种技术已被描述来阻断脐带血流向无心畸形双胞胎，包括在羊膜囊进行超声波引导射频消融术或术后脐带血凝固及释放无心畸形双胞胎的脐带血[68,69]。

D. 后尿道瓣/膀胱出口阻塞

1. 后尿道瓣（PUV）是男性膀胱出口阻塞（BOO）的最常见原因。BOO的严重程度从完全无症状到严重的呼吸功能不全。长期存在羊水过少引起的严重的肺发育不全和肾发育不良导致的肾衰竭[70,71]。产前超声检查显示膀胱壁扩大、膀胱壁增厚、双侧水肿性肾结石。在PUV的存在下，扩张的近端尿道和膀胱类似于钥匙孔。肾皮质囊肿的超声检查和增加的回声可靠地预测肾发育不良和不可逆的肾损伤的存在[72]。

2. 产前管理的目标包括膀胱减压、防止肾发育异常的进展、恢复羊水体积，预防肺发育不全。预后标准的制订有助于选择合适的胎儿进行干预，包括胎儿尿液电解质测定，胎儿肾超声检查和羊水状态检查[73,74]。胎儿尿液电解质Na<100 mmol/L，Cl<90 mmol/L，渗透压<210 mOsm与良好的预后有关。目前使用的治疗方案是超声引导下进行膀胱隔离分流术，PUV的射频消融术和开放式胎儿手术用于膀胱造瘘术[70]。

E. 羊膜带综合征

1. 羊膜带综合征（ABS）是指由于羊膜缠绕手指、四肢、颅面或躯干而引起的一组异常现象[75-77]。根据位置和严重程度，羊膜带可导致肢体坏死、并指、颅面和体壁缺陷。

2. 羊膜带的镜检通常用于受肢体截肢威胁或脐带收缩的患者[78,79]。

F. 主动脉瓣狭窄与左心发育不全综合征

1. 妊娠中期严重的胎儿主动脉瓣狭窄经常演变为发育不良的左心脏综合征（HLHS）[80]。随着主动脉瓣狭窄变得更加严重，逐渐发展左心室功能障碍与卵圆孔和主动脉弓血液横向流动，将血液转移到左心室。左心室生长受阻和相关性瓣膜导致出生时的HLHS。

第四部分

2. 试图在妊娠中期选择性的对子宫腔内进行主动脉球囊扩张可以阻止HLHS发展，防止出生之后的胎儿双心室循环[81,82]。胎儿干预的目标包括增加左心室的血流量、改善左心室功能，促进左心成熟从而防止HLHS的进展。

G. 先天性肺气道畸形

1. 先天性肺气道畸形（CPAM），从前称为先天性囊性腺瘤样畸形（CCAM）大多数情况下局限于一个肺叶的囊性病变[83,84]。囊肿可以是单个或多个，根据超声显像，分为大囊泡（直径>5 mm）或微囊泡（直径<5 mm）[85]。大多数的CPAM充满液体的，而微囊性CPAM看起来是固体的，增加了水肿风险。与支气管肺隔离不同，CPAM与气管支气管树有交流，并接受肺循环的血液供应[83]。

2. 胎儿肺肿瘤的产前自然史是可变的，取决于其大小和周围结构受肿瘤压缩程度。大多数病变在妊娠18～26周快速生长，并达到与胎儿生长规模成正比的生长平台。然而，胎儿肺肿块的一小部分继续生长，导致大血管和心脏的纵隔移位和压迫。大的包块也可能导致正常肺组织的压迫导致相对的肺发育不全。

3. CPAM体积比（CVR）已被用于对有肺肿块的胎儿进行风险分层。超声波测量使用长椭圆（长×高×宽×0.52）的公式测量CPAM体积。通过将CPAM体积除以头围来获得CVR，以校正胎龄的差异。CVR超过1.6的胎儿被认为发生水肿的风险增加，发生率高达75%。

4. 无进行性水肿的胎儿可通过连续超声检查、有计划性地分娩以及产后评估和肺组织的选择性切除来保守地进行管理。胎儿干预通常用于进行性水肿的胎儿。在存在适于引流的大囊肿的情况下，进行超声引导的胸腔穿刺或胸腔镜分离分流术。如果肺肿块是多囊性的或主要是固体性质的，治疗方案取决于胎龄。对于胎龄<32周的胎儿，建议使用开放性外科手术进行肺叶切除（图33-2）。对于胎儿超过32周、肺肿块较大和持续高CVR导致的水肿，可在胎盘支持下进行分娩期治疗[86-88]。

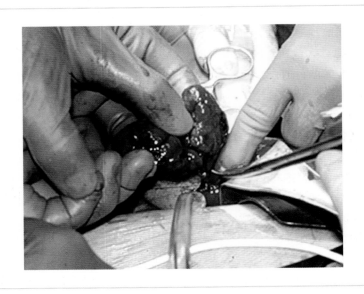

图33-2 用于CPAM的子宫胎儿肺叶切除术

H. 先天性膈疝

1. 先天性膈疝（CDH）是指隔膜缺损，主要与突破内脏的组织压迫肺脏有关系，导致不同程度的肺发育不全[90]。大约90%的CDH是后外侧（Bochdalek疝），大多数发生在左侧[91]。在40%的病例中，CDH与畸形综合征和染色体异常有关，肺发育不全的程度是产后存活的预测因子，并且已经有多种技术用于预测肺容量[92]。不良预后指标包括肺与头围比例（LHR）<1.0，预测肺容积百分比（PPLV）<15%，显著的肝疝形成和总肺容积（TLV）<18 mL。LHR通过测量在心脏的四室视图的水平上取得的右肺的二维面积并将其除以头围圆周来获得[93]。PPLV的测量使用是使用胎儿MRI获得的实际肺容量除以估计的肺体积，如果没有CDH的话，则用测量获得的胸腔总体积减去纵隔腔体积[94]。

2. 胎儿干预措施通常是保留给有严重的大量内容物的突出小儿膈疝、纵隔移位、羊水过多和低LHR（<1.4）。治疗方法包括胎儿气管阻塞和EXIT-to-ECMO（体外膜肺氧合），动物研究表明，胎儿肺气管阻塞导致肺部加速生长和肺组织成熟。FETO指妊娠26周至28周时进行球囊气管封堵闭塞，34周时清除[95]。EXIT-to-ECMO是指进行胎儿插管当患者具有严重CDH（LHR<1.0、显著肝疝、PPLV<15%和TLV<18 mL）。在这些CDH病例中，EXIT-ECMO方法存活率为64%，而常规产后管理为25%[96]。

I. 骶尾畸胎瘤

1. 骶尾畸胎瘤（SCT）是在骶尾部区域产生的比较大的固体或混合固体和囊性病变[97-99]。它们通常是外生性的，血供比较丰富，尺寸较大（>10 cm），固体的、血供丰富的和快速生长的SCT使得高排血量的心力衰竭和水肿的风险增加[97-99]。产前的SCT和进行性水肿提示预后不良。

2. 开放性胎儿手术和切除SCT可能是早期进行性水肿的胎儿的选择。对于大的（>5～10 cm）血管SCT，推荐使用EXIT切除术，以避免难产和创伤性破裂[97-99]。

J. 先天性高气道阻塞综合征

1. 先天性高气道阻塞综合征（CHAOS）是罕见的临床综合征，喉部闭锁、气管闭锁、喉部囊肿致气道完全梗阻，导致双肺部扩大、扁平或隔膜倒置，支气管扩张和腹水[101,102]。诊断为CHAOS的胎儿分为三类：1/3死于子宫水肿进展期，1/3死于自发性穿孔，剩下的1/3可以忍受水肿直到妊娠30～32周，此时，早产儿或胎儿窘迫需要进行开放气道处理。

2. CHAOS的胎儿干预包括特定情况下的激光治疗喉部或气管闭锁和喉部囊肿，其中包括在胎盘支持下进行气道维持。

K. 囊性湿疣

1. 囊性湿疣是颈部淋巴管血管畸形，由隔膜隔开的囊性空间。在妊娠前3个月诊断的囊性湿疣，在整个胎儿背部延伸呈半透明状，大多数伴有不良转归。另一方面，孤立的囊性水囊疣呈现第二或第三妊娠期，通常出现在前或前外侧的脖子，与其他异常或积水无关，预后良好。

2. 如果大囊性湿疣在MRI上有证据显示证据胎儿气道受到威胁，则考虑用开放气道。

L. 子宫畸胎瘤

1. 子宫畸胎瘤指的是子宫变大、不规则、固体的和囊性肿块的钙化。通常畸胎瘤为单侧、比较重、比胎儿的头还要大。畸胎瘤常继发于因食道梗阻所引起的羊水过多，当肿瘤

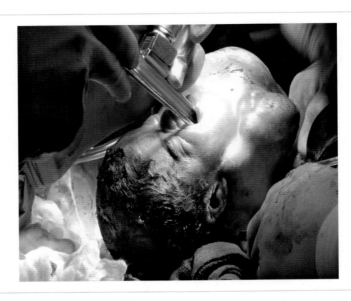

图33-3 出口在气道的宫颈畸胎瘤（Photo courtesy of Timothy M Crombleholme, MD, Colorado Institute for Maternal & Fetal Health, Aurora, CO.）

压迫到喉或者气管的时候致明显的气管移位和变形。

2. 在胎儿出生时气道梗阻和气道压迫危及生命建议开放气道（图33-3）[108]。

M. 骨髓瘤

1. 骨髓瘤是一种开放性神经管缺损，损伤特为脊柱上有裂缝并同时伴有相应的上皮缺损，导致脊髓和脑膜暴露[111]。骨髓瘤的诊断常伴有终身残疾，包括截瘫，脑积水，肠内容物和膀胱功能受损、骨骼肌发育异常、性功能障碍和认知障碍[112,113]。神经功能损伤常取决于脊髓损伤的水平，并常常伴有大小便失常。神经缺陷通常取决于椎体缺损的水并且经常与尿/粪便失禁有关。几乎所有患者都有Chiari Ⅱ畸形，表现为小的后颅窝和脑疝（小脑扁桃体和髓质向下移位到椎管），常导致脑积水，在某些情况下可有脑干功能障碍[114]。

2. 超声检查显示，随着妊娠持续，中枢和周围神经系统的损伤伴随着肢体运动减少和后脑疝的恶化是进行性发展的[115]。"双击"假说认为第一次损伤是神经管正确关闭失败，第二次损伤是将神经元长期暴露在含有有毒物质羊水中[116]。

3. 脊髓瘤研究的管理层，对比了宫内修复和标准的产后修复（图33-4）[117]。早就停止了实验效果，并得出结论，产前手术与12个月龄的脑室腹膜分流术需求减少有关，提高了30个月龄心理发育和运动功能的综合评分。然而，产前手术与孕产妇和新生儿/胎儿的风险有关，包括早产和子宫裂开。

Ⅴ. 特殊情况的小儿麻醉

1. 妊娠的影响必须评估。重点评估气道，心肺和脊髓是必要的。胎儿存在脑积水时，母体镜像综合征的症状和体征必须发现。羊水过多的患者，之前试图减少羊水的详细过程必须评估。术前的实验室检查在病史和体格检查中有描述[119]。然而微创的胎儿介入

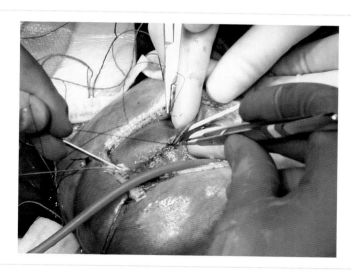

图33-4　宫内脊髓脊膜膨出修补术

治疗血型报告是需要的,血型和交叉配血应该在手术开始前完成。除此之外,O型阴性、白细胞减少、溶血的胎儿,母亲的交叉配血应该备好,供胎儿随时使用[118,119]。

2. 详细的胎儿评估也应该进行。胎儿影像学检查包括超声、磁共振、超声心动图,显示的解剖和生理异常的程度必须进行评估。通常,一系列的影像学检查需要完成以监测肺损伤的程度,心衰的程度,纵隔移位和气道受压的程度[119]。胎儿染色体核型分析通常以排除染色体异常为主。通过超声估计胎儿体重被用来计算直接注射给胎儿的药物剂量。胎盘的正确定位决定了手术入径,必须评估。

3. 多学科团队包括了小儿外科医师、母胎医学专家、麻醉医师、新生儿学专家、放射科医师、护士和社会工作者必须积极主动地参与胎儿介入治疗的计划,商讨和准备工作[118,119]。团队术前访视患者和家属时应交代术式的详细讨论,手术和麻醉风险。对于孕龄>24周能够存活的胎儿,如果需要复苏,新生儿的复苏计划必须讨论。产妇的安全是最主要的,而且产妇并存疾病增加了她的手术和麻醉风险[120]。虽然缺乏明确的指南不能排除参与胎儿手术的候选人,但麻醉医师必须积极主动参加产妇术前风险评估[120]。

B. 微创胎儿干预治疗

1. 微创胎儿干预治疗是最常用的胎儿干预的方法,要么是超声引导下干预,要么是使用胎儿镜检查。一般的超声引导下介入手术包括羊膜穿刺,脐穿刺,绒毛膜取样和经皮脐带血抽样。胎儿镜检查包含了超声引导下经皮从子宫到羊膜腔的穿刺。之后胎儿镜插入套管针进入羊膜腔内显像和进行预期的操作。一般胎儿镜检查包括为双胎输血综合征进行选择性胎儿镜激光光凝,用陷阱系列为无心双胎的脐带进行高频消融,为膀胱出口梗阻的胎儿安置vesicoamniotic分流,为CPAM的胎儿安置thoracoamniotic分流,为先天性膈疝的患者安置腔内球囊。外科器械的技术创新导致了胎儿镜的发展,内径小到1.0～3.8 mm,从而降低了有创程度[121]。

2. 各种各样的麻醉技术包括局部麻醉、静脉麻醉、神经阻滞技术和全身麻醉气管插管麻醉,都已经用来使母亲在进行微创胎儿介入治疗时感到舒适[122,123]。胎儿麻醉可以通过给母亲注射能够通过胎盘的麻醉药物来实现,或对胎儿直接肌内注射或静脉(脐静脉或肝静脉)注射,或心脏内注射麻醉药物来实现。麻醉药物的选择取决于有创的刺激程度,产妇镇静/麻醉的需要,胎儿制动需要和当地的技术[119]。随着外科器械和技术的持续改进,更多的操作可以在局部麻醉或神经阻滞复合镇静来完成。用来给产妇镇静的各种各样的麻醉药物包括咪达唑仑、丙泊酚、瑞芬太尼和右美托嘧啶。一项研究产妇在接收胎儿镜介入治疗时使用瑞芬太尼和使用安定的随机对照实验,显示瑞芬太尼能够提供更合适的胎儿制动和改进手术条件[124]。某些微创的胎儿镜介入治疗像胎儿主动脉狭窄扩张术仍然需要在全麻插管麻醉下完成,辅助肌肉注射药物给胎儿以确保胎儿完全制动[81]。

　　3. 胎儿在微创介入手术中的监测是有限的,只能使用多普勒超声间断的监测心率。胎盘的位置决定了手术入径。前置胎盘需要横向进入,这可能需要让母亲处于横向卧位。全麻气管插管麻醉应随时准备好,以备镇静和区域阻滞麻醉失败或对胎儿紧急转向开放性手术时需要。

> **临床小贴士**　随着外科技术和器械的发展,越来越多的微创胎儿镜介入手术在产妇局部麻醉或者神经阻滞下完成。

　　4. 不像胎儿开放性手术,胎儿镜介入手术一般不需要将子宫完全松弛。硫酸镁和吲哚美辛不用于常规安胎。产妇行胎儿镜介入手术后,继发于经子宫肌层静脉吸收的冲洗液引起的术后肺水肿被发现[125]。必须注意在手术中使用的冲洗液的量,并且有些医学中心提倡限制术中静脉液体的输入。

C. 分娩时子宫外手术

　　1. 分娩时子宫外手术方法最初是由患严重先天性膈疝的胎儿在子宫内经历气管夹闭合,为了在仍有胎盘支持的情况下保护气道发展而来[126]。分娩时子宫外手术的适应证继续发展,现在包括为颈部有肿块的胎儿行颈部、纵隔或肺部包块切除术时保护气道和胎儿进行体外膜肺氧合治疗时继续保留子宫胎盘循环(表33-4)[127-130]。

表33-4　显示子宫内出生时的处理措施

胎儿颈部肿物	颈部畸胎瘤
	血管瘤
	甲状腺肿
	神经母细胞瘤
	淋巴血管畸形
子宫内出生时行切除术	先天性肺性腺瘤样畸形
	支气管肺隔离症
	支气管囊肿
	纵隔畸胎瘤
	纵隔淋巴管瘤

（续表）

子宫内出生时行体外膜肺氧合	LHR<1.0的先天性膈疝,肝脏形成疝,PPLV<15%,TLV<18 cc
	合并房间隔完整或缺陷的左房发育不良综合征
	合并房间隔完整或缺陷的主动脉狭窄
	先天性膈疝+先天性心脏病,LHR<1.2
子宫内出生时处理气道	小颌畸形
	源于喉/气管闭锁的肿物
	FETO后逆转气管阻塞
	子宫内出生时连体双胞胎分离术

2. 剖宫产时镇静的目标是将对子宫肌张力的影响降到最低,与此不同的是,分娩时子宫外手术的目标包括实现子宫张力减退以维持子宫胎盘的循环维持子宫血流量避免胎盘早剥,维持产妇的血压和胎盘的血流量避免胎儿循环功能障碍[127]。分娩时子宫外手术治疗的主要原则是控制子宫肌张力降低以保留子宫胎盘循环。产妇血压维持在基础血压的上下10%以内以确保足够的子宫胎盘血流量和胎儿氧供。为了防止子宫收缩和胎盘早剥,子宫血流量通过使用羊膜腔灌注术来保证,如果可能也仅由少部分流给胎儿[127–130]。

3. 经典的分娩时子宫外手术是在使用2～3 MAC的吸入麻醉药产生的全麻气管插管下完成的,目的为了让子宫适当的松弛。胎儿在接受开放手术时长时间暴露于高剂量的吸入麻醉药下,经常会抑制心室收缩功能,引起心脏瓣膜功能障碍[131]。除使用吸入麻醉药外,可以辅助使用丙泊酚和瑞芬太尼静脉麻醉使子宫松弛,这样可以减少胎儿子宫外手术和胎儿开放手术过程中吸入麻醉药的剂量。从而将胎儿循环功能障碍和产妇血流动力学不稳定最小化[132]。最近一项对熟睡中的胎儿研究表明辅助静脉麻醉比高剂量地氟醚麻醉更好地保证了产妇血流动力学稳定和胎儿酸碱平衡[133]。一种可选择用来替代"不喜欢的"胎儿子宫外手术的麻醉方法被采纳,避免了全身麻醉和联合硝酸甘油的神经阻滞麻醉的使用[134,135]。

临床小贴士 分娩时子宫外手术的麻醉目标与剖宫产手术不同,包括控制子宫张力减退,维持产妇血流动力学以维持子宫胎盘的血流,以及避免胎儿循环功能障碍。

4. 术前置入硬膜外导管为术后镇痛使用。患者仰卧在手术台上,手术台向左倾斜以使子宫向左移位。预充氧后,快速顺序诱导,同时压迫环状软骨以使更容易气管内插管。全麻维持用静脉麻醉药,如静推丙泊酚和瑞芬太尼,直到子宫切开。如果需要,产妇的血流动力学通过静推去氧肾上腺素和泵注肾上腺素。为了密切监测血流动力学,需要开通其他静脉通路和动脉穿刺置管。

5. 切皮前,要做一个经腹部超声来评估胎儿先露的位置。低位腹部横切口是暴露子宫的经典切口。之后进行无菌超声检查,显示出胎盘的边缘,这个边缘决定了子宫切开位置。低位前置胎盘需要把子宫从腹腔内取出后在子宫底部切开子宫。严重羊水过多的产妇,为了避免胎盘边缘的估计不到位,要先进行减少羊水。在切子宫前,打开吸入麻醉药,确保合适的子宫松弛程度。外科医师和麻醉医师之间清晰的沟通在这个阶段是至关重要的。使用一种特殊的可吸收装订器械进行子宫切开。子宫切开后,将温的生理盐水或乳酸林格液注入子宫腔内维持子宫体积。部分转运给胎儿也有助于维持子宫体积和胎儿体温。

6. 胎儿麻醉靠的是产妇吸入的麻醉药经胎盘转运给胎儿。以上部分是转运给胎儿的,给胎儿肌肉注射芬太尼(20 µg/kg)、阿托品(20 µg/kg)、维库溴铵(0.2 mg/kg)混合药可以确保胎儿痛觉消失和不动[127]。

7. 在产时子宫外处理的时候对胎儿持续进行监护是至关重要的。持续的胎儿超声心动图监测通常被用来监测胎儿心率,心室充盈情况,心肌收缩力和房室瓣能力。胎心过缓,心室充盈减少,心室功能异常,动脉导管收缩和房室瓣功能不全都是胎儿窘迫的症状,需要提高警惕和治疗。胎儿窘迫的常见原因包括脐带受压或扭曲,胎盘剥离,子宫收缩,胎儿血容量减少和产妇低血压。胎儿血氧饱和度也要监测,通过使用无菌脉搏血氧仪放置在胎儿手上进行监测,用箔包裹起来以使手术室强光对其产生的干扰减到最小(图33-5)[137]。正常胎儿血氧饱和度的范围是60%～70%。

8. 直接用喉镜对胎儿进行气管内插管是为了保护气道。对于气道解剖异常的胎儿,有可能需要纤维支气管镜或硬性支气管镜、逆行气管插管或气管切开。在确保气道开放后,纤维支气管镜被用来确定气管插管或气管切口的导管位置和通过它对有临床症状或者孕龄合适的胎儿注入表面活性药。在这个阶段胎儿肺没有通气。颈部有巨大包块的胎儿通常会引起颈部过伸和气管导管从胸腔脱出,气管切开位置较低和不适宜。对于这样的胎儿,正确地选择气管切开的位置是至关重要的。不管胎儿有没有产程子宫外手术的适应证,保护胎儿气道通常是第一步,对于胎盘早剥的胎儿,需要放弃产程子宫外手术。

9. 产时子宫外处理联合体外膜肺氧合能够保障通气,在胎儿仍靠胎盘供养时进行体外膜肺氧合的动、静脉插管。产程子宫外手术联合体外膜肺氧合的适应证包括:伴有不良预后因素的高风险先天性膈疝(LHD<1.0,肝疝入,PPLV<15% 和 TLV<18 mL),房间隔

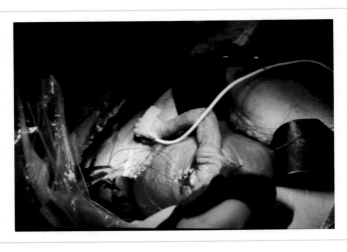

图33-5　胎儿脉搏氧探头

完整的左心发育不良综合征和先天性膈疝并发先天性心脏病且 LHR<1.2[127]。产时子宫外处理联合体外膜肺氧合的技术被用于有巨大胸腔肿物（CPAM，支气管囊肿，纵隔畸胎瘤）在妊娠晚期呈现持续性纵隔压迫的胎儿[87,138,139]。

10. 就在夹闭脐带前且完成了产程子宫外手术时是外科医师和麻醉医师需要交流的又一至关重要的阶段。吸入麻醉药要减量或者彻底停掉以让子宫肌张力恢复正常。胎儿娩出后，将脐带夹闭并剪断。胎盘娩出后，子宫收缩力因注入了催产素和外科医师按摩子宫而增强。将硬膜外导管置入和拮抗肌肉松弛后，带产妇完全苏醒时拔出气管导管。新生儿被转移到隔壁手术室进一步复苏和稳定。一个由麻醉医师、外科医师、新生儿科专家和护士组成的独立团队必须时刻准备着复苏，并且，如有需要继续完成新生儿的手术。

> **临床小贴士**　外科医师和麻醉医师之间清晰的沟通是至关重要的，贯穿整个产时子宫外处理。

11. 产时子宫外处理方法可能与继发于子宫收缩乏力的较多的产后出血息息相关。血液制品和其他像甲基麦角新碱还有地诺前列腺素的子宫收缩药物应当随时准备好。与产时子宫外处理方法有关的产妇短期的结局表明，与剖宫产相比，产时子宫外处理手术时间更长，切口并发症发生的概率更高，预计的失血量更多（1 104 mL vs. 883 mL；P<0.001），但是，血细胞比容改变和产后住院天数没有差异[140]。

D. 孕中期胎儿手术

1. 目前孕中期胎儿手术适应证包括孕周<32 周有积水表现的脊髓脊膜膨出修补术，胸腔内占位病变切除术（CPAM，BPS），膀胱出口梗阻和快速增长的骶尾部畸胎瘤[88,100,117]。

2. 胎儿手术的围术期注意事项与产时子宫外处理相似，只有少数不同处理。具体的缺陷修复后，胎儿在关闭子宫腔前被重新放回子宫内。紧随其后，用负荷量 6 g 的硫酸镁开始抑制子宫收缩，这之后，在接下来的 48 h，以每小时 2 g 的硫酸镁输注。除此之外，产妇经直肠给予吲哚美辛，服硝苯地平和特布他林辅助安胎。胎儿手术期间静脉输液要保持在最低限度（<1～2 L）以降低产妇并发肺水肿的风险和同时减少安胎药的使用[118]。胎儿手术后硝酸甘油的使用会增加产妇并发肺水肿的风险[141]。

> **临床小贴士**　胎儿手术后过于积极的安胎会增加产妇并发肺水肿的风险，这样一来认为手术期间应限制静脉输液。

3. 未足月发动，未足月胎膜早破，早产是胎儿手术后的普遍现象[142]。尽管积极的安胎了，未足月发动还是很常见，已经被称为胎儿手术的"致命要害"[2]。从胎儿手术到分娩中间大约有 8 周为胎儿水肿期，12 周为水肿消退期（MMC 修复）。积极安胎包括术前用吲哚美辛，术中用吸入麻醉药和硫酸镁，术后用硫酸镁，吲哚美辛和钙通道阻滞药。如果手术在孕 23 周前进行，胎膜剥脱更有可能发生，并且会增加早产胎膜早破的风险[143]。在分娩时,子宫瘢痕处变薄,在MOM试验中1/3产妇此处可看见开裂[117]。当子宫切开做胎儿开放手术和产时子宫外处理时,经典切口并非是较低的子宫下段,这个切口会增加子宫破裂的风险。结果是,所有经历了胎儿开放手术和产时子宫外处理的产妇在当下和将来怀孕时在发动前都必须剖宫产分娩。

VI. 总结

胎儿手术是一门快速发展的专业。产前影像学检查的进步和外科技术及器械的持续改进导致了孕期不同阶段广泛的胎儿干预治疗的进行。产妇的安全是最重要的,胎儿受益必须与孕妇和胎儿的危险进行权衡。多学科团结起来进行有效的团队工作和有效的交流是至关重要的。麻醉管理应该集中在维持足够的子宫胎盘血流量,创造最佳的外科条件和将产妇和胎儿的风险降到最低。外科技术和器械的进步改变了胎儿镜介入治疗的麻醉管理。产时子宫外处理的适应证在继续发展,且孕中期胎儿开放手术已表明对所选的适应证是有利的。

(陈文英　付锐艳)

参考文献

［1］ Farmer D. Fetal surgery. *BMJ*. 2003; 326: 461-462.

［2］ Harrison MR. Fetal surgery. *West J Med*. 1993; 159: 341-349.

［3］ Gaiser R. Physiologic changes of pregnancy. In: Chestnut DH, Wong CA, Tsen LC, et al, eds. *Obstetric Anesthesia: Principles and Practice*. 5th ed. Philadelphia, PA: Elsevier-Mosby; 2009: 15-36.

［4］ Conklin KA. Maternal physiological adaptations during gestation, labor and puerperium. *Semin Anesth*. 1991; 10: 221-234.

［5］ Ezri T, Szmuk P, Evron S, et al. Difficult airway in obstetric anesthesia: a review. *Obstet Gynecol Surv*. 2001; 56: 631-641.

［6］ Goldszmidt E. Principles and practices of obstetric airway management. *Anesthesiol Clin*. 2008; 26: 109-125.

［7］ Wise RA, Polito AJ, Krishnan V. Respiratory physiologic changes in pregnancy. *Immunol Allergy Clin North Am*. 2006; 26: 1-12.

［8］ McClelland SH, Bogod DG, Hardman JG. Apnoea in pregnancy: an investigation using physiological modelling. *Anaesthesia*. 2008; 63: 264-269.

［9］ Clark SL, Cotton DB, Lee W, et al. Central hemodynamic assessment of normal term pregnancy. *Am J Obstet Gynecol*. 1989; 161: 1439-1442.

［10］ Clapp JF III, Capeless E. Cardiovascular function before, during and after the first and seseqeunt pregnancies. *Am J Cardiol*. 1997; 80: 1469-1473.

［11］ Kerr MG. The mechanical effects of the gravid uterus in late pregnancy. *J Obstet Gynaecol Br Commonw*. 1965; 72: 513-529.

［12］ Kinsella SM, Lohmann G. Supine hypotension syndrome. *Obstet Gynecol*. 1994; 83: 774-788.

［13］ Chan MT, Mainland P, Gin T. Minimum alveolar concentration of halothane and enflurane are decreased in early pregnancy. *Anesthesiology*. 1996; 85: 782-786.

［14］ Igarashi T, Hirabayashi Y, Shimizu R, et al. The fiberscopic findings of the epidural space in pregnant women. *Anesthesiology*. 2000; 92: 1631-1636.

［15］ Popitz-Bergez FA, Leeson S, Thalhammer JG, et al. Intraneural lidocaine uptake compared with analgesic differences between pregnant and nonpregnant rats. *Reg Anesth*. 1997; 22: 363-371.

［16］ Hirbayashi Y, Shimizu R, Saitoh K, et al. Acid-base state of cerebrospinal fluid during pregnancy and its effect on spread of spinal anesthesia. *Br J Anaesth*. 1996; 77: 352-355.

［17］ Ulmsten U, Sundstrom G. Esophageal manometry in pregnant and nonpregnant women. *Am J Obstet Gynecol*. 1978; 132: 260–264.

［18］ Murray FA, Erskine JP, Fielding J. Gastric secretion in pregnancy. *J Obstet Gynaecol Br Emp*. 1957; 64: 373–381.

［19］ Wong CA, Loffredi M, Ganchiff JN, et al. Gastric emptying of water in term pregnancy. *Anesthesiology*. 2002; 96: 1395–1400.

［20］ Dunlop W. Serial changes in renal hemodynamics during normal human pregnancy. *Br J Obstet Gynaelcol*. 1981; 88: 1–9.

［21］ Jeyabalan A, Conrad KP. Renal function during normal pregnancy and preeclampsia. *Front Biosci*. 2007; 12: 2425–2437.

［22］ Lund CJ, Donovan JC. Blood volume during pregnancy. Significance of plasma and red cell volumes. *Am J Obstet Gynecol*. 1967; 98: 394–403.

［23］ Pritchard JA. Changes in the blood volume during pregnancy and delivery. *Anesthesiology*. 1965; 26: 393–399.

［24］ Stirling Y, Woolf L, North WR, et al. Haemostasis in normal pregnancy. *Thromb Haemost*. 1984; 52: 176–182.

［25］ Ngan Kee WD. Uteroplacental blood flow. In: Chestnut DH, Wong CA, Tsen LC, et al, eds. *Obstetric Anesthesia: Principles and Practice*. 5th ed. Philadelphia, PA: Elsevier-Mosby; 2009: 37–53.

［26］ Ramos-Santos E, Devoe LD, Wakefield ML, et al. The effects of epidural anesthesia on the doppler velocimetry of umbilical and uterine arteries in normal and hypertensive patients during active term labor. *Obstet Gynecol*. 1991; 77: 20–26.

［27］ Hollmen AI, Jouppila R, Jouppila P, et al. Effect of extradural analgesia using bupivacaine and 2-chlorprocaine on intervillous blood flow during normal labor. *Br J Anaesth*. 1982; 54: 837–842.

［28］ Ngan Kee WD, Khaw KS, Tan PE, et al. Placental transfer and fetal metabolic effects of phenylephrine and ephedrine during spinal anesthesia for cesarean delivery. *Anesthesiology*. 2009; 111: 506–512.

［29］ Lee A, Ngan Kee WD, Gin T. A quantitative, systematic review of randomized controlled trials of ephedrine versus phenylephrine for the management of hypotension during spinal anesthesia for cesarean delivery. *Anesth Analg*. 2002; 94: 920–926.

［30］ Alon E, Ball RH, Gillie MH, et al. Effects of propofol and thiopental on maternal and fetal cardiovascular and acidbase vari-ables in the pregnant ewe. *Anesthesiology*. 1993; 78: 562–576.

［31］ Palahniuk RJ, Shnider SM. Maternal and fetal cardiovascular and acid-base changes during halothane and isoflurane anesthesia in the pregnant ewe. *Anesthesiology*. 1974; 41: 462–472.

［32］ Okutomi T, Whittington RA, Stein DJ, et al. Comparison of the effects of sevoflurane and isoflurane anesthesia on the mater-nal fetal unit in sheep. *J Anesth*. 2009; 23: 393–398.

［33］ Zakowski MI, Herman NL. The placenta: anatomy, physiology and transfer of drugs. In: Chestnut DH, Wong CA, Tsen LC, et al, eds. *Obstetric Anesthesia: Principles and Practice*. 5th ed. Philadelphia, PA: Elsevier-Mosby; 2009: 55–72.

［34］ Biehl DR, Cote J, Wade JG, et al. Uptake of halothane by the foetal lamb in utero. *Can Anaesth Soc J*. 1983; 30: 24–27.

［35］ Biehl DR, Yarnell R, Wade JG, et al. The uptake of isoflurane by the foetal lamb in utero: effect on regional blood flow. *Can Anaesthe Soc J*. 1983; 30: 581–586.

［36］ Marx GF, Joshi CW, Orkin LR. Placental transmission of nitrous oxide. *Anesthesiology*. 1970; 32: 429–432.

［37］ Morgan DJ, Blackman GL, Paul JD, et al. Pharmacokinetics and plasma binding of thiopental, II: studies at cesarean section. *Anesthesiology*. 1981; 54: 474–480.

［38］ Celleno D, Capogna G, Tomassetti M, et al. Neurobehavioural effects of propofol on the neonate following election cesarean section. *Br J Anaesth*. 1989; 62: 649–654.

［39］ Sanchez-Alcaraz A, Quinana MB, Laguarda M. Placental propofol transfer and neonatal effects of propofol in caeserean section. *J Clin Pharm Ther*. 1998; 23: 19–23.

［40］ Backus AM. Muscle relaxants during pregnancy and the puerperium. *Semin Anesth Perioperative Med Pain*. 1995; 14: 301–307.

第
四
部
分

［41］ Kvisselgaard N, Moya F. Investigation of placental thresholds to succinylcholine. *Anesthesiology*. 1961; 22: 7-10.

［42］ Kopecky EA, Ryan ML, Barrett JE, et al. Fetal response to maternally administered morphine. *Am J Obstet Gynecol*. 2000; 183: 424-430.

［43］ Loftus JR, Hill H, Cohen SE. Placental transfer and neonatal effects of epidural sufentanil and fentanyl administered with bupivacaine during labor. *Anesthesiology*. 1995; 83: 300-308.

［44］ Nelson KE, Harris AP. Fetal physiology. In: Chestnut DH, Wong CA, Tsen LC, et al, eds. *Obstetric Anesthesia: Principles and Practice*. 5th ed. Philadelphia, PA: Elsevier-Mosby; 2009: 73-86.

［45］ Mielke G, Benda N. Cardiac output and central distribution of blood flow in the human fetus. *Circulation*. 2001; 103: 1662-1668.

［46］ Rychik J. Fetal cardiovascular physiology. *Pediatr Cardiol*. 2004; 25: 201-209.

［47］ Grant DA, Fauchere JC, Eded KJ, et al. Left ventricular stoke volume in fetal sheep is limited by extracardiac constraint and arterial pressure. *J Physiol*. 2001; 535: 231-239.

［48］ Cohn HE, Sacks EJ, Heymann MA, et al. Cardiovascular responses to hypoxemia and acidemia in fetal lambs. *Am J Obstet Gynecol*. 1974; 120: 817-824.

［49］ Reverdiau-Moalic P, Delahousse B, Body G, et al. Evolution of blood coagulation activators and inhibitors in the healthy human fetus. *Blood*. 1996; 3: 900-906.

［50］ Giannakoulopoulos X, Sepulveda W, Kourtis P, et al. Fetal plasma cortisol and betaendorphin response to intrauterine needling. *Lancet*. 1994; 344: 77-81.

［51］ Fisk NM, Gitau R, Teixeria JM, et al. Effect of direct fetal opioid analgesia on fetal hormonal and hemodynamic stress response to intrauterine needling. *Anesthesiology*. 2001; 95: 828-835.

［52］ Lee SJ, Ralston HJ, Drey EA, et al. Fetal pain: a systematic multidisciplinary review of the evidence. *JAMA*. 2005; 294: 947-954.

［53］ Bachman CR, Biehl DR, Sitar D, et al. Isoflurane potency and cardiovascular effects during short exposure in the foetal lamb. *Can Anaesth Soc J*. 1986; 33: 41-47.

［54］ Gregory GA, Wade JG, Beihl DR, et al. Fetal anesthetic requirement (MAC) for halothane. *Anesth Analg*. 1983; 62: 9-14.

［55］ Alcorn D, Adamson TM, Lambert TF, et al. Morphological effects of chronic tracheal ligation and drainage in the fetal lamb ling. *J Anat*. 1977; 123: 649-660.

［56］ Bianchi DW, Crombleholme TM, D'Alton ME, et al, eds. Immune hydrops. In: *Fetology: Diagnosis and Management of the Fetal Patient*. 2nd ed. New York, NY: The McGraw-Hill; 2010: 885-892.

［57］ Bianchi DW, Crombleholme TM, D'Alton ME, et al, eds. Nonimmune hydrops. In: *Fetology: Diagnosis and Management of the Fetal Patient*. 2nd ed. New York, NY: The McGraw-Hill; 2010: 893-899.

［58］ Jones DC. Nonimmune fetal hydrops: diagnosis and ostetrical management. *Semin Perinatol*. 1995; 19(6): 447-461.

［59］ Holzgreve W, Holzgreve B, Curry CJ. Nonimmune hydrops fetalis: diagnosis and management. *Semin Perinatol*. 1985; 9: 52-57.

［60］ Braun T, Brauer M, Fuchs I, et al. Mirror syndrome: a systematic review of fetal associated conditions, maternal presentation and perinatal outcomes. *Fetal Diagn Ther*. 2010; 27: 191-120.

［61］ Habli M, Lim FY, Crombleholme TM. Twin-to-twin transfusion syndrome: a comprehensive update. *Clin Perinatol*. 2009; 36: 391-416.

［62］ Bianchi DW, Crombleholme TM, D'Alton ME, et al, eds. Twin-to-twin transfusion syndrome. In: *Fetology: Diagnosis and Management of the Fetal Patient*. 2nd ed. New York, NY: The McGraw-Hill; 2010: 818-834.

［63］ Senat MV, Deprest J, Boulvain M, et al. Fetoscopic laser surgery versus serial amnioreduction for severe twin-to-twin transfusion syndrome. *N Engl J Med*. 2004; 351: 136-144.

［64］ Crombleholme TM, Shera D, Lee H, et al. A prospective, randomized multi-center trial of amnioreduction vs selective fetoscopic laser photocoaguluation for the treatment of severe twin-twin transfusion syndrome. *Am J Obstet Gynecol*. 2007; 197: 396.e1-396.e9.

［65］ Van Allen MI, Smith SW, Shepard TH. Twins reversed arterial perfusion (TRAP) sequence: a study of

14 twin pregnancies with acardius. *Semin Perinatol*. 1983; 7: 285–293.

［66］ Bianchi DW, Crombleholme TM, D'Alton ME, et al, eds. Twins reversed arterial perfusion. In: *Fetology: Diagnosis and Management of the Fetal Patient*. 2nd ed. New York, NY: The McGraw-Hill; 2010: 835–843.

［67］ Malone FD, D'Alton ME. Anomalies peculiar to multiple gestations. *Clin Perinatol* 2000; 27: 1033–1046.

［68］ Tsao K, Feldstein V, Albanese CT, et al. Selective reduction of acardius twin by radiofrequency ablation. *Am J Obstet Gynecol*. 2002; 187: 635–640.

［69］ Lewi L, Gratacos E, Ortibu E, et al. Pregnancy and infant outcome of 80 consecutive cord coagulation in complicated mono-chorionic multiple pregnancies. *Am J Obstet Gynecol*. 2006; 194: 782–789.

［70］ Bianchi DW, Crombleholme TM, D'Alton ME, et al, eds. Hydronephrosis: bladder outlet obstruction. In: *Fetology: Diagnosis and Management of the Fetal Patient*. 2nd ed. New York, NY: The McGraw-Hill; 2010: 555–569.

［71］ Crombleholme TM, Harrison MR, Longaker MT, et al. Prenatal diagnosis and management of bilateral hydronephrosis. *Pediatr Nephrol*. 1988; 2: 334–342.

［72］ Mahony BS, Filly RA, Callen PW, et al. Fetal renal dysplasia: sonographic evaluation. *Radiology*. 1984; 152: 143–149.

［73］ Glick PL, Harrison MR, Golbus MS, et al. Management of the fetus with congenital hydronephrosis II: prognostic criteria and selection for treatment. *J Pediatr Surg*. 1985; 20: 376–387.

［74］ Crombleholme TM, Harrison MR, Golbus MS, et al. Fetal intervention in obstructive uropathy: prognostic indicators and efficacy of intervention. *Am J Obstet Gynecol*. 1990; 162: 1239–1244.

［75］ Bianchi DW, Crombleholme TM, D'Alton ME, et al, eds. Amniotic bands. In: *Fetology: Diagnosis and Management of the Fetal Patient*. 2nd ed. New York, NY: The McGraw-Hill; 2010: 687–697.

［76］ Torpin R. Amniochorionic mesoblastic fibrous rings and amniotic bands. *Am J Obstet Gynecol*. 1965; 91: 65–75.

［77］ Moerman P, Fryns JP, Vandenberghe K, et al. Constrictive amniotic bands, amniotic adhesions, and limbbody wall complex: discrete disruption sequence with pathogenic overlap. *Am J Med Genet*. 1992; 42: 470–479.

［78］ Keswani SG, Johnson MP, Adzick NS, et al. In utero limb salvage; fetoscopic release of amniotic bands for threatened limb amputation. *J Pediatr Surg*. 2003; 38: 848–851.

［79］ Kanamaya MD, Gaffey TA, Ogburn PL Jr. Constriction of the umbilical cord by an amnitoic band, with fetal compromise illustrated by reverse diastolic flow in the umbilical artery: a case report. *J Reprod Med*. 1995; 40: 71–73.

［80］ Donofrio MT, Moon-Grady AJ, Hornberger Lk, et al. Diagnosis and treatment of fetal cardiac disease. *Circulation*. 2014; 129: 2183–2242.

［81］ Tworetzky W, Wilkins-Haug L, Jennings RW, et al. Balloon dilation of severe aortic stenosis in the fetus. Potential for preven-tion of hypoplastic left heart syndrome. Candidate selection, technique and results of successful intervention. *Circulation*. 2004; 110: 2125–2131.

［82］ Freud LR, McElhinney DB, Marshall AC, et al. Fetal aortic valvuloplasty for evovling hypoplastic left heart syndrome. Postnatal outcomes of first 100 patients. *Circulation*. 2014; 130: 638–645.

［83］ Bianchi DW, Crombleholme TM, D'Alton ME, et al, eds. Cystic adenomatoid malformation. In: *Fetology: Diagnosis and Management of the Fetal Patient*. 2nd ed. New York, NY: The McGraw-Hill; 2010: 263–272.

［84］ Stocker JT. Congenital pulmonary airway malformation: a new name and an expanded classification of congenital cystic ade-nomatoid malformation of the lung. *Histopathology*. 2002; 41: 424–431.

［85］ Adzick NS, Harrison MR, Glick PL, et al. Fetal cystic adenomatoid malformation: prenatal diagnosis and natural history. *J Pediatr Surg*. 1985; 20: 483–488.

［86］ Cass DL, Olutoye OO, Belleza-Bascon B, et al. Prenatal diagnosis and outcome of fetal lung masses. *J Pediatr Surg*. 2011; 46: 292–298.

［87］ Hedrick HL, Flake AW, Crombleholme TM, et al. The ex utero intrapartum therapy procedure for high-risk fetal lesions. *J Pediatr Surg*. 2005; 40: 1038–1044.

第
四
部
分

［88］ Adzick NS. Open fetal surgery for life-threatening fetal anomalies. *Sem Fetal Neonatal Med*. 2010; 15: 1–8.

［89］ Crombleholme TM, Coleman B, Hedrick, et al. Cystic adenomatoid malformation volume ratio predicts outcome in prenatally diagnosed cystic adenomatoid malformations of the lung. *J Pediatr Surg*. 2002; 37: 331–338.

［90］ Bianchi DW, Crombleholme TM, D'Alton ME, et al, eds. Congenital diaphragmatic hernia. In: *Fetology: Diagnosis and Management of the Fetal Patient*. 2nd ed. New York, NY: The McGraw-Hill; 2010: 278–292.

［91］ Pober BR. Overview of epidemiology, genetics, birth defects, and chromosome abnormalities associated with CDH. *Am J Med Genet C Semin Med Genet*. 2007; 145C: 158–171.

［92］ Harrison MR, Adzick NS, Flake AW. Congenital diaphragmatic hernia: an unsolved problem. *Semin Pediatr Surg*. 1993; 2: 109–112.

［93］ Metkus AP, Fily RA, Stringer D, et al. Sonographic predictors of survival in fetal diaphragmatic hernia. *J Pediatr Surg*. 1996; 31: 148–151.

［94］ Barnewolt CE, Kunisaki SM, Fauza DO, et al. Percent predicted lung volumes as measured on fetal magnetic resonance imaging: a useful biometic parameter for risk stratification in congenital diaphragmatic hernia. *J Pediatr Surg*. 2007; 42: 193–197.

［95］ DePrest JA, Hyett JA, Flake AW, et al. Current controversies in prenatal diagnosis 4: should fetal surgery be done in all ocases of severe diaphragmatic hernia? *Prenat Diagn*. 2009; 29: 15–19.

［96］ Kunisaki SM, Barnewolt CE, Estroff JA, et al. Ex utero intrapartum treatment with extracorporeal membrane oxygenation for severe congenital diaphragmatic hernia. *J Pediatr Surg*. 2007; 41: 98–106.

［97］ Bianchi DW, Crombleholme TM, D'Alton ME, et al, eds. Sacrococcygeal teratoma. In: *Fetology: Diagnosis and Management of the Fetal Patient*. 2nd ed. New York, NY: The McGraw-Hill; 2010: 785–797.

［98］ Flake AW, Harrison MR, Adzick NS, et al. Fetal sacrococcygeal teratoma. *J Pediatr Surg*. 1986; 21: 563–566.

［99］ Flake AW. Fetal sacrococcygeal teratoma. *Semin Pediatr Surg*. 1993; 2: 113–120.

［100］ Adzick NS, Crombleholme TM, Morgan MA, et al. A rapidly growing fetal teratoma. *Lancet*. 1997; 349: 538.

［101］ Bianchi DW, Crombleholme TM, D'Alton ME, et al, eds. Congenital high airway obstruction syndrome. In: *Fetology: Diagnosis and Management of the Fetal Patient*. 2nd ed. New York, NY: The McGraw-Hill; 2010: 231–237.

［102］ Hedrick MH, Ferro MM, Filly RA, et al. Congenital high airway obstruction syndrome (CHAOS): a potential for perinatal intervention. *J Pediatr Surg*. 1994; 29: 271–274.

［103］ Kohl T, Hering R, Bauriedel G, et al. Fetoscopic and ultrasound-guided decompression of the fetal trachea in a human fetus with Fraser syndrome and congenital high airway obstruction syndrome (CHAOS) from laryngeal atresia. *Ultrasound Obstet Gynecol*. 2006; 27: 84–88.

［104］ Crombleholme TM, Sylvester K, Flake AW, et al. Salvage of a fetus with congenital high airway obstruction syndrome by ex utero intrapartum treatment (EXIT) procedure. *Fetal Diagn Ther*. 2000; 15: 280–282.

［105］ Bianchi DW, Crombleholme TM, D'Alton ME, et al, eds. Cystic hygroma in late pregnancy. In: *Fetology: Diagnosis and Management of the Fetal Patient*. 2nd ed. New York, NY: The McGraw-Hill; 2010: 241–248.

［106］ Malone FD, Canick JA, Ball RH, et al. First trimester septated cystic hygroma. Prevalence, natural history, and pediatric out-come. *Obstet Gynecol*. 2005; 106: 28–294.

［107］ Langer JC, Fitzgerald PG, Desa D, et al. Cervical cystic hygroma in the fetus: clinical spectrum and outcome. *J Pediatr Surg*. 1990; 25: 58–62.

［108］ Liechty K, Crombleholme TM, Flake AW, et al. Intrapartum airway management for giant fetal neck masses: the exit proce-dure (ex utero intrapartum treatment). *Am J Obstet Gynecol*. 1997; 177: 870–874.

［109］ Bianchi DW, Crombleholme TM, D'Alton ME, et al, eds. Cervical teratoma. In: *Fetology: Diagnosis and Management of the Fetal Patient*. 2nd ed. New York, NY: The McGraw-Hill; 2010: 751-758.

[110]　Azizkhan RG, Haase GM, Applebaum H, et al. Diagnosis, management and outcome of cervicofacial teratomas in neonates: a children's cancer group study. *J Pediatr Surg*. 1995; 30: 312-316.

[111]　Bianchi DW, Crombleholme TM, D'Alton ME, et al, eds. Myelomeningocele. In: *Fetology: Diagnosis and Management of the Fetal Patient*. 2nd ed. New York, NY: The McGraw-Hill; 2010: 116-151.

[112]　Iborra J, Pages E, Cuxart A. Neurological abnormalities, major orthopaedic deformities and ambulation analysis in a myelo-mengingocele population in Catalonia (Spain). *Spinal Cord*. 1999; 37: 351-357.

[113]　Rintoul NE, Sutton LN, Hubbard AM, et al. A new look at myelomeningoceles: functional level, vertebral level, shunting and the implications for fetal intervention. *Pediatrics*. 2002; 109: 409-413.

[114]　Rauzzino M, Oakes WJ. Chiari II malformation and syringomyelia. *Neurosurg Clin N Am*. 1995; 6: 293-309.

[115]　Sival DA, Beeger JH, Staal-Schreinemachers AL, et al. Perinatal motor behaviour and neurological outcomes in spina bifida aperta. *Early Hum Dev*. 1997; 50: 27-37.

[116]　Hutchins GM, Meuli M, Meuli-Simmen C, et al. Acquired spinal cord injury in human fetuses with myelomeningocele. *Pediatr Pathol Lab Med*. 1996; 16: 701-712.

[117]　Adzick NS, Thom EA, Spong CY, et al. A randomized trial of prenatal versus postnatal repair of myelomeningocele. *N Engl J Med*. 2011; 364: 993-1004.

[118]　Ferschl M, Ball R, Lee H, et al. Anesthesia for in utero repair of myelomeningocele. *Anesthesiology*. 2013; 118: 1211-1223.

[119]　Lin EE, Tran KM. Anesthesia for fetal surgery. *Semin Pediatr Surg*. 2013; 22: 50-55.

[120]　Sviggum HP, Kodali BS. Maternal anesthesia for fetal surgery. *Clin Perinatol*. 2013; 40: 413-427.

[121]　Klaritsch P, Albert K, Van Mieghem T, et al. Instrumental requirements for minimal invasive fetal surgery. *BJOG*. 2009; 116: 188-197.

[122]　Galinkin JL, Gaiser RR, Cohen DE, et al. Anesthesia for fetoscopic fetal surgery: twin reverse arterial prefusion sequence and twin-twin transfusions syndrome. *Anesth Analg*. 2000; 91: 1394-1397.

[123]　Myers LB, Bullich LA, Hess P, et al. Fetal endoscopic surgery: indications and anesthetic management. *Best Pract Res Clin Anaesthesiol*. 2004; 18: 231-258.

[124]　Van de Velde M, Van Schoubroeck D, Lewi LE, et al. Remifentanil for fetal immobilization and maternal sedation during fetoscopic surgery: a randomized, double-blind comparison with diazepam. *Anesth Analg*. 2005; 101: 251-258.

[125]　Robinson MB, Crombleholme TM, Kurth CD. Maternal pulmonary edema during fetoscopic surgery. *Anesth Analg*. 2008; 107: 1978-1980.

[126]　Flake AW, Crombleholme TM, Johnson MO, et al. Treatment of severe congenital diaphragmatic hernia by fetal tracheal occlusion: clinical experience with fifteen cases. *Am J Obstet Gynecol*. 2000; 183: 1059-1066.

[127]　Marwan A, Crombleholme TM. The EXIT procedure: principles, pitfalls and progress. *Semin Pediatr Surg*. 2006; 15: 107-115.

[128]　Bouchard S, Johnson MP, Flake AW, et al. The EXIT procedure: experience and outcome in 31 cases. *J Pediatr Surg*. 2002; 37: 418-426.

[129]　Liechty KW. Ex-utero intrapartum therapy. *Semin Fetal Neonatal Med*. 2010; 15: 34-39.

[130]　Garcia PJ, Olutoye OL, Ivey RT, et al. Case scenario: anesthesia for maternal-fetal surgery: the Ex Utero Intrapartum Therapy (EXIT) Procedure. *Anesthesiology*. 2011; 114: 1446-1452.

[131]　Rychik J, Tian Z, Cohen MS, et al. Acute cardiovascular effects of fetal surgery in the human. *Circulation*. 2004; 110: 1549-1556.

[132]　Boat A, Mahmoud M, Michelfelder EC, et al. Supplementing desflurane with intravenous anesthesia reduces fetal cardiac dysfunction during open fetal surgery. *Ped Anaesth*. 2010; 20: 748-756.

[133]　Ngamprasertwong P, Michelfelder EC, Arbabi S, et al. Effects of maternal anesthesia on intraoperative fetal outcomes in a sheep model. *Anesthesiology*. 201; 118; 796-808.

[134]　Clark KD, Viscomi CM, Lowell J, et al. Nitroglycerin for relaxation to establish a fetal airway (EXIT procedure). *Obstet Gynecol*. 2004; 103: 1113-1115.

第
四
部
分

［135］George RB, Melnick AH, Rose EC, et al. Case series: combined spinal epidural anesthesia for cesarean delivery and ex utero intrapartum treatment procedure. *Can J Anaesth*. 2007; 54: 218–222.

［136］Bond SJ, Harrison MR, Slotnick RN, et al. Cesarean delivery and hysterotomy using an absorbable stapling device. *Obstet Gynecol*. 1989; 74: 25–28.

［137］Dassel AC, Graaff R, Aarnoudse JG, et al. Reflectance pulse oximetry in fetal lambs. *Pediatr Res*. 1992; 31: 266–269.

［138］Cass DL, Olutoye OO, Cassady CI, et al. EXIT-to-resection for fetuses with large lung masses and persistent mediastinal compression near birth. *J Ped Surg*. 2013; 48: 138–144.

［139］Chatterjee D, Hawkins JL, Somme S, et al. Ex utero intrapartum treatment to resection of a bronchogenic cyst causing airway compression. *Fetal Diagn Ther*. 2014; 35: 137–140.

［140］Scully Noah MM, Norton ME, Sandberg P, et al. Short-term maternal outcomes that are associated with the EXIT procedure, as compared with cesarean delivery. *Am J Obstet Gynecol*. 2002; 186: 773–777.

［141］DiFederico EM, Burlingame JM, Kilpatrick SJ, et al. Pulmonary edema in obstetric patients is rapidly resolved except in the presence of infection or of nitroglycerin tocolysis after open fetal surgery. *Am J Obstet Gynecol*. 1998; 179: 925–933.

［142］Golombeck K, Ball RH, Lee H, et al. Maternal morbidity after maternal-fetal surgery. *Am J Obstet Gynecol*. 2006; 194: 834–839.

［143］Wilson RD, Johnson MP, Crombleholme TM, et al. Chorioamniotic membrane separation following open fetal surgery: pregnancy outcome. *Fetal Diagn Ther*. 2003; 18: 314–320.

第三十四章　产房问题和新生儿的复苏

托马斯·J.曼库索

要　点

1. 认识到所有医师、注册护士和其他医护人员角色分工的重要性,产房内新生儿复苏怎么强调都不为过。
2. 保证肺通气是新生儿复苏最重要的部分。
3. 进行新生儿气管插管,确认气管导管位于气管内而非食道内至关重要。

管理方面

成功的新生儿复苏在出生前就应该很好地开始。有关医疗指导、做出决定的责任问题就出来了,这些问题跟医院其他大多数复苏中的相关问题不一样。新生儿出生时不仅麻醉医师会在场,负责生产过程的麻醉,而且儿科医师甚至新生儿科医师也会在场。还有注册护士也有可能从婴儿室过来,除非出生的是发育好的足月婴儿。产房的产科护士已经培训过新生儿复苏,而且在复苏时会协助其他所涉及的专科医师。分娩时明显没有时间去讨论和规范医嘱,不同角色的团队人员,要团结一致,并且团队的其他人员还要照顾婴儿。这些问题在所有与复苏有关的训练中都应该充分讨论,并且复苏成员的所有重要职责应该详细分工。相关的医务和护理部门领导和院领导都应该参与这些重要的决议。要有很多的培训供上面提到的专科医师和护理人员参加,并且通过这样的团队培训,新生儿应当受益,而不要成为麻醉医师和儿科医师还有可能在场的新生儿科医师之间争论的受害者。与培训相关的知识、操作和技能的争论都可以在讨论会上坦白提出,在这样的讨论会上,让所有感兴趣的人都有机会表达他们自己特别关注的地方。

一旦这些潜在的困难克服了,新生儿的抢救就依靠医护人员团队的合作。为了接下来的复苏质量,新生儿复苏的过程必须详细记录下来。简单地建立一个流程,这个流程要非常全面,并且要想到能够让所有相关医护人员都认同,任何没有按照当前公认流程来治疗产生的问题都不需要批评分析和继续评估它的有效性。做得好和做得不够好的地方必须都定时评估。这样关键性的评估会带来复苏质量的提高。不仅新生儿复苏时有时间让抢救工作更好地进行,而且所有可能的分娩都会因时间而改变,在复苏过程中是需要改善的。随着各医院的发展进步,高危妊娠的产妇在家附近的社区医院就可以得到治疗,而不再需要转运到很远的中心医院。生孩子是一件大事,多数家庭更喜欢在家附近,而不是在较远的公立急救中心享受这美好的一刻。参加围生期的麻醉科医师,想到了婴儿出生后的一些问题,甚至想到了新生儿从子宫中娩出的地方,应该靠近产房和手术室,当需要抢救时转运过来不会有问题,能够提供同样的治疗,关注细节和精心准备手术室优于手术操作本身。

每个麻醉医师都知道要有恰当的准备工作,能让新生儿复苏团队的人员把他们的时间花在新生儿抢救上,而不是把时间花在疯狂地找设备、药物、吸痰管上。主要的准备原则在高级心脏生命支持和小儿高级生命支持中已经制定,目的在于提高复苏团队的效率,除此之外,也可以作为多种特殊问题的治疗指南,并且对复苏团队里的人员进行了明确的角色分配(表34-1)。

表34-1　推荐的产房配置

保温设备,热辐射保温箱
球形吸引器
直径不同的吸痰管
可调节的中央吸引或可移动的吸引器,氧气:中央供养或氧气瓶
不同大小的新生儿面罩
呼吸囊/面罩通气设备
　　自动充气呼吸囊
　　Jackson-Rees 或三通呼吸囊
新生儿,婴幼儿口咽通气道
2.5、3.0、3.5、4.0的气管导管和管芯
喉镜柄[2]
新生儿喉镜片
新生儿喉罩
脉搏氧饱和度监测仪和探头
心电监护
呼吸末二氧化碳监测仪
新生儿听诊器
粗细合适的静脉输液管路
脐静脉穿刺设备
供注药使用的合适的注射器、穿刺针等
药物
　　1:10 000 肾上腺素(100 μg/mL)
　　0.4 mg/mL 或 1.0 mg/mL 纳洛酮
　　10% 葡萄糖
　　0.9% 生理盐水
　　5% 白蛋白
　　4.2% 碳酸氢钠(0.5 mmol/mL)

新生儿复苏概述

保证肺的通气是新生儿复苏最关键的部分,这是新生儿复苏的主要原则。大多数新生儿,当他们一出生就开始有效的呼吸时,根本不需要抢救。约10%的新生儿从子宫内娩出时会需要一些帮助,但是不到1%的新生儿需要过多的复苏[1]。然而,按照世界卫生组织的说法,全世界20%新生儿的死亡是由出生时窒息导致的[2]。介入的目的是为了纠正

潜在的气道问题,维持呼吸与循环的稳定。尽管Apgar评分的应用对新生儿出生时的情况和复苏的效果有用,但是复苏开始通常应该在出生后第1分钟Apgar评分之前(表34-2)。正常的新生儿娩出过程,婴儿第一下有力的吸气可以膨胀肺,促使羊水离开肺泡,并且将氧气带入肺内。

表34-2　Apgar评分

	0	1	2
心率	无	<100/min	>100/min
呼吸运动	窒息	不规律,慢	哭声响,有力
肌张力	弱	四肢屈曲	活动佳
对刺激的反应	无反应	面部扭曲	咳嗽、哭泣
肤色	青紫或苍白	躯干红润、四肢青紫	全身红润

氧气可以降低整个孕期都存在的肺动脉压力,并且让动脉导管开始闭合。随着脐带的夹闭,低阻力的胎盘循环停止,如此一来体循环的阻力大大地增加,终止血液从动脉导管流入体循环,或使血液经动脉导管反流入肺循环。在许多病例中,是否需要复苏在胎儿出生之前就能预料到(表34-3)。

表34-3　新生儿出生时窒息的相关因素

母亲因素	糖尿病
	高血压
	感染
	滥用药物
	严重的心、肾、肺疾病
妊娠相关因素	羊水过多
	羊水过少
	胎膜早破
	多胎妊娠
	胎膜炎症
	胎儿窘迫
	臀先露
	胎盘早剥
	前置胎盘
	误吸胎粪污染的羊水

新生儿复苏的变化和争论

1. 所有吸入胎粪的小孩不需要进行气管内插管和气管内吸引。吸入胎粪伴有呼吸动作和肌张力好的新生儿,应该在擦干、保暖、监护的情况下对他们进行口腔和咽部的吸引[4-6]。

2. 如果需要正压通气，一开始应该吸入100%的氧气，并且根据血氧饱和度对吸入氧浓度进行调整。有证据证明使用21%的氧气进行有效的正压通气与使用100%氧气效果一样。如果吸入21%的氧气在60 s内没有改善，应该将氧浓度改成100%[7]。

> **临床小贴士** 出生时误吸了胎粪污染的羊水，有很强呼吸动作和肌张力的新生儿应该对他们的口腔和鼻腔进行吸引而不是气管内吸引。

新生儿复苏

大多数误吸了清亮羊水的新生儿，在护理时不需要离开母亲。应该快速地帮他们擦干身体，并且要么直接放在母体怀里保暖，要么用干燥且暖和的毛毯包裹起来。简单地擦拭他们的面部和口腔便可以将气道充分清理干净。误吸了胎粪污染的羊水的足月儿，相比那些被少量清亮羊水污染的足月儿需要更多的处理。以前的建议是对所有误吸了胎粪污染的羊水的新生儿都应该进行气管插管和气管内吸引。现在认为具有很强的呼吸和较好肌张力的新生儿误吸了胎粪污染的羊水，只需要对他们的口腔和鼻腔进行吸引。软的塑料吸痰管用于清理咽部比喉镜和插管更好。如果一开始就吸入了胎粪，那么应该对气管内重复吸引。气管内吸引完成后，口腔和鼻腔也要清理，并且要充分给氧。吸引新生儿咽部时，吸引操作不能太用力，因为咽部刺激可能会引起迷走神经反射，导致严重的心动过缓或呼吸暂停。心率评估可以通过使用听诊器，触诊外周动脉或更有效的是触诊脐动脉的脉搏获得。清理口腔可以用球形吸引器。为了刺激反应较弱的新生儿产生更有力的呼吸运动，拍或击打足底和搓背是有效的方法。

婴儿在一段时间的慢呼吸后，一般会产生原发性窒息。上述的刺激可以刺激呼吸，如刺激后婴儿呼吸仍然不规律，之后便会引起继发性窒息，即使给予强烈的刺激，对有所改善的呼吸动作也没有反应。这样的婴儿通常会伴有心动过缓，心率小于100次/min。继发性窒息或者喘息的婴儿需要正压通气。正压通气可以通过不同的设备完成，并且熟悉这些设备的应用很重要。Jackson-Rees回路具有像气球样的呼吸囊，如果墙上的氧气开着，新鲜的气体可以使球囊膨胀，当它的面罩放在婴儿面部附近时，通过它可以输送充足的氧气。这些设备也可以对有自主呼吸的新生儿进行持续正压通气。自动充气的呼吸囊具有的优点是在没有压缩的新鲜气体来源时，能进行正压通气，但不能进行持续正压通气。如果自动充气的球囊被挤压，气体将会被输送给患者，且当球囊复原时，气体被排出。如果有墙上的氧气补充给球囊，可以提供较高的吸入氧浓度，但是，在球囊的尾端没有氧储气袋链接的情况下，吸入氧浓度不可能达到100%。在进行正压通气期间，保持体热很重要。氧流量的设定不需要超过5 L/min。来自墙上的冷和干燥的高流量气体，会增加接受正压通气的新生儿体热的散失。

给所有患者正压通气时，拿个合适的面罩扣着，仔细观察胸廓适当的起伏，并且最小化胃的胀气是很重要的。在新生儿复苏时，人工呼吸应该适当的膨胀肺，且呼吸频率为40～50次/min。产房的配置要包括供新生儿使用的大小合适的面罩。缓冲面罩是首选,因为这样的面罩扣着舒服,不会给婴儿面部施加过多的压力。在进行正压通气之前,婴儿气道里的碎渣、分泌物、胎粪必须清理干净。此外,看护时要避免过多通气。自动充气的呼吸球囊的压力安全阀应该调至合适大小,使过度通气减到最低。自动充气的呼吸球囊流量控制调整不合适时,会使过多的呼出气体吸入,至婴儿的肺过度膨胀。这些设备中的任何一个都可以安装测压计,让操作者在复苏时能够看到输送压力的大小。如果正压通气效果不佳,那么这个时候需要助手。合适大小的口咽通气道可以开放气道,使肺通气更有效。还有,假如用力做呼吸时的气体使胃膨胀时,放置胃管减压,再次让肺通气更有效。用100%的氧气进行有效正压通气,可以既快又好地改善婴儿的情况。肤色应该变红,至少躯干是红的(四肢发绀也许很长时间都不会改善,即使在正常的新生儿身上),且心率增加到>100次/min。如果婴儿的情况没有改善,应快速评估:他的气道是否开放,使用的正压通气设备功能是否正常,有没有充分给氧,还有面罩有没有扣好。如果,60～90 s正压通气后,通气不能有效改善婴儿的情况,应该进行气管内插管(见下一章节)。

持续的中央性发绀是不正常的,暗示着系统性缺氧。正常的新生儿会有四肢发绀,不会伴有系统性缺氧。外周性发绀可见于血红蛋白中有5 g未氧合的血红蛋白时,新生儿发生这种情况有一些规律性,是他们有较高水平血红蛋白的结果。如果短时间内的正压通气可以改善肤色,通气便可以停止,仔细监护新生儿就好。任何需要正压通气的新生儿,且通气后的反应是有力的呼吸运动,心率>100次/min和良好的肌张力,都不应该认为是正常的新生儿。这样的新生儿,与一般新生儿看护相比,要在环境更好的地方进行监护。如果复苏发生在社区医院,婴儿可能需要转送到二级医院进行看护。

复苏时间越长,复苏后发生并发症的概率越大。新生儿可能会并发抽搐,不规律的呼吸,甚至呼吸暂停。如果新生儿出生时误吸了被胎粪污染的羊水,她或他会发生具有呼吸窘迫、低氧、高碳酸和肺动脉高压表现的胎粪吸入综合征的风险。复苏之后,新生儿仍有发生心肌受损,急性肾小管和小肠坏死的风险[1]。

胸部按压应该在正压通气30 s后心率仍慢于60次/min,新生儿可以通过触摸脉搏或听诊获得,通过听诊还可以对面罩通气是否适当做出判断。心率变慢表明可能由于缺氧、低血压或是酸中毒导致心肌氧供不足,在此情况下自动改善心输出量不可能。除非肺被氧有效通气,否则胸部按压无效,所以确保面罩通气有效异常重要。这需要2人合作共同完成,进行手动正压通气的1人在新生儿头侧,做胸部按压(心脏按压)的另1人站在侧面或脚侧。此时,应考虑是否进行气管插管。

新生儿胸外按压需要的方法与年龄大点的儿童和成人所用的方法有所不同。有两种不同的方法被用来对婴幼儿进行胸外按压[9,10]。一种是双手拇指被用来按压胸骨,同时其余四指用来支撑脊柱且双手环抱婴儿的躯干。另一种是,一只手的中指和示指指尖按压胸骨,同时另一只手支撑婴儿的背部。如果婴儿躺在坚实的板面上,可以不用支撑背部。在这两种方法中,按压部位都是两乳头连线下的胸骨,压力都必须尽量垂直于胸骨而不是横向肋骨。按压深度应该大约为开始按压前胸骨和脊柱之间距离的1/3。跟年龄大点的儿童和成人一样,按压完成后必须允许心脏完全回弹。按压之间压力必须完全释放。然而,在按压释放时,用来按压的手指和拇指应当一直与胸骨保持接触。此外,手指和大拇指放置的正确位置在按压之间可能会变化,并且时间会浪费在重新定位上。如果手指和大拇指在整个按压循环中与胸骨一直保持接触的话,保持一致的按压深度就更容易。花在按压部位的时间应当稍短于心脏充盈时的舒张时间。

婴儿的心脏按压是有风险的。如果在剑突区域按压,有可能引起肝损伤,如果压力过大,即使按压部位正确,有可能引起单根或多根肋骨骨折。心脏按压与通气比应为3:1。团队进行复苏时,每分钟应当给予30次的呼吸和90次的按压。在心脏按压期间,当建立了正压通气时,使用的40~50次/min的呼吸频率要降低。心外心脏按压和正压通气协调进行的情况下,负责心脏按压的人要大声地计数,负责通气的人在按压期间给予呼吸,以便给予3次按压后给予1次呼吸。通气应该在按压释放时给予,呼气在按压时发生。如果自主心率增加到100次/min以上,心脏按压可以停止,正压通气应该继续,除非婴儿也表现出有力且规律的呼吸动作。这样的新生儿,应该安排前面提到的复苏后治疗。这样的婴儿不能当作一般的正常的新生儿,也不能在一般的护理单位治疗。

在许多复苏要点中,气管内插管是有力复苏的一部分。对误吸了胎粪污染的羊水反应较差的新生儿,为了经气管吸引误吸的胎粪,是气管插管的指征。如果新生儿一直反应较差并且从气管中不再吸引出胎粪,那么为了正压通气,是再次气管插管的指征。如果使用面罩和球囊进行正压通气,通过呼吸音、胸廓起伏和没有临床改善判断无效,那么是气管插管的指征。尽管正压通气充足,如果心率一直小于60次/min而开始心脏按压,那么为了使心脏按压和通气更协调,也可能是气管插管的指征。如果心脏按压和充足的球囊/面罩正压通气不能将心率提高到60次/min,是给予肾上腺素的指征,为了提供给药途径,有气管插管的指征。在拿喉镜之前,确定所有的设备功能正常,并且选择合适的型号的气管导管备用。吸引器也要准备好。如果要用的气管导管对于足月和早产的新生儿过长,为了降低无效腔,在导管插入之前剪短到15 cm。一旦气管导管剪短到15 cm长,确保15 mm的气管导管连接管牢固接上。对于当可视插管是备选或无管芯导管很难直接到达喉头的患者,管芯是有帮助的。确保管芯没有从导管的末端和导管的侧孔伸出,并且管芯放置足够松以便一旦导管插入气管,管芯可以很容易地拔出。复苏过程中没什么反应的微弱的新生儿的气管插管应该由一名有经验的熟练的医务人员尽快完成。在准备气管插管的时候,面罩通气(和在做的心脏按压)必须无中断的继续进行。在这种情况下,同在手术室一样,要注意给予喉镜和气管插管前药物和设备必须准备就绪以备用。对新生儿来说,确定气管导管合适的位置是很困难的,尤其在复苏的时候。呼吸音很容易传导,即使新生儿气管插管位置不正确,在整个心前区和整个腹部也能听到呼吸音。气管导管插入食管的临床症状包括持续的发绀和心动过缓,听不到呼吸音,胸廓起伏不好,胃胀气和二氧化碳探测器不变色。气管插管位置正确的症状包括:新生儿肤色改善,左右胸廓对称的呼吸音,心率增加和比色的二氧化碳探测器变色。一旦新生儿情况稳定了,需要拍胸片来确定气管导管放置合适。在这种情况下使用比色的二氧化碳探测器是非常有帮助的。即使使用这样的探测器,然而,仍有被误导的可能。比如复苏过程存在低心输出量的新生儿,肺血流量下降到一定程度,以致也许没有足够的二氧化碳传输到肺,来使探测仪的颜色发生改变。如果脉搏很弱甚至没有或者血压很低的时候,依靠二氧化碳探测仪来判断气管导管是否在气管内,可能会得出气道导管插入食管的错误的结论。

即使气管导管成功地放入气管内,导管移位是有可能的。导管很容易插入过深,导致支气管插管。足月的新生儿,声门和隆突间的距离只有4 cm,因此,将导管放置在合适的位置不是一件简单的事。如果导管位于上唇的长度刻度显示的是9 cm或10 cm,气管导管的尖端应该位于气管的中段。气管插管失败或者可能有困难气道的患者,可以考虑使用喉罩(LMA),1号喉罩已成功地用于新生儿。高压通气时不能使用喉罩。然而,如果面罩通气不好或者无效,气管内插管又不能完成时,使用喉罩可以救命。

几乎所有需要复苏的新生儿,对有效的正压通气和有效的心外按压都会有反应。然而,仍有少数的新生儿,尽管气管导管正确地放置在气管的中段,且用100%氧气正压通气和有效的心外按压来复苏,心率却持续<60次/min,且临床表现没有改善,暗示着要给予复苏药物或输液。这样的新生儿有使用肾上腺素和扩容的指征。母亲最近有使用阿片类药物的新生儿可以考虑给予纳洛酮。可能存在酸中毒的新生儿也可以给予碳酸氢钠。这种高渗性药物必须缓慢给予,静推时间至少2 min,为了避免发生脑室内出血的风险。碳酸氢钠建议使用的剂量为2 mmol/kg,通常使用的是每毫升中含有0.5 mmol的4.2%的碳酸氢钠,也就是等同于4 mL/kg的碳酸氢钠静推时间至少2 min。需要药物和扩容复苏的新生儿,必须开放外周静脉通路。外周静脉应该一开始就要建立,或者脐静脉置入导管应当完成作为备用。只能由具有脐静脉置管专业知识和经验的医务人员来完成脐静脉置管这个操作。经置入脐静脉的导管给药,可能会引起肝坏死,并且导管误置入脐动脉会影响肾,肠系膜或动脉导管的血供,引起严重后果。

肾上腺素可以经气管内导管、外周静脉或者(经肝)放置合适的脐静脉导管注入。推荐给新生儿复苏时使用是1:10 000的肾上腺素。这个浓度每毫升里有100 μg的肾上腺素。给予的剂量是0.1~0.3 mL/kg,经静脉快推,之后用0.5/mL液体冲管。高剂量的肾上腺素已被推荐使用,但是静推更高剂量肾上腺素并没有效果[16]。当肾上腺素经气管导管给予时,使用的剂量为0.3~1.0 mL/kg。一旦经气管导管给予这个剂量的肾上腺素,为了确保药物到达气管黏膜被吸收,需要紧接着给予几次加压通气。然而,吸收的肾上腺素进入循环系统的剂量是完全不可靠的。如果对经气管导管给予的肾上腺素没有明显反应,那么建议静脉给予肾上腺素。如果,静脉注入肾上腺素后仍然没有明显的心血管反应,那么应该开始扩容。这种情况下应经静脉给予10~20 mL/kg的生理盐水或者乳酸林格液(表34-4)[17]。

表34-4　新生儿复苏药物(1)

药　　物	剂　　量	注 意 事 项
肾上腺素 IV	1:10 000,0.1~0.3 mL/kg	每5分钟刷新IV,可重复
肾上腺素 ETT	1:10 000,0.3~1 mL/kg	正压通气
IV volume	10~20 mL/kg	0.9% NS, LR, 5%白蛋白
Naloxone	1 μg/kg IV	孕产妇阿片类药物
NaHCO₃	2 mmol/kg IV	缓慢

临床小贴士 尽管肾上腺素可以经气管导管和静脉给予,但是经气管导管给予后进入血液中量并不可靠,多数首选静脉给予。

　　在极少的病例中,在使用纯氧适当的正压通气,有效的心脏按压,给予肾上腺素和静脉输液扩容之后,仍然没有改善临床效果,这时需要考虑到一些不常见的临床问题。在转运和复苏的过程中有可能发生了气胸。这个时候可能会有临床提示,如需要很高的通气压力和低血压,这些表现并没有特异性,为了预防胸膜腔过多的积气,通常需要早些进行透视或者胸部X线检查来确定。没有糖尿病的产妇所生的新生儿,可能不发生低血糖。可是临床表现进行性恶化的情况下,检测血糖水平可以用来确定不存在低血糖。先天性畸形如先天性膈疝的新生儿可能存在不对称的呼吸音,造成复苏不成功。如果婴儿具有严重确诊的中枢神经系统异常,复苏也不会成功。

　　停止复苏是一个很艰难的决定。在心搏骤停持续存在的情况下,尽管积极努力的诊断和治疗,仍然找不到可确诊的原因,这时停止复苏也是恰当的,因为再努力也不可能产生一个幸存者。这个艰难的决定应该由所有在场的参与整个复苏过程的医护人员讨论后做出。一般来说,一旦心脏停跳有了10 min,尽管给予有效的全力复苏,再努力也是白费力气。10 min的间隔时间理论上应该从一旦考虑复苏且复苏有效开始算起(表34-5和表34-6)[1]。

表34-5　足月新生儿复苏概要

A. 羊水是清亮的还是被胎粪污染的?
　　如果是清亮的,擦干身体、清理呼吸道、保温即可,如有需要可以吸氧
　　1. 如果羊水被胎粪污染了,新生儿反应有力还是较弱?
　　　　如果反应有力,擦干身体、保温、刺激即可,如有需要可以吸氧
　　2. 如果新生儿反应较弱,气管插管且气管内吸引知道气道干净,如果反应仍然较弱,重新气管插管,开始给予正压通气[1]
B. 清理了分泌物但仍有呼吸暂停或心率<60次/min
　　1. 正压通气[1,2]
　　2. 心率<60次/min,开始心脏按压[3]
　　3. 心率仍然<60次/min,给予肾上腺素[4]
　　4. 心率还是<60次/min,考虑静脉输液扩容,查找病因[5-7]
C. 有效通气和心脏按压后复苏成功
　　注意观察复苏后相关的并发症,且考虑转运到二级护理中心
D. 有效心肺复苏10 min后,仍然没有心跳
　　1. 考虑停止复苏
　　2. 需要得到家属的同意

表34-6　复苏操作流程

1. 开始加压通气是使用纯氧还是空气,仍存在一定争议。如果使用空气没有改善的迹象,应使用纯氧
2. 面罩通气还是气管插管
3. 气管内插管

（续表）

4. 气管内或静脉给予肾上腺素,如有需要每3～5 min可重复1次

5. 扩容剂量=10～20 mL/kg的生理盐水或乳酸林格液,考虑有气胸或中枢神经系统异常

6. 脐静脉、动脉置管

7. 考虑静脉缓慢(至少2 min)推注碳酸氢钠

（陈文英）

参考文献

[1] Kattwinkel JE. *Textbook of Neonatal Resuscitation*. 6th ed. Elk Grove Village, IL: American Heart Association, American Academy of Pediatrics; 2011.

[2] World Health Association; 2014. http://www.who.int/mediacentre/factsheets/fs333/en/.

[3] Dawes G. Foetal and Neonatal Physiology: A Comparative Study of the Changes at Birth Chicago. Chicago, IL: Year Book Medical Publishers; 1968.

[4] Vain NE, Szyld EG, Prudent LM, et al. Oropharyngeal and nasopharyngeal suctioning of meconium-stained neonates before delivery of their shoulders: multicentre, randomised controlled trial. *Lancet*. 2004; 364: 597–602.

[5] Wiswell TE, Gannon CM, Jacob J, et al. Delivery room management of the apparently vigorous meconium-stained neonate: results of the multicenter, international collaborative trial. *Pediatrics*. 2000; 105: 1–7.

[6] Halliday HL. Endotracheal intubation at birth for preventing morbidity and mortality in vigorous, meconium-stained infants born at term. *Cochrane Database Syst Rev*. 2001; (1): CD000500.

[7] Tan A, Schulze A, O'Donnell CP, et al. Air versus oxygen for resuscitation of infants at birth. *Cochrane Database Syst Rev*. 2005; (2): CD002273.

[8] Finer NN, Rich W, Craft A, et al. Comparison of methods of bag and mask ventilation for neonatal resuscitation. *Resuscitation*. 2001; 49: 299–305.

[9] Todres ID, Rogers MC. Methods of external cardiac massage in the newborn infant. *J Pediatr*. 1975; 86: 781–782.

[10] David R. Closed chest cardiac massage in the newborn infant. *Pediatrics*. 1988; 81: 552–554.

[11] Repetto JE, Donohue P-CP, Baker SF, et al. Use of capnography in the delivery room for assessment of endotracheal tube place-ment. *J Perinatol*. 2001; 21: 284–287.

[12] Bhende MS, Karasic DG, Karasic RB. End-tidal carbon dioxide changes during cardiopulmonary resuscitation after experi-mental asphyxial cardiac arrest. *Am J Emerg Med*. 1996; 14: 349–350.

[13] Bhende MS, Thompson AE. Evaluation of an end-tidal CO_2 detector during pediatric cardiopulmonary resuscitation. *Pediatrics*. 1995; 95: 395–399.

[14] Paterson SJ, Byrne PJ, Molesky MG, et al. Neonatal resuscitation using the laryngeal mask airway. *Anesthesiology*. 1994; 80: 1248–1253; discussion 27A.

[15] Perondi MB, Reis AG, Paiva EF, et al. A comparison of high-dose and standard-dose epinephrine in children with cardiac arrest. *N Engl J Med*. 2004; 350: 1722–1730.

[16] Kleinman ME, Oh W, Stonestreet BS. Comparison of intravenous and endotracheal epinephrine during cardiopulmonary resuscitation in newborn piglets. *Crit Care Med*. 1999; 27: 2748–2754.

[17] Oca MJ, Nelson M, Donn SM. Randomized trial of normal saline versus 5% albumin for the treatment of neonatal hypoten-sion. *J Perinatol*. 2003; 23: 473–476.

第
四
部
分

第三十五章　儿童复苏

要　点

1. 虽然儿童麻醉中的许多心搏骤停事件是因为患者自身的身体状况，但是心搏骤停中的相当部分与麻醉事件相关。
2. 在儿童心搏骤停麻醉相关原因中，心血管和呼吸方面的原因是最常见的。
3. 因为麻醉的原因，手术室内或麻醉后恢复室内（PACU）心搏骤停的后果优于院内其他地方。
4. 即使所有的麻醉医师对小儿高级生命支持（PALS）都非常熟悉并能够很好地合作，但复苏过程中尽可能快的确定领导者角色是最重要的。

麻醉期间儿童心搏骤停

如果不出意外，儿童麻醉医师所施行的大部分麻醉都能够令人满意，虽然儿科麻醉中存在这种普遍乐观的观点，但是"我们从事的是一项高风险的职业"（Keon, *personal communication*, 1985）。虽然儿童中与麻醉相关的心搏骤停的发生率的确切数据不清楚，但是在儿童麻醉的实施过程中心搏骤停确实会发生。在研究这些麻醉相关并发症的发病率、病因学和管理之前，重要的是记住：许多心搏骤停不是因为疏忽或不恰当的麻醉管理，而是由于患者的危险状态或手术并发症造成的。

发生率

临床小贴士　所有儿科组中与麻醉相关的心搏骤停的发生率为 1.8∶10 000。

儿童围术期心搏骤停（POCA）注册始于1994年，其目的是阐明小儿麻醉相关心搏骤停的发生率、临床因素和后果。随着对儿童麻醉相关心搏骤停病因的进一步了解，儿童围术期心搏骤停（POCA）注册处的下一目标是找出降低儿童心搏骤停发生率的策略。注册处依靠愿意参加的机构自愿报告并登记来收集信息。信息的收集包括机构的类型、麻醉实施者的数量和培训、病例的数量和种类。所有心搏骤停病例均采用标准化数据表。心搏骤停被定义为需要胸部按压或者死亡，包括年龄从出生到18岁的患者。新生儿作为一个单独的分组，其麻醉相关心搏骤停发生率的数据尚无法获得。

1. **婴儿**：麻醉相关心搏骤停发生率为 15 : 10 000，范围 9.2 ~ 19 : 10 000。
2. **儿童**：麻醉相关心搏骤停发生率为 3.3 : 10 000，范围 0 ~ 4.3 : 10 000。
3. **整个儿童组**：麻醉相关心搏骤停发生率为 1.8 : 10 000[1]。
   a. 虽然有充分证据表明，无论有无紧急状况，美国麻醉医师协会根据状态分级（ASA 分级）越高，则患者心搏骤停发生率越高，但这种分级方法不适用于小儿数据。
   b. 小儿心搏骤停发生率高低与先天性心脏病和其他先天畸形有关。

病因

> **临床小贴士**　儿童心搏骤停最常见的原因包括心血管和药物相关因素。最常见的心血管原因包括血管内容量不足和大量输血所致。局部麻醉药误注入血管内、阿片类药物引起的呼吸抑制或神经肌肉阻滞药残留是最常见的致命性药物错误。喉痉挛是最常见的呼吸不良事件。

麻醉期间小儿心搏骤停与多种病因相关，心血管和药物仍然是最常见的相关原因。

1. 对 1994—1997 年的 150 例麻醉相关心搏骤停进行分析。超过 50% 心搏骤停发生在婴幼儿时期。药物因素占心搏骤停原因的 37%。最常见的药物因素是吸入麻醉药的心血管抑制作用。在这一时期中，氟烷可能是许多病例的致病因素。然而，重要的是要认识到目前更常用的吸入麻醉药七氟醚，也是一种心脏抑制药，其心脏抑制作用与心搏骤停相关，这也被持续报道过。

2. 其他药物相关的原因包括注射器的互换使用和琥珀胆碱引起的高钾血症。

3. 在 1998—2004 年的随访期间，登记处分析了超过 300 例围术期心搏骤停事件[2,3]。其中 193 例与麻醉因素相关。药物相关心搏骤停百分率从 1994—1997 年间报道的 37% 下降到 18%。这类病例的减少主要是由于吸入麻醉药氟烷引起的继发性心血管抑制减少和琥珀胆碱使用减少所致。与此相对应，心血管原因引起心搏骤停占比从 32% 增加到 41%（表 35-1）。

表35-1　小儿围术期心停（POCA）登记处报道的麻醉相关心搏骤停的病因

主要原因	1994—1997 年（n=150）	1998—2004 年（n=193）
心血管	32%	41%
药物	37%	18%
呼吸	20%	27%
设备	7%	5%

[1] Morray JP, Geiduschek JM, Ramamoorthy C, et al. Anesthesia-related cardiac arrest in children: initial findings of the Pediatric Perioperative Cardiac Arrest (POCA) registry. Anesthesiology, 2000, 93: 6-14. [2] Morray JP, Posner K. Pediatric perioperative cardiac arrest: in search of definition(s). Anesthesiology, 2007, 106: 207-208.

少数病例继发心血管抑制

这种较笼统的分类可进一步细分如下：

1. 对于心血管原因，血管内容量不足和大量输血是最常见的病因。

a. 低血容量往往是由于出血引起的。最常见的麻醉相关因素有：低估失血量、未置入中心静脉导管或不经中心静脉导管输注而经外周静脉通路输注。

b. 心搏骤停的另一原因与大量输血相关，如高钾血症或低钙血症。

c. 心搏骤停的其他心血管原因包括低血糖、过敏反应、空气或血栓栓塞、败血症、迷走神经过度兴奋。

2. 心搏骤停的药物相关原因包括局部麻醉药误入血管、阿片类药物引起的呼吸抑制或神经肌肉阻滞药物残留。

3. 在最近的分析中呼吸事件占较高的百分比（27%）。喉痉挛是最常见的呼吸事件。其他涉及的原因包括氧供不足、意外脱管、支气管痉挛、困难气道。

4. 设备故障作为心搏骤停的原因之一也被提及，虽然这一因素只占5%的病例。

中心静脉置管（CVC）的并发症，如气胸、血胸、心包填塞占这类心搏骤停原因大部分。

POCA登记处最近分析了心脏病患者与麻醉相关的心搏骤停。自1994—2005年POCA登记处记录了127例心脏病患者麻醉相关的心搏骤停。这些儿童有较高的ASA评分，更有可能因为心血管原因导致心搏骤停。与没有心脏病的患者相比他们也有较高的死亡率。患者最常见的心脏病是单心室、主动脉瓣狭窄、心肌病[4]。

结局

> **临床小贴士** 麻醉相关心搏骤停后患者在生存率和神经损伤方面的结局优于院内非麻醉相关心搏骤停后的患者。

这些麻醉相关心搏骤停患者的结局可以用各种指标来评估。自主循环恢复（ROSC）、存活、存活至出院等均被用作评估患者结局的指标。

麻醉相关心搏骤停后患者在生存率和神经损伤恢复的结局优于院内非麻醉相关心搏骤停后的患者。

a. 院内非麻醉相关心搏骤停中的许多患者不能存活，有些源于新的神经损伤。

b. 总的来说，麻醉相关的心搏骤停患者复苏后，92%自主循环恢复（ROSC），68%能存活至出院，57%能恢复到原来的神经功能状态[2,3]。

c. 对比院内心搏骤停后的患者，51%的儿童自主循环恢复，28%能存活至出院，只有22%能恢复到原来的神经功能状态[5-7]。

管理

> **临床小贴士** 小儿心搏骤停最早的复苏顺序为胸外按压（C）、开放气道（A）和人工

呼吸（B），以前为 A、B、C。合适的监测通气和给氧是最重要的。

当然，围术期心搏骤停患者的管理取决于病因。

任何小儿心搏骤停的管理指导原则同样适用于围术期麻醉心搏骤停的初期管理。胸外按压、开放气道和人工呼吸（CAB）是最重要的，以前为 ABC。

a. 从对心搏骤停的病因的讨论可以看出实施 CAB 困难通常是重要的原因。

b. 对于围术期麻醉刚刚发生心搏骤停的患者初期评估是至关重要的，不要认为患者的 CAB 仅仅是按部就班而已，因为那是心搏骤停初期的做法。

c. 在手术室（OR）或在麻醉后恢复室（PACU）内对患者病情的一个快速的重新评估可能会发现通气、氧合，或循环方面的问题，然而这些方面在最近检查中发现是在正常范围内的。

许多麻醉相关的心搏骤停可以预防[2,5]，而且可以从对报道病因的检查中改进预防策略。

1. 随着氟烷已被七氟醚取代麻醉药物过量已经减少。七氟醚的应用使心律失常、低血压和心搏骤停事件降低。

2. 大出血和大量输血引起的心搏骤停是很难预防的，而且在大量急剧失血的情况下，预防不是麻醉医师能控制的。

3. 大量输血引起的电解质紊乱和低体温是众所周知的，但在大量输血的过程中，心血管的不稳定归因于血管内容量的丢失。

4. 局部麻醉药误入血管和（或）由于药物过量引起的局部麻醉药中毒仍然是一直存在的问题。

a. 虽然罗哌卡因和左旋丁哌卡因也许稍微更加安全一点，但其安全范围增加了的说法还没有被证实。直到具有更小的心血管毒性的局部麻醉药的异构体出现之前，只有更谨慎地使用丁哌卡因才会减少心脏毒性的发生率。

b. 试验剂量的正确使用将帮助我们发现穿刺针或导管误入静脉，而且在留置导管内追加局部麻醉药将会减少严重心脏毒性的机会。

5. 困难气道仍然是小儿麻醉心搏骤停的原因。

a. 七氟醚是大家所熟知的对气道的刺激性最小的吸入麻醉药，即使应用七氟醚进行吸入诱导，喉痉挛仍会发生。虽然大多数情况下仔细的麻醉前评估能够发现困难气道，但是仍然会遇到一些意料之外的困难气道。

b. 对这些不测事件，通常情况下进行更加细心和充分的准备将会有助于减少这些情况的发生率。

c. 正确的通气和氧供的监测将会发现这些非常重要方面的不足之处，并迅速改善通气和或增加氧供将会预防由这些问题引起的心搏骤停。

6. 设备相关心搏骤停常常与中心静脉置管（CVC）相关。

a. 气胸、血胸、心脏压塞是中心静脉置管（CVC）的常见并发症。

b. 如同局部麻醉药的管理一样，只有更多的关注置管细节才会解决这些问题。

院内小儿心搏骤停

大多数院内儿童心搏骤停没有发生在围术期。

1. 作为小儿麻醉医师或气道管理专家，我们很可能会参与最多的院内"程序"，或者根据复苏小组的规定，作为复苏工作的领导者。

2. 心肺复苏是在为维持大脑、心肌以及其他器官灌注做努力，与此同时，心搏骤停的病因是可以确定和治疗的。

3. 正如在院内儿童心搏骤停不良后果中所看到的，关键是尽快找出和纠正心搏骤停的根本原因。

呼吸衰竭

临床小贴士　上呼吸道或下呼吸道梗阻能导致呼吸衰竭，从而继发心搏骤停。

在儿童中，最初的意外事件往往涉及气道。上呼吸道或下呼吸道阻塞可导致呼吸衰竭，继发心搏骤停。

1. 在婴幼儿中，上呼吸道阻塞通常由感染性喉痉挛引起。

a. 如果让一名小儿麻醉医师管理一个继发于感染性喉炎引起重度气道梗阻的儿童，考虑到会厌炎这个不常见的病因是最重要的。

b. 如果喉炎被确诊，医疗管理、面罩吸氧、雾化吸入消旋肾上腺素、静脉注射地塞米松都无效，且计划气管插管，那么比平常小的气管导管可能是合适的选择。

2. 感染性肺炎或急性哮喘引起的下呼吸道阻塞也可能导致呼吸衰竭，随后心搏骤停。

a. 如果急性哮喘发作的儿童出现严重的呼吸窘迫或呼吸衰竭需要气管插管，合适的麻醉方法是非常重要的。

b. 哮喘患者只有在插管之前达到足够的麻醉深度，支气管痉挛加重的机会才会减小。

休克

临床小贴士　休克通常分为四种主要类型，包括低血容量性、分布性、心源性、梗阻性。

各种类型的休克也可能引起心搏骤停，导致氧供不足。在休克状态下，心肌氧供减少，同时对心肌功能的要求增加。休克通常分为四种主要类型，包括低血容量性、分布性（感染性）、心源性、梗阻性。在休克的所有类型中，必须提供充足的氧气。许多儿童休克并存有呼吸功能不全或呼吸衰竭，需要呼吸支持。频繁的再评估、合适的血管通路和监测，对于儿童的休克治疗是必不可少的。最重要的是，及时和正确的病因诊断是休克治疗至关重要的第一步（表35-2）。休克从代偿到失代偿是一个病情恶化的连续过程[8]。休克的管理基于通过提高心输出量和纠正任何代谢紊乱而改善器官灌注。

表35-2　休克的不同状态

	前负荷	后负荷	收缩力	心　率	血　压
低血容量休克	降低	增加	正常	增加	脉压差减低
感染性休克	降低	降低	正常偏低	增加	洪脉
心源性休克	变化的	增加	降低	增加	脉搏减弱
梗阻性休克	增加	降低	降低	增加	脉搏减弱

1. 低血容量性休克是儿童休克中最常见的类型，包括失血性休克。为了提高心输出量必须补充前负荷。

2. 感染性休克或分布性休克类似于低血容量性休克，心脏前负荷降低。此外，全身血管阻力（SVR）下降。除了补充血管内容量之外，全身血管阻力（SVR）和心脏收缩的异常必须处理。

3. 心源性休克的主要问题是收缩力，治疗必须针对直接原因改善心肌功能。

4. 梗阻性休克与梗阻类型有关，可能包括心包填塞、张力性气胸或肺栓塞。

儿童休克诊断和处理的详细资料不在本章的叙述范围之内。读者可以参考由美国儿科学会和美国心脏协会编著的儿童高级生命支持手册[9]。

儿童高级生命支持和儿童基础生命支持指南

临床小贴士　肾上腺素是小儿心搏骤停的首选药物（0.01 mg/kg）。必须尽快开始高质量的心肺复苏。胸部按压应该100次/min。避免过度通气。无脉性室性心动过速或心室颤动时开始除颤，2 J/kg，无效升至4 J/kg。

院内小儿心搏骤停的处理从基本生命支持开始（BLS）（表35-3）。

1. 婴儿的脉搏检查应在肱动脉或股动脉等主要动脉上进行。为了减少胸外按压的中断，脉搏检查应简便。

2. 高质量的心肺复苏必须尽快开始，其他人准备除颤仪、监护仪和手推车。

a. 两组救援人员轮换实行心肺复苏通常是非常有帮助的。

b. 基础生命支持包括心搏骤停的病因诊断、心肺复苏和有除颤指征时的除颤。胸外按压是心肺复苏的基础，技术是关键。

c. 进行胸外按压的人在胸外按压时必须用力且快速的向下按压，并允许胸廓完全回弹。

d. 合适的胸外按压深度：婴儿大约是3.8 cm，儿童大约是5 cm。

3. 婴儿和儿童的按压频率是100次/min，而且必须尽可能减少中断时间。

表35-3　儿童院内无脉心搏骤停的处理

1. BLS/CPR
   a. 胸外按压 100 次 /min
   b. 100% 氧气面罩通气：按压通气比 15:2
   c. 尽可能保护气道，通气 8～10 次 /min
2. 使用心电监护，尽早除颤
3. 心搏骤停或无脉性电活动（PEA）
   a. 肾上腺素静脉注射 / 骨髓内注射：0.01 mg/kg 或气管导管内给药：0.1 mg/kg
      气管内给复苏药物，如肾上腺素，只能作为静脉通路和骨髓通路不能建立时的最后手段。因为必须中断通气且血药浓度难以达到有效水平[10]
   b. 每 3～5 min 重复一次直到脉搏恢复或出现可除颤心率（室颤 / 无脉性室速）
4. 心室颤动 / 无脉性室性心动过速（VF/pulseless VT）
   a. 电除颤 2 J/kg
   b. 继续 2 min 的心肺复苏：电除颤后必须尽快恢复心肺复苏
   c. 如果可除颤心律持续出现，电除颤 4 J/kg
   d. 继续 2 min 的心肺复苏，之后每 3～5 min 给予肾上腺素
   e. 脉搏恢复后，即开始复苏后治疗
   f. 如果可除颤心律持续出现，电除颤 4 J/kg
   g. 考虑胺碘酮 5 mg/kg 静推（或尖端扭转型心动过速给予镁 25～30 mg/kg）

BLS，基础生命支持；CPR，心肺复苏
Ralston MH, Zaritsky MF, Schexnayder AL, et al. Pediatric Advanced Life Support. Provider Manual. Dallas, TX: Ame
Association, American Academy of Pediatrics, 2006.

4. 尽快气管插管使气道得到保护。

a. 如果气管插管不能迅速完成，准备插管或喉罩时应恢复面罩通气。

b. 通过面罩通气时，应进行胸外按压和通气之间协调。

c. 面罩通气，有 2 名救援者在场时，胸外按压与人工呼吸的比值应为 15:2。

5. 一旦婴幼儿或儿童已经插好气管导管，胸外按压应不中断，人工呼吸 8～10 次 /min。避免过度通气。

6. 条件允许，除颤仪 / 监护仪应该置于婴幼儿或儿童身边，如果出现可除颤心律，应进行电除颤 2 J/kg。

a. 在医院使用手动除颤器时，必须在电极板和患者胸腔之间涂导电膏或凝胶以减少阻抗，另外，黏合剂垫也可以使用。

b. 除颤前确保电极板置于合适的位置（即不接触）。

c. 大声地宣布除颤计划和让所有人远离患者是非常重要的。

复苏后治疗

儿童复苏后治疗以支持治疗和维持心肺功能的稳定性为主。重要的是要纠正酸碱失衡，血糖或电解质紊乱和治疗其他器官系统的功能障碍，如肾、肝、凝血和消化系统[11]。

1. 采取措施，尽可能减少中枢神经系统损害。

2. 避免体温过高，提供合适的镇静和（或）镇痛[12]。

3. 一旦确定了心搏骤停的具体病因,应直接针对导致心搏骤停的原因治疗。

(戈献召)

参考文献

［ 1 ］ Morray JP, Geiduschek JM, Ramamoorthy C, et al. Anesthesia-related cardiac arrest in children: initial findings of the Pediatric Perioperative Cardiac Arrest (POCA) registry. *Anesthesiology*. 2000; 93: 6–14.

［ 2 ］ Morray JP. Anesthesia-related cardiac arrest in children. An update. *Anesthesiol Clin North Am*. 2002; 20: 1–28.

［ 3 ］ Morray JP, Posner K. Pediatric perioperative cardiac arrest: in search of definition(s). *Anesthesiology*. 2007; 106: 207–208.

［ 4 ］ Ramamoorthy C, Haberkern C, Bhananker S, et al. Anesthesia-related cardiac arrest in children with heart disease: data from the Pediatric Perioperative Cardiac Arrest (POCA) registry. *Anesth Analg*. 2010; 110: 1376–1382.

［ 5 ］ Kawashima Y, Takahashi S, Suzuki M, et al. Anesthesia-related mortality and morbidity over a 5-year period in 2,363,038 patients in Japan. *Acta Anaesthesiol Scand*. 2003; 47: 809–817.

［ 6 ］ Reis AG, Nadkarni V, Perondi MB, et al. A prospective investigation into the epidemiology of inhospital pediatric cardiopulmonary resuscitation using the international Utstein reporting style. *Pediatrics*. 2002; 109: 200–209.

［ 7 ］ Samson RA, Nadkarni VM, Meaney PA, et al. Outcomes of inhospital ventricular fibrillation in children. *N Engl J Med*. 2006; 354: 2328–2339.

［ 8 ］ Kleinman M, Chameides L, Schexnayder S, et al. Pediatric advanced life support: 2010 AHA guidelines for cardiopulmonary resuscitation and emergency cardiovascular care. *Circulation*. 2010; 122: S876–S908.

［ 9 ］ Ralston MH, Zaritsky MF, Schexnayder AL, et al, eds. *Pediatric Advanced Life Support Provider Manual*. Dallas, TX: American Heart Association, American Academy of Pediatrics; 2006.

［10］ Efrati O, Ben-Abraham R, Barak A, et al. Endobronchial adrenaline: should it be reconsidered? Dose response and haemodynamic effect in dogs. *Resuscitation*. 2003; 59: 117–122.

［11］ Checchia PA, Sehra R, Moynihan J, et al. Myocardial injury in children following resuscitation after cardiac arrest. *Resuscitation*. 2003; 57: 131–137.

［12］ Zeiner A, Holzer M, Sterz F, et al. Hyperthermia after cardiac arrest is associated with an unfavorable neurologic outcome. *Arch Intern Med*. 2001; 161: 2007–2012.

第三十六章　早产儿的麻醉

马利·海特曼纽克,托马斯·J.曼库索

> **要　点**
>
> **1.** 新生儿根据体重分类得出的发病率和死亡率过于乐观,因为有宫内生长受限比没有宫内生长受限的新生儿发育的更成熟。
> **2.** 极低胎龄儿(ELGANs)的所有器官系统都没有发育成熟;因此应对这些患者进行极仔细的术前评估和术中护理,以保持术中平稳。
> **3.** 低胎龄儿比极低胎龄儿发育得更加成熟,但仍需要采取许多相同的预防措施。特别是,虽然他们更加成熟的呼吸系统能为术前提供自然气道,但是存在术后呼吸暂停的高风险。

在美国,早产不是一个小问题。每年会有超过25 000例早产儿出生,这些小患者中有许多会在围生期来到手术室(OR)[1]。由于早产儿的护理有所改善,这些微小患者的存活率大幅增加,在不同胎龄和出生体重组中,发病率虽然较低但仍是一个显著的问题[2]。

1. 自20世纪80年代以来,美国的婴幼儿和新生儿死亡率一直在下降。

2. 可想而知,新生儿死亡率随着出生体重和胎龄的减少而增加。

3. 这些新生儿所患的一些疾病,例如坏死性结肠炎和心室内出血,让他们进入到手术室接受手术和麻醉。

4. 此外,早产儿出生时可能与足月婴儿有相同的先天畸形需要急诊手术,例如肠闭锁、腹裂、脐膨出、食管闭锁有或无气管食管瘘、先天性膈疝。

I. 术语

最近关于早产儿的术语的变化值得回顾[3]。

A. 以前,新生儿主要根据出生体重进行分类,用这个分类系统对于死亡率和发病率会得出过于乐观的结论,因为根据给定的体重进行分类将会包括宫内生长受限的新生儿,这些新生儿比相同体重的没有宫内受限的新生儿发育得更加成熟。

B. 发病率和死亡率与胎龄比出生体重更密切,而且随着超声技术的提高,目前对胎龄估计比过去更加准确。

C. 在最近的流行病学研究中,极低胎龄儿这个名词已经代替了极低出生体重儿(ELBW)。

1. 极低胎龄儿指的是孕周23～27周出生的新生儿,而极低出生体重儿(ELBW)是指出生体重<1 000 g的新生儿。

2. 粗略的比较，一个没有生长受限的28周的新生儿出生体重将会是1 100 g。

3. 比较一项使用极低胎龄儿和一项根据新生儿出生体重分类的研究，前者所得结果不太乐观，因为使用极低胎龄儿的研究将会排除宫内生长受限的新生儿，并且仅仅包括"真实的"28孕周的新生儿。

4. 胎龄定义为从母亲的最后一次月经到出生的这段时间（表36-1）。

5. 早产儿和婴儿根据他们的成熟度和是否存在宫内生长受限（IUGR）会出现不同的问题。

表36-1　早产术语

术　语	定　义
胎龄（GA）	末次月经的第一天到出生
实足龄（CA）	出生后年龄
经后龄	胎龄+实足龄
校正龄	实足龄-孕周
AGA	胎儿大小与妊娠期相符
LGA	大于胎龄
SAG（IUGR）	小于胎龄/宫内生长受限，体重<1/2胎龄均值的标准差

II. 极低胎龄儿

- 这些最小的患者通常因为急症手术来到手术室。尽管这些情况很紧急，但是在麻醉开始之前对极低胎龄儿进行仔细的评估是非常重要的。

- 所有的器官系统都没有发育成熟，在手术和麻醉中，只关注呼吸系统而忽略中枢神经系统、心血管系统或者代谢状态会增加患者的患病率。

- 在极低胎龄儿组内，患病率和发病率显著，而且不同的胎龄，差异很大[4]。

23周出生的婴儿生存率较低，仅有11%～30%，然而那些25周出生的婴幼儿有报道生存率为56%～76%。

在所有类别中存活者的发病率约为50%。

一份荷兰的文献报道了极低胎龄儿（23～27周）和低胎龄儿（27～32周）发病率的严重性的比较。

27周后出生的新生儿不仅存活率更高（95% vs. 65%），而且2岁时神经系统检查异常的发病率要低得多（21% vs. 40%）。

A. 系统回顾。极低胎龄儿的每一个主要的器官系统都有所改变。

1. 中枢神经系统

a. 神经元迁移、神经细胞增殖和神经胶质细胞在妊娠27周前生长完成。

（1）轴突和树突的生长发生于妊娠28周至出生。细胞程序性死亡即凋亡发生于妊娠第28周至第41周。

（2）在动物模型中，很多数据提示各种麻醉药物对细胞凋亡有影响。

b. 这些极低胎龄儿很容易脑室内出血（IVH）。

（1）临床上，在儿童重症监护治疗病房，没有原因的突然的病情恶化预示着室内出血（IVH）。

（2）这些新生儿可能表现为低血压、心律不稳定、颜色改变和酸中毒。大多数室内出血（IVH）发生在生命的第1周。

（3）来到手术室的新生儿已经有脑室内出血（IVH），但是最严重的是手术室内的生理紊乱可能会导致脑室内出血加重，即使是已经出生1周以上的早产儿。

（4）脑室内出血（IVH）的严重程度被分为 I ～ IV 级，随着级别的升高，III 级和 IV 级与明显的神经功能障碍有关。

（5）重度脑室内出血相关的长期并发症包括脑室周围白质软化（PVL）、出血后脑积水和神经功能发育障碍。

（6）脑室内出血（IVH）是早产儿的并发症。

（7）新生儿的生发层基质有发生出血的倾向。神经母细胞存在于生发层基质，其发育很早而且妊娠35周已基本被重吸收[5]。极低胎龄新生儿的生发层基质以未成熟、脆弱的血管为特点[6]。血流改变、血压甚至血浆渗透压都与早产儿室内出血（IVH）的恶化相关。

c. 在手术室（OR）内，血压波动是难以避免的。

（1）尽管如此，当给这些极小的新生儿静脉输液时，比婴儿乃至足月新生儿更加的轻柔和缓慢是至关重要的。

（2）早产儿被动脑灌注已被众多的研究所确定，但最近的研究表明脑血流自动调节早在孕23周就开始了[7]。

2. 呼吸系统

a. 胎儿肺的发育已经得到了充分的研究，而且已经有几个不同的时期被确认。

b. 从受精到约6周的胎儿期，气管和食管分化开来，并且发展为主支气管，进而发展为段支气管。

血管随着导气道的发育而发育。

c. 下一阶段叫作假腺管期，从大约胎儿第8周持续到第17周。

（1）在此期间，分支气道继续向腺泡小管的水平发展。

（2）肺动脉和肺静脉随着气道分支的发育而发育。

d. 从第17周到第25周是小管期，这个时期的肺可能已经有了活性。

e. 囊形期和导管期从最早有活性开始，大约从第25周到足月。

f. 从第25周到足月，肺容积和气体交换的潜在表面积增加了4倍以上。

g. 不同胎龄的肺发育有很大的变化，使得肺功能的有效性难以估计。

h. 几乎所有的极低胎龄儿都可以用表面活性剂治疗，无论是在分娩室或进入儿童重症监护病房（NICU）不久。

（1）这些新生儿也需要呼吸支持。

（a）目前，为了尽量减少气压伤和漏气，新生儿专家在给极低胎龄儿通气时很轻柔，容许适度的高碳酸血症，脉搏血氧饱和度在85%左右。

（b）如果漏气严重，吸气峰值压（PIP）向下调整，允许更高的 $PaCO_2$。

（c）有了这些参数，吸气峰值压（PIPs）一般保持在 14 ～ 18 cmH_2O，呼气末正压

（PEEP）开始设置为 $4 \sim 5 \ cmH_2O$，吸气时间为 $0.3 \sim 0.4 \ s$，呼吸频率应相应地设置高点，以达到满意的分钟通气量。

（d）吸气峰值压在 $14 \sim 18 \ cmH_2O$ 时所测得的呼气量近似于 $4 \sim 6 \ mL/kg$。

（2）有一些证据表明，低吸气峰值压（PIP）和高 $PaCO_2$ 通气的新生儿可降低支气管肺发育不良（BPD）和慢性肺疾病（CLD）的发生率[9]。

（3）也有证据表明，经鼻持续气道正压通气是插管患者的一个合理选择[10,11]。

临床小贴士　如果一个极低胎龄儿需要麻醉，麻醉机上的呼吸机是不能提供足够安全的机械通气的。将儿童重症监护病房（NICU）的呼吸机带入手术室，继续使用相同的设置直到需要改变，这样做是明智的。

3. 心血管系统

a. 极低胎龄儿的标准体循环血压的定义是不确定的[12]。

临床小贴士　一个安全的"拇指法则"：当平均动脉压低于胎龄 +5 mmHg 时要加以处理。

治疗方案是可变的，包括静脉输液、类固醇或血管活性药。

b. 动脉导管未闭（PDA）在极低胎龄新生儿身上几乎是一个正常的发现，据报道这些新生儿超过 50% 患有动脉导管未闭。

（1）根据肺功能分度和补液率，通过未闭合的动脉导管的分流量是不同的。

（2）可以根据外周脉搏的跳动和心前区活跃这些临床依据做出动脉导管未闭（PDA）的诊断。

（3）伴有动脉导管未闭和明显的左向右分流的新生儿有发生充血性心力衰竭、脑室内出血（IVH）、坏死性结肠炎（NEC）、肾功能不全、肺水肿或出血的风险。

（4）极低胎龄儿的开放性动脉导管不可能自发关闭。

（5）这些患有动脉导管未闭（PDA）的新生儿对增加氧含量反应较差。

（6）在儿童重症监护病房的治疗应始于限制液体、利尿和浓缩红细胞（PRBC）输注以保持 40% 的红细胞压积。

（7）如果这些措施都无效，可给予吲哚美辛[13]。

（8）动脉导管未闭（PDA）常可经治疗而关闭，但也有例外。

（9）即使在经过吲哚美辛的治疗动脉导管未闭（PDA）已经闭合的情况下，其也有重新开放的可能，而且可能需要手术闭合[14]。

4. 皮肤系统

极低胎龄儿的皮肤是另一个脆弱的器官系统。只有在怀孕 32 周后表皮才会成熟。

（1）没有成熟的表皮，大量的水分从表皮丢失而且对最轻微的损伤敏感性增加。

（2）去除胶带或监护仪可能损伤皮肤，类似于相同深度的烧伤。

（3）分娩后，早产儿的皮肤迅速成熟并在几周内变得更厚。

5. 液体、电解质、葡萄糖输注

a. 和足月新生儿或更大的婴儿相比，极低胎龄儿全身含水量百分比更高，达到85%～90%。维持这些微型的、不成熟的婴儿的需水量是120 mL/（kg·d）。通过他们的未成熟皮肤蒸发损失可以相当大，高达5 mL/（kg·h）。

b. 高钠血症可由过度的隐性液体流失、高钠排泄分数引起。

c. 低钠血症可由吲哚美辛治疗早期或慢性肝病（CLD）利尿治疗晚期引起。

d. 高钾血症可能发生在肾功能不全或肾衰的新生儿身上。

e. 极低胎龄儿通常需要静脉补钙，因为他们的钙储备非常有限。

（1）心肌性能主要依赖于细胞外钙离子而且细胞膜钙储存非常有限。

（2）在这些患者的心肌，钙离子介导的钙释放与年长婴儿和儿童不同。

（3）即使补充钙，如果体内钙仍然很低，也可能是存在低镁血症。

f. 极低胎龄新生儿的血糖调节受损。

（1）糖原（和铁）肝储备主要在胎儿期的最后3个月形成，24～27周出生的新生儿几乎错过了所有的时间点而且糖原储备非常有限。

（2）这些新生儿对任何程度的低血糖的不耐受性另一原因是他们从储备能源生产能量的生酮作用和脂肪分解的能力非常有限。

g. 过去认为对于早产儿血糖水平低于足月儿是危险性的。目前，我们知道早产儿需要与足月婴儿相同的血糖水平。

（1）全身麻醉期间所有与危险性低血糖程度相关的临床症状——神经过敏、脸色苍白、嗜睡、癫痫发作、呼吸暂停都没有被证明。

（2）因此，在麻醉中仔细监测血糖至关重要。

6. 血液系统

a. 在26～28周出生的新生儿血红蛋白水平低于足月儿[15]。

b. 极低胎龄儿的血容量为100～110 mL/kg。

c. 早产儿缺乏维生素K和维生素K依赖性凝血因子，并且血小板计数也可能相对较低[16,17]。

B. 麻醉实施（极低胎龄儿）

1. 监护仪。即使是标准的美国麻醉医师协会（ASA）监护仪也必须调整至适合在这些极小患者身上使用。

a. 应使用两个脉搏血氧仪，第一个测量动脉导管前的氧饱和度，第二个测量动脉导管后循环的氧饱和度。

这些血氧仪应该是"新生儿"型的，避免黏合剂对皮肤的伤害。

b. 无创血压监测会使骨化不全或缺钙的骨发生骨折。

c. 心电图（ECG）贴片上的黏合剂也会损害皮肤。

d. 由于潮气量太小和最大呼气流速太低，将无法准确测量呼气末CO_2。

e. 有创血压或中心静脉压测量，虽然可行，但在技术上具有挑战性和潜在的危险，往往不使用。

（1）如果建立了动脉管路,测血气和电解质采样时必须格外的小心。

（2）保证外周动脉管路可用是非常重要的。

（3）如果脐动脉走行正确,快速取样和冲洗可导致灾难性的后果。

f. 虽然体温的维持是非常重要的,温度监测本身会对这些极小患者带来风险。

（1）儿童重症监护病房（NICU）中使用的皮肤温度探头和温箱或儿童监护病房病床相连接,因此在手术室是不可用的。

（2）尽管小心细致地放置直肠或食管探头,但穿孔也是有可能的。

2. 液体管理。静脉补充液体和血液制品：除非已经补充葡萄糖,否则应预估低血糖的发生。

a. 极低胎龄儿葡萄糖的维持量为 $8 \sim 10$ mg/（kg·min）。

（1）这可以通过以 $110 \sim 120$ mL/（kg·d）的速率输注10%葡萄糖的方式得以实现[18]。

（2）应经常检查血糖水平,可以通过使用手指用血糖仪作为动脉血气分析的一部分。

b. 等渗补液应补充隐性液体丢失或补充继发于术中出血丢失的血容量。

（1）所有的液体输注均应以千克每毫升计。

（2）一个800 g的新生儿的血容量是 $95 \sim 100$ mL。

（3）对于如此小的患者,即使是少量的出血也是至关重要的。

c. 血液制品的替换治疗必须及时但要缓慢。

（1）10 mL浓缩红细胞1 min内快速注入血液系统,将会增加10%的血容量。这类似于在>1 min的时间内将2单位浓缩红细胞输注给成人。

（2）同样重要的是,血液制品的加温可以减少这些患者低体温的发生。

3. 机械通气。儿童重症监护病房使用的呼吸机应带到手术室内以便继续以前的通气方式和具体设置。如果在手术室内情况有所改变,可以做一些调整,诸如增加吸入氧流量（FiO_2）、吸气峰压（PIP）、呼吸末正压（PEEP）、呼吸频率。

4. 麻醉药物。目前对于许多麻醉药物的中枢神经系统（CNS）效应长期影响有相当大的争议。

a. 通过使用动物模型已经获得了几乎所有有害影响的信息,虽然人类具有显著的适应性,人类新生儿中枢神经系统损害的可能性仍然令人担忧。

b. 有报道说新生儿长期使用咪达唑仑会产生舞蹈症样动作,因为这个原因,许多儿童重症监护病房（NICU）不在使用这个药物给机械通气的早产儿镇静。

（1）因为这些患者到达手术室时通常已经插好气管导管,所以麻醉方案应包括术后机械通气。

（2）如果他们进入手术室时还是自然气道,置入喉镜或插管前进行麻醉诱导是至关重要的,应准备好合适大小的设备和气管导管随时可用。

（3）"0"号喉镜片、0-号喉罩（LMAs）以及带有合适导丝的2.5 mm和3.0 mm外径的气管导管应可供使用。

c. 根据这些患者的疾病的严重程度,麻醉诱导时可根据千克体重小剂量应用丙泊酚、氯胺酮、硫喷妥钠。关于丙泊酚诱导剂量的血流动力学存在相互矛盾的信息,但最近的研究表明血流动力学的影响在最初的几小时和随后的几天是最严重的[21,22]。

d. 一些使用大剂量长时间或多次注射麻醉药的动物实验表明这些药物可能导致细胞凋亡增加,但这些垂危新生儿清醒插管的风险高于这些可能的风险。

e. 高血压和应激激素水平的升高会对患者产生有害影响。阿片类药物在早产儿中有很长的安全纪录,可以安全使用。

III. 低胎龄儿

A. 系统回顾。 出生在28~32孕周的新生儿比较大,并且有较长的主要器官系统的成熟时间。

1. 28~32孕周的胎龄儿(AGA)一般适宜的出生体重在1 000~1 500 g。

所有涉及极低胎龄儿的护理注意事项均适用于这些患者,但成熟度的增加对改善预后有肯定的作用。

2. 中枢神经系统发育得越成熟,发生脑室内出血(IVH)的概率越小。

3. 需记住麻醉药可能的毒性,平衡麻醉和镇痛不足的发生率。

4. 28~32孕周的新生儿呼吸系统比极低胎龄儿发育的好得多。

这个较大年龄组的新生儿可能在没有通气支持的情况下来到手术室。

5. 然而他们仍然可能患有动脉导管未闭(PDA),药物关闭更可能是有效的,但过多的液体输注仍然会使关闭的动脉导管开放。

6. 这些较大的新生儿的皮肤具有较厚的表皮,出生后1~2周内便具有足月新生儿的特征。

由于这些较大新生儿的皮肤较厚,对液体需求量的维持相应要求较低。

7. 肝糖原沉积较多,降低了低血糖风险。骨钙沉积也更大。

8. 这些新生儿血红蛋白的含量较高,凝血功能更接近足月新生儿。

B. 麻醉实施(低胎龄儿)

1. 在极低胎龄儿中提到的监测注意事项同样适用于这些小婴儿,但许多困难都减少了。

2. 由于呼吸系统发育的更成熟,这些新生儿到达手术室时还有自主呼吸。

3. 一般来说,因为这些新生儿因急诊手术来到手术室,几乎均可使用要静脉麻醉诱导。

4. 至于极低胎龄儿,除非情况需清醒插管,在置入喉镜和插管之前应给予合适剂量的催眠药和肌肉松弛药。

a. 虽然在选择气管插管时应避免清醒插管[23],当其利益大于风险时,也应该被保留作为一种临床选择。

b. 同时应注意气管内插管的正确定位,避免脱管或插入主支气管。

临床小贴士 在麻醉结束后的12~24 h内,这些婴儿有发生麻醉后呼吸暂停的高风险。此外,如果婴儿仍需插管,就可以更容易完成阿片类药物镇痛。如果计划拔管,瑞芬太尼在新生儿中的药动学使其成为维持麻醉的一种极好的阿片类药物。

5. 麻醉维持可以用低剂量的吸入麻醉药、阿片类药、肌肉松弛药来完成。

Ⅳ. 宫内发育迟缓新生儿

A. <2 500 g 的低出生体重足月儿。

1. 对于不足月新生儿，低胎龄儿（SGA）与胎儿宫内发育迟缓（IUGR）相似。这是根据不同孕期的适当的出生体重标准图确定的。

2. 低出生体重的病因包括母体因素、胎儿因素、胎盘因素，但是往往涉及一种以上因素[24]。

3. 导致胎儿宫内发育迟缓的因素也可导致早产，即早产儿和宫内生长受限儿。

4. 母亲自己出生时低于胎龄、怀孕体重过低、营养获得有限、患有慢性疾病、应用合法的或不合法的药物，新生儿患有宫内生长受限的概率将会增加。

5. 宫内发育迟缓的决定因素包括染色体异常、代谢性疾病、先天性感染、各种综合征包括乏特氏综合征（椎体缺损、肛门闭锁、气管食管瘘、食管闭锁、肾缺如、发育不良、肢体缺陷）。

6. 与胎儿生长不良相关的胎盘疾病包括胎盘血流量减少、双胎或多胎妊娠，绒毛膜羊膜炎和异常的植入胎盘。

7. 适宜胎龄儿出生时羊水胎粪污染较常见，胎粪吸入综合征出现的概率更大。

8. 因为这些新生儿糖原储备低，空腹血糖低的可能性更大。如果慢性低氧血症是一个与新生儿宫内发育迟缓相关的致病因素，出生后可能并发持续的肺动脉高压。

9. 由于普通手术室内热量丢失的原因，这些新生儿的体温不稳定是常见的。

10. 此外，他们缺少产热和隔绝冷刺激的脂肪组织。

11. 小于胎龄儿由于宫内缺氧红细胞数量的增加，会导致新生儿出生后血液黏稠度增加。

12. 宫内发育迟缓的新生儿骨盐和人血白蛋白水平低，凝血功能异常。

B. 麻醉实施（宫内生长受限儿）

1. 极低胎龄儿和低胎龄儿所提到的许多注意事项都适用于宫内发育迟缓的患者。宫内发育迟缓的患者发育相对成熟，尤其是呼吸系统，从而使这类患者在手术室内的治疗要求更低。

2. 因为他们肝糖原较少，监测低血糖是非常重要的。

3. 静脉液体输注必须像对待新生儿那样谨慎。

4. 因为这些婴儿出生时肺更加成熟，麻醉诱导通常包括置入喉镜和气管插管这些气道管理。

5. 根据手术的细节，各种麻醉维持用药包括：强效吸入麻醉药、肌肉松弛药和阿片类药物。

Ⅴ. 早产儿

麻醉实施（早产儿）。 早产儿在围生期可有多种疾病。这些疾病可导致未来的外科手术，以及麻醉管理复杂化。早产儿的评估应包括新生儿病程回顾和评估早产的并发症（表36-2）。

第四部分

表36-2　早产并发症

脑室内出血（IVH）
神经发育延迟
脑性瘫痪
声门下狭窄
慢性肺疾病
吸收不良/短肠综合征
挛缩

（戈献召）

参考文献

［1］ Hamilton BE, Minino AM, Martin JA, et al. Annual summary of vital statistics: 2005. Pediatrics. 2007; 119: 345−360.

［2］ Fanaroff AA, Hack M, Walsh MC. The NICHD neonatal research network: changes in practice and outcomes during the first 15 years. Semin Perinatol. 2003; 27: 281−287.

［3］ Engle WA. Age terminology during the perinatal period. Pediatrics. 2004; 114: 1362−1364.

［4］ Wood NS, Costeloe K, Gibson AT, et al. The EPICure study: associations and antecedents of neurological and developmental disability at 30 months of age following extremely preterm birth. Arch Dis Child Fetal Neonatal Ed. 2005; 90: F134−F140.

［5］ Schwartz JF, Ahmann PA, Dykes FD, et al. Neonatal intracranial hemorrhage and hypoxia. In: Pellock JM, Myers EC, eds. Neurologic Emergencies in Infancy and Childhood. 2nd ed. Stoneham, MA: Butterworth-Heinemann Medical; 1993: 2.

［6］ Folkerth RD. Germinal matrix haemorrhage: destroying the brain's building blocks. Brain. 2011; 134: 1261−1263.

［7］ Rhee CJ, Fraser III CD, Kibler K, et al. The ontogeny of cerebrovascular pressure autoregulation in premature infants［published online ahead of print July 10, 2014］. J Perinatol. 2014, 34(12): 926−931. doi: 10.1038/jp.2014.122.

［8］ Motoyama EK, Finder JD. Respiratory physiology in infants and children. In: Davis PJ, Cladis FP, Motoyama EK, eds. Smith's Anesthesia for Infants and Children. 8th ed. Philadelphia, PA: Elsevier; 2011: 23−24.

［9］ Kraybill EN, Runyan DK, Bose CL, et al. Risk factors for chronic lung disease in infants with birth weights of 751 to 1000 grams. J Pediatr. 1989; 115: 115−120.

［10］ Bhandari A, Bhandari V. Pitfalls, problems, and progress in bronchopulmonary dysplasia. Pediatrics. 2009; 123: 1562−1573.

［11］ Morley CJ, Davis PG, Doyle LW, et al. Nasap CPAP or intubation at birth for very preterm infants. N Engl J Med. 2008; 358: 700−708.

［12］ Laughon M, Bose C, Allred E, et al. Factors associated with treatment for hypotension in extremely low gestational age newborns during the first postnatal week. Pediatrics. 2007; 119: 273−280.

［13］ Mitra S, Rønnestad A, Holmstrøm H. Management of patent ductus arteriosus in preterm infants— where do we stand? Congenit Heart Dis. 2013; 8: 500−512.

［14］ Lee LC, Tillett A, Tulloh R, et al. Outcome following patent ductus arteriosus ligation in premature infants: a retrospective cohort analysis. BMC Pediatr. 2006; 6: 15.

［15］ Alur P, Devapatla SS, Super DM, et al. Impact of race and gestational age on red blood cell indices in very low birth weight infants. Pediatrics. 2000; 106: 306−310.

［16］ Lane PA, Hathaway WE. Vitamin K in infancy. J Pediatr. 1985; 106: 351−359.

［17］ Burrows RF, Andrew M. Neonatal thrombocytopenia in the hypertensive disorders of pregnancy. Obstet Gynecol. 1990; 76: 234−238.

［18］ de Leeuw R, de Vries IJ. Hypoglycemia in small-for-dates newborn infants. Pediatrics. 1976; 58: 18–22.

［19］ Lay KS, Bancalari E, Malkus H, et al. Acute effects of albumin infusion on blood volume and renal function in premature infants with respiratory distress syndrome. J Pediatr. 1980; 97: 619–623.

［20］ van de Bor M, Benders MJ, Dorrepaal CA, et al. Cerebral blood volume changes during exchange transfusions in infants born at or near term. J Pediatr. 1994; 125: 617–621.

［21］ Welzing L, Kribs A, Eifinger F, et al. Propofol as an induction agent for endotracheal intubation can cause significant arterial hypotension in preterm neonates. Paediatr Anaesth. 2010; 20(7): 605–611.

［22］ Nauta M, Onland W, De Jaegere A. Propofol as an induction agent for endotracheal intubation can cause significant arterial hypotension in preterm infants (Comment on). Paediatr Anaesth. 2011; 21(6): 711–712.

［23］ Topulos GP, Lansing RW, Banzett RB. The experience of complete neuromuscular blockade in awake humans. J Clin Anesth. 1993; 5: 369–374.

［24］ Pomerance JJ. Management of short children born small for gestational age. Pediatrics. 2003; 112: 180–182.

第三十七章　微创手术

托马斯·威斯米勒，卡伊·马特斯，罗伯特·S.霍尔兹曼

要　点

1. 在过去的30年间，微创手术开始作为主流技术在婴幼儿手术中出现，甚至在很大程度上取代了许多常规的开放性手术。

2. 腹腔镜手术的潜在优势在于：切口更小更美观，减少围术期疼痛，降低感染风险，缩短住院时间。

3. 腹腔镜手术会引起许多人体的生理反应。气腹会导致腹内压（IAP）增高至20 cmH$_2$O，同时伴有中心静脉压（CVP）、胸膜腔内压和心输出量的增高。腹内压显著增加到约40 cmH$_2$O时，将会伴随中心静脉压、心输出量的减少，平均动脉压和适度的心跳加快也发生相应变化。

4. 由于是注入二氧化碳制造的气腹环境，高碳酸血症可能会引起体内儿茶酚胺类物质升高，同时伴有血管收缩、中心静脉压增高，还有可能引起心脏收缩力加强，心跳加快和心律失常。

5. 腹腔镜手术的麻醉需考虑足够的上肢血管通路和合适的血管内监测。较长时间的腹腔镜手术可能对慢性疾病患者围术期心肺功能造成持续的影响；这些患者尽管只是接受了局部组织受损或是较小的手术切口，但仍然需要ICU的支持。

6. 单切口腹腔镜手术是新颖的微创式式，通常在脐周皮肤做一单一切口以取代以往的3～4个腹腔镜手术入口。相比标准的腹腔镜手术，单切口腹腔镜手术更加美观，但术后疼痛并没有减轻，这可能是因为筋膜壁受到了较广泛的外科创伤。

7. 经自然腔道内镜手术（NOTES）是另一种新颖的微创手术方式。目前该术式尚处于发展阶段，只在少数儿科病例上应用过，但它被认为是未来有可能取代开放性手术或腹腔镜手术选择。目前大多数有记载的人体病例报告，都是将腹腔镜的可直视、暴露好的辅助技术融合在了杂交的自然腔道内镜手术中。

　　微创手术开始作为主流技术在婴幼儿群体中快速出现，甚至大量取代了常规的开放性手术。与传统的外科手术一样，麻醉处理取决于患者年龄、伴随情况和所具备的医疗条件。所以，全面的术前评估以及充分的麻醉准备是非常必要的。此外，微创技术所需的操作条件造成独特的生理变化对麻醉管理具有显著的差异。以下部分，将概述有关内窥镜手术的发展背景、微创手术引起的生理反应以及特殊麻醉注意事项。

I. 历史与背景

　　尽管相对于儿科的发展来说，微创手术虽是比较新的事物，但仍有一个较长并且有趣

的历史。

1. 在19世纪末，内镜仅限用于膀胱、直肠和咽部的检查。

a. 这种对体腔进行评估和干预的装置应归功于德国的内科医师菲利普·博齐尼（Philipp Bozzini），因为以前只有通过手术刀实现[1]。

b. 由一个带有目镜的管子、一支用来照明的蜡烛和一个反射图像的镜子组成，图像质量差，患者的经历也非常痛苦。

2. 1902年，德国的胃肠外科医师格奥尔·克林（Georg Kelling）用膀胱镜检查了狗的腹膜腔；到1910年，已经有许多例利用气腹技术在患者身上实施腹腔镜检查的成功案例[2]。

3. 直到20世纪70年代早期，随着霍普金斯棒形透镜系统的发展以及照明技术的改进，适宜的光学仪器能够获得，斯特芬·甘斯（Stephen Gans）和贝尔奇（Berci）推动了腹膜镜检查在婴幼儿群体中的普及[3]。

4. 1981年，德国的妇科医师库尔特·泽姆（Kurt Semm）首次完成了腹腔镜下阑尾切除术。

a. 在听完他关于腹腔镜使用过程的演讲后，德国外科学会会长写信给德国妇科学会理事会，建议暂停库尔特·泽姆的行医资格。

b. 随后，库尔特·泽姆向美国妇产科杂志递交了一篇关于腹腔镜下阑尾摘除术的论文，但被以"该项技术是不道德"的理由拒绝发表。最终，这篇论文被刊登在内窥镜杂志上[4,5]。

5. 在1985年，德国伯布林根地区的一位名叫埃里克·米厄（Erich Muehe）的外科教授，使用库尔特·泽姆提及过的仪器和技术，完成了第一例腹腔镜下胆囊摘除术[6]。直到20世纪90年代，腹腔镜手术才被正式认可，该技术被应用到许多腹部疾病的检查和治疗。而今，数不清的内窥镜或微创手术已经在所有外科专业中开展（表37-1）。

表37-1　微创外科手术

普通外科	瘘
阑尾切除术	结直肠癌
胆囊切除术	先天性巨结肠（Hirschsprung病）拖出术
腹股沟疝修补术	妇科
腹壁疝修补术	阴道镜检查
尼森胃底折叠术	子宫内膜切除术
脾切除术	宫腔镜检查
肾上腺切除术	腹腔镜检查
供体肾切除术	腹腔镜下肌瘤摘除术
诊断性腹腔镜检查	胸外科
漏斗胸矫正术	胸腔镜下肺叶切除术
幽门环肌切开术	胸腔镜下交感神经切除术
腹腔镜辅助结肠切除术	胸腔镜脊柱前路松解/融合术
炎症性肠病	尼森胃底折叠术
克隆病	贲门失弛缓症切开术
溃疡性结肠炎	胸腺切除术治疗重症肌无力
憩室病/憩室炎	肺结节

（续表）

气胸 　胸廓出口综合征 　脓胸引流术 　胸膜固定术 心血管外科 　动脉导管未闭扎 耳鼻咽喉科 　功能性内窥镜鼻窦手术 神经外科 　内镜下第三脑室引流术 　内镜下肿瘤活检 　内镜下囊肿开窗术	泌尿外科 　隐睾固定术 　肾切除术（部分或全部） 　输尿管膀胱再植术 　曲张精索静脉切除术 整形外科 　关节镜辅助检查 　髋关节镜

6. 与传统的开腹手术相比，微创手术的优势包括疼痛减轻、切口更美观，住院时间与恢复时间都缩短，粘连更少，亦减少失血、肺部感染、伤口感染以及其他感染等发生。

7. 此外，随着外科医师的技术更加熟练，仪器设备更加精细，婴幼儿微创手术的数量以及复杂程度也随之提升。

Ⅱ. 不断涌现和创新的外科手术技术

A. 实施传统的腹腔镜手术通常是通过3个或多个不同位置的皮肤切口进入的。

B. 单切口腹腔镜手术（SILS）是一种新型的微创术式：通常是在脐周划一个切口，接入一个单一的装置，该装置上有多个端口或多个彼此相连的单一端口，由此可作为腹腔镜进入腹腔的途径。

1. 单切口腹腔镜手术使切口更加美观，但术后疼痛并没有减少，这可能是因为筋膜壁受到了较广泛的外科创伤[7]。

2. 将50例急性阑尾炎的患者分为单切口腹腔镜手术组和传统的多切口腹腔镜手术进行前瞻性随机研究。

a. 在术后并发症与住院天数上，两组之间无显著性差异。

b. 在另一项研究中表明，采用单切口腹腔镜手术（SILS），可显著缩短患者的手术时间，降低围术期的全部花费[8,9]。

C. 经自然腔道内镜手术（NOTES）是另一种新型的微创手术方法。

1. 这是目前正在发展和尝试中、准备取代开腹手术及腹腔镜手术的新型手术方法[10]。

2. 经自然腔道内镜手术是将内镜通过人体自然的腔道进入腹膜腔实施手术操作。

a. 迄今为止，已有经胃、经结肠、经阴道、经尿道/经膀胱途径存在。

b. 尽管经自然腔道内镜手术目前仍局限于一些学术和研究机构，但最近几年经自然腔道内镜手术实施的数量已经越来越多了。

c. 这个理念源于穿过管腔造成的疼痛小于腹壁切口造成的疼痛这个前提。

d. 潜在的优点有减少肠梗阻、腹壁疼痛、疝气等并发症的发生，并且更加利于美观。

e. 这项新技术被证明更好地到达特殊人群（如肥胖人群）腹膜腔的指定区域上具有优势。

3. 到目前为止,经自然腔道内镜手术已经在动物模型做了大量研究。

4. 自2004年引入该技术以来,人类经自然腔道内镜手术的病例报告数量正在增加[11]。

曾报道过这样一个成功案例,一个患有胃食管反流疾病的患者,成功接受了经口无切口胃底折叠术,以此代替了标准的腹腔镜Nissen胃底折叠术[12]。

5. 为了发现并发症以及潜在问题,个体医疗机构早期成立了一些数据库,例如自然腔道手术评估研究协会(NOSCAR)注册中心、德国国家数据注册中心、欧洲数据注册中心。

6. 直到今天,只有少数病例单纯使用经自然腔道内镜手术。

a. 大多数有记载的人类病例报告,都是将腹腔镜的可直视、暴露好的辅助技术与自然腔道内镜手术杂交。

b. 如先天性巨结肠病的外科治疗成功结合了腹腔镜辅助下通过经直肠的自然腔道内镜手术拉出巨结肠,使经腹部的手术切口缩小到最小[13]。

c. 在猪模型身上,将腹腔镜与经自然腔道内镜手术相结合来完成精细的长间隔食管闭锁修复术,结果是非常可喜的[14]。

临床小贴士　偶尔有病例在腹腔镜检查时出现严重心力衰竭,这主要是因为反射性心动过缓、高碳酸血症、缺氧、静脉回流量和心输出量减少、气体栓塞、牵拉腹膜的迷走神经反射等。

单独气腹和连同患者头部向下倾斜可以使气管导管进入更深的位置,从而触及隆突,引起呼吸道刺激、咳嗽或是支气管痉挛,气管导管有可能进入到右侧主支气管,引起吸气压力增加,呼出潮气量较少。

III. 腹腔镜和胸腔镜手术期间的生理改变

在第一章中概述了儿童与成人在代谢、心血管、呼吸方面的根本区别。腹腔镜和胸腔镜手术都需要将外源二氧化碳引入到各自的体腔,以造成气腹或气胸。使用肌肉松弛药、全身麻醉药以及气管插管后的声门闭锁机制缺失,连同气腹条件下的仰卧位或屈氏体位,或气胸条件下的侧卧位,这些都对小儿麻醉师提出了很大的挑战。

A. 注气的力学影响

1. 气腹的影响在成人已有众多研究[15]。

a. 将腹内压(IAP)增加至 20 cmH_2O 的压力,同时伴有中心静脉压(CVP)、胸膜腔内压和心输出量的增高。

b. 腹内压显著增高至约 40 cmH_2O 的压力,同时伴有中心静脉压和心输出量的降低,与此相应平均动脉压变化和适度的心跳加快。

c. 据报道,腹腔镜术中皮下气肿是由气腹引起的,腹腔内气体通过解剖小孔或膈肌缺损部位经腹膜后进入胸腔,就有可能发生气胸或纵隔气肿。

d. 心前区听诊可能比食管听诊更有启示意义,但在这种情况下,两种听诊应该被综合考虑。

2. 在腹内压增加期间,成人气道峰压与气道平台压分别升高了50%和81%,与此相反的是,呼吸系统顺应性下降了47%。

实验表明,潜在的致命性栓子所引起的心肺方面的风险,与气腹的峰值压力直接相关[16]。

3. 气腹释放后,气道峰压与平台压分别保持在升高37%和27%状态,气道顺应性则可以达到注气前的86%[17]。

4. 令人惊讶的是,尽管腹腔内入了气体和头低位,但用pH探针或直接喉镜检查以及临床症状和反流误吸的体征判断,胃食管反流是不存在的[18,19]。

5. 在腹腔镜检查中偶尔有发生严重心血管疾病的病例报道,主要是因为反射性心动过缓、高碳酸血症、缺氧、静脉回流量和心输出量减少、气体栓塞和牵拉腹膜所致迷走神经反射。

6. 单独气腹和连同患者头部向下倾斜可以使气管导管进入更深的位置,从而触及隆突,引起呼吸道刺激、咳嗽或是支气管痉挛,气管导管有可能进入到右侧主支气管,引起吸气压力增加,呼出潮气量较少。

B. 监测二氧化碳的注入

在二氧化碳气腹期间,呼气末二氧化碳(ETCO$_2$)监测是评估内源性和外源性二氧化碳负荷的综合效应的一种敏感方法。

提高儿童二氧化碳测量(包括快速抽样率或远端气道抽样)精准度的策略已得到很好的认识。

> **临床小贴士**　二氧化碳是用以制造气腹的化学物质(二氧化碳、氧化亚氮、空气)中最易溶于水的物质。然而二氧化碳也有可能会导致致命气体栓塞,尤其是在手术时间延长或大范围组织损伤的情况下。

C. 注入二氧化碳产生的影响

1. 大量注入的气体可从气腹中吸收到血液。

a. 二氧化碳是用以制造气腹的化学物质(二氧化碳、氧化亚氮、空气)中最易溶于水的物质。

b. 鉴于在猫的体内注入每千克体重0.25 mL的空气会导致冠状动脉堵塞引起死亡,成人对二氧化碳的耐受良好,心血管造影术中每千克体重可达7.5 mL。

c. 68%浓度的氧化亚氮和二氧化碳一样可溶于血液,虽然不易燃,却可起直接的氧化作用,或通过肠穿孔和肠内挥发性气体(甲烷,氢气)释放间接起氧化作用[6]。

2. 注入二氧化碳后可迅速在组织里达到平衡;5 min内就可监测到肺气泡和动脉血中的二氧化碳压力有所升高,15 min后可监测到肺的二氧化碳排除量增多[7]。

a. 在儿童身,注气10 min后,呼出的二氧化碳中10%至20%是源于外源性二氧化碳。

b. 在气腹30 min后,被吸收的呼出二氧化碳比例升高到7.7%,在放气后又迅速下降。

c. 高碳酸血症可导致内源性儿茶酚胺升高,同时伴有血管收缩、中心静脉压升高和心脏的心肌收缩力增强、心率加快以及心律失常等影响。

d. 此外，还有可能发生高钾血症、脑的血流量增加、酸中毒和心肺功能抑制等。

e. 有研究发现，腹腔镜胆囊切除术中去甲肾上腺素反应会有所增高，这一发现对婴儿来说有特殊意义，因为婴儿身上存在褐色脂肪，且去甲肾上腺素对褐色脂肪有激活作用。

临床小贴士 临床上，血管内和心脏的气体栓塞的诊断由心前区低调的（磨坊）水车轮样的杂音（通过听诊或心前区多普勒血流探头获得）、低血压和呼吸气体分析呼气末气体中气体（氮气、氧化亚氮或二氧化碳）水平的改变获得。

3. 然而二氧化碳也有可能会导致致命气体栓塞，尤其是在手术时间延长或大范围组织损伤的情况下。

a. 超过静脉压力的高注气压力可能会迫使二氧化碳进入体循环，从而引起心力衰竭。

b. 在二氧化碳被最终溶解前，大的栓子可能会阻塞血流达数分钟[21,22]。

c. 临床上，血管内和心脏的气体栓塞的诊断由心前区低调的（磨坊）水车轮样的杂音（通过听诊或心前区多普勒血流探头获得）、低血压和呼吸气体分析呼气末气体（氮气、氧化亚氮或二氧化碳）水平的改变获得。

4. 脑循环通过增加脑血流量来应对高碳酸血症。

a. 此外，腹内压升高的机械效应引起静脉回流障碍以及脑血流量增加，最终导致颅内压增高。

b. 因此，至少在理论上，微创手术可能会对颅内顺应性有改变患者的颅内动力学产生不利影响。

5. 当患者的腹内压达到20 mmHg时，可观察到肾小球滤过率（GFR）、肾血流量以及尿量减少。

可能的原因包括肾静脉受压，肾实质受压，输尿管的梗阻，心输出量减少或体液介导的原因，例如抗利尿激素、血浆肾素、醛固酮内皮素和一氧化氮的增高[23]。

D. 心血管的表现

1. 在气腹的实验模型上，随着气腹放气，心输出量、肠系膜上动脉和门静脉的血流量逐步下降并回到注气之前的水平，肝动脉血流量没有显著变化[24]。

a. 腹内压的大小决定了循环抑制的程度[25]。

b. 如果儿童气腹的腹内压达到10～12 mmHg时，就可能出现左心室收缩功能减弱及室壁运动异常[21]。

c. 实验模型中已证实，当成人受到麻醉、头高位以及腹腔内注气的联合作用时，心脏指数会减少50%[26]。

2. 当腹内压等于或小于10 mmHg时，并未发现前负荷、后负荷以及左心室做功情况有明显的超声心动图的改变[27]。

E. 体温平衡上的影响

1. 婴幼儿在手术期间容易出现低体温，主要原因是他们的体表面积相对于体重来说较大,手术室温度较低,以及全身麻醉药对于体温调节和全身血流量的影响。

2. 令人惊讶的是,在腹腔镜手术中,体温并未下降而是升高[28,29]。

3. 在腹腔镜手术中,可能是由于去甲肾上腺素水平升高通过褐色脂肪的直接作用激活了非战栗性产热。这可能是因为二氧化碳水平升高带来的生物化学效应和(或)是腹内压的机械效应[30]。

> **临床小贴士** 腹腔内注气会增加术后发生恶心呕吐的风险,尤其是对于青少年和年轻女性。

F. 引发恶心呕吐

腹腔内注气会增加术后发生恶心呕吐的风险,尤其是对于青少年和年轻女性。

a. 用各种麻醉方法试图减少围术期的不良反应,包括避免使用氧化亚氮,辅助应用丙泊酚或用丙泊酚行静脉麻醉,避免使用阿片类药物,避免使用抗胆碱酯酶药拮抗神经肌肉阻滞。

b. 每一种麻醉方式都有其支持者和怀疑者,且尚未有证据表明哪种方式更优越。

IV. 微创手术患者的术前评估与准备

A. 内镜手术患者和开放性手术患者的术前评估并没有明显的区别,但当患者心脏储备功能处于临界状态、肺动脉高压或者严重的肺部疾病导致肺部储备功能下降,则应该对他们的病情进行优化,并综合考虑做内镜手术或是开放性手术的优点和风险。

B. 外科医师和麻醉医师都应当做好若注气后出现失代偿情况则立刻转为开放性手术的准备。

> **临床小贴士** 除了简短的手术以外,所有其他手术都应该避免使用氧化亚氮,因为氧化亚氮可能引起肠扩张从而干扰手术。

V. 微创手术的麻醉管理

A. 总则

1. 监测

a. 标准的无创监测:在内脏灌注存在疑虑的情况下可以通过放置在上、下肢的双重脉搏血氧仪以及针对酸中毒的血气分析仪来完成对其的评估。

b. 为手术和潜在并存疾病的诊断,需要实施有创监测。

c. 可以考虑做心前区的多普勒监测,但这并不是常规手段。

2. 途径:理论上讲,上肢途径较为有利,因为如果从胸部或腹部进套管针可能发生意外。

3. 诱导

a. 采用与患者年龄以及诊断相适应的标准化诱导,可以是吸入的方式,也可以是静脉注射的方式。

b. 尤其是腹腔镜手术,在术前必须小心保护气道,避免面罩通气时引起胃胀。

4. 维持

a. 在婴幼儿,气管插管全身麻醉是标准操作。

b. 有人在腹腔镜手术中使用喉罩[31,32],但喉罩在正压通气情况下提供足够的氧和实现有效的口咽部密封的可靠性,还存在争议。

c. 神经肌肉阻滞能够松弛腹壁肌肉,这有助于腹腔镜端口的放置,还能够避免因患者的不当动作引起致命损伤。

d. 短效挥发药如七氟醚和地氟醚,是常用的麻醉维持药;然而,输注丙泊酚可能更具优势,因为它有止呕的作用。

e. 静脉注射液体管理应该最优化,避免组织灌注不足或者灌注过量。

5. 术后处理

a. 在大多数情况下,手术结束时拔管是合适的。

b. 对比开放性手术,镇痛要求比较低;通常用长效局部麻醉药行穿刺点周围局部浸润。

c. 最近,选择超声引导横腹肌平面阻滞较为流行。

最近有一项前瞻性随机试验表明,在小儿腹腔镜下阑尾切除术中使用局部麻醉药浸润进行超声引导横腹肌平面阻滞,并没有显著的临床优势。

d. 除了简短手术外,所有其他手术都应该避免使用氧化亚氮,因为氧化亚氮可能引起肠扩张从而干扰手术。

B. 关于微创手术的适应证、禁忌证和鉴别

1. 相对于开放性手术,腹腔镜手术的适应证是不明确的,因为这很大程度上取决于个别外科医师的经验和判断,以及技术演变和团队处理。

2. 哲学上的差异会左右对患者的选择以及是否进行微创手术的决定;有些医师在面对病情复杂或较严重的患者时,因担忧气腹对这些心肺功能受损的患者带来不良生理反应,通常愿意选择进行开放性手术。

a. 虽然有些患者在手术过程中确实受到一定损害,但通过积极的术中和围术期护理,他们往往恢复更快,很少有不良后果。

b. 随着在第三中心对这一患者群体获得的经验,微创手术的应用无疑将会扩大。

> **临床小贴士** 手术前应预先考虑累及大血管或引流静脉的肿瘤上肢血管通路是否通畅和可实施的血管内监测。

C. 普通外科手术麻醉注意事项

1. 胃肠道(GI)的运动紊乱或排空延迟导致饱胃,首先要考虑是抗反流手术如Nissen胃底折叠术问题,但也有可能受到来自腹内肿瘤或良性肿块的影响。

2. 手术前应预先考虑累及大血管或引流静脉的肿瘤上肢血管通路是否通畅和可实施的血管内监测。

3. 较长时间的腹腔镜辅助手术，在围术期可能会对慢性疾病患者的心肺功能产生持续影响；尽管腹腔镜手术减小了患者组织创伤和手术切口，但这些病患者仍需要进入ICU支持治疗。

4. 关于单切口腹腔镜手术（SILS）和经自然腔道内镜手术的特殊麻醉考虑

a. 单切口腹腔镜手术——单切口腹腔镜手术结合超声引导双侧横腹肌平面阻滞，可以减少围术期麻醉药的使用量，甚至可以做到完全不用麻醉药品。曾有记载，有单部位的放置可调式胃束带以及切除妇科肿瘤的手术，在术后没有使用麻醉药品[34,35]。

b. 经自然腔道内镜手术——初步数据表明，在猪模型中，经自然腔道内镜手术需要较高的吸气峰压以及明显增高的平均腹内压。

c. 当经胃行腹腔镜手术需维持着气腹条件时，可观察到明显的腹内压及吸气压的波动。

（1）这是使用标准内窥镜气腹机进行间歇性按需注气时所观察到的情况。

（2）相对比传统的使用气腹针控制注气的腹腔镜手术，经胃腹腔镜手术法可能会引起更高的腹内压[36]。

d. 未来随着更精细内镜膨胀技术的不断发展，经胃腹腔镜手术期间的腹内压可能会得到更好的控制。

5. 与传统的内窥镜手术相比，经自然腔道内镜手术中血流动力学变化的数据仍然非常有限。

6. 除此之外，正规评估对比经自然腔道内镜手术和传统的腹腔镜手术在术后疼痛、肠梗阻和住院时间等方面是非常有价值的。

VI. 妇科手术

A. 背景
青春期女孩最终需要利用腹腔镜进行评估和治疗盆腔疼痛情况并不罕见。

a. 子宫内膜异位症是主要的病因，尽管盆腔炎和阴性检查结果也有可能。

b. 不管公认的病因是什么，子宫内膜异位症是由小囊肿（<3 cm）或较大的囊肿组成。

c. 膀胱、胃肠道、卵巢都有可能发生子宫内膜异位症。

d. 既往的盆腔或腹部手术史可能是粘连的原因，这需要妇科评估。

e. 急诊腹腔镜下的妇科手术可能涉及异位妊娠。

临床小贴士　焦虑的患者术前可能吞咽大量的空气，可能会增加胃液分泌和胃排空延迟。气管插管后插入胃管排空胃很重要。

B. 妇科手术的麻醉注意事项
1. 大多数患者都是在青春期发生慢性盆腔疼痛，并且可能非常焦虑。术前的抗焦虑以及稳定情绪是护理中非常重要的一方面。

有些患者对性别问题很敏感，要求由全女性的护理团队，虽然这很难做到，但如果患者提出了该要求，就应该有针对性进行沟通。

2. 术前有必要检查是否怀孕。

3. 有焦虑情绪的患者术前可能吞咽大量的空气，可能会增加胃液分泌和胃排空延迟。

a. 气管插管后插入胃管排空胃很重要。

b. 如果有可能的话，在麻醉诱导过程中应避免面罩通气时使用过高峰值的吸气压力。

4. 神经肌肉阻滞有助于腹腔充气，但肌肉松弛药拮抗药与抗胆碱酯酶药可能引起术后恶心。

5. 可使用预防性镇吐药。

6. 妇科腹腔镜手术患者通常采用截石位，受压点，尤其是腓总神经等应当用垫子垫好并仔细检查。

VII. 胸外科手术

A. 背景

1. 第 1 例小儿胸腔镜检查是在 1979 年由罗杰斯（Rodgers）等人报道的[37]。

a. 他们报道了对 57 名儿童实施 65 例次手术以评估肺浸润、肿瘤活检以及尝试进行的治疗干预等内容。目前，婴幼儿胸腔镜手术种类已经大于 20 个并且仍在增加中，其中包括胸膜手术（脓胸引流、胸膜固定术），肺实质手术（组织活检、转移性结节切除术、先天性畸形修复术如支气管囊肿或先天性囊性腺瘤畸形），食管手术（食管切开术、食管闭锁修复术），隔膜手术（膈疝以及膈肌膨出），矫形外科手术（前路脊柱松解以及脊柱融合）。

2. 胸外科手术的麻醉注意事项

a. 电视辅助胸腔镜手术（VATS）最好在单肺通气下进行，以最大限度使胸腔内容可视化，并保护健侧肺不受术侧肺内容物的污染，但其生理影响是深远的。单肺通气时，除了丧失交换面积外，侧卧位、机械通气、神经肌肉阻滞以及吸入性麻醉减弱了缺氧性肺血管收缩导致通气/血流比例失调。

b. 在婴幼儿建立单肺通气是一项挑战，每一种技术都有其优点和缺点（表 37-2）。

（1）最小的双腔气管导管是 26F，通常可用于 8～10 岁的儿童。

（2）Univent 管的尺寸大小适用于 6 岁以上儿童。

表 37-2　单肺通气技术的比较

技　术	优　点	局　限　性
单腔气管插管/选择性支气管插管	可用于任何年龄段的儿童	不能吸引术侧肺 不通气的肺塌陷慢 无囊的气管插管会导致密封不全而引起非术侧肺感染 套囊可能阻塞右肺上叶 适合气管口径的导管对于支气管可能过大——有压力性损伤的风险

（续表）

技　术	优　点	局　限　性
Fogarty取栓导管	可用于任何年龄（例如，3F适用于2岁以下儿童）	滑动脱出 低容量高压套囊可能会损伤支气管
Arndt支气管封堵导管	低压，高容量套囊5F	
Univent管	可用于6岁以上的儿童	
双腔管气管插管，气管导管	可用于10岁以上儿童	

（3）支气管受体阻断药可用于年幼的儿童和婴儿。

（4）据报道，Arndt支气管封堵导管（美国印第安纳州布卢明顿库克重症监护中心），又称为线性引导支气管封堵管，曾在1岁以下的儿童中使用过[39]。

（5）为满足需要4.5 mm或更小的气管导管插管儿童，Arndt支气管封堵导管可以放置在气管插管外面。

（6）另一种用于支气管堵塞的有囊导管是Fogarty取栓导管。它不能直接通过纤维支气管镜（FOB）引导，但可以借助一根远端可弯曲的金属导丝，引导导管尖端进入需要到达的支气管并以纤维支气管镜（FOB）确认。就像Arndt导管一样，它可以与气管插管同轴定位，也可以放置在气管插管外面。它还可以借助纤维支气管镜通过气管插管，引导导管进入到需要到达的主支气管放置，然后将Fogarty取栓导管退回到气管进行通气。

（7）支气管堵塞导管放置后必须通过纤维支气管镜来定位，改侧卧位后需再次定位。

c. 另一种肺隔离的技术是在非手术侧用普通气管导管进行支气管插管，这需要用纤维支气管镜确认位置。

VIII. 耳鼻咽喉科

功能性内窥镜鼻窦手术（见第十四章）。

IX. 神经外科

A. 背景

1. 早在20世纪20年代，沃尔特·丹迪（Walter Dandy）和威廉·米克斯特（William Mixter）就曾报道过通过内镜下经脑室切除脉络丛和通过内镜下第三脑室造瘘术（ETV）治疗脑积水[1]。

2. 由于颅外脑脊液分流技术的发展，由丹迪所提及的脑室镜的作用则被弱化了。

3. 目前，神经外科内镜手术，即使在小婴儿，已经开始逐步回潮。

B. 手术过程

1. **内镜下第三脑室造瘘术（ETV）** 的手术过程包括在第三脑室底部造瘘使得脑脊液可以自由流动进入基底池以吸收。

a. 内镜下第三脑室引流术是治疗阻塞性（非交通性）脑积水的适宜方法，例如可用于治疗患有中脑导水管硬化的幼儿或大龄儿童（通常年龄>2岁，偶尔也有6个月左右的）。

b. 要完成这个手术，脑室必须足够大才能较好地观察到大脑结构。

2. **颅内病变立体定向活检**可以借助CT以及MRI获得的三维成像图片,在患者的头上进行颅外标记来完成。

a. 头框被用来精确定位颅内病变的活检部位。

b. 这项技术是一种微创的活检方法,对病变部位直观可视,同时可观察出血倾向。

3. **针对颅缝早闭的去骨瓣开颅术**,可能包括简单的缝合线颅骨咬除以及广泛的颅骨顶重构。

a. 无论哪种情况,作为开放性手术,可能会出现明显的失血、低体温、空气栓塞和住院时间延长。

b. 内窥镜辅助下的颅缝早闭修复术可减少这些潜在的并发症风险[40]。

c. 矢状缝间骨性结合修复术是在俯卧位条件下完成的,而额骨、冠状面等其他所有部位的修复术都是在仰卧位条件下完成的。婴儿通常 <4 个月[41]。

C. 神经外科手术的麻醉注意事项

1. 手术中可能出现的并发症包括颅内结构损伤导致出血,冲洗液未能从内窥镜中排出导致颅内压骤增和反射性心血管不稳定。

2. 如果开放的空气入口位置高于右心房,与大气交通可能会导致静脉气体栓塞。

X. 泌尿外科

许多泌尿系统手术本身就是作为微创手术存在的(腔道泌尿外科学)。腹腔镜下对隐睾的定位有助于实施睾丸固定术;肾切除术或肾部分切除术可以经腹或腹膜后完成,肾输尿管切除术、肾盂成形术以及输尿管再植术也可以在腹腔镜下完成。同时,可以在腹腔镜下完成精索静脉曲张结扎术。

泌尿外科手术的麻醉注意事项。请参考普通外科手术的注意事项。

XI. 矫形外科

A. 背景。关节镜下关节外科手术与开放手术相比有许多优势。与其他微创手术相似,切口小、术后并发症少,对患者是有好处的。此外,由于物理治疗和康复是围术期护理计划的重要组成部分,关节镜手术可以更快康复和恢复功能。它也可以用于开放性手术前的诊断或者辅助完成开放性手术。大多数患者接受关节镜手术都是恢复健康积极的,他们通常是高中运动员或舞蹈演员。然而,有些先天性异常或慢性疾病可能导致或加剧关节疾病。

B. 矫形外科手术的麻醉注意事项

1. 肩关节镜——半坐位有利于手术操作,减少臂丛神经损伤的发生率,这种损伤在侧卧位时更可能发生。

2. 膝关节镜和髋关节镜——膝关节镜手术的最常见病因是创伤,通常是运动损伤。

a. 作为一类起因通常是旋转式运动(棒球、垒球、足球)造成的下肢运动损伤,髋臼盂唇撕裂伤已受到越来越多的关注。

b. 一个在儿科患者中占比虽小但有着重要医学意义的群体是血友病患者,他们因反复关节内出血而发生关节炎。

3. 对于**慢性疾病**患者（如幼年型类风湿性关节炎）或关节松弛综合征，必须彻底评估他们的医疗风险和合并多系统的问题。

（谢 超）

参考文献

[1] Dogliette F, Prevedello D, Jane J. Brief history of endoscopic transsphenoidal surgery—from Philipp Bozzini to the First World Congress of Endoscopic Skull Base Surgery. 2006.

[2] Modlin I, Kidd M, Lye K. From the lumen to the laparoscope. Arch Surg. 2004; 139: 1110-1126.

[3] Gans S, Berci G. Peritoneoscopy in infants and children. Pediatr Surg. 1973; 8: 399-405.

[4] Semm K. Endoscopic appendectomy. Endoscopy. 1983; 15(2): 59-64.

[5] Blinddarm muss raus durchs Endoskop Wie kompliziert das wirklich ist. Med Trib. 1983 (March 4: 4, 6).

[6] Mühe E. Laparoskopische cholecystektomie. Endoskopie Heute. 1990; 4: 262-266.

[7] Chrestiana D, Sucandy I. Current state of single-port laparoscopic cholecystectomy in children. Am Surg. 2013; 79(9): 897-898.

[8] Perez EA, Piper H, Burkhalter LS, et al. Single-incision laparoscopic surgery in children: a randomized control trial of acute appendicitis. Surg Endosc. 2013; 27(4): 1367-1371.

[9] Kulaylat AN, Podany AB, Hollenbeak CS, et al. Transumbilical laparoscopic-assisted appendectomy is associated with lower costs compared to multiport laparoscopic appendectomy. J Pediatr Surg. 2014; 49(10): 1508-1512.

[10] Moris DN, Bramis KJ, Mantonakis EI, et al. Surgery via natural orifices in human beings: yesterday, today, tomorrow. Am J Surg. 2012; 204(1): 93-102.

[11] Kalloo AN, Singh VK, Jagannath SB, et al. Flexible transgastric peritoneoscopy: a novel approach to diagnostic and therapeutic interventions in the peritoneal cavity. Gastrointest Endosc. 2004; 60(1): 114-117.

[12] Chen S, Jarboe MD, Teitelbaum DH. Effectiveness of a transluminal endoscopic fundoplication for the treatment of pediatric gastroesophageal reflux disease. Pediatr Surg Int. 2012; 28(3): 229-234.

[13] Lamas-Pinheiro R, Henriques-Coelho T, Carvalho JL, et al. Duhamel pull-through assisted by transrectal port: a hybrid natural orifice transluminal endoscopic surgery approach. J Pediatr Surg. 2012; 47(10): 1962-1965.

[14] Ishimaru T, Iwanaka T, Kawashima H, et al. A pilot study of laparoscopic gastric pull-up by using the natural orifice translumenal endoscopic surgery technique: a novel procedure for treating long-gap esophageal atresia (type a). J Laparoendosc Adv Surg Techn Part A. 2011; 21(9): 851-857.

[15] Kelman G, Swapp G, Smith I, et al. Cardiac output and arterial blood gas tension during laparoscopy. Br J Anaesth. 1972; 44: 1155-1161.

[16] Beebe DS, Zhu S, Kumar MV, et al. The effect of insufflation pressure on $CO(2)$ pneumoperitoneum and embolism in piglets. Anesth Analg. 2002; 94(5): 1182-1187.

[17] Bardoczky G, Engelman E, Levarlet M, et al. Ventilatory effects of pneumoperitoneum monitored with continuous spirometry. Anaesthesia. 1993; 48: 309-311.

[18] Carlsson C, Islander G. Silent gstropharyngeal regurgitation during anesthesia. Anesth Analg. 1981; 60: 655-657.

[19] Roberts C, Goodman N. Gastro-oesophageal reflux during elective laparoscopy. Anaesthesia. 1990; 45: 1009-1011.

[20] Bottcher-Haberzeth S, Dullenkopf A, Gitzelmann CA, et al. Tracheal tube tip displacement during laparoscopy in children*. Anaesthesia. 2007; 62(2): 131-134.

[21] Huettemann E, Sakka SG, Petrat G, et al. Left ventricular regional wall motion abnormalities during pneumoperitoneum in children. Br J Anaesth. 2003; 90(6): 733-736.

[22] Taylor SP, Hoffman GM. Gas embolus and cardiac arrest during laparoscopic pyloromyotomy in an infant. Can J Anaesth. 2010; 57(8): 774-778.

[23] Ure BM, Suempelmann R, Metzelder MM, et al. Physiological responses to endoscopic surgery in children. Semin Pediatr Surg. 2007; 16(4): 217-223.

［24］Ishizaki Y, Bandai Y, Shimomura K, et al. Changes in splanchnic blood flow and cardiovascular effects following peritoneal insufflation of carbon dioxide. Surg Endosc. 1993; 7: 420–423.

［25］Lasersohn L. Anaesthetic considerations for paediatric laparoscopy. South Afr J Surg. 2011; 49(1): 22–26.

［26］Joris J, Noirot D, Legrand M, et al. Hemodynamic changes during laparoscopic cholescystectomy. Anesth Analg. 1993; 76: 1067–1071.

［27］Baroncini S, Gentili A, Pigna A, et al. Anaesthesia for laparoscopic surgery in paediatrics. Minerva Anestesiol. 2002; 68(5): 406–413.

［28］Holzman R. Special anesthetic considerations for endourologic procedures and laparoscopy in children. In: Smith A, Badlani G, Bagley D, et al., eds. Smith's Textbook of Endourology. St. Louis, MO: Quality Medical Publishing; 1996: 1293–1306.

［29］McHoney M, Corizia L, Eaton S, et al. Laparoscopic surgery in children is associated with an intraoperative hypermetabolic response. Surg Endosc. 2006; 3: 452–457.

［30］McHoney M, Eaton S, Pierro A. Metabolic response to surgery in infants and children. Eur J Pediatr Surg. 2009; 19(5): 275–285.

［31］Maltby JR, Beriault MT, Watson NC, et al. Gastric distension and ventilation during laparoscopic cholecystectomy: LMAClassic vs. tracheal intubation. Can J Anaesth. 2000; 47(7): 622–626.

［32］Maltby JR, Beriault MT, Watson NC, et al. The LMA-ProSeal is an effective alternative to tracheal intubation for laparoscopic cholecystectomy. Can J Anaesth. 2002; 49(8): 857–862.

［33］Sandeman DJ, Bennett M, Dilley AV, et al. Ultrasound-guided transversus abdominis plane blocks for laparoscopic appendicectomy in children: a prospective randomized trial. Br J Anaesth. 2011; 106(6): 882–886.

［34］Fader AN, Escobar PF. Laparoendoscopic single-site surgery (LESS) in gynecologic oncology: technique and initial report. Gynecolog Oncol. 2009; 114(2): 157–161.

［35］Teixeira J, McGill K, Binenbaum S, et al. Laparoscopic single-site surgery for placement of an adjustable gastric band: initial experience. Surg Endosc. 2009; 23(6): 1409–1414.

［36］von Delius S, Huber W, Feussner H, et al. Effect of pneumoperitoneum on hemodynamics and inspiratory pressures during natural orifice transluminal endoscopic surgery (NOTES): an experimental, controlled study in an acute porcine model. Endoscopy. 2007; 39(10): 854–861.

［37］Rodgers B, Moazam F, Talbert J. Thoracoscopy in children. Ann Surg. 1979; 189: 176–180.

［38］Hammer GB, Harrison TK, Vricella LA, et al. Single lung ventilation in children using a new paediatric bronchial blocker. Paediatr Anaesth. 2002; 12(1): 69–72.

［39］Bastien JL, O'Brien JG, Frantz FW. Extraluminal use of the Arndt pediatric endobronchial blocker in an infant: a case report. Can J Anaesth. 2006; 53(2): 159–161.

［40］Chan JW, Stewart CL, Stalder MW, et al. Endoscope-assisted versus open repair of craniosynostosis: a comparison of perioperative cost and risk. J Craniofac Surg. 2013; 24(1): 170–174.

［41］Murad G, Clayman M, Seagle M, et al. Endoscopic-assisted repair of craniosynostosis. Neurosurg Focus. 2005; 19: 1–10.

第
四
部
分

第三十八章　器官移植和骨髓移植

明迪·科恩

要点

1. 肾脏移植
   a. 术前评估必须关注肾衰竭所致的常见并发症：血容量减少或血容量增多，这取决于透析时间，还有贫血、电解质异常，血小板功能障碍和胃排空延迟。
   b. 维持中心静脉压高于 $12 \, cmH_2O$ 以保证移植器官灌注。
   c. 如果充盈压力不足，肾动脉开放后可能会加剧全身血压下降。
2. 肝移植
   a. 术前评估必须重视肝功能衰竭所致的常见并发症：心输出量增加和外周循环阻力降低；升压药敏感性降低；肺内分流和（或）肺动脉高压；肝肾综合征；肝性脑病或 ICP 升高；胃排空延迟；食管静脉曲张和胃肠道出血；血小板减少；凝血障碍；低白蛋白血症，以及葡萄糖稳态异常。
   b. 必须选择上肢、锁骨下或颈内静脉等建立较粗的静脉或中心静脉通路。
   c. 为了防止移植肝瘀血，在无肝期间避免液体超负荷（$CVP 4 \sim 8 \, cmH_2O$）。
   d. 下腔静脉开放后及时处理低血压、心动过缓和心律失常。
   e. 为了避免肝动脉血栓的形成，应该避免输血过多和对凝血障碍的过度矫正。
3. 器官移植患者为了移植后监测可能需要接受麻醉，接受移植手术后的患者了解麻醉影响是十分必要的。

　　医学和外科技术的进步使实体器官移植得到广泛应用，许多中心能实施肾和肝移植手术。肠、心脏和肺移植目前尚只有少数中心可进行。随着器官移植变得越来越常见，麻醉医师将会看到更多的患者接受移植手术，或者已接受移植手术的患者将接受其他手术。为了保证这些脆弱的、病情复杂的患者有一个良好结果，全面了解术前注意事项、术中管理和移植后生理学变化是至关重要的。

　　一般来说，成功的器官移植在儿童比成年人更普遍，排斥反应和感染在婴儿期较儿童期更为少见[1,2]。人们必须考虑药物在这些患者体内的代谢和消除。例如，尽管吗啡在肝代谢（CYP450），代谢产物却由肾排泄。免疫抑制药物的不良反应可能是严重的。环孢霉素可以引起肾血管痉挛导致高血压。他克莫司（但通常不是西罗莫司）可能会导致儿童肥厚性心肌病。为了移植后监护，这些患者可能需要麻醉后进行手术，如组织活检、内窥镜检查和其他手术，因此接受移植手术患者了解麻醉对其的影响以及术中护理是十分重要的[3]。

肾移植

肾移植的适应证是终末期肾病(ESRD)和慢性肾功能衰竭。肾小球肾炎、先天性疾病(发育不全或发育不良)、尿路梗阻性疾病、局灶节段性肾小球硬化症和反流性肾病是最常见的儿童疾病的原因[4]。近年来,移植后5年的存活率很高,即便是婴儿,移植后存活率也大大提高[5]。

术前评估

儿童肾移植的目的是让孩子接受透析的时间最小化[6]。如果可能的话,优先移植是值得的。早期移植将降低生长发育不良,肾性骨营养不良,发育迟缓等情况的发生,这些都是儿童终末期肾病的特点。活的供体移植应用的更为广泛,并且优于尸体移植[7]。无论如何,在长期移植肾功能和生存方面,尸体移植不占优势。

1. 孩子们在进入移植名单之前,会通过一个全面移植前评估,评估包括对病因、相关疾病及过程的评估。

2. 患者的药物清单应仔细审查。更重要的是要注意最近的实验室数据,这些数据可以揭示电解质和血液系统紊乱情况。

3. 最近一次透析的时间需要考虑。如果患者最近刚进行过透析,就可能出现血容量减少。如果最近没有接受透析,潜在的高血容量和高钾血症就需要处理。

4. 尽管大多数患者应用重组促红细胞生成素治疗,但贫血仍可能存在。

5. 虽然血小板计数可能是正常的,但是血小板功能障碍也在预料之中。在此群体中,婴儿和小儿应被评估为高凝状态,移植体血管血栓形成的风险增加。

6. 因为终末期肾病可能会导致各种各样的外周神经病变和中枢神经系统障碍,详细记录神经功能障碍很重要。

术中管理

1. 由于这些孩子有过很多次的医疗经历,很可能会产生焦虑。肾移植术前给予镇静药可能是有益的,但应由麻醉医师决定。

2. 手术团队决定术前应用抗生素,但他们应该知道,这些患者在疾病过程中存在免疫功能不足。

3. 肾脏移植的标准麻醉是气管内插管全身麻醉。对大多数择期手术患者,吸入诱导麻醉是可以接受的,但对于开放静脉通路或饱胃的患者静脉诱导是有优势的。通常应用挥发性麻醉药、阿片类药物和肌肉松弛药进行平衡麻醉。有时,全身麻醉复合硬膜外麻醉,还可应用于术后疼痛。早期对于硬膜外麻醉会增加血流动力学不稳定的担忧已被证明是毫无根据的。应用硬膜外导管提供良好的术中及术后镇痛反而增加血流动力学稳定。

4. 在选择药物和剂量时,必须考虑药物的分布体积,因为在血容量增多的患者,药物浓度可能是偏高的,在近期血透过的血容量减少患者,药物浓度可能是偏低的。尽管人们认为肾移植手术成功后肾功能迅速正常,肾对药物排泄量的减少也必须考虑在内。移植失败的可能性也必须牢记。

5. 使用琥珀胆碱的快速顺序诱导依然有争议,因为它可以使血清钾升高患者的血清钾升高到危险水平,导致传导异常。罗库溴铵,尽管在肝脏代谢,但对于终末期肾脏疾病的孩子来说起效相对较慢,但药效持续时间并没有延长[9]。

> **临床小贴士** 在特定的情况下,建立一个动脉通路是合理的,但要避免在动静脉瘘的位置进行穿刺。

6. 在大多数情况下,标准的术中监测和测量中心静脉压(CVP)可以为麻醉医师提供足够的信息。血压袖带不得放置在有动静脉瘘的同侧手臂。在特定的情况下(如非常小的孩子;明显的凝血障碍;高血压控制不好),建立一个动脉通路是合理的,但要避免在动静脉瘘的位置进行穿刺。

7. 根据患者容量状态和中心静脉压指导液体管理。为了保证良好的器官灌注,建议中心静脉压>12 cmH_2O。平衡盐溶液,如乳酸林格液,虽然含有少量的钾但可以使用。输注辐照后的洗涤红细胞引起高血钾的风险很小[10]。尤其是当肾移植循环建立后,确保足够的充盈压非常关键。

8. 在植入肾进入连续循环系统之前,甘露醇(0.25～0.5 g/kg)常常与呋塞米(0.5～1 mg/kg)联用,具有利尿和清除自由基效果。

9. 儿科肾移植的手术技术很大程度上取决于患者的年龄的大小。

a. 对于较小的孩子来说,最可能是通过正中大切口将肾移植于腹腔内。为了避免血管大小不一致,移植成年供体时血管将吻合在主动脉和下腔静脉上(IVC)。

b. 在较大的儿童和青少年,髂血管的大小使它们成为较合适吻合点,通常将肾脏移植在腹膜外盆腔内的位置。

10. 吻合术期间的血流动力学结果非常重要。必须记住的是,大量的循环血量被转移到移植物上,如果充盈压力不足,则会导致全身性的低血压。在肾动脉钳开放前,我们应该预料到这种状况,如果发生的话保证足够的(中度到高度的)CVP,并准备好治疗低血压。

11. 由于移植物的再灌注引起的酸中毒可以进一步导致低血压。

12. 与成人相比,在肾移植的小儿中,输血的频率更高。这也再次说明与移植物大小和受体总血容量相关。

13. 手术期间要求麻醉医师给予免疫抑制剂药物。移植团队应该指导这些药物使用的剂量和时间。通常的用法是大剂量的糖皮质激素与免疫调节药物联合使用。

14. 大多数患者在手术室就可以进行拔管。拔管的标准类似于任何其他腹部手术。推荐小儿在儿科重症监护病房或专门移植单位进行术后观察。术后疼痛管理包括硬膜外镇痛或患者自控镇痛(PCA)[8]。

15. 儿童肾移植受体可能有轻微的高肌酐水平,即使他的移植肾有出色功能。如没有其他的发现,这不一定是移植失败或排斥的前兆[3]。慢性排斥(不是急性)是移植失败的最常见原因。

肝移植

　　第一次成功的肝移植是在1967年。主要手术进展包括活体肝移植、劈离式或者减体积式和尸体肝移植。主要的医疗进步是为了预防和管理移植后并发症,在术前和术后护理、新的免疫抑制方案得到改善。移植后一年生存率>90%[11,12]。在9 kg以下的婴儿中,风险增加,主要是由于血管并发症引起的[13]。

　　接受肝移植儿科患者中,最常见的适应证是原发性肝病,肝外胆道闭锁是最常见的诊断[14]。其他适应证包括某些遗传性代谢疾病(α_1抗胰蛋白酶缺乏症,鸟氨酸氨甲酰基转移酶缺乏症),拉吉欧(Alagille)综合征,常染色体隐性多囊肾疾病,暴发性肝衰竭,原发性恶性肿瘤,例如肝癌、肝母细胞癌或胆管肿瘤[15]。不管终末期肝脏疾病的病因是什么,肝功能衰竭的病理生理学都是相同的。

术前评估

　　小儿肝移植受体常伴发多器官系统受影响的疾病。因此术前评估应该从肝疾病的病因和与其相关的异常范围开始。

　　1. 应对患者的一般医疗和营养状况进行评估。

　　2. 由于循环血管活性物质和动静脉分流(AV)的影响,患者通常表现出高心输出量和低全身血管阻力,同时有混合静脉血氧饱和度的增加和动静脉氧分压差的减少。他们还表现出对儿茶酚胺和血管升压药的敏感性下降[16,17]。

　　3. 发生通气障碍可能是由于肺内分流、缺氧性肺血管收缩受损、功能余气量(FRC)减少,以及器官肿大和腹水的存在。肺动脉高压也可能出现。

　　4. 肾前氮质血症源于利尿药的使用,甚至可能出现肝肾综合征。术前的钾钠紊乱可能难以纠正,术前甚至术中需要持续的血液滤过。

　　5. 脑病、脑水肿和颅内压(ICP)增高可能加重。某种程度上,难治性脑水肿、颅内高压和严重脑病可变为不可逆转,并可能成为移植禁忌证;这种情况下必须召集多学科会诊。

　　6. 胃排空延迟。

　　7. 门静脉高压将导致腹水的形成、食管和胃静脉曲张的发展可能导致出血。

　　8. 脾功能亢进会导致血小板减少。

　　9. 由于肝代谢功能受损,药物清除功能被改变。凝血功能和葡萄糖稳态的紊乱反映肝合成功能下降。

　　10. 重点关注血液学指标,例如贫血和血小板减少症。

　　11. 应该评估血清电解质和氨水平,低钠血症较常见且难以纠正。

　　12. 通常白蛋白水平较低,反映出营养不良和肝合成能力下降。

　　临床小贴士　因为在外科手术的不同阶段,肺顺应性发生改变,选择潮气量恒定,吸气波形为减速波(压力调节容量控制通气或容量调节压力控制通气)的通气模式是非常有用的。

术中管理

1. 手术前的镇静应谨慎使用。等待肝移植的患者可能有不同程度的脑病和颅内压增高。此外，代谢紊乱使他们对苯二氮䓬类药物的镇静作用更加敏感。

2. 这类患者由于腹水和器官肿大，以及胃排空延迟会导致腹内压增加，应保证快速顺序诱导插管。快速顺序诱导的利弊应该权衡存在颅内高压的可能性，并应采取预防措施确保喉镜插管时脑的血流动力学反应适当减弱。

a. 在外科手术的不同阶段，由于肺顺应性改变，建议在所有年龄段患者采用带囊气管导管。选择潮气量恒定，吸气波形为减速波（压力调节容量控制通气或容量调节压力控制通气）的通气模式是非常有用的。

b. 必须足够的预吸氧；由于腹水和器官肿大引起的功能残气量减少可能会导致血氧饱和度快速下降。

c. 肺动脉高压的存在加剧了通气-灌注比例失调和氧化效率的困难。

d. 如果有大量腹水，在诱导之前应该考虑实施治疗性穿刺术。

3. 必须在上肢开通大口径的静脉通路，连同具有监测中心静脉压和动脉内血压的能力。如果上肢不能开通足够大口径的静脉通路，则可以用第二大口径的中心静脉导管替代。在手术室里应该准备好快速输注温热液体的设备。

4. 麻醉的维持可以通过多种方式完成。比选择麻醉技术更重要的是监测术中所有阶段血流动力学和内环境状态的稳定[16-18]。

5. 应该避免低体温导致患者出现心律失常、凝血障碍和肾功能受损。

6. 手术期间应预料到凝血障碍病在肝疾病中和大量输血时很常见，因此必须及时获得实验室指标的支持。一些中心提倡使用能实时提供凝血、血栓溶解和凝块稳定性信息的血栓弹力图。

7. 肝移植的过程通常分为3个阶段：无肝前期或分离期、无肝期、无肝后期3个阶段。这3个阶段都有不同的麻醉注意事项。

a. 无肝前期阶段始于手术切皮，终于肝血供被切断。

i. 在这个阶段，最大的问题是血液流失继发凝血障碍。由于术前粘连及瘢痕形成，可能使胆道闭锁患者行肝门空肠吻合术更加困难。

ii. 在这个阶段，纠正凝血障碍、维持循环血容量和适当的血细胞比容、密切监测葡萄糖稳态、维持体温是主要的麻醉措施。

iii. 在无肝期阶段之前，保持良好的前负荷是有益的，因为横跨夹闭腔静脉会导致急性前负荷减少，心输出量下降。然而，儿童似乎对这种情况的耐受性相对较好。

iv. 当迅速输入大量的血液制品时，尤其是输入新鲜冰冻血浆时，一定要注意钙离子的含量，因为钙的含量会随着枸橼酸盐的含量而急剧下降。

v. 此阶段如果横跨夹闭下腔静脉实验时，平均动脉压和心输出量显著降低，可以建立体外静脉旁路[19]。该技术的优点是减少内脏静脉充血和肠道水肿，减轻下肢水肿，防止静脉回心血量和心输出量减少。体外静脉旁路的风险是体温过低，空气或血栓栓塞，周围神经血管损伤。与成人相比，在儿童中很少使用该技术。

b. 无肝期阶段是从通过横跨夹闭血管取出血液循环中的原肝开始，至通过静脉循环再灌注供脏为止。

ⅰ. 这一阶段的目标是血流动力学稳定和纠正代谢异常。

ⅱ. 重要的是要维持心输出量，这通常需要使用血管升压药。为避免新肝再灌注后的负荷过多和瘀血，应根据中心静脉压监测指导液体管理。为此，相较于肾移植，应该追求低中心静脉压（通常 $4\sim8\,cmH_2O$）。新移植肝的瘀血会导致移植肝的迅速失效，必须全力避免。诸如收缩压变异度等容量反应的动态指标在一些研究中得到了证实，但并不是所有的研究都认为输液指南是有用的[20,21]。

> **临床小贴士** 为避免新肝再灌注后的负荷过多和瘀血而导致移植失败，应根据中心静脉压监测指导液体管理。

ⅲ. 监测尿量对液体复苏成功提供有用的信息。

ⅳ. 在再灌注准备阶段这一时期，应该密切监测血细胞比容和电解质浓度并纠正。

ⅴ. 该阶段，枸橼酸盐中毒的可能性很高。

ⅵ. 任何存在的酸中毒都必须纠正。

ⅶ. 与外科医师就再灌注时间进行良好的沟通是必要的，且当麻醉团队准备好对移植物进行灌注时应该通知外科医师。

ⅷ. 尽管准备充分，但在松开下腔静脉时仍常常出现低血压、心动过缓和其他心律失常。

ⅸ. 高钾血症、低钙血症和酸中毒可能接踵而至，需迅速纠正。

ⅹ. 此外，血管活性物质的释放和冷藏保存液的输注可能会导致全身血压进一步降低和肺血管阻力增加，从而导致右心室功能不全。许多团队建议在植入前先冲洗供体。

ⅺ. 虽然罕见，但也存在空气栓塞的可能性。

ⅻ. 当把冷藏肝植入腹腔内时，可能会导致体温过低，特别是在接受大肝的儿童[22]。

c. 无肝后期阶段从肝再灌注开始。在这个阶段，外科医师将完成肝动脉的吻合并重建胆道排泄系统。

ⅰ. 在这一阶段，失血仍然是一个挑战，尤其是采用劈离式或减体积式肝移植。

ⅱ. 在这个阶段，保持血细胞比容接近30%和最低血液黏稠度以避免肝动脉血栓形成是非常重要的。肝动脉血栓形成在儿科患者中更为频繁，一旦发生需要再次肝移植[23]。同样的原因，避免对凝血障碍的过度纠正和过多输注新鲜冰冻血浆亦很重要。用血栓弹力图频繁评估凝血功能以指导治疗，已经被证实可以减少输血并且受到推荐[24]。

ⅲ. 维持良好的灌注压力是很重要的。如果有需要，小剂量的变力性和变时性药物支持是可以接受的。为了提高移植物灌注，可以开始输注前列腺素E1。

8. 随着新肝开始发挥作用，很多异常的代谢将会开始自行纠正。

9. 术后病程受患者的术前身体状况、术中过程和供体肝功能的影响。许多带气管插管的镇静患者从手术室转送到儿童重症监护室时需要进一步纠正代谢异常和继续液体复苏治疗。然而，如果患者代谢正常、止血彻底、血流动力学稳定、呼吸功能和神经系统的状况恢复良好，在手术室内拔管也是可行的[25]。

10. 如果计划早期拔管且凝血功能正常，可在手术结束时经骶管单次注入（30～40 μg/kg）吗啡以便于术后镇痛[26]。另外，注入阿片类药物常用于镇痛。

移植后注意事项

1. 长期免疫抑制可能导致慢性肾疾病[27]、高血压、高胆固醇和恶性肿瘤。最常见的恶性肿瘤是移植后淋巴组织增生疾病（PTLD）和皮肤癌[28,29]。

2. 肝移植受体后续的肝组织活检需要麻醉后进行。

胰腺移植

针对不稳定的、脆弱的Ⅰ型糖尿病患者，胰腺移植是长期胰岛素治疗替代疗法。早期移植的额外好处是可以预防糖尿病肾病和神经病变。胰腺移植的申请者通常是c-肽缺乏，并且血糖往往难以控制的人群[30]。胰腺移植通常是与肾移植（SPK）同时进行，但偶尔也可以单独执行［单独胰腺移植（PTA）］或在先前肾移植之后（PAK）。最好的结果是进行联合移植，因为可能更容易监测排斥的早期迹象[31]。

1. 胰腺移植的大多数方面类似于肾移植。

a. 糖尿病患者快速顺序麻醉诱导时应慎重，因为胃轻瘫发生率高。

b. 麻醉监测和麻醉维持是相似的。

c. 全身麻醉下，低血糖的征象很难被发现。频繁的血糖监测绝对需要，特别是在移植物植入受体循环系统之后，长时间未发现的低血糖症可能会带来灾难性的后果。

d. 高胰岛素血症可能是由于从移植物回流的血绕过肝直接流入髂血管所导致。在过去的十年中，这种技术已经被胰腺静脉直接与门静脉吻合所取代。尽管后一种方法可以更好地模拟胰腺的自然静脉回流，但仍需经常观察以防血糖突然下降，如果下降必须马上治疗。

2. 胰腺的外分泌液排出也必须考虑。

a. 胰管常常与膀胱吻合或直接与小肠连接完成内引流。

b. 术中可以观察到碳酸氢盐大量丢失且需要替代，往往通过静脉输入碳酸氢钠来实现[32]。

3. 通常血糖水平的改善是迅速的，如改善失败可能意味着早期并发症的发生，例如移植物血栓形成、胰腺炎或排斥反应。

小肠移植

小肠移植不像先前提到的实体器官移植那样广泛地进行，它只在选定的中心进行。

1. 大多数接受小肠移植的儿童为继发于先天畸形或坏死性小肠结肠炎行广泛肠切除术后的短肠综合征[33,34]。这些患者一直依靠全胃肠外营养（TPN），他们可能因肠功能衰竭而引发危及生命的并发症(即继发于完全胃肠外营养至胆汁淤积的终末期肝病和肝损伤)、反复发作的败血症以及将失去的中心静脉通路转诊到肠道移植中心[35]。

2. 小肠移植也被认为是内脏血管血栓形成、原发性小肠移植失活和肠功能衰竭导致生活质量差的患者的抢救治疗。然而,由于许多患者对长期全胃肠外营养耐受良好,因此对每个患者接受肠移植的适应证、潜在风险和益处必须充分仔细考虑[36]。

3. 在术前评估中,应仔细评估原肾和肝的功能,以确定是否需要同时移植[37]。

4. 术中注意事项与其他器官移植相似。由于大多数患者有过多次腹部手术史,术中应密切监测液体、出血和体温丢失。

5. 与移植本身相比,麻醉医师遇到的更多的是这些患者随访内镜检查。总的来说,他们在开放静脉通路方面通常有困难,通常需要隧道式或植入中心静脉导管道。免疫抑制药物在围术期应该继续使用[38]。

骨髓移植

通常,在骨髓移植过程中不需要麻醉医师参与。过去,只有用粗大的骨穿针从供体的髂骨抽取骨髓时才要求麻醉。采集骨髓技术在过去的几年中已经有了显著提高,可以分次成功获得骨髓[39]。

1. 移植后,当临床评估疑有肠移植物抗宿主病(GVHD)及肠道溃疡性疾病的存在时,需要行上下内镜检查,这时通常需要麻醉技术参与。

2. 接受骨髓移植的儿童患者免疫功能严重受损。他们极易受到致命性感染,应采用严格的无菌技术[40]。

3. 这些孩子靠大剂量的类固醇维持常发展为库欣综合征面貌,这可能使气道管理和面罩通气复杂化,因此应进行完善的气道检查。

4. 许多接受干细胞移植的儿童患者都有亚临床肺功能异常。他们可能有阻塞性和(或)限制性肺部疾病。慢性移植物抗宿主病可以产生限制性肺病,它可使麻醉复杂化。肺功能检查结果应在麻醉前获得。患者还可能出现间质性肺炎[41,42]。

5. 心脏毒性可以来源于蒽环类抗生素或环磷酰胺治疗和(或)胸部放射线。麻醉前应该对心脏功能进行评估[42]。

6. 这些儿童患继发性肿瘤的风险增加。皮肤、口咽、甲状腺和乳腺部位的癌是最常见的癌症类型。他们也可能发展为继发性淋巴组织增生性疾病或血液系统恶性肿瘤[43]。

器官获得

移植器官可以来源于活体或者遗体捐献者。

已故捐赠者可以根据他们的死亡原因进一步分类:器官捐赠可以来源于有心跳但已宣布脑死亡的捐赠者,或心搏骤停供体,这些简称心脏死亡器官捐献(DCD)[44-46]。

1. 在心脏死亡器官捐献获得过程中麻醉医师的作用是微乎其微的,因为重症监护病房(ICU)团队从开始撤销支持直到宣布死亡,他们会一直陪着患者及家属[47]。器官获取在没有麻醉医师的支持下就开始了。

2. 在脑死亡的情况下,在获得器官之前,患者已经被宣布死亡,尽管其心脏仍然跳动,器官仍然保持灌注。

a. 在此期间必须最大限度维持生理参数,因为目标是保持足够的终末器官灌注,直到供体器官准备从体内取出。

b. 维持足够的心输出量是具有挑战性的。正常血压控制中枢和血流灌注可能是紊乱的,大量液体和血液丢失将减少前负荷。

c. 建议监测中心静脉压以帮助液体管理。

d. 贫血、电解质紊乱和低体温使心脏受到刺激而导致不同程度的心律失常。

e. 由于脑干中枢调节丧失,尿崩症或抗利尿激素分泌不当综合征(SIADH)可能使液体和血流动力学管理复杂化。

f. 在器官获得期间,使用激素治疗包括抗利尿激素、皮质类固醇、甲状腺素和胰岛素等可以提高受体存活率[48]。

(李云霞)

参考文献

[1] Farmer DG, Venick RS, McDiarmid SV, et al. Predictors of outcomes after pediatric liver transplantation: an analysis of more than 800 cases performed at a single institution. *J Am Coll Surg*. 2007; 204: 904–914; discussion 914–916.

[2] Smith JM, Fine RN, McDonald RA. Current state of pediatric renal transplantation. *Front Biosci*. 2008; 13: 197–203.

[3] Kostopanagiotou G, Smyrniotis V, Arkadopoulos N, et al. Anaesthetic and perioperative management of paediatric organ recipients in nontransplant surgery. *Paediatr Anaesth*. 2003; 13: 754–763.

[4] Chavers B, Najarian JS, Humar A. Kidney transplantation in infants and small children. *Pediatr Transplant*. 2007; 11: 702–708.

[5] Smith JM, Stablein DM, Munoz R, et al. Contributions of the transplant registry: the 2006 annual report of the North American Pediatric Renal Trials And Collaborative Studies (NAPRTCS). *Pediatr Transplant*. 2007; 11: 366–373.

[6] Bloom RD, Goldberg LR, Wang AY, et al. An overview of solid organ transplantation. *Clin Chest Med*. 2005; 26: 529–543, v.

[7] Della Rocca G, Costa MG, Bruno K, et al. Pediatric renal transplantation: anesthesia and perioperative complications. *Pediatr Surg Int*. 2001; 17: 175–179.

[8] Coupe N, O'Brien M, Gibson P, et al. Anesthesia for pediatric renal transplantation with and without epidural analgesia–a review of 7 years experience. *Paediatr Anaesth*. 2005; 15: 220–228.

[9] Driessen JJ, Robertson EN, Van Egmond J, et al. Timecourse of action of rocuronium 0.3 mg per kg in children with and without endstage renal failure. *Paediatr Anaesth*. 2002; 12: 507–510.

[10] O'Malley CMN, Frumento RJ, Hardy MA, et al. A randomized, doubleblind comparison of lactated Ringer's solution and 0.9% NaCl during renal transplantation. *Anesth Analg*. 2005; 100: 1518–1524.

[11] Shneider BL, Emre S. Pediatric liver transplantation: past, present, and future. *Liver Transpl*. 2006; 12: 511–513.

[12] Feng S, Si M, Taranto SE, et al. Trends over a decade of pediatric liver transplantation in the United States. *Liver Transpl*. 2006; 12: 578–584.

[13] Wagner C, Beebe DS, Carr RJ, et al. Living related liver transplantation in infants and children: report of anesthetic care and early postoperative morbidity and mortality. *J Clin Anesth*. 2000; 12: 454–459.

[14] Engelmann G, Schmidt J, Oh J, et al. Indications for pediatric liver transplantation. Data from the

Heidelberg pediatric liver transplantation program. *Nephrol Dial Transplant*. 2007; 22(suppl 8): VIII23–VIII28.

[15] D'Alessandro AM, Knechtle SJ, Chin LT, et al. Liver transplantation in pediatric patients: twenty years of experience at the University of Wisconsin. *Pediatr Transplant*. 2007; 11: 661–670.

[16] Uejima T. Anesthetic management of the pediatric patient undergoing solid organ transplantation. *Anesthesiol Clin North America*. 2004; 22: 809–826.

[17] Yudkowitz FS, Chietero M. Anesthetic issues in pediatric liver transplantation. *Pediatr Transplant*. 2005; 9: 666–672.

[18] Djurberg H, Pothmann Facharzt W, Joseph D, et al. Anesthesia care for living-related liver transplantation for infants and children with end-stage liver disease: report of our initial experience. *J Clin Anesth*. 2002; 14: 564–570.

[19] Carton EG, Plevak DJ, Kranner PW, et al. Perioperative care of the liver transplant patient: part 2. *Anesth Analg*. 1994; 78: 382–399.

[20] Su BC, Tsai YF, Cheng CW, et al. Stroke volume variation derived by arterial pulse contour analysis is a good indicator for preload estimation during liver transplantation. *Transplant Proc*. 2012; 44: 429–432.

[21] Gouvea G, Diaz R, Auler L, et al. Evaluation of the pulse pressure variation index as a predictor of fluid responsiveness during orthotopic liver transplantation. *Br J Anaesth*. 2009; 103(2): 238–243. doi: 10.1093/bja/aep123.

[22] Jawan B, Luk HN, Chen YS, et al. The effect of liver graft-body weight ratio on the core temperature of pediatric patients during liver transplantation. *Liver Transpl*. 2003; 9: 760–763.

[23] Ackermann O, Branchereau S, Franchi-Abella S, et al. The long-term outcome of hepatic artery thrombosis after liver trans-plantation in children: role of urgent revascularization. *Am J Transplant*. 2012; 12: 1496–1503.

[24] Wang SC, Shieh JF, Chang KY, et al. Thromboelastography-guided transfusion decreases intraoperative blood transfusion during orthotopic liver transplantation: randomized clinical trial. *Transplant Proc*. 2010; 42: 2590–2593.

[25] Zeyneloglu P, Pirat A, Guner M, et al. Predictors of immediate tracheal extubation in the operating room after liver transplantation. *Transplant Proc*. 2007; 39: 1187–1189.

[26] Kim TW, Harbott M. The use of caudal morphine for pediatric liver transplantation. *Anesth Analg*. 2004; 99: 373–374.

[27] Hingorani S. Chronic kidney disease after liver, cardiac, lung, heart-lung, and hematopoietic stem cell transplant. *Pediatr Nephrol*. 2008; 23: 879–888.

[28] Fridell JA, Jain A, Reyes J, et al. Causes of mortality beyond 1 year after primary pediatric liver transplant under tacrolimus. *Transplantation*. 2002; 74: 1721–1724.

[29] Otley CC, Pittelkow MR. Skin cancer in liver transplant recipients. *Liver Transpl*. 2000; 6: 253–262.

[30] Cohen DJ, St Martin L, Christensen LL, et al. Kidney and pancreas transplantation in the United States, 1995–2004. *Am J Transplant*. 2006; 6: 1153–1169.

[31] Fernandez LA, Turgeon NA, Odorico JS, et al. Superior long-term results of simultaneous pancreas-kidney transplantation from pediatric donors. *Am J Transplant*. 2004; 4: 2093–2101.

[32] Bloom RD, Olivares M, Rehman L, et al. Longterm pancreas allograft outcome in simultaneous pancreas-kidney transplantation: A comparison of enteric and bladder drainage. *Transplantation*. 1997; 64: 1689–1695.

[33] Kato T, Mittal N, Nishida S, et al. The role of intestinal transplantation in the management of babies with extensive gut resections. *J Pediatr Surg*. 2003; 38: 145–149.

[34] Wada M, Kato T, Hayashi Y, et al. Intestinal transplantation for short bowel syndrome secondary to gastroschisis. *J Pediatr Surg*. 2006; 41: 1841–1845.

[35] Ruiz P, Kato T, Tzakis A. Current status of transplantation of the small intestine. *Transplantation*. 2007; 83: 1–6.

[36] Lopushinsky SR, Fowler RA, Kulkarni GS, et al. The optimal timing of intestinal transplantation for children with intestinal failure: a Markov analysis. *Ann Surg*. 2007; 246: 1092–1099.

［37］Kato T, Selvaggi G, Gaynor J, et al. Expanded use of multivisceral transplantation for small children with concurrent liver and intestinal failure. *Transplant Proc*. 2006; 38: 1705−1708.

［38］Selvaggi G, Gyamfi A, Kato T, et al. Analysis of vascular access in intestinal transplant recipients using the Miami classification from the VIIIth International Small Bowel Transplant Symposium. *Transplantation*. 2005; 79: 1639−1643.

［39］Matsubara H, Makimoto A, Takayama J, et al. Possible clinical benefits of the use of peripheral blood stem cells over bone marrow in the allogeneic transplantation setting for the treatment of childhood leukemia. *Jpn J Clin Oncol*. 2001; 31: 30−34.

［40］Talano JA, Margolis DA. Recent molecular and cellular advances in pediatric bone marrow transplantation. *Pediatr Clin North Am*. 2006; 53: 685−698.

［41］Schure AY, Holzman RS. Anesthesia in a child with severe restrictive pulmonary dysfunction caused by chronic graft-versus-host disease. *J Clin Anesth*. 2000; 12: 482−486.

［42］Faraci M, Békássy AN, De Fazio V, et al. Non-endocrine late complications in children after allogeneic haematopoietic SCT. *Bone Marrow Transplant*. 2008; 41: S49−S57.

［43］Leiper AD. Non-endocrine late complications of bone marrow transplantation in childhood: part II. *Br J Haematol*. 2002; 118: 23−43.

［44］Mazor R, Baden HP. Trends in pediatric organ donation after cardiac death. *Pediatrics*. 2007; 120: e960−e966.

［45］Ferguson M, Zuk J. Organ donation after cardiac death: a new trend in pediatrics. *J Pediatr Gastroenterol Nutr*. 2003; 37: 219−220.

［46］American Academy of Pediatrics. Pediatric Organ Donation and Transplantation: policy statement: organizational principles to guide and define the child health care system and/or improve the health of all children: Committee on Hospital Care and Section on Surgery. *Pediatrics*. 2002; 109: 982−984.

［47］Young PJ, Matta BF. Anaesthesia for organ donation in the brainstem dead—why bother? *Anaesthesia*. 2000; 55: 105−106.

［48］Kutsogiannis DJ, Pagliarello G, Doig C, et al. Medical management to optimize donor organ potential: review of the literature. *Can J Anaesth*. 2006; 53: 820−830.

第三十九章　手术室外的麻醉

大卫·M.博尔纳

要　点

1. 由于手术室外小儿麻醉的频率增加，对于任何机构来说，拥有一个能满足服务的需求，同时启用有效人员配置的系统是很重要的。
2. 提供这些服务是必要的，因为在这些非手术室的地方，麻醉医师的专业技能可以提高舒适度、提高效率、提供更加优质的护理。
3. 临床医师必须熟悉麻醉要求的过程和局限性，以及常用麻醉药物的性质。这两个可能明显不同于熟悉的手术室设置，但麻醉前、麻醉中、麻醉后护理的相同标准必须维持。
4. 麻醉苏醒可能已经被纳入该机构已经存在的恢复系统，但出于对规模和运输的考虑，特别是如果涉及长距离，可能配备一个随身监护仪会更好。

也许儿科麻醉实践中最大的增长点之一是"非手术室内"的麻醉。在偏远地区的医院和诊所，服务扩展已由几个因素驱动：

- 父母要求在非手术过程中为孩子提供更加人性化和富有同情心的照顾。
- 公认的由非麻醉医师提供的"镇静"服务可能不是最佳满足众多患者接受介入性治疗的需要，这对于麻醉医师来说，照顾复杂患者时需要独特的能力，即使用先进技术和药物时更具灵活性。
- 更高的效率和安全性，可以由麻醉医师和麻醉恢复系统提供[1]。

在这些环境中提供麻醉服务，然而，与手术室不同，需要仔细注意细节，麻醉医师可能理所当然更熟悉环境。无论哪里的麻醉管理，相同的护理标准和相同的安全系统是必不可少的。

I.患者选择

A. 影像学检查、诊断和介入手术和放射治疗都是依赖于设备，在许多情况下，这些设备不能被移动到手术室。因此，任何婴儿或儿童可能需要手术室以外的麻醉。拥有麻醉技能和技术的麻醉医师必须外出来完成这些病例。在这些过程中，甚至危重患者都可以被麻醉，但可能需要更强的资源可以把患者安全运输到重症监护病房。

B. 接受放射治疗、鞘内化疗、食管扩张等的孩子做手术时需要定期重复使用麻醉药。如果他们有一次尽可能轻松的体验，尤其是在最初几次访视中，这是非常有益的。麻醉诱导期间，痛苦和焦虑是与消极的行为变化联系在一起的，在这些患者中，如果反复难以完成麻醉，就可能极大程度地放大异常行为[2]。以家庭为中心的儿科围术期护理可以产生显著的有益影响，这些原则应集成并嵌入到护理系统中[3,4]。血管通路置入设备对这些患者来说都是非常宝贵的，对于那些不能使用术前用药，甚至不能使用镇静的患者应该认真考虑。

> **临床小贴士** 对于那些置入闭合输液器的孩子来说（相对于隧道式输液器），他们在星期一通过闭合输液器进行日常麻醉，然后用肝素封管1周，在星期五的时候取出。

II. 术前评估

接受"非手术室内"麻醉的儿童患者在许多方面的管理上与手术室是相同的。他们仍然需要术前评估，包括病史和体格检查，要特别注意呼吸道、心血管、呼吸系统，以及这些系统对药物的吸收、分布、代谢过程。因为许多患者会在手术当天出院，而从麻醉恢复室（PACU）快速出院的适应证必须进行评估。

A. 为了避免不可预料的手术取消，应该有一个机构，在他们到达医院之前每天和孩子的父母接触，可以通过电话或者亲自进行一个初步评估。这也提供了一个机会，加强术前关于禁食状态、常规药物管理的教育，另外，回答父母提出的那些可能会是手术当天不可预见的问题。

B. 影像学检查，通常医师是不在场的，具有一封推荐信或者会诊意见图表是很重要的，以便于麻醉医师正确了解为什么要进行手术以及患者的详细病史。理想情况下，为了实际预定的手术，这是必要的。

III. 麻醉苏醒

苏醒设施主要取决于患者是否应该运送到正规的重症监护室或者手术室外的苏醒设施能否得到发展。

A. 后者的选择有很多优点，包括苏醒的效率和取消麻醉患者运输，这个运输可能是通过公共走廊或电梯运输至很长的距离。运输总是会带来一些危险，途中需要监测设备和专业人员，这些专业人员应该有明确的常规计划，并且紧急和应急操作步骤应该定期练习。

B. 在运输期间，两个人，护士和麻醉师，必须全程陪同无意识的或危重患者。如果运输涉及使用电梯，其中一个运输人员应该有一把钥匙来控制电梯（"消防员钥匙"），只有参与运输的人员可以乘坐电梯。

C. 对于那些开始在手术室外，后来又进入手术室内的情况（如开颅手术之前基准位置的磁共振成像），最好是保证诱导期间气道安全性及运输麻醉监控患者的安全性。在相反的情况下，当追踪影像学检查及其他检查结果时，操作、现实可行计划、持续性沟通发生延误是必要的。

D. 手术室外动态复苏情况下，麻醉后监测治疗室可以利用物理和人力资源两方面，并且花费成本巨大，但是如果机构有足够大量的病例来支持这个选项，它可能是最好的选择。如果多个科室的物理位置与麻醉后监测治疗室以外相邻，就可以提高效率和实现节约成本。至关重要的是，人员配备、培训和护理的国际协调标准应用于复苏设备，就如应用于手术室或麻醉后监测治疗室一样。

IV. 手术类型

手术室外麻醉药一般给予两组孩子：那些需要固定的非刺激性手术（常用的影像学或相关的诊断程序）和那些在手术室以外经历痛苦的侵入性手术。前者是年龄更小，由于发育问题更不配合的儿童，这种更常见，但年龄较大的儿童发育迟缓或患有神经精神疾病可能需要类似的治疗。几乎所有3岁以下的儿童做影像学检查时都需要某种镇静或麻醉，以保证完全固定，并持续超过几分钟。影像学检查、放射治疗或神经系统测试，如脑干听觉诱发反应（BAERs）是最常见的无创手术。

甚至在较大的儿童中，介入手术往往需要全身麻醉。这些可能会更复杂，涉及一个安全气道的更频繁使用，甚至可能类似一些刺激性手术操作。这些介入手术对术后条件的要求可能比无创手术更高，例如血管造影或心导管检查后几个小时的限制运动和仰卧定位。这些因素必须考虑，要考虑麻醉，也要考虑麻醉后恢复的设施和条件，对于这些更复杂的患者最好在手术室或麻醉后监测治疗室恢复。

V. 临床设置与环境

这些情况通常在"硬线"设备的地点执行，这些设备不能被移动到手术室（磁共振成像、X线计算机断层扫描、放射治疗、心导管检查等）或由于其他原因可能在遥远的门诊部（肿瘤学、支气管镜检查、内窥镜检查）。在大多数医院，手术室外地点分散给麻醉医师带来了许多挑战，需要新体系提供技术支持、术前评估、术后恢复和术中护理支持，这种护理支持由在关爱麻醉儿童方面比较熟悉的、经验丰富的医务人员提供。细心、周到的实施这种系统对于手术室外麻醉药的安全行为至关重要，因为它是这些系统的整合，这些系统可以确定风险，并对必然发生的不良事件做出及时恰当的反应。

> **临床小贴士**　一个成功、有效的手术室外麻醉服务最好由一个多学科工作小组计划并实施，这个多学科工作小组由麻醉医师、手术医师，术前和术后麻醉复苏护士、技术人员、甚至医院机械设备人员构成，共同计划实体布局，患者流程图和必要的资源分配。这样一个系统方法与自发的、非计划的相比，必然有明显的优势，大大降低失败概率。

A. 放射学检查。任何需要长时间固定不动的影像学检查可能会受益于全身麻醉的使用。虽然常用各种各样的镇静药物代替全身麻醉，但众多研究表明当麻醉医师进行全身麻醉时，具有更高的成功率，更少的并发症及更高的效率。实施此类计划的主要障碍通常是缺乏足够的麻醉人员。

1. 磁共振成像。由于其使用的频率和扫描时间的长短，磁共振成像可能是放射学中最常见的麻醉场所。磁场呈现独特的技术问题,但商用设备已经在很大程度上改善这些问题。

a. 至关重要的是,进入磁体间设备在高磁场环境中能够安全发挥作用,不会发出射频噪声干扰扫描。大多数磁体间地板上都会有一个50高斯标志线——可以使用核磁共振兼容的设备。一些制造商生产核磁共振兼容的麻醉机,监测仪和输液泵。塑料制成的或非铁磁性的金属制成的喉镜都是可用的,但也必须要使用锂电池,而不是可被磁场偏转的普通碱性电池。听诊器和剪刀也必须使用塑料制品。磁共振室的安全(特别是3T核磁越来越普遍)是一个重要的优先事项,因为如果铁磁性物质太靠近磁场,该物体就会变成危险的投射物。

b. 已经描述了很多用于磁共振成像的麻醉技术,最近,右美托咪定因为这个迹象——在很大程度上降低呼吸道问题的风险,已经受到了大量的关注。其缺点是诱导缓慢和诱导时间延长,在繁忙的放射科,这会对受检患者人流量产生不利影响。当其用于扫描上呼吸道阻塞和睡眠呼吸性障碍的儿童患者有特别的优势[5]。作者认为对于大多数孩子来说,磁共振成像过程中最好的麻醉维持技术是连续输注丙泊酚。因为正如大多数成像技术一样,磁共振成像的麻醉目标是制动,而不需要任何镇痛,丙泊酚是理想的选择。在大多数情况下,谨慎的滴定输注速度可以让镇静患者保持良好自主通气,并且能快速苏醒,将恶心的风险降到最低。与其他技术相比,非常快速恢复时间使患者更早出院[6]。

c. 尽管有报道称,假如不用器械维持气道,在给予2 mg/kg的负荷剂量后只需要按100 μg/(kg·min)的速度输注即可防止运动,但是根据作者的经验,大多数儿科患者需要以一个大约200 μg/(kg·min)的输液速度才能保证不动[7]。全身麻醉已被证明是优于由非麻醉医师代为管理的镇静方法[8]。对于没有静脉通路(IV)的儿童患者,我们通常用七氟醚进行吸入诱导,一旦意识丧失,立即留置静脉通路,然后在无负荷剂量的情况下改用丙泊酚。

d. 在1.5 T或较低的环境中,只要保持在50高斯线之外,大多数注射泵将会发挥精确的作用,当然这必须通过医院的生物医学仪器检查,除非安装在固定的物体上,否则会有卷入磁铁的风险。这种泵应该用电池运行而不是靠电线。遥控泵可用于核磁共振环境,但也许最好的解决方案是在门框处设置一个射频屏蔽端口,然后通过一条长长的可伸缩螺纹管设置进行控制(图39-1)。这使得既能满足控制和重复装药的需要,又不必进入核磁室而中断扫描。

e. 因为患者在扫描过程中是在磁孔内,呼吸监测特别重要。呼气末二氧化碳监测对于磁共振成像过程中全身麻醉或镇静的安全性是必不可少的,因为听诊几乎是不可能的,胸壁运动也很难准确评估。对于未插管患者来说,用鼻插管连接到旁流式二氧化碳分析仪可以很容易地确认自主呼吸。[9]

f. 如果患者能够保持气道通畅和正常通气控制,很少有必要去插管或放置喉罩(LMA)。可以通过鼻导管补充氧气,但仔细关注头部的位置是必要的。然而,心脏磁共振成像过程涉及多个序列需要屏气,因此这些患者需要插管[10]。磁共振血管造影同样需要序列屏息[11]。在扫描期间,与大多数核磁共振成像不同,麻醉医师可以留在磁共振室

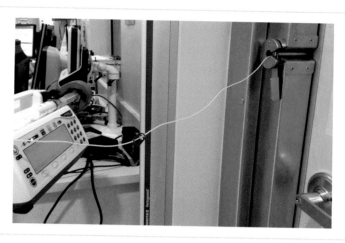

图39-1 在磁共振成像的门内,通过射频屏蔽门注入丙泊酚

外面进行远程监控,在这种心脏扫描过程中,麻醉医师必须和患者一起留在房间内。由于噪声大需佩戴护耳用具,但必须有一种有效的沟通方式始终与操作扫描仪的技术人员进行沟通。

g. 在磁共振室监控温度是困难的;扫描期间身体核心温度略有增加,在3T磁共振室更是如此,所以低体温通常不会被关注[12]。

> **临床小贴士** 如果条件允许,在扫描仪旁的诱导室进行麻醉诱导更容易,然后再进入磁共振室。诱导期间父母可以在场,而且让他们进入磁共振室,不会带来任何不便和潜在的安全问题。

2. 计算机断层扫描。因为CT扫描比磁共振成像要快得多,很多扫描在诱导后不给维持剂量也可以完成。

a. 诱导完成后,可以停止给药,进行扫描——简单扫描的采集时间比七氟醚吸入诱导或丙泊酚诱导剂量维持的时间短。如果需要较长时间的扫描,可以使用与磁共振成像相同的技术,并开始注入丙泊酚。胸部CTs过程可能需要达到或接近肺活量时屏气;在这些情况下,应该插入气管导管和置入喉罩,并给予引发窒息剂量的丙泊酚。

> **临床小贴士** 如果患者是在此剂量之前因过度通气导致二氧化碳分压低于窒息阈值,可以给予小剂量的丙泊酚。

b. 因为在CT扫描期间,患者的手臂必须在远离胸部的位置上,重要的是要密切注意手臂的位置以避免臂丛损伤。

临床小贴士　在胸部扫描时,手臂的安全位置是肘部弯曲90°,肩膀向后旋转,使肘部与头部对齐。把毛巾或长枕垫在胳膊下面,用带子把手臂固定在头部的一侧。

　　3. 核医学。核医学扫描通常至少持续1 h;因此,可使用如磁共振成像技术来描述该技术。患者在扫描前注射放射性核素,扫描相机获取图像(扫描仪不发射放射线)。因此,在整个扫描过程中,麻醉医师都可以在房间里监控和照顾患者。扫描仪门架非常狭窄,为患者定位时必须特别注意,尤其是头部和手臂。

　　4. 介入放射学。现今的介入放射学包罗万象[13]。其中有些是相对较短的,例如CT或X线引导针吸活组织检查、导管置入或组织活检,而另一些,如脑血管造影术和介入性神经放射病灶消融或栓塞,可以持续数小时。

　　a. 对于仰卧位或侧卧位下较短时间介入治疗,只要不妨碍呼吸道,可能不需要气管插管,如需要放置一个喉罩足以。长时间手术通常需要放置气管导管,这尤其适用于神经放射治疗。因为若不干扰手术操作,气道基本难以管理。

　　b. 通气过度影响脑血流量,血管造影术中需要控制气道以维持呼吸稳定。

　　c. 放射科医师可以在鞘周位置使用局部麻醉,它可以减少麻醉需求并提供术后镇痛。

　　d. 栓塞血管畸形可以通过几种不同的技术进行矫正,包括金属线圈,包含纤维蛋白注射剂各种各样的聚合物。据报道注射后者会通过三叉神经—心脏反射导致心动过缓,在整个手术期间,麻醉医师应该与放射科医师保持密切沟通[14]。

　　e. 诱导和维持技术在很大程度上取决于患者的基本情况和麻醉师的偏好。

临床小贴士　由于在手术过程中可能无法获得静脉穿刺部位,因此,所有输液连接管路都应尽可能靠近静脉留置套管,以尽量减少无效腔,确保注射药物进入循环而不受载液流速的影响。

　　f. 在许多小儿神经放射学检查病例中,动脉内监测是不需要的,但对于需要控制血压的颅内手术来说是必不可少的(无论是升高或降低),对于有显著出血风险的手术也是必要的。

　　g. 考虑到苏醒期扮演的角色,手术后快速平稳的苏醒可以迅速评估神经功能。通常患者在手术后一段时间内需要安静平卧以避免血肿形成,特别是曾经在动脉上放置过大孔径鞘者。在这种情况下,避免苏醒期躁动和术后恶心呕吐是重要考虑,用雷米芬太尼和丙泊酚实施全凭静脉麻醉(TIVA)适应证。阿片类药物与抗呕吐药物联合使用也可达到相似的效果。有些患者,术后在神经系统评估后,有时可能需要轻度镇静。

　　儿科患者的一些神经血管病变在接受介入放射诊治时需要特别提及,大的动-静脉畸形的患者(动脉血未经过毛细血管床而直接注入静脉),特别是那些有多条动脉供血的患者,可能需要多次手术才能使畸形完全闭塞,术前用药对这些患者特别有帮助。

> **临床小贴士** 如果血流非常丰富,尤其是在像肝、肾、脑这样高血流量组织,应评估其对心脏功能的影响,因为这些最严重的病变会导致高排血量的心力衰竭[15]。

盖伦静脉畸形通常表现为婴儿期的充血性心力衰竭、顽固性癫痫或脑水肿[16]。盖伦静脉畸形是在胚胎发育的第6周到第11周,由Markowski残余胚胎前脑静脉与动脉直接相连形成动-静脉循环。由于高排血量心力衰竭导致心肌功能受损出现,术前超声心动图检查和术中动脉压力监测可使这些患者受益。

B. 胃肠道(GI)内窥镜检查。 消化道的上段和下段的纤维内窥镜检查、内镜下逆行胰胆管造影(ERCP)和食管球囊扩张通常都需要进行全身麻醉。在一些机构,这些工作都由内镜医师提供镇静作用或由其监管护士进行,但最近关于共享气道风险和镇静危险意识的提高,增加了这些病例对麻醉管理的需求[17]。

1. 上消化道内镜检查[食管胃十二指肠镜检查(EGD)] 虽然有关上消化道内镜检查时是否能确保气道安全有不同意见,但作者坚信,在这些情况下应行气管内插管。在一项超过4年的回顾性研究中,随机抽取720例患者,气道并发症在年龄<6个月的患者中有14%发生,在年龄>6个月的患者中有3%发生,其中大部分发生在没有气道保护的患者[18]。主要的问题是呼吸暂停、喉痉挛、呼吸道梗阻、通气不足。这些结果在一个多中心用长达4年的时间对1万多名行EGD的患者进行回顾性研究,得到了证实[19]。最常见的并发症是低氧血症,与全身麻醉相比,这在年龄较小的儿童和那些接受静脉镇静的患者中更常见。

a. 发生这种情况的原因有以下几个。首先,存在胃食管反流的儿童,气道反应性增加。气道梗阻,特别是在年龄较小的儿童,当较大的内窥镜,在相对较小的气道中操作时更容易引起气道狭窄或梗阻。当通过内窥镜向腹腔注入气体,引起腹胀时,膈肌运动受限,可能发生通气和换气不足,对呼吸有抑制作用的药物进一步加剧这种情况。

b. 即使是呼吸功能不全较轻且不对患者安全构成直接威胁,如果患者没有插管,就没有办法及早进行干预和防止情况进一步恶化,不得不中断检查。

麻醉维持可通过吸入麻醉或静脉麻醉技术来完成,但由于EGD刺激较大,如果采用全凭静脉麻醉(TIVA),单独用异丙酚通常无法满足,应该添加一定剂量的短效阿片类药物。

> **临床小贴士** 瑞芬太尼以0.1～0.15 μg/(kg·min)的速率联合丙泊酚以100～125 μg/(kg·min)速率泵注,能提供极好的操作条件,术毕可以实现迅速苏醒和拔管。气管插管前对声门和气管给予局部麻醉药喷雾可减少麻醉药用量和气道刺激性。

2. 下消化道内镜(结肠镜)检查。 如果采用全凭静脉麻醉来完成这些检查,可以不放置气道装置,如果采用吸入麻醉可以置入喉罩。患者可根据内镜医师的偏好选择仰卧位或侧卧位。任何人都必须记住,如果内镜医师操作时难以越过横结肠的范围,他或她会经常会要求患者在术中变换不同的体位。这部分的操作可能造成相当大的刺激,需要增加麻醉深度。

> **临床小贴士**　与 EGD 相比,结肠镜检查充气不太可能导致膈肌下降受限,但这种可能性仍然存在。

3. 内窥镜逆行胰胆管造影术与食管扩张术。这些上消化道诊疗通常都在介入放射室进行,因为这些检查需要荧光成像,这两种诊疗都需要安全气道。

a. 在内窥镜逆行胰胆管造影术(ERCP)时,手术开始时患者需要保持仰卧位,但一旦发现胆总管,就需要将体位调整为俯卧位或侧卧位。由于丙泊酚被认为是引起药物性胰腺炎的可能原因,所以最好使用其他麻醉药物,如使用挥发性药物用于 ERCP。

b. 用球囊导管行食管扩张术时,当球囊扩张时会对气道口径产生影响。此外,刺激增加可能需要增加麻醉深度。

C. 纤维支气管镜检查。纤维支气管镜检查的适应证多种多样,麻醉方法也应灵活多样,以提供最佳的操作条件。诊断时需要观察患者的声门运动,检查的整个过程中保持患者的自主呼吸是必要的,且麻醉不会对呼吸功能产生不利影响。由于这个原因,许多肺科专家和耳鼻喉科专家更喜欢在内窥镜检查的这个阶段,孩子是清醒的或是只是镇静状态下进行。如果需要镇静,右美托咪定(以 2 μg/kg,静脉注射超过 10 min 或滴鼻给药)可能是特别有用的,因为它让患者在睡眠状态下保持自然通气[20,21]。一旦获得信息高于设置的水平,孩子可能会被麻醉。如果只想得到解剖信息,如支气管肺泡灌洗(BAL),或活检,无须保持自主呼吸。然而,如果需要对获得气道动态图像(气管或支气管软化、气管受压等评估),就必须保持患者的自主呼吸。经喉罩进行支气管镜检查比经气管导管更有利于,尤其是较小的孩子[22]。由于支气管镜占据了太多的气管内管的口径,支气管镜在通过喉罩时对呼吸气流阻力小得多,但仍保持着相对稳定的气道。麻醉维持用吸入麻醉药(通常是七氟醚)与小剂量芬太尼。

> **临床小贴士**　我们应该预料到这些患者,尤其是支气管肺泡灌洗(BAL)患者,可能会降低肺功能和增加气道应激性。

D. 放射治疗。因为放射治疗要求患者绝对不动,且父母不能在治疗期间陪伴孩子,接受放射治疗的幼儿几乎都需要全身麻醉。某些脑肿瘤和其他一些实体肿瘤,如神经母细胞瘤和肉瘤的治疗策略的发展已经扩展到包括连续数天的 36 次分割放射治疗。传统的放射治疗、成形光束、伽马刀、高能质子束疗法(回旋加速器)都被用于儿童,并具有相似的麻醉和监测要求[23,24]。

1. 放射治疗环境需要特别考虑,且许多设施设备并没有被设计成小儿麻醉需要的。基本机械电气设备要求包括氧气管道,墙面吸引器和足够的电源插座。

2. 清除废气往往是不可能的。一旦开始麻醉诱导和放置好体位,所有的人员都必须撤出放射治疗室。因此,远程监测显示和闭路视频监控是至关重要的。恢复设施可能没有计划好,但与氧气、负压吸引和监测能力等治疗相邻区域必须是可用的。儿科急救设备,包括除颤器、治疗车和气道设备必须紧邻治疗室,一旦需要能立即使用。

　　3. 放射治疗中心工作人员必须熟悉麻醉患者的护理。更为重要的是,有经过培训的人员在麻醉诱导、维持、复苏期间可协助麻醉医师。在我们的中心,有一名儿童医院PACU护士陪同麻醉医师在患者的治疗和复苏的所有阶段负责照料患者。我们宁愿在放射中心进行恢复也不愿长距离的转运患者,为此,我们专门留置一个房间。这样患者可以直接出院回家。

　　4. 患者在放射治疗室(在麻醉诱导和定位期间)和远程控制室(治疗期间)都需要监测。美国麻醉医师协会(ASA)监测标准包括(心电图、脉搏血氧饱和度、呼气末气体分析、自动血压监测和有效的体温监测)。在大多数放射治疗设施中,多数监视器都有一个视频图形阵列(VGA),可以穿过墙上的铅屏蔽端口连接到控制室的从属监视器(任何计算机),监视器将通过电缆输出信息。使用摄像机进行可视远程监控是标准,但不能代替生理监测。呼气末二氧化碳可通过连接鼻导管进行监测。

　　5. 麻醉管理。这些孩子需要留置一个希克曼或布鲁维克导管作为静脉通路,因为他们在1个治疗周期内,每日都接受麻醉且可能会超过6周。麻醉诱导和维持都可输注丙泊酚。用这种技术不会出现药物耐受[25]。即使在患者处于俯卧位时,它也能提供通畅的通路。

　　a. 第1天,患者将在获得CT数据时接受一个治疗计划确定好患者治疗期间的体位。使患者保持在预期的位置以制作一个模具。根据治疗的类型,这可能是身体的支架、头部面具或两者的组合体(图39-2和图39-3)。对于麻醉医师来说,这个过程中的每一步都是关键,因为头部的位置,也就是气道的位置,将会在这一点设置,整个治疗过程中,如果没有光束参数的改变,就不能改变位置。在治疗的最佳头部位置和气道维持的最佳位置之间有一些冲突是常见的,这些必须协调,以避免日常气道问题。

　　临床小贴士　在佩戴成型面罩期间,频繁的肺部听诊、仔细观察是否存在反常呼吸和气管受拖曳以确保气道安全是非常重要的。要特别注意颌下软组织的压力,它会阻塞上呼吸道。

　　b. 大多数患者会接受丙泊酚的全身麻醉。该麻醉方法的优点包括缺乏耐受性,易于快速诱导,谵妄发生率低,苏醒快速,早期出院和有镇吐效果[26,27]。由于治疗过程中刺激小,输注剂量及速率类似于MRI检查。

　　临床小贴士　在治疗过程中放置面罩时,应注意压迫点,尤其是下颌、前额和被罩进面罩内的耳朵部分的压力。呼气末二氧化碳可以在放置面罩后,用鼻导管的方法来测量以避免压迫脸部。

第四部分

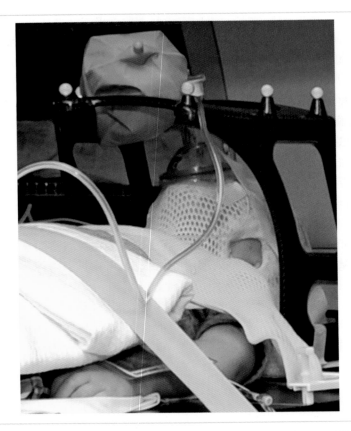

图39-2 患者在全身麻醉下安置面罩头部固定器,保持仰卧位进行放疗。几乎所有的孩子都能在仰卧时得到治疗。注意下颌角周围的开窗——这些使下颌被抬起和面罩放在最佳位置。通过面罩方式供氧,测量呼气末二氧化碳的导管是粘贴在面罩外面的位置以避免压迫面部和鼻孔

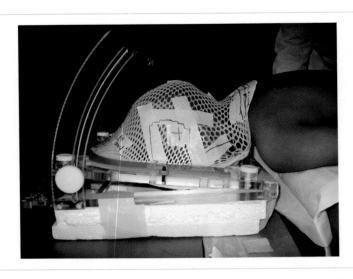

图39-3 俯卧位放射治疗,有一个改造后的面罩适合脸部。这种面罩成型后可优化气道通畅,但佩戴时必须非常小心,以免压迫眼睛和鼻子

c. 从麻醉中恢复通常很快(<15 min),大多数患者很快就可以准备出院了。每次使用任何麻醉药物后,必须达到恢复和出院的标准,且必须要有一个管理无意识小儿气道经验的 PACU 护士出席。

E. 肿瘤学。身患恶性肿瘤的儿童,尤其是白血病和淋巴瘤,通常化疗需要每月一次腰椎穿刺(中枢神经系统)防治还需要频繁的经历骨髓穿刺。许多机构都为这类儿童患者建立了麻醉方案,这些患者只需通过已安置好的希克曼或 Mediport 导管,注射短效麻醉药丙泊酚或丙泊酚联合瑞芬太尼便可。这些措施对改善化疗患者的生活和减轻家庭压力的作用不可低估[28]。操作过程中的刺激强度常常被低估,且为了患者的舒适和遗忘作用及其操作者获得在最佳条件下手术的能力执行,患者无意识(而不是"镇静")是必要的[29]。尽管要这些过程中,丙泊酚是最基础的麻醉药物,但是联合应用短效镇痛药如瑞芬太尼,已经被证明是有益的,这样可以减少用药量、恢复迅速且不良反应小[30,32]。基于持续输注和负荷量后持续输注的两种麻醉技术已被描述,并观察到具有快速恢复和不良反应小的优势[32]。

(叶 娟)

参考文献

[1] Malviya S, Voepel-Lewis T, Prochaska G, et al. Prolonged recovery and delayed side effects of sedation for diagnostic imaging studies in children. *Pediatrics*. 2000; 105: E42.

[2] Kain ZN, Wang SM, Mayes LC, et al. Distress during the induction of anesthesia and postoperative behavioral outcomes. *Anesth Analg*. 1999; 88: 1042–1047.

[3] Chorney JM, Kain ZN. Family-centered pediatric perioperative care. *Anesthesiology*. 2010; 112: 751–755.

[4] Kain ZN, Caldwell-Andrews AA, Mayes LC, et al. Family-centered preparation for surgery improves perioperative outcomes in children: a randomized controlled trial. *Anesthesiology*. 2007; 106: 65–74.

[5] Mahmoud M, Gunter J, Donnelly LF, et al. A comparison of dexmedetomidine with propofol for magnetic resonance imaging sleep studies in children. *Anesth Analg*. 2009; 109: 745–753.

[6] Kain ZN, Gaal DJ, Kain TS, et al. A first-pass cost analysis of propofol versus barbiturates for children undergoing magnetic resonance imaging. *Anesth Analg*. 1994; 79: 1102–1106.

[7] Frankville DD, Spear RM, Dyck JB. The dose of propofol required to prevent children from moving during magnetic resonance imaging. *Anesthesiology*. 1993; 79: 953–958.

[8] Malviya S, Voepel-Lewis T, Eldevik OP, et al. Sedation and general anaesthesia in children undergoing MRI and CT: adverse events and outcomes. *Br J Anaesth*. 2000; 84: 743–748.

[9] Jorgensen NH, Messick JM Jr, Gray J, et al. ASA monitoring standards and magnetic resonance imaging. *Anesth Analg*. 1994; 79: 1141–1147.

[10] Odegard KC, DiNardo JA, Tsai-Goodman B, et al. Anaesthesia considerations for cardiac MRI in infants and small children. *Paediatr Anaesth*. 2004; 14: 471–476.

[11] Saleh RS, Patel S, Lee MH, et al. Contrast-enhanced MR angiography of the chest and abdomen with use of controlled apnea in children. *Radiology*. 2007; 243: 837–846.

[12] Machata AM, Willschke H, Kabon B, et al. Effect of brain magnetic resonance imaging on body core temperature in sedated infants and children. *Br J Anaesth*. 2009; 102: 385–389.

[13] Landrigan-Ossar M, McClain CD. Anesthesia for interventional radiology. *Paediatr Anaesth*. 2014; 24: 698–702.

[14] Ong CK, Ong MT, Le K, et al. The trigeminocardiac reflex in Onyx embolisation of intracranial dural arteriovenous fistula. *J Clin Neurosci*. 2010; 17: 1267–1270.

[15] Christison-Lagay ER, Burrows PE, Alomari A, et al. Hepatic hemangiomas: subtype classification and

development of a clinical practice algorithm and registry. *J Pediatr Surg*. 2007; 42: 62–68.

[16] Frawley GP, Dargaville PA, Mitchell PJ, et al. Clinical course and medical management of neonates with severe cardiac failure related to vein of Galen malformation. *Arch Dis Child*. 2002; 87: F144–F149.

[17] Thompson AM, Wright DJ, Murray W, et al. Analysis of 153 deaths after upper gastrointestinal endoscopy: room for improve-ment? *Surg Endosc*. 2004; 18: 22–25.

[18] Koh JL, Black DD, Leatherman IK, et al. Experience with an anesthesiologist interventional model for endoscopy in a pediatric hospital. *J Pediatr Gastroenterol Nutr*. 2001; 33: 314–318.

[19] Thakkar K, El-Serag HB, Mattek N, et al. Complications of pediatric EGD: a 4-year experience in PEDS-CORI. *Gastrointest Endosc*. 2007; 65: 213–221.

[20] Chatterjee D, Friedman N, Shott S, Mahmoud M. Anesthetic dilemmas for dynamic evaluation of the pediatric upper airway. *Semin Cardiothorac Vasc Anesth*. 2014; 18: 371–378.

[21] Ulualp SO, Szmuk P. Drug-induced sleep endoscopy for upper airway evaluation in children with obstructive sleep apnea. *Laryngoscope*. 2013; 123: 292–297.

[22] Nussbaum E, Zagnoev M. Pediatric fiberoptic bronchoscopy with a laryngeal mask airway. *Chest*. 2001; 120: 614–616.

[23] Buchsbaum JC, McMullen KP, Douglas JG, et al. Repetitive pediatric anesthesia in a non-hospital setting. *Int J Radiat Oncol Biol Phys*. 2013; 85: 1296–1300.

[24] McFadyen JG, Pelly N, Orr RJ. Sedation and anesthesia for the pediatric patient undergoing radiation therapy. *Curr Opin Anaesthesiol*. 2011; 24: 433–438.

[25] Keidan I, Perel A, Shabtai EL, et al. Children undergoing repeated exposures for radiation therapy do not develop tolerance to propofol: clinical and bispectral index data. *Anesthesiology*. 2004; 100: 251–254.

[26] Scheiber G, Ribeiro FC, Karpienski H, et al. Deep sedation with propofol in preschool children undergoing radiation therapy. *Paediatr Anaesth*. 1996; 6: 209–213.

[27] Seiler G, De Vol E, Khafaga Y, et al. Evaluation of the safety and efficacy of repeated sedations for the radiotherapy of young children with cancer: a prospective study of 1033 consecutive sedations. *Int J Radiat Oncol Biol Phys*. 2001; 49: 771–783.

[28] Zernikow B, Meyerhoff U, Michel E, et al. Pain in pediatric oncology—children's and parents' perspectives. *Eur J Pain*. 2005; 9: 395–406.

[29] Reeves ST, Havidich JE, Tobin DP. Conscious sedation of children with propofol is anything but conscious. *Pediatrics*. 2004; 114: e74–e76.

[30] Keidan I, Berkenstadt H, Sidi A, et al. Propofol/remifentanil versus propofol alone for bone marrow aspiration in paediatric haemato-oncological patients. *Paediatr Anaesth* 2001; 11: 297–301.

[31] Glaisyer HR, Sury MRJ. Recovery after anesthesia for short pediatric oncology procedures: propofol and remifentanil com-pared with propofol, nitrous oxide, and sevoflurane. *Anesth Analg*. 2005; 100: 959–963.

[32] Hayes JA, Lopez AV, Pehora CM, et al. Coadministration of propofol and remifentanil for lumbar puncture in children: doseresponse and an evaluation of two dose combinations. *Anesthesiology*. 2008; 109(4): 613–618.

第四十章 创伤的管理

罗伯特·S.霍尔兹曼

要 点

1. 在儿科创伤中,年龄和性别是影响损伤模式最重要的因素。
2. 因为儿童的颅骨更薄,且他们头颅和躯干的比例更大,儿童颅穹窿内组织更容易受到损伤,这种损伤更有可能是全脑的损伤(以弥漫性脑肿胀为特征)而不是点状损伤。
3. 没有放射学异常的脊髓损伤(SCIWORA)综合征是患者一个独特的问题。
4. 因为小儿胸腔柔软性及纵隔的易移动性,在没有外部创伤表现的损伤中可能发生重要的胸内损伤。
5. 创伤性窒息是胸部钝挫、挤压伤的结果,伴有突然的气道阻塞和上腔静脉的逆行高压。在小儿创伤中,由于胸壁的顺应性增加,创伤性窒息是一个独特的损伤。
6. 在机动车事故中,空腔脏器损伤是受限制儿童中最常见的腹腔脏器损伤。
7. 当前对脾、肾和肝损伤的治疗办法是保守治疗,除非患者出现血流动力学受累。
8. 小儿创伤中有30%～50%的患者发生多发性脏器损伤及至少一处骨折。
9. 虐待儿童包括身体虐待、性虐待、精神虐待及忽视虐待。
10. 对于可能的血容量减少,最初生命体征正常不应该被忽视;儿童低血容量休克往往被低估,直到血容量丢失超过30%才会出现如低血压、尿量减少等明显的休克体征。
11. 含气组织对冲击波伤特别敏感,然而鼓膜破裂是最常见的创伤,肺损伤是最致命的创伤。

在美国,创伤是小儿死亡和疾病最主要的原因。尽管小儿和成人的创伤治疗是一致的,但考虑到小儿发育问题使其创伤具有特殊性。在这一背景下,需要灵活、务实、紧迫感。

I. 小儿创伤的流行病学[1]

A. 在儿科创伤中,年龄和性别是影响创伤模式的最重要因素。

1. 在婴幼儿时期,跌倒是严重创伤的一个常见因素(0～9岁组患者的25%),而与自行车相关的事故,不管是否同时有机动车事故发生,都是年龄较大的儿童和青少年受伤的主要原因。

2. 对于0～2岁的小儿,从家具、床、父母的怀抱中跌落是最常见的;而对于3～9岁的小儿,从游乐场设备上跌落是最常见的。

3. 大多数儿科创伤由钝挫伤造成，其中10%～25%的小儿创伤伴随着贯通伤（在所有小儿中占7.5%，在13～18岁占12.7%，13岁以后发生率急剧上升）。

4. 特蕾西等人对354 196例小儿创伤进行了分析，年龄10～18岁的机动车碰撞事故和年龄在0～9岁的跌倒是患者损伤最主要的机制。

5. 火灾是1岁小儿损伤第二位原因，但不是其他年龄段的主要原因。与7.5%拥有私人保险的青少年相比，穿透性损伤是造成21%有或没有公共保险青少年的伤害机制。创伤严重程度评分在未满1岁及14～18岁是最高的。

B. 因为钝挫伤是常见的，在确定治疗前或是识别潜在疾病问题常常需要给镇静或麻醉的小儿诊断性检查。由于这个原因，麻醉医师经常在诊断未明确的情况下实施麻醉，完全不同于常规麻醉操作。

C. 尤其是在ICU和手术室，当隐匿伤可能变得不稳定且急需快速干预时，麻醉医师的关键技能在这种情况下被作为扩展的监视器得到了放大。

1. 在不确定疾病的情况下，几个改进的评分系统，从最初的创伤严重程度评分（ISS）[6]到最新的创伤死亡率预测模型（TMPM-ICD-9）[7]，预测结果常常是有益的。

2. 中枢神经系统损伤是最常受伤的身体系统[1,8,9]，但超过86%的患者格拉斯昏迷评分（GCS）超过12分。

D. 年龄在2岁或以下的患者，身体创伤是导致严重损伤最常见的原因。

摇晃婴儿综合征几乎没有外部创伤的迹象，但当伴有视网膜出血、硬膜下或蛛网膜下腔出血应高度怀疑。

临床小贴士 年龄在2岁或以下的患者，身体创伤是导致严重损伤最常见的原因。

E. 在年龄在3岁和以上的患者，跌倒和机动车、自行车和行人的事故是创伤性脑损伤主要原因。

1. 格拉斯哥昏迷评分（GCS）是对创伤患者意识水平进行快速评价的通用工具，当评分在3～8分时，是一个重要的死亡率预测因子[7]。

2. 一种改良的语言和运动版本以帮助对婴幼儿的意识水平进行评估（表40-1）。

表40-1　婴幼儿的格拉斯昏迷量表

最佳活动反应	评　分
服从指令运动	6
疼痛刺激定位反应	5
疼痛刺激回缩	4
疼痛刺激异常屈曲	3
疼痛刺激异常伸展	2
软瘫	1

（续表）

反应（儿童修改版）	评　分
适当的语言和表情交流,视力集中、眼球运动	5
哭闹但是可以安慰	4
持续地烦躁	3
坐立不安、焦虑（呻吟）	2
无反应	1

睁　眼　反　应	评　分
自动睁眼	4
声音刺激睁眼	3
疼痛刺激睁眼	2
无反应	1

Ⅱ.特定器官系统发育因素

A. 中枢神经系统损伤

1. 因为儿童的颅骨更薄,且他们头颅和躯干的比例更大,儿童颅穹窿内组织更容易受到损伤,这种损伤更有可能是全脑的损伤（以弥漫性脑肿胀为特征）而不是点状损伤。

2. 另外,小儿比成人更容易出现颅内压增高,表现为严重的弥漫性脑水肿。

　　a. 复苏的目的是通过最大限度地增加脑血液灌注、氧供以及最大限度地降低颅内高压（ICP）,避免二次损伤（见第十二章）。

　　b. 若婴幼儿和儿童的GCS评分在8分或以下,应该积极治疗缺氧和低血压,并建议监测ICP。

　　c. 大约2%的小儿头部创伤会发生硬膜外血肿入院。

　　d. 在多发伤的儿童中,80%的小儿会合并脑损伤,相应的成人有50%合并脑损伤。

3. 目前对小儿脑外伤后弥漫性轴索损伤和血管源性脑水肿治疗策略包括ICP低于20 mmHg、脑灌注压（CPP）高于40 mmHg、血容量正常、血压正常、通气正常、电解质正常,必要时予以麻醉或镇静。

　　经过多年实践,目前具体的推荐治疗方法见表40-2。

表40-2　对创伤性脑损伤的建议

监测颅内压	可能有严重TBI和GCS<8分
	脑出血的选择（较少局限性的组织损伤）和脑室出血
	颈内静脉氧饱和度（Svjo$_2$）通过将导管从颈内静脉逆行放置到颈静脉球测量
	近红外线谱（NIRS）
手术头位	尽可能处于正中位置
	近红外光谱（NIRS）

（续表）

手术头位	头部尽可能摆放在中间和中线位置 调整床头高度（15～300）
补液原则	等容量 控制葡萄糖的应用，避免由于大脑酸中毒引起高血糖症 避免游离水过多（使用生理盐水） 使用白蛋白是有争议的：结果可能更糟 高渗性液体升高颅内压 1. 术中等容量补液是最佳的 2. 维持补液应使用生理盐水 3. 避免输注含葡萄糖液，除非血糖<3.9 mmol/L
高渗性疗法	4. 甘露醇是该疗法的标准用药 5. 高渗盐水虽然有效，但没有显示出改善神经系统的结果 6. 对甘露醇治疗耐受的患者应考虑使用高渗盐水
降低体温	7. 没有 I 类证据证明降低体温改善预后 8. 低体温有潜在的不良反应，包括低血压、心动过缓、心律不齐、败血症、凝血功能障碍等
糖皮质激素	9. 类固醇对 TBI 患者没有益处 10. CRASH 试验表明应用甲泼尼龙会增加 TBI 成人患者的病死率
血液及血液制品	11. 没有明确的最佳输血终点 12. 临床的治疗必须与实验室检查结合起来促进治疗

B. 脊髓损伤

1. 由于小儿脊髓具有更大的轴向弹性，小儿脊髓损伤相对较少见，但在排除颈椎损伤前必须考虑在内。

2. 最常见的颈椎骨折包括第一颈椎、第二颈椎。

3. 即使机动车有儿童约束装置，急刹车会导致颈椎的过度屈曲和齿突分离或颈椎骨折。在小儿脊髓损伤中男女的比例是4∶1。

4. 其他常见的儿童脊柱骨折通常是由于不恰当使用安全带造成的腰椎压缩性骨折或屈曲牵张性骨折。

5. 脊髓损伤无放射异常综合征（SCIWORA）是儿童特有的问题。

6. 据报道，SCIWORA 中10%～20% 的儿童有脊髓损伤。

a. 未完全钙化的椎体可短暂地变形并允许脊髓和神经根伸展，且没有残留下损伤的解剖学证据。

b. 当患者到达急诊科前，如果同一损伤部位发生二次损伤，则可能导致已经改变、甚至已解决的神经系统缺损发生永久性残疾。

c. 即使只有短暂的神经功能缺失的证据，全面的神经功能评估是必要的。

临床小贴士　脊髓损伤无放射异常综合征（SCIWORA）是儿童特有的问题，据报道，SCIWORA 中10%～20% 的儿童有脊髓损伤。

C. 颈椎损伤

1. 儿童颈椎损伤骨折较罕见,但有一些特殊的发育特征是重要的考虑因素。

a. 相比于颈部和身体其他部位,头部较大,增加了颈椎的屈曲、伸展和剪切力。

b. 较小的棘突旁肌肉组织对抗如此大外力来保护轴向排列的颈椎。

c. 椎间关节面浅而水平。

d. 椎间关节韧带弹性大。

e. 椎体不完全骨化。

f. 椎间盘具有较高含水率和较好的弹性,因此增加了纵向骨组织的负载效应。

2. 幼儿有一些特点。

a. 在急剧减速或过度屈曲−伸展时,不成熟的骨生长中心,特别是在齿突和第二颈椎间的软骨结合处更易受到剪切力影响。

b. SCIWORA 有很大的风险。

3. 年龄较大儿童最常见的损伤,通常是下段颈椎的椎体和椎弓骨折。

4. 早期控制气道是至关重要的。

5. 主气管的损伤、喘鸣、大动脉的出血或血肿扩大,需要在控制气道和手术治疗条件下行紧急气道检查。

6. 在辅助检查中,血管造影、内镜和支气管镜等检查比放射学评估病情更有帮助,这往往涉及患者的麻醉管理。

D. 眼外伤[13]

1. 对眼睛及周围组织结构的伤害可以由钝器(球、拳头)或锐器伤以及化学伤(腐蚀性材料如清洁材料或水池物)引起。一半的儿童眼外伤发生在体育赛事期间。

2. 因为视觉神经系统持续发育到9岁,小儿眼外伤有较高的发病率;针对儿科眼外伤的预后评分系统已经报道了[14]。

3. 如果怀疑眼球破裂,需要紧急的眼科会诊进行手术探查及修复。

4. 眼眶底骨折会造成眼外肌功能障碍的复视。

E. 胸外伤

1. 胸部损伤是儿童外伤死亡的第二原因。

临床小贴士 胸部损伤是儿童外伤死亡的第二在原因,钝器伤,特别是MVAs是大多数胸部损伤的主要原因。

---

a. 在因外伤入院的儿童患者中,胸外伤占5%～12%[15]。

b. 钝器伤,特别是MVAs(机动车事故)是大多数胸部损伤的主要原因[4,16]。

c. 因为小儿胸壁由更大的软骨和未完全骨化的肋骨构成,所以在成人中常见的孤立胸外伤在儿童中罕见(表40−3)。

d. 然而,因为小儿胸腔的柔软性及纵隔的移动性,在缺乏创伤的外在迹象时,可能会发生严重的胸腔内损伤。

表40-3　小儿胸外伤的常见病因

更好的胸廓活动性	更大的前后轻压缩导致肺挫伤
	较少的肋骨骨折
	伴有肋骨骨化的连枷胸更常见
附着韧带伸展性的增加	没有放射学异常损伤
未完全发育的胸壁肌肉组织	没有放射学异常损伤
小气管横截面直径	胸部外伤的早期伴有呼吸窘迫
大气管的压缩性	胸部外伤的早期伴有呼吸窘迫
耗氧增加：CO_2 生成增加	低氧血症和呼吸窘迫的表现
功能余气量的减少	低氧血症和呼吸窘迫的表现
对低血容量代偿能力增强	通常成人失血15%～20%会出现低血压；小儿失血40%可以代偿
纵隔移动性的增加	胸廓内纵隔移动性增加伴有前负荷和血压的下降

临床小贴士　在缺乏创伤的外在迹象时，可能会发生严重的胸腔内损伤。

2. 肺挫伤和气胸往往不伴有肋骨骨折。

a. 3岁以下的小儿中，一半以上的肋骨骨折可能是由虐待儿童造成。

b. 胸部螺旋CT平扫可以识别这些创伤，并可能在胸部X线片结果正常的儿童中发现15%的未受怀疑的损伤。不幸的是，体格检查是不可靠的。

3. 青少年极限运动损伤是由于高能撞击、缺乏恰当的安全保护措施和远离医疗看护引出的新兴起的令人担忧的胸部外伤。在一项研究中，滑雪板玩家外伤者中6.1%出现胸外伤，而滑雪运动员中只有2.7%的出现胸外伤[17]。

4. 胸管引流后，若回输量达到患者血容量的20%或持续引流量达到2 mL/(kg·h)，应该立即剖胸探查，通常可找到肋间动脉出血。

5. 近90%的小儿胸部钝性伤可以保守治疗或放置胸腔闭式引流。

a. 严重的肺挫伤需要机械通气。

b. 硬膜外置管可以提供有效的胸壁镇痛，同时避免过度镇静。

6. 控制疼痛和有效的吸痰是肋骨骨折的主要治疗措施。

7. 创伤性心脏挫伤可能导致心律失常、心脏运动功能减退和血清心肌酶异常

8. 儿童胸部挫伤中，1%的会发生创伤性膈疝，以左侧膈疝最常见。

a. 内脏疝入胸腔引起的呼吸窘迫是很常见的。

b. 早期诊断后可以经腹腔进行修复。

9. 钝挫伤导致的食管穿孔在儿童中罕见，如早期诊断食管穿孔，应行一期修复。

10. 创伤性窒息是胸部钝挫、挤压伤的结果，伴有突然的气道阻塞和上腔静脉的逆行高压。

a. 创伤性窒息是小儿创伤中独特的损伤，其原因为胸壁顺应性增加。创伤性窒息类似于急性上腔静脉综合征，患者会出现与血管充血肿胀有关的颈部和面部点状皮下出血或青紫及结膜下出血。

b. 中枢神经系统损伤、肺挫伤和腹内损伤是常见的创伤。

F. 腹外伤

1. 儿童小而柔软的胸腔和未发育的腹部肌肉对主要器官保护作用很小，因此非常小的外力都会导致儿童腹部重要脏器的严重损伤。

2. 实质脏器（脾肝肾）是最容易受损的脏器，然而相比成人10%的死亡率，这些伤害的死亡率是3%。

3. 腹壁挫伤

a. 机动车撞击后的腹壁挫伤是一个重要的线索。

b. 明确的腹部损伤灵敏度、特异度、阳性预测值和阴性预测值分别是73.5%、98.8%、11.5%和99.9%。

c. 若CT扫描发现腹腔内有液体而没有实质脏器的损伤，应高度怀疑空腔脏器的损伤。

d. 在腹部出现挫伤及不明原因的腹腔内积液时，应进一步行腹部的系列检查。

> **临床小贴士**　机动车撞击后的腹壁挫伤是一个重要的线索。

4. 胃损伤

a. 儿童的大多数腹部损伤是由于腹部钝挫伤，儿童中胃的钝挫伤比成人更容易发生。

b. 损伤通常是胃大弯曲破裂或穿孔。

c. 饱餐后被车辆撞击或被自行车把撞到的儿童具有更大的风险。

d. 当小儿出现腹膜炎征象和（或）胃管引流出血，应高度考虑胃损伤。

e. 腹部X线片可显示气腹征。

5. 十二指肠穿透伤

a. 与成人相比，儿童十二指肠损伤相对少见。

b. 大多数小儿的十二指肠损伤，如十二指肠壁的血肿，都是由于腹部钝挫伤和儿童经常受虐待有关。

c. 其他原因包括自行车或手推车导致的坠落或事故。

6. 小肠损伤

a. 在MVA中，**空腔脏器损伤是受约束儿童最常见的腹腔器官损伤**。

（1）快速减速可能会导致安全带向脊柱挤压肠道，肠道内压力增高导致肠破裂或撕裂。

（2）随后十二指肠血肿可能会导致梗阻。

（3）小肠损伤后数周内，可能会出现梗阻，一旦发生可出现持续性的恶心和胆汁性呕吐。

（4）也可能发生肠系膜血肿或撕裂。

> **临床小贴士**　在MVA中，**空腔脏器损伤是受约束儿童最常见的腹腔器官损伤**。

b. 儿童腹部挫伤中肠道损伤的发生率估计为1%～15%；结肠损伤是极少见的。

c. 与成人一样，儿童小肠损伤发生在固定区域：十二指肠悬韧带或回盲瓣。

d. 儿童因安全带造成的腹部创伤多达50%有腹膜后损伤。

e. 小肠穿孔的儿童中，只有不到50%在最初检查时有腹膜炎体征，腹部压痛是一致的发现。

f. 气腹或者肠液外溢需要立即剖腹探查。未能明确诊断时密切观察和连续检查是必需的。

g. 一般情况下，穿孔超过肠道周长的50%需要外科手术切除，而<50%可以手术修补。

7. **实质脏器损伤的治疗**

a. 非手术治疗失败的总发生率为5%（表40-4）。

表40-4　钝性实质器官损伤非手术治疗失败的原因
休克 腹膜炎 持续出血 胰腺损伤 空腔脏器损伤 膈破裂 自行车相关机械性损伤 单纯胰腺损伤 单纯5级损伤 多发性实质器官损伤

b. 胰腺损伤不像其他实体器官损伤，需要积极手术治疗[21]。

c. 脾损伤

（1）脾损伤在小儿外伤中比较常见。

（2）由于脾切除术后导致严重败血症的风险极大，目前公认的脾损伤的治疗是保守治疗，除非患者血流动力学不稳定[3,22,23]。

（3）CT扫描、超声或同位素成像是用来定义损伤部位和程度的。

（4）应将患者被送至儿科ICU观察治疗，且经验丰富的手术团队做好随时手术的准备。

d. 肝损伤

（1）大多数患者对非手术治疗有效，成功率约为85%～90%。受伤后的3 d到6周，可能有1%～3%发生迟发性出血。

（2）血流动力学不稳定时应及时手术治疗；然而，血管造影介入栓塞也是可能的选项。

（3）联合肝脾损伤的风险更高，需要更高的警惕性。

（4）儿童的腹部钝性伤中，有2.9%的可能存在肝脾损伤。

（5）单纯性脾损伤的死亡率为0.7%，其次是单纯性肝损伤为2.5%，肝脾联合损伤死亡率最高，为8.6%[3]。大多数死亡（89%）发生在受伤后的最初48 h。

e. 胰腺损伤[21]

（1）大部分胰腺损伤由钝性伤导致，在儿童患者中通常是由自行车把手所致。

（2）CT扫描是有用的,但手术探查可更充分评估胰腺损伤。

（3）内镜下逆行胆胰管造影（ERP）有助于评估胰管损伤。

（4）淀粉酶水平升高提示胰腺损伤;在主胰管损伤的情况下,血清淀粉酶水平通常会显著升高。

（5）严重的胰管损伤或胰腺横断伤,应行远端胰腺切除术。

f. 肾损伤

（1）儿童的肾更易受到钝性损伤影响,因为小儿的肾周脂肪相对缺乏和未完全骨化的肋骨保护作用减弱[24]。

（2）腹部钝性伤涉及10%～20%的病例,挫伤是最常见的肾损伤。

（3）由于先前肾异常,纵向扭转导致肾盂输尿管连接部撕裂是常见的第二位肾损伤,肾实质损伤与背部或腰部直接打击有关。

（4）非手术治疗同样适用于肾损伤的治疗[24]。

（5）保守治疗是分级较低的肾损伤标准治疗,而分级较高的肾损伤,更具争议性。

（6）肾探查的绝对适应证是扩张性或搏动性肾出血,相对适应证包括尿漏、组织不能存活、动脉损伤和准确分级需要。

（7）血尿的存在与否与肾损伤的严重程度无关。

临床小贴士 血尿的存在与否与肾损伤的严重程度无关。

g. 儿童腹部钝性伤的评估和治疗

（1）严重钝性伤儿童的死亡率高于穿透伤,因为并发中枢神经系统、胸部和骨骼损伤。

（2）非手术治疗有90%的成功率并已成为治疗的标准

（3）儿童在无腹腔积血情况下更可能发生实体器官损伤;因此,CT扫描更可取。

（4）诊断性腹腔灌洗（DPL）用于共存伤害的儿童（如头或骨骼损伤）,需要立即手术治疗且没有时间进行CT扫描。

（5）针对腹部创伤的超声检查（FAST）是一个评价小儿创伤患者的新方法,特别是那些不稳定患者。

（a）检查的顺序是右上象限、左上象限、剑突区域和盆腔,以探测心包和（或）腹腔内有无积液。

（b）不稳定的腹部钝性伤和FAST确定腹腔内有液体的儿童,可能需要手术干预代替腹部的CT扫描。

（c）在稳定的患者,FAST发现腹腔内有液体是需要行腹部CT的指征。

（6）在血流动力学稳定的患者,腹腔镜检查作为诊断和潜在治疗手段,推荐用于腹部钝性伤和穿透伤的评估[25]。

临床小贴士 非手术治疗已成为儿童腹部钝性伤的标准疗法,成功率达90%。

G. 直肠损伤

1. 除了偶尔骑跨损伤,虐待儿童或性行为可导致儿童孤立的直肠损伤。

2. 直肠或肛门表面损伤通常以保守治疗方式解决,但是全层损伤或内部括约肌的损伤可能需要手术修复。

临床小贴士 虐待儿童或性行为导致儿童单独的直肠损伤。

H. 血管损伤

1. 手持或携带玻璃容器的儿童,奔跑中可能打破窗口而割破血管。然而,大多数小儿血管损伤都与骨科损伤有关,如髁上或长骨骨折。

2. 一旦搏动性出血、血肿扩大、无脉搏、四肢冰冷和散播/震颤出现,需要紧急手术探查。

3. 延误诊断血管损伤可能导致长时间的缺血、筋膜室综合征和Volkmann挛缩,发生永久性残疾。

I. 穿透伤

1. 穿透性损伤的致命性是钝挫伤的3倍。

2. 刺伤比较罕见,建议保持穿刺物在适当的位置,直到患者进入手术室取出穿刺物前以避免可能的出血[26]。

3. 枪伤是穿透伤最致命的原因,年龄<4岁的儿童中,45%的枪伤是致命伤;学龄儿童(4~9岁)中,15%的枪伤是致命伤;10~14岁的儿童中,20%的枪伤是致命伤%。

J. 矫形外科损伤

1. 大约30%~45%的创伤儿童有多个损伤,且至少伴随一个骨折[27]。

2. 仔细评估每个肢体都是必不可少的,以排除残疾可能和相关的骨折。

3. 有效的四肢骨折夹板固定将减少脂肪栓塞的发生。

K. 气囊损伤

1. 正确使用安全带和座椅可以使安全气囊拯救生命,但这些安全装置的不当使用造成儿童死亡。

2. 美国儿科学会介绍的原因是,坐在后座上12岁及以下儿童,大多数受伤害是由于太靠近气囊和未使用或不正确使用安全带。

3. 气囊打开速度可以达到每小时240多千米,所以有内脏器官损伤的报告也就不足为奇。

4. 在儿童面部朝前时,损伤包括面部、颈部、胸部、手臂内侧和大腿上部的擦伤和擦灼伤。

5. 当儿童靠近气囊时,可能出现严重的头部和颈部损伤,如基底部的颅骨骨折和(或)SCIWORA。

L. 虐待儿童

1. 虐待儿童包括身体虐待、性虐待、情感虐待和儿童照管不良。

a. 虐待儿童涉及各个年龄段的儿童,并跨越所有社会经济界限。

b. 大多数受虐待的儿童未满3岁,其中1/3的年龄<6个月。

c. 大多数儿童留有先前受伤的证据,如不同恢复阶段的烧伤瘢痕、擦伤、骨或肋骨骨折,慢性硬膜下血肿、视网膜脱落或眶周的瘀斑。

d. 普遍忽视的迹象,如贫血和营养不良也可能存在。

e. 识别儿童虐待的技巧,包括与临床所见不一致的病史和延迟寻求医疗护理。

2. 2岁以下的婴幼儿更容易出现闭合性头颅损伤。年龄较大的儿童,当他们开始探索周围的环境时,受伤的情况会更常见。因此,以腹部创伤、骨创伤和皮肤操作更常见。

3. 青春期前的儿童和青少年常常遭受性虐待,且很少会报告这样的侵害。

4. 体检结果可能支持虐待儿童的诊断,眼底检查可能显示视网膜出血,骨骼检查可展示不同康复阶段的多处骨折。

> **临床小贴士**　青春期前的儿童和青少年常常遭受性虐待,且不太可能会报告这样的侵害。

III. 早期评估和复苏

初步的评估或初始阶段的复苏应该解决危及生命的伤害,如危及氧合和循环问题(表40-5)。

表40-5　"AMPLE"史

A	过敏史
M	药物治疗史
P	既往史
L	最后进食时间
E	外伤史

1. 气道控制是第一要务,因为所有儿科创伤患者在排除颈椎受伤前,不管气道管理是如何进行,都必须假定其颈椎损伤并完成关联颈椎的固定,患者必须首先进行气道的控制。

2. 在小儿创伤患者中识别低血容量性休克患者是至关重要的(表40-6)。

a. 心动过速通常是血容量减少的第一个迹象,然而,在这种情况下,儿童心动过速有许多原因。

b. 精神状态的改变、呼吸功能受损、外周脉搏消失、毛细血管再充盈迟缓、皮肤苍白和体温过低都是休克的早期迹象。

c. 儿童低血容量时早期的生命体征不一定可靠,低血容量引起的休克往往被低估。

d. 明显的休克症状如低血压、尿量减少,但至少是全身血容量丢失30%以上才会表现。

表40-6 各年龄段正常生命体征

年 龄 范 围	心率（次/min）	收缩压（mmHg）	呼吸（次/min）
新生儿	95～145	60～90	30～60
婴幼儿	125～170	75～100	30～60
学步期儿童	100～160	80～110	24～40
学龄前儿童	70～110	80～110	22～34
学龄儿童	70～110	85～120	18～30
青春期儿童	55～100	95～120	12～16

临床小贴士 明显的休克症状，如低血压或尿量减少，直到超过30%全身血容量丢失后才会出现。

3. 接下来的重点是开通静脉通路。

a. 如有可能，静脉导管尽量留置在上肢静脉。

b. 解剖学上有四条重要的毗邻骨骼的经皮静脉通道可行：大隐静脉、腹股沟处股静脉和无名静脉或锁骨下静脉。

c. 6周岁以下的患者如果外周或中心静脉无法快速开通，可以考虑骨髓穿刺。

4. 早期液体复苏应该由加温的等渗晶体液组成（乳酸林格液或0.9%氯化钠溶液）首次剂量为20 mL/kg。

a. 初始复苏的目标是达到血流动力学正常和尽快恢复足够的组织灌注。

b. 失血性休克儿童对液体复苏无反应也应接受血液（10 mL/kg）输注，并由小儿外科医师评估是否需要手术干预。

c. 失血量和正常血容量的估计可以指导成分输液（血）。

d. 一般来说，年轻患者的血容量比以他的体重计算出来的量要高得多。

e. 对于临床评估为血容量衰竭的儿童，一个合理的治疗策略是给予静脉每千克体重10～20 mL等渗晶体液几次后，检查心率和血压的变化，观察心动过速是否减慢、收缩压是否升高、脉压差有无增大以评估容量恢复是否合适。

f. 触诊外周脉搏可以有助于判断容量的恢复。

g. 容量恢复的其他证据包括毛细血管再充盈的改善、尿量增加和酸碱状态改善。

5. 为防止复苏期间体温过低，使用温热的静脉液体和热量传递装置，如Bair Hugger升温仪或热辐射灯。用温热生理盐水冲洗腹腔有助于严重体温过低。

IV. 伤亡/群体性伤亡/军事和准军事人员伤亡

在儿童保健中考虑这类范畴似乎是没有道理的；然而，从全球角度来看，战争、类似战斗状况和恐怖主义活动，尤其是在城市环境中（如2013年的波士顿马拉松爆炸案），很明显，平民，尤其是儿童，在这些冲突中越来越多地成为间接伤害的一部分。

战争伤害和平民创伤之间存在着严重差异，尝试建立两种情况之间的平等是天真的。

A. 枪弹伤[28]

1. 枪弹造成的伤害有3个主要机制：变形（形状改变）、爆裂（爆炸时外壳碎片向四面八方散射）和抛射偏离（通过自旋转稳定轴的角运动）。

2. 突击步枪产生高速武器伤害（出口速度>750 m/s）。

3. 而低速子弹，如警察配备的0.38口径、0.45口径和9 mm手枪，将导致周围组织撕裂和压碎；高速子弹将形成一个瞬时空腔，因为子弹的能量转移到组织并产生一种冲击波在子弹前压缩组织（图40-1）。

a. 这种物理学现象是，它对固体组织具有特别破坏性。

b. 此外，偏航将导致出口伤害与初始的弹道轨迹几乎没有相关性。

4. 碎片伤害是高速子弹以钝性或形状不规则的材料以600～1 800 m/s的速度移动造成伤害的结果，诸如地雷、手榴弹或炮弹碎片等亦可被发现。

因为涉及材料的形状不规则，防护服（防弹衣、头盔、凯夫拉防护服）提供合理的保护，防止危及生命的伤害。

B. 冲击伤[29]

1. 冲击伤是由于爆炸使暴露在空气中的压力变化而引起。

a. 一个力（向暴露区施加的压力）被施加在身体表面，并通过大量组织运动传导至内部结构。

b. 局部压缩、剪切和拉伸应力超过了组织吸收压缩力的物理极限。

c. 特别是在含气结构的孤立集合中（肠、中耳），受到这样的压力组织会发生破裂。

d. 此类伤害类似挤压综合征或横纹肌溶解症。

2. 冲击波有3个特征：正时相位阶段，负时相位阶段，空气弥散运动（空气冲击）（图40-2）。

a. 在正时相阶段，波的压力随爆炸的大小而迅速增加，并以3 000～8 000 m/s速度传播。

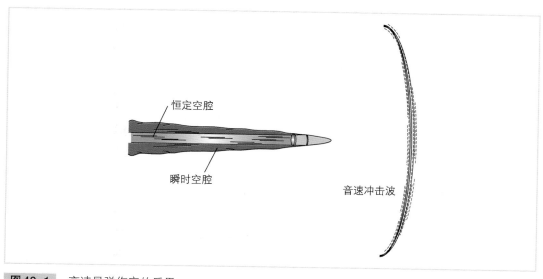

恒定空腔

瞬时空腔

音速冲击波

图40-1　高速导弹伤害的后果

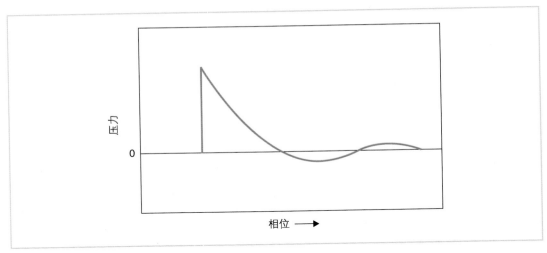

图40-2   爆炸冲击波的相位变化

　　b. 这种超压在其路径上给物体和人类施加了极大的压力,并能使固体物体承受2～9倍初始压力。

　　c. 在1.7 kPa(0.25 psi)的超压下,可能会导致短期风速达到200 km/h。

　　d. 根据其与爆炸距离,冲击波的压力和速度呈指数级下降。

　　e. 在负相位(真空阶段),相对于正时相的阶段,压力低于环境空气压力,碎片被吸引到低压力的新区域(如从窗口吸出)。

　　f. 当爆炸产生大量的膨胀气体时,就会形成冲击波。

　　g. 冲击波会随着大气压力的回归而消退。

　　3. 原发性冲击伤害是由于压力波对受害者的直接作用造成的。

　　4. 二次爆炸损伤是由于炮弹或其他爆炸物碎片造成的穿透伤或非穿透性损伤所导致的。

　　5. 第三级冲击损伤是由全身的位移和对环境物体的影响造成;应特别关注儿童的这一问题。

　　6. 除了冲击伤的这些方面,热损伤、挤压伤和燃烧气体的毒性作用可能会发生。

　　7. 含气结构对冲击伤特别敏感(图40-3)。

　　a. 鼓膜是最敏感的,其破裂阈值约35 kPa(7 kPa≈1 psi)。

　　b. 在100 kPa压力时,鼓膜破裂的概率几乎是100%。

　　c. 虽然鼓膜破裂是最常见的损伤,但肺损伤才是最致命的。

　　d. 可能发生气胸、纵隔气肿和血气胸,以及肺泡出血。

　　e. 暴露在大气压力下的创伤性肺静脉开放可能会产生空气栓塞。

　　f. 最后,可能发生结肠破裂,包括浆膜下或肠腔内出血。

　　8. 临床上,患者表现为耳鸣、疼痛和听力损失。

　　他们可能有外耳道出血,可能出现前庭损伤和不平衡的证据,如果他们行走和精神状态未受损的话。

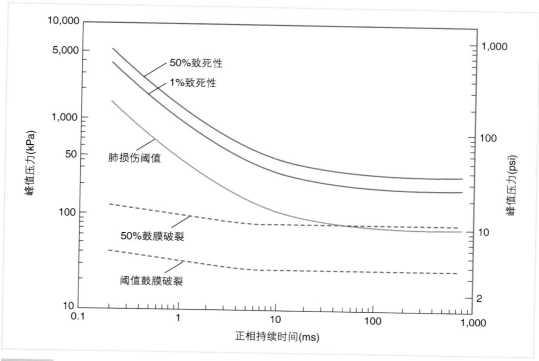

图 40-3 爆炸性伤害的压力阈值

9. 患者还可能出现视网膜动脉出血的迹象,咽喉部点状出血(喉镜检查时可以看到)和空气栓子。

10. 在没有肋骨骨折或胸壁损伤的情况下,呼吸急促、疼痛和咯血等肺部损伤的症状和体征可能会在伤后 24～48 h 内出现。

临床小贴士 含气结构对冲击伤特别敏感(图 40-3)。

C. 化学武器[30]

1. 历史上,化学物质从来都不是重要的武器,因为它的有效使用是基于在静态位置上进行攻击。

2. 改变有限冲突的变化,特别是在城市地区,对封闭空间攻击的可能性越来越大,化学武器战在战术上可能会更有效,就像 1995 年 3 月 20 日,在日本的地铁系统释放神经毒气沙林一样,在这次封闭空间攻击中,12 人死亡,5 500 人受伤。没有成千上万的人死亡是由于毒剂混合物不纯。

3. 神经毒气抑制乙酰胆碱酯酶活性,刺激毒蕈碱和烟碱受体以及中枢神经系统。

4. 具体的拮抗是通过使用(大剂量)的阿托品和氯解磷定(2-PAM 或 3-PAM)。

5. 对患者的支持性护理是通过气道维持、分泌物的清除和必要时提供呼吸支持。

第四部分

D. 烧伤

1. 战场是一个巨大的燃烧物质的来源。

2. 除了汽油、煤油和喷气燃料,反人员地雷和其他武器可能引起烧伤。

3. 热核装置当然可以引起烧伤,就像围绕着保护结构的电流一样。

4. 烧伤损伤应该根据目前确认的方法来评估伤害的严重程度和深度,并采取积极的补液措施。

5. 由于儿童体表面积较大,对成人9分法进行修改后可以估计伤害的大小(图40-4)。

6. 如可能有潜在的呼吸道损害,气管插管应该是早期干预措施。三种类型的患者最可能需要气管插管:

a. 严重的头部和颈部烧伤患者。

b. 面部蒸汽烫伤的患者。

c. 患者在一个封闭的空间风吸入了不完全燃烧的烟雾或其他有毒的产物。

7. 四肢的环形全层烧伤可能损害远端循环,且经常需要行焦痂切开术,以预防潜在的和远端组织继发性缺血性坏死(图40-5)。

8. 如果选择频繁的监护而不是焦痂切开术,那么搏动血流的消失或频繁检查中血流逐步减少是焦痂切开术的指征。对于肢体和躯干烧伤,轴向焦痂切开术和筋膜切开术是战场烧伤外科常规治疗的一部分。

E. 生物武器[31,32]

1. 化学药物是无生命的,但细菌、病毒和其他生物具有传染性和繁殖性。

2. 因此,不像其他的武器,他们会随着时间的推移变得更危险。

3. 生物武器令人警醒的现实是,庞大的人口不能抵御生物攻击。

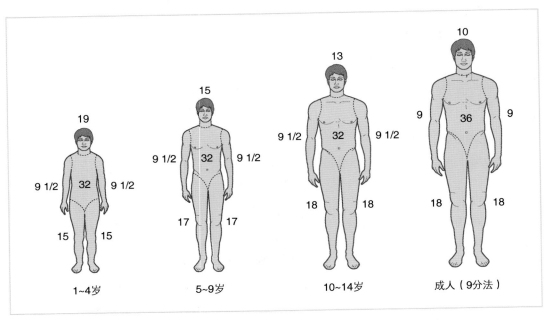

图40-4　改良儿童"9分法"

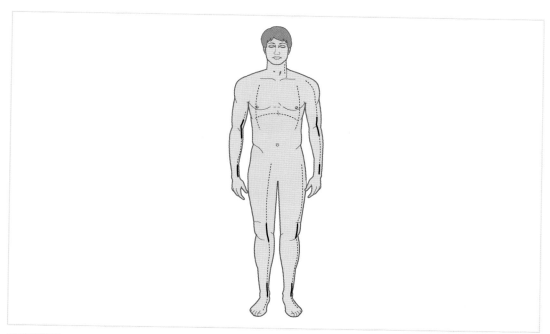

图40-5 全层环形烧伤焦痂切开术的切口位置

4. 疫苗可以预防一些疾病，但是除非事先知道病原体，否则这样的保护措施没有任何意义。

5. 抗生素对特定的细菌或生物制剂是有效的，但并不是所有的生物都有效。

6. 此外，世界各地对抗治疗的新耐药菌株导致传染病发病率都在不断上升。

7. 物理措施对抗感染也不能提供极大的保障。幸运的是，大多数生物制剂对完整的皮肤没有任何影响，所以呼吸面罩和服装能为包括卫生保健工作者在内的大多数人提供足够的保护。

F. 热核战争[32]

1. 核武器的杀伤大小范围从非常小的（即它的总能量比最大的常规炸弹要大无数倍）到无限大。

2. 能量释放有3种形式：热辐射、爆炸能量和电离辐射。

a. 热输出可能是最重大的伤亡因素，特别是对于较大的武器。

b. 爆炸造成的伤亡人数（和热辐射与电离辐射）几乎一样多，爆炸和热辐射损伤造成的伤亡人数最多。

c. 辐射，无论是在爆炸的时，还是在放射性尘埃中，都将造成人员的延迟性伤亡。

3. 常规伤害应该首先得到治疗，初始分诊应该基于这些伤害，因为对于那些最终能存活下来的辐射人员并没有直接威胁生命的危险。

4. 存在复合损伤的患者应该马上复苏和稳定生命体征。

a. 例如，标准的外科手术术前准备工作将完成大量放射性污染的去除，对辐射损伤的准确评估可以在术后需进行。

第四部分

b. 常规伤害治疗后和（假定）缺乏测量数据来证实个人辐射暴露剂量的情况下，淋巴细胞水平可以作为生物剂量来确认辐射损伤的存在（表40-7）。

5. 然而，我们需要牢记的是，对于综合损伤，用淋巴细胞计数的诊断可能是不可靠的，尤其是对严重烧伤患者或多系统创伤的患者，他们通常会发展为淋巴细胞减少症。

表40-7　淋巴细胞计数与辐射伤害的相关性

淋巴细胞水平	辐　射　损　伤
>1 500/mm³	严重伤害需要治疗的可能性极小
500～1 000/mm³	可能有严重的辐射损伤。暴露后2～3周这些患者应住院以减少出血和感染并发症
<500/mm³	高概率的致命辐射损伤。所有患者都应该住院治疗不可避免的并发症
检测不到淋巴细胞	致死性辐射剂量。生存是非常不可能的。大多数患者的消化道和心血管系统已经受到严重的伤害，存活不会超过2周

V. 创伤后勤学

A. 治疗战争创伤机构[33]

1. 一体化的组织机构是至关重要的，它能促进决策制定，通过分诊、诊断和术前预备阶段，患者畅通无阻，并能及时迅速补充消耗物资。

2. 设施和交通流的设计（人员和物资支持）应该在所有的区域都是平顺的，且最好是单向的（图40-6）。

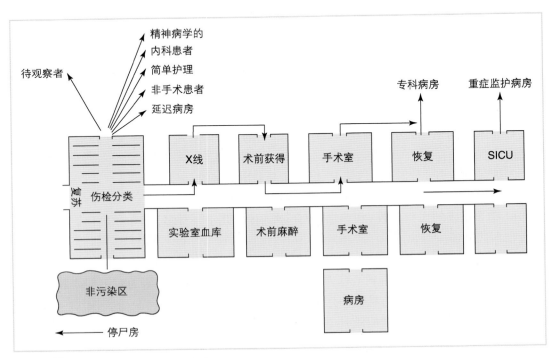

图40-6　创伤护理中单向患者流动

3. 正常的护理流程不应该允许有反方向流动,例如,伤者不应该被 X 线检查后,再返回到先前的位置。

正常通行不应通过相同的门户进入和退出,违反常规的反向通行应该维持在最低限度。

4. 直升机停机坪和地面运输应该足够接近接收/分诊区域,以排除对中间运输的需要。

5. 去污染区域应设置在掩蔽处之下,并提供可控制温度的水和从医院排出水的距离。如果盛行风存在,这个区域应该在医院下风口。

6. 对于收集和处理受污染的衣物、个人物品、设备和武器,附近一个单独的区域是必要的。

7. 分诊区域必须有足够大小空间,以便每个患者都能得到全面的评估,每个床单元都需要消耗品。

8. 去污区和分诊区每次只能一个伤员进入,以便进入时及时分流;那些被评估为紧急和需要复苏的人可以被送到特定的区域,以方便进一步评估和管理。

9. 死者不得进入分诊区。

B. 人员

1. 伤员分诊区域将会迅速发展成最繁忙的场所;员工中通常是伴随着不同程度的过度兴奋和混乱;工作人员必须坚守岗位上并尽力履行好自己的责任,除非另有指示。

2. 对分诊区的访问应限于指定的医师、护士、医疗支持人员和行政支持人员等需要协助伤员识别、保管个人物品和登记。

3. 分诊官员应该是最有经验的医师,可以同时评估个别伤员的情况以及协调人员伤亡和护理人员、设备和耗材的供应。

与民用手术室管理情况不同,对伤亡程度进行排序和分配的决策权力必须绝对,并与分诊官员保持一致,后者可能会与其他人协商,以提供有关团队:麻醉团队、围术期护理服务、后勤和供应等方面的有用建议。

4. 随着情况的进展,分诊官员必须不断地评估和重新评估可用资源的状态,参与人员的疲劳程度、病床的可用性和积压手术数量。

5. 一旦患者在最初的直接分类稳定下来,其他来自延迟分类的患者可能会按照优先的基础进行治疗。

6. 随着伤亡人数逐渐明朗,手术室内速度的速度将会放缓,而麻醉后恢复区和重症监护病房将变得拥挤不堪。

在这些围术期中,护理需求将会急剧增加,轮班将不可避免地扩大,疲劳将迅速成为医院内因素。

7. 一般来说,在大规模伤亡的第一个 24 h 后,工作人员必须是一半工作,一半允许休息,并且必须为连续的工作建立新的轮换制度。

8. 必须鼓励工作人员休息,而不是进行社交活动,因为上述场景可能在任何时候重现。

C. 沟通

专用通信设备不依赖固定电话或外部电源对分诊人员之间的通信是至关重要的,那些负责医院的设施的人员,能够提供有关的战术情况、医院安全和后勤保障的信息。

VI. 临床麻醉在战争和类似战争中的地位

A. 麻醉考量包括对那些有能力维持合理有效的每分通气量的受伤者给予供氧。

B. 只有在几种绝对必要的情况下,才应该使用正压通气。

1. 有价值的耗材和人力资源必须投入每一个机械通气患者身上。

2. 那些经历了冲击波伤害的患者,由于暴露在爆炸的环境下,有明显气胸的风险。

3. 吸入性化学损伤可能会随着正压通气的建立而恶化,且气管插管可能会影响早期支气管镜检查的诊断结果。

4. 用正压吸入麻醉应非常小心谨慎,只要有可能,区域麻醉可能是一个相对罕见的战场适应证。

C. 作为复苏、气道和重症监护方面的专家,麻醉医师很可能不仅会被部署到手术室照顾手术患者,而且还会在分诊和重症监护领域发挥重要的作用。

D. 显然,麻醉诱导和维持应考虑针对每一个患者。

1. 大多数患者应该被认为是"饱胃"。

2. 采用压迫环状软骨的快速顺序诱导通常被推荐,而依托咪酯或氯胺酮经常被发现是低血容量性患者诱导策略的选择。

3. 区域阻滞在战场上有特定用途,但一般不适用于大多数伤害。

4. 在前方医院,通常不用氧化亚氮,尽管临终关怀可以用氧化亚氮。

5. 然而,在许多情况下,氧化亚氮的使用可能并不理想。

E. 根据保存环境(如炎热的气候),像泮库溴铵和琥珀胆碱这样的热不稳定药物可能会提前失效;因此,冻干制剂的琥珀胆碱和维库溴铵粉剂,可以更好地保存效力。

F. 在紧急情况下,所有与麻醉有关的设备对患者的健康都至关重要;必须注意维护和更换损坏部件(在作战区域,这很难甚至不可能),因为供应线容易受到干扰破坏或攻击。

G. 作为战斗医疗设施,供应线是最脆弱的地区之一。

H. 此外,这样的行动也会挫伤医务人员和患者的士气。

VII. 紧急血管穿刺[34]

A. 隐静脉

1. 大隐静脉与内踝和股骨内髁的解剖关系(图40-7)。

2. 通过手指放在内踝上触诊,然后将手指向足背滑动半指至一指宽度(取决于儿童的大小),瞄准内侧髁内静脉穿刺,通常放置导管的成功率80%～90%的概率。

B. 股静脉

1. 在腹股沟褶处,通过其他结构可预测股静脉位置;股动脉位于耻骨结节和髂前上棘连线的中点。

2. 股静脉在股动脉的内侧半指到一指宽之间(图40-8)。

3. 人们可以用股动脉搏动来定位这个点(除非股动脉无跳动;例如在心搏骤停期间)。

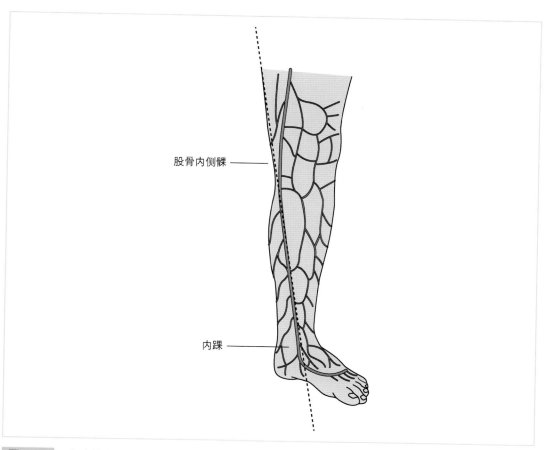

股骨内侧髁

内踝

图 40-7 大隐静脉通路骨性标志

C. 中心循环

1. 建立进入中心静脉通路可以考虑邻近的骨性解剖标志。

2. 一般来说,在成人中放置中心静脉导管时所使用的正常体表解剖标志线必须改变,除了颈外静脉外,在儿童和成人身上颈外静脉通路都是直视可见的。

3. 成人和年长儿童颈内静脉的解剖走行可能较接近;但是,婴幼儿颈内静脉与胸锁乳突肌头端的关系则是难以预测的。

4. 在小婴儿和成人身上,右侧胸锁切迹在无名静脉的上面(图40-9)。

当使用这个解剖标志放置中心静脉导管时,穿刺针应该在右侧胸锁切迹上方,并且完全在矢状面内紧贴着锁骨后面与身体纵轴平行进针进行穿刺。

5. 出生后的头几个月,锁骨下静脉是位于胸腔外的结构,因此穿刺方法必须与成人使用的解剖关系稍微有些不同。

6. 成人锁骨中点通常被选择作为穿刺点,进针方向应指向胸骨上窝;至于婴儿,穿刺点为锁骨中、内1/3段的交界处,小婴儿使用指向甲状软骨浅表定位的方法穿刺;接近2岁的婴儿通常将穿刺针方向逐渐向胸骨上窝方向移动。

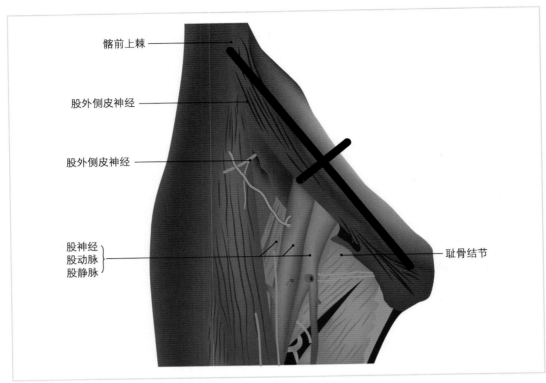

图 40-8 股静脉的骨性标志——耻骨结节和髂前上棘连线的垂直平分线的下面是股动脉。这条线内测的半指至一指宽处是股静脉的位置

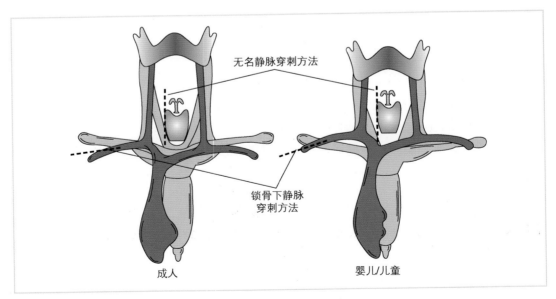

图 40-9 骨与中心静脉的关系：颈内静脉、锁骨下静脉和无名静脉

a. 其原因是儿童的大血管会随着小孩身高不断增长而逐渐尾部移位。

b. 与所有的中心静脉置管技术一样，经验缺乏的临床医师可能会对邻近的颈动脉和锁骨下动脉、胸膜顶、淋巴管和神经造成直接的损伤或血肿形成的风险。

（吴基林）

参考文献

［1］ Cooper A, Barlow B, Davidson L. Epidemiology of pediatric trauma: importance of population-based statistics. *J Pediatr Surg.* 1992; 2: 149–153.

［2］ Tracy E, Englum B, Barbas A, et al. Pediatric injury patterns by year of age. *J Pediatr Surg.* 2013; 48: 1384–1388.

［3］ Paddock H, Tepas J, Ramenofsky M. Management of blunt pediatric hepatic and splenic injury: similar process, different outcome. *Am Surg.* 2004; 70: 1068–1072.

［4］ Sartorelli K, Vane D. The diagnosis and management of children with blunt injury of the chest. *Semin Pediatr Surg.* 2004; 13: 98–105.

［5］ Wegner S, Colletti J, Van Wie D. Pediatric blunt abdominal trauma. *Pediatr Clin North Am.* 2006; 53: 243–256.

［6］ Baker S, O'Neill B, Haddon W, et al. The injury severity score: a method for describing patients with multiple injuries and evaluating emergency care. *J Trauma.* 1974; 14: 187–196.

［7］ Cassidy L, Cook A, Ertl A, et al. Is the Trauma Mortality Prediction Model (TMPM-ICD-9) a valid predictor of mortality in pediatric trauma patients? *J Pediatr Surg.* 2014; 49: 189–192.

［8］ Adelson P. Pediatric trauma made simple. *Clin Neurosurg.* 2000; 47: 319–335.

［9］ Dias M. Traumatic brain and spinal cord injury. *Pediatr Clin North Am.* 2004; 51: 271–303.

［10］ Bhalla T, Dewhirst E, Sawardekar A, et al. Perioperative management of the pediatric patient with traumatic brain injury. *Paediatr Anaesth.* 2012; 22: 627–640.

［11］ Betz R, Mulcahey M, D'Andrea L. Acute evaluation and management of pediatric spinal cord injury. *J Spinal Cord Med.* 2004; 27(suppl 1): S11–S15.

［12］ Pang D. Spinal cord injury without radiographic abnormality in children, 2 decades later. *Neurosurgery.* 2004; 55: 1325–1342.

［13］ Levine L. Pediatric ocular trauma and shaken infant syndrome. *Pediatr Clin North Am.* 2003; 50: 137–148.

［14］ Acar U, Tok D, Acar D, et al. A new ocular trauma score in pediatric penetrating eye injuries. *Eye.* 2011; 25: 370–374

［15］ Bliss D, Silen M. Pediatric thoracic trauma. *Crit Care Med.* 2002; 30: S409–S415.

［16］ Mattox K, Flint L, Carrico C. Blunt cardiac injury. *J Trauma.* 1992; 33: 649–650.

［17］ Machida T, Hanazaki K, Ishizaka K, et al. Snowboarding injuries of the chest: comparison with skiing injuries. *J Trauma Inj Infect Crit Care Med.* 1999; 46: 1062–1065.

［18］ Golianu B, Hammer G. Pain management for pediatric thoracic surgery. *Curr Opin Anaesthesiol.* 2005; 18: 13–21.

［19］ Lutz N, Nance M, Kallan M. Incidence and clinical significance of abdominal wall bruising in restrained childreninvolved in motor vehicle crashes. *J Pediatr Surg.* 2004; 39: 972–975.

［20］ Bruny J, Bensard D. Hollow viscous injury in the pediatric patient. *Semin Pediatr Surg.* 2004; 13: 112–118.

［21］ Buccimazza I, Thomson S, Anderson F. Isolated main pancreatic duct injuries spectrum and management. *Am J Surg.* 2006; 191: 448–452.

［22］ Cloutier D, Baird T, Gormley P. Pediatric splenic injuries with a contrast blush: successful nonoperativemanagement without angiography and embolization. *J Pediatr Surg.* 2004; 39: 969–971

［23］ Fisher J, Moulton S. Nonoperative management and delayed hemorrhage after pediatric liver injury: new issues to consider. *J Pediatr Surg.* 2004; 39: 619–622.

[24] Buckley J, McAninch J. The diagnosis, management, and outcomes of pediatric renal injuries. *Urol Clin North Am*. 2006; 33: 33–40.

[25] Feliz A, Shultz B, McKenna C. Diagnostic and therapeutic laparoscopy in pediatric abdominal trauma. *J Pediatr Surg*. 2006; 41: 72–77.

[26] Conrad M, Patton J, Parikshak M. Evaluation of vascular injury in penetrating extremity trauma: angiographers stay home. *Am Surg*. 2002; 68: 269–274.

[27] Moulton S. Early management of the child with multiple injuries. *Clin Orthop*. 2000; 376: 6–14.

[28] Bowen T, Bellamy R. Missile-caused wounds. In: Bowen T, Bellamy R, eds. *Emergency War Surgery*. Washington, DC: Government Printing Office; 1988: 13–34.

[29] Bowen T, Bellamy R. Blast injuries. In: Bowen T, Bellamy R, eds. *Emergency War Surgery*. Washington, DC: Government Printing Office; 1988: 74–82.

[30] de Jong R. Nerve gas terrorism: a grim challenge to anesthesiologists. *Anesth Analg*. 2003; 96: 819–825.

[31] Leissner K, Holzman R, McCann M. Bioterrorism and children: unique concerns with infection control and vaccination. *Anesthesiol Clin North Am*. 2004; 22: 563–577.

[32] Bowen T, Bellamy R. Mass casualties in thermonuclear war. In: Bowen T, Bellamy R, eds. *Emergency War Surgery*. Washington, DC: Government Printing Office; 1988: 95–119.

[33] Bowen T, Bellamy R. Sorting of casualties. In: Bowen T, Bellamy R, eds. *Emergency War Surgery*. Washington, DC: Government Printing Office; 1988: 181–201.

[34] Holzman R. Prevention and treatment of life-threatening pediatric anesthesia emergencies. *Semin Anesth Periop Med Pain*. 1998; 17: 154–163

第四十一章　肥胖儿童的麻醉

德巴斯·查特吉

要　点

1. 全球性的肥胖是一个严重的公共健康问题,影响成人和儿童。
2. 儿童肥胖的病因是多方面的,涉及复杂的环境因素、遗传因素和发育因素的相互作用和影响。
3. 肥胖儿童进入成年期,通常会合并一些相关疾病相关,包括糖尿病、高血压、冠状动脉疾病和代谢综合征。
4. 脂肪组织被认为是一个活跃的内分泌器官,在能量平衡方面起着至关重要的作用。
5. 符合特定条件的严重肥胖青少年已经通过减肥手术过程达到了良好的短期结果。
6. 肥胖儿童的围术期管理面临一系列麻醉挑战。
7. 将肥胖患者固定在倾斜位改变了气道管理方法。
8. 肥胖患者围术期呼吸系统不良事件的风险增加,术后必须密切监测。

I.（肥胖）患病率、趋势和定义

　　A. 肥胖是体内脂肪不节制储存引起的。全球性肥胖是一个严重的公共健康问题,影响成人和儿童。2013年,全世界约有4 200万5岁以下儿童超重或肥胖[1]。然而西方和工业化国家超重和肥胖的患病率几乎是发展中国家的2倍,过去20年在发展中国家其增长率更高。在美国,肥胖儿童增加了1倍多,肥胖青少年在过去的30年里翻了两番。目前,近1/3的美国儿童和青少年超重或肥胖,17%的年轻人肥胖[3]。然而,最近的报道表明,儿童肥胖的患病率已经开始稳定[3]。在美国,儿童肥胖在非裔美国人、墨西哥裔美国人、印第安裔美国人中更为常见,尤其是在低收入人群[3-5]。

　　B. 体质指数（BMI）是一个公认的用于初步评估儿童和青少年肥胖的筛查方法。尽管体质指数并不直接测量身体脂重,但它与身体脂肪的直接测量有关,如水下称重和双能X线吸收法[6]。体质指数是体重（千克）除以身高（米）的平方。成年人体质指数在25～30被认为是超重,那些体质指数超过30者被认为是肥胖。儿童身体脂肪的量和分布随着年龄的变化而变化,男孩和女孩之间也不同。考虑到这些变化,2000年疾病控制和预防中心（CDC）已经绘制出来了评估儿童体质指数值的性别和年龄增长表。儿童体质指数在年龄和性别的第85和95百分位之间被认为是超重,达到或超过第95百分位的儿童被认为是肥胖。儿童体质指数大于第95个百分位值的120%或体质指数 ≥ 35 kg/m² （按两者中较低者为准）为严重肥胖,对应于大约第99百分位（表41-1）。在美国大约有

6%的儿童和青少年严重肥胖[7]。

C. 儿童期肥胖通常会延续到成年期，这取决于几个因素，包括肥胖程度、儿童肥胖时的年龄以及父母肥胖的程度。而儿童3岁以下的肥胖与成年肥胖的风险增加无关，成年后肥胖的概率在6岁以上儿童肥胖超过50%，在10～14岁儿童中占80%[8]；在肥胖儿童和非肥胖儿童中，父母肥胖均增加其成年肥胖1倍以上的风险[8]。对于成人永久性肥胖，青少年时期的肥胖程度是一个重要的预测因素[9]。

表41-1　体质指数值的年龄分类表

体质指数年龄百分位	定义
85%～95%百分位	超重
≥95%百分位	肥胖
≥第95个百分位值120%或体质指数≥35 kg/m	严重肥胖

临床小贴士　儿童期肥胖通常会延续到成年阶段，取决于肥胖程度、儿童肥胖时的年龄以及父母肥胖程度。

II. 病因

A. 肥胖是能量摄入与能量消耗之间净失衡导致的结果，然而这种不平衡的病因是多方面的。人类肥胖是环境因素、遗传倾向和发育影响之间相互作用的结果。

B. 儿童肥胖的发生与某些环境及行为因素有关，包括摄入过多含糖饮料、高血糖指数食物、大分量快餐、看电视、活动减少和睡眠时间短[10-12]。通过干预生活方式减少儿童肥胖的效果是有限的，但是基于学校项目和家长关注的干预措施，针对儿童（6～12岁）通过增加体育活动，健康的营养，减少花费在屏幕的活动时间是被认为最有效的[13]。

C. 遗传因素在肥胖的发展上起到至关重要的作用，越来越多的证据表明，身体脂肪量是受生物学上调控的。对孪生子研究表明，遗传因素在成年身体肥胖和脂肪分布上占30%～70%[14]。若干个单基因突变能增加身体脂肪已经被证实的[15]。在肥胖人群中已被证实黑皮质素受体-4的突变（MCR）是最常见的单基因缺陷[16]。肥胖也是一些遗传综合征的一部分，包括Prader-Willi综合征、Alstrom综合征、Bardet-Biedl综合征、Borjeson-Forssman-Lehmann综合征、Carpenter综合征和Cohen综合征。

D. 内分泌引起的肥胖是罕见的（<1%的病例），包括甲状腺功能减退、皮质醇增多（库欣综合征）和假性甲状旁腺功能减退症。继发于颅咽管瘤手术、头颅照射、脑外伤后下丘脑病变，也会导致肥胖[16]。一些药物也可以引起体重增加，包括长期糖皮质激素治疗，黄体酮，丙戊酸钠，赛庚啶，精神药物如利培酮、奥氮平[16]。

E. 有越来越多的证据支持"代谢程序化效应"，它指的是产妇在怀孕期间营养和内分泌对孩子肥胖倾向的影响[17]。皮马印第安人妊娠期糖尿病的宫内暴露与后代儿童和青年肥胖的风险增加有关[18]。严重肥胖的母亲接受减肥手术后，孩子的肥胖患病率较以前出生的兄弟姐妹低。巨大儿和早产儿在婴儿期快速生长增加了儿童期肥胖的风险[20]。

临床小贴士 人类肥胖是由复杂的基因、发育、行为和环境因素之间相互作用决定的。

III. 并发症

肥胖几乎影响了身体每一个器官系统,导致一些即时的和长期的健康问题。肥胖明显减少了人们预期寿命,特别是在年轻人中[21]。

A. 心血管疾病

1. 儿童肥胖与成年后心血管疾病的风险增加有关,超重或肥胖儿童成年后患2型糖尿病、高血压、血脂异常、颈动脉动脉粥样硬化的风险增加[22]。儿童体质指数升高会增加成年患冠心病的风险[23]。超重或肥胖儿童到成年不再肥胖,其患心血管疾病的风险与非肥胖者类似[22]。

2. 以前认为肥胖儿童患高血压的风险高3倍是罕见的。在整个体质指数值的范围,收缩期高血压、相关的早期左心室肥大的风险直线增加。与肥胖相关的高血压的病理生理是多方面的,包括交感神经系统的过度活跃,胰岛素抵抗和血管结构和功能改变[24]。

3. 肥胖儿童血脂中血清低密度脂蛋白轻度升高、三酰甘油显著升高、高密度脂蛋白降低是常见的。儿童期和青年期的血脂异常与成年后动脉粥样硬化和心血管疾病的风险增加有关[25]。Bogalusa的心脏研究和其他尸体解剖研究已经证明,随着脂质条纹和纤维斑块在主动脉和冠状动脉的沉积,动脉粥样硬化过程在童年早期就开始了[26,27]。

临床小贴士 儿童肥胖与成年后患心血管疾病的风险增加密切相关,包括高血压、血脂异常和冠状动脉疾病。

B. 内分泌紊乱

1. 儿童期肥胖的流行导致儿童和青少年中2型糖尿病的发病率急剧上升[28,29]。目前美国被诊断为2型糖尿病患者中,近1/3的新发病例是10～19岁的青少年,特别是少数民族[30,31]。早些时候在儿童和青少年中发生的2型糖尿病,导致早期出现微血管和大血管并发症,如糖尿病神经病变、肾病、视网膜病变和动脉粥样硬化[28]。

临床小贴士 曾经认为罕见的2型糖尿病,现在越来越多的肥胖青少年被诊断。

2. 胰岛素抵抗与儿童肥胖密切相关,是肥胖和2型糖尿病的风险增加和其他代谢紊乱的一个关键环节[32]。胰岛素抵抗是指特定数量的胰岛素不能提高肌肉、肝、脂肪组织等周边组织利用(即葡萄糖的利用障碍)。加重胰岛素抵抗的风险因素包括肥胖、内脏脂肪过多、青春期、种族/民族、2型糖尿病的家族史、女性、低胎龄儿和早产儿[32]。肥胖是胰岛素抵抗的最重要的决定因素,在美国拥有超过50%的肥胖青少年表现出胰岛素抵抗[33]。

第四部分

3. 代谢综合征的特征是腹部肥胖、高血压、葡萄糖不耐症、动脉粥样硬化、凝血和促炎状态,增加了成人 2 型糖尿病和心血管疾病的风险[34]。可惜在儿童和青少年中缺乏一致性的诊断标准[35]。用为年龄改进的国家胆固醇教育计划(成人治疗组Ⅲ)定义,将近 30% 的美国肥胖青少年符合代谢综合征的标准[36]。体质指数每增加一半,超重和肥胖儿童患代谢综合征的风险增加了 50%[37]。

4. 肥胖少女患雄激素过多症和早期发病的多囊卵巢综合征的风险增加(PCOS),多囊卵巢综合征的特点是月经失调、多毛症、痤疮和肥胖[38]。多囊卵巢综合征与胰岛素抵抗密切相关,是女性代谢综合征和 2 型糖尿病发展的主要风险因素。

临床小贴士 胰岛素抵抗是儿童肥胖、心血管危险因素和一些代谢性疾病的共性。

C. 肝疾病

儿童肥胖和胰岛素抵抗与非酒精性脂肪肝(NAFLD)紧密相连,是导致儿童和青少年慢性肝疾病最常见的原因[39]。非酒精性脂肪肝的特点是在无饮酒的情况下肝细胞中大泡性脂肪变性的沉积。非酒精性脂肪肝是一个连续的组织病理特征,从简单的脂肪变性(脂肪肝)到脂肪炎性细胞浸润和从脂肪纤维化[非酒精性脂肪肝炎(NASH)]到肝硬化[39]。真正的儿童非酒精性脂肪肝的患病率是未知的,大多数孩子的非酒精性脂肪肝是无症状的。在儿童和青少年的尸检研究中,脂肪肝的患病率总体估计有 9.6%,肥胖儿童脂肪肝的患病率为 38%[40]。血清生物标志物(肝转氨酶)和影像学研究(超声波)通常用于儿童非酒精性脂肪肝的评估和监测,但不敏感。磁共振成像更敏感,但未用于临床。肝活检仍然成了非酒精性脂肪肝和非酒精性肝炎诊断的金标准。

D. 呼吸系统疾病

1. 肥胖儿童患阻塞性睡眠呼吸暂停综合征的风险增加了 4 倍[41];儿童体质指数每平方米每增加 1 kg 患阻塞性睡眠呼吸暂停综合征的风险增加了 12%[41];肥胖儿童阻塞性睡眠呼吸暂停综合征的病理生理学是多方面的[42]。在肥胖儿童中由于躯体增长导致腺样体及扁桃体肥大是很常见的。MRI 研究显示,患有 OSAS 肥胖儿童的咽腔小、扁桃体和腺样体大、咽后壁淋巴结大。除了解剖因素,肥胖儿童气道闭合压力的增加,胸壁力学的改变和通气控制的异常导致阻塞性睡眠呼吸暂停综合征的病理生理学改变[42]。腺样体和扁桃体切除术后的肥胖儿童,增加了残余阻塞性睡眠呼吸暂停综合征的风险[44]。肥胖和阻塞性睡眠呼吸暂停综合征与代谢综合征密切相关,有阻塞性睡眠呼吸暂停综合征的青少年患代谢综合征的风险增加了 7 倍[45]。

临床小贴士 阻塞性睡眠呼吸暂停综合征与儿童肥胖密切相关,其次和腺样体扁桃体肥大、胸壁力学的改变和功能因素增加气道坍陷有关。

2. 肥胖儿童哮喘的患病率正在显著增加[46]。哮喘儿童体质指数的增加与哮喘症状、发作、急诊就诊的增加有关,然而,儿童肥胖与哮喘之间的本质关系仍不清楚。

E. 骨科疾病

1. 肥胖与股骨头骨骺滑脱（SCFE）密切相关，这是青少年最常见的髋关节疾病[48]。股骨头骨骺滑脱通常发生在青春期生长突增时，其特征是近端股骨干骺端的非创伤移位[49]。机械的和原发的因素二者共同造成股骨头骨骺滑脱。另一个与儿童肥胖有关的常见骨科疾病是布朗特病，其特征是渐进的胫骨内翻足畸形、胫骨扭转，导致罗圈腿、步态异常和疼痛[49]。

2. 与肥胖成人不同，肥胖儿童肌肉骨骼疼痛的发病率更高，肥胖成人骨折的风险增高[50]。肥胖也会影响步态，增加了膝盖内侧关节面的负重[49]。

F. 社会心理问题

1. 儿童肥胖的社会心理影响是普遍存在的。社会心理问题的风险随着年龄的增加而增加，并且女孩比男孩风险更大[51]。肥胖青少年抑郁症和自卑的发生率更高[52,53]。超重和肥胖的青少年经常是被戏弄和欺负的目标，他们更有可能被社会边缘化[54,55]。

2. 据报道，肥胖儿童和青少年健康相关的生活质量（QOL）分数比正常体重的同龄人明显的降低，QOL分数与癌症患者的生活质量分数相似[56]。患OSA的肥胖儿童和青少年比没有患OSA的肥胖儿童和青少年的生活质量（QOL）分数低。肥胖青少年和年轻成人比没有肥胖的同龄人完成高等教育年数少、家庭收入少、结婚率低，并且贫困率更高[57]。

> **临床小贴士** 肥胖儿童和青少年的心理问题和生活质量下降是普遍的。

IV. 脂肪组织作为一个内分泌器官

A. 脂肪组织不再被认为是只是一个被动的能量储存器，而是一个复杂的、高度活跃的内分泌器官，在能量平衡中起着至关重要的作用[58,59]。脂肪组织分泌的生物活性肽称为脂肪因子，其控制食物摄入量、能量消耗、糖类和脂质代谢。此外，脂肪组织上的受体应答从传统的激素系统和中枢神经系统传入的信号，类固醇激素和糖皮质激素代谢也发生在脂肪组织[58]。

> **临床小贴士** 脂肪组织现在被认为是高度活跃的内分泌器官，其分泌的多个脂肪因子在能量平衡中起着至关重要的作用。

B. 功能上，脂肪组织是由褐色脂肪和白色脂肪两种构成。对人类来说，褐色脂肪组织（BAT）在新生儿体温调节中扮演着重要的角色，但其在新生儿后期的作用直到现在才被研究。白色脂肪组织（WAT）是哺乳动物主要的脂肪组织，由疏松结缔组织包围的脂肪细胞所构成，这些结缔组织是高度受血管和神经支配的，包含成纤维细胞、巨噬细胞、免疫细胞、脂肪前体细胞[58,59]。白色脂肪主要分布在皮下部位和腹部脏器（肠系膜的、网膜的和腹膜后的脂肪）[58,59]。女性通常比男性有更高的身体脂肪百分比，并且存储过剩脂肪在臀部,而男性储存过剩的脂肪在腹部(内脏)[60]。内脏脂肪的增加与胰岛素抵抗、2型糖尿病、心血管疾病有关[61]。

C. 游离脂肪酸和一些脂肪因子一样,包括瘦素、脂联素、抵抗素,维生素结合蛋白4都是由脂肪组织分泌的。肥胖的特点是脂肪因子分泌和应答失调[62]。正常情况下,瘦素通过下丘脑感受器发送信号到大脑,在能量平衡上起着重要作用。瘦素水平随着体重增加而增加,随着体重减轻或饥饿而减少,皮下脂肪组织比内脏脂肪组织分泌更多的瘦素。然而,尽管增加瘦素水平,但继发于下丘脑瘦素抵抗,肥胖患者对其不敏感[62]。另一方面,脂联素水平与肥胖、胰岛素抵抗、2型糖尿病和心血管疾病是负相关的。脂联素提高胰岛素敏感性和抗动脉粥样硬化和抗炎作用[62]。抵抗素增加胰岛素抵抗和炎性作用[62]。除了脂肪因子的分泌失调外,肥胖与低脂症也有关;慢性炎症状态增加炎性细胞因子的释放,这些炎性因子包括肿瘤坏死因子-α[TNF-α],白细胞介素-6(IL-6)和C反应蛋白,C反应蛋白来自脂肪组织和其他组织中的巨噬细胞[62]。

> **临床小贴士** 肥胖的特点是脂肪因子分泌和应答失调,一些炎性细胞因子的表达增强。

V.青少年减肥手术

A. 与常规治疗相比,成人减肥手术已被证明其具有长期减轻体重、改变生活方式、降低糖尿病、高脂血症、高尿酸血症的发病率效果[63]。瑞典一项肥胖研究的10年随访表明,减肥手术降低了总体死亡率[64]。在美国,2000年初青少年减肥手术指数增加之后,其每年大约1 000台手术的比率已经趋于平稳[65]。在青少年最常见的减肥手术是腹腔镜胃旁路手术(Roux-en-Y gastric bypass, RYGB)和腹腔镜可调节胃束带减肥手术(LAGB),尽管后者流行程度正在下降,肥胖青少年中胃袖状切除术也越来越多(图41-1)。

B. 胃旁路手术是最常见的减肥手术,包括创建一个小的近端胃囊和胃囊-空肠吻合术,同时旷置75～150 cm长小肠[66]。除了限制热量的摄入量,胃旁路手术限制摄取营养素的消化和吸收,以及改变胃肠激素分泌。胃束带减肥手术是一种纯粹的限制性手术,包括把密封的、可调节的假体硅胶带环绕在胃入口处。胃袖状切除术是一种技术上更简单的限制性手术,它包括部分胃切除术,即通过切除胃大弯的主要部分来创建一个管状胃[66]。

C. 多学科小组包括手术医师、麻醉医师、儿科肥胖专家、营养师、儿童心理健康专家和协调员,这些对于青少年减肥手术的成功是必需的;选择合适的患者是至关重要的,并推荐下面的标准[67]。

1. 体质指数≥35 kg/m²,主要并发症(2型糖尿病,睡眠呼吸暂停低通气指数(AHI)>15中度到重度OSA,严重阻塞性,假性脑瘤或严重和渐进的NASH)或体质指数≥40 kg/m²,次要并发症(高血压、胰岛素抵抗、葡萄糖不耐症、生活质量受损、血脂异常、AHI≥5)。

2. 生理成熟,定义为根据骨龄达到成年预测身高的95%或达到坦纳(Tanner)四期。

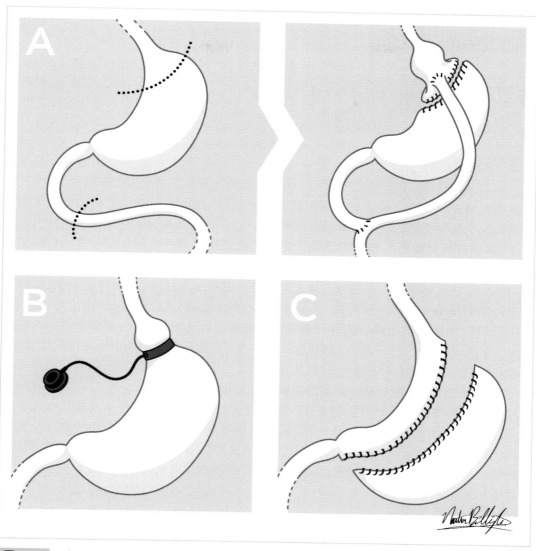

图41-1　减肥手术方式:(A)胃旁路手术;(B)腹腔镜可调节胃束带减肥手术;(C)胃袖状切除术

3. 通过动机、手术认识和理解并发症来判断心理成熟。

4. 找不到医学上可矫正的肥胖原因。

5. 有经过有组织和持续的体重管理计划失败记录。

D. 青少年减肥手术后围术期并发症,包括胃肠道吻合口瘘、出血、伤口感染和与成人相似的轻微肺部并发症,但发生频率较低[68]。长期并发症主要是营养,包括铁、维生素 B_{12}、维生素 D 和维生素 B_1 缺乏,建议终生补充维生素和矿物质。青少年减肥手术后长期的疗效资料有限。最近对来自23项研究的637名青少年进行荟萃分析显示,短期体重显著减轻,1年体质指数平均减少13.5 kg/m^2[69]。另一项研究,接受胃旁路手术的青少年1年平均体重减轻是那些接受胃束带减肥手术的2倍[70]。青少年中胃袖状切除术减肥效果与胃旁路手术相当[71]。除了体重减轻，人们还注意到糖尿病、胰岛素抵抗、三酰甘油水平和生活质量改善。

> **临床小贴士**　越来越多符合特定条件的严重肥胖青少年接受减肥手术，且获得良好的短期效果。

VI. 肥胖药理学

　　A. 肥胖会影响一些药物的药动学。然而，肥胖儿童缺乏循证指南和药动学研究，需要从成人研究中推断。最近的一项回顾性研究表明，超重和肥胖儿童相比瘦的儿童更有可能接受推荐剂量范围外的麻醉药剂量[72]。由于计算儿童药物剂量常常是基于测量大小（体重或体表面积），重要的是确定肥胖儿童使用的最合适剂量。一些剂量标量用于计算药物剂量，包括身体总重量（TBW）、瘦体重（LBW）、理想的体重（IBW）和体表面积（BSA）。正常体重的人的药物剂量通常用身体总重量来计算，与用理想体重、瘦体重计算药物剂量是相似的。瘦体重（去脂体重）不同于 TBW 和脂肪质量，它由重要脏器、肌肉、骨骼、细胞外液组成。肥胖与脂肪量和绝对瘦体重增加有关，瘦体重增加占超重20%～40%的体重[73,74]。然而，脂肪量和瘦体重并没有随着肥胖渐增而成比例增加，瘦体重/身体总重量的比例下降[75]。瘦体重已被认为是计算肥胖患者药物剂量的理想标量[76]。心输出量，早期药动学分布的关键因素与瘦体重的关系密切相关[77]。儿童瘦体重可以使用彼得斯公式估算：LBW（千克）=3.8 × （0.021 5 × 体重$^{0.65}$ × 身高$^{0.72}$）[78]。儿童理想体重通常使用体质指数法计算，其中包括对应儿童年龄体质指数50百分位乘以身高（米）的平方[79]。与彼得斯公式相比，对于日常使用来说体质指数法计算理想体重更容易和可行。在 <50 kg 的儿童，体质指数法计算理想体重已被证明与彼得斯公式计算瘦体重相关联[80]。

> **临床小贴士**　肥胖与脂肪量和瘦体重的增加有关。然而，这一增长是不成比例的，随着肥胖渐增，瘦体重/身体总重量的比例下降。

　　B. 两个关键的药动学参数决定了医疗方案中药物剂量（毫克/千克）和间隔时间。药物的分布容积（V_d）决定了它的负荷剂量。脂溶性药物在肥胖者的药物容积是增加的，身体总重量应该用于计算它的负荷剂量。另外，部分脂溶性或水溶性药物的分布容积变化很小，因此，这些药物的负荷剂量应根据理想体重计算[81]。药物清除率（CL）是药物维持量的主要决定因素，取决于肝和肾生理功能。肥胖者的药物清除率的增加是细胞色素 P450 活性增加，是肝第二阶段的结合和肾清除率增加的结果[81]。药物的消除半衰期（$t_{1/2}$）取决于分布容积和清除率，它们都是独立的变量。肥胖者的药物半衰期改变可以继发于分布容积的变化或清除率的变化，或两者共同的变化[81]。此外，在肥胖患者中常见的心输出量和血容量的增加与局部血流变化，可能影响许多药物的药动学参数。

> **临床小贴士**　在肥胖患者中，水溶性药物的负荷剂量应根据理想体重来计算，而脂溶性药物的负荷剂量应根据身体总重量计算。

　　C. 肥胖患者丙泊酚的诱导剂量应根据瘦体重计算，维持量必须根据身体总重量计算[76]。肥胖成人依据瘦体重计算丙泊酚的诱导量与瘦的成人依据身体总重量计算的剂量相似[82]。儿童和青少年中，肥胖儿童（2 mg/kg TBW）相比非肥胖儿童（3.2 mg/kg TBW）丙泊酚导致意识丧失的 ED95 显著降低[83]。丙泊酚在肥胖成人维持输注期间的药动学显示，分布容积和身体总清除率与身体总重量有关[84]。在肥胖患者异速生长模型使用分布容积和清除率的大小描述丙泊酚药动学胜过其他剂量标量[85]。肥胖患者阿片类药物的使用应最小化，以降低呼吸抑郁的风险，特别是合并 OSAS。肥胖患者芬太尼清除率更高，且与瘦体重有关的假设"药动学质量"呈线性增加[86]。芬太尼的负荷量与维持量应根据瘦体重计算并仔细的滴定来达到效果[76]。瑞芬太尼的输注应根据瘦体重计算，因为其在成人肥胖者中的药动学较总体重更密切相关（表41-2）[87]。

表 41-2　肥胖病人的药物剂量

药　物	标量推荐剂量
丙泊酚	
诱导剂量	LBW
维持剂量	TBW
芬太尼	LBW
瑞芬太尼	LBW
吗啡	IBW
琥珀胆碱	TBW
维库溴铵	IBW
罗库溴铵	IBW
顺阿曲库铵	IBW
新斯的明	TBW

LBW：瘦体重；TBW：总体重；IBW：理想体重

　　D. 琥珀胆碱在肥胖患者应根据总重量计算，其次根据增加分布容积和血浆假胆碱酯酶水平[76]。根据总体重给予琥珀胆碱（1 mg/kg）计算比根据理想体重或瘦体重肌肉松弛药和插管条件更好[88]。非去极化的肌肉松弛药是非亲脂性的，应根据理想体重计算[76]，根据总重量计算这些药物剂量导致长时间作用[89,90]。顺阿曲库铵通过霍夫曼降解代谢，并被推荐作为肥胖患者的肌肉松弛药[76]。与理想体重相比，顺阿曲库铵根据总重量计算的量，其作用持续时间在病态肥胖患者是延长的[91]。

> **临床小贴士**　除了非去极化的肌肉松弛药，大多数麻醉药物包括诱导药物和阿片类药物应根据瘦体重计算。

E. 地氟醚是亲脂性最少、血气分配系数最低的强效吸入麻醉药,一直被倡导作为肥胖患者的吸入麻醉药[76]。在肥胖和非肥胖受试者中,地氟醚的苏醒和恢复比异氟醚更快[92]。然而,BMI对异氟醚和地氟醚摄取的影响在临床上是无关紧要的[92]。对照七氟醚和地氟醚的研究,其结果是相互矛盾的。

VII. 围术期的注意事项

A. 术前评估

1. 详细的病史和体格检查是任何肥胖儿童和青少年术前评估的重要组成部分。全面系统排查有助于识别未确诊的并发症。必须积极寻找睡眠呼吸障碍的症状。对于患者已知的并发症,术前对疾病状态的评估和医疗优化是减少围术期并发症的关键。有针对性的体格检查应该包括测量生命体征,详细的气道评估和心脏、肺部的听诊。术前的实验室检测通常是由病史和体格检查决定。

2. 对肥胖患者术前指导,包括禁食指导是与非肥胖患者相似的。肥胖和超重儿童不增加肺吸入的风险,可允许术前2 h喝透明液体。当预测理想体重正确时,不管体质指数和禁食间隔如何,儿童胃液体积的测量为平均1 mL/kg[93]。OSA的肥胖青少年持续正压通气(CPAP)治疗必须在择期手术之前继续他们的治疗方案。决定住院患者的手术或急诊手术,必须根据手术和相关并存疾病进行个体化安排。

> **临床小贴士** 肥胖儿童不增加肺吸入的风险,可以采用标准禁食指南。

3. 肥胖儿童术前用药增加呼吸抑制的风险,特别是术前需要抗焦虑的OSA患者,必须权衡利弊。建议监测氧饱和度的同时,使用比常规剂量要小的苯二氮䓬类药物。肥胖患者避免肌注给药,因为药物的吸收是不可靠的。在肥胖儿童开放静脉通路可能更加困难[94]。

> **临床小贴士** 肥胖儿童术前用药必须谨慎,尤其是合并阻塞性睡眠呼吸暂停综合征的患者。

B. 术中注意事项

1. 呼吸暂停期间,肥胖儿童迅速缺氧继发于氧耗量增加和功能残气量减少,尤其是在仰卧位。在肥胖儿童,麻醉诱导前充分的预氧作用可以延长去氧饱和时间。儿童在潮式呼吸下用100%的氧气进行预氧已被证明是最有效的方法[95]。病态肥胖的成人,在预氧和面罩通气期间及全麻诱导后持续正压通气时,合用10 cmH$_2$O呼气末正压(PEEP)可以改善氧化,防止肺不张的形成[96]。此外,在重度病态肥胖成人,预氧时采用头高位25°,可以延长呼吸暂停期间去氧饱和时间[97]。肥胖儿童不增加肺吸入的风险,但对于所有肥胖儿童快速顺序诱导不能保证[93]。

临床小贴士　肥胖儿童头高位25°，充足的预氧延长去氧饱和时间。

2. 有限的评估小儿气道管理的研究显示，肥胖患者有潜在面罩通气困难、上呼吸道梗阻和围术期呼吸系统并发症[98-100]。诱导后，下颌抬起或前伸联合CPAO通气对减轻上呼吸道梗阻是必需的。尽管一些研究表明肥胖儿童增加了直接喉镜检查的困难[98,99]，直接喉镜检查前将肥胖患者置于斜坡位可以改善喉部视野，使气管插管能够成功。斜坡位包括用枕头和毯子将肥胖患者头和肩膀垫高，使其外耳道和胸骨切迹在同一水平方向上（图41-2）。一项对病态肥胖成人行减肥手术的研究表明，对于直接喉镜检查，斜坡位优于常规的嗅物位[101]。

临床小贴士　直接喉镜检查前将肥胖患者置于斜坡位，能显著改善喉部视野。

3. 手术中，建议使用保护性通气策略控制通气，包括低潮气量（6～8 mL/kg理想体重），适度水平的呼气末正压（10～15 cmH$_2$O），维持正常二氧化碳，保持吸入氧浓度在0.5～0.8以下，根据需要间歇使肺泡复张[102]。在苏醒期，当患者出现自主呼吸恢复时，可以依靠压力支持通气。当患者完全清醒时，应使患者处于头高位下拔除气管插管。

4. 为减少阿片类药物引起呼吸抑制的风险，建议使用多模式镇痛方法，包括局部区域阻滞技术、伤口周围局部浸润麻醉、非甾体类抗炎药物（如酮咯酸），静脉注射对乙酰氨基酚和α2受体激动药（可乐定，右美托咪啶）[103]。围术期使用酮铬酸减少了减肥手术后阿片类止痛药的需要量[104]。减肥手术术中使用右美托咪定输注具有阿片类药物的效果，同时利于更好的苏醒[105]。在肥胖患者中应用局部麻醉在技术上具有挑战性，其次是患者解剖标志的识别和定位困难，导致较高的失败率和并发症发生率[106]。已观察到，肥胖患者接受蛛网膜下腔阻滞和硬膜外阻滞，由于腹内压增加和脑脊液容量减少，麻醉药向头侧扩散容易，所需麻醉药剂量减少[107,108]。

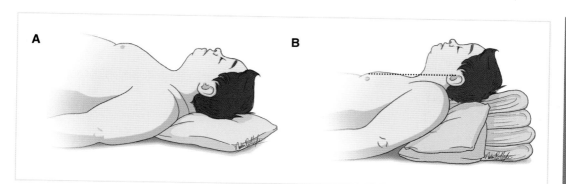

图41-2　肥胖患者插管体位：（A）嗅物和（B）斜坡位

> **临床小贴士** 多模式镇痛法可以降低阿片类药物导致肥胖患者呼吸抑制的风险。

5. 对肥胖患者进行标准的术中监测具有挑战性，其次是身体状态的变化[109]。用适当尺寸的袖带监测无创血压，上臂的测量点经常需要使用备用点，包括前臂和小腿[110]。皮下脂肪组织过度积累导致心电图信号低电压，同样使神经肌肉阻滞监测复杂化[110]。肥胖患者呼气末二氧化碳水平并不总是与动脉二氧化碳分压相关，它还与功能余气量降低和勇气灌注失调相关。在严重肥胖成人，经皮监测二氧化碳已经被认为是一个可以接受的选择[111]。

6. 全身麻醉下，肥胖患者的体位摆放提出了诸多挑战。肥胖患者必须避免仰卧位、特伦德伦伯格卧位导致的膈肌向上移位而造成肺容积减少。此外，这些体位会导致静脉回流、心输出量和肺血流量增加，动脉血压升高[112]。在半卧位或反向特伦伯位，抬高上半身25～30°，通过降低腹腔内容物对膈肌的压力来改善肺力学。肥胖患者通常能很好地接受俯卧位，其腹部不受压迫[112]。侧卧位也被很好地接受。

> **临床小贴士** 肥胖患者必须避免仰卧位或特伦德伦伯格卧位。

C. 术后问题

1. 肥胖儿童增加了围术期呼吸系统不良事件的风险，包括上呼吸道梗阻、支气管痉挛、缺氧[98,99,113]。肥胖儿童在复苏室（PACU）停留的时间更长和非计划住院率更高[98-100]。术后，建议连续监测氧饱和度以监测是否有足够的氧合，尤其是阻塞性睡眠呼吸暂停综合征的患者。多模式镇痛方案利于控制疼痛。如果阿片类药物是必要的，应使用小剂量短效阿片类药物。决定患者出院应根据手术和相关并发症进行个性化处理。

总结

全球性的肥胖流行是一个严重的公共健康问题，影响成人和儿童。除环境因素外，遗传因素和发育影响对于肥胖起到决定性作用。儿童肥胖与一些合并症密切相关，包括2型糖尿病、高血压、冠状动脉疾病、代谢综合征。围术期肥胖儿童的围术期管理给麻醉带来了诸多挑战。肥胖影响一些药物的药动学，药物剂量需要适当的调整。喉镜检查前将肥胖患者置于斜坡位，能显著改善喉部视野。肥胖儿童增加了围术期呼吸系统不良事件的风险，术后必须密切监测。

（孟昭伟）

参考文献

[1] WHO 2014. http://www.who.int/mediacentre/factsheets/fs311/en/. Accessed November 4, 2014.

[2] de Onis M, Blossner M, Borghi E. Global prevalence and trends of overweight and obesity among

preschool children. Am J Clin Nutr. 2010; 92: 1257–1264.

［ 3 ］ Ogden CL, Carroll MD, Kit BK, et al. Prevalence of childhood and adult obesity in the United States, 2011–2012. JAMA.2014; 311: 806–814.

［ 4 ］ Dietz WH, Robinson TN. Clinical practice. Overweight children and adolescents. N Engl J Med. 2005; 352: 2100–2109.

［ 5 ］ Freedman DS, Khan LK, Serdula MK, et al. Racial and ethnic differences in secular trends for childhood BMI, weight and height. Obesity. 2006; 14: 301–308.

［ 6 ］ Pietrobelli A, Faith MS, Allison DB, et al. Body mass index as a measure of adiposity among children and adolescents: a validation study. J Pediatr.1998；132: 204–210.

［ 7 ］ Skinner AC, Skelton JA. Prevalence and trends in obesity and severe obesity among children in the United States, 1999–2012. JAMA Pediatr. 2014; 168: 561–566.

［ 8 ］ Whitaker RC, Wright JA, Pepe MS, et al. Predicting obesity in young adulthood from childhood and parental obesity. N Engl J Med. 1997; 337: 869–873.

［ 9 ］ Kelly AS, Barlow SE, Rao G, et al. Overweight children and adolescents: identification, associated health risks and treatment approaches: a scientific statement from the American Heart Association. Circulation. 2013; 128: 1689–1712.

［ 10 ］ Malik VS, Pan A, Willett WC, et al. Sugar-sweetened beverages and weight gain in children and adults: a systematic review and meta-analysis. Am J Clin Nutr. 2013; 98: 1084–1102.

［ 11 ］ Gortmaker SL, Must A, Sobol AM, et al. Television viewing as a cause of increasing obesity among children in the United States, 1986–1990. Arch Pediatr Adolesc Med. 1996; 150: 356–362.

［ 12 ］ Anderson SE, Whitaker RC. Household routines and obesity in US preschool-aged children. Pediatrics. 2010; 125: 420–428.

［ 13 ］ Waters E, de Silva-Sanigorksi A, Hall BJ, et al. Interventions for preventing obesity in children. Cochrane Database Syst Rev. 2011; (12): CD001871.

［ 14 ］ Stunkard AJ, Foch TT, Hrubec Z. A twin study of human obesity. JAMA. 1986; 256: 51–54.

［ 15 ］ Chung WK, Leibel RL. Molecular physiology of syndromic obesities in humans. Trends Endocrinol Metab. 2005; 16: 267–272.

［ 16 ］ Speiser PW, Rudolf MC, Anhalt H, et al. Childhood obesity. J Clin Endocrinol Metab. 2005; 90: 1871–1887.

［ 17 ］ Gillman MW, Ludwig DS. How early should obesity prevention start? N Engl J Med. 2013; 369: 2173–2175.

［ 18 ］ Dabelea D. The predisposition to obesity and diabetes in offspring of diabetic mothers. Diabetes Care. 2007; 30: S169–S174.

［ 19 ］ Kral J, Biron S, Simard S, et al. Large maternal weight loss from obesity surgery prevents transmission of obesity to children who were followed for 2 to 18 years. Pediatrics. 2006; 118: e1644–e1699.

［ 20 ］ Ong KK, Loos RJ. Rapid infancy weight gain and subsequent obesity: systematic reviews and hopeful suggestions. Acta Paediatr. 2006; 95: 904–908.

［ 21 ］ Fontaine KR, Redden DT, Wang C, et al. Years of life lost due to obesity. JAMA. 2003; 289: 187–193.

［ 22 ］ Juonala M, Magnussen CG, Berenson GS, et al. Childhood adiposity, adult adiposity and cardiovascular risk factors. N Engl J Med. 2001; 365; 1876–1885.

［ 23 ］ Baker JL, Olsen LW, Søensen TI. Childhood body-mass index and the risk of coronary heart disease in adulthood. N Engl J Med. 2007: 357: 2329–2337.

［ 24 ］ Sorof J, Daniels S. Obesity hypertension in children: a problem of epidemic proportions. Hypertension. 2002; 40: 441–447.

［ 25 ］ Daniels SR, Greer FR. Lipid screening and cardiovascular health in childhood. Pediatrics. 2008; 122: 198–208.

［ 26 ］ Berenson GS, Srinivasan SR, Bao W, et al. Association between multiple cardiovascular risk factors and the early development of atherosclerosis. Bogalusa heart study. N Engl J Med. 1998; 338: 1650–1656.

［ 27 ］ McGill HC Jr, McMahan CA, Zieske AW, et al. Effect of nonlipid risk factors on atherosclerosis in youth with favorable lipoprotein profile. Pathobiological Determinants of atherosclerosis in youth

(PDAY) research group. Circulation. 2001; 103: 1546−1550.

[28] Hannon TS, Rao G, Arslanian SA. Childhood obesity and type 2 diabetes mellitus. Pediatrics. 2005; 11: 473−480.

[29] Fagot-Campagna A, Pettitt DJ, Engelgau MM, et al. Type 2 diabetes among north American children and adolescents: an epidemiologic review and a public health perspective. J Pediatr. 2000; 136: 664−672.

[30] Copeland KC, Silverstein J, Moore KR, et al. Management of newly diagnosed type 2 diabetes mellitus (T2DM) in children and adolescents. Pediatrics. 2013; 131: 364−382.

[31] Dabelea D, Bell RA, D'Agostino RB Jr, et al. Writing group for the SEARCH for diabetes in youth study group. Incidence of diabetes in youth in the United States. JAMA. 2007; 297: 2716−2724.

[32] Lee JM. Insulin resistance in children and adolescents. Rev Endocr Metab Disord. 2006; 7: 141−147.

[33] Lee JM, Okumura MJ, Davis MM, et al. Prevalence and determinants of insulin resistance among U.S. adolescents: a population based study. Diabetes Care. 2006; 29: 2427−2432.

[34] National Cholesterol Education Program (NCEP) Expert Panel on Direction, Evaluation, Treatment of High Blood Cholesterol in Adults (Adults Treatment Panel III). Third report. Circulation. 2002; 106: 3143−3421.

[35] Steinberger J, Daniels SR, Eckel RH, et al. Progress and challenges in metabolic syndrome in children and adolescents: a scientific statement from the American Heart Association Atherosclerosis, Hypertension and Obesity in the Young Committee of the Council on Cardiovascular Disease in the Young; Council on Cardiovascular Nursing; and Council on Nutrition, Physical Activity and Metabolism. Circulation. 2009; 199: 628−647.

[36] Cook S, Weitzman M, Auinger P, et al. Prevalence of metabolic syndrome phenotype in adolescents: findings from the third National Health and Nutrition Examination Survey, 1988−1994. Arch Pediar Adolesc Med. 2003; 157: 821−827.

[37] Weiss R, Dziura J, Burget TS, et al. Obesity and metabolic syndrome in children and adolescents. N Engl J Med. 2004; 350: 2362−2374.

[38] Buggs C, Rosenfield RL. Polycystic ovary syndrome in adolescence. Endocrinol Metab Clin North Am. 2005; 34: 677−705.

[39] Barshop NJ, Francis CS, Schwimmer JB, et al. Nonalcoholic fatty liver disease as a comorbidity of childhood obesity. Ped Health. 2009; 3: 271−281.

[40] Schwimmer JB, Deutsch R, Kahen T, et al. Prevalence of fatty liver in children and adolescents. Pediatrics. 2006; 118: 1388−1393.

[41] Redline S, Tishler PV, Schluchter M, et al. Risk factors for sleep-disordered breathing in children: associations with obesity, race, and respiratory problems. Am J Respir Crit Care Med. 1999; 159: 1527−1532.

[42] Arens R, Muzumdar H. Childhood obesity and obstructive sleep apnea syndrome. J Appl Physiol. 2010; 108: 436−444.

[43] Arens R, Sin S, Nandalike K, et al. Upper airway structure and body fat composition in obese children with obstructive sleep apnea syndrome. Am J Respir Crit Care Med. 2011; 183: 782−787.

[44] Bhattacharjee R, Kheirandish-Gozal L, Spruyt K, et al. Adenotonsillectomy outcomes in treatment of OSA in children: a multicenter retrospective study. Am J Respir Crit Care Med. 2010; 182: 676−683.

[45] Redline S, Storfer-Isser A, Rosen CL, et al. Association between metabolic syndrome and sleep-disordered breathing in adolescents. Am J Respir Crit Care Med. 2007; 176: 401−408.

[46] Cottrell L, Neal WA, Ice C, et al. Metabolic abnormalities in children with asthma. Am J Respir Crit Care Med. 2011; 183: 441−448.

[47] Kattan M, Kumar R, Bloomberg G, et al. Asthma control, adiposity and adipokines among inner-city adolescents. J Allergy Clin Immunol. 2010; 125: 584−592.

[48] Manoff EM, Banffy MB, Winell JJ. Relationship between body mass index and slipped capital femoral epiphysis. J Pediatr Orthop. 2005; 25: 744−746.

[49] Chan G, Chen CT. Musculoskeletal effects of obesity. Curr Opin Pediatr. 2009; 21: 65−70.

[50] Taylor ED, Theim KR, Mirch MC, et al. Orthopedic complications of overweight in children and

adolescents. Pediatrics. 2006; 117: 2167–2174.

[51] Reilly JJ, Methven E, McDowell ZC, et al. Health consequences of obesity. Arch Dis Child. 2003; 88; 748–752.

[52] Strauss RS. Childhood obesity and self-esteem. Pediatrics. 2000; 105: e15

[53] Sjöberg RL, Nilsson KW, Leppert J. Obesity, shame and depression in schoolaged children: a population-based study. Pediatrics 2005; 116: e389–e392.

[54] Puhl RM, Peterson JL, Luedicke J. Weight-based victimization: bullying experience of weight loss treatment-seeking youth. Pediatrics. 2013; 131: e1–e9.

[55] Strauss RS, Pollack HA. Social marginalization of overweight children. Arch Pediatr Adolesc Med. 2003; 157: 746–752.

[56] Schwimmer JB, Birwinkle TM, Varni JW. Health-related quality of life of severly obese children and adolescents. JAMA. 2003; 289: 1813–1819.

[57] Gortmake SL, Must A, Perrin JM, et al. Social and economic consequences of overweight in adolescence and young adulthood. N Engl J Med. 1993; 329: 1008–1012.

[58] Kershaw EE, Flier JS. Adipose tissue as an endocrine organ. J Clin Endocrinol Metab. 2004; 89: 2548–2556.

[59] Ahima RS. Adipose tissue as an endocrine organ. Obesity. 2006; 14(suppl 5): 242S–249S.

[60] Lemieux S, Prud'homme D, Bouchard C, et al. Sex differences in the relation of visceral adipose tissue accumulation to total body fatness. Am J Clin Nutr. 1993; 58: 463–467.

[61] Despres JP, Allard C, Tremblay A, et al. Evidence for a regional component of body fatness in the association with serum lipids in men. Metabolism. 1985; 34: 967–973.

[62] Harwood HJ Jr. The adipocyte as an endocrine organ in the regulation of metabolic homeostasis. Neuropharmacology. 2012; 63: 57–75.

[63] Sjostrom L, Lindroos AK, Peltonen M, et al. Lifestyle, diabetes and cardiovascular risk factors 10 years after bariatric surgery. N Engl J Med. 2004; 351: 2683–2693.

[64] Sjostrom L, Narbro K, Sjostrom CD, et al. Effects of bariatric surgery on mortality in Swedish obese subjects. N Engl J Med. 2007; 357: 741–752.

[65] Kelleher DC, Merrill CT, Cottrell LT, et al. Recent national trends in the use of adolescent inpatient bariatric surgery: 2000 through 2009. JAMA Pediatr. 2013; 167: 126–132.

[66] Elder KA, Wolfe BM. Bariatric surgery: a review of procedures and outcomes. Gastroenterology. 2007; 132: 2253–2271.

[67] Pratt JS, Lenders CM, Dionne EA, et al. Best practice updates for pediatric/adolescent weight loss surgery. Obesity (Silver Spring). 2009; 17: 901–910.

[68] Inge TH, Zeller MH, Jenkins TM, et al. Perioperative outcomes of adolescents undergoing bariatric surgery: the teen-longitudinal assessment of bariatric surgery (Teen-LABS) study. JAMA Pediatr. 2014; 168: 47–53.

[69] Black JA, White B, Viner RM, et al. Bariatric surgery for obese children and adolescents: a systematic review and meta-analysis. Obes Rev. 2013; 14: 634–644.

[70] Messiah SE, Lopez-Mitnik G, Winegar D, et al. Changes in weight and comorbidities among adolescents undergoing bariatric surgery: 1 year results from the bariatric outcomes longitudinal database. Surg Obes Relat Dis. 2013; 9: 503–513.

[71] Alqahtani AR, Antoniosamy B, Alamri H, et al. Laparoscopic sleeve gastrectomy in 108 obese children and adolescents aged 5 to 21 years. Ann Surg. 2012; 256: 266–273.

[72] Burke CN, Voepel-Lewis T, Wagner D, et al. A retrospective description of anesthetic medication dosing in overweight and obese children. Paediatr Anaesth. 2014; 24: 857–862.

[73] Cheymol G. Effects of obesity on pharmacokinetics: implications for drug therapy. Clin Pharmacokinet. 2000; 39: 215–231.

[74] Forbes GB, Welle SJ. Lean body mass in obesity. Int J Obes. 1983; 7: 99–107.

[75] Janmahasatian S, Duffull SB, Ash S, et al. Quantification of lean bodyweight. Clin Pharmacokinet. 2005; 44: 1051–1065.

[76] Ingrande J, Lemmens HJM. Dose adjustment of anesthetics in the morbidly obese. Br J Anaesth. 2010;

105 (suppl 1): i16–i23.

[77] Collis T, Devereux RB, Roman MJ, et al. Relations of stroke volume and cardiac output to body composition; the strong heart study. Circulation. 2001; 103: 820–825.

[78] Peters AM, Snelling HLR, Glass DM, et al. Estimation of lean body mass in children. Br J Anaesth. 2011; 106: 719–723.

[79] Phillips S, Edlbeck A, Kirby M, et al. Ideal body weight in children. Nutr Clin Pract. 2007; 22: 240–245.

[80] Ross EL, Jorgensen J, DeWitt PE, et al. Comparison of 3 body size descriptors in critically ill obese children and adolescents: implication for medication dosing. J Pediatr Pharmacol Ther. 2014; 19: 103–110.

[81] Hanley MJ, Abernethy DR, Greenblatt DJ. Effect of obesity on the pharmacokinetics of drugs in humans. Clin Pharmacokinet. 2010; 49: 71–87.

[82] Ingrande J, Brodsky JB, Lemmens HJM. Lean body weight scalar for the anesthetic induction dose of propofol in morbidly obese subjects. Anesth Analg. 2011; 113: 57–62.

[83] Olutoye OA, Yu X, Govindan K, et al. The effect of obesity on the ED95 of propofol for loss of consciousness in children and adolescents. Anesth Analg. 2012; 115: 147–153.

[84] Servin F, Farinotti R, Haberer JP, et al. Propofol infusion for maintenance of anesthesia in morbidly obese patients receiving nitrous oxide. Anesthesiology. 1993; 78: 657–665.

[85] Cortinez LI, Anderson BJ, Penna A, et al. Influence of obesity on propofol pharmacokinetics: derivation of a pharmacokinetic model. Br J Anaesth. 2010; 105: 448–456.

[86] Shibutani K, Inchiosa MA Jr, Sawada K, et al. Pharmacokinetic mass of fentanyl for postoperative analgesia in lean and obese patients. Br J Anaesth. 2005; 95: 377–383.

[87] Egan TD, Huizinga B, Gupta SK, et al. Remifentanil pharmacokinetics in obese versus lean patients. Anesthesiology. 1998; 89: 562–573.

[88] Lemmens HJ, Bordsky JB. The dose of succinylcholine in morbid obesity. Anesth Analg. 2006; 102: 438–442.

[89] Leykin Y, Pellis T, Lucca M, et al. The pharmacodynamics effects of rocuronium when dosed according to real body weight or ideal body weight in morbidly obese patients. Anesth Analg. 2004; 99: 1086–1089.

[90] Schwartz AE, Matteo RS, Ornstein E, et al. Pharmacokinetics and pharmacodynamics of vecuronium in the obese surgical patient. Anesth Analg. 1992; 74: 515–518.

[91] Leykin Y, Pellis T, Lucca M, et al. The effects of cisatracurium on morbidly obese women. Anesth Analg. 2004; 99: 1090–1094.

[92] Lemmens HJM, Saidman LJ, Eger EI II, et al. Obesity modestly affects inhaled anesthetic kinetics in humans. Anesth Analg. 2008; 107: 1864–1870.

[93] Cook-Sather SD, Gallagher PR, Kruge LE, et al. Overweight/obesity and gastric fluid characteristics in pediatric day surgery: implications for fasting guidelines and pulmonary aspiration risk. Anesth Analg. 2009; 109: 727–736.

[94] Nafiu OO, Burke C, Cowan A, et al. Comparing peripheral venous access between obese and normal weight children. Paediatr Anaesth. 2010; 20: 172–176.

[95] Chiron B, Mas C, Ferrandière M, et al. Standard preoxygenation vs. two techniques in children. Paediatr Anaesth. 2007; 17: 963–967.

[96] Coussa M, Proetti S, Schnyder P, et al. Prevention of atelectasis formation during the induction of general anesthesia in morbidly obese patients. Anesth Analg. 2004; 98: 1491–1495.

[97] Dixon BJ, Dixon JB, Carden JR, et al. Preoxygenation is more effective in the 25 degrees head-up position than in the supine position in severely obese patients: a randomized controlled study. Anesthesiology. 2005; 102: 1110–1115.

[98] Nafiu OO, Reynolds PI, Bamgbade OA, et al. Childhood body mass index and perioperative complications. Paediatr Anaesth. 2007; 17: 426–430.

[99] Nafiu OO, Green GE, Walton S, et al. Obesity and risk of peri-operative complication in children presenting for adenotonsillectomy. Int J Pediatr Otorhinolaryngol. 2009; 73: 89–95.

［100］Tait AR, Voepel-Lewis T, Burke C, et al. Incidence and risk factors for perioperative adverse respiratory events in children who are obese. Anesthesiology. 2008; 108: 375–380.

［101］Collins JS, Lemmens HJ, Brodsky JB, et al. Laryngoscopy and morbid obesity: a comparison of the "sniff" and "ramped" positions.Obes Surg. 2004; 12: 1171–1175.

［102］Schumann R. Pulmonary physiology of the morbidly obese and the effects of anesthesia. Int Anesthesiol Clin. 2013; 51: 41–51.

［103］Schumann R, Jones SB, Cooper B, et al. Update on best practice recommendations for anesthetic perioperative care and pain management in weight loss surgery, 2004–2007. Obesity. 2009; 17: 889–894.

［104］Govindarajan R, Ghosh B, Sathyamoorthy MK, et al. Efficacy of ketorolac in lieu of narcotics in the operative management of laparoscopic surgery for morbid obesity. Surg Obes Relat Dis. 2005; 1: 530–535.

［105］Tufanogullari B, White PF, Peixoto MP, et al. Dexmedetomidine infusion during laparoscopic bariatric surgery: the effect on recovery outcomes. Anesth Analg. 2008; 106: 1741–1748.

［106］Nielsen KC, Guller U, Steele SM, et al. Influence of obesity on surgical regional anesthesia in the ambulatory setting: an analysis of 9,038 blocks. Anesthesiology. 2005; 102: 181–187.

［107］Taivainen T, Tuominen M, Rosenberg PH. Influence of obesity on the spread of spinal analgesia after injection of plain 0.5% bupivacaine at the L3–L4 interspace. Br J Anaesth. 1990; 64: 542–546.

［108］Hogan QH, Prost R, Kulier A, et al. Magnetic resonance imaging of cerebrospinal fluid volume and the influence of body habitus and abdominal pressure. Anesthesiology. 1996; 84: 1341–1349.

［109］Brenn BR. Anesthesia for pediatric obesity. Anesthesiol Clin North Am. 2005; 23: 745–764.

［110］Pierin AM, Alavarce DC, Gusmao JL, et al. Blood pressure measurement in obese patients: comparison between upper arm and forearm measurements. Blood Press Monit. 2004; 9: 101–105.

［111］Griffin J, Terry BE, Burton RK, et al. Comparison of end-tidal and transcutaneous measures of carbon dioxide during general anesthesia in severely obese adults. Br J Anaesth. 2003; 91: 498–501.

［112］Brodsky JB. Positioning the morbidly obese patient for anesthesia. Obes Surg. 2002; 12: 751–758.

［113］Gleich SJ, Olson MD, Sprung J, et al. Perioperative outcomes of severely obese children undergoing tonsillectomy. Paediatr Anaesth. 2012; 22: 1171–1178.

索 引

注意：斜体的页码是指插图

（栾晓云　段　宏　董西昆　张玉龙　张　鑫　杜文康　谢　超　谷海飞）